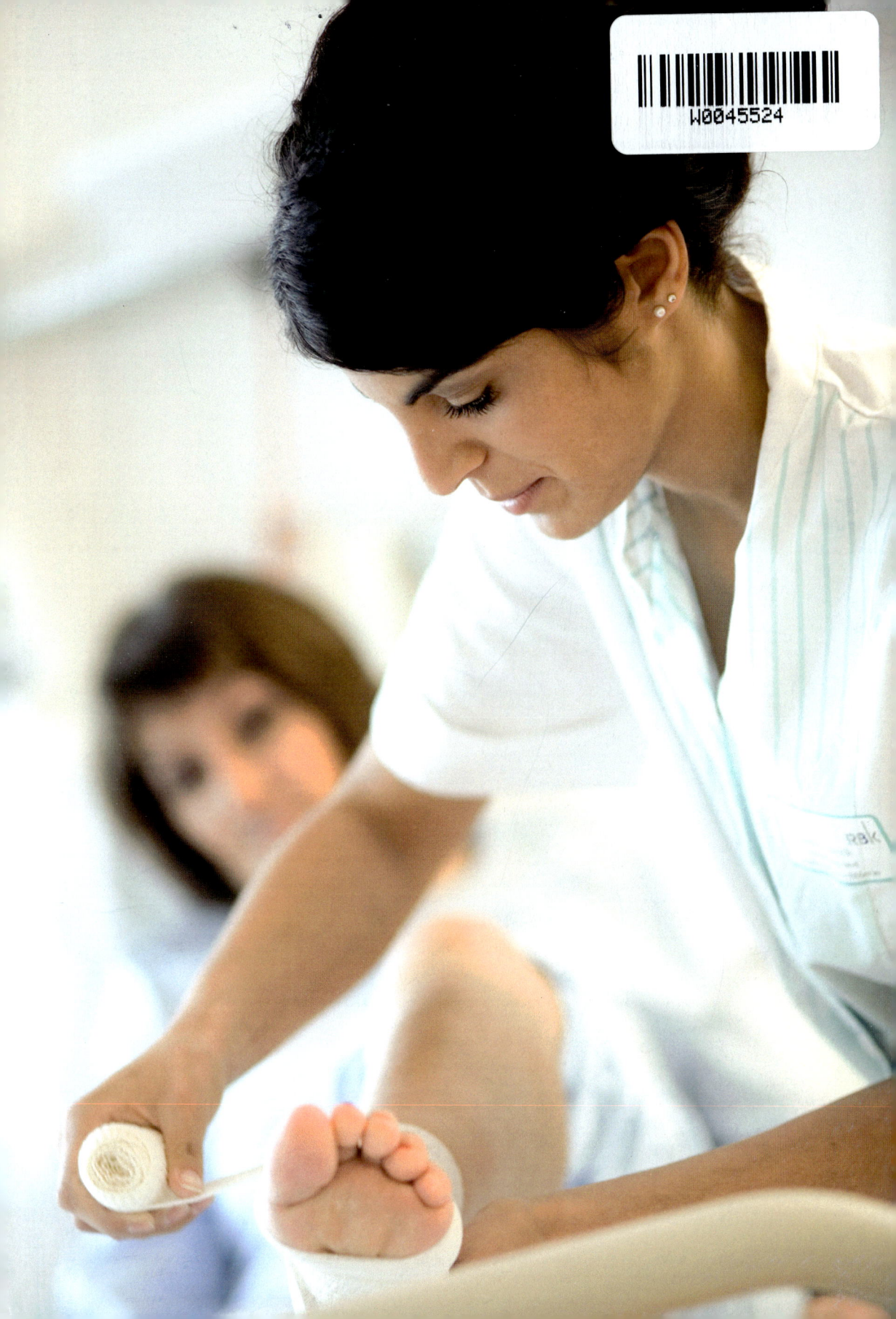

Reihe Krankheitslehre

Chirurgie für Pflegeberufe

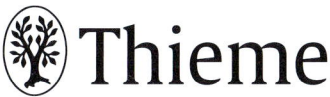

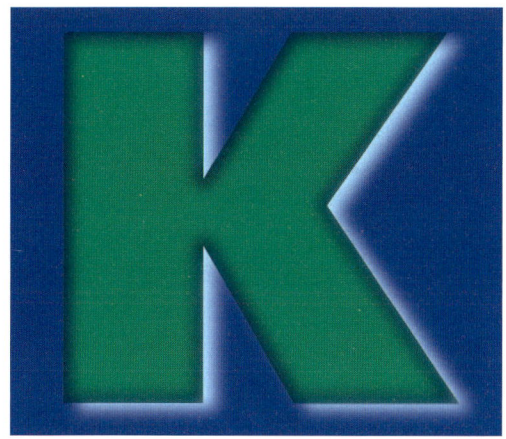

Chirurgie für Pflegeberufe

Herausgegeben von
Burkhard Paetz

unter Mitarbeit von
Hanns-Edgar Hoffart,
Frank Marquardt,
Bernd Wagener u. a.

21., völlig neu bearbeitete Auflage

880 Abbildungen
80 Tabellen

Georg Thieme Verlag
Stuttgart · New York

1. Auflage 1950	11. Auflage 1972	
2. Auflage 1951	12. Auflage 1974	
3. Auflage 1952	13. Auflage 1978	
4. Auflage 1953	14. Auflage 1982	
5. Auflage 1954	15. Auflage 1983	
6. Auflage 1956	16. Auflage 1987	
7. Auflage 1959	17. Auflage 1990	
8. Auflage 1962	18. Auflage 1994	
9. Auflage 1965	19. Auflage 2000	
10. Auflage 1968	20. Auflage 2004	

Die 1. bis 11. Auflage erschien unter dem Titel „Die Helferin des Chirurgen", die 12. Auflage unter dem Titel „Chirurgie für Krankenschwestern und Krankenpfleger". Die 12. bis 15. Auflage lief unter der Autorenschaft Fuchs/Böttger.

Bis 17. Aufl., u.Dd.DT.: Paetz, Burkhard: Chirurgie für Krankenpflegeberufe.

Bibliografische Information Der Deutschen Bibliothek

Die Deutsche Bibliothek verzeichnet diese Publikation in der Deutschen Nationalbibliographie; detaillierte bibliografische Daten sind im Internet über http://dnb.ddb.de abrufbar.

Fotografen: Paavo Blåfield, Kassel;
Bert Bostelmann, Frankfurt/M.;
Alexander Fischer, Sinzheim-Winden;
Karl Gampper, Stuttgart;
Christoph von Haussen, Weilheim/Teck;
Markus Niethammer, Reutlingen;
Petra Senn, Düsseldorf;
Thomas Stephan, Munderkingen
Zeichnungen: Karin Baum, Paphos, Zypern;
BITmap, Mannheim
Umschlaggestaltung: Thieme Verlagsgruppe
Umschlagfoto: Alexander Fischer, Sinzheim-Winden
Satz: Hagedorn Kommunikation, Viernheim, gesetzt mit 3B2
Druck: Druckhaus Götz GmbH, Ludwigsburg

© 1950, 2009 Georg Thieme Verlag KG
Rüdigerstraße 14, D-70469 Stuttgart
Unsere Homepage: http://www.thieme.de

Printed in Germany

ISBN 978-3-13-332921-7   1 2 3 4 5 6

Wichtiger Hinweis: Wie jede Wissenschaft ist die Medizin ständigen Entwicklungen unterworfen. Forschung und klinische Erfahrung erweitern unsere Erkenntnisse, insbesondere was Behandlung und medikamentöse Therapie anbelangt. Soweit in diesem Werk eine Dosierung oder eine Applikation erwähnt wird, darf der Leser zwar darauf vertrauen, dass Autoren, Herausgeber und Verlag große Sorgfalt darauf verwandt haben, dass diese Angabe **dem Wissensstand bei Fertigstellung des Werkes** entspricht.

Für Angaben über Dosierungsanweisungen und Applikationsformen kann vom Verlag jedoch keine Gewähr übernommen werden. **Jeder Benutzer ist angehalten,** durch sorgfältige Prüfung der Beipackzettel der verwendeten Präparate und gegebenenfalls nach Konsultation eines Spezialisten festzustellen, ob die dort gegebene Empfehlung für Dosierungen oder die Beachtung von Kontraindikationen gegenüber der Angabe in diesem Buch abweicht. Eine solche Prüfung ist besonders wichtig bei selten verwendeten Präparaten oder solchen, die neu auf den Markt gebracht worden sind. **Jede Dosierung oder Applikation erfolgt auf eigene Gefahr des Benutzers.** Autoren und Verlag appellieren an jeden Benutzer, ihm etwa auffallende Ungenauigkeiten dem Verlag mitzuteilen.

Vorwort

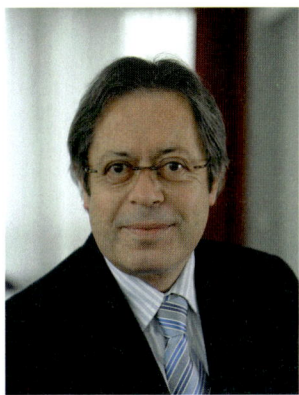

Liebe Leserinnen und Leser,

das aufgefrischte Autorenteam freut sich, dass Sie sich für die pflegerischen Aufgaben in dem schönen Fach Chirurgie interessieren.

Sie halten eine komplett überarbeitete und völlig neu konzipierte Auflage in der Hand.

Das Team der Pflege-Autoren wurde massiv erweitert, um Ihnen aktuelles Spezialwissen aus erster Hand zu vermitteln. Völlig neu sind die Kapitel zur Pflege von Menschen mit wichtigen chirurgischen Erkrankungen. Darüber hinaus sind besonders pflegerelevante Abschnitte im fortlaufenden Text durch ein blaues „P" (für „Pflege") hervorgehoben, was sich in der K-Reihe des Thieme-Verlages bewährt hat.

Das Fach Chirurgie mit seinen Subspezialitäten wird immer komplexer. Noch nie gab es so viele konkurrierende Möglichkeiten in Diagnostik, Therapie und Pflege, noch nie war das Spektrum zwischen Tradition und Innovation so groß wie heute.

Dieses Lehrbuch greift sowohl bewährte als auch neue Methoden auf, um den Pflegenden das Wesentliche zu vermitteln.

Wir haben alle Bereiche der operativen Medizin aufgenommen, die im Lehrplan der Krankenpflege zum Fach Chirurgie gehören: Allgemein- und Viszeralchirurgie, Herz-, Thorax- und Gefäßchirurgie, Orthopädie und Unfallchirurgie, Urologie, Transplantationschirurgie, Anästhesie und Chirurgische Intensivmedizin.

Die orthopädischen und unfallchirurgischen Krankheitsbilder wurden in zwei großen neuen Kapiteln zusammengefasst. Damit entsprechen wir der aktuellen Entwicklung, die beide Disziplinen zu einem chirurgischen Fach vereint.

Ebenfalls neu sind die klinischen Fallbeispiele. Diese finden Sie in allen organspezifischen Kapiteln. Wir hoffen, dass Ihnen das Lernen leichter fällt, wenn der Text einen größeren Fallbezug herstellt.

Das neu aufgenommene Abkürzungsverzeichnis soll Berufseinsteigern helfen, sich im chirurgischen Alltag zurechtzufinden.

Das Ziel der 21. Auflage bleibt unverändert: Medizinisches und pflegerisches Grundlagenwissen in der Chirurgie umfassend zu vermitteln, um Pflege adäquat und praxisorientiert planen zu können.

Seit über einem halben Jahrhundert ist dieses Thieme-Lehrbuch auf dem Markt. Nur wenige Fachbücher werden über einen derart langen Zeitraum kontinuierlich nachgefragt. Gibt es einen besseren Beweis für ein erfolgreiches Konzept? Wir danken allen Leserinnen und Lesern für das entgegengebrachte Vertrauen.

Bremen, September 2009
Burkhard Paetz

Mitarbeiterverzeichnis

Herausgeber und Hauptautor

Dr. med. Burkhard Paetz
Facharzt für Chirurgie, Gefäßchirurgie, Phlebologie,
Spezielle Chirurgische Intensivmedizin
Chefarzt der Klinik für Gefäßchirurgie und des Gefäß-
zentrums Bremen
Rotes Kreuz Krankenhaus
St.-Pauli-Deich 24
28199 Bremen
www.gefaesszentrum-bremen.de

Autoren

John Bauer
Fachkrankenpfleger für Anästhesie und
Intensivmedizin
Praxisanleiter im Gesundheitswesen
Berufsgenossenschaftliche Unfallklinik Ludwigshafen
Ludwig-Guttmann-Str. 13
67071 Ludwigshafen

Christiane Becker
Lehrerin für Pflegeberufe
Hamelmannstr. 12
44141 Dortmund

Andrea Besendorfer, BScN, MScN, RbP
Pflegewissenschaftlerin
Pflegedirektion
Beurhausstr. 40
44137 Dortmund

Angelika Cerkus-Roßmeisl
Lehrerin für Pflegeberufe
Kepserstr. 46
85356 Freising

Chiara Dold
Krankenschwester
Fachkraft für enterale Ernährung
Intensivstation
Berufsgenossenschaftliche Unfallklinik Ludwigshafen
Ludwig-Guttmann-Str. 13
67071 Ludwigshafen

Sabine Floer
Krankenschwester
Fidicinstr. 30
10965 Berlin

Susanne Herzberg (RbP)
Fachkrankenschwester für Anästhesie und
Intensivpflege
Stationsleitung
Klinikum Dortmund, Zentrum für
Schwerbrandverletzte
Münsterstr. 240
44145 Dortmund

Dr. med. Hanns-Edgar Hoffart
Facharzt für Chirurgie, Orthopädie und Traumatologie,
Sportmedizin, Physikalische Therapie, Chirotherapie
Chefarzt der Abteilung für Orthopädische Chirurgie und
Traumatologie
Kreisklinik Seeheim-Jugenheim
Hauptstr. 30
64342 Seeheim-Jugenheim

Elke Kobbert
Projektverantwortliche im Bildungszentrum des
Robert-Bosch-Krankenhauses Stuttgart
Franz-Knauff-Str. 15
69115 Heidelberg

Wolfgang Kurz
Pflegepädagoge
Klinikum Stuttgart, Bildungszentrum
Hegelstr. 4
70174 Stuttgart

Dr. med. Frank Marquardt
Facharzt für Chirurgie, Thoraxchirurgie, Herzchirurgie,
Sportarzt
Oberarzt im Gefäßzentrum Bremen
Rotes Kreuz Krankenhaus
St.-Pauli-Deich 24
28199 Bremen

Dr. Brigitte Osterbrink
Leiterin der Akademie für Gesundheitsberufe
Mathias-Spital Rheine
Frankenburgstr. 31
48431 Rheine

Kerstin Pechmann
Dipl.-Pflegewirtin
Leitung Funktionsbereich Urologie
Universitätsklinikum Jena
Lessingstr. 1
07740 Jena

Alrun Sensmeyer
Mainzer Weg 1
64754 Hesseneck

Franz Sitzmann
Lehrer für Pflegeberufe
Fachkrankenpfleger für Krankenhaushygiene
Weg zum Poeten 87
58313 Herdecke

Ursula Skrotzki
Fachkrankenschwester für Anästhesie und
Intensivpflege
Stellvertretende Stationsleitung
Klinikum Dortmund, Zentrum für
Schwerbrandverletzte
Münsterstr. 240
44145 Dortmund

Annette Stade
Stellvertretende Pflegedienstleitung
Martin-Luther-Krankenhaus gGmbH
Voedestr. 79
44866 Bochum

Birgitt Stark
Krankenschwester, Stomatherapeutin
Klinikum Memmingen
Bismarckstr. 23
87700 Memmingen

Jürgen Söll
Lehrer für Pflegeberufe
APW anerkannter Instruktor im Affolter-Modell
Therapiezentrum Burgau
Hauptstr. 11
89356 Haldenwang

Lothar Ullrich
Ltd. Lehrer für Pflegeberufe
Weiterbildungsstätte für Intensivpflege, Anästhesie und
Pflege in der Onkologie
Universitätsklinikum Münster
Schmeddingstr. 56
48129 Münster

Dr. med. Bernd Wagener
Facharzt für Innere Medizin, Anästhesie,
Spezielle Anästhesiologische Intensivmedizin,
Spezielle Schmerztherapie
Leitender Arzt der Klinik für Anästhesie und
Intensivmedizin
Rotes Kreuz Krankenhaus
St.-Pauli-Deich 24
28199 Bremen

Andreas Wendl
Krankenpfleger
Berufsgenossenschaftliche Unfallklinik Tübingen
Schnarrenbergstr. 95
72076 Tübingen

Susanne Werschmöller
Krankenschwester
Gemeinschaftskrankenhaus Herdecke
Gerhard-Kienle-Weg 4
58313 Herdecke

Kirsten Zypro
Gesundheits- und Krankenpflegerin,
Wundexpertin ICW
Universitätsklinik für Dermatologie und Venerologie
Magdeburg
Wundambulanz
Leipziger Str. 44
39120 Magdeburg

Inhalt

Teil I Chirurgisches Grundlagenwissen

Teil II Spezielles chirurgisches Wissen

Teil III Organspezifische Chirurgie

Teil IV Anhang

TEIL I

Chirurgisches Grundlagenwissen

1 Entwicklung der Chirurgie

Burkhard Paetz

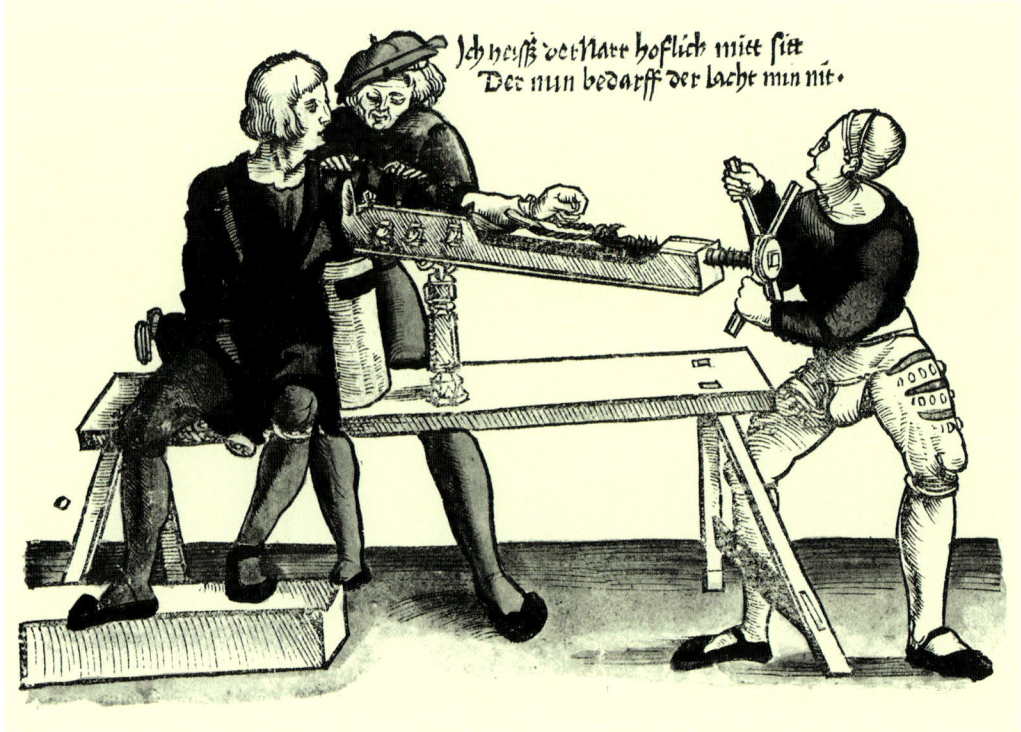

Ich heiß verNarr hoflich mitt sitt
Der nun bedarff der lacht min nit.

Bis in das Mittelalter haben Chirurgen vorwiegend mit „bloßen Händen" geheilt. Das Wort „Chirurg" (griechisch) bedeutet Handarbeiter. Der Gebrauch scharfer Instrumente galt lange als gefährlich, weil dadurch Blutgefäße verletzt werden konnten. Die Blutstillung durch Abbinden (Ligatur) war noch nicht bekannt. Man be-nützte stattdessen heißes Eisen oder siedendes Öl zum Ausbrennen und Verschorfen.

 Der Begriff Chirurgie stammt aus dem Griechischen und bedeutet Handwerk.

1.1 Anfänge der Chirurgie

Nachweislich wurde bereits in der Steinzeit (5000 Jahre v. Chr.) die operative Eröffnung des knöchernen Schädels (Trepanation) vorgenommen. Eine Narkose gab es noch nicht. Knochenfunde zeigen Heilungsvorgänge, die beweisen, dass einzelne Patienten den Eingriff überlebt haben (Abb. 1.1). Wahrscheinlich sollte die Trepana-tion bösen Geistern die Möglichkeit geben, den kranken Patienten durch das Bohrloch zu verlassen.

Eine wesentliche Weiterentwicklung chirurgischer Maßnahmen gab es erst Jahrtausende später im antiken Griechenland (ca. 500 v. Chr.).

2

 M Merke P Pflege W Wissen B Fallbeispiel D Definition

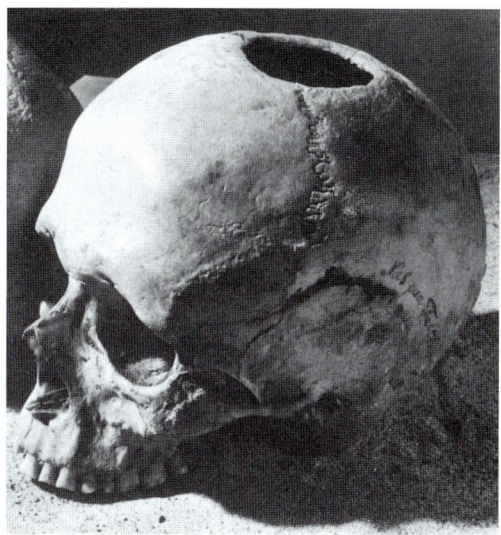

Abb. 1.1 Steinzeit. Die Wundränder sind verheilt, die Schädeloperation wurde überlebt (National Museet, Kopenhagen).

 Hippokrates (geb. 460 v. Chr. auf der griechischen Insel Kos) gilt bis heute als der berühmteste Arzt aller Zeiten.

Folgende chirurgische Maßnahmen kennzeichnen das Leistungsspektrum der Chirurgie im alten Griechenland:
– Einrenken und Schienen von Knochenbrüchen,
– eitrige Infektionen mit Glüheisen aufbrennen,
– Aderlass (mit einem Messer),
– Zähne ziehen,
– Beschneidung der Vorhaut.
Viele Dinge, die uns heute selbstverständlich erscheinen, standen den alten Griechen jedoch noch nicht zur Verfügung. Insbesondere kannten sie
– keine Infektionsverhütung,
– keine zuverlässige Schmerzbekämpfung,
– keine Wundnaht mit Nadel und Faden,
– keine Unterbindung eines Blutgefäßes.

 Bis heute fühlen sich die Ärzte dem 2500 Jahre alten „Eid des Hippokrates" verpflichtet!

1.2 Chirurgie im Mittelalter

Bis ins Mittelalter hatten Chirurgen keine spezielle Ausbildung. Sie waren wie die meisten Menschen damals Analphabeten. Lesen und Schreiben konnten nur die Priester. Erst mit der Erfindung der Buchdruckkunst 1436 n. Chr. begann die wissenschaftliche Chirurgie.

Korrekte Vorstellungen über Physiologie und Pathophysiologie fehlten jedoch noch oder wurden über Jahrhunderte falsch überliefert. Erst um 1600 n. Chr. erkannte und verstand man den Blutkreislauf des Menschen (Tab. 1.1).

 Die Wundinfektion, aus heutiger Sicht eine Komplikation, war bis zum Mittelalter der Normalfall.

Tabelle 1.1 Meilensteine in der Entwicklung der Chirurgie

1600	England	William Harvey	Entdeckung des Blutkreislaufes
1815	Paris	Guillaume Dupuytren	Unterbindung einer Arterie (A. iliaca)
1846	USA	William T. G. Morton	erste öffentliche Äthernarkose
1847	Wien	Ignaz Semmelweis	Händedesinfektion
1867	England	Joseph Lister	Beginn der Antisepsis
1876	Berlin	Robert Koch	Entdeckung des Milzbrandbazillus
1881	Wien	Theodor Billroth	Magenresektion
1882	Deutschland	Bernhard v. Langenbeck	Entfernung der Gallenblase
1890	USA	William S. Halsted	Benutzung von Gummihandschuhen
1890	Deutschland	August Bier	Lumbalanästhesie
1895	Würzburg	Wilhelm Conrad Röntgen	Entdeckung der Röntgenstrahlen
1896	Deutschland	Ludwig Rehn	Naht einer Stichwunde des Herzens
1928	London	Alexander Fleming	Erfindung des Penicillins
1967	Kapstadt	Christian Barnaard	erste Herztransplantation
2001	Frankreich/USA	Jaques Marescaux	erste telechirurgische OP

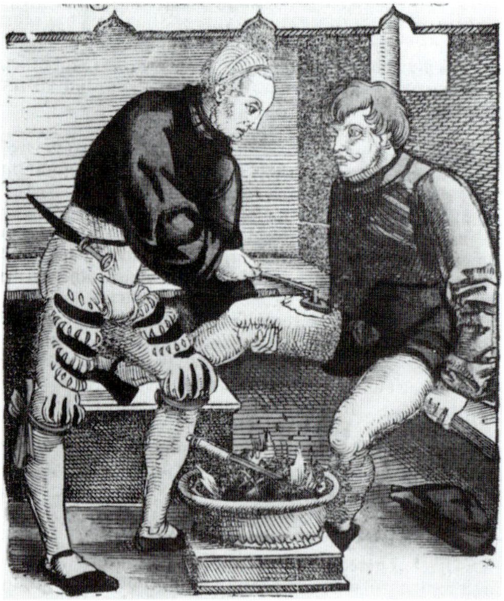

Abb. 1.2 Wundbehandlung. Ausbrennen einer Verletzung am Oberschenkel. Der Operateur verfügte über eine umfangreiche Kollektion von Brenneisen (Holzschnitt 1540, Philadelphia Museum of Art).

Alle Wunden heilten sekundär und vereiterten. Die Ursache, nämlich Bakterien und Eitererreger, war noch unbekannt. Die offene Wundbehandlung (sekundäre Wundheilung, vgl. Kap. 3) galt als einzige Erfolg versprechende Therapie, und viele Chirurgen waren damals überzeugt, dass Eiter eine heilende Wirkung hat.

> **W** *In alten Chirurgiebüchern (bis ca. 1600 n. Chr.) wird die Lehre vom „guten Eiter" (pus bonum) vertreten. Man war bis dahin der Ansicht, dass eiternde Wunden besser heilen.*

Folgende chirurgische Maßnahmen kennzeichnen das *Leistungsspektrum im Mittelalter:*
- Einrichtung von Knochenbrüchen und Verrenkungen,
- Ausbrennen von vereiterten Wunden (**Abb. 1.2**),
- offene Wundbehandlung,
- Eröffnung von Abszessen,
- Spülung von Schusswunden mit siedendem Öl,
- Einlegen von Drainagen zur Sekretableitung,

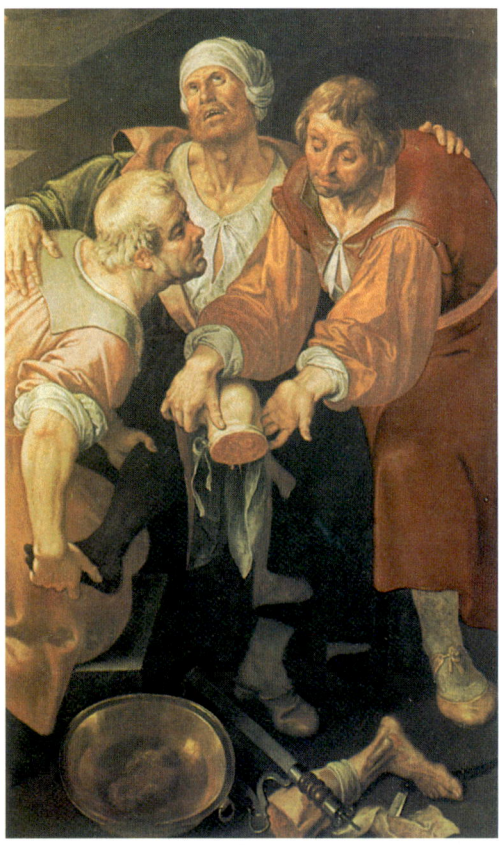

Abb. 1.3 Unterschenkelamputation im 16. Jhd. Es gab keine Schmerzausschaltung, keine Desinfektion, keine Handschuhe für die Operateure (Koninklijk Museum voor Schone Kunsten, Antwerpen).

- Amputation von Gliedmaßen (**Abb. 1.3**),
- operative Entfernung von Harnblasensteinen (Steinschneider),
- Starstechen (Linsenentfernung bei grauem Star),
- Ausbrennen von Hämorrhoiden.

> **W** *Leistungen in der Kriegschirurgie galten als besonders verdienstvoll. So wird bewundernd über J. D. Larrey (1766–1842, Chefchirurg Napoleons) berichtet, dass „Larrey unter freiem Himmel auf dem Boden kniend in wenigen Stunden über 100 Arme und Beine abzunehmen vermochte".*

1.3 Chirurgie im 19. Jahrhundert

Größere Operationen, die mit der heutigen Chirurgie vergleichbar sind, wurden erst nach 1800 durchgeführt. Den Weg dazu ebneten die Errungenschaften in benachbarten Disziplinen, insbesondere in der Anästhesie und Hygiene (**Tab. 1.1**).

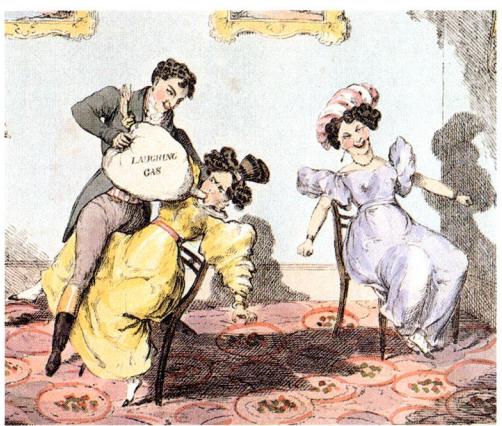

Abb. 1.4 Lachgas. Die ersten Betäubungsversuche mit Lachgas nahm niemand ernst, sie dienten eher zur gesellschaftlichen Belustigung (Druck von 1830, National Library of Medicine, Bethesda, Maryland).

1.3.1 Schmerzausschaltung

Anfang des 19. Jahrhunderts erkannte man, dass Lachgas eine schmerzstillende und belustigende („Lachgas-")Wirkung ausübt. Zur Durchführung einer Narkose erschien die Substanz jedoch untauglich (**Abb. 1.4**). Damals ahnte niemand, dass Lachgas heute bei fast jeder Vollnarkose eingesetzt wird (vgl. Kap. 9.2).

Im Jahre 1818 wurde die betäubende Wirkung des Äthers entdeckt. 1846 führte der Zahnarzt Morton die erste erfolgreiche Äthernarkose an einem Patienten durch, nachdem er zuvor damit seinen Hund betäubt hatte. Die Methode verbreitete sich rasch über die ganze Welt und bildet den Grundstein für heutige moderne Narkoseverfahren (Inhalationsnarkotika, vgl. Kap. 9.2).

M *Die erste erfolgreiche Narkose wurde 1846 mit Äther durchgeführt. Danach war Chloroform das Mittel der Wahl. Beide Substanzen haben heute keine Bedeutung mehr.*

1.4 Chirurgie heute

Die heutige Chirurgie ist gekennzeichnet durch
- technische Weiterentwicklung und Miniaturisierung der operativen Zugänge,
- zunehmende Spezialisierung,
- ökonomischen Druck bei steigender Patientenzahl und abnehmender Verweildauer,
- zunehmende Bürokratisierung,
- gesetzliche Verpflichtung zur vermehrten Durchführung ambulanter Operationen.

1.3.2 Hygiene

Der Wiener Geburtshelfer Semmelweis kam 1847 auf die Idee, dass das tödliche Kindbettfieber bei frisch entbundenen Frauen durch die Hände der Geburtshelfer verursacht sein könnte (Kontaktinfektion). Er führte daraufhin die chirurgische Händedesinfektion ein und erzielte einen Durchbruch für die Hygienemaßnahmen unserer Zeit (*Asepsis*).

20 Jahre später konnte Lister beweisen, dass die Eiterung einer Wunde nicht Folge einer Quetschung ist, sondern von außen hereingetragen wird. Lister begann, Krankheitserreger mit chemischen Mitteln zu bekämpfen (Karbolspray) und leitete damit die Ära der *Antisepsis* ein.

M *Die Händedesinfektion nach jedem Patientenkontakt ist auch heute noch für Ärzte und Pflegepersonen die wichtigste Maßnahme zur Verhinderung einer Kontaktinfektion.*

Dass eitrige Infekte durch Bakterien verursacht werden, wusste man damals noch nicht. Die „Bazillen" (Bakterien) als Ursache erkannten Louis Pasteur und Robert Koch erst Ende des 19. Jahrhunderts (**Tab. 1.1**). Bis zur Entwicklung der ersten Antibiotika verging nochmals ein halbes Jahrhundert (Entdeckung des Penicillins 1928).

W *Erst nach 1890 wurde es üblich, bei chirurgischen Eingriffen Handschuhe zu tragen.*

1.3.3 Röntgen

Die Entdeckung der Röntgenstrahlen (1895) brachte für die Traumatologie und die Medizin der heutigen Zeit einen wesentlichen Durchbruch (s. Kap. 7.2).

1.4.1 Minimal invasive Chirurgie (MIC)

D *Minimal invasive Chirurgie bedeutet (videoassistierte endoskopische) Mikrochirurgie durch kleine Hautschnitte mit speziellen chirurgischen Instrumenten. Man spricht auch von laparoskopischer Chirurgie, „Knopfloch-Chirurgie" oder „Schlüsselloch-Chirurgie". Auch Eingriffe mit minimalem Zugang (kleiner Schnitt) ohne Einsatz einer Kamera im Körperinneren werden als* minimal invasiv bezeichnet, wenn sie durch spezielle Instrumente eine größere Operation ersparen (z. B. endovaskuläre Operationen über Katheter in den Arterien unter Röntgendurchleuchtung).

Prinzip

Auf die Eröffnung von Körperhöhlen durch herkömmliche „große" Schnitte wird verzichtet. Statt eines großen Schnitts werden mehrere kleine Inzisionen (maximal 2 cm lang) angelegt, durch die man mit speziellen langstieligen Mikroinstrumenten an den Zielort gelangt. Der Operationsablauf wird über Kabel oder Röntgendurchleuchtung vom Körperinneren auf einen Monitor übertragen. Das Bild auf dem Monitor ist die einzige visuelle Kontrolle für das OP-Team. Ein direkter Einblick in das Operationsgebiet ist nicht möglich, auch keine direkte Berührung des Gewebes durch die Hand des Chirurgen. Alle chirurgischen Manipulationen erfolgen mit Hilfe der in den Körper eingeführten Instrumente (miniaturisierte Scheren, Nadelhalter, Fasszangen, Metallclips und Klammernahtinstrumente, Elektrokoagulationssonde, Saugvorrichtung).

Der chirurgische Eingriff läuft im Prinzip wie bei der offenen Operation ab. Der Unterschied liegt lediglich in dem kleineren Zugang und der Art der verwendeten Instrumente.

M *Operationstechnisch sind die minimal invasiven Eingriffe oft anspruchsvoller als offene Operationen. Es handelt sich also keinesfalls um eine „Minimalchirurgie", sondern um „richtige" Chirurgie, bei der lediglich der Zugang minimalisiert ist.*

Klinische Anwendung

Inzwischen werden ca. 50 % aller operativen Eingriffe mit der minimal invasiven Technik durchgeführt. Beispiele sind:
– arthroskopische Chirurgie (Meniskusentfernung oder Refixation),
– gynäkologische Chirurgie (Eingriffe an Eileiter und Ovar),
– viszerale Chirurgie (Cholezystektomie, Appendektomie, Lösen von Verwachsungen in der Bauchhöhle, Bruchpfortenverschluss bei Hernien, Darmresektion),
– urologische Chirurgie (endoskopische Steinentfernung, Lymphadenektomie im Beckenbereich),
– thorakoskopische Chirurgie (Bullaresektion bei Spontanpneumothorax, Lungenresektion),
– Gefäßchirurgie (Stentgraft-Implantation beim Aortenaneurysma),
– Herzchirurgie (aortokoronarer Bypass ohne Sternotomie).

W *In der Traumatologie (z. B. arthroskopische Knieoperation) und in der Gynäkologie (z. B. laparoskopische Durchtrennung der Eileiter zur Sterilisation) ist das minimal invasive Vorgehen schon seit ca. 1980 Routine.*

Die wichtigsten *Vorteile* der minimal invasiven Chirurgie (MIC) sind:
– geringere postoperative Schmerzen,
– geringere postoperative Morbidität (Pneumonie, Darmparalyse),
– geringere postoperative Verwachsungen (Ileus),
– schnellere Rekonvaleszenz,
– kürzere stationäre Behandlungszeit,
– kürzere Arbeitsunfähigkeit,
– besseres kosmetisches Ergebnis,
– weniger Narbenhernien.

1.4.2 NOTES-Technik

D *Die NOTES-Technik (Natural Orifice Translumenal Endoscopic Surgery) ist eine Weiterentwicklung der MIC, wobei der Zugang zur Bauchhöhle durch natürliche Körperöffnungen erfolgt. Damit werden sichtbare Narben komplett vermieden.*

Seit etwa 2000 wird NOTES beim Menschen eingesetzt, bisher nur an wenigen Kliniken.

Zugang durch den Mund. Mit einem Endoskop perforiert man den Magen („gastrales Fenster") und gelangt in die Bauchhöhle. Von hier aus können z. B. retroperitoneale Nekrosen bei Pankreatitis ausgeräumt werden.

Zugang durch die Scheide. Mit einem starren Gerät wird das hintere Scheidengewölbe durchstochen. So kann z. B. die Gallenblase durch die Vagina entfernt werden (transvaginale Cholezystektomie).

Zugang durch den After. Das Endoskop wird wie bei einer Darmspiegelung eingeführt, perforiert dann den Dickdarm, womit der Zugang zu den inneren Organen hergestellt ist (**Abb. 1.5**).

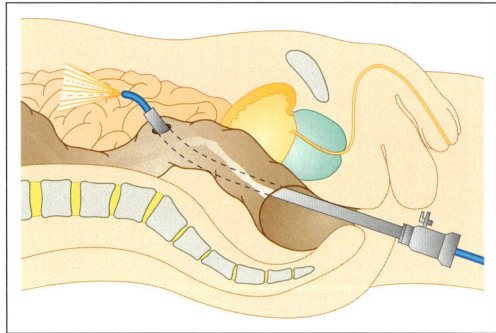

Abb. 1.5 Transkolische Cholezystektomie. Zugang zur Bauchhöhle durch absichtliche Perforation des Dickdarms.

Bei der NOTES-Technik wird zusätzlich ein zweiter Zugang durch den Nabel angelegt, der keine sichtbare Narbe hinterlässt. NOTES kommt v. a. bei übergewichtigen Menschen in Frage, bei denen aufgrund der Fettmasse bei konventionellen Operationen Wundheilungsstörungen drohen.

1.4.3 Spezialisierung in der Chirurgie

Nach deutscher Weiterbildungsordnung für Ärztinnen und Ärzte ist das Fachgebiet Chirurgie in folgende Schwerpunkte unterteilt:

– Allgemeine Chirurgie,
– Gefäßchirurgie,
– Herzchirurgie,
– Kinderchirurgie,
– Orthopädie und Unfallchirurgie,
– Plastische Chirurgie,
– Thoraxchirurgie,
– Viszeralchirurgie.

1.5 Chirurgie der Zukunft

Die Chirurgie des 21. Jahrhunderts wird durch folgende Entwicklungen geprägt sein:
– vermehrte Notwendigkeit operativer Eingriffe durch höhere Lebenserwartung,
– begrenzte finanzielle Ressourcen,
– Wettbewerb mit transparenter Ergebnisqualität,
– technische Weiterentwicklung.

Die Fortschritte der Medizintechnik und Computertechnologie werden zu einer weiteren Verbesserung bildgebender diagnostischer Verfahren führen. Der Siegeszug der minimal invasiven Chirurgie und interventioneller Kathetertechniken werden sich fortsetzen und herkömmliche offene Operationen weiter verdrängen. Erkenntnisse der Molekularbiologie und Genforschung gewinnen für die chirurgische Entwicklung zunehmend an Bedeutung.

1.5.1 Computerassistierte Navigation

Bei der intraoperativen Navigation wird die Position der chirurgischen Instrumente in Relation zum Patienten und zum betreffenden Organ punktgenau aus CT, NMR oder Ultraschalldaten berechnet. Dadurch können Operationen von höchster Präzision an Körperregionen durchgeführt werden, die für den Chirurgen kaum tastbar oder einsehbar sind (z. B. im Gehirn oder beim künstlichen Gelenkersatz).

1.5.2 Robotergestützte Chirurgie

Aufgrund ihrer Präzision, fehlenden Ermüdung und Schnelligkeit werden Roboter seit 1990 im OP eingesetzt, bisher allerdings erst an wenigen Spezialkliniken.

„Off-line"-Roboter

D *Der „Off-line"-Roboter ist ein computergesteuerter Apparat, der nach entsprechender Programmierung eine definierte Phase einer standardisierten Operation selbstständig ausführt. Der Arzt überwacht den „Off-line"-Roboter lediglich.*

Besonders geeignet sind „Off-line"-Robotersysteme für Fräsarbeiten an Knochen, z. B. bei der Implantation von Gelenkprothesen. Durch präoperative Diagnostik (Computertomografie) werden Bilddatensätze gewonnen, mit denen der Roboter programmiert wird. Er bohrt dann den Knochen zur Aufnahme des künstlichen Gelenks mit größerer Präzision als es ein Mensch kann. Die übrigen Operationsschritte werden nach wie vor vom Chirurgen manuell durchgeführt (Freilegen der Operationsstelle, Einsetzen des künstlichen Gelenkes, Wundverschluss).

„On-line"-Roboter

D *„On-line"-Robotersysteme stehen zu jedem Zeitpunkt unter der Kontrolle des Operateurs und arbeiten nach dem Master-Slave-Prinzip.*

Der Chirurg („Master") steht nicht unmittelbar am OP-Tisch, sondern gibt seine Befehle in ein Eingabegerät (Konsole) oder einen Sprachempfänger (**Abb. 1.6**). Die Anweisungen des Chirurgen werden in Steuersignale umgesetzt und von dem am OP-Tisch positionierten Robotersystem („Slave" = Sklave) ausgeführt. Der Roboter arbeitet also nicht selbstständig. Der Chirurg kann seine manuelle Erfahrung direkt einbringen.

Die Bewegungen des steuernden Chirurgen lassen sich in jedem beliebigen Verhältnis auf die mechanischen Arme des Roboters übertragen. Durch diese „Skalierung" steigert sich die Präzision bei mikrochirur-

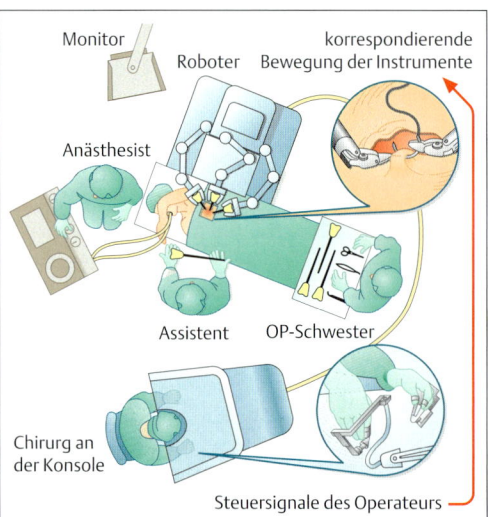

Abb. 1.6 Robotergestützte Chirurgie. Der Chirurg an der Konsole steuert den Operationsroboter.

gischen Eingriffen. Elektronische Tremorfilter verhindern die Übertragung des natürlichen Zitterns der menschlichen Hand. Weil der Informationsfluss vom Chirurgen zum Robotersystem durch digitale Fernübertragung erfolgt, ist es prinzipiell gleichgültig, ob sich der Operateur im Operationssaal vor Ort oder weit entfernt auf einem anderen Kontinent befindet.

M *Die Steuerung einer Operation mit einem „On-line"-Robotersystem über große Entfernungen nennt man Telechirurgie.*

W *Im Jahre 2001 wurde die erste telechirurgische Operation am Menschen erfolgreich durchgeführt. Der französische Chirurg Jacques Marescaux steuerte von New York aus ein Robotersystem in einer Straßburger Klinik, welches die minimal invasive Entfernung der Gallenblase ausführte.*

1.5.3 „Virtual Reality" in der Medizin

Leistungsfähige Rechner können aus Schnittbilddatensätzen, die mittels CT oder NMR gewonnen werden, dreidimensionale Bilder des Körpers rekonstruieren. Für die herkömmliche Endoskopie, insbesondere Vorsorgeuntersuchungen (Screeningprogramme), könnte sich damit in der Zukunft eine weniger invasive Alternative ergeben.

Mit der *virtuellen Kolografie* liegen erste Erfahrungen vor. Das Verfahren liefert Bilder ähnlich einer Koloskopie (Dickdarmspiegelung), ohne dass ein Gerät in den Darm eingeführt werden muss (**Abb. 1.7**). Die hochentwickelte „flight-tracking"-Software (ähnlich einem Flugsimulator) vermittelt den Eindruck der „fly-through"-Betrachtung, als würde der Untersucher durch das Kolon fliegen.

Ein methodisch bedingter Nachteil ist die fehlende Möglichkeit einer Gewebeentnahme (Biopsie) zur histologischen Untersuchung malignomverdächtiger Befunde (Polypen).

P *Vorbereitende Maßnahmen. Die Vorbereitung des Patienten zur virtuellen Kolografie ist identisch mit der Vorbereitung bei der konventionellen Koloskopie (z. B. orthograde Darmspülung).*

1.5.4 Tissue Engineering

D *Als Tissue Engineering bezeichnet man die Gewinnung lebenden Gewebes durch Züchtung im Labor. Man spricht auch einfach von „Gewebezüchtung".*

Bei dieser Methode werden einem Patienten Körperzellen entnommen, im Labor gezüchtet und vermehrt, um sie danach dem gleichen Patienten wieder einzusetzen. An dieser Art von Tissue Engineering wird gearbeitet, um z. B. Knorpeldefekte zu beheben oder Herzklappen mit körpereigenem Endothel zu beschichten. Ein Fernziel der Forschung ist die Züchtung transplantationsfähiger Organe, wie Herz, Lunge oder Leber, im Labor.

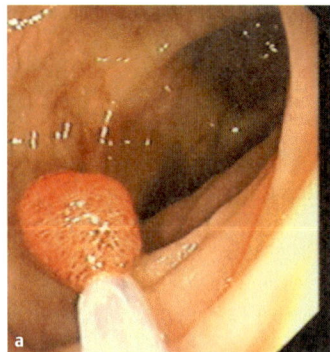
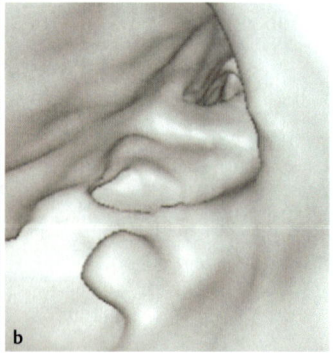

Abb. 1.7 Virtuelle Kolografie.
a Dickdarmpolyp in der konventionellen Endoskopie.
b Dickdarmpolyp in der virtuellen Computerdarstellung.

2 Pflege in der ambulanten Chirurgie

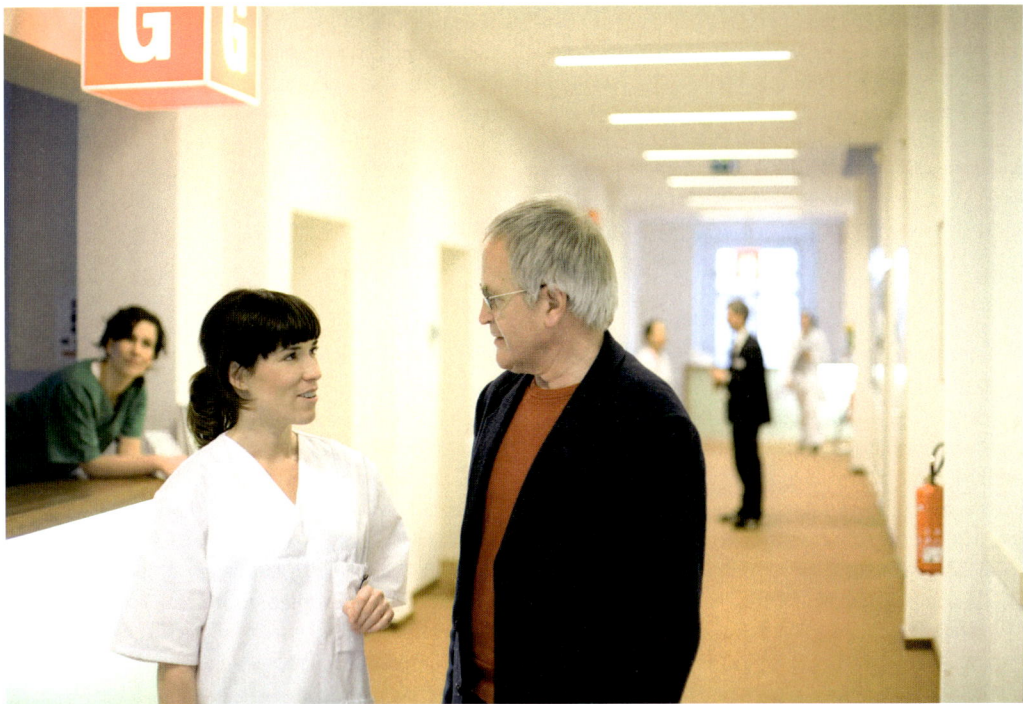

2

D *Bei einer ambulanten Operation verbringt der Patient die Nacht vor und nach der OP zu Hause.*

Die vom Gesetzgeber und den Krankenkassen gewünschte Verlagerung von Operationen aus dem stationären in den ambulanten Bereich hat das Ziel, Kosten zu sparen und Krankenhausbetten abzubauen. Ursprünglich war das ambulante Operieren eine Aufgabe für niedergelassene Ärzte. Gesetzliche und ökonomische Zwänge machen es erforderlich, dass auch in Krankenhäusern vermehrt ambulant operiert wird.

Von vielen Patienten wird das ambulante Operieren als vorteilhaft empfunden. Insbesondere Kinder und ältere Patienten profitieren davon, vor und nach einer Operation in der ihnen vertrauten Umgebung zu sein. Einige Patienten haben aber auch Angst vor einer ambulanten Operation („falls was passiert") und sind deshalb verunsichert. Dem sollten Sie entgegenwirken.

2.1 Gesetzliche Regelungen

Burkhard Paetz

Bei einer Krankenhausbehandlung unterscheidet man folgende Versorgungsformen:
– vollstationär,
– teilstationär,
– vor- und nachstationär,
– ambulant.

Eine *vollstationäre* Krankenhausbehandlung darf nur noch erfolgen, wenn „das Behandlungsziel nicht durch

 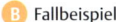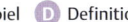

teilstationäre, vor- und nachstationäre oder ambulante Behandlung einschließlich häuslicher Krankenpflege erreicht werden kann", so der Gesetzestext. Die Entscheidung muss „das Krankenhaus" nach „Prüfung" treffen, dokumentieren und ggf. auch begründen. Die Meinung des Hausarztes oder der Wunsch des Patienten, stationär behandelt zu werden, spielt keine Rolle.

M *Für das Krankenhaus besteht eine gesetzlich vorgeschriebene Prüfungspflicht, die den „Vorrang (...) ambulanter Behandlung vor der vollstationären Behandlung" sicherstellen soll.*

Wer ambulant operieren will, muss strenge Vorschriften einhalten und eine eigenständige organisatorische Einheit vorhalten. Maßnahmen zur Qualitätssicherung sollen sicherstellen, dass nur Arztpraxen, Praxiskliniken und Krankenhäuser ambulant operieren, die die fachlichen, personellen, räumlichen, organisatorischen und hygienischen Voraussetzungen erfüllen. Es gilt der „Facharztstandard", d. h. Operateur und Anästhesist müssen Fachärzte sein.

2.2 Katalog ambulant durchführbarer Operationen

Burkhard Paetz

Viele Prozeduren und Operationen, die in der Vergangenheit im Rahmen stationärer Behandlung erbracht wurden, können und müssen heute ambulant durchgeführt werden. Die in Deutschland am häufigsten durchgeführten ambulanten Operationen betreffen die kleine Exzisionschirurgie (Entfernung oberflächlicher Tumoren), handchirurgische Eingriffe und Abszessspaltungen. Beispiele für ambulant durchführbare Prozeduren sind (in alphabetischer Reihenfolge):

– Abszessspaltung,
– Angiografie (DSA),
– Arthroskopie,
– Ballondilatation (PTA),
– Dialyseshunt,
– Hallux valgus,
– Herzschrittmacher,
– Laparoskopie,
– Leistenhernie,
– Mamma-Tumor,
– Meniskusoperation,
– Metallentfernung,
– Phimose,
– Radiusfraktur,
– Varizen.

Der offizielle „Katalog ambulant durchführbarer Operationen und sonstiger stationsersetzender Eingriffe" um-

fasst mehrere Hundert Prozeduren. Diese sind in 2 Kategorien aufgeteilt:

– Eingriffe, die „in der Regel ambulant" durchgeführt werden können,
– Eingriffe, bei denen „sowohl eine ambulante als auch eine stationäre Durchführung möglich ist".

Wenn aus diesem Katalog eine Prozedur unter vollstationären Bedingungen geplant wird, müssen „besondere Tatbestände" vorliegen, die vom Gesetzgeber definiert wurden und vom Krankenhaus zu dokumentieren sind. Sonst wird die Behandlung von der Krankenkasse nicht bezahlt.

 „Besondere Tatbestände", die eine stationäre Behandlung rechtfertigen können, sind:
– schwerwiegende medizinische Begleiterkrankungen (z. B. manifeste Herzinsuffizienz, Diabetes mellitus),
– soziale Faktoren (z. B. fehlende Kommunikationsfähigkeit Patient lebt allein, kein Telefon), keine Transportmöglichkeit oder schlechte Erreichbarkeit im Notfall, mangelnde Einsichtsfähigkeit des Patienten.

 Eine Redon-Drainage im OP-Gebiet ist kein Grund für eine vollstationäre Behandlung, nur eine Drainage „mit kontinuierlicher Funktionskontrolle".

2.3 Perioperative Besonderheiten

Burkhard Paetz

In jedem Einzelfall muss im Vorfeld von einem chirurgischen Facharzt geprüft werden, ob der Patient für eine ambulante Operation geeignet ist. Dabei sind die gesetzlichen Vorgaben sowie die individuellen medizinischen und sozialen Besonderheiten des Patienten zu berücksichtigen.

W *Die Grenze zur ambulanten Indikation liegt in der individuellen Konstitution des Patienten. Dabei ist die Frage, ob ein Patient überhaupt in der Lage ist, die notwendigen perioperativen Verhaltensmaßnahmen zu verstehen und zu befolgen, der wichtigste limitierende Faktor für die Sicherheit im Rahmen einer ambulanten Operation.*

Der Patient muss einige Tage vor dem geplanten ambulanten Operationstermin einbestellt werden (spätestens am Tag vor der Operation), um die Abläufe zu besprechen und ihn aufzuklären. Die Aufklärung über Operation und Narkose am Operationstag ist rechtlich unwirksam.

Insbesondere am OP-Tag sollten Patient (und ggf. Begleitperson) eine beruhigende und allumfassende Zuwendung erfahren (**Abb. 2.1**). Dies umso mehr, als häufig aus ablauforganisatorischen Gründen auf eine Prämedikation verzichtet wird.

(P) *Überprüfung der OP- und Narkosefähigkeit. Die Überprüfung der Voraussetzung für OP und Narkose (Aufklärungs-, Einwilligungsdokumente, Laborwerte, Nüchternheit) ist sehr wichtig, da eine kurzfristige Nachbesserung aus Zeitgründen häufig unmöglich ist.*

Nach der Operation wird der Patient kurzfristig im Aufwachraum betreut, danach im Wartebereich. Ermöglichen Sie, dass sich eine Begleitperson in der Nähe des Patienten aufhalten kann, insbesondere bei Kindern.

In der frühen postoperativen Phase ist besonders zu achten auf:
– Wachheitszustand des Patienten,
– Kreislauf- und Mobilisationsstabilität,
– Verträglichkeit vorsichtiger Nahrungsaufnahme,
– bei Leitungsanästhesien auf deren fortlaufende Rückbildung,
– Schmerzmittelbedarf,
– Kontrolle der Körpertemperatur.
Da sich die ärztliche Entlassung des Patienten wesentlich auf die Beobachtung des Pflegepersonals stützt, ist diese sehr wichtig und dokumentationspflichtig.

Nach einer ambulanten OP wird der Patient am Nachmittag entlassen, wenn er sich von der Narkose erholt hat und der Eingriff ohne Komplikationen verlaufen ist.

Nach ambulanten Operationen im Krankenhaus darf der Krankenhausarzt den Patienten (im Regelfall) für maximal 5 Tage krankschreiben (AU-Bescheinigung) und häusliche Krankenpflege für bis zu 3 Tagen verordnen.

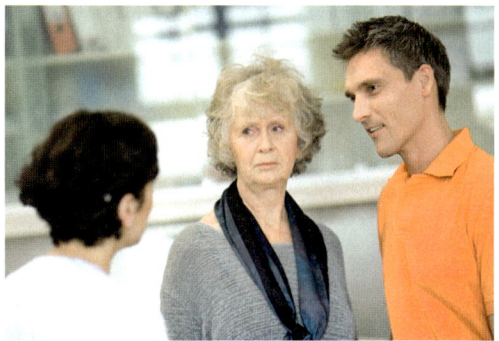

Abb. 2.1 Beratung. Begleitpersonen müssen in die Beratung mit einbezogen werden.

(P) *Entlassungsberatung. Beim Entlassungsgespräch werden folgende Punkte angesprochen:*
– *Für den Heimweg muss eine geeignete Begleitperson vorhanden sein.*
– *Der Patient darf die erste Nacht nach der Operation nicht allein zu Hause verbringen.*
– *Der Patient muss über mögliche Komplikationen und ihre Symptome informiert sein. Er muss wissen, wo er bzw. seine Begleitperson bei Problemen (Schmerzen, Nachblutung) anrufen kann (Telefonnummer schriftlich mitgeben!).*
– *Es muss sichergestellt sein, dass der Patient die Klinik bei Problemen innerhalb kurzer Zeit (ca. 30 Min.) aufsuchen kann (kliniknaher Wohnort als Voraussetzung zur ambulanten Operation).*
– *Der Patient darf mindestens 24 Stunden nach einer Narkose nicht Auto fahren.*
– *Dem Patienten müssen Schmerzmittel mitgegeben werden. Über deren Gebrauch ist er zu instruieren.*
– *Der Patient muss über die Notwendigkeit und Durchführung der Thromboseprophylaxe aufgeklärt werden.*
– *Dem Patienten muss ein Behandlungstermin zur Nachuntersuchung (Verbandwechsel, Fortführung der Heparininjektion zur Thromboseprophylaxe etc.) schriftlich mitgegeben werden. Das ist üblicherweise der Folgetag nach der Operation.*

(M) *Ambulante Eingriffe und insbesondere die Vor- und Nachsorge dürfen zu keiner Gefährdung führen, die über die eines stationären Aufenthaltes hinausgeht.*

2.4 Ambulante Krankenpflege

Sabine Floer

(D) *Häusliche Pflege (oder ambulante Pflege) bedeutet die Versorgung eines Patienten in seiner häuslichen Umgebung.*

Häusliche Pflege umfasst Grundpflege, hauswirtschaftliche Tätigkeiten (z.B. Einkauf, Reinigung der Woh-

nung), Ernährung, Mobilisation sowie ärztlich verordnete Behandlungspflege. Vom Arzt verordnete Tätigkeiten der Behandlungspflege sind Leistungen der gesetzlichen Krankenkassen und werden dort in Rechnung gestellt. Hierunter fallen z. B. Injektionen oder Verbandwechsel.

Der Kostendruck im Gesundheitswesen hat in den letzten Jahren dazu geführt, dass examinierte Pflegekräfte in der ambulanten Krankenpflege vermehrt bzw. ausschließlich behandlungspflegerische Leistungen erbringen. Grundpflegerische Leistungen werden häufig an weniger qualifizierte Mitarbeiter delegiert. Dies hat zu einer Spezialisierung geführt, in der häufig chirurgisches Wissen gefragt ist. Hauptsächlich geht es dabei um die professionelle Wundversorgung im häuslichen Umfeld.

2.4.1 Organisation

Es gibt 3 Situationen, in denen häusliche Krankenpflege von den Krankenkassen gewährt wird:
- zur Sicherung der ärztlichen Behandlung,
- zur Verkürzung oder Vermeidung einer Krankenhausbehandlung,
- als psychiatrische ambulante Pflege.

Grundlage für häusliche Behandlungspflege ist eine Verordnung häuslicher Krankenpflege durch einen niedergelassenen Arzt. Hat ein Arzt eine solche Verordnung ausgestellt, muss diese – z. B. durch den Pflegedienst – binnen 2 Tagen bei der Krankenkasse eingereicht werden. Dort wird entschieden, ob die Leistung bewilligt wird.

Die Krankenkassen können nur solche Maßnahmen bewilligen, die als „verordnungsfähig" festgelegt sind. Die vom Arzt verordnungsfähigen Tätigkeiten hat der „Gemeinsame Bundesausschuss", ein Gremium aus Ärzte- und Krankenkassenvertretern, bundesweit festgelegt. Häufige verordnungsfähige Maßnahmen häuslicher Krankenpflege sind z. B.:
- Anleitung bei der Behandlungspflege (z. B. bei Blutzuckerkontrolle),
- Blutdruckmessung,
- Blutzuckermessung,
- Dekubitusbehandlung (z. B. Wundreinigung oder Wundverbände),
- i. m. oder s. c. Injektionen,
- Richten von Injektionen (zur Selbstapplikation),
- Instillation (z. B. von Augentropfen),
- Anlegen und Wechseln von Verbänden,
- Medikamente verabreichen,
- Medikamente richten,
- Versorgung bei perkutaner endoskopischer Gastrostomie (PEG),
- Absaugen,
- Bronchialspülung.

2.4.2 Arbeitsablauf

Typischerweise beginnt ein Arbeitstag in den Räumlichkeiten des Pflegedienstes. Hier befinden sich die Büros von Pflegedienstleitung, Einsatzleitung, Sachbearbeitung (Personal- und Leistungsabrechnung) sowie ein Dienstraum. Zu Beginn entnimmt die Gesundheits- und Krankenpflegerin einer Stecktafel oder einem elektronischen Ausdruck alle Patienten, die sie zu versorgen hat sowie deren Versorgungsart. Viele Pflegedienste entscheiden sich wegen der größeren Kontinuität für feste Touren. Das bedeutet, dass man u. U. über lange Zeiträume immer wieder die gleichen Patienten versorgt. Mit den benötigten Kundenschlüsseln und einem Mobiltelefon ausgerüstet, kann die Tour – meist mit Dienstwagen oder Fahrrad – beginnen.

In einer Frühschichttour werden oft zunächst solche Patienten versorgt, die Insulin bzw. Kompressionsstrümpfe- oder verbände erhalten. Darauf folgen Patienten, die Grundpflege, Medikamente und Verbände benötigen; zum Abschluss sind entsprechende mittägliche Versorgungen vorgesehen.

Bestandteil jedes Einsatzes sind Eintragungen in die Pflegedokumentation sowie in die sog. Leistungserfassung, die am Monatsende als Grundlage für die Abrechnung dient. Dazu kommen etwa Telefonate mit Ärzten, z. B. wenn bei einem Patienten ein hoher Blutdruck gemessen wurde oder sich der Zustand einer Wunde gebessert hat, sodass eine Therapieänderung angezeigt sein könnte. Zurück im Büro fallen Arbeiten wie z. B. die Medikamentenbestellung oder die Ausarbeitung eines umfangreicheren Pflegeplans an. Zum Schluss wird die geleistete Arbeitszeit für Pflegeeinsätze, Fahrten sowie organisatorische Tätigkeiten erfasst.

2.4.3 Fachliche Anforderungen

Für den Einsatz in der ambulanten Krankenpflege sind nach der 3-jährigen Ausbildung als Gesundheits- und Krankenpfleger/-schwester keine weiteren Zertifikate erforderlich. Häufig wird jedoch ein Führerschein sowie entsprechende Fahrpraxis verlangt.

Vorteilhaft ist entsprechende Berufserfahrung. Die Pflegekraft ist vor Ort, beim Klienten, völlig auf sich allein gestellt und muss Entscheidungen oft alleine treffen. Verbände und andere wundtherapeutische Maßnahmen stellen u. a. ein Hauptaufgabengebiet in der ambulanten Krankenpflege dar. Deshalb kann es durchaus sinnvoll sein, mit entsprechenden Fort- oder Weiterbildungen eine Qualifizierung anzustreben.

2.5 Wundambulanz

Kirsten Zypro

Wundambulanzen leisten einen wichtigen Beitrag bei der Behandlung von Menschen mit chronischen Wunden. Zum einen kann dadurch eine Reduktion der stationären Verweildauer erreicht werden. Zum anderen entsteht dabei ein wichtiges Schnittstellenmanagement zwischen stationärer und ambulanter Behandlung.

Es soll eine integrierte, qualitätsgesicherte Versorgung von Patienten mit „Problemwunden" erfolgen. Durch die präoperative ambulante Wundkonditionierung wird die operative Erfolgsquote erhöht und die Liegezeit der Patienten verkürzt. Die kompetente Versorgung der Patienten und Aufklärung über die Krankheitsbilder erhöht auch die Compliance für die nötigen Therapien. Dies führt insgesamt zur schnelleren Heilung von Wunden und somit zur Kostenersparnis im Gesundheitswesen. Aufgrund der demografischen Entwicklung ist davon auszugehen, dass sich in den kommenden Jahren der Bedarf an Gefäßbehandlungen weiter erhöhen wird.

In Wundambulanzen werden üblicherweise Patienten mit chronischen oder OP-Wunden behandelt, oft in Vorbereitung auf eine Hauttransplantation oder zu deren Nachsorge. Häufig werden folgende Patienten behandelt:
- Patienten mit Ulcus cruris (verschiedener Genese),
- Patienten mit OP-Wunden (häufig nach Tumorexzision, Laser-OP),
- Patienten mit Dekubitus,
- Patienten mit sonstigen Wunden (z. B. Pyoderma gangraenosum, Abszess, Phlegmone, Verbrennung, Nahtdehiszenz).

2.5.1 Organisation

Die Erstkonsultation der Patienten erfolgt in der Regel in der Ambulanz. Dort entscheidet der Ambulanzarzt (Facharzt) darüber, ob die Diagnostik und die Therapie ambulant erfolgen können, ob ein Patient mit einer Wunde in der Wundambulanz behandelt werden kann oder ob der Patient stationär aufgenommen werden muss. In die Wundambulanz eingewiesen werden die Patienten entweder vom Ambulanzarzt oder vom Klinikarzt nach Entlassung aus der stationären Behandlung. Zuständig für den Patienten in der Wundambulanz bleibt der Ambulanzarzt, der ihn aufgenommen hat. Das ist gerade für Patienten mit chronischen Wunden wichtig, damit diese Patienten ein Vertrauensverhältnis aufbauen können und sich nicht immer wieder auf andere Therapeuten einstellen müssen. Die Vorstellungsinter-

valle werden vom behandelnden Arzt festgelegt. Sie bewegen sich zwischen der täglichen bis hin zur 12-wöchigen Vorstellung in der Wundambulanz, je nach Wundgenese und Wundzustand.

2.5.2 Arbeitsablauf

Erstvorstellung

Bei der ersten Vorstellung werden die persönlichen Daten des Patienten aufgenommen. Neben der Diagnose (Grunderkrankung) spielen ferner der Wundverlauf und der Wundzustand eine wesentliche Rolle:
- Wundentstehung,
- Invasion,
- Keimzustand,
- beeinflussende Faktoren,
- Schmerzhaftigkeit,
- Größe,
- Lokalisation.

Bei Ulcus cruris werden außerdem der Sklerosierungsgrad, der Sprunggelenkstatus und die Gehstrecke aufgenommen. Bei mehreren Wunden werden die Wunden nummeriert. Die Wunddokumentation wird in der Wundambulanz mit einem Wunddokumentationssystem am PC durchgeführt.

Es erfolgt eine digitale Fotodokumentation, die im Regelfall alle 4 Wochen bzw. vor und nach stationärer Aufnahme wiederholt wird. Zur Fotodokumentation wird ein Wundmaß angelegt, das mit dem Patientennamen, dem Datum und der Lokalisation beschriftet ist. Alle Konsultationen werden in der Ambulanzakte schriftlich dokumentiert und unterschrieben, jede Therapieänderung und ärztliche Anordnung muss gegengezeichnet werden. Gemeinsam mit dem behandelnden Arzt werden das Therapieziel und die Therapie besprochen, und die notwendigen diagnostischen Maßnahmen werden erörtert.

Wiedervorstellung

Bei Wiedervorstellung wird von der Pflegekraft für jede Wunde der Wundstatus erhoben und die Wunddokumentation durchgeführt (Abb. 2.2). Es erfolgt die weitere Therapieanordnung. Jeder Patient erhält einen individuellen Behandlungsplan. Wenn die Therapie geändert werden muss, wird der Patient dem zuständigen Ambulanzarzt vorgestellt. Bei jeder Vorstellung wird die Schmerzsituation besprochen und behandelt. Der Verbandwechsel wird durchgeführt und die Patienten wer-

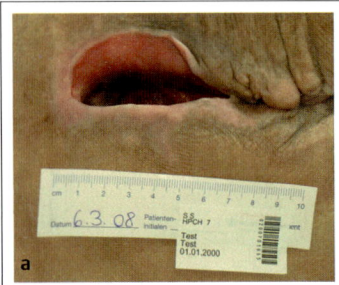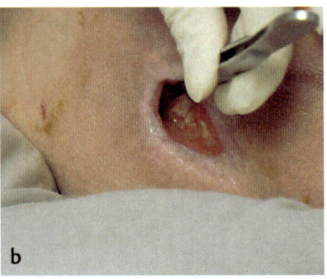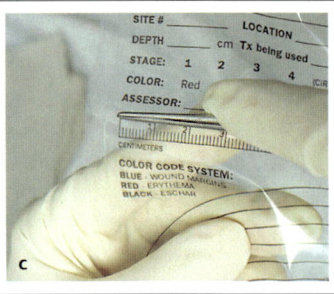

Abb. 2.2 Wundanalyse.
a Der Wunddurchmesser wird mit einem Einwegmaßband bestimmt.
b Hier wird mit einer Pinzette die Tiefe festgestellt.
c Millimetergenau kann die Wundtiefe abgelesen werden.

den mit Verbandmaterial bis zum nächsten Vorstellungstermin versorgt. Dies ist wichtig für die Sicherstellung der Versorgung.

Zwischen den Terminen in der Wundambulanz wird die Therapie entweder vom Patienten selbst, von Angehörigen, von ambulanten Pflegediensten oder von Pflegekräften in Versorgungseinrichtungen (z. B. Pflegeheime) durchgeführt.

Zu den Aufgaben in der Wundambulanz gehört auch die individuelle Beratung der Patienten zu folgenden Punkten:
– Ernährung,
– Flüssigkeitszufuhr,
– Blutzuckereinstellung,
– Bewegung,
– Thromboseprophylaxe,
– Hautpflege.

Nach Abheilung der Wunde muss die Nachsorge organisiert werden. Oft brauchen die Patienten Unterstützung, um bestimmte Therapien, Zuzahlungsbefreiungen oder Fahrtkostenerstattungen bei der Krankenkasse zu beantragen.

2.5.3 Fachliche Anforderungen

Für die eigenverantwortliche Tätigkeit in einer Wundambulanz ist für examinierte Pflegekräfte in der Regel eine Zusatzausbildung erforderlich. Verschiedene Institutionen bieten Weiterbildungsmaßnahmen zur Wunddiagnostik und zum Wundmanagement an. Im Allgemeinen werden folgende Inhalte vermittelt:
– Grundlagen der Wundheilung,
– moderne Therapiekonzepte,
– praktische Durchführung,
– Ernährungsphysiologie,
– Pathophysiologie chronischer Wunden,
– Grundlagen der Schmerztherapie,
– Hygiene,
– Wirtschaftlichkeit und Qualität in der Wundversorgung.

Nach erfolgreichem Abschluss ist die regelmäßige Teilnahme an Weiterbildungen und Wundkongressen notwendige Voraussetzung, um permanent über moderne Wundbehandlungsmöglichkeiten informiert zu sein. Häufig obliegt es der Fachkraft, neue Wundbehandlungsprodukte oder -konzepte in der Klinik einzuführen.

 Weitere Informationen zur Wundbehandlung finden Sie in Kap. 4.

3 Wunden

Burkhard Paetz

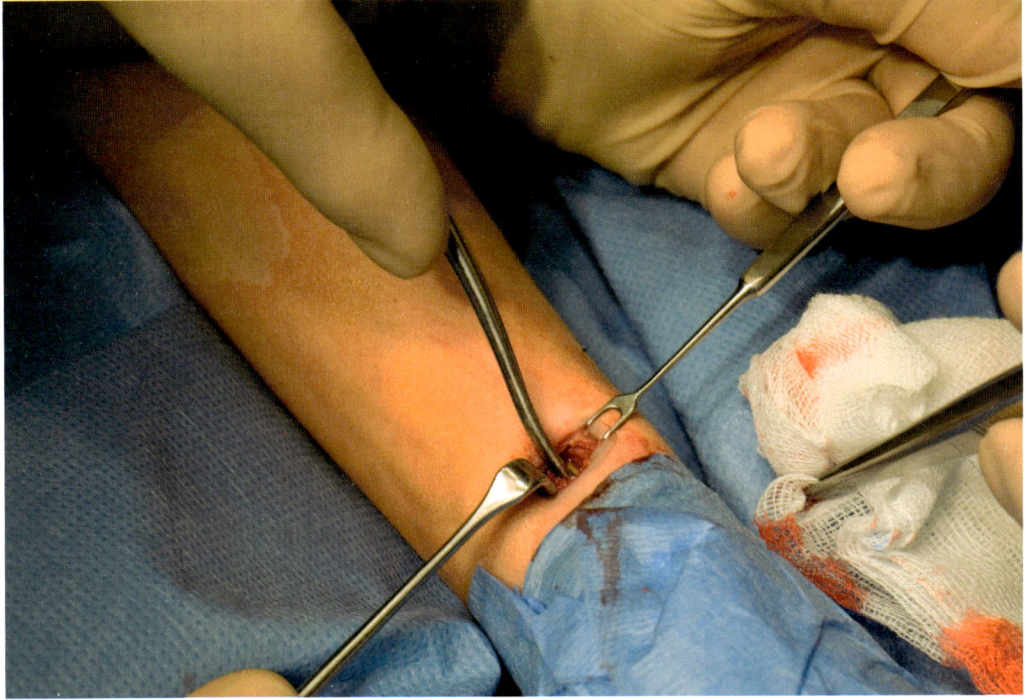

3

D *Als Wunde bezeichnet man die Durchtrennung oder Beschädigung von Haut oder Schleimhaut.*

Die Entstehungsursache einer Wunde ist für die Wundbehandlung und den Heilungsverlauf von entscheidender Bedeutung. Deshalb werden Wunden nach der Art der einwirkenden Gewalt eingeteilt:

– *mechanisch* bedingte Wunden,
– *thermische* Wunden, durch Wärme- oder Kälteeinwirkung bedingt (s. Kap. 11),
– *chemische* Wunden, durch Säuren- oder Laugeneinwirkungen ausgelöst (s. Kap. 11.5).

3.1 Mechanisch bedingte Wunden

Nach ihrer Ursache unterscheidet man unter den mechanisch bedingten Wunden (**Abb. 3.1**):
– Schürfwunde,
– Schnittwunde,
– Stichwunde,
– Platzwunde,
– Ablederungswunde (Décollement),
– Kratzwunde,
– Quetschwunde,
– Risswunde,
– Bisswunde,
– Schusswunde,
– Pfählungsverletzung.

 Merke   Pflege   Wissen   Fallbeispiel 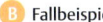 Definition

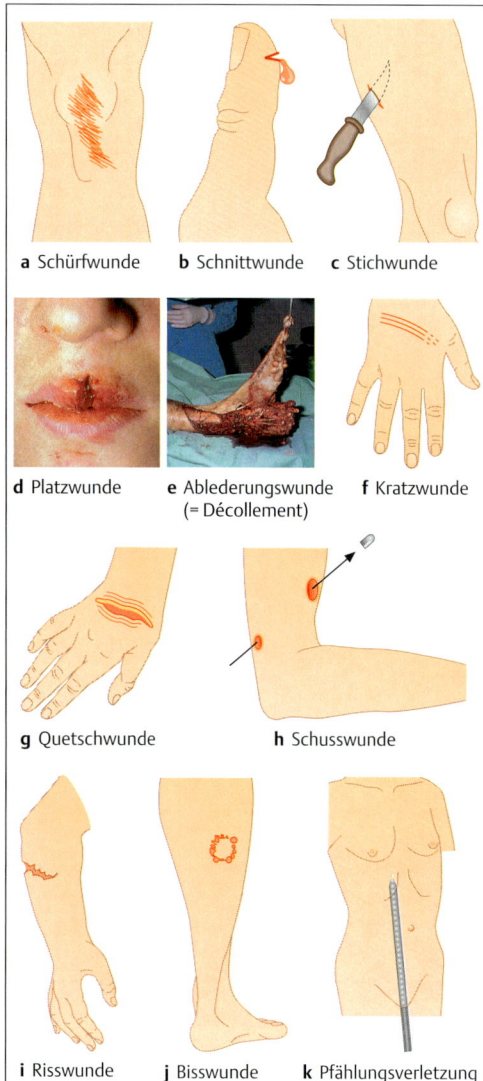

a Schürfwunde	**b** Schnittwunde	**c** Stichwunde
d Platzwunde	**e** Ablederungswunde (= Décollement)	**f** Kratzwunde
g Quetschwunde	**h** Schusswunde	
i Risswunde	**j** Bisswunde	**k** Pfählungsverletzung

Abb. 3.1 Wunden. Mechanisch bedingte Wunden.

Schürfwunde

Ⓓ *Als Schürfwunde bezeichnet man eine oberflächliche Verletzung, bei der nur die oberste Hautschicht „abgeschürft" ist. Hierdurch werden die kleinen Gefäße der Lederhaut eröffnet, weshalb man im Bereich einer Schürfwunde punktförmige Blutungen sieht.*

Infektionsgefahr: gering.
Heilungstendenz: gut.

Schnittwunde

Ⓓ *Eine Schnittwunde ist eine durch einen Hautschnitt entstandene Wunde mit glatten Wundrändern.*

Gefahr: Da Schnittwunden tief in die Weichteile hineinreichen können, muss immer an die Mitverletzung von Muskeln, Sehnen, Nerven oder Blutgefäßen gedacht werden!
Heilungstendenz: gut, da keine größere Weichteiltraumatisierung durch Quetschung besteht.

Stichwunde

Ⓓ *Eine Stichwunde ist eine Wunde mit kleiner äußerer Verletzung, sie kann aber weit in die Tiefe reichen.*

Gefahr: Es muss immer mit der Möglichkeit gerechnet werden, dass unter der Haut Gefäße, Nerven oder Organe verletzt sind!
Infektionsgefahr: groß, da Eitererreger in tiefe Weichteilschichten gelangt sein können.
Heilungstendenz: schlecht, deshalb keine Wundadaption durch Naht.

Platzwunde

Ⓓ *Bei der Platzwunde platzt durch starke Prellung des Gewebes die Haut im Zentrum der Gewalteinwirkung auf. Die Platzwunde ist oberflächlich, die Hautränder sind jedoch häufig zerfetzt und durch die Kontusion traumatisiert.*

Infektionsgefahr: größer als bei glatt begrenzten Schnittwunden.
Heilungstendenz: Um die Heilungstendenz zu verbessern, müssen die zerfetzten und gequetschten Hautränder vor der operativen Naht exzidiert werden.

Ⓜ *Die Platzwunde ist eine der häufigsten Wunden überhaupt (Kopfplatzwunde)!*

Ablederungswunde (Décollement)

Ⓓ *Eine Ablederungswunde entsteht durch tangential einwirkende Gewalt, wobei größere Hautpartien von den tiefer liegenden Weichteilschichten (Muskelfaszien) getrennt werden.*

Gefahr: Wegen der großen Wundfläche entstehen häufig starke Blutverluste.

Kratzwunde

Ⓓ *Kratzwunden entsprechen oberflächlichen Risswunden und werden gewöhnlich von Tieren zugefügt.*

Infektionsgefahr: Wegen der Verschmutzung besteht erhebliche Infektionsgefahr. Ein primärer Wundverschluss ist deshalb nicht erlaubt!

Quetschwunde

 Eine Quetschwunde entsteht, ähnlich wie die Platzwunde, durch stumpfe Gewalteinwirkung. Unterhalb der zerfetzten Wundränder finden sich häufig ausgedehnte Weichteilgewebezerstörungen mit tiefen Wundtaschen.

Infektionsgefahr: sehr hoch, da das zerklüftete Gewebe günstige Bedingungen für die Vermehrung von Bakterien bietet, die bei Sauerstoffmangel besonders gut wachsen (Anaerobier). Hierzu gehören die Erreger des Gasbrandes und des Tetanus.

Schusswunde

Bei der Schusswunde unterscheidet man verschiedene Formen:
- *Streifschuss:* Die Haut wurde von einem Geschoss lediglich gestreift.
- *Steckschuss:* Die Kugel tritt in den Körper ein und bleibt im Gewebe stecken.
- *Durchschuss:* Das Geschoss hat den ganzen Körper durchschlagen. Die Ausschussöffnung ist größer und zerfetzter als die Einschussöffnung.

Gefahr: Häufig sind innere Organe lebensbedrohlich mit verletzt! Durch Aufprall auf Knochen kann das Geschoss von seiner Richtung abgelenkt werden. Splittert der Knochen, spricht man von einem *Schussbruch*.
Infektionsgefahr: Alle Schusswunden sind stark infektionsgefährdet!

Risswunde

 Durch Gewalteinwirkung spitzer oder scharfer Gegenstände (Nagel, Säge, Krallen) reißt die Haut und das darunter liegende Weichteilgewebe auf. Die Wundränder sind zerfetzt.

Gefahr: Bei tiefen Risswunden besteht eine starke Blutungsneigung.

Bisswunde

 Eine Bisswunde entsteht vorwiegend durch Bisse von Tieren.

Infektionsgefahr: Da Tier- (und auch Menschenspeichel) immer bakterienhaltig ist, sind alle Bisswunden als infiziert anzusehen! Diese Wunden werden deshalb nicht genäht, sondern offen gelassen und evtl. ausgeschnitten.

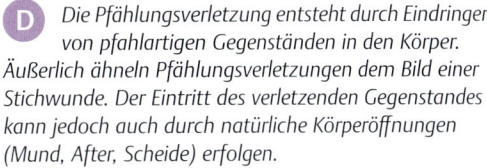 *Neben der bei allen Wunden bestehenden Tetanusgefahr ist bei manchen Tierbissen (besonders von Füchsen und Nagetieren) an die Möglichkeit einer Tollwutinfektion zu denken.*

Pfählungsverletzung

 Die Pfählungsverletzung entsteht durch Eindringen von pfahlartigen Gegenständen in den Körper. Äußerlich ähneln Pfählungsverletzungen dem Bild einer Stichwunde. Der Eintritt des verletzenden Gegenstandes kann jedoch auch durch natürliche Körperöffnungen (Mund, After, Scheide) erfolgen.

Gefahr: Die Gefahr innerer Weichteilverletzungen mit Perforation von Hohlorganen ist groß und erfordert die sofortige operative Behandlung.

3.2 Wundheilung

Der Heilungsverlauf einer Wunde hängt im Wesentlichen von 2 Faktoren ab:
- von der Entstehungsart und
- von der Keimbesiedlung.

Eine keimarme, glatte, frische und saubere Wunde heilt schnell und ohne Infektionszeichen mit einer kleinen Narbe ab (primäre Wundheilung). Bei stärkerer Keimbesiedlung (Infektion) bildet sich durch die Abwehrvorgänge des Körpergewebes und der Bakterienvermehrung Sekret und Eiter, wodurch Heilung und Narbenbildung verzögert werden (sekundäre Wundheilung).

3.2.1 Wundheilungsphasen

Der Heilungsvorgang vom Zeitpunkt der Verletzung bis zur Narbenbildung wird in 3 Phasen untergliedert:
- Exsudationsphase,
- Proliferationsphase,
- Regenerationsphase.

Exsudationsphase

Im Bereich der Wunde sind kleine Blut- und Lymphgefäße eröffnet. Austretendes Blut und Gewebewasser füllen die Wundlücke auf, bis durch die Mechanismen der Blutgerinnung (Thrombenbildung) und Vasokonstriktion der Blutaustritt stoppt. Die Wunde verklebt durch Fibrin. Aus den Kapillaren treten weiße Blutzellen (Granulozyten) und Bindegewebszellen (Histiozyten und Fibroblasten) aus. Diese Zellen vernichten abgestorbene Gewebspartien und in die Wunde gelangte Keime durch Phagozytose. Die Exsudationsphase dauert ca. 4 Tage.

Proliferationsphase

Aus dem Wundrand sprießen kleinste Blutgefäße (Kapillaren) in das Wundbett ein. Die Bindegewebszellen bilden Vorstufen des Kollagens (stabilisierende Eiweißfasern), wodurch die Wunde schrumpft und an Festigkeit gewinnt. Neben diversen Spurenelementen und Hormonen ist zur Kollagenbildung das Vitamin C von besonderer Bedeutung. Die Proliferationsphase dauert ca. 10 Tage.

Regenerationsphase

In diesem letzten Abschnitt der Wundheilung findet eine weitere Vernetzung und Stabilisierung der Kollagenfasern statt. Es kommt zur Narbenbildung. Die Reißfestigkeit der Narbe hat nach ca. 2 Wochen eine ausreichende Festigkeit erreicht, um Hautfäden entfernen zu können. Bis eine Narbe ihre maximale Belastbarkeit erreicht hat, vergehen ca. 3 Monate.

3.2.2 Primäre Wundheilung

D *Bei der primären Wundheilung heilen die direkt aneinander adaptierten Wundränder unter Bildung einer schmalen Narbe zusammen. Die primäre Wundheilung bezeichnet man auch als Heilung per primam, abgekürzt: p.-p.-Heilung.*

Die Haut muss also primär geschlossen werden. Dies geschieht spontan oder durch ärztliche Unterstützung mittels Naht, Klammern oder Pflaster. Die Wundränder verwachsen unter Bildung einer schmalen Narbe direkt miteinander. Anfangs ist die Narbe hellrot und weich. Durch vermehrte Bildung von Bindegewebsfasern wird sie allmählich weiß und nimmt an Festigkeit zu.

Die primäre Wundheilung (**Abb. 3.2**) wird üblicherweise bei aseptisch entstandenen Operationswunden erreicht. Alle anderen Wunden sind hingegen mehr oder weniger stark bakteriell besiedelt. Sofern die Verletzung sauber und frisch (weniger als 6 Stunden alt) ist, wird allerdings auch bei unkomplizierten Gelegenheitswunden (Schnitt- und Platzwunden) die primäre Wundheilung angestrebt. In diesen Fällen sollten die traumatisierten Wundränder ausgeschnitten werden (etwa 2 mm), bevor die Haut primär durch Naht verschlossen wird.

M *Voraussetzungen für eine primäre Wundheilung sind:*
- *glatte, direkt adaptierende Wundränder,*
- *Wunde weniger als 6 Stunden alt,*
- *Wunde nicht infiziert oder*
- *aseptische Operationswunde.*

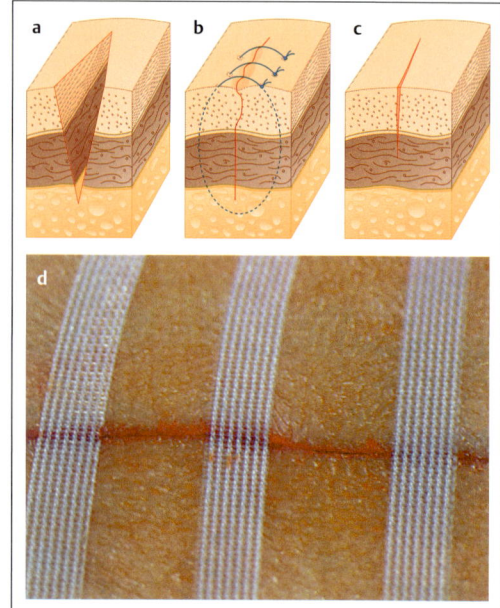

Abb. 3.2 Primäre Wundheilung.
a Saubere frische Wunde.
b Primärer Wundverschluss.
c u. **d** Primärheilung mit schmaler Narbe.

3.2.3 Sekundäre Wundheilung

D *Bei der sekundären Wundheilung wird die Wunde nicht primär geschlossen. Die Hautränder klaffen auseinander, und die Wunde heilt aus der Tiefe durch Granulation, Kontraktion und anschließender Epithelialisierung unter Bildung einer meist breiten Narbe. Die sekundäre Wundheilung wird auch als Heilung per secundam bezeichnet, abgekürzt: p.-s.-Heilung.*

Wird eine ursprünglich saubere und keimfreie Wunde (z. B. Schnittwunde mit sterilem Messer) nicht sofort durch Naht verschlossen, ist sie innerhalb weniger Stunden durch Bakterien besiedelt. Denn Bakterien befinden sich überall (sind ubiquitär), auch in der gemeinhin als sauber angesehenen Raumluft.

Jede bakteriell besiedelte Wunde sollte sicherheitshalber sekundär heilen (**Abb. 3.3**). Bei einem Wundverschluss durch primäre Hautnaht besteht bei diesen Wunden nämlich die Gefahr, dass bereits am Wundgrund haftende Bakterien (Eitererreger) sich bei verschlossener Haut in der Tiefe der Wunde vermehren und zur Bildung eines Eiterherdes (Abszess) führen können. Dieser Abszess würde durch anhaltende Keimvermehrung an Größe zunehmen und schließlich nach außen durchbrechen, den primären Hautverschluss also wieder eröffnen. Deshalb wird jede Wunde, bei der eine nennenswerte Keimbesiedlung des Gewebes

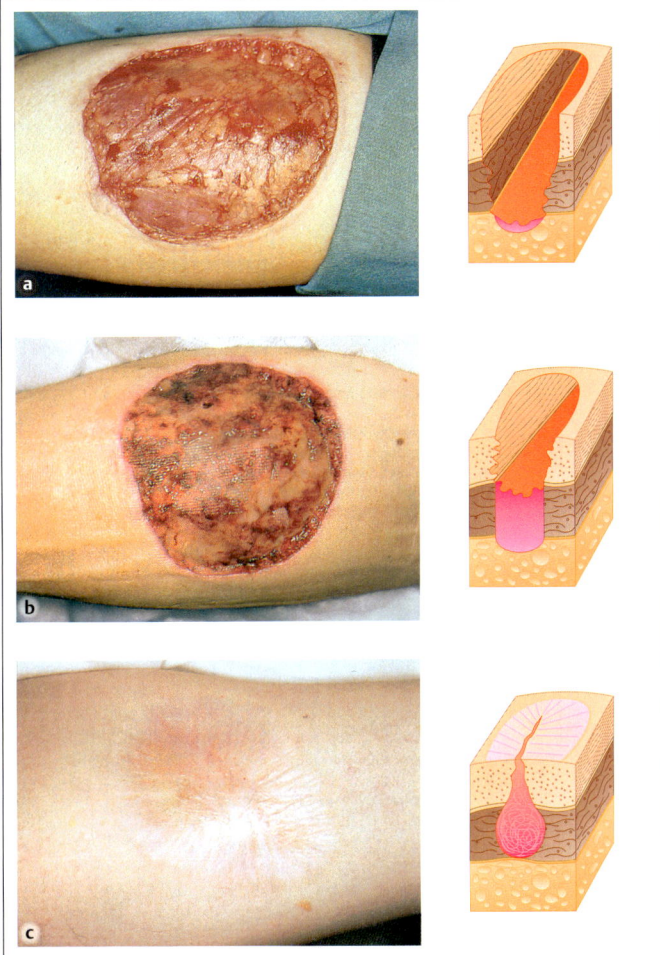

Abb. 3.3 Sekundäre Wundheilung.
a Verschmutzte und infektionsgefähr-
dete Wunden bleiben offen.
b Sekundärheilung durch
Granulationsgewebe.
c Sekundärheilung mit breiter Narbe.

anzunehmen ist, nicht primär verschlossen. Solche wahrscheinlich infizierten Wunden werden also „offen" gelassen und heilen durch Granulation aus der Tiefe. Eiter und Wundsekret können so ungehindert nach außen abfließen.

Diese Form der „offenen" Wundbehandlung führt „sekundär" zur Heilung durch Narbenbildung. Der Heilungsprozess dauert länger als bei der primären Wundheilung. Die Narben werden breiter und kosmetisch weniger befriedigend.

 Voraussetzungen für eine sekundäre Wundheilung sind:
- *klaffende Wundränder,*
- *infizierte Wunde,*
- *Wunde älter als 6 Stunden.*

3.2.4 Wundheilungsstörungen

Eine Vielzahl von Faktoren hat Einfluss auf die Wundheilung. Man unterteilt sie in lokale und allgemeine Faktoren (**Tab. 3.1**).

Während der Heilung einer primär durch Naht verschlossenen Wunde können verschiedene Komplikationen auftreten. Die klinisch wichtigsten sind:
- Hämatom,
- Infektion,
- Wunddehiszenz.

Hämatom

Ein Bluterguss entsteht durch Nachblutung aus Gefäßen im Wundbereich. Die Wunde schwillt an und ist schmerzhaft. Meistens kommt die Blutung spontan zum Stillstand, das Hämatom wird dann im Laufe einiger Wochen resorbiert. Größere Hämatome müssen operativ entfernt werden (*Hämatomausräumung*).

Tabelle 3.1 Beeinflussung der Wundheilung

	Heilungsfördernde Faktoren	Heilungshemmende Faktoren
Lokale Faktoren		
Keimbesiedlung	keimfreie Wunde	bakterieller Infekt
Verschmutzung	schmutzfreie Wunde	– Fremdkörper – Nekrosen – Wundtaschen – Hämatom
Durchblutung	gute Durchblutung, Wärme	Zirkulationsstörung durch – Druck (starke äußere Kompression) – Spannung der Wundränder – Wundödem oder Hämatom – Vorschädigung des Gewebes (Bestrahlung, Voroperationen)
Ruhigstellung	Ruhigstellung der Wunde durch Schiene oder Verband	– Bewegung im Wundgebiet – zu frühe Belastung
Operationstechnik	atraumatisches, gewebe-schonendes Arbeiten	traumatisierende Operationstechnik
Allgemeine Faktoren		
Alter	jugendliches Alter	höheres Alter
Allgemeinzustand	guter Allgemein- und Ernährungszustand	schwere Allgemeinerkrankungen und Stoffwechselstörungen – maligne Tumoren – Diabetes mellitus – HIV – Unterernährung – Eiweißmangel – Anämie
Vitamine und Spurenelemente	Vitamin C Zink u. a.	Vitaminmangel Malabsorptions- und Maldigestionssyndrome
Medikamente	(kein Präparat mit heilungs-fördernder Wirkung bekannt)	Kortison, Zytostatika (Chemotherapie) u. a.

Infektion

Ein Wundinfekt entsteht durch Vermehrung von Eiter-bakterien, die praktisch in jeder Gelegenheitswunde anzutreffen sind.

Wurde die Hautwunde primär verschlossen, kann der entstehende Eiter nicht abfließen. Durch „Verhalt" (Retention) der Bakterien bildet sich ein Abszess oder eine Phlegmone. Der Infekt zeigt sich etwa 5–10 Tage nach dem Wundverschluss durch lokale Entzündungs-zeichen (Tab. 3.2) und Fieber.

Tabelle 3.2 Lokale Symptome der Wundinfektion

lateinischer Begriff	Bedeutung
Tumor	Schwellung
Rubor	Rötung
Calor	(lokale) Überwärmung
Dolor	Schmerz
Functio laesa	(lokale) Funktionseinschränkung

Die Behandlung besteht in der Eröffnung und Drainage der Wunde, damit der Eiter abfließen kann. Die Wunde heilt dann sekundär durch Granulation aus der Tiefe.

Wunddehiszenz

 Als Wunddehiszenz bezeichnet man das Wieder-aufplatzen nach einem primären Nahtverschluss.

Diese Störung kann schon nach wenigen Tagen, bei noch liegenden Fäden, auftreten. Meistens standen die Wundränder dann schon primär unter zu großer Spannung. Gelegentlich geht eine Wunde noch 2–3 Wochen nach der Operation auf. Die Ursache einer derart späten Wunddehiszenz ist oft ein bis dahin nicht erkannter Lokalinfekt, der eine feste Vernarbung verhindert.

 Von einem Platzbauch spricht man, wenn sich der Bauchdeckenverschluss nach einer Laparotomie

über alle Schichten eröffnet, sodass der Darm sichtbar wird (**Abb. 8.4 u. 8.5**).

Der Platzbauch ist ein chirurgischer Notfall und erfordert den sofortigen nochmaligen operativen Bauchdeckenverschluss. Oberflächliche Hautdehiszenzen bedürfen dagegen keiner speziellen Behandlung.

3.2.5 Narbenbildung

Die Narbe ist das Endergebnis der Wundheilung. Nur wenige Organe (Knochen, Leber) können den verletzungsbedingten Defekt durch organspezifisches Gewebe ohne funktionelle Einbuße ersetzen. Zumeist stellt die Narbe einen Defekt dar, da sie überwiegend aus Bindegewebe besteht und sich dadurch vom ursprünglich verletzten Gewebe in qualitativer und funktioneller Hinsicht unterscheidet.

Aussehen
Die Hautnarbe ist anfänglich gut durchblutet. Deshalb sieht eine frische Narbe rötlich aus. Im Laufe von Wochen bis Monaten nimmt der Bindegewebsanteil weiter zu, und die Narbe blasst allmählich ab. Der Endzustand ist erst nach ca. 6 Monaten erreicht.

Schrumpfungsneigung
Das Bindegewebe der Narbe neigt zu Schrumpfung und Verringerung seiner Elastizität. Dieser Umstand hat besonders bei ausgedehnten Wunden in Gelenknähe (Brandwunden) große Bedeutung, weil es hierdurch zu Bewegungseinschränkungen kommen kann.

P *Nachbehandlung. Zur Verhinderung der Schrumpfungsneigung kann durch Bewegungsübungen und Einreiben mit fetthaltigen Salben versucht werden, die noch junge Narbe geschmeidig zu halten und stärkerer Schrumpfung vorzubeugen.*

Keloid
Störungen der Wundheilung, aber auch anlagebedingte Faktoren (Prädisposition) können zu einer überschießenden Bindegewebsbildung führen. Die Narbe erscheint dann wulstig verdickt, oft leicht gerötet (*Narbenkeloid*, **Abb. 3.4**).

Wenn bei einem Patienten früher erlittene Wunden zur Keloidbildung geführt haben, werden neuerliche Wunden wahrscheinlich ebenfalls ein Keloid bilden. Deshalb hat die Exzision eines Narbenkeloids oft nicht das gewünschte kosmetische Ergebnis. Rezidive sind leider häufig.

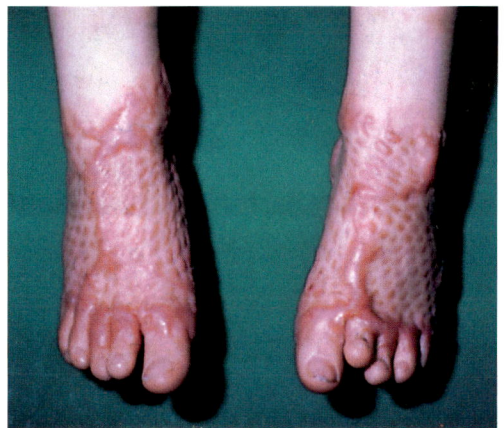

Abb. 3.4 Narbenkeloid. Befund 1 Jahr nach drittgradiger Verbrennung mit Hauttransplantation (Meshgraft).

3.2.6 Heilungsdauer

Die Heilungsdauer einer Wunde ist von vielen inneren und äußeren Faktoren abhängig (**Tab. 3.3**).

M *Grundsätzlich gilt bezüglich der Heilungsdauer:*
- *Gut durchblutetes Gewebe (Schleimhäute, innere Organe) heilt schneller.*
- *Schlecht durchblutetes (bradytrophes) Gewebe (Sehnen, Knorpel) heilt langsamer.*
- *Bei Kindern heilt alles schneller.*

Im Bereich der äußeren Haut werden die Fäden entfernt, wenn die Narbe so weit gefestigt ist, dass dem eingebrachten Nahtmaterial keine wesentliche Haltefunktion mehr zukommt (**Tab. 3.4**). Hautfäden können ohne Schaden aber auch länger belassen werden.

Tabelle 3.3 Heilungsdauer verschiedener Gewebe

Gewebe	Heilungsdauer
Schleimhaut	3 Tage
Haut (**Tab. 3.4**)	5–21 Tage
Parenchymatöse Organe (z. B. Leber, Niere)	5–7 Tage
Darmanastomosen	5–9 Tage
Sehnen und Bänder	6 Wochen
Knorpel	6 Wochen
Knochen	3 Wochen bis 3 Monate
Faszie	3 Monate

3

Tabelle 3.4 Zeitpunkt der Fädenentfernung bei Hautwunden

Lokalisation der Hautwunde	Zeitpunkt
Gesicht (Kinder)	4–5 Tage
Gesicht (Erwachsene)	5–7 Tage
Hals (z. B. Strumaoperation)	5–6 Tage
Bauchschnitte (Magen, Galle, Kolon)	10–12 Tage
Bauchschnitte nach Relaparotomie oder zytostatischer Vorbehandlung	21 Tage
Wunden an Extremitäten	14 Tage
Wunden in Gelenknähe	21 Tage und länger
Wunden am Amputationsstumpf	21 Tage und länger

3.3 Wundbehandlung

3.3.1 Allgemeine Richtlinien

Die allgemeinen Richtlinien bei der Erstversorgung einer Wunde haben folgende Zielsetzung:
– Verhindern einer Wundinfektion,
– Ausschluss und Therapie von Begleitverletzungen,
– Sicherstellung eines ausreichenden Impfschutzes.

Verhindern einer Wundinfektion
So früh wie möglich sollte jede Wunde mit einem *sterilen Verband* bedeckt werden, um eine weitere Verschmutzung und Bakterienbesiedlung von außen zu verhindern. Eine Wunde darf niemals mit bloßen Fingern berührt werden, was man als *No-touch-Prinzip* bezeichnet.

P *Wundbehandlung. Der primär angelegte Verband wird bis zur endgültigen ärztlichen Versorgung belassen! Auch im Falle einer blutigen Durchnässung des Verbandmaterials sollte der Erstverband nicht entfernt, sondern unter Verwendung von saugfähigem Verbandmaterial (z. B. Kompressen) zusätzlich umwickelt werden.*

Antibiotika fördern die Wundheilung nicht. Eine Antibiotikagabe ist deshalb nur bei bereits entzündeten Wunden mit der Gefahr der Infektionsausbreitung über den Lymph- und Blutweg sinnvoll. Auch ist der unkritische Einsatz von Antibiotika wegen möglicher Nebenwirkungen und Resistenzentwicklung zu vermeiden.

Begleitverletzungen
Vor der Versorgung kleinerer Wunden müssen schwere *innere Verletzungen* (z. B. Bauch- oder Thoraxtrauma) durch ärztliche Untersuchung ausgeschlossen werden.

Bei schweren Verletzungen ist die Schockbekämpfung wichtiger als die Wundbehandlung!

P *Beobachtung. Bei Verdacht auf schwerwiegende Begleitverletzungen ist zur Kreislaufüberwachung die sofortige Messung und Dokumentation von Puls und Blutdruck wichtig!*

Auch bei oberflächlich erscheinenden Wunden (Stichwunden, Schnittwunden) muss mit der Verletzung tiefer liegender Strukturen gerechnet werden. An den Extremitäten gilt dies insbesondere für größere *Blutgefäße, Sehnen* und *Nerven*. Vor jeder operativen Wundversorgung muss deshalb der Arzt diese Verletzungen durch klinische Untersuchungen (peripherer Puls, aktive Beweglichkeit, Sensibilität) ausschließen und den Befund schriftlich dokumentieren.

P *Notfallmaßnahmen. Bei starker arterieller Blutung führt ein steriler Druckverband fast immer zur Blutstillung, insbesondere wenn der verletzte Körperteil (Gliedmaße) zusätzlich hoch gelagert wird. Nur in Ausnahmefällen ist eine zirkuläre Kompression erforderlich (Abb. 3.5). Um die arterielle Blutzufuhr zu unterbrechen, muss der Druck der Staubinde über dem systolischen Blutdruck (ca. 180 mmHg) liegen (Extremität kalt, keine Pulse tastbar).*

M *Das unkontrollierte Abbinden einer Extremität mit Schlauchbinden (Tourniquet-Verband) ist zu vermeiden, weil es Nerven- und Gefäßverletzungen hervorrufen kann. Mit der Blutdruckmanschette kann hingegen kein zusätzlicher Schaden angerichtet werden.*

Bei Wunden an Extremitäten ist immer an die Möglichkeit eines *Knochenbruches* in dem verletzten Gebiet zu

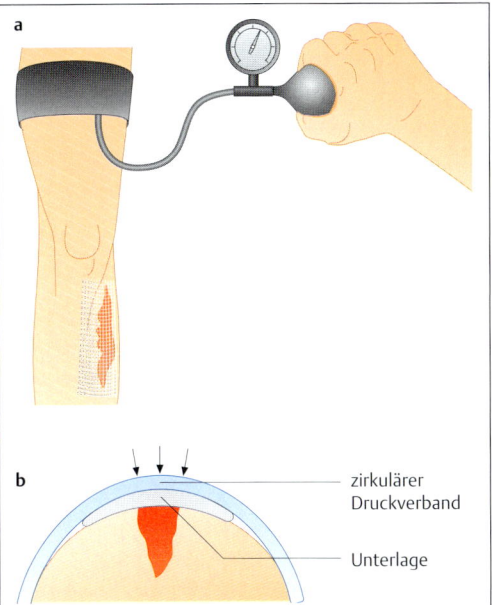

| | zirkulärer Druckverband |
| | Unterlage |

Abb. 3.5 Provisorische Blutstillung.
a Der Kompressionsdruck muss etwas oberhalb des systolischen Blutdruckes eingestellt werden (auf ca. 180 mmHg).
b Steht keine Blutdruckmanschette zur Verfügung, darf im Notfall ein nicht zu fester (!) zirkulärer Druckverband mit einem Handtuch, Hemd o. ä. angelegt werden, wobei zur Druckausübung auf die Wunde eine Unterlage, z. B. ein Stapel Papiertaschentücher, zwischengelegt werden muss.

denken. Definitionsgemäß handelt es sich dann um eine *offene Fraktur.*

Wegen der schwerwiegenden Gefahr des knöchernen Infektes (Osteomyelitis) ist der sofortige sterile Verband bei offenen Frakturen besonders wichtig, um eine weitere bakterielle Verschmutzung der Wunde von außen zu verhindern.

Impfschutz
Bei *jeder* Gelegenheitswunde (auch bei Schürfwunden!) muss auf einen ausreichenden Impfschutz geachtet werden (s. Kap. 5.4).

 Grundsätze der Wundbehandlung:
– *baldmöglichst steriler Verband,*
– *Wunde nicht mit bloßen Fingern berühren (No-touch-Prinzip),*
– *bei arterieller Blutung steriler Druckverband,*
– *Ausschluss von inneren Verletzungen,*
– *Überprüfung von Durchblutung, Motorik, Sensibilität (DMS),*
– *Tetanusschutz überprüfen.*

3.3.2 Offene Wundbehandlung oder primärer Wundverschluss

Vor jeder Wundversorgung ist zu klären, ob ein primärer Wundverschluss möglich ist oder ob eine offene Wundbehandlung gewählt werden muss. Es sollten nur saubere und frische Gelegenheitswunden primär verschlossen werden. Die übrigen Wunden bleiben offen und heilen sekundär durch Granulation (**Tab. 3.5**).

M *Offene Wundbehandlung bei verschmutzten – infizierten – alten Wunden.*
Primärer Wundverschluss bei sauberen – sterilen – frischen Wunden.
In Zweifelsfällen immer offene Wundbehandlung.

Offene Wundbehandlung
Technik. Die Wunde wird lediglich gesäubert, bei starker Verschmutzung oder Nekrosen wird sie am Wundrand ausgeschnitten. Der Verband erfolgt mit sterilem Material. Bei großer Infektionsgefahr sollte eine Ruhigstellung der Region durch einen Schienenverband erfolgen.
Vorteil. Die offene Wundbehandlung ist für den Patienten das sicherste Therapieverfahren, da sie das Risiko lebensbedrohlicher Allgemeininfektionen wie Tetanus und Gasbrand mindert.

Tabelle 3.5 Offene Wundbehandlung oder primärer Wundverschluss

Offene Wundbehandlung (sekundäre Wundheilung)	Primärer Wundverschluss (primäre Wundheilung)
verschmutzte Wunden – Fremdkörper – Wundtaschen – Hiebwunden – Stichwunden – Bisswunden – Schusswunden	**saubere** Wunden – aseptische Operationswunden – oberflächliche Schnitt- und Platzwunden (falls nicht verschmutzt)
infizierte Wunden – Entzündungszeichen – virulente Keime 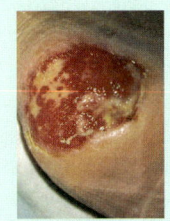	**sterile** Wunden – fehlende Entzündungszeichen (z. B. aseptische OP-Wunden) 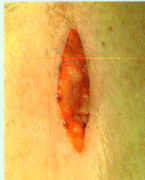
alte Wunden (über 6 Stunden alt)	**frische** Wunden (unter 6 Stunden alt)

Nachteil. Oft kommt es zu einer hässlichen und lang dauernden Vernarbung, was aus Sicherheitsgründen in Kauf genommen werden muss.

M *Hieb-, Stich-, Biss-, und Schusswunden werden grundsätzlich offen behandelt, weil aufgrund des Verletzungsmechanismus von einer Keimverschleppung in tiefe Weichteilregionen ausgegangen werden muss.*

Biochirurgisches Wunddébridement

D *Unter biochirurgischem Wunddébridement versteht man die Behandlung offener Wunden mit lebenden Maden.*

Die speziell für diesen Zweck gezüchteten Tierchen befinden sich in einem Pad (ähnlich einem Teebeutel), der auf die Wunde geklebt wird. Die Säuberung des Wundgrundes und die Stimulation der Granulation werden durch das abgesonderte Verdauungssekret der Maden erreicht. Indikationen sind schlecht heilende, belegte Wunden wie das Ulcus cruris.

Primärer Wundverschluss

Technik. Die Wundränder werden mittels Naht adaptiert.

Vorteil. Der Vorteil ist die schnellere Heilung mit kosmetisch besserem Ergebnis.

Nachteil. Der Nachteil des primären Wundverschlusses besteht im erhöhten Infektionsrisiko. Der primäre Wundverschluss kommt daher nur in Frage, wenn die Wunde weitgehend frei von Bakterien (Eitererregern) ist.

3.3.3 Technik der operativen Wundversorgung

In einer chirurgischen Ambulanz gehört die operative Versorgung kleiner Hautwunden durch Naht in Lokal-

anästhesie zu den häufigsten Tätigkeiten. Ziel ist eine primäre Wundheilung mit kosmetisch zufriedenstellender Narbe (**Abb. 3.6**).

M *Es werden nur sterile Instrumente und Fäden verwendet. Für Arzt und instrumentierende Pflegepersonen ist das Tragen steriler Handschuhe obligat. Tetanus-Impfschutz nicht vergessen!*

Wundbehandlung

1. Säuberung und Rasur. Wunde und Umgebung werden mit Tupfern, die mit steriler Kochsalzlösung getränkt sind, von Schmutz, Fremdkörpern und Blut gereinigt. Bei stärkerer Behaarung (insbesondere Kopfhaut) wird die Wundumgebung auf etwa 1 cm rasiert. Eine Ausnahme stellen die Augenbrauen dar, sie werden aus kosmetischen Gründen nie abrasiert.

2. Desinfektion. Zur Keimabtötung folgt das mehrmalige Betupfen mit einem Desinfektionsmittel.

3. Anästhesie. Für die meisten kleineren Gelegenheitswunden reicht eine örtliche Betäubung (Lokalanästhesie) in Form einer Infiltrationsanästhesie aus. Das Betäubungsmittel wird rautenförmig von beiden Seiten in das umgebende Weichteilgewebe infiltriert.

4. Wundausschneidung. Mit sterilen Instrumenten (Pinzette, Skalpell) wird vom Arzt zerfetztes und verschmutztes Gewebe entfernt und der Wundrand geglättet. Die hierzu benutzten Instrumente werden wegen der möglichen Keimberührung für die weitere Wundversorgung nicht mehr verwendet.

5. Wundverschluss. Nach dem Wechseln der Instrumente folgt der Verschluss durch Nähte oder Klammern.

6. Verband. Der sterile Verband (Pflaster oder Kompresse, die durch Binde fixiert wird) soll die Wunde in den ersten Tagen vor Verschmutzung und bakterieller Kontamination von außen schützen.

3.4 Spezielle Therapie bei Hautwunden

P *Infektionsprophylaxe.* Wegen der möglichen Infektionsgefahr durch HIV- und Hepatitiserreger ist der direkte Kontakt mit offenen Wunden zu vermeiden! Zum Selbstschutz und auch zum Schutz des Patienten sollten Sie unbedingt sterile Handschuhe tragen.

Schürfwunde

Therapie. Eine Desinfektion der Wunde und ein steriler Verband sind ausreichend. Bei großen Schürfwunden verklebt die Wunde mit dem aufgebrachten Verbandmaterial, was beim Wechseln des Verbandes Schmerzen bereitet und kleine Blutungen durch Ablösen des Schor-

fes verursacht. Wird zwischen Schürfwunde und Verband eine Gaze aufgebracht, die Wasser und Wundsekret abstößt, oder wird eine mit Metalline beschichtete Kompresse verwendet, so kann das Verkleben verhindert werden.

Schnitt- und Platzwunde

Therapie. Falls die Wunde frisch und sauber ist, erfolgt die primäre operative Wundversorgung durch Naht.

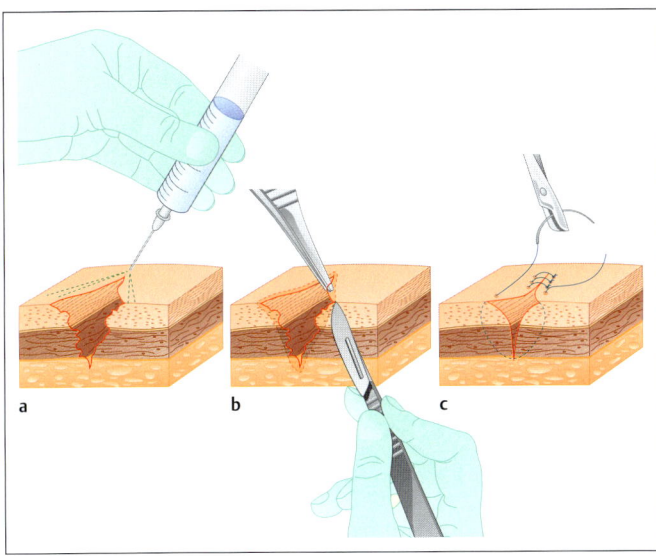

Abb. 3.6 Operative Wundversorgung.
a Lokale Infiltrationsanästhesie.
b „Anfrischen" der Wunde durch Ausschneiden von zerfetztem und verschmutztem Gewebe.
c primärer Wundverschluss durch Naht.

a   b   c

Quetschwunde

Je nach Entstehungsmechanismus finden sich meist ausgedehnte Weichteilschäden an der Haut und den tieferen Weichteilschichten. Weil die kleinen ernährenden Blutgefäße mit verletzt sind, neigen Quetschwunden zu durchblutungsbedingten *Wundheilungsstörungen (Infektion)*.

Therapie. Die Quetschwunde wird operativ versorgt. Dabei sind alle nekrosegefährdeten Bezirke zu entfernen (großzügige Wundausschneidung). Der dann saubere und gut durchblutete Hautdefekt bleibt offen und wird steril verbunden.

Stichwunde

Therapie. Wegen der Keimverschleppung in tiefe Weichteilschichten darf die äußere Haut nicht genäht werden. *Kleinere* Stichwunden außerhalb des Körperstammes werden desinfiziert und bleiben offen. *Größere* Stichverletzungen sollten operativ revidiert werden: Ausschneiden des Stichkanals und Kontrolle auf Fremdkörper und Begleitverletzungen über die gesamte Stichlänge.

M *Wichtig ist die klinische Untersuchung, ob tiefer gelegene Strukturen (Gefäße, Sehnen, Nerven) mit verletzt sind. Bei Stichverletzungen im Thorax sollten immer Röntgenaufnahmen zum Ausschluss eines Pneumothorax oder Hämatothorax gemacht werden.*

Schussverletzung

Therapie. Wegen der Nekrosen und der Keimverschleppung in die Tiefe erfolgt keine primäre Hautnaht! Die Wunde wird nur desinfiziert und oberflächlich revi-

diert: Ausschneidung nekrotischer und zerfetzter Wundanteile. Wenn tiefer gelegene Organe mit verletzt sind, richtet sich die Behandlung nach den entsprechenden Organverletzungen. Wenn keine Infektion auftritt und der Fremdkörper keine Beschwerden verursacht, kann das Projektil ohne Schaden im Körper belassen werden.

Diagnostik. Zur Lokalisation verbliebener Projektilanteile (Steckschuss) und zum Ausschluss röntgenologisch fassbarer Organverletzungen (Schussbruch, Pneumo- oder Hämatothorax) sind immer Röntgenaufnahmen in 2 Ebenen erforderlich.

Bisswunde

Bisswunden von Tieren oder Menschen sind immer mit besonders aggressiven (virulenten) Krankheitskeimen infiziert.

Therapie. Die Wunde wird offen behandelt, d.h. die Wunde wird desinfiziert und ausgeschnitten. Es erfolgt kein Nahtverschluss (außer aus kosmetischen Gründen im Gesicht). Wegen des hohen Infektionsrisikos ist die Indikation zur Antibiotikagabe großzügig zu stellen.

P *Verband. Extremitäten werden durch einen Schienenverband ruhig gestellt.*

M *Bisswunden werden (außer im Gesicht) nicht genäht. Die Frage nach der Tollwutimpfung des Tieres darf nicht vergessen werden (Kap. 5.4.2).*

Schlangenbiss

Die häufigste Giftschlange im deutschsprachigen Raum ist die Kreuzotter. 98 % aller Kreuzotterbisse betreffen

3

Hände und Füße. Um die Bisswunde bildet sich ein Ödem, welches sich Richtung Körperstamm ausbreitet. Blutdruckabfall, Übelkeit und neurologische Ausfälle sind Zeichen einer systemischen Giftwirkung.

Therapie. Der Kreuzotterbiss stellt einen Vergiftungsnotfall dar, der in 10 % der Fälle schwer verläuft. Deshalb muss schnellstmöglich eine geeignete Klinik aufgesucht werden. Stationäre Behandlung ist für 2–5 Tage erforderlich.

> **M** *Sofortmaßnahmen*
> *bei Giftschlangenbissen:*
> – *Ruhigstellung der Extremität (wichtigste Sofortmaßnahme),*
> – *Hochlagern und Kühlen der Extremität,*
> – *kein Abbinden der Extremität (Erhöhung der lokalen Toxizität),*
> – *keine Inzision oder Exzision,*
> – *kein Aussaugen (bakterielle Kontamination),*
> – *lokale Desinfektion der Bisswunde und steriler Verband,*
> – *Tetanusimpfschutz sicherstellen,*
> – *passive Immunisierung mit Antivenin („Gegengift") bei rascher Ödemausbreitung oder systemischen Intoxikationszeichen.*

Insektenstich

Therapie. Ein evtl. verbliebener Stachel sollte entfernt und die Wunde desinfiziert werden. Bei stärkerer Schwellung mit Juckreiz werden lokal antihistaminhaltige Salben aufgetragen und kühlende Verbände angelegt.

> **P** **Notfallmaßnahmen.** *Bei Stichen im Rachenraum mit der Gefahr der Atemwegseinengung durch die Schwellung werden systemisch (möglichst intravenös) Kortison, Kalzium und Antihistaminika verabreicht.*

Zeckenbiss

Therapie. Die komplette Entfernung der Zecke sollte mit einer speziellen Zeckenzange erfolgen, die man in

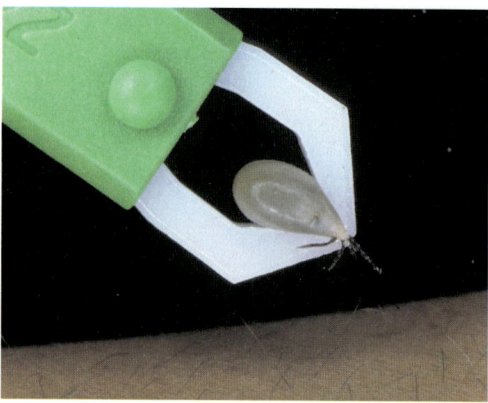

Abb. 3.7 Zeckenbiss. Die Zecke wird mit einer Zeckenzange extrahiert und dabei möglichst weit vorne gefasst.

jeder Apotheke erhält (**Abb. 3.7**). Vorher und nachher ist eine Wunddesinfektion durchzuführen. Die frühere Empfehlung, die Zecke vor der Entfernung mit Nagellack, Klebstoff o. Ä. zu bestreichen, ist nicht mehr gültig, weil es dadurch zu einer vermehrten Abgabe von Krankheitserregern kommen kann.

> **W** *Mehr Infos zu Zecken unter www.zecken.de*

> **W** *Zecken können durch ihren Biss zwei für den Menschen gefährliche Krankheiten übertragen:*
> – *Frühsommer-Meningoenzephalitis (FSME): eine Virusinfektion. Sie betrifft das zentrale Nervensystem und äußert sich in Lähmungen (ähnlich Poliomyelitis), die meistens reversibel sind. In Endemiegebieten wird deshalb eine prophylaktische Impfung empfohlen. Direkt nach einem Zeckenbiss ist auch die passive Immunisierung möglich.*
> – *Borreliose: eine bakterielle Infektion, die sich primär als zunehmende Rötung um die Eintrittspforte herum zeigt. Die Behandlung erfolgt bei Beginn klinischer Zeichen mit Antibiotika.*

3.5 Materialien zur Wundversorgung

3.5.1 Nahtmaterial

Während kleinere Schnittwunden mit Klammerpflaster (z. B. Steristrips) adaptiert werden können, verwendet man für den Hautverschluss *Fäden* oder *Metallklammern* (**Abb. 3.8 u. Abb. 3.9**). Die erreichten Ergebnisse sind gleich gut. Beide Materialien werden nach Abschluss der Wundheilung entfernt. Eine Zusammenfassung der Nahtmaterialien zeigt **Tab. 3.6**.

Fäden

Der Faden ist das wichtigste Nahtmaterial; er wird verwendet:
– zum Wundverschluss jeder Art bei inneren und äußeren Organen,
– zur Unterbindung (Ligatur) oder Umstechung von Blutgefäßen.

Chirurgisches Nahtmaterial sollte mehrere Eigenschaften besitzen: z. B. hohe Reiß- und Knotenfestigkeit sowie gute Gewebeverträglichkeit. Die Auswahl des Fa

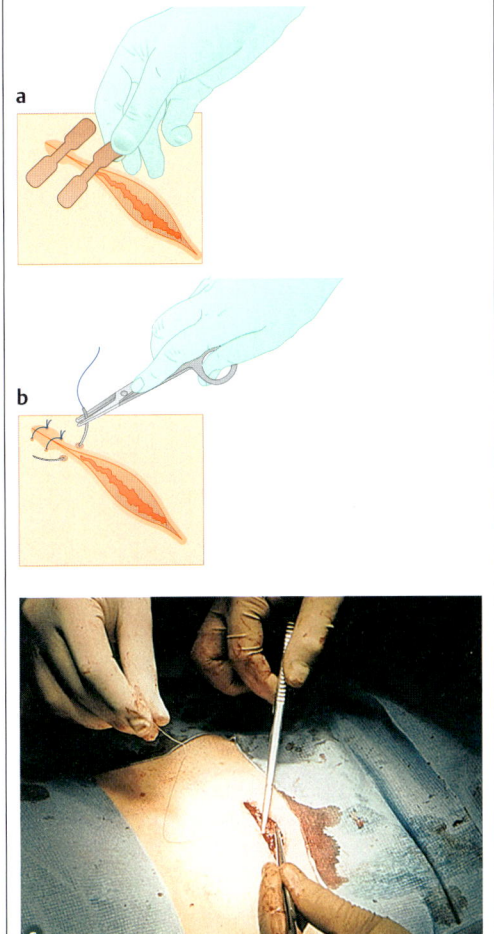

Abb. 3.8 Verschluss von Hautwunden.
a Klammerpflaster nur bei kleinen Wunden.
b u. c Naht mit Nadel und Faden.

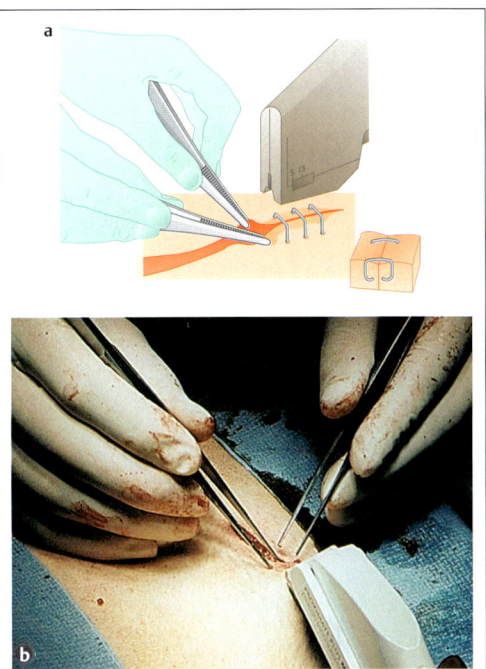

Abb. 3.9 Tacker. Setzen der Metallklammern mit einem Spezialgerät, Tacker oder Stapler genannt.

Tabelle 3.6 Nahtmaterialien und Resorptionszeiten im Körper

Material	Resorptionszeit
Nicht resorbierbar:	
Kunststoffe (z. B. Polyamid, Polyäthylen)	keine Resorption
Stahl (Draht, Klammern)	keine Resorption

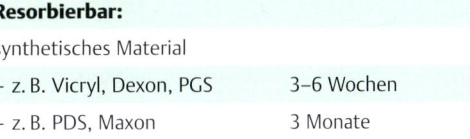

Material	Resorptionszeit
Resorbierbar:	
synthetisches Material	
– z. B. Vicryl, Dexon, PGS	3–6 Wochen
– z. B. PDS, Maxon	3 Monate

denmaterials erfolgt deshalb vom Chirurgen je nach den im Vordergrund stehenden wichtigsten Anforderungen. Das Fadenmaterial lässt sich unter dem Gesichtspunkt der Resorbierbarkeit in 2 Gruppen einteilen (Tab. 3.6).

Nicht resorbierbare Fäden. Diese Fäden werden vom Körper nicht angegriffen und sind noch nach Jahren (weitgehend) unverändert nachweisbar. Die nicht resorbierbaren Nahtmaterialien können ohne Schaden im Körper belassen werden. Heute bestehen die nicht resorbierbaren Fäden alle aus Kunststoff. Zwirn und Seide sind nicht mehr gebräuchlich. Drahtnähte verwendet man, wenn eine besonders große und lang anhaltende Reißfestigkeit nötig ist, z. B. am Knochen und bei Sehnennähten.

Resorbierbare Fäden. Auch die resorbierbaren Fäden werden heute synthetisch hergestellt. Die Auflösung durch enzymatischen Abbau im menschlichen Körper erfolgt je nach Material innerhalb von Tagen bis Wochen. Im Körperinneren wird fast nur noch resorbierbares Nahtmaterial eingesetzt.

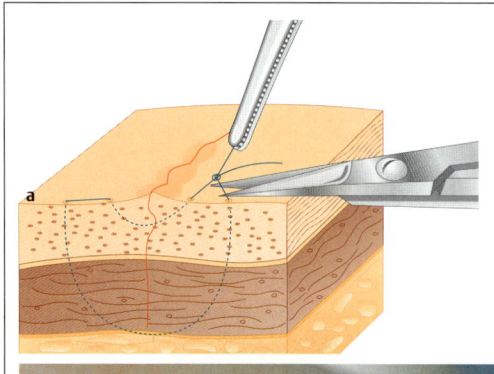

Abb. 3.10 Faden ziehen.
a u. **b** Nach Desinfektion wird der Faden mit einer anatomischen Pinzette angehoben und direkt oberhalb der Haut durchtrennt. So vermeidet man das Durchziehen eines unsterilen Fadenanteiles durch den Stichkanal (Keimverschleppung in den Stichkanal!).
c Die Fäden sind gezogen.

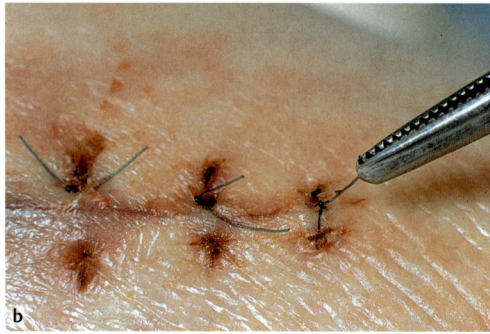

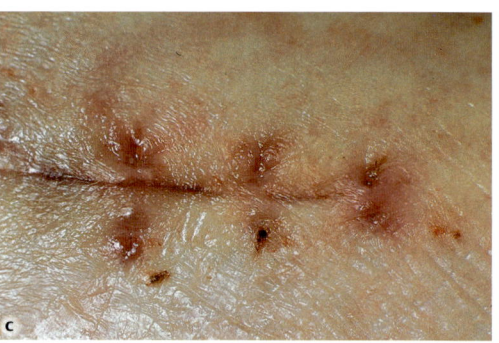

Fadendicke. Die neuere Einteilung der Fadendicke verwendet das metrische System und gibt den Fadendurchmesser in Zehntelmillimetern an. Die Fadenstärke „Metric 2" entspricht also einem Außendurchmesser von 0,2 mm. Die ältere Stärkenbezeichnung ist historisch begründet und steht in keinem Zusammenhang mit dem metrischen System. Die Zahlen entsprechen willkürlichen Größen, die ebenso gut durch Buchstaben ersetzt werden könnten. Der wahre Durchmesser lässt sich aus dieser Bezeichnung nicht erkennen. Vom dünnen bis zum dickeren Faden wird die Stärke folgendermaßen angegeben: 7/0, 6/0, 5/0, 3/0, 2/0.

3.5.2 Fadenziehen/ Klammerentfernen

Hautfäden werden gezogen, wenn die Wunde ausreichend fest verheilt ist. Das ist normalerweise nach etwa 10 Tagen der Fall (**Tab. 3.4**). Gleiches gilt für die Hautklammern. Die technische Durchführung zeigen **Abb. 3.10** und **Abb. 3.11**.

Man verwendet in der Chirurgie zwei Formen von Pinzetten (**Abb. 3.12**):
– Die *anatomische* Pinzette hat breite, geriffelte Endflächen, mit denen sich auch ein dünner Faden gut fassen lässt. Man verwendet sie deshalb zum Fädenziehen.
– Die *chirurgische* Pinzette mit ihren Zacken an den Enden dient dem Chirurgen zum Fassen des Gewebes (z. B. Wundrand). Die Zacke verhindert dabei ein Herausgleiten des Gewebes. Zum Fassen eines Fadens ist die chirurgische Pinzette ungeeignet, weil der Faden nicht eingeklemmt werden kann und leicht herausrutscht.

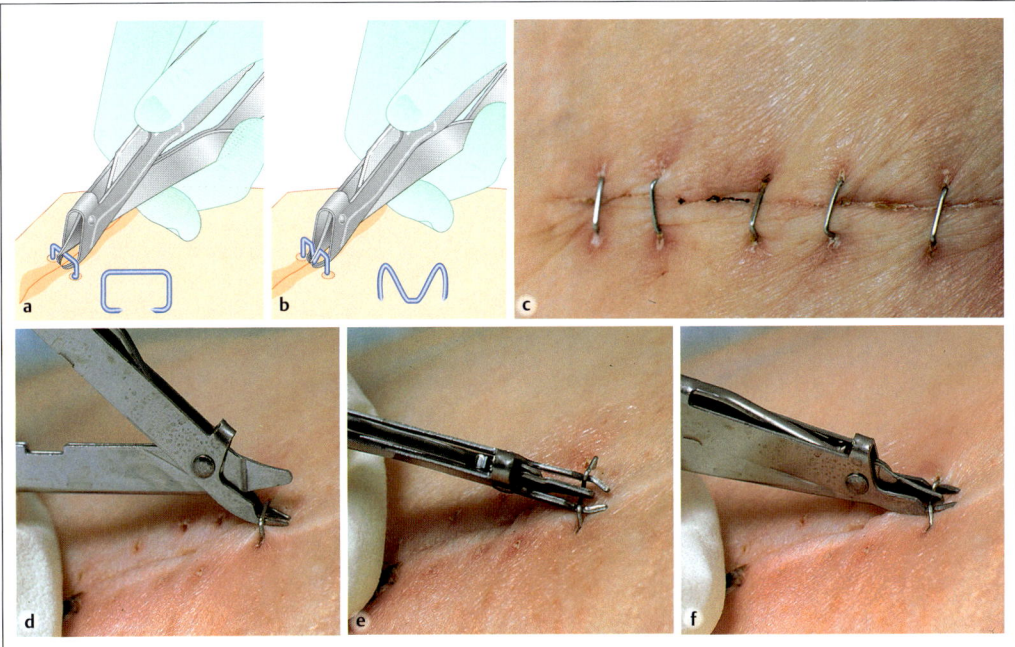

Abb. 3.11 Hautklammerentfernung. a–f Der speziell dafür entwickelte Hautklammerentferner wird mit seiner unteren Gabel zwischen Haut und Klammer geschoben. Durch Zusammendrücken der Griffe wird die Metallklammer aufgebogen, sodass sie sich aus der Haut herausheben lässt.

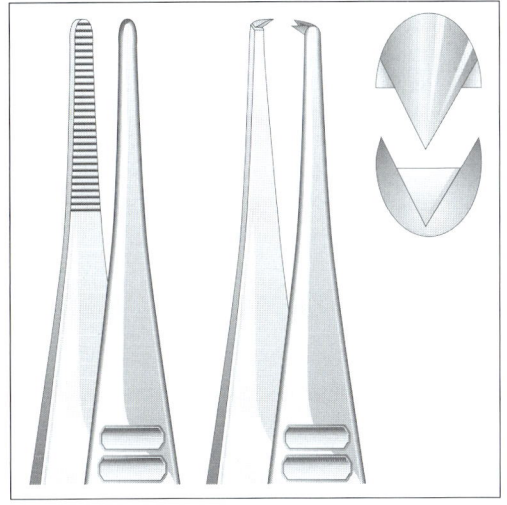

Abb. 3.12 Pinzetten. Links anatomische Pinzette, rechts chirurgische Pinzette.

3.6 Operative Techniken

3.6.1 Schnittführungen

Um mit möglichst geringer Traumatisierung eine ausreichende Übersicht im Operationsgebiet zu erlangen, haben sich bestimmte Schnittführungen im Bereich der Haut bewährt. Die wichtigsten standardisierten

Schnittführungen im Bereich des Körperstammes zeigt Abb. 3.13.

Kocher-Kragenschnitt
Lokalisation. Querschnitt oberhalb der Jugulargrube.
Anwendung. Besonders für Schilddrüsenoperationen.

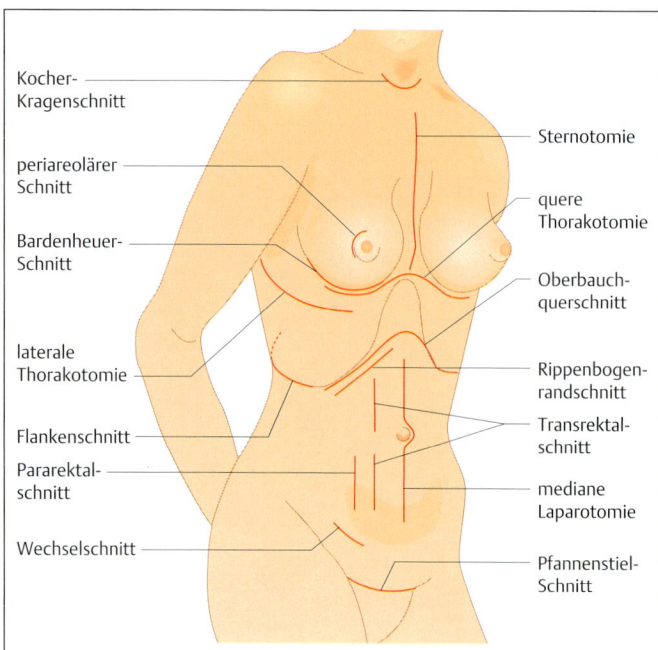

Abb. 3.13 Schnittführungen am Körperstamm.

Kocher-Kragenschnitt
periareolärer Schnitt
Bardenheuer-Schnitt
laterale Thorakotomie
Flankenschnitt
Pararektal-schnitt
Wechselschnitt

Sternotomie
quere Thorakotomie
Oberbauch-querschnitt
Rippenbogen-randschnitt
Transrektal-schnitt
mediane Laparotomie
Pfannenstiel-Schnitt

Sternotomie

Lokalisation. Längsspaltung des Brustbeines als Zugang zum Brustkorb.

Anwendung. Herzoperationen.

Laterale Thorakotomie

Lokalisation. Seitliche Eröffnung des Brustkorbes zwischen den Rippen.

Anwendung. Lungenoperationen.

Quere Thorakotomie

Lokalisation. Querer Schnitt mit Durchtrennung des Brustbeins unterhalb der Mammae (kosmetisch günstig bei Frauen).

Anwendung. Exploration beider unteren Lungenanteile, z. B. bei Metastasenentfernung beidseits.

Bardenheuer-Schnitt

Lokalisation. Schnitt unterhalb der Brustdrüse (die Narbe wird von der erhaltenen Brust weitgehend verdeckt).

Anwendung. Brustoperation.

Periareolärer Schnitt

Lokalisation. Schnitt verläuft konzentrisch zum Warzenhof (Areola); wird oft als „Mamillenrandschnitt" bezeichnet.

Anwendung. Probeentnahme (PE) oder Tumorexzision aus der Brustdrüse.

Mediane Laparotomie

Lokalisation. Senkrechte Öffnung der Bauchhöhle in der Mittellinie (Linea alba); der Schnitt liegt zwischen den geraden Bauchmuskeln, durchtrennt also keine Muskulatur und kaum Hautnerven.

Anwendung. Magen- und Darmoperationen, Zugang zu allen Abdominalorganen.

Rippenbogenrandschnitt

Lokalisation. Schräger Schnitt unterhalb des rechten oder linken Rippenbogens zur Eröffnung der Bauchhöhle.

Anwendung. Gallenoperationen oder Milzentfernung (Splenektomie).

Oberbauchquerschnitt

Lokalisation. Querschnitt im Oberbauch.

Anwendung. Große Oberbauchoperationen, z. B. Bauchspeicheldrüsen- und Leberoperationen.

Flankenschnitt

Lokalisation. Seitlicher Zugang zum Retroperitonealraum, wobei die Bauchhöhle (Peritoneum) nicht eröffnet wird.

Anwendung. Nieren- und Nebennierenoperationen.

Transrektalschnitt

Lokalisation. Der rechte oder linke gerade Bauchmuskel (M. rectus abdominis) wird in Längsrichtung stumpf gespalten, um einen Zugang zur Bauchhöhle zu erreichen; der Schnitt wird bevorzugt im rechten Ober- oder Unterbauch angelegt.

Anwendung. Gallenoperationen (Schnitt rechter Oberbauch) oder Blinddarmoperationen (Schnitt rechter Unterbauch).

Pararektalschnitt

Lokalisation. Ähnliche Schnittführung wie beim Transrektalschnitt, nur liegt der pararektale Schnitt seitlich neben (= para) dem geraden Bauchmuskel.

Anwendung. Galle- oder Blinddarmoperationen.

Wechselschnitt

Lokalisation. Schrägschnitt im rechten Unterbauch, wobei die Hautinzision in Richtung der Spaltlinien verläuft und aus kosmetischen Gründen häufig möglichst tief nach unten verlegt wird („Bikini-Schnitt"); zur Durchtrennung der darunterliegenden Weichteilschichten (Bauchmuskeln mit Faszien) wird die Schnittrichtung entsprechend dem Faserverlauf gewechselt, deshalb die Bezeichnung „Wechselschnitt".

Anwendung. Blinddarmentfernung (Appendektomie).

Pfannenstiel-Schnitt

Lokalisation. Unterer Querschnitt über dem Schambein als Zugang zum kleinen Becken.

Anwendung. Gynäkologische Operationen und Kaiserschnitt (Sectio caesarea).

3.6.2 Chirurgische Nahttechnik

Bei (oberflächlichen) Gelegenheitswunden ist der Verschluss der Hautschicht durch Naht ausreichend.

Bei (tieferen) Operationswunden werden die durchtrennten Gewebeschichten einzeln verschlossen. So erfolgt am Bauch schichtweise von innen nach außen:
- 1. Schicht: Naht des Bauchfells (Peritoneum),
- 2. Schicht: Naht der Muskeln und Faszien,
- 3. Schicht: Adaptation des Unterhautfettgewebes (Subkutangewebe),
- 4. Schicht: zuletzt die Naht der Haut.

Von außen sieht man nur die Hautfäden.

Technik

Zur Durchführung einer Naht wird die Nadel mit Faden im Nadelhalter gefasst. Mit der anderen Hand hält der Operateur das zu nähende Gewebe in einer Pinzette. Es gibt verschiedene Möglichkeiten für eine Hautnaht (**Abb. 3.14**). Die Entscheidung, welche Form der Hautnaht verwendet wird, richtet sich nach verschiedenen Gesichtspunkten, z. B. nach der gewünschten Adaptation der Wundränder (besser bei Einzelknopfnaht) oder kosmetischen Gesichtspunkten (feinere Narbe bei Intrakutannaht).

Traumatische und atraumatische Naht

Eine herkömmliche Nadel (**Abb. 3.15a**) weist am Ende im Bereich des Öhrs (Einfädelstelle für Faden) eine Verdickung auf, wo der Faden eingefädelt wird. Beim Durchstechen des Gewebes kann diese Aufweitung am Nadelende zu kleinen Gewebeverletzungen durch Aufdehnung des Stichkanals führen. Es resultiert also eine gewisse Traumatisierung des Gewebes, man spricht deshalb von *traumatischer* Naht.

Bei der *atraumatischen* Naht ist das Nadelende nicht verdickt (**Abb. 3.15 b u. c**), es kommt deshalb nicht zu

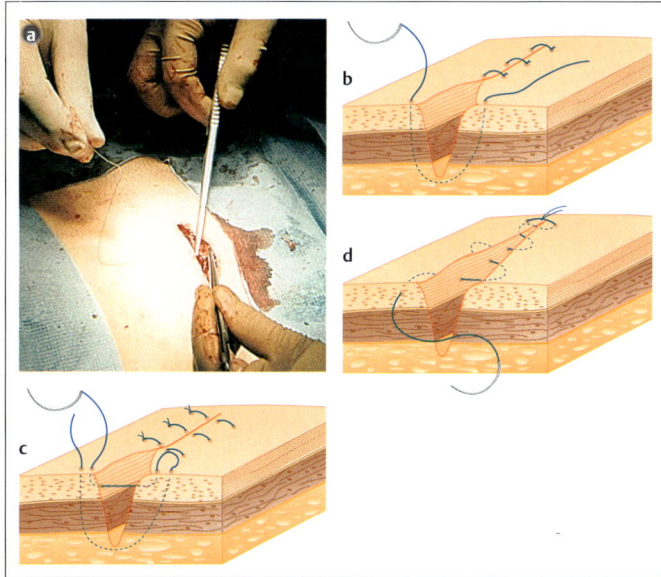

Abb. 3.14 Gebräuchliche Hautnähte.
a Hautnaht mit Nadel und Faden
b Einzelknopfnaht.
c Rückstichnaht.
d Intrakutannaht.

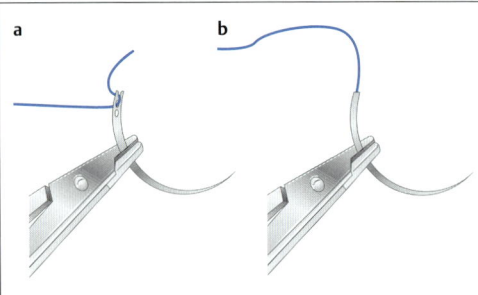

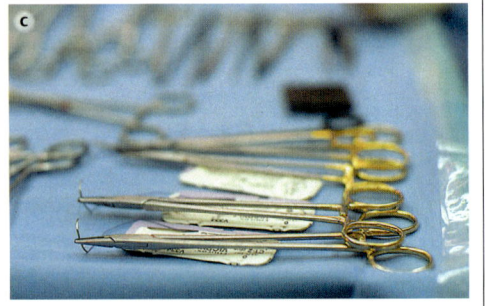

Abb. 3.15 Chirurgische Nadeln.
a Normale Nadel mit manuell eingespanntem Faden.
b u. **c** Atraumatische Nadel-Faden-Einheit.

einer Gewebeschädigung beim Setzen einer Naht. Der Faden ist vom Hersteller bereits in die Nadel eingeschweißt, braucht also nicht mehr eingefädelt werden.

Bleiplattennaht

Sie dient zum Verschluss der Bauchdecken, wenn mit größerer Gewebespannung durch intraabdominellen Druck (Ileus) zu rechnen ist oder zum Verschluss einer aufgegangenen Bauchdeckennaht (Platzbauch). Die Naht erfolgt mit einem Draht. Um ein Einschneiden des Drahtes durch die Haut zu verhindern, wurde die Haut im Auflagebereich des Drahtes früher durch eine Bleiplatte geschützt (daher der Name). Heute verwendet man Kunststoffplatten (**Abb. 3.16**).

3.6.3 Operative Blutstillung

Es gibt verschiedene Möglichkeiten der Blutstillung in einem Wund- oder Operationsgebiet:
– Ligatur,
– Umstechung,
– Gefäßclip,
– Elektrokoagulation,
– Laserkoagulation,
– Infrarotkoagulation,
– Fibrinkleber,
– vliesgebundene Hämostase,
– Tamponade.
Dabei zählen Ligatur, Umstechung, Gefäßclip und Elektrokoagulation zu den wichtigsten Möglichkeiten der Blutstillung.

Ligatur

Der blutende Gefäßstummel wird mit einer Klemme gefasst und etwas angehoben (**Abb. 3.17 a**). Unter der Klemme wird das Blutgefäß mit einem Faden unterbunden (ligiert).

Umstechung

Kann der Gefäßstummel nicht sicher mit einer Klemme gefasst und ligiert werden, so wird die unmittelbare Umgebung der Blutaustrittsstelle mit Nadel und Faden durchstochen und durch das anschließende Verknoten so weit gerafft, dass die Blutung steht (**Abb. 3.17 b**).

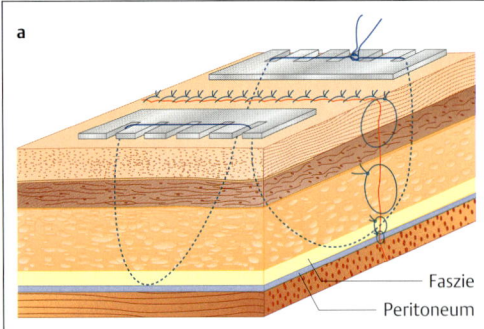
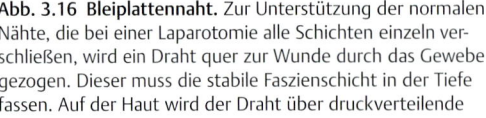

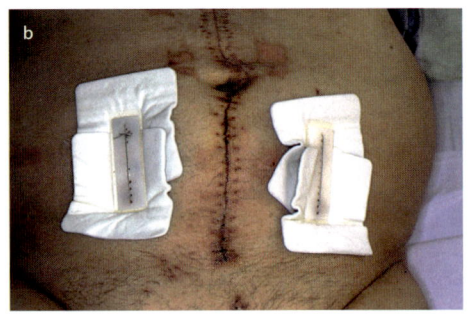

Abb. 3.16 Bleiplattennaht. Zur Unterstützung der normalen Nähte, die bei einer Laparotomie alle Schichten einzeln verschließen, wird ein Draht quer zur Wunde durch das Gewebe gezogen. Dieser muss die stabile Faszienschicht in der Tiefe fassen. Auf der Haut wird der Draht über druckverteilende Kunststoffplatten geknotet. Die Schlitze in der Platte erlauben eine postoperative Änderung der Drahtführung zur Anpassung an den Schwellungszustand des Gewebes. **a** Schema. **b** Klinisches Bild nach medianer Laparotomie.

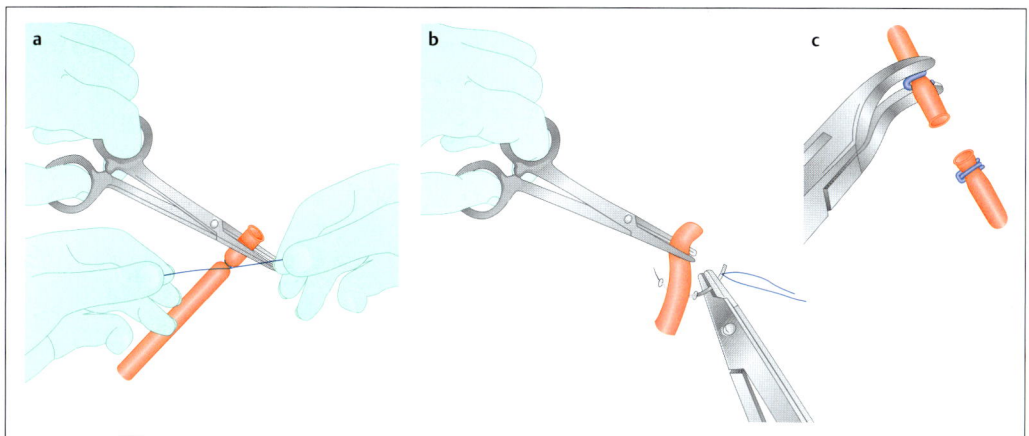

Abb. 3.17 Operative Blutstillung. a Ligatur (= Unterbindung). **b** Umstechung (= Durchstechung). **c** Gefäßclip.

Gefäßclip

Statt durch Ligatur mit einem Faden kann ein Gefäß-lumen auch durch Clipping verschlossen werden (**Abb. 3.17c**). Mit speziellen Haltern wird der Clip in die richtige Position gebracht und über dem Gefäß zusammen-gedrückt.

Elektrokoagulation

Das blutende Gefäß wird mit einer Pinzette gefasst und unter Strom gesetzt. Dadurch kommt es zu einer lokalen Überhitzung („Verkochung") des Gewebes mit der Folge der Eiweißdenaturierung und Verklebung des Gefäßlu-mens. Diese Methode der Blutstillung fehlt heute bei fast keinem operativen Eingriff!

Laserkoagulation

Die lokalisierte Überhitzung durch den Laserstrahl be-wirkt die Verklebung der Gefäßlumina. Dies führt zum Stillstand der Blutung. Das Verfahren eignet sich zur Blutstillung bei zerreißlichen parenchymatösen Orga-nen (Leber, Milz), bei denen herkömmliche Blutstil-lungsmethoden wie Ligatur und Durchstechung oft kei-nen ausreichenden Halt finden.

Infrarotkoagulation

Durch die lokale Applikation von Infrarotlicht auf blu-tende Organflächen (Leber, Milz) ist eine Blutstillung durch Verklebung der kleinen Gefäße erreichbar.

Fibrinkleber

An inneren Organen (Leber, Milz, Niere) können Wun-den und Anastomosen auch mit industriell hergestell-tem Fibrin verschlossen oder – ergänzend zu einer Naht – abgedichtet werden.

Vliesgebundene Hämostase

Das Vlies ähnelt einem Stück Watte und wird auf das blutende Gewebe aufgelegt. Es enthält gerinnungsför-dernde Substanzen, welche die Blutung stoppen sollen. Das Material wird vom Körper resorbiert.

Tamponade

Bei großflächigen, diffus blutenden Wunden werden Bauchtücher zur Kompression der Gefäße in die Bauch-höhle eingelegt, wenn andere Maßnahmen der Blutstil-lung nicht gelingen.

Das nicht resorbierbare Material muss natürlich nach einigen Tagen durch eine erneute Laparotomie entfernt werden. Beispiel: Beim *Leber-Packing* wird das durch ein Trauma zerfetzte Organ unter Kompression in Bauchtücher eingewickelt.

3.6.4 Nähapparate

Ⓓ *Nähapparate pressen Metallklammern (Clips) in das Gewebe, welche die Wundränder zusammen-halten. Diese industriellen Hilfsmittel werden auch Stapler genannt.*

Nähapparate für die Haut

An der äußeren Haut werden die in einem Magazin be-findlichen Clips durch manuellen Hebeldruck einzeln gesetzt (**Abb. 3.9**) und nach Abschluss der Wundheilung entfernt. Der Vorteil dieser Methode ist, dass das Stap-lern (auch Tackern genannt) schneller geht als die Naht mit Nadel und Faden. Allerdings ist das Verfahren teurer.

Nähapparate für den Darm

Im Körperinneren können die kleinen Metallclips ohne Nachteile verbleiben. Sie werden nicht aufgelöst und sind zeitlebens im Röntgenbild erkennbar.

Stapler zum Verschluss eines Darmlumens. Durch einen Hebeldruck wird der Darm mit einer zweireihigen Clipanordnung luftdicht verschlossen (Abb. 3.18 a).

Stapler zur Herstellung einer Darmanastomose. Durch einen Hebeldruck werden zwei Darmenden durch eine zirkuläre Klammerreihe miteinander verbunden. Besonders gebräuchlich ist das Verfahren für die Anastomose nach anteriorer Rektumresektion. Das Gerät und die Art der Clipauslösung erinnern an die Bedienung einer Schusswaffe, weshalb man auch von *Nähpistole* spricht (Abb. 3.18 b).

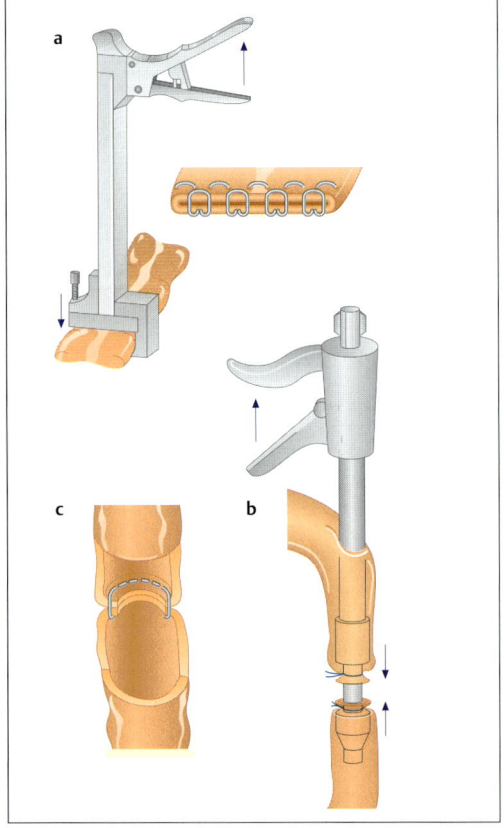

Abb. 3.18 Nähapparate.
a Stapler zum Verschluss eines Darmlumens.
b Stapler zur Herstellung einer Darmanastomose. Bei Hebeldruck bewegt sich der links abgebildete Gerätekopf nach rechts, schneidet die beiden Darmränder inkl. Faden ab und setzt gleichzeitig eine zirkuläre Klammerreihe.
c Der Ausschnitt zeigt die fertige Anastomose vom Darminneren.

4 Wundmanagement und Wundtherapie

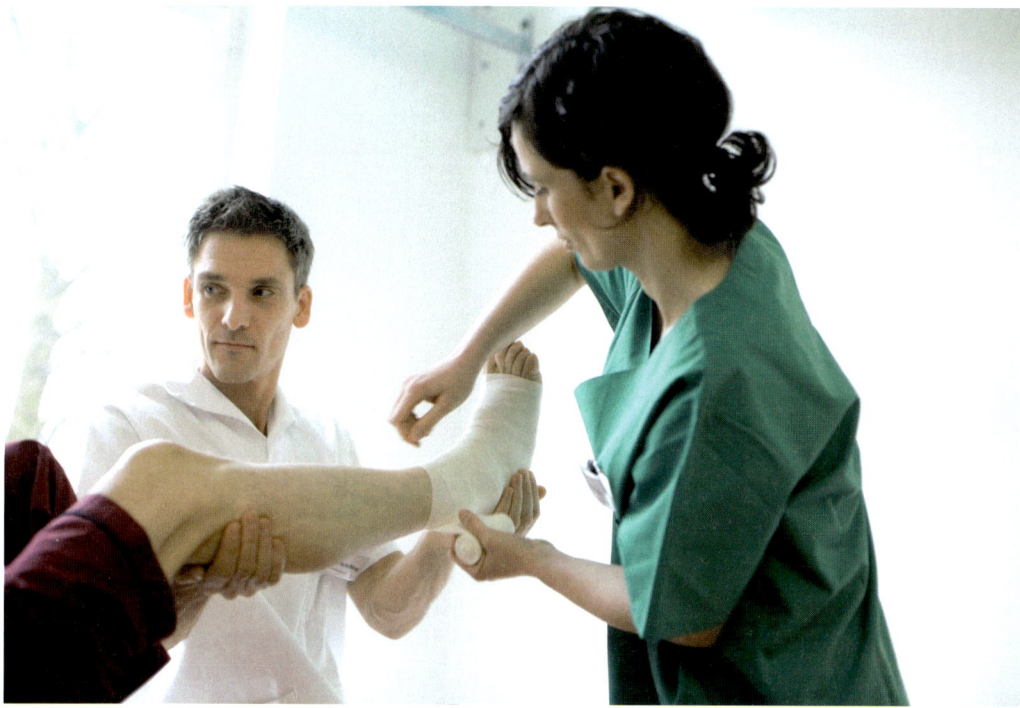

4.1   Prinzipien der Wundtherapie

Chiara Dold

Im folgenden Kapitel werden die wichtigsten Faktoren für eine wirksame und wirtschaftliche Wundversorgung erläutert. Hierbei handelt es sich v. a. um Verhaltensweisen, die den Arbeitsablauf optimieren und sich dadurch Zeit und Material sparend auswirken. Besonders hervorzuheben ist dabei das Teamwork von Ärzten und Pflegepersonal. Es gestaltet die Arbeit nicht nur effizienter, sondern schafft auch ein angenehmes Arbeitsklima. Dies heißt jedoch nicht, dass alle immer die gleiche Meinung haben müssen. Wichtig ist, dass Anregungen und Kritik freundlich und sachlich vermittelt werden, um anschließend einen gemeinsamen Konsens zu finden. Der Patient nimmt diese Zusammenarbeit des therapeutischen Teams zu seinem Wohl ebenfalls positiv wahr und kann dadurch Vertrauen fassen.

Ein weiterer Faktor, der sowohl für den Patienten als auch für den Wundtherapeuten von Vorteil ist, ist die Wundanalyse vor Behandlungsbeginn. Durch ein Erstgespräch kann sich der Wundtherapeut v. a. einen Überblick über vorhandene systemische Störfaktoren der Wundheilung machen, während der Patient sich hierbei informieren kann und merkt, dass er mit seinen Beschwerden und Sorgen ernst genommen wird. Damit wird auch die Compliance (Bereitschaft zur Mithilfe bei der Therapie) erheblich gefördert.

Die der Wundbehandlung unmittelbar folgende Dokumentation wird oft verflucht, ihre Vorteile hingegen nur selten gesehen. Dabei stellt sie gerade in der Wundbehandlung ein wichtiges Hilfsmittel zum Überprüfen der Effizienz ergriffener Maßnahmen dar. Um eine opti-

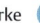 Merke   Pflege   Wissen   Fallbeispiel   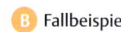 Definition

male Wundtherapie zu erzielen, gilt wie in der Mathematik auch hier: Wird nur einer der vier Faktoren ausgelassen, erhält man nicht das richtige Ergebnis.

Die 4 Faktoren, die die Grundlage für eine wirksame und wirtschaftliche Wundtherapie bilden, sind:

1. Teamwork,
2. Wundanalyse,
3. Wundbehandlung,
4. Wunddokumentation.

4.1.1 Teamwork

„Teamwork" ist ein Begriff, der sich heutzutage großer Beliebtheit erfreut. Bereits in Stellenanzeigen wird um teamfähige Mitarbeiter geworben. Die moderne Wundtherapie ist ein Arbeitsbereich, der die Wichtigkeit und die Bedeutung des Wortes „Teamwork" sehr gut veranschaulicht.

D *Teamwork, das heißt Zusammenarbeit, gegenseitige Kritikfähigkeit und gegenseitige Unterstützung, um ein bestimmtes Ziel zu erreichen. In diesem Fall sind die Ziele das Wohlbefinden des Patienten, die Linderung seiner Leiden und das Abheilen der Wunde.*

Die moderne Wundtherapie braucht ein therapeutisches Team aus Ärzten und Pflegekräften, die engagiert sind zum Wohl des Patienten. Dabei sollten beide Parteien sich als gleichwertige Partner betrachten, die sich mit ihren Fähigkeiten gegenseitig ergänzen. Diagnose, Therapie und Verlauf der Wundheilung sollten gemeinsam im Rahmen der Visite/des Verbandwechsels besprochen werden, denn vier Augen sehen bekanntlich mehr als zwei. Oftmals scheint es, als herrsche Konkurrenz zwischen Ärzten und Pflegenden, dabei sind ihre Tätigkeiten völlig verschieden und benötigen einander, um zu wirken. Die „Tätigkeitsliste" der beiden Berufsgruppen in Tab. 4.1 wird dies verdeutlichen.

Diese Tabelle kann noch weiter geführt werden, ihr Zweck ist es, zu veranschaulichen, dass Ärzte und Pflegekräfte unterschiedliche Kompetenzbereiche haben, die beide für einen Behandlungserfolg gleichermaßen wichtig sind und respektiert werden sollten.

Auch innerhalb des pflegerischen Teams ist eine gute Absprache über die Wundtherapie nötig, sodass jeder über den aktuellen Wundstatus und die Therapie informiert ist. Besonders wichtig ist das Einhalten der Verbandwechselintervalle, denn dadurch wird die moderne Wundversorgung erst wirtschaftlich und für Pflegekräfte arbeitserleichternd. Es empfiehlt sich, Datum und Tag des Verbandwechsels und Art der angewendeten Wundtherapeutika zu dokumentieren, sodass jederzeit nachvollziehbar ist, wann der nächste Verbandwechsel

Tabelle 4.1 Tätigkeitsliste bei der Wundtherapie

Arzt	Pflegekraft
ordnet diagnostische Maßnahmen an (z. B. Labor)	führt Verbandwechsel auf Station oder im ambulanten Bereich durch
stellt OP-Indikation	dokumentiert Maßnahmen und Verlauf im Wunddokumentationsbogen
führt chirurgisches Débridement sowie Wundversorgung im OP durch	sorgt für eine angemessene Ernährung des Patienten
setzt medikamentöse Therapie an (z. B. Antibiotika)	lagert die Patienten fachgerecht, sodass Dekubiti vorgebeugt werden und bereits bestehende Druckgeschwüre durch Druckentlastung abheilen können
kümmert sich um notwendige Konsile (z. B. Internist zur Blutzuckereinstellung)	ist häufig Ansprechpartner für den Patienten, wenn er Fragen, Ängste oder Sorgen hat

ansteht. Bewährt hat sich auch, zusätzlich den Deckverband mit Datum zu beschriften. Der Arzt ist ebenfalls darüber zu informieren, damit ein frischer Verband nicht etwa im Rahmen der Visite wieder entfernt wird. Eine gute Absprache untereinander sorgt somit nicht nur für ein gutes Arbeitsklima, sondern auch für eine Reduktion des Arbeitsaufwands und der Materialkosten.

4.1.2 Wundanalyse

Eine gezielte und umfassende Wundanalyse ist der Beginn jeder effizienten Wundbehandlung. Die besten Wundtherapeutika sind wirkungslos, wenn sie nicht indikationsgerecht eingesetzt werden. Zudem ist es unerlässlich, nach den wundverursachenden Faktoren zu suchen und diese im Rahmen der Therapie zu beseitigen. Eine Wundanalyse beinhaltet demzufolge die Aspekte:

1. gezielte Anamneseerhebung,
2. genaues Betrachten und Vermessen der Wunde.

Ist die Ursache der Wunde gefunden, kann die Wundtherapie individuell auf den Patienten ausgerichtet werden. Die wundheilungsbeeinflussenden Faktoren sind oftmals in die Wunddokumentationsbögen integriert, damit sie nicht in Vergessenheit geraten. Sich Zeit nehmen für eine gründliche Wundanalyse bedeutet auch Zeit und Material zu sparen, denn ein ungezieltes Herumprobieren mit verschiedenen Produkten ist teurer, aufwendiger und letztendlich insgesamt zeitintensiver und ineffektiver.

4

Die Wundanalyse ist die Grundlage, auf die sich das Therapiekonzept stützt. Dabei ist sie ohne großen Arbeitsaufwand zu erstellen und ist Voraussetzung für eine dem Wundstatus und dem Allgemeinzustand des Patienten angepasste Behandlung. Erster Schritt ist hierbei immer das Gespräch mit dem Patienten.

Die so gewonnenen Informationen helfen, Wunde und Wundumgebung anschließend noch gezielter beobachten zu können. Aus der Kenntnis der lokalen und systemischen Einflussfaktoren auf die Wundheilung ergeben sich die Fragen, die dem Patienten gestellt werden.

Erstellen einer Anamnese

Eine umfassende und aussagekräftige Anamnese beantwortet folgende Fragen:

- Ist die Entstehung der Wunde bekannt (z. B. Verletzung, Druckgeschwür)?
- Wie lange besteht die Wunde schon?
- Wurde bereits eine Wundbehandlung durchgeführt, und wenn ja, womit? Brachte die Therapie Erfolg oder Verschlechterung der Symptomatik?
- Wurde die Wunde bereits einmal operativ versorgt (z. B. Spalthauttransplantat oder Lappenplastik)?
- Welche Erkrankungen liegen vor (besonders wichtig: Diabetes mellitus, arterielle und venöse Durchblutungsstörungen)?
- Werden vorhandene Erkrankungen ärztlich behandelt und liegen Untersuchungsergebnisse vor (z. B. Blutzuckertagebuch, Angiografie, Dopplersono)?
- Werden Medikamente eingenommen, und wenn ja, welche (z. B. Antibiotika)?
- Bestehen Allergien?
- Gibt es Besonderheiten bezüglich der Ernährung (Ernährungszustand)?
- Wie mobil ist der Patient (z. B. Erfassung des Dekubitusrisikos mithilfe der Braden-Skala)?
- Gibt der Patient Schmerzen an?
- Wie alt ist der Patient?
- Wie sieht es mit seiner sozialen Integration und seiner häuslichen Versorgung aus?
- Wo schränkt die Wunde den Patienten im Alltagsleben ein?
- Bestehen psychische Erkrankungen, und wie ist die Compliance einzuschätzen?

Wundbegutachtung

Die Wundbegutachtung gibt überwiegend Aufschluss über den Wundstatus und lokale Störfaktoren. Sie kann jedoch auch wichtige Hinweise auf Vorerkrankungen geben, von denen der Patient selbst nichts weiß, oder die er nicht für erwähnenswert hielt. Typisches Beispiel hierfür ist eine Wunde am Fuß, evtl. kombiniert mit einer Fußdeformität und trockener Haut an den Füßen. Hier muss der Patient nach Vorliegen eines Diabetes mellitus gefragt werden. Wurde bei dem Patienten bisher kein Diabetes diagnostiziert, sollten entsprechende Untersuchungen eingeleitet werden (mit ärztlicher Rücksprache). Das heißt, erst das Zusammenwirken von Anamnese und Wundbeurteilung vervollständigt die Wundanalyse.

Zur Beurteilung einer Wunde sind folgende Kriterien wichtig:

- Lokalisation der Wunde,
- wundumgebende Haut (intakt, ekzematisiert, entzündet usw.),
- Wundgröße (Fläche, Tiefe und Vorhandensein von Wundtaschen),
- Wundfarbe (rot, rosig usw.),
- Vorhandensein von Belägen (feuchte oder trockene Nekrose, Fibrinbeläge),
- Wundcharakter (trocken, mäßige Exsudation, starke Exsudation),
- Wundgeruch (geruchlos, süßlich, übelriechend-faulig),
- Wundränder (epithelisierend, wallartig verdickt, mazeriert).

Aus diesen Beobachtungskriterien erfolgt die Einordnung der Wunde, aus der sich schließlich die Auswahl der Wundtherapeutika ergibt. Oftmals lässt sich eine Wunde mehr als nur einem Stadium zuordnen, z. B. granulierende tiefe Wunde, infiziert und stellenweise mit Fibrin belegt. In solchen Fällen gilt: Die Komplikationen und Störfaktoren bestimmen die Auswahl des Wundtherapeutikums.

 Für eine effektive, professionelle Wundbehandlung gilt die Regel: „First eyes, next hands" *(„Erst schauen, dann handeln").*

4.1.3 Wundbehandlung

Die Wundbehandlung wird nach der entsprechenden Vorbereitung durchgeführt. Damit sie erfolgreich ist, müssen einige Dinge beachtet werden.

Hygiene. Von größter Bedeutung ist die aseptische bzw. sterile Arbeitsweise. Um den Patienten vor Infektionen zu schützen, müssen alle Gegenstände, die mit der Wunde in Berührung kommen, steril sein. Hierbei spielt es keine Rolle, ob mit steriler Pinzette oder mit sterilen Handschuhen gearbeitet wird. Entscheidend ist das Gewährleisten der Asepsis. Auch bei bereits infizierten Wunden muss steril gearbeitet werden, damit der ohnehin schon keimbelasteten Wunde nicht noch zusätzliche Keime zugeführt werden und die Wundheilung dadurch weiter verzögert wird.

Assistenz. Erleichtert werden kann der Ablauf des Verbandwechsels, indem vorher festgelegt wird, ob er alleine oder mit Assistenz durchgeführt wird. Steht keine Assistenz zur Verfügung, sollte vor dem Verbandwechsel nochmals sichergestellt werden, dass sich das benötigte Material im Patientenzimmer befindet und der Arbeitsplatz so organisiert ist, dass ein reibungsloser Ablauf und die Einhaltung der Asepsis gewährleistet sind.

Schmerzmittelgabe. Nicht vergessen werden sollten auch eine zeitgerechte Schmerzmittelgabe vor schmerzhaften Verbandwechseln und das Informieren des Patienten über die Vorgehensweise und die einzelnen Arbeitsschritte. Gerade bei der Durchführung des Verbandwechsels mit Assistenz wird dies oft vergessen und über den Kopf des Patienten hinweg gesprochen, was für den Betroffenen unangenehm ist. Der Patient sollte stets im Mittelpunkt stehen, damit er sich sicher und gut aufgehoben fühlt. Dies kann sich bei folgenden Verbandwechseln auch auf den Schmerzmittelbedarf auswirken, da der Abbau von Ängsten dazu führt, dass der Patient entspannter ist.

4.1.4 Wunddokumentation

Die Wunddokumentation ist die vierte Säule einer phasengerechten und effizienten Wundtherapie. Nur mithilfe einer präzisen und kontinuierlich durchgeführten Dokumentation kann der Verlauf der Wundheilung nachvollziehbar gemacht werden. Dies gibt den Wundtherapeuten die Möglichkeit, den Effekt der gewählten Wundtherapeutika besser zu beurteilen und die Therapie ggf. den aktuellen Wundgegebenheiten entsprechend neu anzupassen. Eine lückenlose Dokumentation ist also Hilfe und nicht Last für Ärzte und Pflegepersonal. Nur so ist gewährleistet, dass jeder im Team sich stets über die aktuelle und bisherige Therapie und den Wundstatus informieren kann. Überflüssige Verbandwechsel und kostspieliges Herumprobieren werden dadurch vermieden.

(M) *Nicht zu vergessen sind auch die rechtlichen und ökonomischen Aspekte. Maßnahmen, die nicht dokumentiert sind, gelten als nicht durchgeführt, sie können nicht abgerechnet werden und auch im Falle eines Rechtsstreites nicht nachgewiesen werden.*

Durch eine nachvollziehbare Dokumentation sichert sich das therapeutische Team nicht nur ab, sie ermöglicht auch, das therapeutische Vorgehen für den Patienten transparent zu machen. Die Wunddokumentation sollte:

- auf einem dem Dokumentationssystem (Kardex, Stocker, Optiplan usw.) beigefügten Wunddokumentationsbogen schriftlich fixiert werden,
- bei jedem Verbandwechsel erfolgen,
- von Therapiebeginn bis Therapieende durchgeführt werden,
- einfach und übersichtlich sein,
- zeitsparend auszufüllen sein.

Kriterien der Wunddokumentation
Folgende Kriterien sollten in der Wunddokumentation zu finden sein:
- Wundstatus,
- Wundtherapie,
- wundheilungsbeeinflussende Faktoren.

Wundstatus
Zur Dokumentation des Wundstatus werden folgende Faktoren berücksichtigt:
- Lokalisation der Wunde,
- Wundgröße (Länge, Breite, Tiefe in cm; Vorhandensein von Wundtaschen),
- Aussehen der Wunde (Farbe, z. B. rosiges Granulationsgewebe, graugelbe Beläge usw.),
- Wundcharakter (trocken, wenig Exsudat, starke Exsudation),
- Wundexsudat (eitrig, serös, blutig usw.),
- Wundgeruch (geruchlos, süßlich, faulig usw.),
- Benennen des Wundzustandes (z. B. reizlos granulierend mit 2 × 2 cm großer Restnekrose im Wundrandbereich),
- Beschreibung der Wundränder und der wundumgebenden Haut (Mazeration, Schwellung, Ekzem usw.),
- Foto oder Skizze der Wunde,
- Angaben des Patienten (Hatte er Schmerzen? War der Verbandwechsel schmerzhaft?).

Wundtherapie
Die therapeutischen Maßnahmen werden kontinuierlich dokumentiert und beinhalten Informationen zu:
- Art der Wundreinigung und Wundspüllösungen (z. B. Spülung mit Ringerlösung),
- Durchführung eines chirurgischen Débridements oder sonstiger Eingriffe,
- angewendete Wundtherapeutika und Deckverbände (z. B. VW mit Kalziumalginattamponade, mit Hydrokolloid abgedeckt).

Wundheilungsbeeinflussende Faktoren
Neben den lokalen Faktoren müssen auch die systemischen Einflüsse auf die Wundheilung dokumentiert werden. Dazu gehören:

- Ernährungszustand,
- Eiweißmangel, Zinkmangel,
- Anämie,
- Durchblutungsstörungen (venös/arteriell),
- Diabetes mellitus,
- Immunsuppression,
- hohes Lebensalter,
- reduzierter Allgemeinzustand durch schwere Erkrankungen (z. B. Tumorleiden),
- systemische Infektionen,
- Medikamente (z. B. Kortison, Zytostatika),
- Mobilität bzw. Immobilität des Patienten (das Wundgebiet sollte ruhiggestellt und druckentlastet sein).

Die entsprechenden Maßnahmen, wie z. B. Kompressionstherapie bei venösem Ulcus cruris, eiweißreiche Kost, Blutzuckereinstellung, Lagerung, sind wichtige Bestandteile der Wundtherapie und werden entweder direkt auf dem Wunddokumentationsbogen oder im Krankenblatt schriftlich fixiert.

Bildliche Dokumentation

Zu Beginn der Wundbehandlung sollte ein Foto oder eine Skizze angefertigt werden, aus der das genaue Ausmaß der Wunde deutlich hervorgeht (Länge, Breite, Fläche und Tiefe in Zentimetern). Nachdem der Ausgangspunkt zu Therapiebeginn dokumentiert wurde, sollte bei jedem Verbandwechsel ein neuer Wundstatus erhoben werden, damit die Therapie den sich verändernden Wundgegebenheiten angepasst werden kann und Komplikationen frühzeitig erkannt und behandelt werden können (z. B. neu auftretende Allergien, Infektionen). Weitere Fotos oder Skizzen sollten in regelmäßigen Abständen angefertigt werden (Fotos ca. alle 14 Tage, Wundbeschreibung bei jedem VW). Sie dokumentieren den Verlauf der Wundheilung. Zudem sind Fotodokumentationen meist sehr eindrucksvoll und ein großer Motivationsfaktor, denn der „Vorher-nachher-Effekt" wird eindrucksvoll festgehalten.

M *Bei Misserfolgen kann das Rückverfolgen der Dokumentation Aufschluss über die Ursachen des negativen Verlaufs geben und als Lernhilfe dienen.*

Inzwischen wird die digitale Fotodokumentation juristisch anerkannt. Dafür muss sie jedoch bestimmte Kriterien erfüllen. Digitalfotos stellen dann eine Ergänzung und visuelle Unterstützung der schriftlichen Dokumentation dar und erweitern deren Aussagekraft.

Kriterien der Fotodokumentation

Die Voraussetzungen für eine adäquate Fotodokumentation sind:

- Das Einverständnis des fotografierten Patienten oder dessen gesetzlichen Betreuers, falls der Patient selbst nicht in der Lage ist, sein Einverständnis zu erteilen. Die Einverständniserklärung muss in der Patientenakte dokumentiert werden. Im Notfall – wenn der Patient seine Zustimmung nicht erteilen kann (z. B. nach einem Unfall mit schweren Verletzungen, bei bewusstlosen oder narkotisierten Patienten) – können erste Bilder angefertigt werden.
- Die angefertigten Bilder müssen der Patientenakte beigefügt und 30 Jahre lang aufbewahrt werden.
- Natürlich muss die Qualität der Fotos gut sein, d. h., Farben müssen realistisch sein, die Auflösung muss hoch genug sein, die Wunde muss gut erkennbar sein und Überbelichtung oder Schattenbildung, die die Beurteilung des Wundzustandes verfälschen könnten, müssen unbedingt vermieden werden.
- Damit die Fotodokumentation im Verlauf einheitlich ist, sollte ein einrichtungsinterner Fotostandard festgelegt sein, nach dem fotografiert wird. Dadurch wird die Vergleichbarkeit und Aussagekraft der Aufnahmen gewährleistet.
- Die Fotos müssen dem Patienten eindeutig zugeordnet werden können. Dazu sollten Vor- und Nachname sowie Geburtsdatum des Patienten oder der Patientencode auf den Fotos vermerkt sein. Ebenso ist immer das Erstellungsdatum des Fotos zu vermerken.
- Die Wundgröße wird durch die Verwendung eines Einmal-Maßbandes (bieten viele Wundtherapeutikahersteller an) definiert. Zusätzlich können darauf Angaben zur Lokalisation der Wunde dokumentiert werden (z. B., ob es sich um die rechte oder linke Extremität oder Körperregion handelt, sofern dies nicht eindeutig erkennbar ist).
- Die Wunde sollte mindestens ⅓ der Bildfläche einnehmen.
- Der Abstand zur Wunde und die Perspektive sollten bei jeder Aufnahme gleich sein. Am besten sollte dies schriftlich dokumentiert oder für alle Mitarbeiter festgelegt werden, damit die Bilder einheitlich werden.
- Bevor fotografiert wird, muss die Wunde gespült werden, damit z. B. Reste von Wundtherapeutika nicht den Eindruck verfälschen.
- Damit der Verbandwechsel nicht zu lange dauert und die Wunde dabei auskühlt, sollte vor einer Fotodokumentation alles vorbereitet werden (Maßband mit Beschriftung, Digitalkamera).

4

4.2 Behandlung chronischer Wunden

Franz Sitzmann, Lothar Ullrich

Die Pathophysiologie chronischer Wunden unterscheidet sich von der akuter Wunden. Die normale Abfolge des Reparationsprozesses wird an einer oder mehreren Stellen der verschiedenen Stadien der Wundheilung unterbrochen (Tab. 4.2). Als grundlegendes Behandlungsprinzip müssen zunächst die Ursachen dieser Wundheilungsstörung gefunden und möglichst abgestellt werden (lokale und systemische Störfaktoren).

Erst dann kommen die nachfolgenden Grundsätze einer modernen Wundtherapie bei chronischen Wunden zur Anwendung.

Lokale Grundsätze einer modernen Wundtherapie sind:
– Débridement,
– Wundspülung,
– Infektionskontrolle,
– phasengerechte Wundversorgung.

Systemische Grundsätze einer modernen Wundtherapie sind:
– Patientenberatung,
– Ernährungsberatung,
– Revaskularisation (Verbesserung der Gefäßversorgung),
– medikamentöse Einstellung u. a.

Grundlagen der optimalen Wundbett-Präparation (TIME-Prinzip) werden nachfolgend erläutert.

TIME-Prinzip

Beim erfolgreichen und evaluierten Behandlungskonzept TIME steht für jeden Buchstaben dieses Anglizismus die zu diagnostizierende und behandelnde Zielstruktur (Abb. 4.1):
– T = Tissue (Gewebe)
– I = Inflammation/Infection (Entzündung/Infektion)
– M = Moisture (Wundexsudat)
– E = Edge (Wundrand)

T – Behandlung des Wundgewebes

Chronische Wunden sind mit Nekrosen belastet, die einen Nährboden für Bakterien darstellen. Damit wird die Entzündungsreaktion verlängert und mechanisch eine Kontraktion und Reepithelisierung behindert.

Maßnahmen. Die chirurgische Wundreinigung durch Entfernung von Nekrosen (Débridement) bietet die schnellste und effektivste Möglichkeit, Zelltrümmer und nekrotisches Gewebe zu entfernen (Abb. 4.2). Leichte Blutungen nach dem Reinigungsprozess fördern die Ausschüttung von Wachstumsfaktoren. Die lokale Durchblutung wird unterstützt und der Infektionsnährboden entzogen. Im Gegensatz zur akuten Wunde erfolgt jedoch durch die Grundkrankheit eine fortwährende Nachbildung, sodass ein intermittierendes, angemessenes Débridement folgen muss. Abhängig von der Wundart und -ausdehnung muss die ärztliche Entscheidung getroffen werden, ob das Abtragen von Nekrosen

Tabelle 4.2 Beispiele für häufige chronische Heilungsverläufe.

Beispiele	Hinweise zur Entstehung	therapeutische Einflussnahme
Dekubitus 4. Grades	Durchblutungsstörungen beim Dekubitus	die permanente Druckeinwirkung des direkt dem Knochen aufliegenden Gewebes muss reduziert werden
chronisch venöse Insuffizienz (CVI)	gestörte Makro- und Mikrozirkulation (die CVI führt in ihrer schwersten Form zum Ulcus cruris varicosum oder venosum)	kann z. B. durch Kompressionstherapie verbessert werden
ulzerierender Tumor		Tumor wird operativ entfernt, die nachfolgende plastische Deckung heilt ein
arteriosklerotisch oder diabetesbedingte Störung der Mikrozirkulation	*trockene Gangrän:* nekrotisches Gewebe ist eingetrocknet, hart und schwarz verfärbt (Mumifikation) bei *feuchter Gangrän* wird nekrotisches Gewebe durch Fäulnisbakterien zersetzt und eitrig verflüssigt	Verbesserung durch Therapie der Grunderkrankung
chronische posttraumatische Wunden	entstehen meist infolge einer unzureichenden Primärbehandlung des Traumas oder seiner Komplikationen	Behandlungsprinzipien akuter traumatischer Wunden

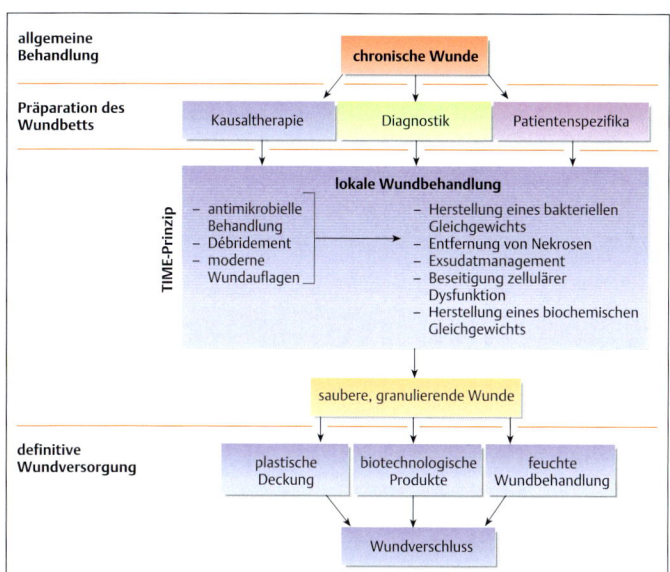

Abb. 4.1 Chronische Wunden.
Prinzipien der Behandlung chronischer Wunden (nach Tautenhahn 2007).

4

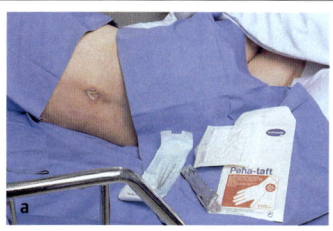 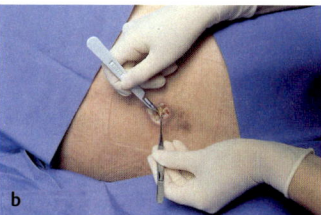 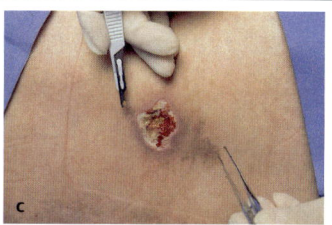

Abb. 4.2 Débridement eines Druckgeschwürs.
a Benötigtes Material.
b Nekrotisches Gewebe wird mit der Pinzette angehoben und mit dem Skalpell entfernt.
c Blutet die Wunde leicht, ist das nekrotische Gewebe entfernt.

durch ein autolytisches (konservativ) oder chirurgisches Débridement erfolgen soll.

I – Behandlung der Inflammation/Infektion

Jede Störung der Hautbarriere führt zu einer Veränderung der physiologischen Bakterienflora. Die kontaminierenden Keime müssen nicht mit den Mikroorganismen der Infektion identisch sein. Chronische Wunden sind niemals steril. Die Anwesenheit von Keimen führt zudem nicht unbedingt zur Beeinträchtigung der Wundheilung. Mit einer Verzögerung ist allerdings ab einer Keimzahl von 10^5–10^6 Mikroorganismen/g Gewebe zu rechnen.

 Eine Wundinfektion zeigt sich mit den Entzündungsreaktionen:
– *Rubor (Rötung),*
– *Calor (Wärme),*
– *Dolor (Schmerzen),*
– *Tumor (Schwellung),*
– *Functio laesa (eingeschränkte Funktion).*

Maßnahmen. Da sich meist die oberflächlichen Keime von denen der tieferen Gewebeschichten unterscheiden, ist der herkömmliche Wundabstrich der Biopsie unterlegen. Débridement, Drainage, Wundspülung, z. B. mit Ringerlösung und evtl. eine systemische Antibiotikatherapie sind Mittel der Wahl. Der Verband ist ggf. täglich mehrfach unter Verwendung von z. B. Alginat- oder silberionenhaltige Wundauflagen zu wechseln.

Lässt sich die Infektsanierung durch die beschriebenen Maßnahmen nicht erreichen, kann eine kurzzeitige Behandlung mit Polihexanid-, Polyvidon-Iod-Präparaten oder octenidingetränkten Mullauflagen (**Tab. 4.3**) und Antiseptikaspülungen durchgeführt werden. Auf die prophylaktische Antiseptik sollte bei chronischen Wunden verzichtet werden. Sie hat bei der modernen Wundbehandlung ihre Bedeutung verloren, denn oft sind Zellschädigungen die Folge.

4

Tabelle 4.3 Auswahlkriterien für Wirkstoffe zur Wundantiseptik.

Wirkstoffe und Präparate	antimikrobielle Wirkung	Zytotoxizität	Bemerkungen
Polihexanid-Lösung, z. B. Lavanid, Serasept	in Konzentrationen von 0,02 % und 0,04 % in Ringerlösung sichere Wirksamkeit gegen breites Keimspektrum (insbesondere gegen S. aureus und gegen P. aeruginosa wirksam)	Mittel der 1. Wahl: hohe Gewebeverträglichkeit	– nicht anzuwenden bei Schwangerschaft bzw. in der Stillperiode – Kombination mit PVP- jodhaltigen Lösungen, Wasserstoffperoxid oder Silber-Aktivkohle sollte vermieden werden
Polihexanid-Lösung, z. B. Prontosan	in Konzentration von 0,1 % in Wasser (aqua ad injectabila) mit Tensid (Betain) zur Reduzierung der Oberflächenspannung		
PVP-Jod-präparate, z. B. Braunol	rasche Sofortwirkung bei oberflächlichen Wunden (konzentriert), bei tiefen Wunden 1 : 10 mit Ringerlösung verdünnt sehr gute antimikrobielle Wirksamkeit, Wirkungseinbuße durch Blut und Sekret	Mittel der 2. Wahl in Bezug auf Gewebeverträglichkeit	nicht anwenden bei: – Schwangerschaft – Früh- und Neugeborenen – Schilddrüsenerkrankungen – bekannter Jod-Allergie erschwerte Wundbeobachtung durch Färbung
Wasserstoffperoxid 3 %, Lösung	wird durch Blut rasch inaktiviert, keine ausreichende Wirkung, allerdings gute Reinigungswirkung	hohe Gewebeverträglichkeit	großzügig mit NaCl 0,9 % nachspülen; nicht in geschlossenen Körperhöhlen anwenden
Octenidin, z. B. Octenisept	gute antimikrobielle Wirkung	ausgeprägte In-vitro-Gewebetoxizität wurde festgestellt	Anwendungsdauer max. 7 Tage
Ethanol, z. B. Softasept N	gute antimikrobielle Wirkung	mit PVP-Jod-Lösung vergleichbar	Anwendung wegen Brennen nur im Ausnahmefall!

M – Exsudatmanagement

Die Korrektur des biochemischen Milieus chronischer Wunden schafft die Voraussetzung eines schnelleren Heilungsprozesses. Dazu wird das „Moist-Wound-Healing" (feuchtwarmes Wundmilieu) für alle sekundär heilenden Wunden angewandt, bei denen evtl. eine Wundkonditionierung erforderlich ist. Darunter versteht man die Reinigung der Wunde und die Züchtung frisch durchbluteter Granulationen als Voraussetzung für eine spätere Deckung der Wunde durch Transplantation (Gewebeaufbau zur Defektfüllung).

Maßnahmen. Eine phasengerechte Wundversorgung wird angestrebt (Abb. 4.3). Sie sollte sich nach einem konkreten Wundversorgungskonzept (Tab. 4.4) richten.

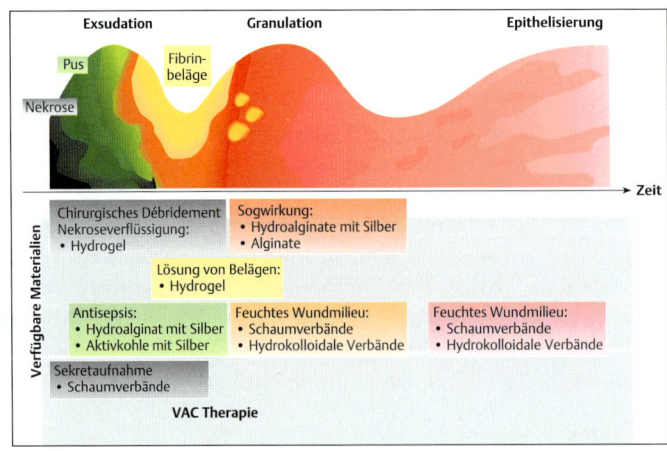

Abb. 4.3 Chronische Wunden. Phasengerechte Wundversorgung chronischer Wunden.

Tabelle 4.4 Wundversorgungskonzept

Wundzustand	Versorgungsmöglichkeiten
Reinigungsphase	
Nekrose	– chirurgisches Débridement – Hydrogel
infizierte oder infektionsgefährdete Wunde*	– Hydroalginat mit Silber – Abdeckung mit Fettgaze und Kompressen – ggf. mit Polihexanidgel 3–5 Tage vorbehandeln
Restnekrosen und/oder Fibrinbeläge	– Hydrogel, Hydroalginat mit Silber – Abdeckung mit Schaumverband
Granulationsphase	
Granulation plus Infektionsgefährdung	– Hydroalginat mit Silber – Abdeckung mit Schaumverband
Granulation ohne Infektionsgefährdung	– ggf. Alginat und/oder Protease modellierende Matrix – Abdeckung mit Schaum- oder hydrokolloidalem Verband
Epithelisierungsphase	
Epithelgewebe vom Wundrand zirkulär schließend	Schaumverband oder hydrokolloidaler Verband

Merke: Bei MRSA (methicillinresistenter Staphylococcus aureus) und VRE (vancomycinresistente Enterokokken) immer Hydroalginat mit Silber verwenden; Abdeckung mit Kompressen oder Schaumverband (phasenunabhängig)!

M *Chronische Problemwunden heilen im feucht-warmen Wundmilieu schneller als in einem trockenen, der Luft ausgesetzten Wundmilieu.*

E – Wundrand/Wundumgebung

Ausgeprägte Gewebewucherungen (Hyperproliferationen) im Bereich der Wundränder verhindern, dass die Epidermis in chronischen Wunden über das Wundgewebe wandert und so die Wunde schließt. Zugleich finden sich bei stark exsudativen Wunden Veränderungen der Wundumgebung im Sinne von Mazeration, Ödem, Erythem oder Ekzem. Bei diesen Veränderungen ist an potente Kontaktallergene mit Kontaktsensibilisierung durch Wundauflagen zu denken.

Maßnahmen. Die Behandlung des Wundrandes ist in das Konzept der Wundbettaufbereitung einzubeziehen:
- Bei frischen Granulationsrändern: keine Reinigung und Spülung vornehmen, keine Salben zur Granulationsförderung, Wundruhe durch atraumatische Verbände, feucht halten.
- Bei überschießenden Granulationen: hier kann man vorsichtig mit dem Ätzstift einwirken.
- Bei exsudativen Wunden: geeignete Wundauflagen regulieren die Exsudatmenge; bei ausgeprägten Befunden zeigen sich Vaseline oder Zinkpaste als hilfreich, zudem ist ein Ausweichen auf Stomaschutzsalben möglich.
- Bei stagnierenden Granulationen: bei schmierigen, schlaffen und stagnierenden Granulationen müssen die möglichen Ursachen eruiert und behandelt werden (z.B. Blutminderversorgung, Druckbelastung, mangelhafte Wundreinigung).

Wundabdeckung

Wundauflagen sind heute mehr als ein Wundschnellverband oder Mullkompressen. Was über viele Jahre zur Blutstillung und zum Schutz der Wunde verwendet wurde, reicht nach neuesten Forschungen und umfangreichen praktischen Erfahrungen nicht mehr aus. Zwar soll auch heute noch die Wundabdeckung vor äußeren Einflüssen schützen, aber zusätzlich greift sie aktiv in den Heilungsprozess ein. Moderne Wundverbände schaffen für die nacheinander ablaufenden Heilungsphasen ein günstiges Mikroklima und unterstützen die physiologischen Heilungsprozesse.

Okklusive Wundbehandlung

D *Okklusion bezeichnet in der Wundbehandlung einen luftfreien Verschluss und Abdichtung der Wunde gegenüber der Umgebung.*

Seit Mitte der 1980er Jahre setzte sich bei der Wundbehandlung das Konzept der Okklusion durch. Es wurde beobachtet, dass Wunden unter Luftabschluss besser heilen als vergleichbare Wunden, die an der Luft trocknen. Diese Abdichtung regt den Körper an, über den Blutweg Sauerstoff in das Wundgebiet zu fördern. Ein feuchtes, körperwarmes Wundmilieu intensiviert zusätzlich die optimale Wirksamkeit körpereigener Zellaktivitäten.

Kontraindikationen. Während bakterielle Kontaminationen keine Kontraindikation für Okklusivverbandtechniken darstellen, dürfen chronische Wunden nicht in dieser Art verbunden werden bei:

- klinischen Anzeichen einer lokalen oder systemischen Infektion (Zunahme der Schmerzen, Schwellung, Anstieg von Temperatur und Leukozyten),
- Infektionen mit anaeroben Keimen,
- ischämisch-gangränösen Läsionen, insbesondere mit Beteiligung tieferer Strukturen (Knochen, Sehnen, Faszien).

Begleittherapie. Die okklusive Verbandtechnik kann bei Bedarf mit anderen Therapien kombiniert werden. So ist z.B. bei einem Ulcus cruris venosum eine Kompressionstherapie in Kombination mit dem Okklusionsverband erforderlich.

Funktionen moderner Wundverbände

Dem Erscheinungsbild der Wunde entsprechend, haben die Verbände verschiedene Funktionen und Aufgaben:

- bei **trockenen, nekrotischen Wunden**: Feuchtigkeitsretention,
- bei **schorfbedeckten, feuchten Wunden:** Feuchtigkeitsretention, Exsudataufnahme, evtl. Geruchsbindung und antimikrobielle Wirkung,
- bei **sauberen, exsudativen Wunden:** Exsudataufnahme, Wärmeisolierung, evtl. Geruchsbindung und antimikrobielle Wirkung,

- bei **trockenen oder wenig Sekret fördernden Wunden:** Feuchtigkeitsretention, Wärmeisolierung, Schutz vor Verkleben mit dem Wundgrund.

Moderne Verbände sind in ihrer Anwendung eher spezifisch und müssen deshalb differenziert eingesetzt werden. Die Wahl der Wundauflage richtet sich dabei nach den Anforderungen, die die jeweilige Heilungsphase an die Funktion des Wundverbandes stellt. Geht es eher um eine Wundbettsanierung und Reinigung, eine Wundkonditionierung zum Granulationsaufbau oder um den Wundverschluss?

Auswahl der richtigen Wundauflage

Die richtige Wahl der Wundauflage ist für den Fortgang der Wundheilung von besonderer Bedeutung. Neben den in Tab. 4.5 aufgeführten existieren noch (bio)aktive Verbände, z.B. autologe Hauttransplantate, lyophilisierte Schweinehaut, autologe Keratinozytenkulturen, Wundverbände auf Kollagenbasis mit Wachstumsfaktoren.

Die Liste angebotener Substanzen, die die Granulation und Epithelisierung fördern sollen, ist lang. Meist fehlen klinische Beweise. Andererseits hemmen metallhaltige Pasten, die meisten Antiseptika und viele pflanzliche Präparate die Wundheilung. Bei Langzeitanwendung können sie bei offenen Wunden Allergien und Hautirritationen verursachen.

Tabelle 4.5 Moderne Wundauflagen und -substanzen

Wundauflagen	Wirkprinzipien	Handelsformen (Beispiele)
1. Inaktive Wundauflagen		
Baumwoll-Mullkompressen	– gute Saugfähigkeit, weich, geschmeidig, Wirkung einer Kapillardrainage und luftdurchlässig **Hinweis**: Verkleben mit der Wunde und traumatisieren diese beim Entfernen des Verbands	ES-Kompresse
Saugkompressen: – Saugvlies-Kompressen – Viskose-Gaze-Kompressen (Faserverbundstoffe)	– saugfähig, weich und anpassungsfähig, luftdurchlässig – gute Polsterwirkung, für Wunden mit sehr starker Sekretion	Zetuvit
Salbenkompressen (weitmaschiges Baumwollgewebe oder spezielle Vliesstoffe, mit Salbe getränkt)	– verkleben weniger mit dem Wundgrund durch Salbenmasse ohne Wirkstoff, z.B. für großflächige Wunden (Verbrennungswunden) **Hinweis**: Absaugen des Wundsekretes erfolgt mit Hilfe aufgelegter Mull- und Saugkompressen	Atrauman, Oleotüll, Adaptic

Tabelle 4.5 Moderne Wundauflagen und -substanzen (Fortsetzung)

Wundauflagen	Wirkprinzipien	Handelsformen (Beispiele)
2. Interaktive Wundauflagen/-substanzen		
Polyurethan-Schaumverbände	– hohes Sekretaufnahmevermögen durch Kapillarwirkung (Flüssigkeit steigt in dünnen Röhren infolge ihrer Oberflächenspannung nach oben) – irreversible Sekretbindung durch Adsorption (Flüssigkeit wird an den Kapillarwänden durch chemisch-physikalische Anziehungskräfte festgehalten) – hochsaugfähig (bis zum 10-Fachen ihres Eigengewichts) und nicht ausdrückbar	Allevyn, Cutinova hydro, Biatain, Mepilex
Hydrokolloide	– wundabgewandte, nicht klebende Seite besteht aus semiokklusivem Folienmaterial, das gegen bakterielle Kontamination schützt, jedoch einen Gasaustausch zulässt – hydrokolloide Wirkseite des Verbandes nimmt aus der Wunde durch Quellung Flüssigkeit auf – Kolloidanteil des Verbands bindet nach und nach Exsudat und verwandelt sich dabei in ein freies Gel, das die Vertiefungen der Wunde auskleidet	Askina Biofilm, Varihesive E, Hydrocoll, Comfeel plus, Tegasorb, Combiderm
Hydropolymere	– erzeugen ein Gel, halten es aber in einer stabilen Matrix im Verbandinneren	Tielle, Spyrosorb
Hydrogele	– führen der Wunde von Anfang an Feuchtigkeit zu, haben einen hohen Wasseranteil – speziell in trockenen Wunden wirken sie aufquellend und lösen Beläge und Nekrosen **Hinweis**: Verlängerte Verbandwechselintervalle sind möglich. Gel wird mit Ringerlösung ausgespült.	Intra Site Gel, Nobagel, Varihesive- Hydrogel, Hydrosorb, Nu-Gel, Askina Transorbent, Purilon
Alginate (Kompressen)	– bestehen fast ausschließlich aus Bestandteilen der braunen Seealge (aus dem trockenen Alginatgerüst entsteht unter Exsudataufnahme ein Gel) – immense Saugleistung und optimale Anpassung z. B. in tiefen Ulzera oder Nischenwunden **Hinweis**: In Wundtaschen (Kavitäten) sollte die Tamponade, ihrem Namen zum Trotz, nur locker eingelegt werden: Sie quillt in der Wunde zu einem strukturbeständigen Gel.	Nobaalgin, Algosteril, Seasorb, Sorbalgon, Algi Site M, Trionic, Kaltostat, Comfeel Alginat Tamponade
Folien	– hauchdünne synthetische Folienverbände aus Polyurethan eignen sich zur Abdeckung akuter Wunden nach primärer Wundversorgung und zur Behandlung oberflächlicher Hautdefekte	Opsite, Cutifilm, Tegaderm, Bioclusive, Comfeel Plus Transparenter Wundverband
3. Aktive Wundauflagen		
– Aktivkohle-Kompressen – Silber-Aktivkohle-Kompressen	– greifen durch adsorptive Vorgänge aktiv ins Wundklima ein und haben im Gegensatz zu den interaktiven Auflagen einen chemisch-physikalisch definierten, gezielten Wirkungsmechanismus – haben keine nennenswerte Saugleistung für Sekret – sehr gut aufnahmefähig für Bakterien und verschiedene Zerfallsprodukte (Proteine aus Eiter und Endotoxine können sie jedoch nicht absorbieren) – das auf der Kohle fixierte Silber kann die Mikroorganismen abtöten – weitere Vorteile von Kohleverbänden: sie sind dünn, anschmiegsam, weich, atmungsaktiv und geruchsbindend.	– Carbonet, Carboflex – Actisorb Silver 220
4. Aktive Wundauflagen/antiseptisch wirkende Wundauflagen		
silberbeschichtete Auflage	– zur Infektionsprophylaxe und bei infizierten Wunden durch Freisetzung von Silberionen	Acticoat, Aquacel Ag
Jodgaze	– klassische antiseptische Wundtamponade	Jodoform Tamponade

4.3 Verbandwechsel

Chiara Dold

Ein gut organisierter, hygienisch einwandfreier Verbandwechsel (VW) ist von zentraler Bedeutung in der modernen Wundtherapie. Er vereint alle Säulen der Wundtherapie in sich: die Zusammenarbeit im Team, die Wundanalyse, die Wundbehandlung und auch die Dokumentation.

Die Ziele des Verbandwechsels sind:
– Inspektion von Wunde und Wundumgebung, denn ohne Erhebung eines Wundstatus kann keine phasengerechte Wundtherapie erfolgen,
– Reinigung der Wunde,
– Förderung der Wundheilung.

Der Verbandwechsel ist demnach der entscheidende Schlüssel zum Therapieerfolg. Die sorgfältige Planung von Zeitpunkt, Ablauf und Durchführung des Verbandwechsels dient der Arbeitserleichterung und der wirtschaftlichen Effizienz der Therapie.

Grundsätzliches vor der Durchführung von Verbänden

Aseptische Wunden werden stets vor septischen Wunden behandelt. Verbandwechsel von septischen Wunden mit multiresistenten Erregern (z. B. MRSA, VRE, ESBL) werden am Ende einer „Verbandrunde" durchgeführt. Hat ein Patient mehrere Wunden, gilt das gleiche Prinzip. Lokalisationen mit hoher Keimlast werden immer zuletzt verbunden. So wird z. B. bei Patienten mit ZVK (zentraler Venenkatheter) am Hals und einer Wundnaht in der Leiste zuerst der ZVK versorgt.

Keime dürfen weder entlang eines Patienten von einer Wunde in die nächste, noch von einem Patienten zu einem anderen Patienten verschleppt werden.

Grundsätzlich gilt, dass alle Wunden mit hygienischer Sorgfalt behandelt, d. h. aseptisch verbunden werden. Der in der Praxis oft geführten Diskussion, septische Wunden könne man unsteril behandeln, da sie ohnehin verkeimt wären, ist entgegenzusetzen, dass ein zusätzliches Einbringen von Keimen durch einen unsterilen Verbandwechsel die Situation verschlechtern wird und dass das Ziel des Verbandwechsels, nämlich die Infektsanierung, auf diese Art und Weise nicht zu erreichen ist.

 Jede Wunde, egal ob aseptisch oder septisch, muss steril verbunden werden.

Die wesentlichen Unterschiede im Umgang mit aseptischen und septischen Wunden sind folgende:

– Aseptische Wunden werden prinzipiell vor septischen Wunden verbunden.
– Bei aseptischen Wunden wird die Wunde bei Durchführung der Wundreinigung von innen nach außen gewischt.
– Septische Wunden werden bei Durchführung der Wundreinigung von außen nach innen gewischt.
– Je nach nachgewiesenem Krankheitserreger sind zusätzliche Schutzmaßnahmen (Eigenschutz und Schutz vor Infektionsübertragung) erforderlich, z. B. das Tragen von Mundschutz und Schutzkittel.
– Die Art der verwendeten Wundspüllösungen und Wundtherapeutika unterscheidet sich bei aseptischen und septischen Wunden. So ist bei aseptischen Wunden eine Wundreinigung mit steriler Ringer- oder Kochsalzlösung einer routinemäßigen Wunddesinfektion vorzuziehen. Wundantiseptika sollten nur gezielt bei kritisch kolonisierten und infizierten Wunden Anwendung finden. Ebenso sollten antiseptische Wundtherapeutika (z. B. silberhaltige Wundauflagen) nur indikationsgerecht für septische Wunden eingesetzt werden.

Bei der Durchführung des Verbandwechsels muss sich Zeit für die Beachtung der hygienischen Anforderungen (Händedesinfektion, Sterilität, Beachtung der Einwirkzeiten bei Wunddesinfektion) genommen werden. Dies gewährleistet, dass die Therapie überhaupt erfolgreich sein kann und dass Verbände ohne Angst und schlechtes Gewissen mehrere Tage (je nach angewandten Wundtherapeutika) auf der Wunde belassen werden können. Es ist ein weit verbreiteter Fehlglaube, dass unsteriles Arbeiten zeitsparend ist.

Der Verbandwechsel wird in 3 Phasen unterteilt:
1. Vorbereitung,
2. Durchführung,
3. Nachbereitung.

Die Phasen knüpfen nahtlos aneinander an und dienen der Strukturierung der Arbeitsabläufe.

4.3.1 Vorbereitung

Eine sorgfältige Vorbereitung gewährleistet die erforderlichen Rahmenbedingungen für eine reibungslose Durchführung des Verbandwechsels. Die Vorbereitung nimmt kaum Zeit in Anspruch und dient der Vermeidung von Hygienefehlern und unkoordinierten Handlungsabläufen (z. B. häufiges Aus-dem-Zimmer-gehen-Müssen und Unterbrechung des Handlungsablaufes), die nicht nur den Patienten verunsichern, sondern auch in Prüfungssituationen (praktisches Examen) fatal sein können.

Es ist sehr wichtig, den Verbandwechsel so kurz wie möglich zu gestalten, da es sonst zu einer Wundauskühlung und Wundaustrocknung kommen kann, wodurch die Heilungsabläufe gestört werden. Die gute Organisation wirkt zudem zeitsparend, sodass sich die in die Vorbereitung investierte Zeit rechnet.

Die Vorbereitung lässt sich in 4 Bereiche unterteilen:
1. Material,
2. eigene Person,
3. Patientenzimmer,
4. Patient.

Material

Das benötigte Material wird auf einer desinfizierten Ablagefläche (Tablett) vorbereitet. Es wird nur so viel Material in das Patientenzimmer mitgenommen, wie benötigt. Dabei soll unsteriles Material patientennah und steriles Material patientenfern platziert werden. Der Verbandwagen wird nicht ins Patientenzimmer mitgenommen (Gefahr der Keimverschleppung).

Unsteriles Material
– Schutzkleidung,
– Händedesinfektionsmittel,
– Abwurfmöglichkeiten für Müll und für gebrauchte Instrumente,
– Handschuhe,
– Wundspüllösungen und Desinfektiva in Behältnissen,
– Fixiermaterial (z. B. Fixiervlies Fixomull, Binden, PU-Folien).

Steriles Material
– sterile Handschuhe,
– benötigte Instrumente (Scharfer Löffel, Pinzette, Fadenmesser, Skalpell usw.),
– Material zur Durchführung einer Wundspülung (Blasenspritze, Spülkatheter, Knopfsonde),
– Wundtherapeutika bzw. Wundauflagen (Hydrogele, Alginate, Schaumstoffkompressen usw.),
– Kompressen.

Eigene Person

Zur Vorbereitung der eigenen Person gehören folgende Maßnahmen:
– Informationen über den aktuellen Wundstatus und die Therapie einholen.
– Sicherstellen, dass zum Zeitpunkt des Verbandwechsels keine Untersuchungen oder Behandlungen anstehen (z. B. Röntgen, Krankengymnastik).
– Haare nach Hygienevorschrift tragen.
– Ringe und Uhr ablegen.

– Schutzkleidung tragen (Schutzkittel, Einwegschürze, bei größeren Wundflächen und starker Infektionsgefahr auch Mundschutz und Kopfhaube).
– Hygienische Händedesinfektion durchführen.

Patientenzimmer

Um einen möglichst ungestörten Ablauf des Verbandwechsels und eine geschützte Intimsphäre des Patienten gewährleisten zu können, sollten folgende Punkte berücksichtigt werden:
– Besucher aus dem Zimmer bitten,
– Fenster und Türen schließen,
– Arbeitsfläche vorbereiten (Desinfektion des Nachttisches), die Arbeitsfläche (Materialablage) sollte sich neben der durchführenden Person befinden, nicht dahinter,
– Abwurfmöglichkeit für gebrauchtes Material in Reichweite stellen,
– vor Wundspülungen saugfähige Unterlage als Bettschutz unterlegen,
– bei Bedarf Sichtschutz aufstellen und Vorhänge schließen.

Patient

Die Vorbereitung des Patienten umfasst folgende Aspekte:
– Patient rechtzeitig informieren.
– Auf Ängste eingehen.
– Vor schmerzhaften Verbandwechseln für eine ausreichende und zeitgerechte Analgetikaverabreichung sorgen (Wirkungseintritt und Wirkungsdauer beachten).
– Den Patienten zum Verbandwechsel lagern. Diese sollte einen guten Zugang zum Wundgebiet ermöglichen und möglichst schmerzarm für den Patienten sein. Die Arbeitshöhe ist rückengerecht für die durchführende Pflegeperson einzustellen. Darüber hinaus ist die Intimsphäre des Patienten zu beachten.

4.3.2   Durchführung

Bei der Durchführung des Verbandwechsels stehen 2 Dinge im Vordergrund: Die lückenlose Asepsis und die ständige Information des Patienten über die einzelnen Handlungsschritte. Auch bereits klinisch infizierte Wunden müssen steril verbunden werden, um vorhandene Infektionen zu bekämpfen und weiteren Infektionen vorzubeugen. Das Argument, infizierte Wunden unsteril zu behandeln, da die Wunde selbst nicht steril ist, entbehrt jeder fachlichen Grundlage. Alle Gegenstände (Instrumente, Wundauflagen usw.), die mit einer Wunde in Berührung kommen, müssen steril sein.

Beim Verbandwechsel ergeben sich folgende chronologische Handlungsschritte (**Abb. 4.4**):

– Schutzkleidung anlegen und hygienische Händedesinfektion durchführen.
– Patient arbeitsfreundlich lagern und Bettschutz unterlegen.
– Entfernen des Deckverbandes mit unsterilen Handschuhen: Dabei ist unbedingt darauf zu achten, dass weder der Wundgrund noch die wundumgebende Haut beschädigt werden. Mit dem Wundgrund verklebte Verbände dürfen nicht mit Gewalt entfernt werden. Sie werden mit Ringerlösung (oder Kochsalzlösung) so lange getränkt und aufgeweicht, bis sich der Verband schonend und für den Patienten schmerzfrei entfernen lässt. Pflasterfixierungen werden an den Ecken abgehoben und vorsichtig von der Haut abgezogen. Viele ältere Menschen leiden unter empfindlicher Pergamenthaut, die durch einfaches Abziehen eines Pflasters bereits stark geschädigt werden kann (insbesondere braunes Pflaster kann sehr stark mit der Haut verkleben). Auf Schmerzäußerungen des Patienten ist zu achten und Rücksicht zu nehmen. Der Patient spürt am eigenen Leib, ob der durchgeführte Verbandwechsel atraumatisch ist oder nicht. Es ist hilfreich, den Patienten vor dem Verbandwechsel zu informieren, dass er sich bei Schmerzen sofort melden soll, so weiß der Wundtherapeut stets, ob ggf. ein weiteres Aufweichen des Deckverbandes erforderlich ist.

– Alten Verband und Handschuhe direkt in einem bereitgestellten Abwurfbehälter bzw. Beutel entsorgen.
– Wenn angeordnet, wird zunächst ein Abstrich für eine bakteriologische Untersuchung entnommen.
– Reste von Wundtherapeutika werden mit einer sterilen Pinzette vorsichtig vom Wundgrund abgehoben und entsorgt.
– Die Pinzette wird sofort nach Gebrauch in einen bereitstehenden Instrumentenabwurf gegeben.
– Wundreinigung bzw. Wundspülung: Hydrogele und Alginate werden mithilfe einer Wundspülung aus der Wunde beseitigt. Für die Wundspülung wird angewärmte Ringerlösung (Vermeidung einer Wundauskühlung) mithilfe einer Blasenspritze und eines Spülkatheters in die Wunde eingebracht. Auf ein steriles Entnehmen der Spüllösung ist zu achten. Die Spülung erfolgt so lange, bis die aus der Wunde zurücklaufende Spüllösung klar und frei von Rückständen der Wundtherapeutika ist. Bei infizierten Wunden kann anschließend eine desinfizierende Wundspülung durchgeführt werden, z. B. mit angewärmtem Octenisept.

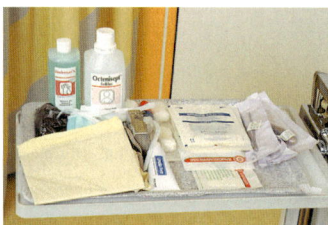

a Das benötigte Material wird auf einem Tablett vorbereitet.

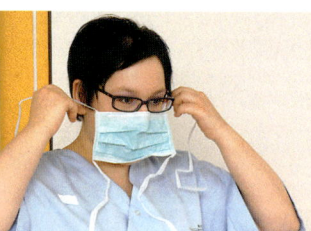

b Die Schutzkleidung wird angelegt.

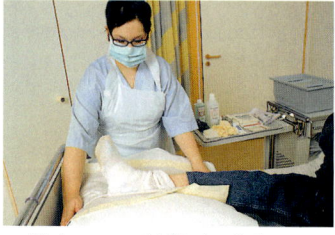

c Die Lagerung ist für den Patienten schmerzarm zu gestalten und muss guten Zugang zum Wundgebiet ermöglichen. Die Arbeitshöhe ist rückengerecht für die durchführende Pflegende. Zusätzlich wird eine saugfähige Unterlage als Bettschutz untergelegt.

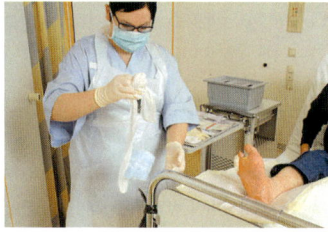

d Der alte Verband wird entfernt und direkt in den bereitgestellten Müllbeutel entsorgt. Anschließend werden auch die unsterilen Handschuhe sofort entsorgt

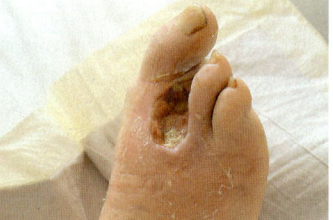

e Dann kann die Wunde inspiziert und begutachtet werden.

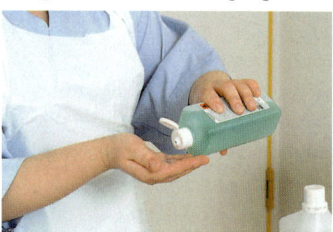

f Die Hände werden erneut desinfiziert.

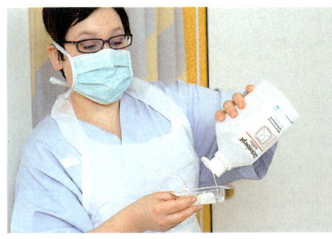

g Zur Wundreinigung werden sterile Tupfer mit Octenisept getränkt.

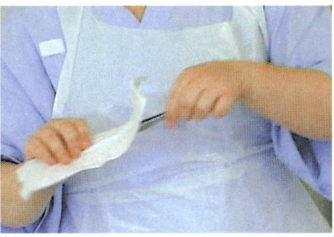

h Nun wird mit einer sterilen Pinzette weitergearbeitet.

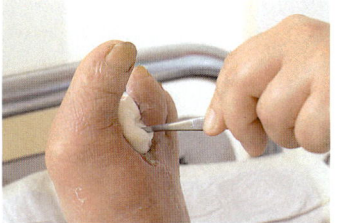

i Die Wunde wird von außen nach innen gereinigt, um so eine Keimverschleppung in die Wundumgebung zu verhindern.

4

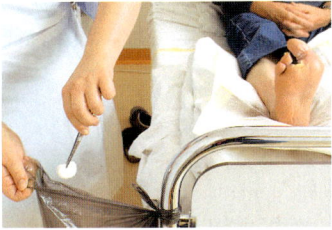

j Die kontaminierten Tupfer werden in einem bereitgestellten Abwurfbeutel entsorgt.

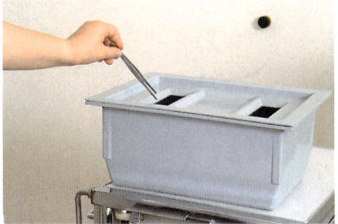

k Die sterile Pinzette wird sofort nach Gebrauch in einem Instrumentenabwurfbehälter entsorgt.

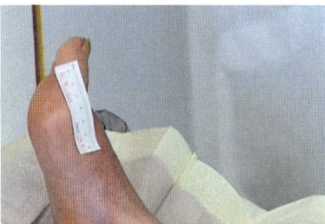

l Es folgt die fotografische Dokumentation des Wundstatus.

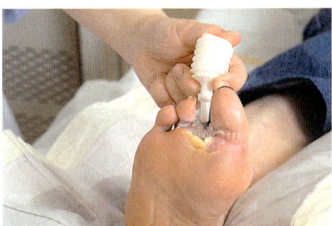

m Anschließend kann das Hydrogel aufgetragen werden.

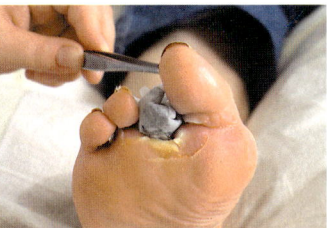

n Die sterile Wundauflage wird mit einer sterilen Pinzette appliziert.

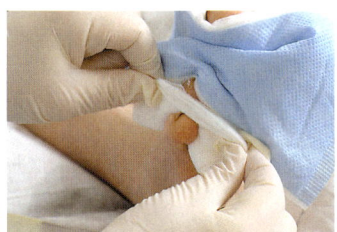

o Der Sekundärverband wird angelegt.

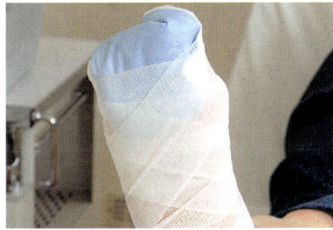

p Die Wundauflagen werden mit Binden fixiert.

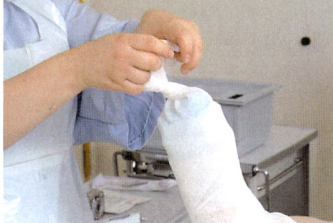

q Zusätzlich wird der Verband mit einem Stülpa-Schlauchverband fixiert.

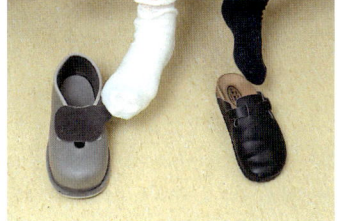

r Der Verband gewährleistet guten Halt und schnürt nicht ein. Der Patient trägt einen Spezialschuh für Diabetiker, um Druckstellen zu vermeiden.

Abb. 4.4 Durchführung eines Verbandwechsels.

– Wundgrund und Wundrand dürfen nicht abgerieben werden, denn durch Wischen und Reiben werden die neu gebildeten oberen Zellschichten abgetragen und die Wundheilung verzögert. Ein vorsichtiges Abtupfen mit einer feuchten, sterilen Kompresse ist möglich (sterile Handschuhe tragen!), sollte jedoch auch nur erfolgen, wenn durch die Wundspülung nicht alle Rückstände entfernt werden konnten.

– Wundinspektion: Nach erfolgter Wundreinigung wird die Wunde gründlich inspiziert und ein aktuel-

ler Wundstatus erhoben. Das Ausmessen der Wundgröße und -tiefe oder eine Fotodokumentation sind in regelmäßigen Abständen durchzuführen, um den Verlauf der Heilung besser abschätzen zu können.

– Bei Hydrokolloiden, Hydrogelen und Kalziumalginaten kann eine Beurteilung der Wunde erst nach der Wundspülung erfolgen, da das gebildete Gel Eiter zum Verwechseln ähnlich sieht. Bei Schaumstoffverbänden (und bei Silikongitterauflagen oder Fettgazen) kann der Wundgrund und das sich im Verband befindliche Exsudat sofort beurteilt werden (Geruch, Farbe, blutig, serös usw.).

– Öffnen der Wundtherapeutika: Nach Wundreinigung und Beurteilung werden die geeigneten Wundtherapeutika ausgewählt. Die Verpackung der Wundauflage wird dann so geöffnet, dass das Entnehmen aus der Verpackung steril durchgeführt werden kann (mit Pinzette oder sterilem Handschuh).

– Applikation der Wundtherapeutika: Für die Applikation der Wundtherapeutika sind sterile Handschuhe zu tragen oder eine sterile Pinzette zu verwenden. Wichtig ist, dass die Wundtherapeutika direkten Kontakt zum gesamten Wundgrund haben. Wundtaschen werden vorsichtig und ohne Druck austamponiert (mit Druck applizierte Tamponaden behindern die Mikrozirkulation im Wundgebiet und können zur Bildung von Nekrosen führen).

– Anlegen des Deckverbandes: Entsprechend der Wundexsudation wird ein Deckverband ausgewählt (Hydropolymer, PU-Folie, Saugkompressen usw.) und fixiert.

Pinzette versus Handschuhe

Es gibt Pflegekräfte und Ärzte, die bevorzugt mit steriler Pinzette arbeiten und Wundtherapeuten, denen sterile Handschuhe in der Handhabung besser liegen. Beide Methoden sind richtig, solange eine lückenlose Asepsis gewährleistet ist.

VW mit Pinzette

Für einen Verbandwechsel mit Pinzette werden 2 sterile Pinzetten und 1 Instrumentenabwurfbehälter benötigt. Mit einer Pinzette wird die Wundreinigung durchgeführt, mit der anderen wird die neue Wundauflage appliziert.

VW mit Handschuhen

Für einen Verbandwechsel mit sterilen Handschuhen genügen 1 Paar sterile Handschuhe: Für die Reinigung der Wunde wird der linke sterile Handschuh angezogen. Nach erfolgter Reinigung wird der Handschuh ausgezogen und verworfen. Der rechte Handschuh wird angezogen und die neue Wundauflage appliziert. Bei Linkshändern werden die Wundreinigung mit der rechten Hand und das Anbringen des neuen Verbandes mit der linken Hand durchgeführt.

Von Vorteil ist, dass nur 1 Paar sterile Handschuhe benötigt wird und man jeweils eine Hand frei hat, die „unsterile Hand". Mit der unsterilen Hand kann z. B. die Verpackung der Wundauflage aufgehalten werden, um ein steriles Entnehmen zu erleichtern. Dieses Vorgehen erfordert jedoch etwas Übung und Sicherheit im Arbeiten mit sterilen Handschuhen. Wer in Bezug auf die Handhabung noch nicht sicher ist, sollte ein 2. Paar sterile Handschuhe für den Verbandwechsel bereitliegen haben.

Für Verbandwechsel bei großflächigen oder tiefen Wunden muss immer 1 zusätzliche sterile Pinzette gerichtet werden. Nach Entfernen des Deckverbandes mit unsterilen Handschuhen wird die Pinzette benutzt, um in bzw. auf der Wunde verbliebene Wundtherapeutika vom Wundgrund abzuheben und zu entsorgen, denn die Wundfläche darf nicht mit unsterilen Handschuhen berührt werden. Deshalb gilt: Für aufwendige Verbandwechsel sind entweder 3 sterile Pinzetten oder 1 sterile Pinzette und 1 Paar sterile Handschuhe einzuplanen.

4.3.3 Nachbereitung

Die Nachbereitung ist die letzte Phase des Verbandwechsels. Die Arbeitsschritte können in 5 Kategorien unterteilt werden:

1. Patient,
2. eigene Person,
3. Material,
4. Patientenzimmer,
5. Dokumentation.

Patient

– Für bequeme Lagerung des Patienten sorgen.
– Patient kann sich wieder anziehen bzw. zudecken.
– Nach Schmerzen fragen, ggf. Schmerzmittel nach ärztlicher Anordnung verabreichen.

Eigene Person

– Hygienische Händedesinfektion durchführen.
– Schutzkleidung ablegen (Einwegschürze und Mundschutz verwerfen).
– Vor dem Verlassen des Patientenzimmers nochmals Händedesinfektion durchführen.

Material

– Müll entsorgen, gelbe Abwurfbehälter vor Entsorgung gut verschließen, Müllbeutel wechseln, insbesondere nach VW bei stark riechenden Wunden.
– Reste von kristallinen Wundspüllösungen (Ringer- oder Kochsalzlösung) entsorgen.
– Instrumente für die Aufbereitung (Sterilisation) vorbereiten.
– Verbandtablett desinfizieren.

Patientenzimmer

– Nachttisch in Patientennähe stellen.
– Die Klingel muss für Patienten gut erreichbar sein.
– Falls gewünscht, Fenster öffnen.

– Sichtschutzwand entfernen.
– Besucher wieder ins Zimmer lassen.

Dokumentation
– Die Dokumentation sollte direkt nach dem Verbandwechsel stattfinden (zeitnahe Dokumentation).

– Wundstatus, angewendete Wundspüllösungen und
Wundtherapeutika sowie sonstige Auffälligkeiten
(z. B. Patient ist sehr ängstlich, hoher Schmerzmittelbedarf) werden schriftlich fixiert.

4.4 Wundtherapie in der ambulanten Pflege

Chiara Dold

4.4.1 Besondere Herausforderungen in der ambulanten Pflege

Die Wundtherapie in der ambulanten Pflege stellt eine
besondere Herausforderung dar. Meist sind die Pflegekräfte hier mit erschwerten Arbeitsbedingungen konfrontiert und müssen Flexibilität und Improvisationsta-
lent beweisen. Von großer Bedeutung ist hier das Fachwissen der Pflegekraft, die die Wunde beurteilt, sowie
den Wundstatus und Heilungsverlauf dokumentiert.
Denn die kompetente Beurteilung der Pflegekraft ist
die Basis für das Gespräch mit dem behandelnden Hausarzt, der die Wundtherapeutika verordnet.

Aufgrund der Budgetierung und Sparmaßnahmen im
Gesundheitssystem sowie der Tatsache, dass viele niedergelassene Ärzte die Vorteile der modernen Wundtherapeutika noch nicht kennen, sind die Ärzte oft
sehr zurückhaltend mit der Verordnung zeitgemäßer
Produkte. Die modernen Wundtherapeutika sind zwar
im Anschaffungspreis vergleichsweise teuer, rechnen
sich jedoch durch ihre Effizienz und ihre langen Verbandwechselintervalle.

Wichtig ist hier, sachlich zu argumentieren und die
Vorteile der modernen Wundtherapeutika zu verdeutlichen. Jeder Versicherte einer gesetzlichen Krankenver-
sicherung hat nach § 31 Abs. 1 SGB V das Recht auf eine
Versorgung mit Verbandmitteln. Dazu zählen auch die
modernen Wundtherapeutika (z. B. Alginate, Schaum-
stoffe, Hydrokolloide). Zudem handelt es sich bei Verbandmitteln um Medizinprodukte, sie fallen nicht
unter die Regelung, nach welcher rezeptfreie bzw.
nicht verschreibungspflichtige Arzneimittel für Patienten über 12 Jahren nicht mehr verordnungsfähig sind.

Die Hersteller der Wundtherapeutika und viele auto-
risierte Fachhändler haben qualifizierte Außendienst-
mitarbeiter, die bei der Wundversorgung vor Ort wertvolle Hilfestellung bieten und auch den Kontakt zum
Hausarzt unterstützen können.

In vielen ambulanten Pflegediensten arbeiten nicht
nur examinierte Krankenschwestern, sondern auch
Krankenpflegehelferinnen und Hilfskräfte. Für Ver-

bandwechsel bei sekundär heilenden und chronischen
Wunden empfiehlt es sich, die Arbeit so aufzuteilen,
dass stets eine examinierte Fachkraft die Verbandwechsel durchführt.

Die Wundbehandlung kann die Lebensqualität des
Patienten verbessern, indem sie z. B.
– unangenehme Wundgerüche bindet,
– schmerzarme Verbandwechsel ermöglicht,
– lange Verbandwechselintervalle gestattet,
– eine Verbesserung des Wundstatus fördert.
Dennoch gibt es auch Bereiche der Wundtherapie, bei
denen die Mithilfe des Patienten erforderlich ist. Das
konsequente Tragen von Kompressionsstrümpfen bei
venösem Ulcus cruris, die strenge Blutzuckereinstellung
bei Diabetikern und die eiweiß- und vitaminreiche Ernährung sind wichtige Bestandteile einer erfolgreichen
Wundbehandlung. Es ist daher außerordentlich wichtig,
den Patienten und seine Angehörigen fachkundig und
ausführlich zu beraten, damit sie die Bereitschaft entwickeln, bestimmte Gewohnheiten (z. B. ungesunde Er-
nährungsweise) zu ändern, um den Heilungsverlauf positiv zu beeinflussen. Hier werden Fingerspitzengefühl
und Geduld von der Pflegekraft gefordert, da die ange-
strebten Veränderungen viel vom Patienten verlangen.

Zudem ist in der häuslichen Pflege der Kontakt zu Patient und Angehörigen anders als im Krankenhaus. Hier
ist die Pflegekraft zu Besuch in einem fremden Haus,
und nicht der Patient. Dies bedeutet auch, dass die Pflegekraft hier sehr intensiv mit der Lebensweise und den
Gewohnheiten der Patienten konfrontiert wird.

M *Erstrebenswert ist eine Zusammenarbeit von
Patient, Angehörigen, Pflegekraft und behandeln-
dem Arzt, damit eine optimale Wundversorgung
gewährleistet werden kann.*

4.4.2 Wirtschaftliches Arbeiten in der ambulanten Pflege

Wirtschaftliches Arbeiten ist in der ambulanten Pflege
von besonders großer Bedeutung, da hier das Arbeits-
material noch knapper bemessen ist als in Kliniken.

Dennoch heißt Sparen nicht, dass unsteril oder unsauber gearbeitet werden darf. Auch im ambulanten Pflegebereich muss die Asepsis beim Verbandwechsel eingehalten werden, um den Heilungsverlauf nicht durch bakterielle Kontamination während des Verbandwechsels zu behindern. Die hygienische Händedesinfektion vor dem Verbandwechsel sowie das Tragen steriler Einmalhandschuhe sind realisierbar. Insbesondere das Austamponieren von Wundhöhlen muss mit sterilen Handschuhen erfolgen. Bei flächigen Wunden kann im Notfall auf die sog. Zipfelmethode zurückgegriffen werden. Hierbei wird die Wundauflage nur an den Ecken/Zipfeln angefasst, sodass der mit der Wundfläche in Kontakt tretende Bereich der Wundauflage nicht kontaminiert wird.

5 Chirurgische Infektionen

Burkhard Paetz

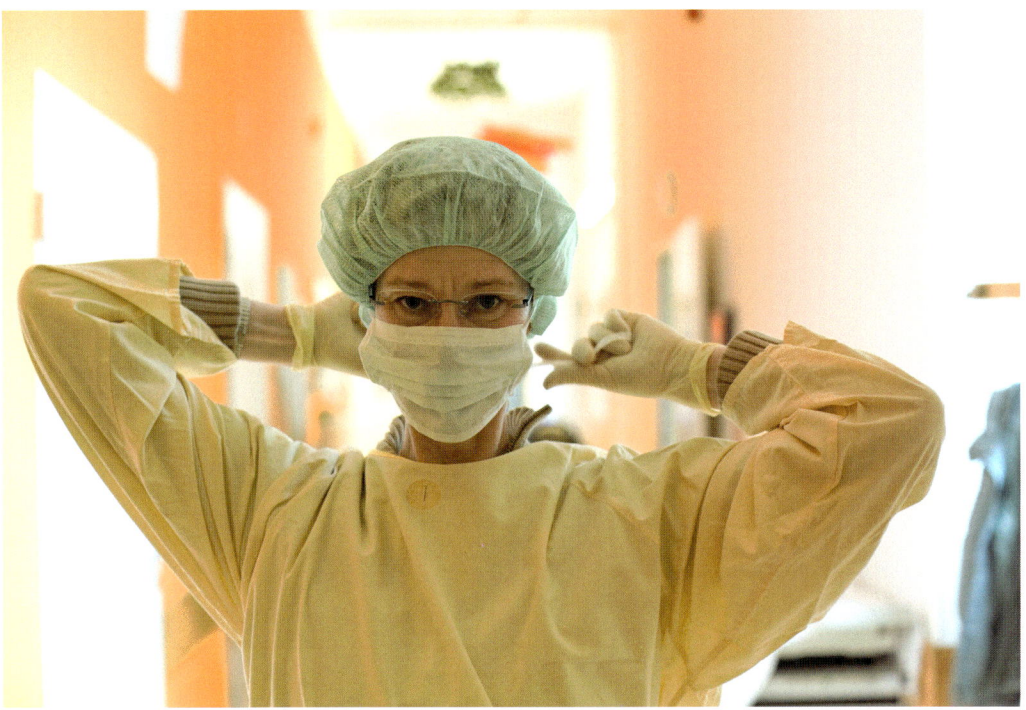

5

5.1 Allgemeines

5.1.1 Physiologische Flora

Der menschliche Körper ist an Haut und Schleimhäuten physiologischerweise mit Mikroorganismen besiedelt. Im Darm ist die Anwesenheit von Bakterien sogar lebensnotwendig, weil sie wesentlich an der Aufspaltung der Nahrungsmittel mitwirken. Diese physiologische Keimbesiedlung stellt keine Infektion dar.

Physiologische Keimbesiedlung

Mit Keimen besiedelt sind einige Hohlorgane, die Verbindung zur Außenwelt haben:
– Mund-Rachen-Raum,
– obere Trachea,
– Magen-Darm-Trakt,
– äußere Harnröhrenmündung,
– Vagina.

Andere Hohlorgane hingegen sind *steril*, obwohl sie in offener Verbindung mit keimtragenden Hohlräumen stehen:
– Mittelohr (Verbindung zum Rachen),
– Lungenalveolen (Verbindung zur Trachea),
– Gallenwege und Pankreasgang (Verbindung zum Magen-Darm-Trakt),
– Harnleiter und Harnblase (Verbindung zur äußeren Harnröhrenöffnung),
– Eileiter und Gebärmutter (Verbindung zur Vagina).

Die Keimbesiedlung dieser physiologischerweise sterilen Hohlorgane wird durch Schutzschranken des Körpers (Schleimbarriere, Sphinktermuskulatur) normalerweise verhindert (**Tab. 5.1**). Sind diese Barrieren für Er-

 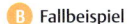

Tabelle 5.1 Physiologische Keimbesiedlung einiger Körperregionen

Körperregion	physiologisch keimbesiedelt	physiologisch steril	Lokalisation der Keimbarriere	Erkrankung bei aszen- dierender Infektion
Mundhöhle	Mund-Rachen-Raum	Mittelohr	Tuba Eustachii	Otitis media
Lunge	(obere) Trachea	Lungenalveolen	(kleine) Bronchien	Pneumonie
Gastrointestinaltrakt	Magen-Darm-Kanal	Gallenwege und Pankreasgang	Sphincter Oddi (Papilla Vateri)	Cholangitis, Pankreatitis
Urogenitaltrakt	äußere Harnleiter- mündung	Harnleiter, Harnblase	Harnröhre	Harnwegsinfekt
weibliche Geschlechtsorgane	Vagina	Adnexe, Uterus	Muttermund	Adnexitis, Endometritis

reger durchlässig, entsteht eine *aufsteigende Entzündung (aszendierende Infektion)*.

5.1.2 Hospitalismus

D *Der Begriff Hospitalismus (von Hospital = Krankenhaus) bezeichnet körperliche und seelische Schäden, die ein Patient durch einen Krankenhausaufenthalt erleidet. Dementsprechend unterscheidet man den infektiösen vom psychischen Hospitalismus.*

Infektiöser Hospitalismus

D *Als infektiösen Hospitalismus bezeichnet man die Infektion eines Patienten mit krankenhauseigenen Bakterien. Man spricht auch von nosokomialer Infektion (nosokomial = griech.: im Krankenhaus erworben).*

Mehrere Faktoren sind für eine solche Infektion verantwortlich: Durch die antibiotikabedingte Selektion gibt es in einer Klinik mehr resistente und virulente Keime als in der normalen Umwelt. Zudem sind die Abwehrkräfte eines kranken Menschen durch seine Grundkrankheit geschwächt. Dementsprechend groß ist die Möglichkeit, dass ein Patient durch krankenhauseigene Keime („Hospitalismuskeime") infiziert wird. Besonders gefährdet sind schwer kranke Patienten auf Intensivstationen. Die wichtigste Maßnahme zur Verhütung einer nosokomialen Infektion für Ärzte und das Pflegepersonal ist die Händedesinfektion.

Psychischer Hospitalismus

D *Der psychische Hospitalismus umfasst alle psychischen und geistigen Störungen, die bei einem längeren Krankenhausaufenthalt auftreten können.*

Betroffen vom psychischen Hospitalismus sind überwiegend Kinder und polytraumatisierte Patienten („Krankenhaus-Koller").

5.1.3 Infektionserreger

Die wichtigsten Krankheitserreger sind Bakterien, Viren, Protozoen, Pilze und Würmer. Bei chirurgischen Infektionen haben Bakterien die größte Bedeutung!

Bakterien

D *Bakterien (griech.: Stäbchen) sind einzellige Lebewesen von einfacher Baustruktur, die sich durch Querteilung vermehren. Ihre Größe beträgt etwa 1/1000 mm.*

Man kann Bakterien nach verschiedenen Kriterien einteilen:
– Äußere Form: Es gibt *Kokken* (Kugelbakterien) und *Stäbchen*.
– Anfärbbarkeit im Labor: Besonders wichtig ist die Gramfärbung. Sie erlaubt es, Bakterien in *grampositive* (sind nach Anfärbung blau) und *gramnegative* (sind nach Anfärbung rot) zu unterscheiden.
– Fähigkeit, Sporen zu bilden: Sporen sind äußerst widerstandsfähige Dauerformen eines Bakteriums, die das Überleben unter ungünstigen Bedingungen sicherstellen sollen (die Sporenform der Bakterien ist nicht zu verwechseln mit den Sporen der Pilze, Moose und Farne, die der Vermehrung dienen). Zu den Krankheiten, die durch Sporen bildende Bakterien verursacht werden, gehören z. B. der *Wundstarrkrampf* (Tetanus), der *Milzbrand* und die *Botulismusinfektion*.
– Abhängigkeit von Sauerstoff: Die meisten Bakterien benötigen (wie der Mensch) für ihren Stoffwechsel Sauerstoff. Man nennt diese Bakterien *Aerobier*. Manche Bakterien können auch ohne Sauerstoff leben, manche sogar nur ohne Sauerstoff. Sie heißen deshalb *Anaerobier*. Zu den anaeroben Bakterien gehört z. B. der Erreger des *Gasbrandes*. Für ihn wirkt Sauerstoff wie Gift.

Die wichtigsten Eiter bildenden Bakterien (Eitererreger) sind:
- *Kokken (Staphylo-, Strepto-, Pneumo-, Meningo-, Gonokokken),*
- *Pseudomonas,*
- *Klebsiellen,*
- *Escherichia coli.*

Multiresistente Problemkeime

Durch Resistenzentwicklung gegen Antibiotika sind einige Erreger inzwischen so widerstandsfähig geworden, dass keine wirksamen Medikamente zur Verfügung stehen. Das gilt insbesondere für nosokomiale Infektionen auf Intensivstationen mit dem MRSA (methizillinresistenter Staphylococcus aureus), ORSA (oxazillinresistenter Staphylococcus aureus) oder VRE (vancomycinresistente Enterokokken).

 Infektionsprophylaxe. *Ein Patient mit nachgewiesener ORSA-Infektion muss im Krankenhaus isoliert werden. Weitere spezielle Maßnahmen sind je nach Einzelfall erforderlich und sollten mit der Hygienefachkraft des Krankenhauses abgestimmt werden. Zur Verhinderung einer Infektion mit Problemkeimen sind hygienische Maßnahmen besonders wichtig, insbesondere die Händedesinfektion der Pflegepersonen nach jedem Patientenkontakt!*

 Beim Auftreten mehrerer ORSA-Fälle auf einer Station oder bei der Übertragung der Infektion innerhalb des Krankenhauses besteht Meldepflicht an das zuständige Gesundheitsamt.

Viren

 Viren sind keine Zellen, sondern Riesenmoleküle. Ihr Durchmesser beträgt etwa 1/10 000 mm. Damit sind sie wesentlich kleiner als eine Körperzelle und unter dem Lichtmikroskop nicht sichtbar.

Die Lebens- und Vermehrungsfähigkeit eines Virus ist an die Anwesenheit von Zellen (des befallenen Wirtsorganismus) gebunden. Viren bauen ihre Erbinformation in die DNA der Wirtszellen ein und programmieren diese so um, dass die Zellen immer mehr Viren produzieren. Für sich allein können Viren nicht überleben!

Für den Chirurgen wichtige Virusinfektionen sind z. B. Hepatitis, AIDS, Tollwut.

 Gegen Viren sind sämtliche Antibiotika wirkungslos! Antibiotika wirken nur gegen Bakterien.

5.1.4 Sterilisation und Desinfektion

 Unter Sterilisation („Entkeimung") versteht man die Abtötung aller lebenden Substanzen, also Bakterien einschließlich der Bakteriensporen, Viren und sonstiger Krankheitserreger. Desinfektion („Entseuchung") bedeutet Abtötung aller pathogenen Keime, wobei einige widerstandsfähige Bakteriensporen (Tetanus, Gasbrand, Milzbrand) überleben können.

 Steril heißt absolut keimfrei, also frei von jeglichen lebensfähigen Keimen oder deren Sporen! Desinfiziert heißt frei von infektiösen Keimen. Desinfiziertes Material ist also nicht steril, weil es pathogene Keime oder Sporen enthalten kann!

Sterilisationsverfahren

Im Krankenhaus erfolgt die Sterilisation von OP-Instrumenten durch die *Dampfhochdrucksterilisation* im Autoklaven (oft kurz „Steri" genannt), wo die Instrumente über 20 Min. einer Temperatur von 120 °C ausgesetzt werden (bzw. 6 Min. bei 134 °C).

Nicht hitzebeständige Gegenstände werden durch Gassterilisation (mit Formaldehyd oder Ethylenoxid) sterilisiert.

 Mit kochendem Wasser (100 °C) ist eine Sterilisation nicht möglich!

Desinfektionsverfahren

Je nach Anwendungsgebiet sind verschiedene Verfahren möglich:
- Die Desinfektion von *Instrumenten* erfolgt vorwiegend mit chemischen Lösungen.
- Zur *Hautdesinfektion* vor Injektionen und Blutentnahmen ist die Sprühdesinfektion gebräuchlich, wobei die vorgeschriebene Einwirkzeit von 30–60 Sek. zu beachten ist.
- Zur korrekt durchgeführten *chirurgischen Händedesinfektion* ist eine Waschzeit von 5 Min. in geeigneter Lösung erforderlich. Damit lässt sich eine Keimfreiheit von etwa 99 % erreichen, jedoch niemals eine Sterilisation (absolute Keimfreiheit).

 Die Hände der Ärzte und Pflegepersonen sind im Krankenhaus die Hauptüberträger von Krankheitskeimen!

5

5.1.5 Asepsis und Antisepsis

 Unter Asepsis versteht man das Fehlen von infektiösen Krankheitskeimen.

Der Begriff Asepsis bezieht sich auf Gegenstände, die mit dem Patienten in Berührung kommen: OP-Instrumente, Verbandsstoff, Hände der Chirurgen und der Pflegepersonen.

Unter Antisepsis versteht man die Behandlung von Wunden und Gegenständen, um vorhandene Krankheitskeime infektionsunfähig zu machen.

Zur Antisepsis gehören die verschiedenen Methoden der Keimbekämpfung, wie Desinfektion und Sterilisation.

Aseptisches Arbeiten in der Chirurgie

Hiermit ist eine Arbeitsweise gemeint, bei der jegliche Keimübertragung in eine Wunde oder von einem Patienten auf den anderen möglichst vermieden wird. Es gelten folgende Regeln:

- Eine hygienische Händedesinfektion müssen Sie vor und nach pflegerischen Verrichtungen beim Patienten vornehmen.
- Patienten mit infizierten Wunden (*septische* Patienten) sind von denen mit nicht infizierten Wunden (*aseptische* Patienten) räumlich zu trennen.
- Die pflegerische Versorgung von aseptischen Patienten erfolgt immer vor der von septischen Patienten (z. B. beim Betten).
- Infizierte Gebiete oder Gegenstände sollten Sie niemals mit ungeschützten Händen berühren. Das Tragen steriler und unsteriler Handschuhe ist dazu unumgänglich.
- Unterrichten Sie den Patienten über eigene aseptische Verhaltensweisen. So sollte er z. B. informiert werden, dass auch er selbst während des Verbandwechsels die Wunde nicht berühren darf.
- Klären Sie ebenso Besucher über entsprechende aseptische Verhaltensweisen auf. Dazu zählt z. B. die Instruktion zum Anlegen von Schutzkleidung vor Betreten des Zimmers bei Intensivpflegepatienten oder bei Patienten mit offener Wundbehandlung, wie z. B. bei der Verbrennungskrankheit. Besucher sollten Sie auch darüber informieren, dass sie keine Topfpflanzen mitbringen dürfen, da diese eine potenzielle Keimquelle darstellen.
- Die Entsorgung von septischen Materialien muss nach speziellen Verfahren ablaufen. Daher werden Instrumente nach Gebrauch unverzüglich in Desinfektionslösung gelegt. Einmalmaterial wird in spe-

ziell für septischen Abfall vorgesehene und besonders gekennzeichnete Säcke gegeben.
- Das Betreten des Operationstraktes ist nur durch eine Schleuse und nach Anlegen einer speziellen Schutzkleidung, die nur innerhalb dieses Bereiches getragen wird, gestattet. Umgekehrt darf die Operationsabteilung nicht mit Schutzkleidung dieses Bereiches verlassen werden.
- Patienten gelangen in die Operationsabteilung durch die Patientenschleuse. Hier wird eine Umlagerung vorgenommen, denn die Betten der Patienten werden als Keimträger betrachtet.

5.1.6 Abwehrmechanismen und Immunisierung

Körpereigene Abwehrmechanismen

Stoffe, die im Körper eine Abwehrreaktion hervorrufen, nennt man *Antigene*. Als Antigen wirken Infektionserreger und deren Toxine (Giftstoffe). Eingedrungene Antigene können durch *Phagozytose* von Granulozyten oder Makrophagen (unspezifische zelluläre Abwehr) „gefressen" werden.

Antigene rufen aber auch die Bildung von *Antikörpern* hervor. Dies sind Schutzstoffe, die von den B-Lymphozyten (spezifische zelluläre Abwehr) nach Antigen-Kontakt gebildet werden. Es handelt sich um Eiweißkörper (Globuline), die mit den entsprechenden Antigenen spezifisch reagieren (wie ein Schlüssel, der nur in ein bestimmtes Loch passt – „Schlüssel-Schloss-Prinzip").

Antikörper gehen mit den entsprechenden Antigenen eine spezifische biochemische Bindung ein, wodurch die Wirkung des krankmachenden Antigens verlorengeht. Diese *Antigen-Antikörper-Reaktion* ist die Grundlage immunologischer Wirkung. Das Antigen wird nach Kontakt mit dem entsprechenden Antikörper „maskiert" und praktisch ungefährlich.

Aktive Immunisierung

Bei der aktiven Immunisierung (aktive Impfung) werden Antigene, also Bestandteile des Infektionserregers oder seines Toxins in den Körper eingebracht. Dadurch wird das körpereigene Immunsystem aktiviert.

Bei der industriellen Herstellung des aktiven Impfstoffes wird der Erreger (oder sein Toxin) durch spezielle chemisch-technische Verfahren derart verändert, dass die immunologische (antigene) Wirkung erhalten bleibt, die krankmachende (pathogene) Eigenschaft jedoch verlorengeht. Bei der aktiven Impfung sind die Erreger also abgetötet oder derart vorbehandelt, dass sie nicht zum Krankheitsausbruch führen. Dennoch wird das Immunsystem aktiviert und eine Antikörperbildung erfolgt im Impfling als immunologische Antwort auf den Antigenreiz innerhalb von Tagen oder Wochen.

 Aktive Impfung: Der Körper muss aktiv werden und selbst Antikörper bilden.

Vorteile

Der Impfschutz hält länger an, weil das gesamte körpereigene Abwehrsystem stimuliert wird. Die Wirkungsdauer kann durch Auffrischimpfungen verstärkt und verlängert werden (sog. *Booster-Effekt*). Diese Auffrischimpfungen sind bei allen aktiven Impfungen zum Erzielen eines ausreichenden Impfschutzes (hoher Antikörperspiegel) erforderlich. So sind z. B. bei einer Tetanus-Grundimmunisierung im 1. Jahr 3 Impfungen erforderlich, eine weitere nach 5–10 Jahren.

Nachteile

Die Antikörper müssen im Impfling erst produziert werden, stehen also nicht sofort zur Abwehr der Krankheitserreger zur Verfügung. Verlangt der Infektionsmodus einen sofortigen Impfschutz, ist die aktive Immunisierung allein nicht ausreichend.

Passive Immunisierung

 Bei der passiven Immunisierung (passive Impfung) werden spezifische Antikörper (Immunglobuline) gegen bestimmte Infektionserreger in den menschlichen Körper injiziert. Diese Antikörper sind sofort wirksam.

Die Antikörper werden aus dem Blut von Menschen oder Tieren gewonnen, die mit dem Krankheitserreger (Antigen) bereits Kontakt hatten und dadurch Antikörper gebildet haben.

 Passive Impfung: Der Körper bleibt passiv und bildet die Antikörper nicht selbst.

Vorteile

Die Antikörper stehen dem erkrankten menschlichen Organismus nach der Impfung sofort zur Verfügung

und müssen nicht erst durch einen Antigenreiz gebildet werden.

Nachteile

Die Wirkung der passiven Impfung hält nur einige Wochen an, weil die Antikörper (wie alle Eiweiße) vom menschlichen Organismus allmählich abgebaut werden. Will man einen längerfristigen Impfschutz erreichen, kombiniert man deshalb (wie bei der Tetanusimpfung) die passive mit einer aktiven Impfung (*Simultanimpfung*).

 Die gleichzeitige aktive und passive Impfung nennt man Simultanimpfung!

5.1.7 Nadelstichverletzung

Stichverletzungen stellen für das medizinische Personal ein erhebliches Gesundheitsrisiko dar. Man geht von 500 000 Nadelstichverletzungen in Deutschland pro Jahr aus. Ein Großteil dieser Verletzungen ist vermeidbar.

Die Stichverletzungen treten am häufigsten bei der Entsorgung benutzter spitzer und scharfer Gegenstände auf.

Im Rahmen der neuen Biostoffverordnung gilt für Deutschland seit 2007 die „Technische Regel für biologische Arbeitsstoffe" (TRBA 250). Danach sind zur Blutentnahme nur noch spezielle Sicherheitskanülen erlaubt, die das Verletzungsrisiko beim medizinischen Personal durch integrierte Schutzsysteme reduzieren.

Das Infektionsrisiko für das medizinische Personal bei einer Nadelstichverletzung, gemessen an der Änderung des Antikörperstatus (Serokonversion), ist folgendermaßen einzuschätzen:
– Hepatits B 30 %,
– Hepatitis C 3 %,
– AIDS (HIV) 0,3 %.

Sollten Sie mit Blut von Patienten in Berührung kommen, orientieren Sie sich bitte an der **Abb. 5.1.** *Weitere Infos finden Sie im Internet unter www.nadelstichverletzung.de.*

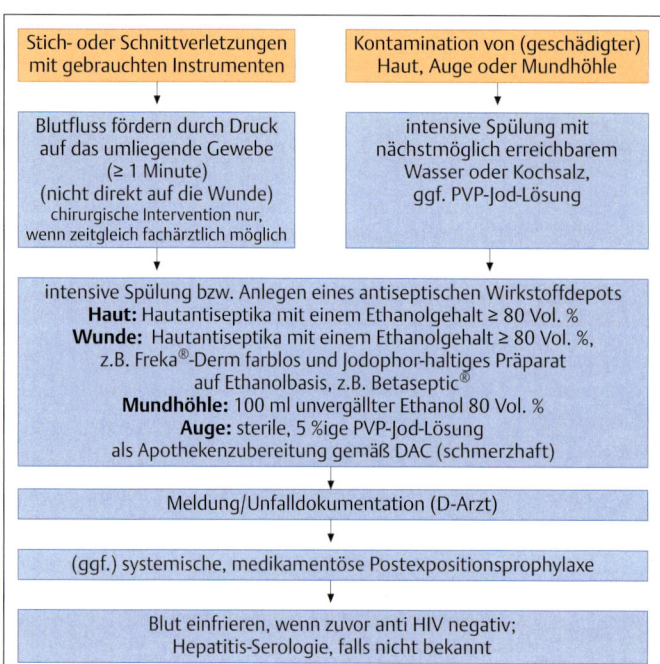

Abb. 5.1 Sofortmaßnahmen bei Blutkontakt.

5

5.2 Lokale Infektionen

D *Unter dem Begriff Infektion versteht man das Ein-dringen von krankheitserregenden (pathogenen) Mikroorganismen in den menschlichen Körper, wo sie sich vermehren und Krankheitssymptome hervorrufen, also zum Infekt führen.*

Man kann Infektionen nach ihrem Ausmaß und den ver-antwortlichen Erregern einteilen:
– *Lokale Infektionen* sind örtlich begrenzt.
– Wenn Bakterien in den Kreislauf gelangen, kann sich eine primär lokale Infektion zu einer *systemischen In-fektion* entwickeln.
– Die meisten Entzündungen können von mehreren Bakterienarten verursacht sein, es gibt aber auch In-fektionen, für die ein bestimmter Keim verantwort-lich ist, man spricht dann von einer *spezifischen Infek-tion.*

Lokale Infektionen machen sich durch die *klassischen Entzündungszeichen* (Tab. 3.2) bemerkbar, die im Einzel-fall mehr oder weniger stark ausgeprägt sein können.
Für die Behandlung lokaler Infektionen gelten fol-gende Grundsätze:
– Die Eiteransammlungen müssen durch chirurgische Maßnahmen entfernt werden.

– Ist eine lokale Entzündung sehr ausgeprägt oder un-günstig gelegen, kann man die Heilung durch Ruhig-stellung (Gipsschiene) des entzündeten Körperteils fördern.
– Eine Antibiotikagabe ist nur angebracht, wenn chi-rurgische Maßnahmen entweder nicht möglich sind oder die Entzündung durch diese Maßnahmen nicht vollständig einzudämmen ist.
– Wie bei allen Verletzungen ist der Tetanusschutz zu überprüfen und ggf. zu vervollständigen!

5.2.1 Abszess

D *Ein Abszess ist ein Eiterherd, der durch einen membranartigen entzündlichen Wall aus Granu-lationsgewebe abgegrenzt ist. Der Abszessherd ist (im Gegensatz zum Empyem) in einer vor der Infektion nicht vorhandenen Höhle lokalisiert.*

Ursache und Lokalisation
Die Eitererreger dringen von außen durch die verletzte Haut in den Körper ein (Abszesse im Wundbereich)

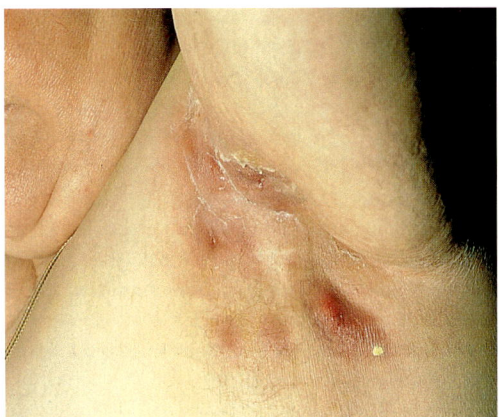

Abb. 5.2 Schweißdrüsenabszess. Vor der Abszessspaltung wird die Haut mit PVP-Lösung desinfiziert.

oder gelangen auf dem Blutweg in innere Organe (hämatogene Abszesse).

Der *Schweißdrüsenabszess* geht von einer mit Eitererregern infizierten Schweißdrüse aus, meist in der Achselhöhle (**Abb. 5.2**).

Symptome und Therapie

Die lokalen Symptome eines Abszesses sind Rötung, Schmerz, Schwellung, Überwärmung (= klassische Entzündungszeichen). Bei größeren Abszessen finden sich Fieber und Abgeschlagenheit, im Labor Leukozytose und CRP-Erhöhung.

Ziel ist die *Beseitigung des Eiters* (**Abb. 5.3**). Kleine Abszesse können punktiert und über einen eingebrachten Katheter drainiert werden. Bei größeren Abszessen erfolgt die operative Spaltung durch Inzision mit Einlegen einer Drainage.

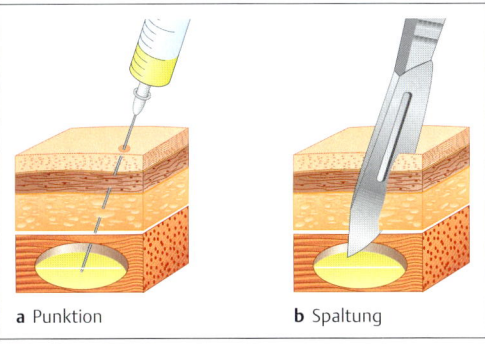

a Punktion   b Spaltung

Abb. 5.3 Abszess. a Punktion. **b** Spaltung.

5.2.2 Empyem

D *Ein Empyem ist eine Eiteransammlung in einem präformierten Hohlraum (z. B. Gelenk, Gallenblase, Pleurahöhle). Im Gegensatz zum Abszess ist der Eiter beim Empyem also in einem natürlichen Hohlraum des Körpers lokalisiert.*

Symptome und Therapie

Die Symptome des Empyems entsprechen denen des Abszesses (s. o.).

Die therapeutische Maßnahme besteht in der operativen Eröffnung und der Drainage nach außen.

5.2.3 Phlegmone

D *Die Phlegmone ist im Gegensatz zum Abszess und Empyem nicht von einer Membran oder Körperhöhle zum Gesunden abgegrenzt. Es handelt sich um eine durch Eitererreger hervorgerufene Entzündung, die sich in Gewebsspalten diffus und flächenhaft ausbreitet.*

Ursache

Krankheitserreger einer Phlegmone ist meistens der *Streptokokkus*. Eintrittspforte der Eiterbakterien sind oft kleine Verletzungen an Hand oder Fuß.

Symptome und Therapie

Typische Symptome sind unscharf begrenzte, schmerzhafte Schwellungen mit Rötung sowie Funktionseinschränkung des erkrankten Gebietes (**Abb. 5.4**). Wegen der mangelnden Abgrenzung zum gesunden Gewebe neigt die Phlegmone zum raschen Fortschreiten in alle Richtungen (z. B. die V-Phlegmone, **Abb. 5.9**).

Die operative Eröffnung ist nur bei größerer Eiteransammlung erforderlich. Ansonsten erfolgt eine konservative Therapie mit Antibiotikagabe und Ruhigstellung.

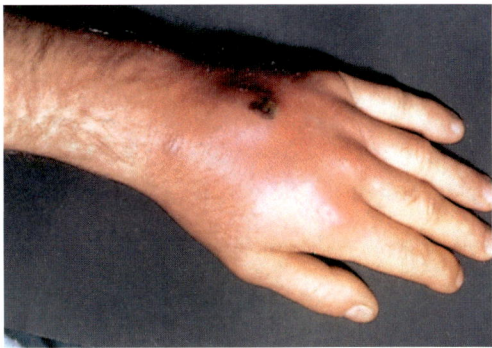

Abb. 5.4 Phlegmone. 7 Tage alte Risswunde mit phlegmonöser Entzündung.

5.2.4   Erysipel

D *Das Erysipel (griech.: Röte) ist eine bakterielle Entzündung, die sich unter der Haut als flächenhafte Rötung ausbreitet. Man bezeichnet ein Erysipel auch als Wundrose.*

Ursache und Lokalisation

Erreger des Erysipels sind *hämolysierende Streptokokken*. Die Bakterien geben gewebeauflösende Enzyme ins Gewebe ab (z. B. Streptokinase), wodurch sich ihr rasches Ausbreiten in den Gewebespalten erklärt. Die ubiquitären (= überall vorkommenden) Erreger gelangen durch direkten Kontakt (beliebige Gegenstände, Hände usw.) über oft kleinste Epitheldefekte (Fußpilz) ins Unterhautfettgewebe, um sich dort in den Lymphspalten auszubreiten.

Diese lokale Infektion wird überwiegend am Unterschenkel beobachtet.

W *Zur Gruppe der Streptokokken gehören viele Formen, von denen einige apathogen sind, andere hingegen verschiedene Krankheitsbilder hervorrufen können (Tonsillitis, Scharlach, rheumatisches Fieber, Glomerulonephritis, Endokarditis, Wundbettfieber etc.).*

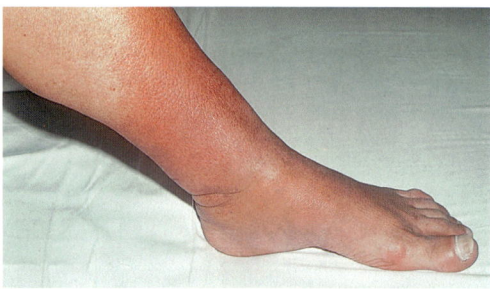

Abb. 5.5 Erysipel. Scharf begrenzte Rötung nach Schürfwunde an der Wade.

Symptome und Therapie

Um die Eintrittspforte herum bildet sich eine scharf gegen die Umgebung abgegrenzte, flächenhafte Rötung (**Abb. 5.5**). Diese breitet sich kreisförmig im Sinne einer Phlegmone aus. Die Beteiligung der Lymphgefäße ist häufig an den nach proximal ziehenden roten Streifen (Lymphangitis) zu erkennen.

Neben Ruhigstellung, Hochlagerung und Salbenverbänden wird Penicillin G verabreicht. Die ursächliche Wunde (Fußpilz, Unterschenkelgeschwür) wird der Grundkrankheit entsprechend behandelt.

Die Prognose ist gut, eine Immunität wird jedoch nicht erworben.

5.2.5   Furunkel

D *Der Furunkel ist eine von einer Haarbalgdrüse ausgehende eitrige Entzündung (**Abb. 5.6**c). Bei mehreren Furunkeln oder generalisiertem Befall spricht man von Furunkulose.*

W *Die Furunkulose darf nicht mit der harmlosen Pubertätsakne verwechselt werden. Diese entsteht auf dem Boden einer hormonellen Seborrhö (vermehrte Talgproduktion). Allerdings gibt es fließende Übergänge.*

Ursache und Lokalisation

Häufigster Erreger eines Furunkels ist der *Staphylokokkus*.

Furunkel können an jeder Stelle der behaarten Haut auftreten; bevorzugt sitzen sie an *Kopf, Hals, Rücken* und *Oberschenkel*. Die Furunkulose tritt gehäuft bei Patienten mit Diabetes mellitus auf!

Symptome und Therapie

Die Furunkel äußern sich als schmerzhafte, gerötete Knoten mit zentralem Eiterpfropf und Ödembildung in der Umgebung (sog. „Mitesser").

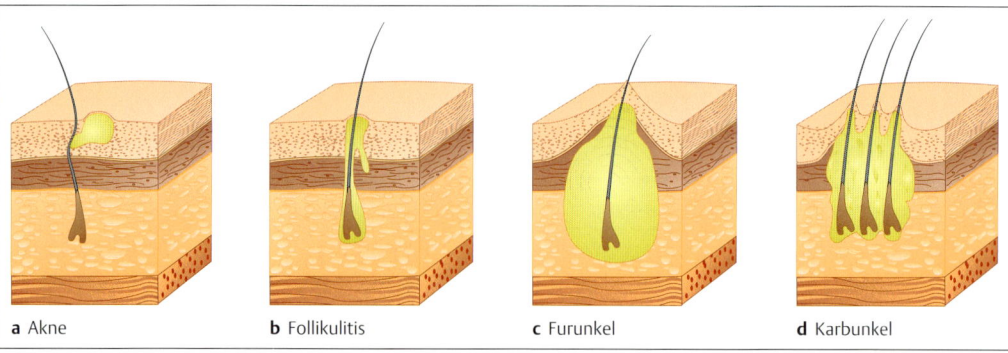

| a Akne | b Follikulitis | c Furunkel | d Karbunkel |

Abb. 5.6 Eitrige Infektionen der Haut.

5

Im Anfangsstadium werden Furunkel immer konservativ behandelt mit Ichthyol (sog. „Zugsalbe"). Bei größeren Eiteransammlungen kann die operative Eröffnung (Inzision) mit Ausräumung des Eiters und des abgestorbenen Gewebes notwendig werden. Bei der Furunkulose werden zusätzlich systemisch Antibiotika verabreicht.

W *Besonderheiten beim Gesichtsfurunkel: Der Furunkel im Gesicht neigt wegen des lockeren Gewebes und der ständigen mechanischen Irritation durch die mimische Muskulatur zur Ausbreitung. Da vom Gesicht direkte venöse Verbindungen über die Augenhöhle zum Gehirn bestehen, ist die Gefahr einer hämatogenen Streuung der Eitererreger in das Gehirn mit der möglichen Folge einer Meningitis oder Enzephalitis groß. Deshalb dürfen besonders Gesichtsfurunkel niemals ausgequetscht werden! Neben der weitgehenden Ruhigstellung durch Kau- und Sprechverbot ist eine antibiotische Behandlung indiziert, bei großen Furunkeln die operative Inzision.*

Komplikationen

Bei einer Ausbreitung der eitrigen Entzündung in die Umgebung kann ein Karbunkel, ein Abszess oder eine Phlegmone entstehen.

M *Der Nekrosepfropf sollte nicht ausgedrückt werden, da hierdurch der schützende Leukozytenwall zerstört wird und sich der Eiter in das gesunde Gewebe ausbreiten kann!*

5.2.6 Karbunkel

D *Unter einem Karbunkel (wörtlich: fressendes Geschwür) versteht man eine diffuse, flächenhafte, hart infiltrierte, eitrige Gewebsentzündung (**Abb. 5.6** u. **Abb. 5.7**).*

Ursache

Ausgangspunkt ist häufig ein durch Ausdrücken und Quetschen misshandelter Furunkel, der sich auf benachbarte Haarbälge ausgebreitet hat. Patienten mit einem

Diabetes mellitus sind disponiert zur Entstehung von Karbunkeln.

Symptome und Therapie

Das gesamte Entzündungsgebiet ist hart infiltriert, gerötet und bei Bewegung schmerzhaft.

Im Anfangsstadium erfolgt eine konservative Behandlung mit Salbenverbänden. Bei fortgeschrittenem Befund müssen die konfluierenden Eiterherde operativ inzidiert und ausgeschnitten werden. Die zurückbleibende Höhle wird mit Gazestreifen austamponiert und drainiert. Wie bei allen putriden (eitrigen) Infekten bleibt die Wundhöhle offen und heilt durch Granulation (sekundäre Wundheilung).

Bei Patienten mit einem Diabetes mellitus ist eine korrekte Blutzuckereinstellung von besonderer Bedeutung, insbesondere zur Verhütung eines Rezidivs.

5.2.7 Panaritium

D *Unter einem Panaritium versteht man die eitrige Entzündung im Bereich eines Fingers (seltener Zehen). Je nach Befall der betroffenen Strukturen unterscheidet man verschiedene Formen.*

W *Häufige Panaritiumformen sind:*
- *Panaritium cutaneum: Eiterblase im Bereich der Haut eines Fingers.*
- *Panaritium subcutaneum: häufigste Form des Panaritiums. Die Entzündung sitzt im Unterhautfettgewebe. Bei eitriger Entzündung des Nagelwalls spricht man von Nagelbettpanaritium oder Paronychie (**Abb. 5.8**).*
- *Panaritium tendinosum: Sehnenscheidenpanaritium; die eitrige Entzündung dehnt sich im Bereich der Sehnenscheiden aus. Eine spezielle Form der eitrigen Sehnenscheidenentzündung ist die V-Phlegmone (**Abb. 5.9**).*

Ursache

Die Erreger treten von außen durch kleine Hautverletzungen, häufig nach Maniküre, in das Gewebe ein.

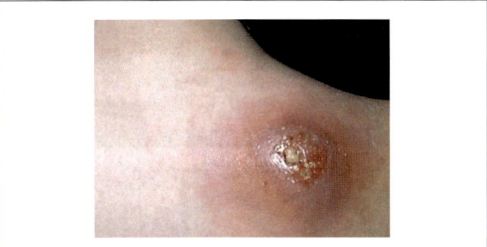

Abb. 5.7 Karbunkel. Lokalisation über dem rechten Schulterblatt; spontane Perforation.

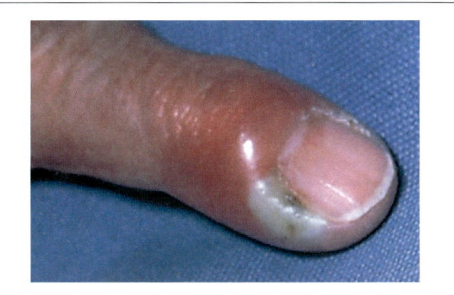

Abb. 5.8 Panaritium. Typischer Befund eines eitrigen Fingerinfekts, ausgehend vom Nagelfalz.

5

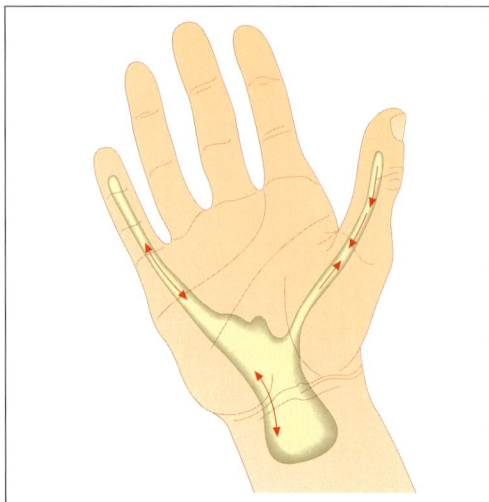

Abb. 5.9 V-Phlegmone. Weil die beugeseitigen Sehnenscheiden von Daumen und Kleinfinger in Verbindung stehen, kann sich ein Infekt auf diesem Wege von Finger 1 zu Finger 5 und umgekehrt ausbreiten, was man wegen des Aspektes als V-Phlegmone bezeichnet.

P **Beratung.** *Patienten mit Diabetes mellitus müssen spezielle Empfehlungen und eine Anleitung zur Fußpflege erhalten. Die Fußpflege sollte nur von einer Fachkraft für medizinische Fußpflege durchgeführt werden.*

Symptome und Komplikationen

Das Panaritium äußert sich durch lokale Schwellung, Rötung und pochenden (pulssynchronen) Schmerz.

Die besondere Gefahr des Panaritiums besteht darin, dass der Eiter sich zwischen den zahlreichen Strukturen in Finger und Hand leicht nach proximal ausbreiten kann. Erreicht der eitrige Infekt den Mittelhandbereich, so spricht man von *Hohlhandphlegmone*. Ist der Infekt so weit fortgeschritten, sind dauerhafte Funktionsstörungen der Hand die Folge.

Therapie

Um die gefährliche Ausbreitung der eitrigen Infektion in Richtung Hand zu verhindern, ist eine frühzeitige operative Eröffnung (Inzision) mit Entleerung des Eiters und Einlegen einer kleinen Gummilasche zur Drainage erforderlich. Der Eingriff kann in Leitungsanästhesie nach Oberst oder Plexusanästhesie durchgeführt werden. Anschließend erfolgt die Ruhigstellung durch einen Schienenverband.

Wegen der Neigung zur phlegmonenhaften Ausdehnung der eitrigen Entzündung ist die Gabe eines Antibiotikums sinnvoll. Wie bei allen Verletzungen ist der Tetanusschutz zu überprüfen und ggf. zu vervollständigen.

5.2.8 Eingewachsener Zehennagel

D *Als eingewachsenen Zehennagel bezeichnet man eine bakterielle Weichteilentzündung am Nagelrand. Dieser wächst nach unten gekrümmt Richtung Knochen. Am häufigsten ist die Großzehe betroffen.*

Ursache

Das Leiden wird durch zu enges Schuhwerk und falsches Schneiden der Nägel (am Nagelrand nicht gerade geschnitten) begünstigt.

Symptome und Therapie

Die wichtigsten Symptome sind lokale Schmerzen und Entzündungszeichen.

Nach einer Emmert-Plastik (**Abb. 5.10**) wächst der Nagel innerhalb von 3–5 Monaten in normaler Form nach.

5.2.9 Lymphangitis

D *Unter einer Lymphangitis versteht man eine Entzündung der Lymphbahnen.*
Sind auch die zugehörigen Lymphknoten erkrankt (schmerzhaft geschwollen), so spricht man von einer Lymphadenitis (Lymphknotenentzündung).

Ursache

Meist ist ein kleiner subkutaner Abszess bzw. ein Panaritium Quelle der aufsteigenden lymphatischen Infektion. Die Lymphangitis ist Zeichen einer fortgeleiteten Entzündung, wobei die Eitererreger in die Lymphbahnen eingedrungen sind und nach proximal in Richtung Körperstamm vordringen. Die zwischengeschalteten „regionalen" Lymphknoten stellen Abfangstationen

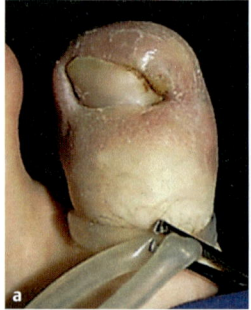 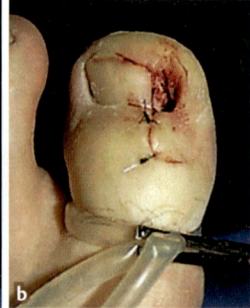

Abb. 5.10 Emmert-Plastik.
a Eingewachsener Großzehennagel; Operation in Blutsperre (Gummizügel) und Oberst-Anästhesie.
b Der eingewachsene Nagelrand wird durch keilförmige Exzision entfernt.

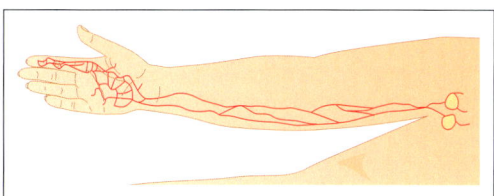

Abb. 5.11 Lymphangitis. Entzündete Lymphbahnen sind als rote Streifen in der Haut erkennbar. Ausgangspunkt ist hier ein Fingerinfekt (Panaritium).

des Körpers dar. Sind auch sie befallen, so schwellen sie schmerzhaft an (Lymphadenitis).

Symptome

Die Lymphangitis kann man an dünnen, verzweigten, rot erscheinenden Streifen erkennen, die in der Haut entlang der Lymphbahnen zu sehen sind (Abb. 5.11). Die Lymphstränge sind druckschmerzhaft. Die Patienten haben Fieber, und die Laborwerte zeigen erhöhte Entzündungsparameter (Leukozytose, erhöhtes CRP).

Komplikationen

Da alle Lymphbahnen in das Blutgefäßsystem münden, kommt es bei weiterem Fortschreiten der bakteriellen Entzündung zum Einschwemmen der Keime in die Blutbahn (Bakteriämie), was zur *Sepsis* (in Laienkreisen „Blutvergiftung") führen kann.

5.3 Systemische Infektionen

5.3.1 Sepsis

D *Unter Sepsis versteht man die kontinuierliche Überschwemmung des Kreislaufs mit Bakterien und deren Giftstoffen (Toxine), wobei im Körper schwere Krankheitssymptome ausgelöst werden. In Laienkreisen spricht man auch von „Blutvergiftung".*

Ursache

Gelangt eine größere Zahl von Bakterien in die Blutbahn, so werden die Abwehrkräfte des Körpers überfordert. Die Bakterien gelangen mit dem Blutstrom in die Körperorgane (hämatogene Streuung, Bakteriämie), bleiben dort haften (bevorzugt in den Kapillarnetzen von Gehirn und Leber sowie an den Herzklappen) und vermehren sich. Dadurch entstehen septische Herde, aus denen immer wieder Keime in die Blutbahn gelangen (septische Streuung).

Symptome

Die wichtigsten Symptome einer Sepsis sind:

M *Die Lymphangitis ist immer ein gefährliches Zeichen einer bereits fortgeschrittenen bakteriellen Entzündung.*

Therapie

Vorrangig ist die *Ruhigstellung der Extremität*. Wegen der Gefahr eines Keimübertritts in die Blutbahn erfolgt eine systemische Antibiotikabehandlung.

P *Lagerung und Verband. Den Arm lagern Sie auf einer Oberarmgipsschiene, bei Befall des Beines erfolgt die Hochlagerung der Extremität auf einer Schiene, und die Patienten müssen Bettruhe einhalten. Zur lokalen Therapie wenden Sie feuchte antiseptische Verbände an (z. B. mit Rivanol).*

5.2.10 Thrombophlebitis

D *Eine Thrombophlebitis ist eine oberflächliche Venenentzündung im Unterhautfettgewebe.*

Ursache

Am Arm ist eine Thrombophlebitis häufig Folge einer intravenösen Infusion. Am Bein kann es bei Varizen auch spontan zur Thrombophlebitis kommen. Zu Symptomen und Therapie s. Kap. 31.

- hohes Fieber (septische Temperaturzacken, Abb. 5.12),
- Schüttelfrost (bei Temperaturanstieg),
- Tachykardie,
- evtl. Kreislaufversagen (septischer Schock),

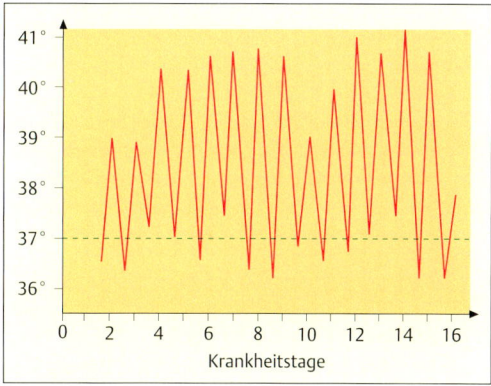

Abb. 5.12 Fieberkurve bei Sepsis. Typisch ist der intermittierende Temperaturverlauf mit normalen Temperaturen am Morgen und steilem Fieberanstieg im Tagesverlauf.

– massiv erhöhte laborchemische Entzündungszeichen,
– schweres Krankheitsgefühl.

Therapie und Komplikationen

Am Anfang steht die Beseitigung der Ursache. Um die Sepsis einzudämmen, ist die hoch dosierte systemische Antibiotikagabe wichtig. Der Patient muss auf der Intensivstation überwacht werden!

Unbehandelt führt die Sepsis zum septischen Schock und zum Tod durch Kreislaufversagen.

5.4 Spezifische Infektionen

Gibt es für ein Krankheitsbild nur einen verantwortlichen Erreger, so spricht man von einer „spezifischen" Infektion. Im Folgenden sind nur die für die Chirurgie wichtigsten Infektionskrankheiten zusammengestellt. Diese sind heute selten aber potenziell sehr gefährlich.

5.4.1 Tetanus

(D) *Die Tetanuserkrankung ist eine bakteriell bedingte Infektion, wobei die Krankheit nicht durch das Bakterium (Clostridium tetani), sondern durch das von ihm abgesonderte Gift (Toxin) entsteht. Die Toxine führen über einen Befall des Nervensystems zu einer krampfhaften Lähmung der quergestreiften (willkürlichen) Muskulatur. Man spricht auch von Wundstarrkrampf.*

Erreger

Das *Clostridium tetani* gehört zu den obligaten Anaerobiern, es benötigt also ein sauerstoffarmes Milieu. Das Bakterium bildet Sporen. Sporen sind (auch gegenüber Desinfektionsmaßnahmen) äußerst widerstandsfähige Dauerformen, die in praktisch jeder natürlichen Umgebung jahrzehntelang überleben können. Daraus erklärt sich, dass der Tetanuserreger überall (ubiquitär) vorkommt.

(W) *Bevorzugter Lebensraum des Erregers ist der Säugetierdarm. Von hier gelangt das Bakterium mit dem Kot und dem Naturdünger in oberflächliche Erdschichten. Besonders reich mit Tetanuserregern kontaminiert sind Gartenerde, Wiesenböden, Straßenstaub und morsches Holz.*

Eintrittspforte

Um eine Infektion auszulösen, muss das Bakterium in menschliches Gewebe eindringen, was durch Hautverletzungen (Wunden) erfolgt. Weil das Clostridium tetani unter anaeroben Bedingungen besonders gut ge-

(W) *Die Verwendung des Begriffes „septisch" drückt im klinischen Sprachgebrauch eine Besiedlung mit pathogenen bakteriellen Eitererregern aus. Eine septische Wunde ist also mit Eitererregern kontaminiert. Chirurgische Eingriffe in bakteriell besiedeltem Gebiet (z. B. Abszessspaltung, Osteomyelitisausräumungen) nennt man septische Operationen, den Operationssaal, in dem diese Eingriffe vorgenommen werden, septischen OP.*

deiht, sind schmutzige, zerfetzte Wunden mit Nekrosen und Hohlraumbildung (Sauerstoffabschluss) besonders gefährlich. Das gilt insbesondere für Brandwunden und Schussverletzungen und für alle Wunden, die mit Erde in Berührung gekommen sind (Rasenmäher- und Holzsplitterverletzungen).

 Grundsätzlich ist jede Wunde potenziell mit Tetanuserregern besiedelt.

Ursache

Die Krankheitssymptome des Tetanus werden nicht durch Bakterien direkt ausgelöst, sondern durch einen hochwirksamen Giftstoff (Toxin), den die Erreger nach außen ins Gewebe absondern. Die Toxine überschwemmen den menschlichen Organismus und führen zum Krankheitsausbruch.

Die Ausbreitung der Giftstoffe erfolgt bevorzugt im Nervengewebe. Die Erreger selbst bleiben im Wundbereich lokalisiert. Die Toxine wandern innerhalb der Nervenstränge von peripher (Wunde) nach proximal zum Rückenmark. Dort entnehmen sie die Impulsüberleitung an den Nervenüberleitungsstellen (Synapsen). Die Folge ist eine Dauererregung der Skelett- und Atemmuskulatur, also der gesamten willkürlich innervierten Muskeln.

Symptome

Zwischen Verletzung (Eintritt des Erregers in den Körper) und ersten klinischen Krankheitszeichen vergehen beim Tetanus 2–14 Tage. Diese Zeitspanne nennt man wie bei allen Infektionskrankheiten *Inkubationszeit*. Je früher nach der Verletzung erste Symptome auftreten (kurze Inkubationszeit), desto schwerer verläuft die Erkrankung.

Das klassische Symptom der Tetanuserkrankung sind *anfallsartig auftretende Muskelkrämpfe*. Die Anfälle können durch geringste äußere Sinnesreize (Berührung,

Luftzug, Licht anschalten, Ansprechen) ausgelöst werden. Typischerweise beginnen die Muskelkrämpfe im Gesicht, um sich dann von oben nach unten auszudehnen. Innerhalb weniger Stunden greift der Starrkrampf auf die Rückenmuskulatur über. Zuletzt wird die Atemmuskulatur mit dem Zwerchfell von den Krämpfen erfasst. Die Folge ist Tod durch *Ersticken!*

Der generalisierte Muskelkrampf beim Tetanus stellt eine maximale Körperanstrengung dar und geht mit einem entsprechend hohen Energieverbrauch und Fieber um 41 °C einher. Das Großhirn wird vom Tetanustoxin nicht geschädigt, der Kranke ist also *bei vollem Bewusstsein!*

 Beachten Sie den Unterschied zwischen Tetanus und Tetanie:
Während der Tetanus eine spezifische Infektionskrankheit ist, bezeichnet die Tetanie ein Symptom, nämlich das Krampfen. Es handelt sich nicht um eine spezifische Erkrankung. Die Ursachen für Muskelkrämpfe eines Patienten (Tetanie) können äußerst vielfältig sein. Am häufigsten wird die Tetanie durch psychische Erregungszustände mit verstärkter Atmung ausgelöst (Hyperventilationstetanie). Eine weitere Ursache ist die Hypokalzämie (z. B. nach totaler Nebenschilddrüsenentfernung).

Therapie

Die Behandlung eines Tetanuskranken muss auf einer *Intensivstation* erfolgen. Neben unspezifischen Maßnahmen, wie hochkalorische parenterale Ernährung, Pneumonieprophylaxe, Volumen- und Elektrolytbilanzierung, Blutgaskontrollen u. a., umfasst die Therapie des Tetanus die folgenden Schwerpunkte.

Chirurgische Wundbehandlung. Die Wunde stellt den Sitz der Tetanusbazillen dar. Eine großzügige Ausschneidung und Eröffnung reduziert die Zahl der Erreger und schafft durch Sauerstoffzutritt ungünstigere Überlebens- und Vermehrungsbedingungen. Die Wunde bleibt offen (sekundäre Wundheilung).

Immunisierung. Das für die Krankheitssymptome verantwortliche Tetanustoxin wird durch sofortige Gabe des spezifischen Antikörpers (Tetanus-Antiserum, passive Impfung) unschädlich gemacht. Durch die Antikörpergabe wird jedoch nur das frei im Blut kreisende Toxin neutralisiert. Bereits im Nervengewebe haftendes Gift wird durch die passive Impfung nicht mehr erreicht! Die Immunisierung richtet sich außerdem nur gegen das Gift, nicht gegen die Tetanusbazillen.

Antibiotika. Eine hoch dosierte intravenöse Antibiotikatherapie gegen den Tetanuserreger und Folgeinfektionen (Pneumonie) ist immer indiziert.

Muskelrelaxierung. Die Muskelrelaxierung und Sedierung dient der Krampfverhütung, der Senkung des Energieverbrauchs und der Verbesserung der Atemfunktion.

Beatmung. In schweren Fällen muss wegen der Erstickungsgefahr durch Krampf der Atemmuskeln eine künstliche Beatmung durchgeführt werden.

Isolierung. Der Wundstarrkrampf ist nicht ansteckend. Dennoch sollte eine Isolierung durch Unterbringung in einem ruhigen, abgedunkelten Einzelzimmer erfolgen, denn die Krampfanfälle können durch geringste Sinnesreizungen ausgelöst werden.

Prognose

Die Letalität der Tetanuserkrankung liegt bei 50 %. Der Tod erfolgt durch Ersticken (Lähmung der Atemmuskulatur) bei vollem Bewusstsein!

 Durch die Impfmaßnahmen schon bei Kleinkindern treten in Deutschland nur noch etwa 10 Tetanuserkrankungen pro Jahr auf. Tetanus ist meldepflichtig.

Tetanusprophylaxe

Wegen der Gefährlichkeit der Erkrankung (50 % Letalität) sind vorbeugende Maßnahmen von größter Bedeutung. Neben der korrekten chirurgischen Wundbehandlung ist die Tetanusimpfung von herausragender Bedeutung.

Zur Tetanusprophylaxe gibt es sowohl einen *aktiven*, als auch eine *passiven* Impfstoff. Um einen sofortigen und langfristigen Impfschutz zu erreichen, werden diese Impfstoffe in verschiedenen Kombinationen und zeitlichen Abständen verabreicht.

 Verschmutzte und nekrotische Wunden dürfen zur Vermeidung eines anaeroben Milieus nie primär verschlossen werden.

Grundimmunisierung

Diese besteht beim Tetanus aus 3 aktiven Impfungen innerhalb eines Jahres. Der Impfstoff enthält keine Antikörper, sondern manipuliertes Tetanustoxin, das seine krankmachende (pathogene) Eigenschaft verloren, die antigene Wirkung jedoch bewahrt hat. Die Antikörperbildung erfolgt durch das Immunsystem des Geimpften. Um die Antikörperproduktion zu stimulieren, werden mehrere aktive Impfungen hintereinander verabreicht (*Booster-Effekt*).

Ziel der Präventivmaßnahmen gegen Tetanus ist die frühzeitige aktive Immunisierung der Gesamtbevölkerung. Die erste Tetanusimpfung erfolgt im 3. Lebensmonat.

(M) *Zeitlicher Abstand der 3 Impfungen bei der Grund-immunisierung:*

1. *Impfung zum Wahlzeitpunkt,*
2. *Impfung: 4–8 Wochen später,*
3. *Impfung: 4–12 Monate nach der 2. Impfung,*
4. *Impfung: 5–10 Jahre nach der 3. Impfung (= Auffrischimpfung).*

(P) *Beratung. Das Schema der Grundimmunisierung können Sie sich gut merken und dem Patienten entsprechend weitergeben: 3 Impfungen: jetzt – in 4 Wochen – in 4 Monaten.*

Auffrischimpfung

Nach der Grundimmunisierung hält der Impfschutz 5–10 Jahre an. Dann lässt die Wirkung nach, weil die Antikörper im Laufe der Zeit vom Körper abgebaut werden, wenn kein erneuter immunologischer Stimulus zur Neubildung erfolgt. Deshalb sollte alle 5–10 Jahre eine Wiederholungsimpfung vorgenommen werden.

Simultanimpfung

Es wird sowohl der aktive als auch der passive Impfstoff injiziert. Vorteil ist ein sofortiger Impfschutz.

(P) *Notfallmaßnahmen. Alle Tetanusimpfstoffe werden intramuskulär injiziert. Die Applikation in den M. deltoideus (Schulterbereich) wird offiziell empfohlen und ist geeigneter als die intragluteale Injektion (Gesäß). Bei der Simultanimpfung erfolgt eine Injektion rechts und eine links.*

Kontraindikationen

Kontraindikationen gegen die Tetanusimmunisierung gibt es allenfalls bei nachgewiesenen schweren Nebenreaktionen auf frühere Tetanusimpfungen, sonst sind keine bekannt. Insbesondere sind allergische Disposi-tionen (umfangreicher Allergiepass) und Schwangerschaft kein Grund, im Verletzungsfall auf die Tetanusimpfung zu verzichten!

(W) *Überdosierung: Sollte es (aus Unkenntnis) zu mehrfachen aktiven und passiven Impfungen innerhalb kurzer Zeit gekommen sein, so ist dies ohne klinische Relevanz, weil Nebenwirkungen durch Überdosierungen praktisch keine Bedeutung haben. Das Risiko der Tetanuserkrankung überwiegt das Risiko einer eventuellen Mehrfachdosierung bei weitem.*

Praktisches Vorgehen

Bei der prophylaktischen Tetanusimpfung unterscheidet man 2 Ausgangssituationen:

– *Tetanusschutz des Gesunden:* Die Impfung des unverletzten Menschen erfolgt zu einem Wahlzeitpunkt, um einen Impfschutz für eventuelle spätere Verletzungen zu erlangen.
– *Tetanusschutz des Verletzten:* Bei jeder Wunde besteht die potenzielle Gefahr einer Tetanusinfektion, deshalb erfolgt die Impfung der frisch verletzten Patienten baldmöglichst nach dem Unfall, um einen sofortigen Impfschutz gegen die möglicherweise schon erlangte Tetanusinfektion sicherzustellen.

Tetanusimmunisierung des Gesunden. Liegt keine Verletzung vor, muss der volle Impfschutz nicht sofort verfügbar sein. Die Impfung erfolgt als aktive Immunisierung (Grundimmunisierung, Auffrischimpfung s. o.).

Tetanusimmunisierung des Verletzten. Weil *jede* Wunde Ursprung einer Tetanusinfektion sein kann, muss bei *jeder* Hautverletzung ein sofortiger ausreichender Impfschutz (hoher Antikörperspiegel) sichergestellt werden. Dazu erfolgt ggf. (unzureichender Impfschutz, verschmutzte Wunde) die *passive* Immunisierung mit Antikörpern gegen das Tetanustoxin. Im Einzelfall empfiehlt sich folgendes Vorgehen (Tab. 5.2):

Tabelle 5.2 Tetanusimmunisierung des Verletzten

Impfschutz	saubere Wunde	verschmutzte Wunde
nicht vorhanden oder nicht sicher bekannt	aktiv + passiv	aktiv + passiv
letzte Impfung vor:		
< 5 Jahren	Keine Impfung	aktiv
5–10 Jahren	aktiv	aktiv + passiv
vor > 10 Jahren	aktiv + passiv	aktiv + passiv

= aktive Impfung

= aktive Auffrischimpfungen nach 4–6 Wochen und 4–6 Monaten

= passive Impfung

– Patienten ohne oder mit nur unzureichendem Impfschutz: Bei allen Wunden Tetanussimultanimpfung
und Vervollständigung der Grundimmunisierung
durch aktive Impfungen nach 4 Wochen und 4 Monaten.
– Patienten mit vollständigem Impfschutz:
 – Letzte Impfung vor *weniger als 5 Jahren:* Bei sauberen Wunden erfolgt keine erneute Impfung.
 Bei verschmutzten (stark tetanusgefährdeten)
 Wunden ist eine einmalige aktive Impfung zur
 Auffrischung der Grundimmunisierung (anschließend besteht wieder Impfschutz für 5–10 Jahre)
 notwendig.
 – Letzte Impfung vor *über 5 Jahren:* Bei sauberen
 Wunden genügt eine einmalige aktive Impfung
 als Auffrischimpfung. Bei verschmutzten Wunden
 ist eine Tetanussimultanimpfung erforderlich. Dadurch wird ein sofortiger zusätzlicher Impfschutz
 und durch die aktive Impfung eine Auffrischimpfung mit Verlängerung der Grundimmunisierung
 erreicht.
 – Letzte Impfung vor *über 10 Jahren:* Bei allen Wunden wird eine Tetanussimultanimpfung durchgeführt. Ein Neubeginn der Grundimmunisierung
 ist nicht nötig.

(M) *Im Zweifelsfall (Impfschutz nicht durch Impfpass
eindeutig geklärt) wird immer eine Simultanimpfung (also gleichzeitige passive und aktive Impfung)
durchgeführt.*

5.4.2 Tollwut

(D) *Die Tollwut (Rabies, Lyssa) ist eine viral bedingte
Tierkrankheit und wird durch Tierspeichel (Biss) auf
den Menschen übertragen. Sie ruft im Gehirn schwerste
Verhaltens- und Wesensveränderungen hervor, die der
Krankheit ihren Namen gegeben haben (rabies, lat.: Toll-
heit, Wahnsinn; lyssa, griech.: Wut).*

Erreger und Eintrittspforte
Weltweit sterben jährlich 50 000 Menschen an Tollwut,
die meisten in Indien. Das Tollwutvirus wird hauptsächlich durch Hunde, Füchse und Affen übertragen.
Deutschland gilt seit 2008 als tollwutfrei. Die Gefahr
des Einschleppens aus dem Ausland durch Tiere und Ur-
laubsreisende besteht jedoch weiterhin, sodass die
Impfmaßnahmen ihre Bedeutung behalten, weil die Erkrankung bei Ausbruch immer tödlich verläuft.
    Die Übertragung auf den Menschen erfolgt durch Biss
eines infizierten Haus- oder Wildtieres. Weil die Viren
über die Speicheldrüsen sezerniert werden, ist der Speichel der Tiere hochinfektiös.

Die Viren lagern sich in den peripheren Nervenenden
im Wundbereich an, um sich dann entlang der Nervenstränge langsam nach proximal in Richtung Zentralner-
vensystem auszubreiten.

Symptome
Die Inkubationszeit bei Tollwut kann sich in der extre-
men Spanne zwischen 6 Tagen und 1 Jahr(!) bewegen,
sodass die Bisswunde längst vergessen ist, wenn die
Krankheit ausbricht.
    Nach Biss- und Kratzverletzungen treten folgende
Symptome auf:
– Beginn mit Unruhe und Wesensveränderungen (psychische Alteration),
– Schmerzen und Empfindungsstörungen im Bereich
 der ehemaligen Wunde,
– Reflexsteigerung mit Muskelkrämpfen besonders im
 Rachenbereich; dadurch kann das Schlucken unmöglich werden und es tritt starker Speichelfluss auf, besonders beim Anblick von Wasser (Hydrophobie),
– zunehmende Tobsuchtsanfälle („rasende Wut"),
– ausgedehnte Lähmungen kennzeichnen das nahende
 Ende der Erkrankung.

Therapie
Bei einem Biss durch ein tollwutverdächtiges Tier wird
die Wunde mit Desinfektionsmittel oder Seife ausge-
spült (Keimreduktion). Die Impfung ist auch dann
noch indiziert, wenn die Bissverletzung schon einige
Tage zurückliegt, z. B. nach Rückkehr von einer Urlaubs-
reise (postexpositionelle Impfung, Tab. 5.3).
Tollwutgefährdeter Personenkreis. Bei beruflich exponierten Personen (Tierärzte, Jäger, Personal von Toll-
wutlaboratorien) kann eine prophylaktische aktive
Impfung sinnvoll sein.

(M) *Ohne Immunisierung führt Tollwut immer zum
Tod. Die Letalität liegt bei ungeimpften Personen
bei 100 %!*

5.4.3 Gasbrand

(D) *Gasbrand ist eine bakterielle Infektionskrankheit.
Stoffwechselvorgänge des Erregers verursachen
eine charakteristische Gasbildung im Gewebe („Gasödem"). Das anaerobe Bakterium sondert ein hochgiftiges
Toxin ab, wodurch die Krankheit bei rasch fortschreitender
Gewebezerstörung („Brand") und schweren Allgemeinsymptomen häufig zum Tode führt.*

Erreger
Erreger sind verschiedene Bakterien, die zu den *Clostridien* gehören. Am häufigsten findet man Clostridium

Tabelle 5.3 Postexpositionelles Impfschema gegen Tollwut in Abhängigkeit vom Expositionsgrad

Grad der Exposition	Art der Exposition		Impfschema
	durch ein tollwutverdächtiges oder tollwütiges Wild- oder Haustier	durch einen Tollwut-Impfstoffköder	
Grad I	Berühren und Füttern von Tieren, Belecken der intakten Haut	Berühren von Impfstoffködern bei intakter Haut	keine Impfung
Grad II	oberflächliche, nicht blutende Kratzer durch ein Tier, Belecken der nicht intakten Haut	Kontakt mit der Impfflüssigkeit eines beschädigten Impfstoffköders mit nicht intakter Haut	aktive Impfung mit Tollwut-Impfstoff an den Tagen 0, 3, 7, 14, 28 [*]
Grad III	Bissverletzung oder Kratzwunde, Kontamination von Schleimhäuten mit Speichel (z. B. durch Lecken, Spritzer)	Kontamination von Schleimhäuten und frischen Hautverletzungen mit der Impfflüssigkeit eines beschädigten Impfstoffköders	Simultanimpfung (aktiv und passiv) mit Tollwut-Impfstoff und Tollwut-Immunglobulin [*]

(* Herstellerangaben beachten)

perfringens. Wie der Tetanuserreger sind die Clostridien zur Sporenbildung fähig und gehören zu den obligaten Anaerobiern. Die Clostridien bzw. ihre Sporen kommen ubiquitär (überall) vor und leben vorwiegend im Erdreich, Straßenstaub und Darm von Mensch und Tier.

 Jede mit Erde, Staub oder Fäkalien verunreinigte Wunde ist potenziell gasbrandgefährdet!

Eintrittspforte

Man findet häufig Clostridien in Wunden, ohne dass sich das klinische Bild einer Gasbrandinfektion entwickelt. Die Wundkontamination führt nur zum Vollbild der Erkrankung, wenn für den anaeroben Erreger günstige Verhältnisse vorliegen. Diese sind gegeben bei stark zertrümmerten Wunden mit ausgedehnten Quetschungen, Nekrosen und ischämischen Bezirken (sauerstoffarmes Milieu).

Typischer Verletzungsmechanismus ist die Schussverletzung. In Friedenszeiten ist die Erkrankung deshalb selten.

Pathophysiologie

Der Erreger bildet diverse *Toxine*, die zu einer nekrotischen Einschmelzung des Gewebes führen. Durch Stoffwechselvorgänge des Bakteriums entstehen Gase, die eine rasche Ausbreitung des Erregers und seiner Giftstoffe in den aufgeblähten Gewebespalten (Gasödem) begünstigen.

Gelangen genügend Toxine in den Kreislauf, werden alle Organe schwer geschädigt. Der Tod tritt innerhalb von Stunden unter den Zeichen des Herz-Kreislauf-Versagens ein. Die Letalität beträgt ca. 50 %.

Symptome

Die Inkubationszeit beträgt meist 2–4 Tage, kann jedoch zwischen Stunden und Wochen schwanken.

Erste Symptome sind *starke Schmerzen im Wundbereich.* Es folgt eine *massive Schwellung.* Durch *hämolytischen Zerfall* färbt sich die betroffene Muskulatur dunkel bis schwarz (**Abb. 5.13a**). Die *Gasbildung* kann verschieden stark ausgeprägt sein und ist palpatorisch („Knistern") und röntgenologisch (Lufteinschlüsse im Gewebe, „Fiederung") erkennbar (**Abb. 5.13b**).

Innerhalb weniger Stunden kann sich der anfänglich lokal begrenzte Infekt „brandartig" nach proximal ausdehnen und auf den Rumpf übergreifen, womit die Prognose infaust (hoffnungslos) wird. Allgemeinerscheinungen, verursacht durch die Toxine, sind Schwäche, Erbrechen, Durchfall, Schock.

 Gasbrand ist nicht ansteckend.

Therapie

Neben der bei schwerst Kranken üblichen symptomatischen Behandlung (Schockbekämpfung, Transfusion, Elektrolytausgleich usw.) umfasst die spezielle Therapie folgende Schwerpunkte:

Chirurgische Wundbehandlung. Im Vordergrund steht die frühzeitige, breite *Eröffnung der Wunde* mit Exzision aller betroffenen nekrotischen Gewebeanteile. Dadurch werden die für den Erreger günstigen anaeroben Lebensbedingungen vermieden. Oft können die Patienten nur durch rasche, offene Amputation der erkrankten Extremität gerettet werden.

Sauerstoff-Überdruckkammer. Neuerdings wird der Wert dieser Therapieform in Frage gestellt. Das Behandlungsprinzip besteht darin, den Krankheitserreger durch Sauerstoff zu schädigen, weil dieser nur in sauer-

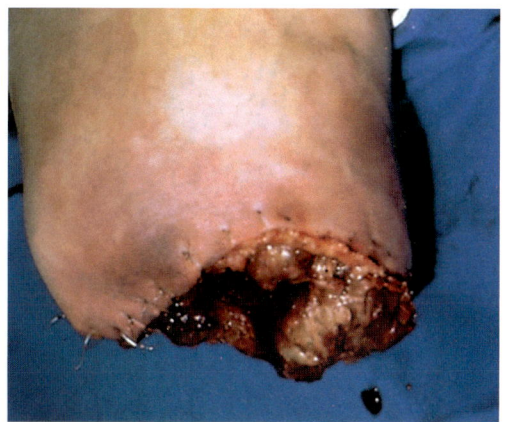

a Klinischer Befund

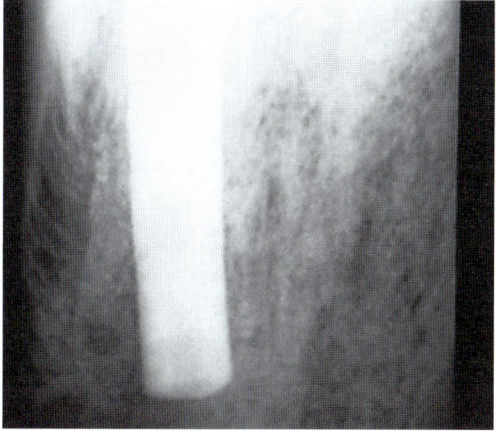

b Röntgenbefund

Abb. 5.13 Gasbrand.
a Eine Woche nach Oberschenkelamputation rechts, die Wunde ist eröffnet (Fäden vorzeitig entfernt).
b Gleicher Patient; typische Lufteinschlüsse (Gasbildung) in der Muskulatur des Oberschenkelstumpfes (sog. „Muskelfiederung").

stoffarmer Umgebung gedeiht (obligater Anaerobier). Der an Gasbrand erkrankte Patient wird in eine spezielle Kammer gebracht, wo Sauerstoff unter Überdruck auf ihn und die Wunde einwirkt *(hyperbare Sauerstoffbehandlung)*. Die technischen Voraussetzungen für diese Therapiemöglichkeit sind nur an wenigen Zentren gegeben.

Antibiotika. Eine hoch dosierte antibiotische Behandlung erfolgt entsprechend der Austestung (Antibiogramm).

Immunisierung. Im Gegensatz zu Tetanus und Tollwut haben Impfungen beim Gasbrand keine nennenswerte Bedeutung erlangt.

5.4.4 Milzbrand

D *Milzbrand (Anthrax) ist eine Tierkrankheit (Zoonose), kann jedoch auch auf den Menschen übertragen werden. Der Erreger, das Sporen bildende Bakterium Bacillus anthracis, gelangt über Haut, Lunge oder Darm in den Menschen.*

Eintrittspforte und Symptome
Der klassische Infektionsweg ist der direkte Kontakt mit infizierten Tieren (Pferde, Schafe, Rinder, Ziegen, Schweine u. a.), wobei der Erreger über kleine Epitheldefekte in die Haut eindringt und den *Hautmilzbrand* verursacht. An der Eintrittspforte entsteht eine juckende Papel, die sich vergrößert und später zentral ulzeriert (Milzbrandpustel). Die zentrale Nekrose breitet sich aus und bildet eine schwarze Platte (daher die Bezeichnung: anthrax, griech.: kohlenschwarz). Bei weiterem Fortschreiten entstehen eine Lymphangitis mit Lymphadenitis sowie eine Generalisierung mit dem Befall innerer Organe, besonders der Milz („Milzbrand").

M *Der klassische Milzbrand des Menschen, übertragen durch infizierte Tiere, ist heute sehr selten. Die extrem widerstandsfähigen Milzbrandsporen haben jedoch als biologischer Kampfstoff Bedeutung erlangt, weil sie sich in Sprengköpfen lagern und als Aerosol großflächig versprühen lassen. Die Infektion des Menschen auf diesem Wege führt zum Lungenmilzbrand mit einer Letalität (ohne Behandlung) von über 50 %.*

Therapie
Eine sofortige antibiotische Behandlung mit Cibrofloxacin kann die Krankheit heilen. Zur Prophylaxe steht ein Impfstoff zur Verfügung, der bei drohendem biologischen Terrorismus eingesetzt werden soll.

6   Katheter, Sonden und Drainagen

Burkhard Paetz

6

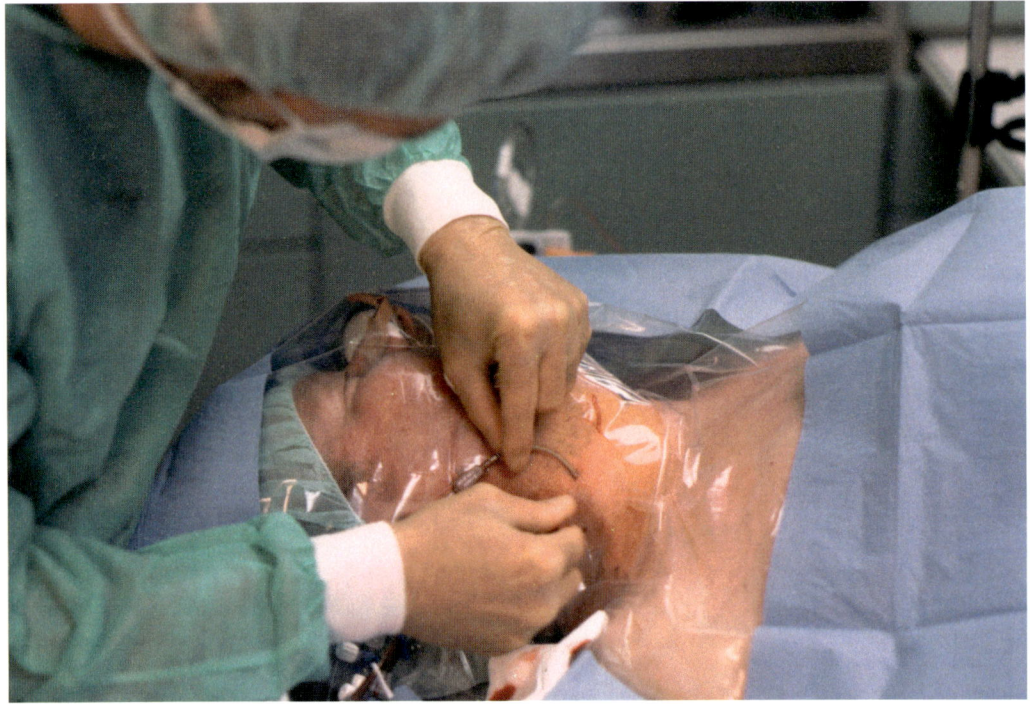

6.1   Allgemeines

Applikation

Die Applikation kann auf natürlichem Wege (transnasal, transurethral) oder durch Inzisionen (Wunde, suprapubisch) erfolgen (**Tab. 6.1**).

Indikationen

Katheter, Sonden und Drainagen erfüllen 3 Funktionen:
- Ableitung von Körperflüssigkeiten (Urin, Blut, Wundsekret),
- Ernährung,
- Diagnostik (z. B. Gewinnung von Magensaft).

Die speziellen Indikationen sind vielfältig und werden in den einzelnen Abschnitten beschrieben.

Kaliber

Die gängige Stärkenangabe bei Schlauchsystemen erfolgt in der Einheit *French* oder *Charrière* (französischer Instrumentenbauer, 1803–1876), Abkürzung „Ch" oder „Charr.". Diese Zahl entspricht dem äußeren Umfang des Schlauches in Millimeter. Der Durchmesser beträgt also etwa ⅓ des in Charrière angegebenen Umfangs, z. B. Charrière 18 = 6 mm Außendurchmesser (18 : 3).

 Charrière durch 3 entspricht Durchmesser in Millimeter.

Fixierung

Schlauchsysteme sollten an der Hautoberfläche fixiert werden. Dies geschieht bevorzugt durch *Annähen* oder auch durch *Ankleben* mit Pflasterstreifen. Die Fixierung

 Merke Pflege Wissen 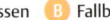 Fallbeispiel 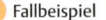 Definition

Tabelle 6.1 Katheter, Sonden und Drainagen – Übersicht über die häufigsten Lokalisationen im Körper

Lokalisation	Katheter, Sonden, Drainagen
Gefäßsystem	venöse Katheter arterielle Katheter
harnableitendes System	transurethraler Blasenkatheter suprapubischer Blasenkatheter Ureterenkatheter Nephrostoma
Intestinaltrakt	Magensonde Duodenalsonde Miller-Abbott-Sonde Darmrohr PEG Jejunalsonde Sengstaken-Blakemore-Sonde Linton-Nachlas-Sonde
Weichteilgewebe	Redon-Drainage Spül-Saug-Drainage Infektdrainagen ohne Sog
Bauchhöhle	Zieldrainage Blutungsdrainage Insuffizienzdrainage Abszessdrainage Spüldrainage Tenckhoff-Katheter
Gallenwege	T-Drainage innere Gallengangsdrainage
Pleurahöhle	Bülau-Drainage

mit einer *Sicherheitsnadel*, die dicht oberhalb des Hautniveaus durch den Schlauch gestochen wird, sollte nur in Ausnahmefällen erfolgen, denn es bestehen folgende Nachteile:
- Bei Saugdrainagen wird die Sogwirkung durch den Stich (Perforation) beeinträchtigt.
- Bei sterilen geschlossenen Systemen wird eine Öffnung mit der Möglichkeit des Bakterieneintritts geschaffen.

6.2 Katheter

6.2.1 Venöse Gefäßkatheter

Man unterscheidet periphervenöse und zentralvenöse Gefäßkatheter. Die Unterscheidung richtet sich nach der Lage des Katheterendes im Körper, nicht nach dem Ort der Punktion.

- Ein Herausgleiten des Schlauches wird durch die Sicherheitsnadel nicht verhindert.

(P) Drainagen. *Die Sicherheitsnadel kommt lediglich zur Fixierung von Gummilaschen und Kunststoffschläuchen in Frage, die offen in Verbandmull abgeleitet werden (Infektdrainage). Hier soll die Nadel das Hineinrutschen der Drainage in die Wunde verhindern.*

Anspülen
In sich geschlossene (sterile) Schlauchsysteme sollten nicht angespült werden, weil jedes Öffnen des Systems eine potenzielle Infektionsgefahr darstellt. Besser ist es, das Sekret im nicht eröffneten Schlauchsystem regelmäßig Richtung Auffanggefäß mit einer Schlauchrollerpumpe „auszumelken" (**Abb. 18.19**).

(P) Drainagen. *Muss wegen Verstopfung des Systems dennoch ein Anspülen erfolgen, so ist diese Maßnahme (auf ärztliche Anordnung) unter sterilen Bedingungen vorzunehmen (Mindestanforderungen: sterile physiologische Kochsalzlösung, sterile Handschuhe, Desinfektion der Schlauchenden).*

Komplikationen

Aufsteigende Infektion. Alle Drainagen- und Kathetersysteme, die durch die äußere Haut in den Körper eingebracht werden, stellen eine Verletzung des schützenden Hautmantels und damit eine Eintrittsforte für Bakterien dar. Die Keime können durch das Schlauchlumen in den Körper gelangen oder an der Außenwand des Schlauches aufsteigen.

(M) *Je länger ein Schlauch im Körper liegt, desto größer ist die Infektionsgefahr. Bei den meisten Drainagesystemen beginnt die aufsteigende (aszendierende) Infektion schon nach 2 Tagen. Ein künstlich in den Körper eingebrachtes Schlauchsystem sollte deshalb niemals länger als unbedingt nötig belassen werden.*

Periphervenöse Katheter
Periphervenöse Katheter sind nur wenige Zentimeter lang (z. B. Braunüle, Venüle).

Punktionsort
Diese Katheter werden bevorzugt in oberflächliche, subkutan gelegene Venen am *Unterarm* oder an der *Streckseite des Handrückens* eingebracht.

6

Klinische Anwendung

Über periphervenöse Zugänge können niedrig konzentrierte Infusionslösungen, Bluttransfusionen und alle zur venösen Injektion vorgesehenen Medikamente verabreicht werden.

M *Hoch konzentrierte Infusionslösungen (über 1 000 mosmol) reizen die Venenwand und dürfen deshalb nicht über peripher endende Zugänge appliziert werden.*

Komplikationen

Perforiert das Venülenende die Venenwand, breitet sich die infundierte Lösung neben (= para) dem Gefäß im Weichteilgewebe aus und führt zu einer entsprechenden Anschwellung. Man sagt, die Infusion *„läuft para"*. Unter geeigneten Salbenverbänden resorbiert sich das Paravasat innerhalb weniger Tage.

Die häufigste Komplikation bei peripheren Kathetern ist die schmerzhafte Entzündung des Venenstranges proximal der Einstichstelle (Thrombophlebitis). Sie verlangt die sofortige Entfernung des Zugangs.

P *Verband. Mit feuchten Umschlägen und Salbenverbänden im Wechsel klingt die Thrombophlebitis innerhalb weniger Tage ab.*

Zentralvenöse Katheter (ZVK)

D *Ein zentralvenöser Katheter ist ein Katheter, bei dem das Katheterende in der oberen Hohlvene (V. cava) liegt. Abhängig von der Einstichstelle des zentralvenösen Zugangs sind die Katheter 40–75 cm lang. Man spricht auch von einem „zentralen Weg" oder „Kavakatheter".*

Punktionsort

Es sind mehrere Punktionsorte möglich (**Abb. 12.2**), doch unabhängig davon muss die Katheterspitze immer bis in die V. cava superior vorgeschoben werden:

- *Peripherzentraler Zugang:* Dieser Zugang erfolgt über eine Vene der Ellenbeuge, von wo der Katheter über die Arm-, Achsel-, und Schlüsselbeinvene (V. subclavia) in die obere Hohlvene (V. cava) vorgeschoben wird. Wegen der Venenverzweigung im Oberarmbereich gelingt es jedoch nicht immer, den Katheter genügend weit hochzuschieben.
- *Subklaviakatheter:* Sehr gebräuchlich ist die Punktion der V. subclavia unter dem Schlüsselbein.
- *Jugulariskatheter:* punktiert wird die Jugularvene am seitlichen Hals.
- In Ausnahmefällen wird der Katheter von der Leiste her in die untere Hohlvene (V. cava inferior) eingelegt.

M *Nach Applikation eines Kavakatheters muss die korrekte Position immer durch eine Röntgen-Leeraufnahme des Thorax kontrolliert werden (der röntgendichte Katheter stellt sich als weißer Strang dar).*

Klinische Anwendung

Alle Infusionen, Transfusionen und zum intravenösen Gebrauch bestimmte Medikamente können über einen zentralen Weg verabreicht werden. Eine weitere Indikation zum Legen eines Katheters in die Hohlvene ist die Messung des *zentralvenösen Drucks (ZVD)*.

P *Hochkalorische Lösungen (über 1 000 mosmol) müssen zentralvenös infundiert werden.*
Die parenterale Ernährung erfordert also immer einen Kavakatheter.

Komplikationen

Gefürchtet ist die bakterielle Kontamination des Katheters. Ihre Wahrscheinlichkeit steigt mit der Liegedauer des Kavakatheters an. Als Faustregel gilt, dass das Infektionsrisiko mit jedem Tag Liegedauer um 1 % zunimmt (d. h. es beträgt 10 Tage nach Legen des Katheters 10 %, nach 20 Tagen 20 %).

Wegen ihrer Nähe zum Dammbereich sind über die Leistenwege eingebrachte zentralvenöse Katheter besonders häufig mit Infektionen belastet und deshalb zu vermeiden.

M *Bei dem Verdacht auf eine katheterbedingte Infektion (Sepsis) muss der Zugang sofort entfernt und die Katheterspitze zur bakteriologischen Untersuchung gegeben werden.*

Weitere schwerwiegende Komplikationen sind:
- *Pneumothorax* durch Verletzung der Pleurakuppe mit der Kanüle (bei ca. 1 % beim Subklaviakatheter),
- *Hämatothorax* durch Verletzung arterieller Gefäße,
- *Luftembolie* (besonders bei niedrigem ZVD),
- *Infusionsthorax* bei Fehlposition des Katheterendes in der Pleurahöhle.

6.2.2 Katheter im harnableitenden System

Harnblasenkatheter

Klinische Anwendung

Indikationen für einen Harnblasenkatheter sind:
- akuter Harnverhalt (z. B. bei Prostataadenom),
- Bilanzierung der Ausscheidung,

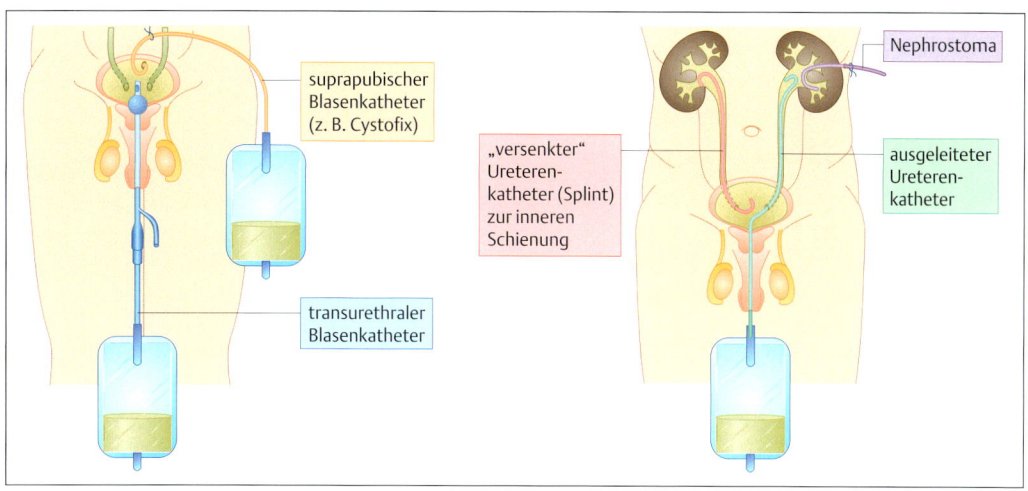

Abb. 6.1 Harnableitung. Katheter im harnableitenden System.

– zur Diagnostik (z. B. zur Gewinnung einer Urinkultur oder eines Urinsedimentes),
– aus pflegerischen Gründen (Inkontinenz).

Lokalisation

Man unterscheidet nach dem Zugangsweg in die Blase (**Abb. 6.1**):

– *transurethraler Blasenkatheter:* es handelt sich um den „normalen" Urinkatheter, der durch die Harnröhre in die Harnblase vorgeschoben wird,
– *suprapubischer Blasenkatheter:* er wird durch einen Metallführungszylinder in örtlicher Betäubung oberhalb der Symphyse (suprapubisch) in die gefüllte Harnblase eingestochen. Der dünne Kunststoffschlauch wird dann mit einer Naht an der Haut fixiert.

Beide Katheterformen erfüllen denselben Zweck. Ist eine Urinableitung über mehrere Tage (oder länger) notwendig, wird ein suprapubisch liegender Blasenkatheter bevorzugt. Dieser verursacht bei längerer Liegezeit weniger Komplikationen als der transurethrale Katheter in der Harnröhre (Harnröhrenentzündung, Harnröhrenstriktur).

Ureterenkatheter

Der dünne Kunststoffkatheter wird endoskopisch durch die Harnröhre bis ins Nierenbecken vorgeschoben.

Klinische Anwendung

Indikationen für einen Ureterenkatheter sind:

– Prophylaxe oder Therapie einer Harnstauungsniere,
– begleitende Maßnahme bei der Steinbehandlung (z. B. ESWL, s. Kap. 28.4).

Ⓦ *Ein Ureterenkatheter endet meistens als innere Schienung (Splint) in der Harnblase (von außen nicht sichtbar), kann aber auch durch die Harnröhre ausgeleitet werden (**Abb. 6.1** u. **Abb. 6.2**). Um einem Herausrutschen aus dem Nierenbecken vorzubeugen, ist das Ende wie ein Schweineschwanz (Pigtail-Katheter) oder in Form des Buchstabens „J" gebogen.*

Nephrostoma

Ⓓ *Als Nephrostoma bezeichnet man eine äußere Nierenfistel, d. h. der Urin wird direkt vom Nierenbecken nach außen abgeleitet.*

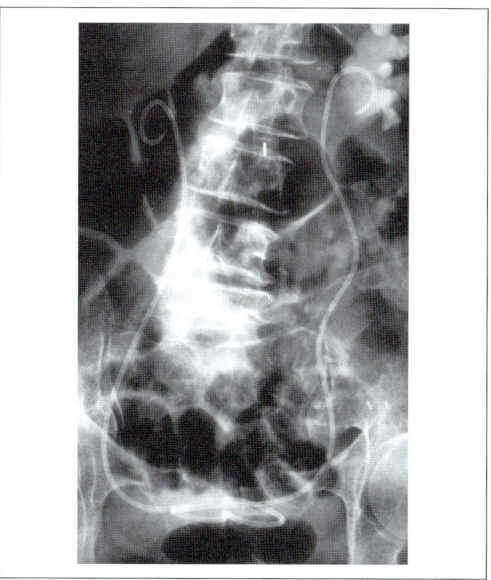

Abb. 6.2 Ureterenkatheter beidseits. Die innere Schienung der Harnleiter reicht vom Nierenbecken bis in die Harnblase.

Der Kunststoffkatheter wird nach Punktion in Lokalanästhesie unter sonografischer oder röntgenologischer Kontrolle durch die äußere Haut in das (gestaute) Nierenbecken eingebracht. Der Schlauch wird an der Haut durch Naht fixiert.

Zur Anwendung kommt das Nephrostoma bei Harnabflussstörungen im Bereich der Ureteren (Steine oder Tumoren).

6.3 Sonden

Sonden liegen zumeist im Intestinaltrakt. Man unterscheidet (Tab. 6.2):
– *Entlastungssonden* (z. B. Magen-, Duodenalsonde),
– *Ernährungssonden* (z. B. PEG),
– *Kompressionssonden* (z. B. Sengstakensonde).

6.3.1 Entlastungssonden

Die in den oberen Verdauungstrakt sezernierten Flüssigkeitsmengen betragen mehrere Liter täglich. Die in **Tab. 6.3** beschriebenen Sekrete werden normalerweise von der Darmschleimhaut resorbiert und gehen dem Körper dadurch nicht verloren. Bei fehlender Kontraktilität im Magen-Darm-Kanal können sich die Sekrete je-

Tabelle 6.2 Sonden im Intestinaltrakt

Bezeichnung	Eintrittsstelle im Körper	Lage der Sonde	Liegedauer	Qualität	Ableitungssekret Menge/Tag	Aussehen	Verwendung als Ernährungssonde
Entlastungssonden							
Magensonde	Nase (Mund)	Magen	Std./Tage	Magensaft	bis 2000 ml	klar	(+)
Duodenalsonde	Nase (Mund)	Duodenum	Std./Tage	Magensaft Galle Pankreassaft	bis 3000 ml	gelb-grün-braun	+
Miller-Abbott-Sonde	Nase (Mund), Bauchdecke	Ileum	Std./Tage	Dünndarm-inhalt	bis 2000 ml und mehr (Ileus)	braun-fäkal	–
Darmrohr	After	Rektum	30 Min. (maximal)	Dickdarm-inhalt (Kot, Luft)	gering	braun-fäkal	–
Ernährungssonden							
PEG	Bauchdecke	Magen	Tage/Monate	(Magensaft)	keines	–	+++
Jejunalsonde	Nase (Mund) Bauchdecke	Jejunum	Std./Tage	Dünndarm-inhalt	bis 2000 ml	braun-fäkal	+++
Kompressionssonden							
Sengstaken-Blakemore-Sonde	Nase (Mund)	Ösophagus Magen	12–24 Std. (danach entblocken)	(Magensaft) Blut	je nach Blutung	blutig-rot ("Kaffee-satz")	–

Tabelle 6.3 Verdauungssekrete im oberen Intestinaltrakt

	Magensaft	Galle	Pankreassaft
Menge/Tag	ca. 1500 ml	ca. 700 ml	ca. 1500 ml
Aussehen	farblos-klar	goldgelb (aus Leber) braungrün (aus Gallenblase)	farblos-klar (wie Speichel)
pH-Wert	sauer (pH ca. 2)	neutral (pH ca. 7,2)	alkalisch (pH ca. 8)
wesentliche Bestandteile	HCl Pepsin	Bilirubin Gallensäuren Cholesterin	Bikarbonat Enzyme (Amylase, Lipase)
Folgen bei vollständigem Verlust	metabolische Alkalose	weißer (= acholischer) Stuhlgang	metabolische Azidose, silbergrauer, fettreicher Stuhl

doch aufstauen. Die Entlastungssonde soll die Flüssigkeit ableiten und schwerwiegende Komplikationen, wie z. B. Aspiration, verhindern.

Größere Verluste aus der Sonde müssen quantitativ und qualitativ (intravenös) ersetzt werden (ärztliche Verordnung, Infusionsplan), weil sonst metabolische Entgleisungen und Elektrolytverschiebungen drohen.

Magensonde

Eine Magensonde soll den Magensaft (und evtl. aufsteigenden Dünndarminhalt) nach außen ableiten.

Applikation

Sie wird durch die Nase – nur in Ausnahmen durch den Mund – via Speiseröhre langsam vorgeschoben. Die Kontrolle der korrekten Position erfolgt durch Auskultation über dem Magen (Stethoskop) unter Einblasen von Luft. Zur Ableitung dient ein Auffangbeutel, der an das äußere Ende angestöpselt wird; die entleerte Menge wird dokumentiert. Eine Saugvorrichtung wird nicht angebracht (Schleimhautschädigung!).

Klinische Anwendung

Indikationen für die Applikation einer Magensonde sind:
- *Magen-Darm-Atonie:* Bei Atonie von Magen und Darm kommt es zum Aufstau von Magensaft und Dünndarmsekreten mit der Gefahr des Erbrechens (Überlauferbrechen) und der Aspiration (Verschlucken von Magensaft in die Luftröhre). Die Magensonde soll diesen Gefahren durch Ableitung des Mageninhaltes nach außen vorbeugen.
- *Magenoperation:* Postoperativ verhütet die Sonde eine Magenüberfüllung mit Luft, Magensaft oder Dünndarmsekret durch Ableitung nach außen. Eine Magenwandaufdehnung würde die operativ gesetzte Naht gefährden. Die diagnostische Funktion ist das Erkennen einer Nachblutung aus der Schleimhautnaht.

P **Beobachtung.** *Die Nachblutungsgefahr ist in den ersten postoperativen Stunden am größten. Deshalb ist in dieser Zeit eine engmaschige Kontrolle der Magensonde auf Blutabgang angezeigt.*

- Ernährung: Bei intakter Peristaltik kann auch über eine Magensonde Kost verabreicht werden, wenn eine normale Ernährung wegen Beeinträchtigung der Schluckfunktion nicht möglich ist. Wegen der Gefahr einer Magenüberfüllung mit Aspiration wird die enterale Sondenernährung jedoch besser über eine tiefer liegende Sonde (im Duodenum oder Jejunum) zugeführt.

Duodenalsonde

Die Duodenalsonde ist entsprechend ihrer Lage im Zwölffingerdarm etwas länger als eine Magensonde.

P **Beobachtung.** *Entleert sich farblos-klare Flüssigkeit, so handelt es sich um Magensaft (Position der Sonde im Magen). Eine gelbgrüne Färbung ist durch Galle bedingt. Da ein galliger Reflux (vom Duodenum in den Magen) in gewissem Ausmaß physiologisch ist, kann auch eine Magensonde entsprechend gefärbtes Sekret fördern. Eine intensive gelbgrüne Färbung spricht jedoch dafür, dass die Sonde im Duodenum endet (*Tab. 6.3*).*

Miller-Abbott-Sonde

Die Miller-Abbott-Sonde ist eine spezielle Dünndarmsonde. Sie ist doppellumig und 3 m lang.

Applikation

Die Miller-Abbott-Sonde wird entweder durch die Nase und den oberen Magen-Darm-Trakt bis zum Ende des Dünndarmes (Ileozökalklappe = Bauhin-Klappe) vorgeschoben oder bei einer Bauchoperation intraoperativ durch eine kleine Inzision in den Dünndarm eingebracht (Abb. 6.3).

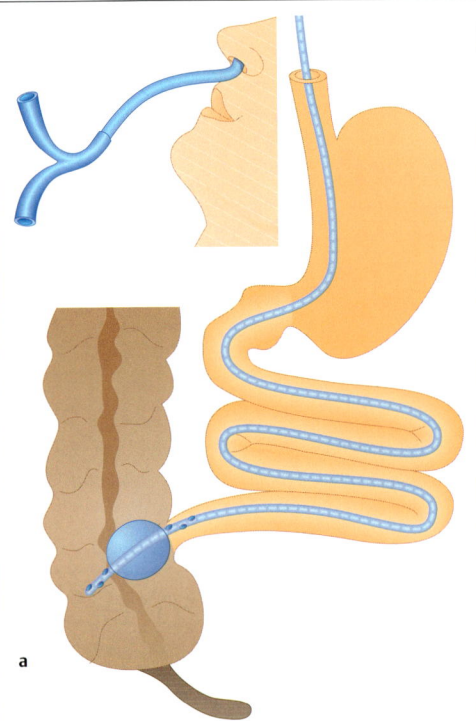

a

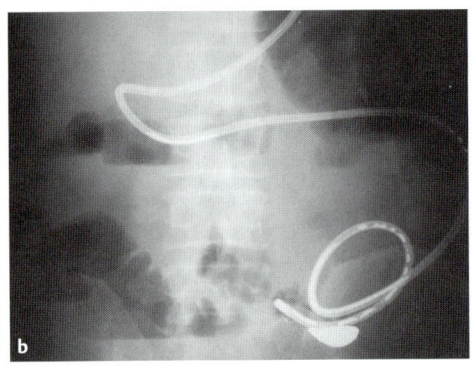

b

Abb. 6.3 Miller-Abbott-Sonde.
a Durch den kontrastmittelhaltigen Ballon kann die Lage röntgenologisch kontrolliert werden. Über das zweite Lumen lässt sich Dünndarminhalt bei gestauten Darmschlingen absaugen.
b Röntgenbild der Sonde im Körper.

Klinische Anwendung

Die Sonde kommt bei einem *Ileus* zum Einsatz und hat 2 Funktionen:
1. Die sich im Dünndarm stauenden Sekrete (Dünndarminhalt) können abgesaugt werden.
2. Die korrekt (d. h. tief genug) liegende Sonde wirkt durch ihre Starre wie eine innere Schienung für den Dünndarm. Sie hält dadurch die Dünndarmschlingen in ihrer Lage und kann somit Darmabknickungen bei einem rezidivierenden Adhäsionsileus oder einem

„Verwachsungsbauch" verhindern. Entsprechend ihrer Lokalisierung fördert die Sonde fäkulenten flüssig-braunen Dünndarminhalt.

Darmrohr

Applikation
Das gut eingefettete flexible Kunststoffrohr wird durch den After in den Enddarm eingelegt, um die Stuhl- und Luftentleerung zu erleichtern.

Klinische Anwendung
Zur Anwendung kommt ein Darmrohr besonders bei *lufthaltiger Blähung des Dickdarms* (Meteorismus) nach Dickdarmoperationen, um die Dickdarmnaht zu entlasten.

Das Darmrohr wird etwa 2-mal täglich für maximal eine halbe Stunde eingebracht und dann wieder entfernt. Bei längerer Liegedauer besteht die Gefahr der Darmwandschädigung (evtl. Perforation) durch das Kunststoffrohr.

 Nach Dickdarmoperationen wird ein Darmrohr nur nach ärztlicher Anordnung eingelegt. Bei tiefen Rektumanastomosen (Nähte dicht unterhalb des Afters) kann die Anastomose durch ein zu tief eingelegtes Darmrohr geschädigt werden (Nahtinsuffizienz).

6.3.2 Ernährungssonden

Ist die orale Nahrungsaufnahme z. B. wegen eines stenosierenden Ösophagustumors nicht möglich, stellen Ernährungssonden eine gute Möglichkeit der enteralen Langzeiternährung dar.

Perkutane endoskopische Gastrostomie (PEG)

D *Als Gastrostomie bezeichnet man eine künstlich angelegte Magenfistel nach außen.*

Applikation
Bei Patienten, die nicht schlucken können, kann durch die Bauchdecke (perkutan) in Lokalanästhesie ein dünner Katheter zur Ernährungstherapie in den Magen eingebracht werden. Eine Operation ist nicht erforderlich, lediglich eine Magenspiegelung (Abb. 6.4).

Klinische Anwendung
Indikationen für eine PEG sind z. B.:
- Schluckunfähigkeit bei Schädel-Hirn-Trauma oder Apoplex,
- stenosierendes Karzinom des Rachens oder Ösophagus.

6

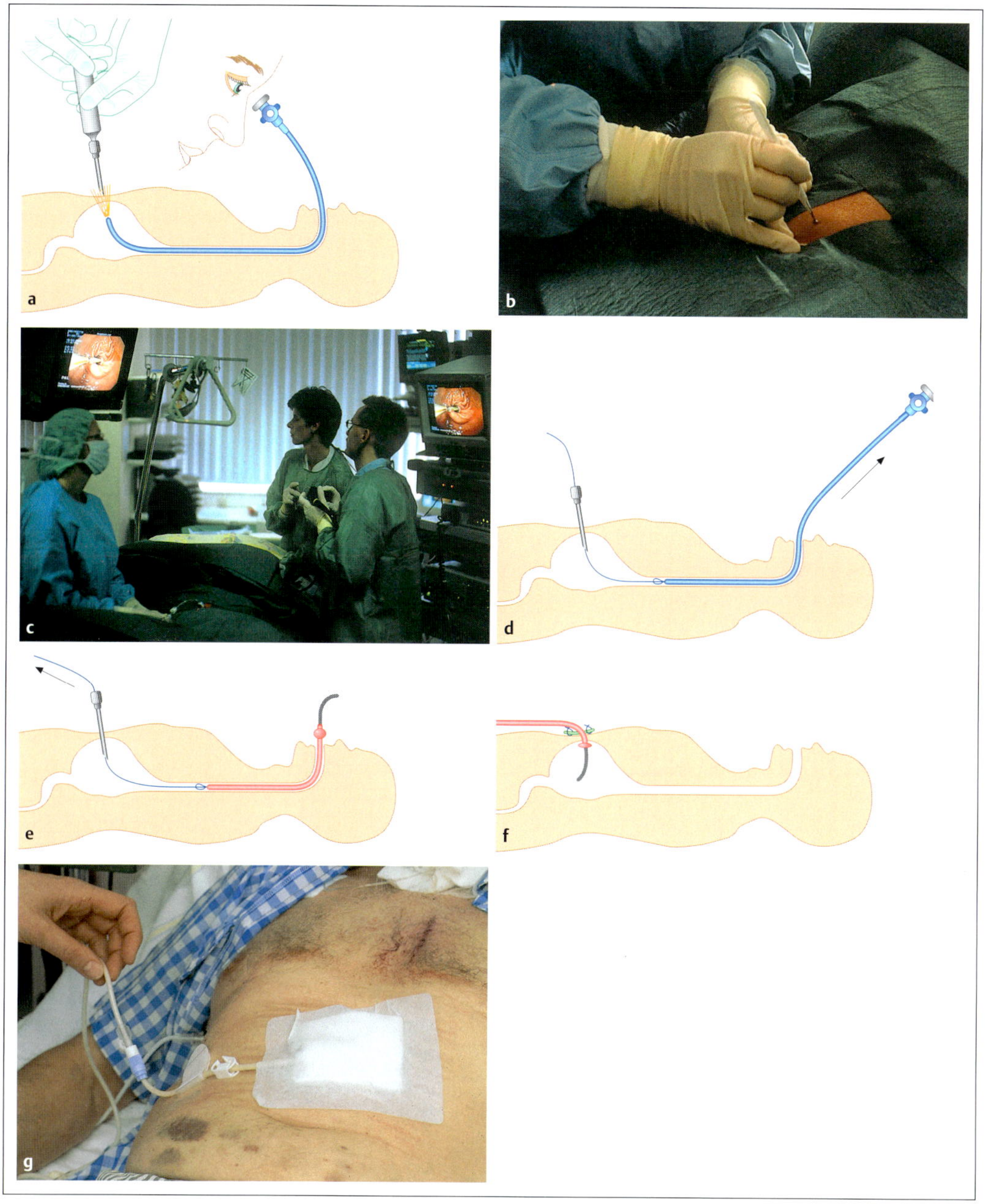

Abb. 6.4 Perkutane endoskopische Gastrostomie (PEG). Dargestellt ist die Fadendurchzugsmethode.

a Das Gastroskop wird in den Magen eingeführt. Die Lichtquelle an der Spitze des Gerätes ist durch die Bauchhaut sichtbar, was die Punktion des Magens von außen in Lokalanästhesie erleichtert.

b–d Durch die Punktionskanüle wird ein Faden in den Magen geschoben. Dieser Faden wird mit dem Gastroskop gefasst und durch die Speiseröhre aus dem Mund herausgezogen.

e An den Faden knüpft man den PEG-Katheter. Der Ernährungskatheter wird transoral durch Zug am äußeren Fadenende in den Magen gezogen.

f Fixierung des PEG-Katheters an der Bauchwand mit einem inneren und äußeren Gegenlager (Plastikscheiben).

g Die Austrittsstelle des Katheters wird mit einer sterilen Kompresse abgedeckt.

 Mit der PEG ist eine enterale Langzeiternährung über viele Monate auch zu Hause möglich.

Jejunalsonde

D *Bei einer Jejunalsonde handelt es sich um eine Ernährungssonde, die im Jejunum endet.*

Applikation

Die Sonde wird durch die Nase via Speiseröhre und Magen eingebracht. Die korrekte Lage im Dünndarm muss durch Röntgenkontrolle gesichert werden. Alternativ kann die Sonde bei einer Bauchoperation über eine kleine Inzision direkt in den oberen Dünndarm eingebracht werden.

Klinische Anwendung

Jejunalsonden dienen bevorzugt der enteralen Ernährung mit industriell vorgefertigter Sondenkost (sog. Astronautenkost). Gegenüber Magen- und Duodenalsonden haben sie bezüglich der Ernährungsfunktion den Vorteil, dass die Kost direkt in den Dünndarm eingebracht wird und ein Rückstau in den Magen mit der Gefahr des Erbrechens und der Aspiration nicht gegeben ist.

6.3.3 Kompressionssonden

Sie dienen zur Kompression von blutenden Ösophagusvarizen, um eine rasche Blutstillung zu erreichen.

Sengstaken-Blakemore-Sonde

D *Die Sengstaken-Blakemore-Sonde (benannt nach zwei amerikanischen Ärzten, 1950) ist eine Kompressionssonde. Sie wird bei der Ösophagusvarizenblutung nach endoskopischer Abklärung eingesetzt.*

Applikation und Funktionsprinzip

Die Applikation erfolgt über Nase und Rachen bis in den Magen.

Die Sonde ist dreilumig aufgebaut und hat 2 getrennt aufblasbare Ballons, wovon der eine im Magen und der andere im unteren Ösophagus platziert wird. Der Magenballon hat lediglich „Haltefunktion". Nach dem Einschieben der Sonde (mit nicht aufgeblasenen Ballons) verhindert der gefüllte Magenballon das Herausrutschen der Sonde (**Abb. 6.5**).

Der Ösophagusballon bildet den therapeutisch wirkenden Bestandteil der Sonde. Der aufgeblasene Gummiballon tamponiert durch Druck die blutenden Varizen in der unteren Speiseröhre. Damit der Ballon nicht in den Magen hinabgleitet, wird außen an die Sonde über ein Seil eine Zugkraft von etwa 300 g angebracht.

Das 3. Lumen ist am Ende mit seitlichen Perforationen versehen und endet im Magen. Es hat die Funktion einer herkömmlichen Magensonde (Ableitung).

M *In geblocktem Zustand (aufgeblasener Ballon) darf die Sonde nur ca. 12–24 Stunden belassen werden, weil sonst Druckschäden an der Speiseröhrenwand entstehen können.*

Die Ballons werden nach 12–24 Stunden entblockt (geleert). Sicherheitshalber wird die Sonde danach noch für einige Stunden belassen, damit sie im Falle einer erneuten Blutung sofort geblockt werden kann und nicht erst wieder neu gelegt werden muss.

W *Im Funktionsprinzip ähnlich wie die Sengstaken-Blakemore-Sonde ist die Linton-Nachlas-Sonde (benannt nach zwei amerikanischen Chirurgen, 1955). Sie kommt wegen ihrer birnenförmigen Ballonform besonders bei Blutungen aus Varizen des Magenfundus zum Einsatz.*

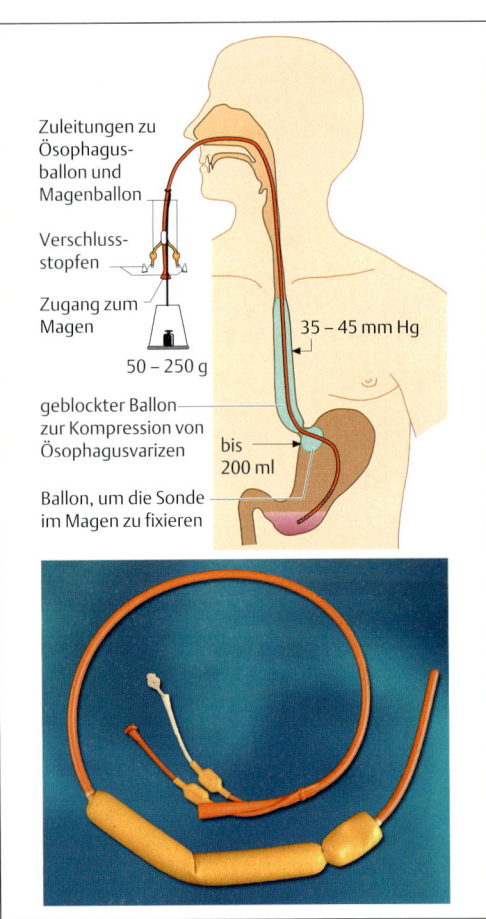

Abb. 6.5 Sengstaken-Sonde. Wichtigster Bestandteil ist der aufblasbare Ballon in der unteren Speiseröhre, der zur Kompression blutender Ösophagusvarizen dient. Der Magenballon verhindert ein Herausrutschen. Um den Füllungsdruck von außen kontrollieren zu können, sind an beiden zuführenden Leitungen kleine Kontrollballone (Piloten) eingearbeitet.

Labels in figure:
Zuleitungen zu Ösophagusballon und Magenballon
Verschlussstopfen
Zugang zum Magen
50 – 250 g
35 – 45 mm Hg
geblockter Ballon zur Kompression von Ösophagusvarizen
bis 200 ml
Ballon, um die Sonde im Magen zu fixieren

6.4 Drainagen

Drainagen haben die Aufgabe, Sekret, Blut und Eiter aus Wund-, Körper- oder Abszesshöhlen abzuleiten. Man unterscheidet *äußere* und *innere Drainagen*.

Äußere Drainagen. Dies sind nach außen abgeleitete Drainagen, sie enden offen im Verband oder sind mit oder ohne Sog an ein Ablaufsystem (z. B. Auffangbeutel) angeschlossen.

Innere Drainagen. Sie verbinden 2 Organe miteinander oder schienen ein verengtes Gangsystem im Körperinneren, z. B. einen durch Tumor verengten Gallengang (**Abb. 6.12**). Ihre Positionierung erfolgt mithilfe der Endoskopie und/oder Röntgendurchleuchtung. Die Röhrchen bestehen aus Kunststoff oder Metall, werden auch als Stents bezeichnet und sind von außen nicht sichtbar.

6.4.1 Allgemeines

Funktion

Die meisten Drainagen werden als präventive (prophylaktische) Maßnahme eingelegt (z. B. Blutungsdrainage in der Bauchhöhle, Redon-Drainage). Andere Drainagen haben eine therapeutische (kurative) Zielsetzung (z. B. Ableitungsdrainage bei Abszessen oder inneren Fisteln, Bülau-Drainage bei Pneumothorax oder Pleuraempyem).

Sog

Die meisten Ableitungsdrainagen werden *ohne* Sog angeschlossen.

(P) *Insbesondere bei Drainagen in der Bauchhöhle wird kein Sog verwendet, weil der Darm durch den Sog geschädigt werden kann (Perforation, Darmfistel).*

Mit Sog werden folgende Drainagen angeschlossen:
- Bülau-Drainage (kontrollierter Sog),
- Spül-Saug-Drainage (kontrollierter Sog),
- Redon-Drainage (unkontrollierter Sog).

Geschlossenes oder offenes System

Grundsätzlich sollten alle Drainageschläuche gegenüber der Außenwelt *„geschlossen"* mit einem Auffanggefäß verbunden sein, wie es bei Thoraxdrainagen, bei der Redon- und der Robinson-Drainage der Fall ist. So wird die Möglichkeit einer bakteriellen Infektion verringert und das Durchfeuchten des Verbandes und der Wundumgebung mit Blut, Galle, Darminhalt oder sonstigen Sekreten verhindert.

Eine *offene* Ableitung (ohne Beutel) sollte nur in Ausnahmefällen bei infizierten Wunden erfolgen, bei denen die Aufgabe der Drainage v. a. in der Verhütung eines vorzeitigen Verschlusses der Hautränder besteht (sog. Sperr-Drain).

6.4.2 Drainagen im Weichteilgewebe

Weichteildrainagen (**Tab. 6.4**) sind Ableitungsdrainagen; man unterscheidet:
- Die *Redon-Drainage* ist die wichtigste Weichteildrainage. Diese Saugdrainage wird häufig am Ende einer Operation in das Unterhautfettgewebe eingelegt.

Tabelle 6.4 Drainagen im Weichteilgewebe

Bezeichnung	Lage der Sonde	Indikation	Prinzip	Liegedauer
Redon-Drainage	subkutan, subfaszial oder in Nähe einer Anastomose	Verhütung von Hämatomen	Blutungsdrainage mit unkontrolliertem Sog	1–2 Tage
Spül-Saug-Drainage	in infiziertem Gewebe	knöcherne Infekte	mechanische Spülung mit kontrolliertem Sog	bis Infektausheilung
Infekt-Drainagen	in infiziertem Weichteilgewebe	Weichteilinfekte	Drainage ohne Sog	bis Wunde sauber

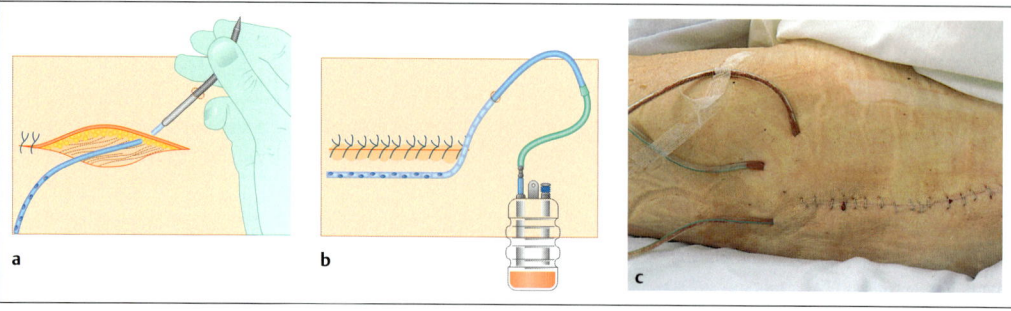

Abb. 6.6 Redon-Drainage.
a Bei noch offener Wunde wird der Drain mit einem Metallspieß durch die Haut gezogen.
b Nach Verschluss der Wunde wird eine Vakuumflasche angeschlossen. **c** Klinisches Bild.

– Die *Spül-Saug-Drainage* dient speziell in der Traumatologie zur Behandlung von Infekten.
– *Infektdrainage:* Infizierte Weichteilwunden können mit einer Gummilasche oder durch Kunststoffdrains (ohne Sog, ohne Spülung) nach außen drainiert werden.

Redon-Drainage

Die Redon-Drainage (franz. Chirurg, 1954) ist die gebräuchlichste Gewebedrainage. Sie wird vorwiegend in das Unterhautfettgewebe oder subfaszial platziert (**Abb. 6.6**). Das Schlauchsystem ist in verschiedenen Stärken erhältlich. In der Handchirurgie bspw. werden kleine „Mini-Redons" verwendet.

Applikation

Der Kunststoffdrain wird mit einem speziellen, angespitzten Metalldorn (Redon-Spieß) neben der Wunde von innen nach außen durch die Haut gespießt. Der Spieß wird dann entfernt und die Redon-Drainage mit einem Faden an der Haut festgenäht, abschließend wird der Drain an die Saugflasche angeschlossen.

P **Drainagen.** Ist die Saugflasche mit Sekret aufgefüllt, wird sie unter Erhaltung des Vakuums (also bei abgeklemmtem Schlauch) durch eine neue Vakuumflasche ersetzt. Da die Redon-Drainage in sterilem Gewebe liegt, müssen die entsprechenden Hygienemaßnahmen eingehalten werden.

Funktionsprinzip

Es handelt sich um eine *geschlossene Saugdrainage mit unkontrolliertem Sog* (also nicht einstellbar). Der dünne Kunststoffschlauch hat seitlich mehrere Perforationen, sodass Sekret aus dem gesamten Wundbereich abgesaugt werden kann. Außen ist der Schlauch mit einer Vakuumflasche verbunden. Durch den kontinuierlichen Sog werden die Wundflächen fest aneinandergepresst und Hohlraumbildungen vermieden. Wundsekret oder Blutaustritt (Hämatombildung!) wird so verhindert.

M *Jeder Bluterguss erhöht die Gefahr einer Infektion und kann durch Spannung der darüberliegenden Haut die Wundheilung beeinträchtigen!*

Liegedauer

Wegen der Gefahr einer aufsteigenden Infektion bei längerer Verweildauer werden Redon-Drainagen nach etwa 48 Stunden gezogen, es sei denn, sie fördern noch erhebliche Flüssigkeitsmengen.

Spül-Saug-Drainage

Diese Drainageform (**Abb. 6.7**) kommt im Extremitätenbereich bei knöchernen Infekten zur Anwendung.

Applikation

Zuführender und abführender Schlauch werden am Ende der Operation (Ausräumung von Eiter, nekrotischem Weichteilgewebe und Knochensequestern) wie der Redon-Drain mit einem Spieß durch die Haut gestochen. An den zuführenden Schlauch wird die Spülflüssigkeit (Infusionsflasche) angeschlossen, an den abführenden der Sog (Vakuumflasche).

Funktionsprinzip

Durch diese Vorrichtung soll infiziertes Gewebe gespült werden (mechanische Reinigung). Über einen Schlauch (identisch mit einem Redon-Schlauch) läuft eine sterile Elektrolytlösung in das Wundgebiet ein. Der Schlauch hat am Ende seitliche Perforationen, damit die Spüllösung die gesamte Wundhöhle erreicht. Über einen ebenso gestalteten Schlauch wird die Spüllösung aus dem Gewebe abgesaugt und in eine Vakuumflasche geleitet.

6

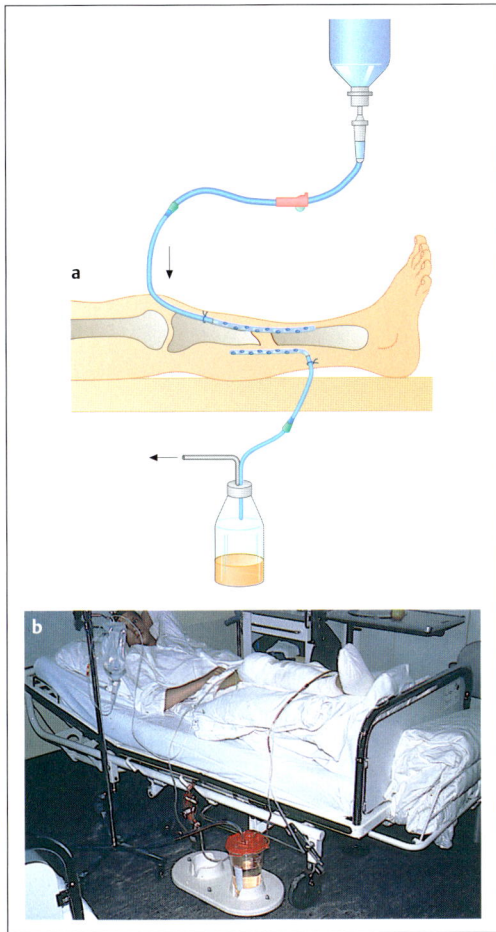

Abb. 6.7 Spül-Saug-Drainage.
a Bei postoperativer Osteomyelitis wird der Infektbereich gespült. Über eine Saugvorrichtung wird die Flüssigkeit aus dem Gewebe entfernt.
b Klinisches Bild. Patient mit infiziertem Marknagel.

Klinische Anwendung

Die Spül-Saug-Drainage kommt bei *knöchernen Infekten* (Osteomyelitis mit umgebender Weichteilinfektion) zur Anwendung. Fast immer handelt es sich um Entzündungen nach operativer Knochenstabilisierung durch Metall (Osteosynthesen).

Liegedauer

Das Spülsystem sollte möglichst belassen werden, bis der Infekt ausgeheilt ist, was mehrere Tage dauert. Sollte das System verstopfen, hat es seine Funktion verloren und birgt die Gefahr einer neuerlichen Infektion von außen.

P **Dokumentation.** *Ein- und auslaufende Spülmenge sollten gleich sein und müssen bilanziert werden. Bei einer Verstopfung des abführenden Schenkels kommt es zur Flüssigkeitsansammlung im Gewebe. In einem solchen Fall ist die Zufuhr zu stoppen und der Arzt zu verständigen. Beide Schläuche werden dann entweder gezogen oder finden für 1–2 Tage als Saugdrainagen (an eine Redon-Flasche angeschlossen) Verwendung.*

Infekt-Drainagen ohne Sog

Weichteilinfekte (Abszess, Panaritium) werden nach operativer Spaltung drainiert, um einen anhaltenden Abfluss des infizierten Sekretes nach außen zu gewährleisten. Als Drainagen eignen sich:
– Gummi- oder Kunststoffröhrchen mit mehreren seitlichen Öffnungen,
– streifenförmige Gummi- oder Latexstücke (sog. „Laschen").

Applikation

Die Drainage wird in die Wunde eingelegt und einige Zentimeter über dem Hautniveau abgeschnitten. Das Laschenende wird mit einer durchgesteckten Sicherheitsnadel vor dem Hineingleiten in die Wunde bewahrt. Die Drainage wird abschließend mit einem sterilen Mullplattenverband bedeckt, der bei Durchnässung zu wechseln ist.

Klinische Anwendung und Liegedauer

Diese Form der Drainage wird zum Zweck der Offenhaltung in infizierte Wunden eingelegt.

Mit zunehmender Säuberung und Granulation der Wunde kann der Drain schrittweise gekürzt oder durch einen dünneren ersetzt werden, bis er gänzlich entfernt wird.

6.4.3 Drainagen in der Bauchhöhle

In die Bauchhöhle (**Abb. 6.8**) werden Drainagen zur Ableitung von Sekret (Blut, Eiter, Galle oder Pankreassaft) oder prophylaktisch für den Fall einer Nahtinsuffizienz eingelegt.

P **Infektionsprophylaxe.** *Die Bauchhöhle ist normalerweise steril, deshalb ist beim Umgang mit Bauchdrainagen (z. B. Beutelwechsel) steril vorzugehen (Gefahr der Peritonitis!).*

6

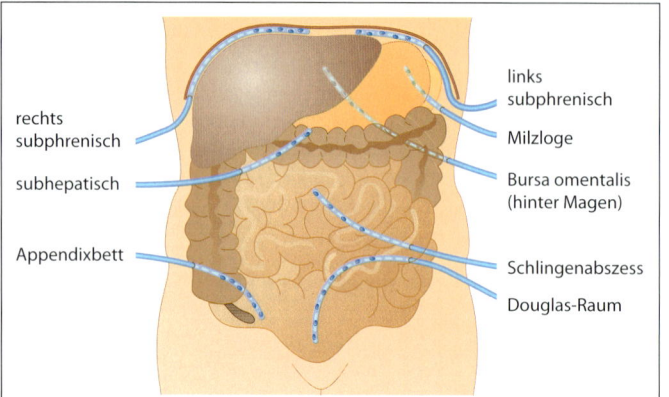

Abb. 6.8 Drainagen in der Bauchhöhle. Häufige Lokalisationen.

rechts subphrenisch

subhepatisch

Appendixbett

links subphrenisch

Milzloge

Bursa omentalis (hinter Magen)

Schlingenabszess

Douglas-Raum

6

Ableitungssysteme

Man unterscheidet verschiedene Vorrichtungen:
- geschlossene Ableitung,
- offene Ableitung,
- halboffene Ableitung.

Geschlossene Ableitung. Über Kunststoffschläuche mit seitlichen Perforationen am inneren Ende wird das Sekret aufgenommen (**Abb. 6.9 a**). Nach außen erfolgt die Ableitung über eine geschlossene Schlauchverbindung ohne Sog nach dem Schwerkraftprinzip in ein flexibles Beutelreservoir (Typ *Robinson-Drainage, Sterislit-Drainage*) oder ein festes Vorratsgefäß. Die Drainage wird an der Haut mit einer Naht fixiert und nicht mit einer Sicherheitsnadel durchstochen (ansonsten Aufhebung des geschlossenen Systems mit Kontaminationsgefahr!).

Offene Ableitung. Bei der offenen Wunddrainage endet das Ableitungsrohr über dem Hautniveau (Typ *Laschendrainage*, s. o.). Das Sekret fließt also in das Verbandmaterial, was für die Patienten lästig ist und eine Kontaminationsgefahr bedeutet. Ein Beispiel ist die *Penrose-Drainage* (**Abb. 6.9 b**). Diese kaum noch eingesetzte Drainage besteht aus einem kunststoffummantelten Mulldocht, der das Sekret wie ein Lampendocht durch kapillare Saugwirkung ableitet.

Halboffene Ableitung. Hier wird die Drainage in einen Auffangbeutel geleitet. Ein Beispiel ist die *Easy-Flow-Drainage* (**Abb. 6.9 c**). Das Sekret fließt in den Verband (offenes System) oder in einen aufgeklebten Stomabeutel (halboffenes System). Die Easy-Flow-Drainage wird mit einer Sicherheitsnadel vor dem Verrutschen geschützt (was bei geschlossenen Drainagesystemen verboten ist).

M *Drainagen in der Bauchhöhle dürfen nie an einen Sog angeschlossen werden (Gefahr der Darmwandschädigung).*

Applikation

Bauchhöhlendrainagen werden am Ende der Operation durch kleine Inzisionen in der vorderen Bauchwand ausgeleitet.

P **Nachbehandlung.** *Informationen über Lokalisation und besonders Liegedauer einer Bauchhöhlendrainage müssen beim Operateur eingeholt werden. Von außen sind Lage und Sinn einer Drainage oft nicht zu erkennen.*

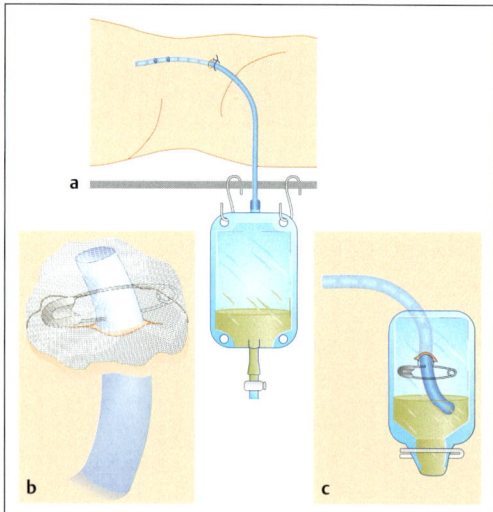

a

b

c

Abb. 6.9 Drainagen in der Bauchhöhle.
a Geschlossene Ableitung über Schlauchverbindung in einen Auffangbeutel (z. B. Robinson-Drainage).
b Offene Ableitung in den Verbandmull (z. B. Penrose-Drainage).
c Halboffene Ableitung in einen Auffangbeutel, der über den Austrittsbereich der Drainage geklebt wird (z. B. Easy-Flow-Drainage).

Indikationen

Nach der im Vordergrund stehenden Aufgabe unterscheidet man:

– Blutungsdrainage (häufigste Indikationen!),
– Insuffizienzdrainage,
– Abszessdrainage,
– spezielle Katheter.

Blutungsdrainage

Die Blutungsdrainage endet als Zieldrainage im Operationsgebiet und soll Blutungen aus dem Operationsfeld nach außen ableiten.

P **Beobachtung.** *Geringe Blutverluste (bis 100 oder 200 ml am 1. Tag) sind nicht Besorgnis erregend. Größere Blutverluste (Massenblutungen) sprechen für eine Nachblutung und erfordern die Relaparotomie (sofort Operateur verständigen!).*

Insuffizienzdrainage

Das Ende dieser Drainage wird unmittelbar neben eine Darmnaht (Anastomose) gelegt. Dies geschieht in der Vorstellung, dass im Falle einer Nahtinsuffizienz (Aufgehen der Naht, Nahtbruch) der dann in die Bauchhöhle austretende (unsterile) Darminhalt wenigstens teilweise über die Drainage abgeleitet wird.

Der Gebrauch der Insuffizienzdrainage ist rückläufig. Die meisten Darmoperationen werden heute ohne Drainage verschlossen.

Abszessdrainage

Nach operativer Entleerung einer Eiteransammlung aus der Bauchhöhle durch Laparotomie werden vom Operateur eine oder mehrere Drainagen in die verbleibende Abszesshöhle eingelegt. Unter sonografischer oder CT-gesteuerter Kontrolle können dünne Katheter auch durch Punktion (ohne Operation) zur Eiterableitung oder Spülung in Abszesshöhlen eingebracht werden.

Die Drainagen sollen nachlaufendes Wundsekret und Eiter nach außen ableiten. Besonders in infiziertem Gebiet (was ein Abszess definitionsgemäß ist) ist der freie Abfluss nach außen wichtig! Die Drainagen sollen dick sein, damit sie durchgängig bleiben und nicht verstopfen, denn bei unzureichender Drainage nach außen kommt es zum „Verhalt", also zu einer erneuten Eiteransammlung (Abszess).

P **Drainagen.** *Der Reinigungsprozess in der Abszesshöhle kann durch Spülungen über die Drainage (auf ärztliche Anordnung) gefördert werden.*

Liegedauer

Abszessdrainagen werden so lange belassen, bis sie nichts mehr fördern (meist einige Tage). In Anbetracht einer allmählichen Schrumpfung der Abszesshöhle (durch Granulation) kann es sinnvoll sein, die Drainage über einige Tage schrittweise zu kürzen, d.h., sie wird täglich um einige Zentimeter zurückgezogen.

Spezielle Katheter in der Bauchhöhle

Peritonealdialyse

Statt einer Hämodialyse kann eine Ausschwemmung nierenpflichtiger Substanzen auch über das Bauchfell erfolgen (CAPD = kontinuierliche ambulante Peritonealdialyse).

Funktionsprinzip. Ein dünner Kunststoffkatheter (sog. Tenckhoff-Katheter) wird operativ unterhalb des Nabels in die Bauchhöhle eingebracht. Über diesen Katheter erfolgt die Spülung der Bauchhöhle mit speziellen Flüssigkeiten, wobei die nierenpflichtigen Substanzen durch Diffusion von der Spülflüssigkeit aufgenommen werden (**Abb. 6.10**).

Liegedauer. Der Peritonealkatheter kann als Verweilkatheter über Monate belassen werden (mögliche Komplikation: Peritonitis).

Aszitesdrainage

Hierbei handelt es sich um eine „innere" Drainage zur Ableitung von medikamentös nicht beherrschbarem Aszites, z. B. bei Leberzirrhose. Die Aszitesdrainage kann lebenslang liegen bleiben.

Funktionsprinzip. Durch Laparotomie wird ein Kunststoffkatheter in die Bauchhöhle eingelegt. Dieser Katheter wird dann im Unterhautfettgewebe zur Jugularvene geleitet, um den Aszites in die obere Hohlvene abzuleiten und damit in den Kreislauf zurückzuführen. Gebräuchliche Kathetermodelle sind der *Le-Veen-Shunt* und der *Denver-Shunt* (**Abb. 6.11**).

Vor- und Nachteile von Bauchdrainagen

Das Einlegen einer Drainage in die Bauchhöhle hat grundsätzliche Vor- und Nachteile (**Tab. 6.5**). Allgemein ist die Anwendung von Bauchhöhlendrainagen bei nicht septischen Eingriffen rückläufig.

Je nach Aussehen, Menge und Art des über die Drainage abgeleiteten Sekrets sind Rückschlüsse auf die Ursache möglich (**Tab. 6.6**).

6

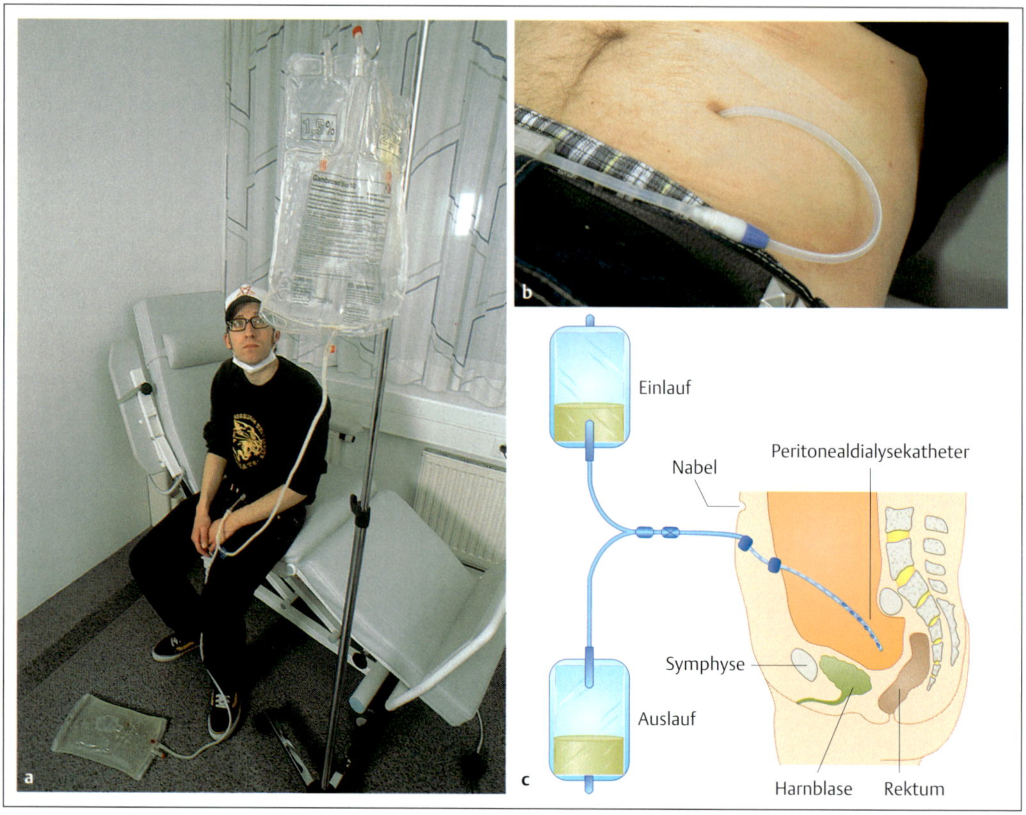

Abb. 6.10 Peritonealdialyse.
a Patient mit Einlauf- und Auslaufbeutel.
b Katheter in der Bauchdecke.
c Funktion des Tenckhoff-Katheters bei der CAPD.

Tabelle 6.5 Drainagen in der Bauchhöhle

Vorteile	Nachteile
– Ableitung von Flüssig-keitsansammlungen wie Blut, Eiter, Galle, Sekret	– aufsteigende Infektion über die Drainage oder den Drainagekanal
– Verhütung einer generalisierten Peritonitis bei Anasto-moseninsuffizienz	– Verwachsungen um den Drainagekanal mit Gefahr des Ileus
– frühzeitige Entdeckung chirurgischer Komplikationen	– Schmerzen und Beeinträchtigung bei der Mobilisierung

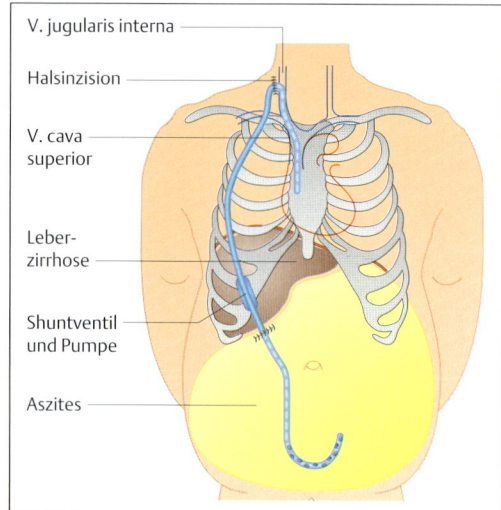

Abb. 6.11 Aszitesdrainage. Der peritoneovenöse Shunt leitet den Aszites aus der Bauchhöhle (Peritoneum) in die V. cava superior. Der subkutan verlegte Katheter hat ein Ventil, das unter der Haut tastbar ist und bei Zunahme des Bauchum-fanges ein manuelles Abpumpen des Aszites durch Kompression ermöglicht. Das Betätigen der Pumpe kann vom Patienten vorgenommen werden.

Tabelle 6.6 Drainagen in der Bauchhöhle. Interpretation des abgeleiteten Sekrets

| Interpretation | Ableitungssekret | | | |
	Qualität	Aussehen	Menge	steril
normal	seröses Exsudat, blutig tingiert	klar, bernsteinfarben oder rosé	gering	ja
Nachblutung	Blut	rot	viel	ja
Infekt	eitriges Exsudat	flockig trüb, graubraun	gering	nein
Nahtinsuffizienz oder Darmfistel	Stuhl	trübbraun, fäkulent (Geruch!)	gering oder viel	nein

6.4.4 Drainagen in den Gallenwegen

Die Drainagen in den Gallenwegen sollen den freien Abfluss der Gallenflüssigkeit bei Tumoren oder nach Operationen sicherstellen; man unterscheidet:
– T-Drainage,
– innere Gallengangsdrainage,

P *Infektionsprophylaxe.* Galle ist eine sterile Flüssigkeit. Daher gelten bei der Handhabung von Galledrainagen (z. B. Beutelwechsel) strengste Anforde-

rungen an die Sterilität, um eine Keimverschleppung mit der Folge einer Cholangitis zu vermeiden!

T-Drainage

Die T-Drainage hat ihre Bedeutung in der „offenen" Chirurgie der Gallenwege. Durch die laparoskopischen Verfahren verliert sie an Bedeutung. Das Gummirohr ist T-förmig gestaltet und liegt im Gallengang (Ductus choledochus, Abb. 6.12 a). Die T-Drainage wird bei der operativen Eröffnung des Gallengangs (Choledochusrevision bei Steinen im Gallengang) in den Gallengang eingelegt. Die Ausleitung erfolgt nach außen durch die Bauchde-

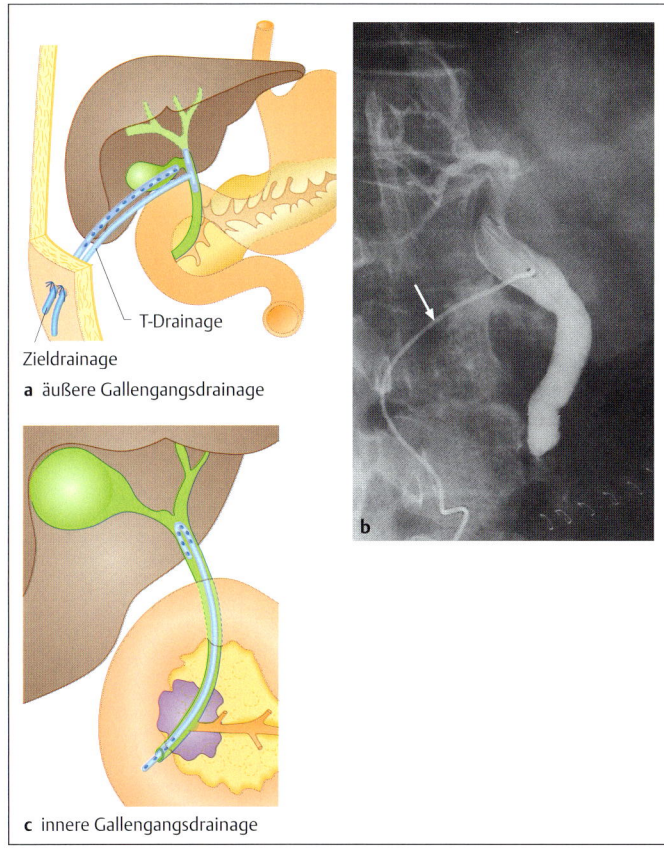

a äußere Gallengangsdrainage

c innere Gallengangsdrainage

Abb. 6.12 Drainagen in den Gallenwegen.
a Äußere Gallengangsdrainagen.
b Röntgendarstellung einer T-Drainage (Pfeil)
c Innere Gallengangsdrainage. Offenhalten des Ductus choledochus durch ein endoskopisch eingebrachtes Kunststoffröhrchen, z. B. bei inoperabler Tumorstenose.

cke in einen sterilen Auffangbeutel. Sinn der Drainage ist die vorübergehende Galleableitung bei papillennaher Abflussbehinderung durch eine *postoperative Schleimhautschwellung.*

Fördermenge

Die Leber produziert am Tag etwa 1000 ml Galle. Bei vollständigem Verschluss der Papille wird diese Menge über die T-Drainage nach außen abfließen. Mit Abklingen der ödematösen Papillenschwellung fließt die Galle zunehmend über den physiologischen Weg in das Duodenum ab. Dies kann durch Höherhängen des Ableitesystems unterstützt werden. Die Fördermenge über die T-Drainage verringert sich dementsprechend.

Liegedauer

Die T-Drainage wird so lange belassen, bis sie nichts mehr fördert (weniger als ca. 100 ml am Tag). Bei normalem Verlauf ist dies nach etwa einer Woche der Fall. Bevor die Drainage entfernt wird, erfolgt eine Röntgenkontrolle (Einspritzen von Kontrastmittel in die T-Drainage), um evtl. verbliebene Steine im Gallengang zu erkennen und den ungestörten Kontrastmittelabfluss in das Duodenum zu dokumentieren. Bei unauffälligem Röntgenbefund wird die T-Drainage am Folgetag gezogen (etwa 6–9 Tage postoperativ). Das „Loch" im Gallengang verklebt innerhalb einiger Tage spontan.

W *Bei jeder Choledochusrevision und meistens auch nach der „offenen" Cholezystektomie legt der Chirurg neben der T-Drainage noch eine zweite Drainage. Dies ist keine Drainage der Gallenwege, sondern eine Bauchhöhlendrainage zur Ableitung postoperativer Flüssigkeitsansammlungen (seröses Wundsekret, Blut, Galleflüssigkeit) im Wundgebiet (**Abb. 6.12 a**). Die Zieldrainage wird üblicherweise 1–2 Tage nach der T-Drainage entfernt.*

Innere Gallengangsdrainage

Bei tumorbedingtem Verschlussikterus wird ein nur wenige Zentimeter langes Kunststoff- oder Metallrohr (Stent) endoskopisch in den Ductus choledochus eingelegt (**Abb. 6.12 c**). Durch diese innere Drainage fließt die Galle auf physiologischem Weg in das Duodenum ab.

6.4.5 Drainagen in der Pleurahöhle

Alle Ansammlungen von Flüssigkeit oder Luft im Pleuraraum sind pathologisch, denn normalerweise liegen die Pleurablätter getrennt durch den „Pleuraspalt" direkt aufeinander. Kleinere Luft- oder Flüssigkeitsansammlungen werden vom Körper resorbiert, sofern die auslösende

Ursache beseitigt ist. Größere Ansammlungen in der Pleurahöhle beeinträchtigen die Entfaltungsmöglichkeiten der Lunge und damit den Gasaustausch. Sie müssen durch eine Thoraxdrainage nach außen abgeleitet werden, damit die Lunge sich wieder voll entfalten kann.

P *Infektionsprophylaxe.* *Da die Pleurahöhle physiologischerweise keimfrei ist, müssen Sie die Drainage unter sterilen Bedingungen handhaben.*

Bülau-Drainage

Die gebräuchlichste Thoraxdrainage ist die Bülau-Drainage (**Abb. 6.13**), benannt nach einem Hamburger Internisten (1835–1900).

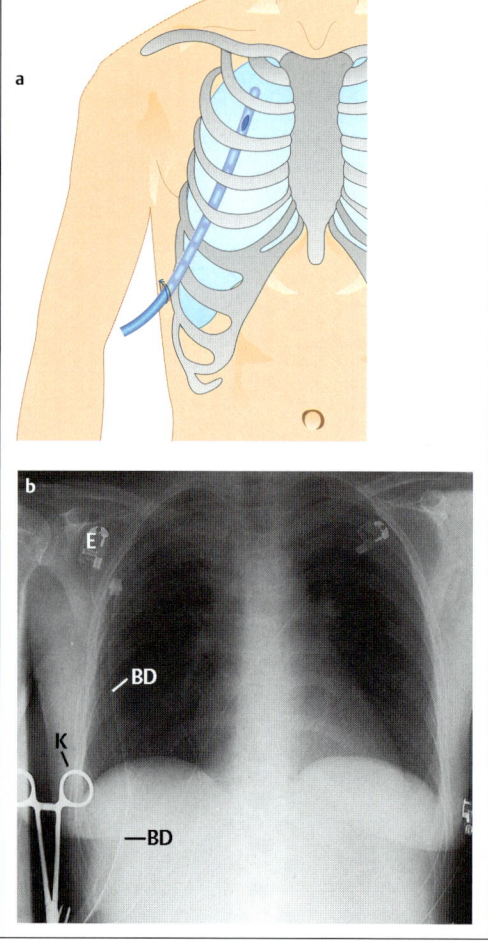

Abb. 6.13 Bülau-Drainage.
a Die Thoraxdrainage liegt im Pleuraspalt und wird an eine Saugvorrichtung angeschlossen.
b Röntgenbild: BD: Bülau-Drainage, K: Klemme zum Abklemmen der Drainage während der Röntgenaufnahme, E: EKG-Elektrode.

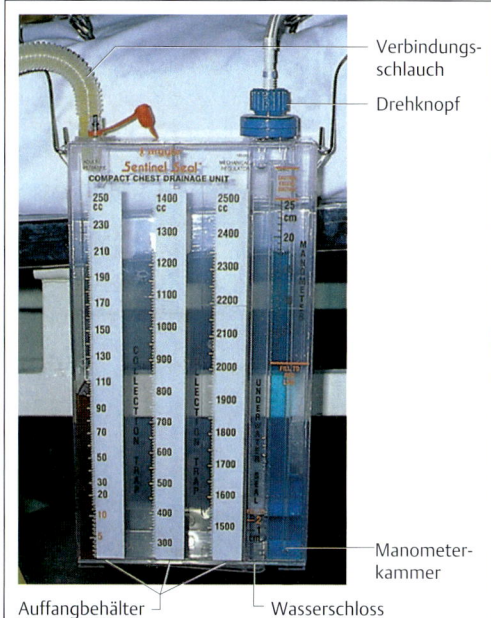

Verbindungs-
schlauch

Drehknopf

Manometer-
kammer

Auffangbehälter

Wasserschloss

Abb. 6.14 Bülau-Drainage. Ableitungsbehälter mit 3 Kammern.
Auffangbehälter: Von der Thoraxdrainage im Patienten wird das Sekret über den Verbindungsschlauch in den Behälter abgeleitet. 3 Unterkammern mit fortlaufender Skala ermöglichen das Ablesen von kleinen und großen Sekretmengen.
Wasserschloss: trennt die Unterdruckkammer vom Reservoir. Aufsteigende Wasserblasen (Sprudeln) in dieser Kammer zeigen ein Leck im Drainagesystem an (Lungenparenchymfistel oder Undichtigkeit in der Schlauchverbindung zum Patienten).
Manometerkammer: Sie ist mit einem Schlauch an den Vakuum-Wandanschluss angeschlossen. Mit dem blauen Drehknopf wird die Sogstärke eingestellt. Je höher die blau gefärbte Wassersäule, desto größer ist der Sog an der Bülau-Drainage. Übliche Einstellung bei minus 15–20 cm Wassersäule.

Im Pleuraraum herrscht normalerweise ein Unterdruck (Sog) von etwa –3 bis –6 cm Wassersäule (atemabhängig). Durch die elastischen Fasern des Lungengewebes trachtet die Lunge danach, wie ein Gummi zusammenzuschnurren, wird daran jedoch durch den Unterdruck im Pleuraraum gehindert. Wird die Pleurahöhle eröffnet, so kann ein Druckausgleich stattfinden. Es wird also Luft in die Pleurahöhle angesaugt, wodurch die Lunge kollabiert. Die Folge ist ein *Pneumothorax*. Die zusammengeschrumpfte Lunge wird nur noch minimal durchblutet und minimal belüftet, wodurch sie für den Gasaustausch nahezu funktionslos ist.

Funktionsprinzip

Die Thoraxdrainage ist eine *Saugdrainage* mit kontrolliertem Sog und geschlossenem System. Der Drain hat an seinem Ende im Pleuraraum seitliche Löcher (Perforationen), über die Flüssigkeit oder Luft aus der Brust-

höhle abgesaugt wird. An das äußere Drainagenende wird über entsprechende Auffangsysteme (Einmalbehälter aus Kunststoff) ein Sog von etwa –15 bis –20 cm Wassersäule angeschlossen (**Abb. 6.14**). Weil das Einbringen einer Thoraxdrainage eine Eröffnung des Pleuraraumes darstellt, hat dies einen Pneumothorax zur Folge, wenn der negative Unterdruck im Pleuraspalt nicht durch eine angeschlossene Saugvorrichtung wiederhergestellt wird.

M *Eine Thoraxdrainage muss wegen der Pneumothoraxgefahr immer an Sog angeschlossen sein.*

Tritt ein Leck in der Schlauchverbindung zwischen Patient und Vakuumbehälter auf (am Abfall der Wassersäule erkennbar), droht ein Pneumothorax! In einem solchen Fall muss der Drainagenschlauch proximal des Lecks, also möglichst nahe am Patienten, abgeklemmt werden (**Abb. 18.18**). Danach ist der Arzt zu verständigen, damit das Leck beseitigt wird.

P *Mobilisation. Ist es bei einem Patienten mit Bülau-Drainage erforderlich, die Verbindung zum Vakuumanschluss kurzfristig zu unterbrechen, so muss vor der Diskonnektion des Systems das zum Patienten führende Schlauchende mit einer Klemme (besser zwei) luftdicht abgeklemmt werden. Anderenfalls würde nach Eröffnung des Drainagesystems durch den Unterdruck im Brustkorb Raumluft angesaugt werden, was zum erneuten Lungenkollaps (Pneumothorax) führt. Die Dauer einer evtl. notwendigen Abklemmung soll möglichst kurz bemessen werden (bis ca. 1 Stunde). Danach ist die Saugvorrichtung unverzüglich wieder mit dem Vakuumverschluss zu verbinden. Es gibt auch Bülau-Drainage-Systeme, die ihre Saugwirkung auch nach Abkoppeln vom Vakuumanschluss durch einen Ventilmechanismus über längere Zeit aufrechterhalten. Dies erleichtert die Mobilisierung des Patienten erheblich.*

Applikation

Die Bülau-Drainage wird in Lokalanästhesie über einen Metallspieß (Trokar) oder durch einen kleinen Hautschnitt durch die Brustkorbwand in den Pleuraspalt eingebracht. Die Eintrittsstelle liegt zwischen zwei Rippen, meist im 5.–7. Interkostalraum. Die Drainage durchquert die äußere Haut, das Unterhautfettgewebe, die Zwischenrippenmuskulatur und das seitliche Brustfell. Das innere Drainagenende liegt zwischen beiden Pleurablättern im Pleuraspalt.

Die Hautinzision wird möglichst luftdicht zugenäht und steril verbunden und die Drainage mit einer Naht an der Haut fixiert. Die korrekte Lage der Bülau-Drainage wird röntgenologisch kontrolliert (röntgendichte Streifen in der Drainage, **Abb. 6.13b**).

Indikationen

Nach Art der krankhaften Ansammlung im Pleuraspalt unterscheidet man folgende Indikationen für eine Thoraxdrainage:

- Pneumothorax (Luft im Pleuraraum),
- Hämatothorax (Blut im Pleuraraum),
- Pleuraerguss (seröse Flüssigkeit im Pleuraraum),
- Pleuraempyem (Eiter im Pleuraraum).

Fördermenge und Liegedauer

Qualität und Quantität des geförderten Sekrets sowie die jeweilige Liegedauer der Drainage hängen von dem zugrunde liegenden Krankheitsbild ab (Tab. 6.7).

Pneumothorax. Die Drainage fördert anfänglich Luft, nach Ausdehnung der Lunge nichts mehr. Geringe seröse (gelb-klare) Sekretverluste von ca. 100–200 ml täglich sind normal und durch den „Fremdkörperreiz" der Drainage bedingt.

Wird über die Drainage fortdauernd Luft angesaugt, so liegt ein Leck vor. Durch Undichtigkeit im System kann ein *äußeres Leck* entstanden sein (Verbindungsstücke,

Eintrittsstelle in die Brustwand). Ist dieses ausgeschlossen, so handelt es sich um ein *inneres Leck* (im Patienten). Das innere Leck entspricht einer *Bronchusfistel*. Es besteht dann eine Verbindung zwischen Bronchialsystem und Pleuraraum, ein Teil der Atemluft wird also über die Drainage kontinuierlich abgesaugt. Meist vergeht dies innerhalb einiger Tage, ansonsten ist ein operativer Verschluss notwendig.

Beim reinen Pneumothorax (ohne gleichzeitigen Hämatothorax) kann die Drainage nach 3–5 Tagen gezogen werden, falls die Lunge ausgedehnt ist. Dann ist das Pleuraleck üblicherweise verklebt.

Vor und nach Drainagenentfernung erfolgt eine Röntgenkontrolle des Thorax, um die komplette Entfaltung der Lunge zu objektivieren.

Hämatothorax. Beim *Hämatothorax* (z. B. nach Brustkorbverletzungen) können sich nach dem Legen der Drainage primär erhebliche Blutmengen entleeren (1–2 l). Fördert die Drainage danach kein Blut mehr und stabilisieren sich die Kreislaufparameter des Patienten, so hat sich die Blutungsstelle wahrscheinlich spontan verschlossen.

Anhaltend größere Blutverluste über die Bülau-Drainage (über 1000 ml/Tag) sprechen für eine fortdauernde arterielle Blutung im Brustkorb und stellen eine Indikation zur Thorakotomie mit operativer Brustkorberöffnung und Blutstillung dar.

Die Bülau-Drainage bleibt liegen, bis sie keine nennenswerten Mengen mehr fördert (unter ca. 100 ml/Tag).

Pleuraerguss. Hier ist die nach dem Legen entleerte Menge abhängig von der Größe des Ergusses (bis zu 2 l). In den Folgetagen fördert die Drainage meist nur geringe Mengen und kann dann entfernt werden.

M *Wenn die Drainage keine Funktion mehr hat, stellt sie nur noch eine Gefahrenquelle für den Körper dar (aufsteigende Infektion!) und muss entfernt werden.*

Pleuraempyem. Die anfänglich abgeleitete Eitermenge kann ebenfalls 1–2 l betragen. In der Folgezeit reduziert sich die abgeleitete Menge in Abhängigkeit vom Krankheitsverlauf. Oftmals sind jedoch Spülungen oder operative Maßnahmen erforderlich. Auch hier wird die Drainage entfernt, wenn sie kaum noch fördert.

Tabelle 6.7 Indikationen für eine Thoraxdrainage

Indikation	Sekret	Liegedauer	Komplikation
Pneumothorax	Luft	ca. 3–5 Tage	äußeres Leck, inneres Leck (Bronchusfistel)
Hämatothorax	Blut	bis zum Sistieren der Blutung	arterielle Blutung (evtl. OP!)
Pleuraerguss	seröses Sekret	bis Fördermenge unter ca. 100 ml/Tag	Drainageninfektion
Pleuraempyem	Eiter	bis Fördermenge unter ca. 100 ml/Tag	evtl. Pleurodese erforderlich (s. Kap. 18)

7 Diagnostik in der Chirurgie

Burkhard Paetz

7

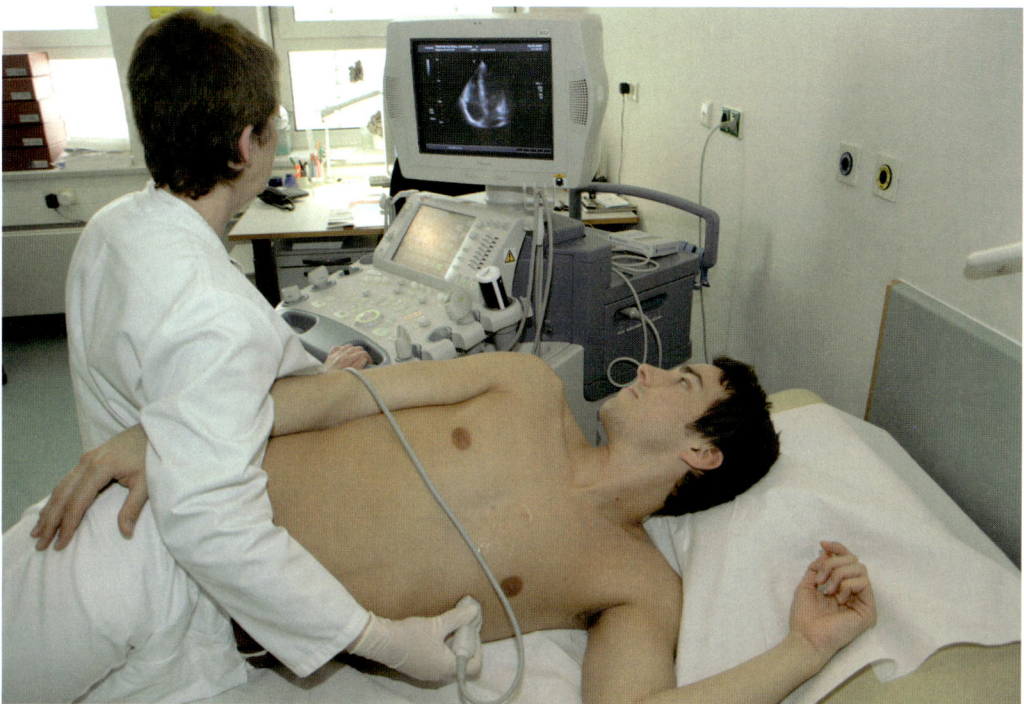

7.1 Präoperative Routinediagnostik

Vor allen Operationen ist eine gewisse Basisdiagnostik notwendig, um schwerwiegende Vorerkrankungen zu erfassen. Der Umfang der Diagnostik ist jedoch nicht standardisiert und in den einzelnen Häusern unterschiedlich.

Bei größeren Operationen sind spezielle Voruntersuchungen erforderlich, die weit über das Routineprogramm hinausgehen.

7.1.1 Präoperative Laboruntersuchungen

Die folgenden Laboruntersuchungen sind bei der präoperativen Diagnostik von Bedeutung:
- Kleines Blutbild: Es gibt orientierende Information über die Blutzellen (Erythrozyten, Leukozyten,

Thrombozyten) und dient der Erfassung von Anämien und Entzündungen (Leukozytose).
Niedrige Thrombozytenwerte können die Gerinnung beeinträchtigen.
- CRP: Das capselreaktive Protein gehört zu den Akute-Phase-Proteinen, deren Blutkonzentration im Rahmen entzündlicher Erkrankungen ansteigt. Ein normaler CRP-Wert spricht also für „Gesundheit" und gegen Kontraindikationen für eine OP. Die früher gebräuchliche Blutsenkungsgeschwindigkeit (BSG) ist durch die CRP-Bestimmung abgelöst worden.
- Blutgruppe (ABO-System und Rhesusfaktor): Sie wird vor allen größeren Operationen bestimmt, bei denen es zu einer transfusionspflichtigen Blutung kommen könnte.

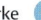 Merke   Pflege   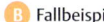 Wissen   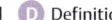 Fallbeispiel   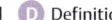 Definition

– Gerinnung: Neben den Thrombozyten (kleines Blutbild) wird der Quick-Wert und die PTT (partielle Thromboplastinzeit) erfasst.

– Elektrolyte, harnpflichtige Substanzen: Sie geben Aufschluss über die Nierenfunktion. Elektrolytstörungen können zu lebensbedrohlichen Herzrhythmusstörungen führen. Eine gute Nierenfunktion ist Voraussetzung für die Ausscheidung von Kontrastmittel und einiger Narkosemedikamente.

– Leberwerte: Erhöhte Leberwerte geben Hinweise auf schwere Lebererkrankungen (z. B. Hepatitis). Die meisten zur Narkose erforderlichen Medikamente werden in der Leber metabolisiert, weshalb eine normale Funktion dieses Stoffwechselorgans für jede Operation von Bedeutung ist.

– Eiweißwerte: Niedrige Eiweißwerte (Albumin und Globulin) sprechen für schwere Allgemeinerkrankungen wie chronisch entzündliche Leiden oder maligne Tumoren. Eiweißmangel beeinträchtigt die Wundheilung und die postoperative Rekonvaleszenz (Erholung).

– Blutzucker: Über diesen Wert lassen sich diabetische Stoffwechselentgleisungen erkennen.

– Urinsediment: Diese Untersuchung sollte vor jeder größeren Elektivoperation veranlasst werden. Ein pathologisches Sediment kann klinisch stumme, chronische Harnwegsinfektionen oder Nierenschäden aufdecken, die den postoperativen Verlauf erheblich beeinträchtigen.

7.1.2 Sonstige präoperative Untersuchungen

Neben den genannten Laboruntersuchungen werden noch folgende Untersuchungen durchgeführt:

– EKG: Vor jeder Operation ist ein EKG erforderlich. Störungen der Erregungsleitung oder ein früherer Herzinfarkt können so erkannt werden.

– Röntgen-Thorax: Vor Operationen in Allgemeinnarkose wird die Röntgenaufnahme des Brustkorbes bei allen Patienten über 60 Jahren gefordert, wobei es hausintern unterschiedliche Altersgrenzen gibt.

– Körpergewicht und -größe: Sie sollten bei stationärer Aufnahme immer bestimmt und im Krankenblatt dokumentiert werden. Diese Werte dienen dem Anästhesisten zur Berechnung der erforderlichen Narkosemedikation und ermöglichen im postoperativen Verlauf Vergleiche mit dem Ausgangsgewicht.

7.2 Spezielle diagnostische Verfahren

7.2.1 Sonografie

D *Physikalische Grundlage der Sonografie (Ultraschall) ist die Tatsache, dass Ultraschallwellen von Grenzschichten innerhalb des Körpers reflektiert werden. Der Schallkopf wird über das zu untersuchende Organ gehalten. Damit nicht schon an der Hautoberfläche alle Wellen reflektiert werden, streicht man ein spezielles Gel zur Minderung des Hautbrechungsindex auf.*

Die medizinischen Geräte vereinigen „Sender" und „Empfänger" für die akustischen Wellen innerhalb eines „Schallkopfes".

Die B-Bild-Sonografie ist das am häufigsten angewandte Sonografieverfahren. Es liefert ein zweidimensionales Schnittbild (**Abb. 7.1**). Das nichtinvasive und preisgünstige Verfahren ist leicht anwendbar und ohne Nebenwirkungen für den Patienten beliebig oft wiederholbar. Auch ist keine aufwendige Vorbereitung des Patienten nötig.

Die Organdiagnostik ist begrenzt, weil Schallwellen durch Fett (z. B. adipöser Patient), Luft (Darmgasüberlagerung) oder Knochen behindert werden.

Klinische Anwendung

Eine allgemein bekannte Indikation für diese Untersuchung ist die *Schwangerschaft* (Lage des Fetus, der Plazenta, Kopfdurchmesser etc.). Beispiele für weitere Indikationen in der Chirurgie sind:

– Gallensteine,
– Lebermetastasen,
– intraabdominelle Abszesse,
– intraabdominelle Tumoren,
– Stauungsniere (Harnabflussstörung),
– Restharnbestimmung in der Harnblase,
– Pleuraerguss oder Aszites,
– Bauchaortenaneurysma.

Endosonografie

D *Der Schallkopf wird in Körperöffnungen eingeführt (Ösophagus, Rektum, Vagina), um die nähere Umgebung bildlich darzustellen. Auf diese Weise lassen sich innere Organe in guter Qualität zweidimensional abbilden. Man spricht auch von endoskopischem Ultraschall oder EUS.*

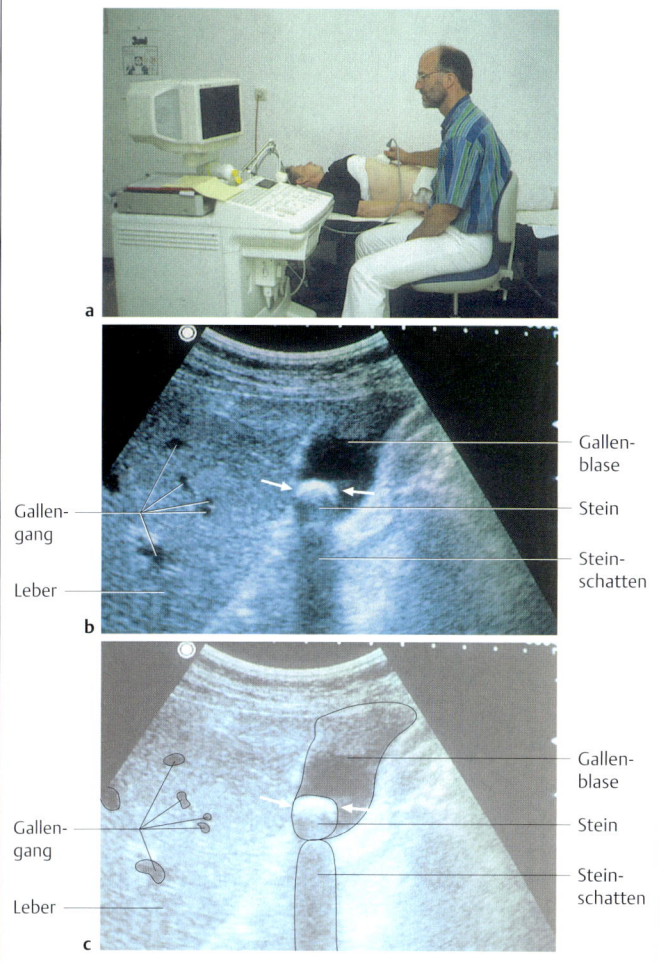

Abb. 7.1 B-Bild-Sonografie.
a Ultraschalluntersuchung des rechten Oberbauches.
b Gallenblase mit Stein (Pfeile).
c Schema zu **b** mit Erklärung der anatomischen Strukturen.

7

Klinische Anwendung

Es bestehen folgende Anwendungsmöglichkeiten:

- Beurteilung einer Tumorausdehnung in Speiseröhre, Enddarm (**Abb. 7.2**) oder Vagina,
- ultraschallgesteuert kann eine Gewebeprobe entnommen werden (transmurale Feinnadelbiopsie),
- mit der transösophagealen Echokardiografie (TEE) kann über den Ösophagus das Herz dargestellt werden,
- wird die Schallsonde in eine Arterie eingeführt, lässt sich das Ausmaß der Gefäßverkalkung mit den Ablagerungen (Plaques) erkennen (IVUS = intravaskulärer Ultraschall).

Doppler-Sonografie

Die ebenfalls mit Ultraschallwellen arbeitende Methode misst die Blutströmung (Flow) in einem Blutgefäß. Eine bildhafte Organdarstellung wie bei der B-Bild-Sonografie erfolgt nicht.

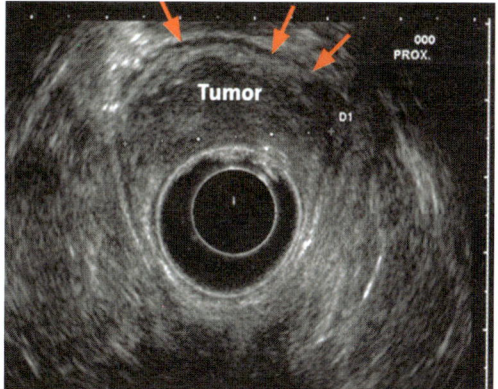

Abb. 7.2 Endosonografie. Die Ultraschallsonde in einem flüssigkeitsgefüllten Ballon (in Bildmitte schwarz) dehnt den Enddarm zirkulär auf. Oben im Bild ein Rektumkarzinom.

W *Grundlage der Doppler-Sonografie ist der Doppler-Effekt, benannt nach dem österreichischen Physiker Christian J. Doppler (1803–1853): Der Ton eines an einem Beobachter vorbeifahrenden hupenden Autos erscheint beim Herankommen höher (Frequenzerhöhung durch Fahrtgeschwindigkeit) als beim Entfernen (Frequenzabnahme).*

Genauso ist es bei den Blutzellen: bewegen sie sich auf den Schallkopf zu, resultiert eine Frequenzerhöhung, bei umgekehrter Fließrichtung (vom Schallkopf weg), nimmt die Frequenz ab.

Außen auf die Haut wird schräg in Verlaufsrichtung eines Blutgefäßes die Doppler-Sonde gehalten, die einen Ultraschallstrahl konstanter Frequenz aussendet. Dieser wird von den im Blutgefäß fließenden Erythrozyten teilweise reflektiert. Das „Echo" wird von der gleichen Sonde empfangen. Die Frequenzdifferenz zwischen Sende- und Empfangssignal wird durch spezielle Techniken hörbar oder sichtbar gemacht.

Klinische Anwendung

Das Doppler-Verfahren ermöglicht mehrere klinische Anwendungen:
- Es kann die Durchgängigkeit von Blutgefäßen abgeklärt werden (z. B. bei Verdacht auf Karotisstenose).
- Auch die Blutdruckmessung an Extremitäten ist mit der Doppler-Sonografie dann noch möglich, wenn der Puls mit dem Finger oder Stethoskop nicht mehr zu erfassen ist. Anstelle des Stethoskops wird die viel empfindlichere Doppler-Sonde auf die Arterie gesetzt. Übersteigt der Druck in der Manschette den arteriellen Blutdruck, so verschwindet das von der Sonde erzeugte pulssynchrone Signal (**Abb. 7.3**).

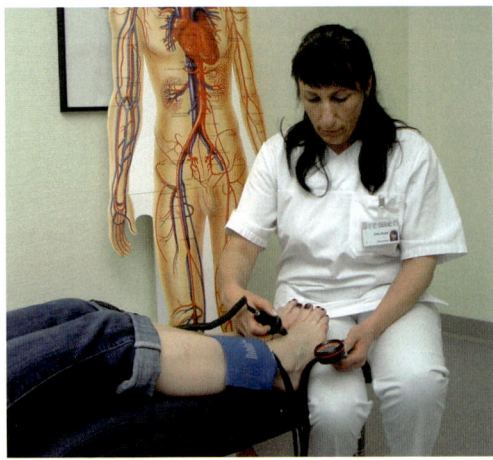

Abb. 7.3 Doppler-Sonografie. Messung des Blutdrucks an den Fußarterien (dopplersonografische Verrschlussdruckmessung).

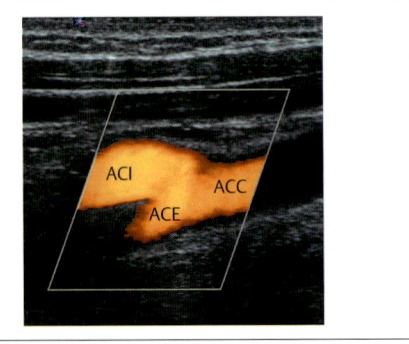

Abb. 7.4 Farbduplex-Sonografie. Dargestellt ist die Aufgabelung der Halsschlagader. ACC: A. carotis communis, ACE: A. carotis externa, ACI: A. carotis interna.

Farbduplex-Sonografie

Diese Untersuchung stellt eine Kombination von B-Bild-Sonografie und Doppler-Sonografie in einem Gerät dar.

Klinische Anwendung

Das Verfahren dient der Untersuchung von Herz und Gefäßen und ermöglicht die Bestimmung des Blutflusses, wobei die untersuchte Region als zweidimensionales farbiges Bild gleichzeitig mit der Flusskurve auf einem Monitor abgebildet wird (**Abb. 7.4**).

7.2.2 Endoskopie

D *Unter Endoskopie („Innenspiegelung") versteht man die Inspektion verschiedener Organsysteme vom Körperinneren her.*

Dank der Endoskopie ist heute die Ausleuchtung und Inspektion vieler Körperhohlräume und Hohlorgane möglich (**Tab. 7.1**). Die endoskopische Entnahme einer Gewebeprobe ist ein gängiges Verfahren bei der Tumordiagnostik. Die Durchführung kleinerer operativer Eingriffe (Polypen- oder Fremdkörperentfernung) ist ebenfalls endoskopisch möglich.

Das Bild kann über ein Okular direkt betrachtet oder auf einen Fernsehschirm geleitet und aufgezeichnet werden (Video-Endoskopie, **Abb. 7.5**). Zusätzlich verfügen alle Endoskope über einen Arbeitskanal, durch den Hilfsinstrumente an den Zielort vorgeschoben werden können. Mithilfe des Arbeitskanals sind therapeutische Aktionen unter Sicht möglich (**Tab. 7.2**).

Virtuelle Koloskopie

Bei diesem neuartigen Verfahren wird der Darm nicht endoskopiert. Der Patient erhält ein Computertomogramm. Aus den Schnittbildern werden im Rechner Bilder rekonstruiert, die denen einer echten Endoskopie

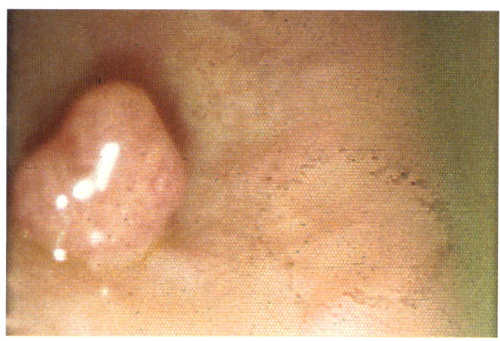

Abb. 7.5 Endoskopie. Blick auf ein Dickdarmadenom (Polyp).

Tabelle 7.1 Endoskopie. Zugangswege und Terminologie

Zugang	Bezeichnung	untersuchtes Organ
transoral	Ösophagoskopie Gastroskopie Duodenoskopie Bronchoskopie	Speiseröhre Magen Zwölffingerdarm Atemwege
transanal	Proktoskopie Rektoskopie Sigmoidoskopie Koloskopie	Mastdarm Enddarm S-Darm (Sigma) Dickdarm
transurethral	Urethroskopie Zystoskopie Ureteroskopie Pyeloskopie = Renoskopie = Nephroskopie	Harnröhre Harnblase Harnleiter Nierenbecken Nierenbecken Nierenbecken
transvaginal	Kolposkopie	Scheide, Zervix
transkutan	Thorakoskopie Mediastinoskopie Laparoskopie Pelvisskopie Arthroskopie Diskoskopie	Pleurahöhle Mittelfellraum Bauchhöhle kleines Becken Gelenk (z. B. Knie) Bandscheibe
intraoperativ	Choledochoskopie Intestinoskopie (= Enteroskopie) Angioskopie Arterioskopie Venoskopie	Gallengang Darm Blutgefäß Arterie Vene

Tabelle 7.2 Endoskopie. Diagnostisches und therapeutisches Leistungsspektrum

Endoskopische Einsatzmöglichkeiten	Beispiele
Inspektion	makroskopische Beurteilung
Dokumentation	Foto, Video, EDV
Biopsie = Probeexzision (PE)	histologische Untersuchung
Absaugen	z. B. Blut bei Notfallendoskopie
Blutstillung	durch Sklerosierung, Fibrinklebung oder Hitzekoagulation (Strom oder Laser)
Steinextraktion	aus Gallengang, Harnblase, Harnleiter
Fremdkörperextraktion	aus Speiseröhre, Magen, Darm, Bronchien
Steinzertrümmerung (Lithotripsie)	in Harnleiter, Gallengang, Pankreasgang
Tubusimplantation	bei stenosierendem Ösophaguskarzinom
endoskopische Papillotomie	Erweiterung der verengten Duodenalpapille durch Schlitzung mit dem endoskopischen Messer
innere Drainage	Einlegen eines Stents in den Gallengang bei stenosierendem Karzinom
Kontrastmittelapplikation	zur ERCP (endoskopische retrograde Cholangiopankreatikografie)
Manometrie	Druckmessung in Ösophagus, Papille (= Sphincter Oddi), Enddarm
Polypektomie	Tumorentfernung im oberen und unteren Magen-Darm-Trakt (Adenome, kleine Karzinome)
Platzierung von Ernährungssonden	PEG, Jejunalsonde
minimal invasive Chirurgie = MIC	laparoskopische Cholezystektomie u. a.

ähneln (**Abb. 7.6**). Die virtuelle Endoskopie ist noch wenig verbreitet. Eine therapeutische Aktion (z. B. Polypabtragung) ist mit dieser Methode nicht möglich.

Kapselendoskopie

Bei diesem neuartigen Verfahren schluckt der Patient eine 2 cm kleine verkapselte Minikamera, die auf ihrem natürlichen Weg durch den Darmkanal digitale Bilder nach außen sendet (**Abb. 7.7**). Das Empfangsgerät wird bei normalem Tagesablauf am Gürtel getragen. Nach ca. 8 Stunden scheidet der Patient die Einwegkapsel aus und gibt das Aufnahmegerät zur Auswertung ab. Die Methode eröffnet erstmals die Option, den gesamten Dünndarm untersuchen zu können, was mit der herkömmlichen Endoskopie weder von oben noch von unten möglich ist. Dementsprechend euphorisch sind die Medienberichte („Videopille zur Dünndarmdiagnostik" oder „Mini-U-Boot auf Dünndarmreise"). Derzeit

7

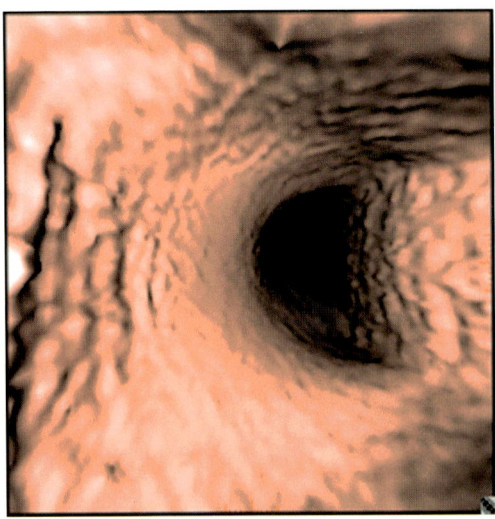

Abb. 7.6 Virtuelle Koloskopie. Das Bild des Dickdarms wird aus Schnittbildern errechnet.

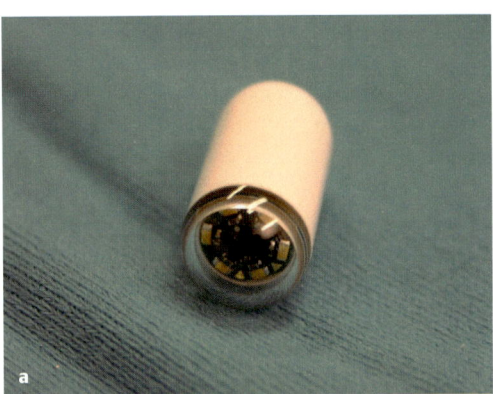

a

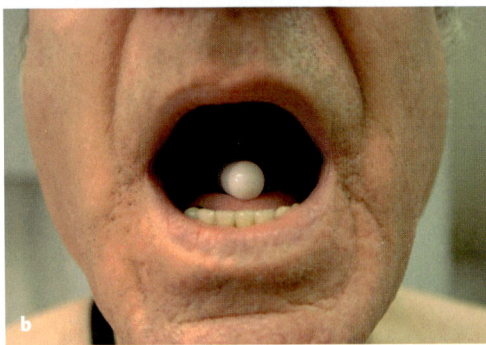

b

Abb. 7.7 Kapselendoskopie. Der Patient schluckt eine mit Elektronik ausgestatte Kapsel, die den gesamten Darm ablichtet.

kann der Stellenwert der Kapselendoskopie noch nicht abschließend beurteilt werden.

7.2.3 Röntgen

Die nach dem Physiker Wilhelm Conrad Röntgen (1845–1923) benannten elektromagnetischen Wellen können den menschlichen Körper durchdringen. Die Strahlen werden in der Röntgenröhre erzeugt, durchqueren das Untersuchungsobjekt (Patient) und projizieren ein Bild, welches digital weiterverarbeitet, gespeichert und elektronisch versandt werden kann (PACS = Picture Archiving Communication System).

 Die Organe sind für Röntgenstrahlen unterschiedlich durchlässig. Sehr „transparent" ist Luft. Lufthaltige Bereiche, wie die Lunge, lassen praktisch alle Strahlen passieren.
Umgekehrt absorbiert kalkhaltiges Gewebe (z. B. Knochen) fast die gesamte Strahlung. Knochen gehören deshalb zu den „röntgendichten" Strukturen.

Ein Röntgenbild entspricht der zweidimensionalen Projektion einer dreidimensionalen Wirklichkeit. Um die räumlichen Verhältnisse besser beurteilen zu können, sollte deshalb jedes Organ in (mindestens) zwei verschiedenen Projektionsebenen abgebildet werden.

Üblich sind Aufnahmen in 2 senkrecht zueinander stehenden Ebenen (Abkürzung: ⊥), insbesondere bei Röntgenaufnahmen der Extremitäten (**Abb. 7.8**) und des Schädels.

Die Strahlenrichtung wird dabei folgendermaßen angegeben:
- *„a.–p.": von anterior (vorn) nach posterior (hinten). Der Patient steht also mit dem Rücken zum Film, die Strahlung durchdringt ihn von vorn nach hinten.*
- *„p.–a.": von posterior nach anterior. Die Strahlen dringen vom Rücken des Patienten ein und treten an der Vorderseite (zum Film gewandt) wieder aus.*
- *„seitlich": Strahlenrichtung quer zur Sagittalebene des Patienten.*

Unterschiedliche Gewebe mit gleicher oder ähnlicher Strahlendurchlässigkeit lassen sich im Röntgenbild schlecht voneinander abgrenzen. So projizieren sich die inneren Organe der Bauchhöhle mit kaum zu unterscheidenden Grautönen auf dem Film. Auch ist ein Gallen- oder Nierenstein im Röntgenübersichtsbild nicht erkennbar, wenn er keinen Kalk enthält.

Bei einigen Organsystemen kann dieser Nachteil durch „Anfärbung" mit einem Kontrastmittel beseitigt werden. Wir müssen also Röntgenverfahren ohne Kontrastmittel von denen mit Kontrastmittel unterscheiden.

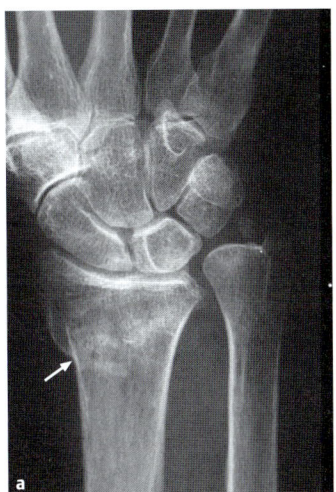 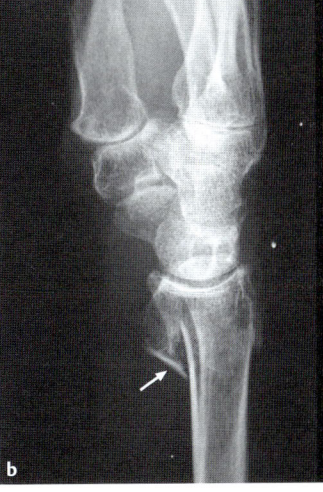

Abb. 7.8 Röntgenaufnahme des Handgelenks. Oft zeigt erst die 2. Ebene **(b)** das Ausmaß der Verletzung, hier ein Bruch der Speiche (Pfeil: distale Radiusfraktur).

7

Röntgenverfahren ohne Kontrastmittel

Die Organe werden ohne spezielle Vorbereitung abgebildet. Weil kein Kontrastmittel verabreicht wird, spricht man von *Leeraufnahme* oder *Übersichtsaufnahme*.

W *Mit spezieller Aufnahmetechnik (sog. Weichteilaufnahme) lassen sich allerdings auch relativ schwache Gewebekontraste auf dem Film darstellen, so z. B. bei der Mammografie.*

Klinische Anwendung

Die Röntgenverfahren ohne Kontrastmittel kommen unter verschiedenen Aspekten zum Einsatz:
– Leeraufnahmen sind zur Abbildung von *Knochen* die Methode der Wahl, weil dieser im Röntgenbild gut mit dem umgebenden Weichteilgewebe (Muskel) kontrastiert. Im Röntgenbild nicht sichtbar sind hingegen ligamentäre Strukturen (Bänder, Gelenkkapsel, Sehnen, weil diese sich ähnlich „grau" darstellen wie das Nachbargewebe.
– In der *Übersichtsaufnahme des Thorax* ist der „Schatten" des Herzens und der großen Gefäße gut von der benachbarten Luft in der Lunge abgrenzbar.
– *Die Abdomenleeraufnahme* kann klären, ob ein lufthaltiges Hohlorgan (wie der Magen) perforiert ist. Bei einem Magendurchbruch gelangt Luft in die freie Bauchhöhle. Diese ist beim stehenden Patienten als schwarze Sichel unter dem Zwerchfell abgrenzbar (**Abb. 10.7**). Auch zur Diagnostik eines Ileus ist eine Leeraufnahme geeignet, da sich luftgefüllte Darmschlingen beim Ileus gut von der Umgebung abheben (**Abb. 10.11**).
Die Leeraufnahme kann hingegen nicht (oder nur schlecht) beantworten, ob die Gallenblase gestaut oder das Kolon stenosiert ist.

M *Bandzerrungen, Gelenkdistorsionen oder Sehnenrupturen sind mit der üblichen Leeraufnahme nicht zu diagnostizieren!*

Röntgenverfahren mit Kontrastmittel

Ein Kontrastmittel soll den bei einer Leeraufnahme nur geringen oder fehlenden Kontrast zwischen zwei Organstrukturen erhöhen. Kontrastmitteluntersuchungen erfolgen immer unter Durchleuchtung (Monitorkontrolle), wobei der Röntgenarzt die aussagekräftigsten Momente abspeichert.

Die wichtigsten Kontrastmittel sind:
– *Bariumsulfat:* Es handelt sich um einen unlöslichen, weißen Brei („Kontrastbrei").
– *Wasserlösliche Kontrastmittel:* Hier gibt es eine Vielzahl verschiedener Präparate. Sie werden dank ihrer Wasserlöslichkeit über Niere oder Galle ausgeschieden und können auch direkt in die Blutbahn oder die Bauchhöhle eingebracht werden.

M *Bariumsulfat darf nur innerhalb des Magen-Darm-Kanals angewendet werden, aus dem es mit dem Stuhlgang ausgeschieden wird. Gelangt die Substanz in die freie Bauchhöhle (Perforation) oder in anderes Gewebe, so wirkt sie äußerst toxisch und ruft schwere Nebenwirkungen hervor!*

Kontrastmittelgabe

Je nach Indikation können die Kontrastmittel auf verschiedenen Wegen in den Körper eingebracht werden. Die wichtigsten Applikationsformen sind:
– die orale Aufnahme („Breischluck"),
– die rektale Verabreichung,
– die intravenöse oder intraarterielle Gabe,
– die direkte Einspritzung durch die Haut in sonstige Hohlräume (**Tab. 7.3**).

Tabelle 7.3 Röntgenverfahren mit Kontrastmittel (KM). Übersicht nach Art der KM-Applikation

KM-Applikation	Bezeichnung	untersuchtes Organ
oral	Ösophagusbreischluck	Speiseröhre
	Magen-Darm-Passage (MDP)	Speiseröhre, Magen, Duodenum
	MDP mit Verfolgung	Speiseröhre, Magen, Zwölffingerdarm, Dünndarm
	ERCP (über Endoskop)	Gallenwege Pankreasgang
rektal	Kolonkontrasteinlauf (KE)	Dickdarm
urethral	Zystogramm	Harnblase
	Miktionszystogramm	Harnblase
	retrogrades Urogramm	Harnleiter, Nierenbecken
vaginal	Hysterosalpingografie	Gebärmutter, Eileiter
intravenös	Venogramm = Phlebogramm	Venen
	i. v. Urogramm (= i. v. Pyelogramm)	Niere, Nierenbecken, Harnleiter, Blase
	i. v. Cholegramm (= i. v. Galle)	Gallenwege, Gallenblase
	CT-Angiografie	Arterien
intraarteriell	Digitale Subtraktionsangiografie (DSA)	Arterien
	Arteriografie (= Angiografie)	Arterien
intralymphatisch	Lymphografie	Lymphgefäße, Lymphknoten
weitere Röntgen-verfahren mit Kontrastmittel	Fistelfüllung Arthrografie Myelografie Bronchografie	Hautfisteln Gelenke Spinalkanal Atemwege

M *Alle Kontrastmittel können schwere allergische Nebenwirkungen (anaphylaktischer Schock) hervorrufen!*

Orale Kontrastmittelgabe

Nimmt der Patient das Kontrastmittel oral als Brei zu sich, wird es wie die Nahrung über Speiseröhre, Magen, Duodenum, Dünn- und Dickdarm weitertransportiert und letztlich mit dem Stuhlgang ausgeschieden.

Wegen seiner guten Abbildungsqualität wird *Bariumsulfat* bevorzugt. Bei Verdacht auf eine Darmperforation oder Nahtinsuffizienz darf die Substanz wegen ihrer Toxizität jedoch nicht gegeben werden. In solchen Fällen nimmt man wasserlösliche Kontrastmittel (z. B. Gastrografin, Peritrast).

Der Radiologe verfolgt die Passage des Kontrastmittels vom Rachenraum abwärts unter Durchleuchtung auf dem Bildschirm. Er kann den Patienten dabei auf einem drehbaren Tisch in alle Richtungen bewegen und so Aufnahmen in mehreren Ebenen herstellen. Der Kontrastmitteltransport bis in das Duodenum erfolgt innerhalb weniger Minuten. Diese Untersuchung nennt man *Magen-Darm-Passage (MDP)*.

Von einer *MDP mit Verfolgung* spricht man, wenn der Transport des Kontrastmittels mit der Darmperistaltik über das Duodenum hinaus verfolgt wird. Dieses Verfahren wird beim Verdacht auf krankhafte Prozesse weiter kaudal im Dünndarm (z. B. Stenose, Bride, entzündliche Veränderungen bei Morbus Crohn) angewandt.

P *Beratung.* Weil das Kontrastmittel (wie die Nahrung) zur Passage des gesamten Dünndarmes mehrere Stunden benötigt, erstreckt sich die Untersuchung (mit Pausen) über den ganzen Tag. Der Patient kann jedoch zwischenzeitlich die Röntgenabteilung verlassen und auf Station gehen.

Auch bei der *ERCP* wird das Kontrastmittel über den oberen Gastrointestinaltrakt eingebracht. Über das Endoskop wird es direkt in den Gallengang eingespritzt (**Abb. 7.9**).

W *ERCP* bedeutet **e**ndoskopische **r**etrograde **C**holangio-**P**ankreatikografie. Ein spezielles flexibles Endoskop wird bis in den Zwölffingerdarm eingeführt. Am inneren Ende des Gerätes ist seitlich eine feine Sonde angebracht, über die von außen wasserlösliches

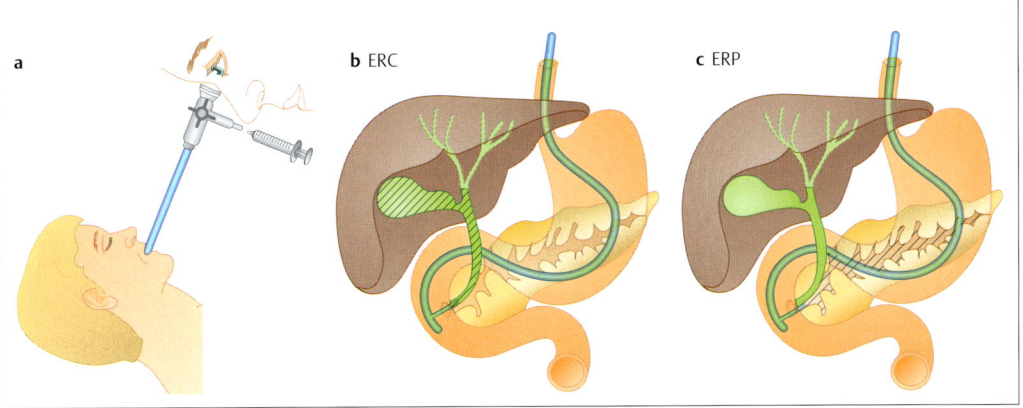

Abb. 7.9 ERCP.
a Über den Arbeitskanal des Endoskops wird Kontrastmittel in die Duodenalpapille eingespritzt.
b Dabei lässt sich röntgenologisch das Gallengangsystem (endoskopische retrograde Cholangiografie = ERC) darstellen.
c Darstellung des Bauchspeicheldrüsengangs (endoskopische retrograde Pankreatikografie = ERP).

Kontrastmittel durch die Vater-Papille eingespritzt wird.
Weil Gallengang und Pankreasgang fast immer gemein-
sam in die Duodenalpapille münden, ist von hier eine
retrograde Darstellung des Ductus choledochus (ERC) wie
auch des Ductus pancreaticus (ERP) möglich.

Rektale Kontrastmittelgabe

Wird Bariumsulfat rektal appliziert, so füllt sich der
(vorher abgeführte) Dickdarm mit Kontrastmittel an
und kann unter Röntgendurchleuchtung beurteilt werden. Die Untersuchung wird *Kolon-Kontrasteinlauf*
(Kolon-KE oder „KE") genannt, dauert einige Minuten
und erfolgt auf einem in alle Richtungen schwenkbaren
Durchleuchtungstisch. Die retrograde Darstellung gelingt üblicherweise bis zum Zäkum, der Dünndarm
kann hingegen nicht beurteilt werden, weil das Bariumsulfat (wegen der Bauhin-Klappe) nicht dorthin über-
tritt.

Der Kolon-KE dient in erster Linie zur Diagnostik von
Dickdarmtumoren (Adenome, Karzinome) und *entzünd-*
lichen Darmerkrankungen (Morbus Crohn, Kolitis).

W *Eine noch bessere Darstellung des Kolons gelingt*
mit der Doppelkontrastuntersuchung. Nach der
Kontrastmittelapplikation wird vorsichtig Luft in den
Dickdarm gepresst. Dadurch legt sich das Kontrastmittel
an die Kolonwand an und eventuelle Veränderungen
können noch besser dargestellt werden (Abb. 7.10).

Intravenöse Kontrastmittelgabe

Bei der Applikation eines *wasserlöslichen Kontrastmit-*
tels in eine periphere Vene kann der Kontrastmittelabfluss in der Extremität nach proximal unter Durchleuchtung verfolgt werden. Man erhält eine bildliche Darstel-

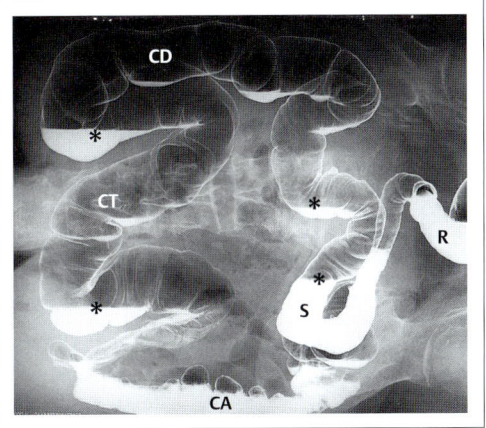

Abb. 7.10 Kolon-KE. Doppelkontrasttechnik, Normalbefund.
Der Patient liegt auf der rechten Seite, das Kontrastmittel bildet waagrechte Spiegel (*). R: Rektum, S: Sigma, CD: Colon
descendens, CT: Colon transversum, CA: Colon ascendens.

lung der Extremitätenvenen *(Phlebografie)*, die zur
Diagnostik einer Beinvenenthrombose indiziert sein
kann.

Wählt man ein *nierengängiges Kontrastmittel*, so wird
sich dieses nach Injektion in eine Armvene in den Nieren
anreichern und danach über die Harnleiter in die Harnblase abfließen. Diese Untersuchung heißt *intravenöses*
Pyelogramm oder besser *i. v. Urogramm* bzw. *Ausschei-*
dungsurogramm, weil das gesamte ableitende Harnsys-
tem abgebildet wird und nicht nur das Nierenbecken
(Abb. 7.11). Die röntgenologische Darstellung der ableitenden Harnwege ist z. B. wichtig bei der Diagnose
einer Harnabflussstörung (Nierenstein).

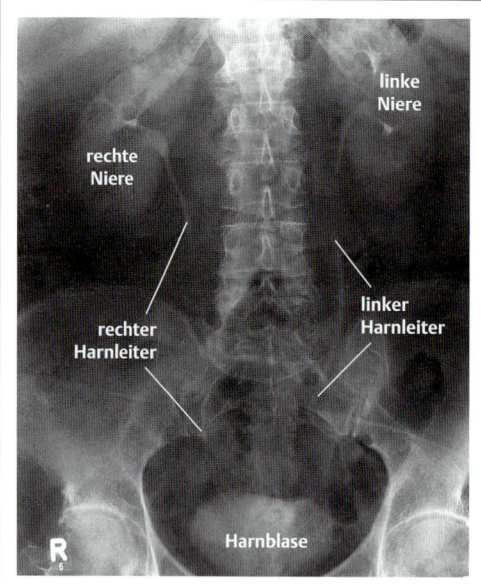

Abb. 7.11 Urogramm. Darstellung der ableitenden Harnwege nach intravenöser Kontrastmittelgabe.

M *Intravenös oder intraarteriell appliziertes Kontrastmittel ist jodhaltig und wird über die Nieren ausgeschieden. Der Patient muss deshalb eine normale Schilddrüsenfunktion (TSH-Wert) und eine normale Nierenfunktion haben (Kreatinin-Wert).*

W *Die übliche Darstellung des harnableitenden Systems erfolgt über intravenöse Kontrastmittelapplikation. Sollen speziell die unteren Harnwege untersucht werden, kann das Kontrastmittel auch direkt in die Urethra (retrograd) verabreicht werden. Die so gewonnene röntgenologische Darstellung der Harnblase heißt Zystogramm; werden mehrere Aufnahmen während des Wasserlassens angefertigt (funktionelle Fragestellung), spricht man von Miktionszystogramm.*

M *Bei einigen Medikamenten kann die zusätzliche intravenöse oder intraarterielle Verabreichung eines Kontrastmittels zu schwerwiegenden Nebenwirkungen führen. Das gilt insbesondere für das Antidiabetesmittel Metformin (z. B. Glucophage, Siofor). Diese Präparate müssen deshalb 3 Tage vor der Untersuchung (z. B. Phlebografie, Angiografie, CT-Angio) abgesetzt werden.*

Intraarterielle Kontrastmittelgabe

Die Röntgendarstellung der Arterien nennt man *Arteriografie* oder *Angiografie* (kurz „Angio"). Das wasserlösliche Kontrastmittel wird direkt intraarteriell verabreicht. Üblicherweise wird dazu die Femoralarterie in der Leiste punktiert und ein flexibler Kunststoffkatheter

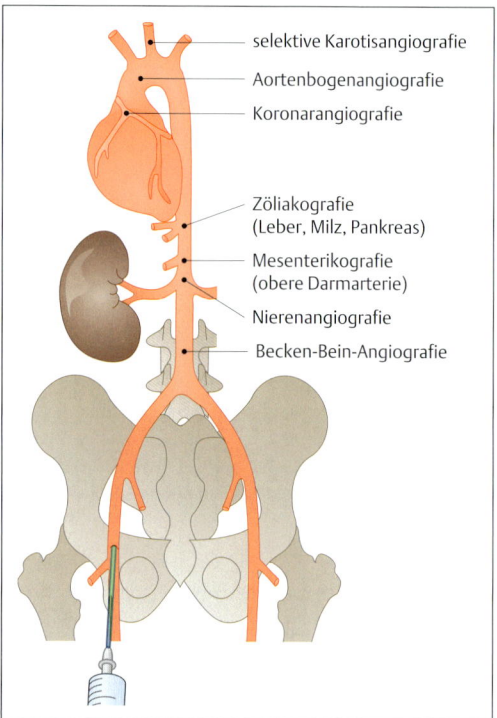

Abb. 7.12 Intraarterielle Angiografie. Über einen von der Leistenarterie vorgeschobenen Katheter wird das Kontrastmittel injiziert. Abhängig von der Lage der Katheterspitze (s. Beschriftung) erhält man entsprechende Angiogramme.

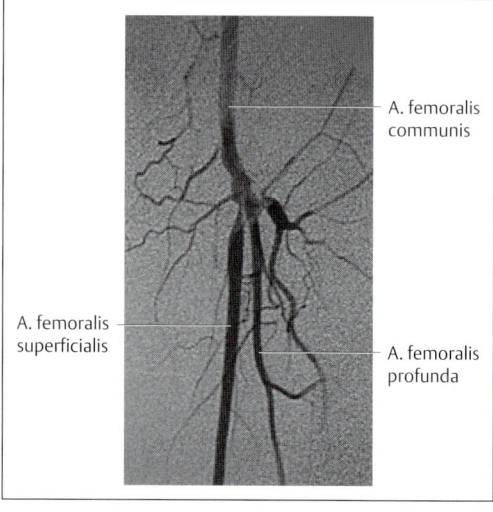

Abb. 7.13 DSA. Angiografie der linken Leistenregion in Subtraktionstechnik. Man erkennt nur die Arterien, die Knochen sind durch die Subtraktionstechnik nicht mehr sichtbar.

unter Röntgendurchleuchtung zum gewünschten Ort vorgeschoben (**Abb. 7.12** u. **Abb. 7.13**).

(W) *DSA = **D**igitale **S**ubtraktionsangiografie. Durch elektronische Verstärkung des Röntgenbildes mit digital (D) arbeitenden Rechnern und Kontrastverstärkung durch elektronische Subtraktion (S) des ohne Kontrastmittel gespeicherten von dem mit Kontrastmittel gewonnenen Bild kann die Bildqualität der Angiografie (A) verbessert werden.*

(P) ***Verband und Lagerung.*** *Um Nachblutungen und Hämatome nach einer Arterienpunktion zu vermeiden, wird bereits in der Röntgenabteilung an der Punktionsstelle ein Kompressionsverband angelegt, der 6–12 Stunden verbleiben muss. Aus demselben Grund muss jeder Patient nach transfemoraler Angiografie für diese Zeit absolute Bettruhe einhalten!*

7.2.4 Computertomografie

Die Computertomografie (CT) ermöglicht die Herstellung von Bildern, die anatomischen Querschnitten (Schichten) des menschlichen Körpers entsprechen (**Abb. 7.14** u. **Abb. 7.15**). Das Verfahren arbeitet mit Röntgenstrahlen. Je nach Wunsch können beliebig viele „Schichten" quer zur Längsachse des Patienten angefertigt werden. Es sind auch dreidimensionale Bildrekonstruktionen möglich (3-D-Darstellung), die eine räumliche Anordnung der Organe simulieren. Je nach zu untersuchender Körperregion erhält man ein Schädel-, Thorax-, Oberbauch-, Becken- oder Extremitäten-CT.

Die CT-Untersuchung kann mit Kontrastmittel (KM) erfolgen, wenn es die Fragestellung erfordert. Bei oraler oder rektaler KM-Gabe lässt sich der Magen-Darm-Trakt besser abgrenzen.

Nach intravenöser (i. v.) KM-Injektion färbt sich das Gehirn besser an, sodass Infarktareale oder Blutungen deutlicher werden. Auch Abszesse sind besser erkennbar, weil sich die gut durchblutete Hülle (Abszessmembran) durch das KM abgrenzt.

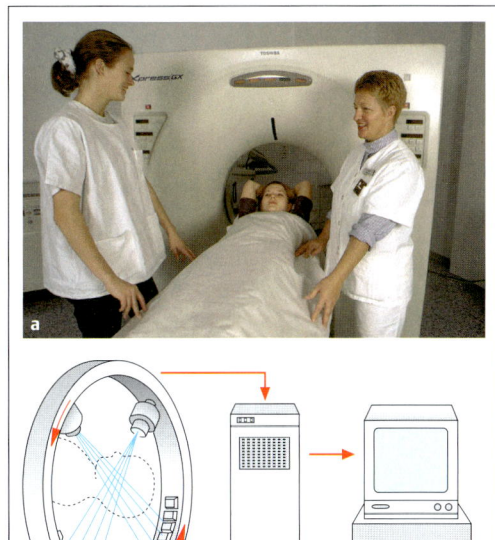

Abb. 7.14 Computertomografie (CT).
a Der Patient wird durch die Untersuchungsöffnung des Gerätes gefahren.
b Dort wird er von beweglichen Röntgenröhren umkreist, deren Signale vom Computer zu einem zwei- oder dreidimensionalen Bild zusammengesetzt werden.

Selbst die Arterien lassen sich nach intravenöser (!) KM-Injektion im CT exakt darstellen und dreidimensional rekonstruieren. Diese Untersuchung nennt man CT-Angiografie (**Abb. 7.16**).

(P) ***Beratung.*** *Die Strahlenbelastung bei einem CT ist für den Patienten deutlich größer als bei herkömmlichen Röntgenuntersuchungen. Die Indikation zum CT sollte deshalb insbesondere bei jüngeren Menschen kritisch gestellt werden.*

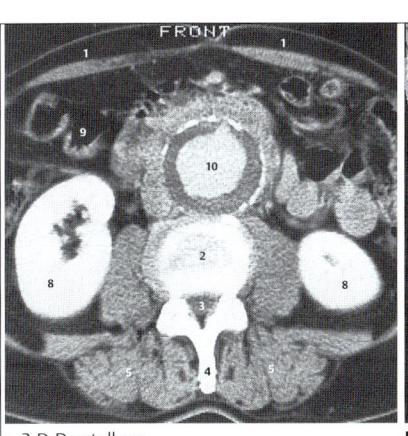

a 2-D-Darstellung

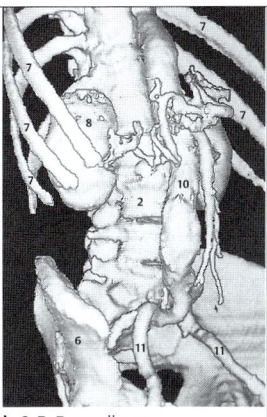

b 3-D-Darstellung

Abb. 7.15 Computertomografie (CT).
Patient mit Aortenaneurysma.
1: Bauchmuskeln,
2: Wirbelkörper,
3: Spinalkanal,
4: Dornfortsatz,
5: Rückenmuskeln,
6: Beckenschaufel,
7: Rippe,
8: Niere,
9: Darmschlinge,
10: Aortenaneurysma,
11: Beckenarterie.
a 2-D-Darstellung.
b 3-D-Darstellung.

7

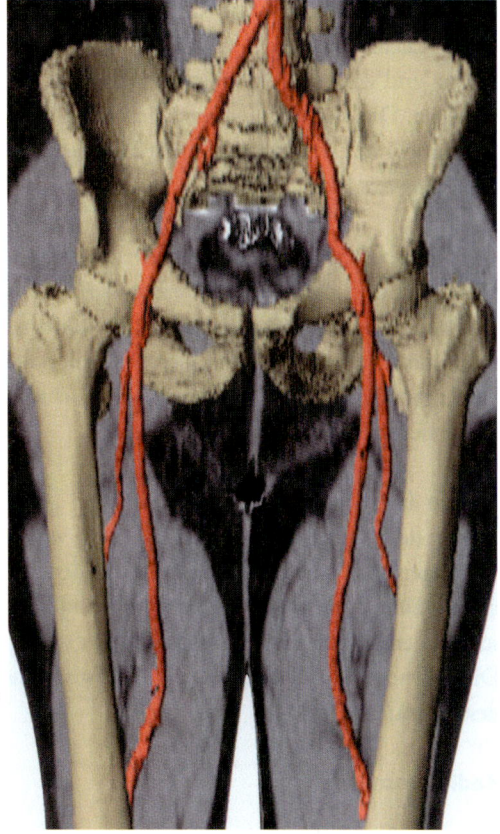

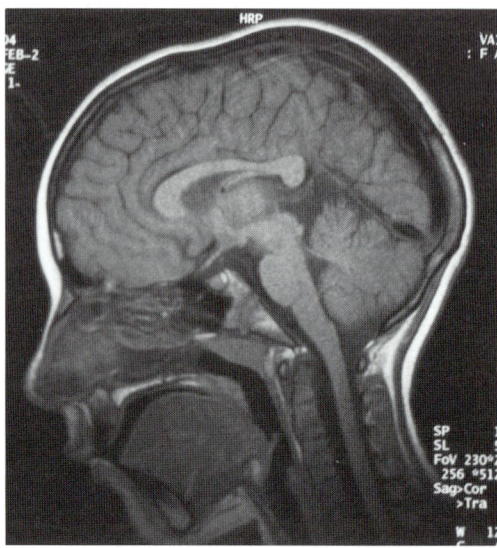

Abb. 7.17 NMR des Gehirns. Längsschnitt durch die Mitte des Kopfes. Normalbefund.

den. Deshalb ist bei Patienten mit Herzschrittmachern eine NMR-Tomografie kontraindiziert!

7.2.6   Szintigrafie

D *Bei szintigrafischen (= nuklearmedizinischen) Untersuchungen wird die Strahlenenergie nicht außerhalb des Körpers in einer Röhre erzeugt, sondern direkt in den Körper eingebracht. Es handelt sich um radioaktive Substanzen (Isotope oder Nuklide), die zur Diagnostik intravenös injiziert, geschluckt oder inhaliert werden.*

Die Strahlenbelastung ist bei szintigrafischen Untersuchungen geringer als bei konventionellen Röntgenaufnahmen.

Aus der Vielzahl verfügbarer Isotope wählt man dasjenige aus, welches sich in dem Organ, für das man sich interessiert, möglichst stark anreichert. Vom Körperinneren geben die Isotope ihre Strahlung nach außen ab (szinti, lat.: funkeln). Eine Kamera (Scanner), ähnlich einem Geigerzähler, misst die Strahlung und fertigt ein Bild des Organs an.

Von klinischer Bedeutung ist die Szintigrafie der *Schilddrüse* und des *Skelettsystems* (Darstellung vermehrter Stoffwechselaktivität z. B. bei Arthrose, Osteomyelitis oder Knochenmetastasen).

Schilddrüsenszintigrafie

Verwendet wird eine radioaktive Substanz (Technetium oder Jod 131), die sich wie normales Jod fast ausschließ-

Abb. 7.16 CT-Angiografie. Die Arterien des Beckens und Oberschenkels sind rot dargestellt.

7.2.5   NMR-Tomografie

Die NMR-(Nuclear Magnetic Resonance-)Tomografie (auch Kernspintomografie, MR oder MRI = Magnetic Resonance Imaging genannt) liefert Querschnittsbilder des Körpers, die einem CT ähneln. Die Bilder werden durch Magnetfelder erzeugt, also nicht durch Röntgenstrahlen.

Die bildliche Darstellung ähnelt der Computertomografie, allerdings ist mit der Kernspintomografie bei manchen Organen eine genauere Darstellung möglich, z. B. im Gehirn (**Abb. 7.17**), aber auch an Knorpeln (Meniskus), Sehnen und Bandscheiben. Ob eine NMR-Untersuchung oder ein CT durchgeführt wird, hängt von der klinischen Fragestellung ab.

Auch bei der Kernspintomografie ist eine isolierte Darstellung der Arterien möglich (MR-Angiografie).

M *Wegen des starken Magnetfeldes im Bereich des Kernspingerätes dürfen keine metallischen Gegenstände in den Untersuchungsraum mitgenommen wer-*

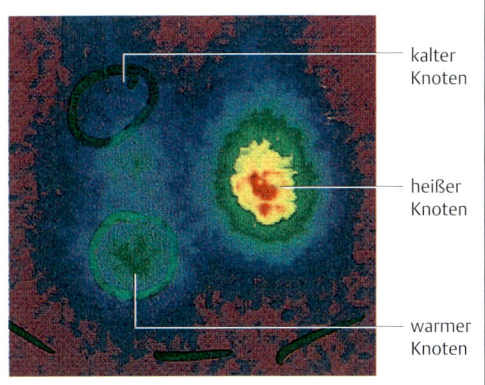

kalter Knoten

heißer Knoten

warmer Knoten

Abb. 7.18 Schilddrüsenszintigramm. Tastbare Knoten werden vom untersuchenden Radiologen von Hand markiert (grüne Umrandung), zur Orientierung ebenfalls die Schlüsselbeine und das Brustbein (grüne Striche unten). Das normale Schilddrüsengewebe färbt sich hellblau und dunkelblau. Rechts im Bild (linke Schilddrüse) heißer Knoten mit intensiver Speicherung (grün/gelb/rot). Links im Bild speichert der tastbare obere Knoten nicht (kalter Knoten), der untere gering (warmer Knoten).

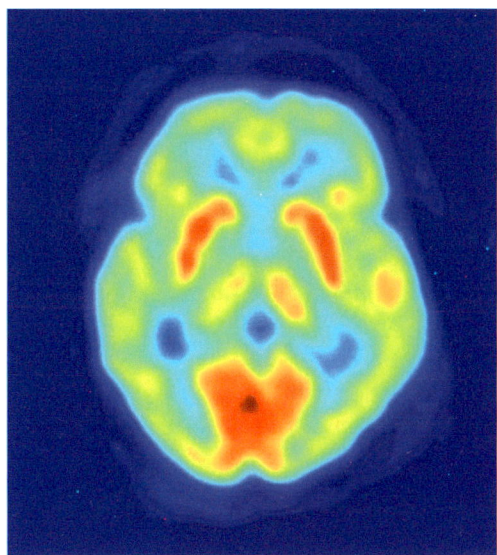

Abb. 7.19 Positronen-Emissions-Tomografie (PET). Der Querschnitt durch das menschliche Gehirn zeigt die unterschiedliche Stoffwechselaktivität in Farben an.

lich in der Schilddrüse anreichert. Man erhält also eine selektive Abbildung der Thyreoidea (**Abb. 7.18**).

Die Isotopendiagnostik liefert Einblicke in die Stoffwechselaktivität des Gewebes. Stark hormonproduzierende Bereiche, wie z. B. ein Adenom, speichern große Mengen des radioaktiven Jods. Der darüber platzierte Scanner wird durch die empfangene Strahlung stark stimuliert und zeichnet auf dem Bild entsprechende Signale auf (rote Striche in engem Abstand). Ein solcher szintigrafisch aktiver Bereich heißt „heißer Knoten". Nicht jodspeichernde Areale, wie z. B. Zysten oder Karzinome, geben dem Scanner keine Impulse und erscheinen im Bild ohne Striche („kalter Knoten").

7.2.7 Positronen-Emissions-Tomografie (PET)

Die Positronen-Emissions-Tomografie (PET) macht Schnittbilder ähnlich einem CT. Dem Patienten wird eine schwach radioaktiv markierte Substanz intravenös injiziert. Die ringförmig um den Patienten angeordneten Detektoren empfangen die Strahlung nach dem Prinzip der Szintigrafie und machen die Verteilung im Organismus sichtbar. Damit können (im Gegensatz zu

CT und NMR) biochemische und physiologische Funktionen abgebildet werden (funktionelle Bildgebung). Anwendung findet die PET bei stoffwechselbezogenen Fragestellungen in der Onkologie, Neurologie (**Abb. 7.19**) sowie Kardiologie. Diese neue Gerätetechnik steht noch nicht flächendeckend zur Verfügung.

(P) *Vor den folgenden Untersuchungen muss der Patient nüchtern bzw. nicht nüchtern sein*
(die Regelungen gelten sowohl für den ambulanten und den stationären Bereich):
– *Doppler- und Farbduplexuntersuchungen (Ultraschall der Blutgefäße):*
  Essen und Trinken ist erlaubt (nicht nüchtern)
– *Phlebografie (Röntgen der Venen mit Kontrastmittel in eine Fußvene):*
  Essen und Trinken ist erlaubt (nicht nüchtern)
– *CT-Angiografie (Computertomografie mit Kontrastmittel in eine Armvene):*
  Essen und Trinken ist erlaubt (nicht nüchtern)
– *Angiografie (Katheteruntersuchung der Arterien mit Kontrastmittel in die Arterien):*
  Trinken ist erlaubt, bitte auch die täglichen Medikamente einnehmen. Essen ist nicht erlaubt.

7

8 Perioperative Grundlagen

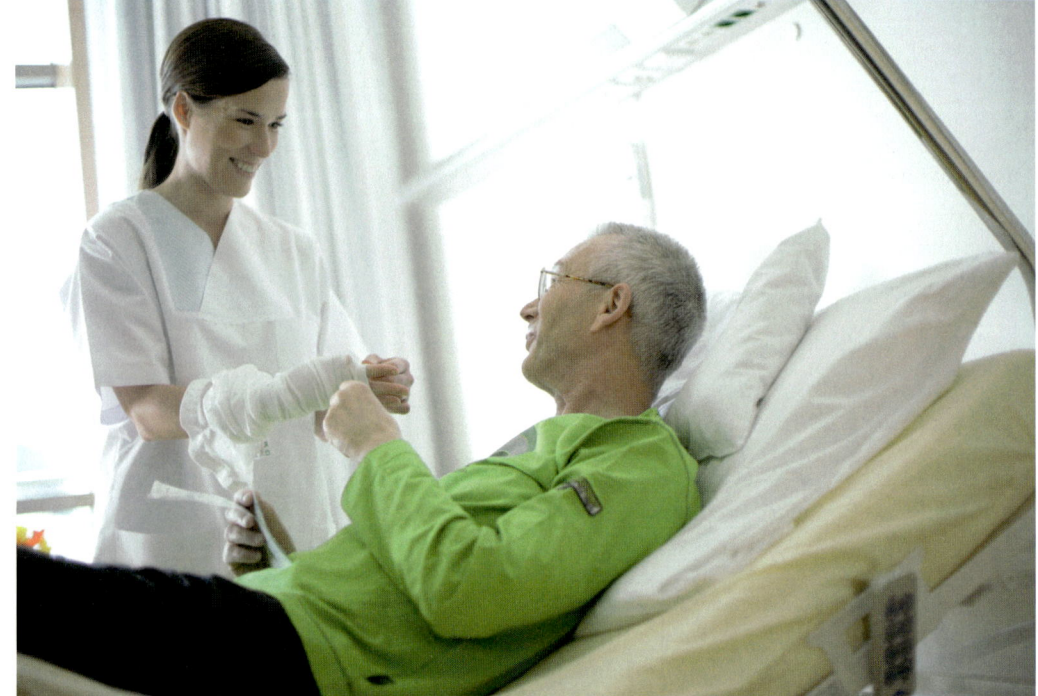

8.1 Operationsvorbereitung

Burkhard Paetz

8.1.1 Anamnese und körperliche Untersuchung

Medizinische Anamnese und körperliche Untersuchung sind Aufgaben des Arztes und erfolgen vor diagnostischen oder therapeutischen Maßnahmen. Der Befund wird schriftlich fixiert und in die Krankenunterlagen aufgenommen.

8.1.2 Diagnostik

Auch für kleinere Operationen in Vollnarkose ist eine gewisse Routinediagnostik erforderlich, die als Minimalanforderung zu betrachten ist (vgl. Kap. 7.1). Zusätzlich müssen im Einzelfall spezielle Untersuchungen erfolgen (z. B. Endoskopie, Röntgen, Sonografie), um eine klinische Verdachtsdiagnose zu erhärten oder differenzialdiagnostisch infrage kommende Krankheitsbilder auszuschließen.

M Merke P Pflege W Wissen B Fallbeispiel D Definition

8.1.3 Operationsindikation

Es werden 2 Indikationen zur Operation unterschieden:
– die *absolute* Operationsindikation,
– die *relative* Operationsindikation.

Von einer *absoluten* Indikation spricht man, wenn das Leben des Patienten durch eine Krankheit bedroht ist und keine andere Behandlungsmethode zur Verfügung steht. Dabei handelt es sich um Notfalleingriffe (z. B. Magenperforation, mechanischer Ileus).

In der Mehrzahl aller Fälle besteht lediglich eine *relative* Operationsindikation. Hier muss individuell entschieden werden, ob eine Operation angezeigt ist oder nicht. Dabei ist der angestrebte Operationserfolg gegenüber dem Operationsrisiko abzuwägen.

8.1.4 Aufklärung und Einwilligung

Juristisch betrachtet stellt jede Operation eine Körperverletzung dar. Diese ist nur dann nicht strafbar, wenn eine Einwilligungserklärung des Patienten vorliegt.

(M) *Voraussetzung für die rechtswirksame Einwilligung vor einer Operation ist die Aufklärung des Patienten durch einen Arzt. Sie muss im persönlichen Gespräch erfolgen.*

Vor geplanten Operationen (Wahleingriffe = Elektiveingriffe) muss die Aufklärung spätestens bis 16 Uhr am Vortag der Operation erfolgen, damit der Patient Bedenkzeit hat und mit seinen Angehörigen oder seinem Hausarzt reden kann.

Beim Aufklärungsgespräch ist dem Patienten nicht nur seine Erkrankung und die vorgesehene Operation zu erläutern, sondern auch das damit verbundene Risiko sowie spezielle typische Komplikationsmöglichkeiten (z. B. Verletzung des N. recurrens bei Strumaoperationen).

Eventuell vorhandene Alternativbehandlungen einschließlich deren Prognose müssen ebenfalls besprochen werden. Über die Art der Schmerzausschaltung (Narkose) wird vom Anästhesisten aufgeklärt.

Das Aufklärungsgespräch soll den Patienten möglichst in die Lage versetzen, aufgrund eigener Entscheidung in die vorgeschlagene Behandlung einzuwilligen. Aufklärung und Einwilligung werden schriftlich dokumentiert, weil der Arzt dafür im Streitfall beweispflichtig ist.

Bei lebensbedrohlichen Notfalleingriffen kann auf Aufklärung und Einwilligung verzichtet werden.

8.1.5 Spezielle Vorbehandlung

Bei geplanten Wahleingriffen, die nicht dringlich sind und folglich vorbereitet werden können, kann die Ausgangssituation des Patienten häufig durch entsprechende Vorbehandlung verbessert werden, z. B.:
– Besserung der respiratorischen Funktion durch Physiotherapie und Triggern,
– Besserung der kardialen Funktion durch Entwässerung und Hypertonuseinstellung,
– Elektrolytausgleich (häufig Hypokaliämie bei älteren Patienten),
– präoperative Transfusion bei Anämie (Hämoglobin sollte über 10 g% liegen),
– präoperative parenterale Ernährung (Kap. 8.4) bei chronisch konsumierenden Erkrankungen, die zu erheblichem Gewichtsverlust und Reduzierung des Allgemeinzustandes geführt haben (z. B. Malignome, Morbus Crohn),
– Normalisierung der Blutgerinnung durch Konakion oder Frischplasma (der Quick-Wert sollte über 50% liegen),
– Blutzuckereinstellung.

(M) *Marcumar muss bei jeder Operation präoperativ einige Tage zuvor abgesetzt werden! Acetylsalicylsäure (ASS) und Clopidogrel (Iscover, Plavix) müssen bei größeren Operationen eine Woche vorher abgesetzt werden!*

Praktisches Vorgehen bei Diabetikern

Patienten mit einem Diabetes mellitus, die mit oralen Antidiabetika oder Depot-Insulin behandelt werden, müssen perioperativ auf Altinsulin umgestellt werden, weil Altinsulin eine kürzere Halbwertszeit hat und damit besser steuerbar ist.

(P) *Medikamente. Orale Antidiabetika, wie Metformin (z. B. Glucophage), werden 3 Tage vor einer OP (übrigens auch vor einer Röntgenuntersuchung mit Kontrastmittel!) abgesetzt, weil die Möglichkeit gefährlicher pharmakologischer Interaktionen besteht. Eine Insulinsubstitution ist meistens nicht erforderlich.
Bei insulinpflichtigen Diabetikern beginnt die Umstellung auf Altinsulin spätestens am Morgen des Operationstages. Lassen Sie den Patienten nüchtern (Medikamente nur nach Rücksprache mit dem Arzt!), spritzen Sie auch kein Depot-Insulin subkutan. Der Blutzuckerwert wird mehrmals täglich bestimmt (Tagesprofil). Angestrebt wird ein leicht erhöhter Wert (150–200 mg%).*

8

In dieser Phase gelten folgende Regeln:
- Hypoglykämischen Zuständen während der präoperativen Wartezeit auf Station beugt man durch eine Infusion mit Glukoselösung (5 %) vor.
- Bei Hyperglykämie (Blutzucker über 250 mg %) wird mit Altinsulin (s. c. oder i. v., nach ärztlicher Anordnung) gegengesteuert.
- Auch postoperativ wird der Blutzucker bis zur Normalisierung der oralen Nahrungsaufnahme mit Altinsulin reguliert.

8.1.6 Fast-Track-Konzept

(D) *Unter „Fast Track" versteht man die multimodale Integration verschiedener perioperativer Maßnahmen zur Beschleunigung der Rekonvaleszenz.*

Fast Track erfordert die Abkehr von Gepflogenheiten und Änderungen im *perioperativen Management*. Das bedeutet z. B.: Optimierung präoperativer Abläufe, vermehrter Einsatz regionaler Anästhesie, Modifizierung standardisierter Operationen, frühere Entfernung von Sonden und Drainagen, rascher oraler Nahrungsaufbau, frühere Mobilisierung, Intensivierung der Physiotherapie.

Selbstverständlich hat Fast Track auch die Verkürzung der stationären Verweildauer zum Ziel.

8.2 Thromboembolieprophylaxe

Burkhard Paetz

(D) *Als Thromboembolieprophylaxe bezeichnet man physikalische und pharmakologische Maßnahmen zur Verhinderung einer tiefen Venenthrombose.*

Thromboembolische Komplikationen (tiefe Venenthrombose und Lungenembolie) können spontan, also unabhängig von einer Operation, auftreten. In derartigen Fällen liegen bestimmte *Risikofaktoren* vor.

(M) *Nach chirurgischen Maßnahmen werden thromboembolische Komplikationen gehäuft beobachtet. Die Operation stellt einen (zusätzlichen) Risikofaktor dar, der im Falle vorbestehender Risiken die Wahrscheinlichkeit erhöht, dass der Patient eine tiefe Venenthrombose erleidet.*

Risikofaktoren für die Entstehung einer tiefen Venenthrombose sind:
- Operationen,
- Immobilität (Bettlägerigkeit),
- Gipsverband am Bein,
- Thrombose in der Anamnese,
- angeborene oder erworbene erhöhte Gerinnungsneigung,
- Malignom,
- Entbindung, Schwangerschaft,
- Alter über 50 Jahre,
- Ovulationshemmer („Pille"),
- chronisch venöse Insuffizienz,
- Adipositas,
- schwere Herzinsuffizienz,
- nephrotisches Syndrom.

Beim Zusammentreffen mehrerer Risikofaktoren steigt das Thromboserisiko erheblich an.

Neben der individuellen Risikokonstellation des Patienten wird die Wahrscheinlichkeit einer thromboembolischen Komplikation wesentlich von der *Art des durchgeführten Eingriffes* mitbestimmt (Tab. 8.1). Ein kurzer Eingriff hat ein geringeres Risiko als eine lange Operation. Eine Operation an Kopf, Hals oder Arm hat ein geringeres Risiko als ein Eingriff am Körperstamm (Thorax, Abdomen). Besonders hoch ist das Thromboserisiko bei unfallchirurgischen Eingriffen an der unteren Extremität, am höchsten bei Operationen an Hüfte und Becken (z. B. Hüftendoprothese).

Prophylaktische Maßnahmen
Gegen thromboembolische Komplikationen sind bei chirurgischen Eingriffen prophylaktische Maßnahmen *zwingend* erforderlich. Die *Standardmaßnahmen* zur Thromboembolieprophylaxe umfassen:
- pharmakologische Maßnahmen,
- physikalische Maßnahmen (Antithromboemboliestrümpfe bis zur vollen Mobilisierung, Frühmobilisierung).

8.2.1 Pharmakologische Maßnahmen

Thrombozytenfunktionshemmer, wie Acetylsalicylsäure (ASS) oder Clopidogrel, sind zur medikamentösen Thromboembolieprophylaxe unzureichend wirksam. Sie haben ihre Indikation in der Prävention arteriosklerotischer Erkrankungen.

Tabelle 8.1 Individuelles postoperatives Thromboserisiko

niedrig	**R**	– OP an Kopf, Hals, Arm – OP-Dauer unter 1 Stunde – Alter unter 40 Jahre – keine zusätzlichen Risikofaktoren	Standardprophylaxe mit NMH und ATS
mittel	**I** **S** **I** **K**	– OP an Thorax oder Abdomen – urologische Eingriffe – Alter über 40 Jahre – nur 1 zusätzlicher Risikofaktor	Standardprophylaxe mit NMH und ATS
hoch		– OP an unterer Extremität – mehr als 1 zusätzlicher Risikofaktor	Standardprophylaxe ist evtl. unzureichend → NMH für den Hochrisikobereich oder UFH 3 × 7500 I.E. s. c.
sehr hoch	**O**	– OP an Hüft- oder Kniegelenk – mehr als 2 zusätzliche Risiko- faktoren	Standardprophylaxe ist unzureichend! → NMH für den Hochrisikobereich, UFH 3 × 7500 I.E. s. c. oder orale Thromboseprophylaxe

8

Heparin

Der Wirkstoff Heparin hemmt die Blutgerinnung. Die medikamentöse Thromboseprophylaxe mit Heparin ist postoperativ unverzichtbar (ausgenommen sind seltene Kontraindikationen). Heparin steht in 2 unterschiedlichen industriellen Aufbereitungen zur Verfügung:
– (normales) unfraktioniertes Heparin (UFH): es kann subkutan oder intravenös verabreicht werden,
– niedermolekulares Heparin (NMH): es muss subkutan verabreicht werden.

M *Die medikamentöse Standardprophylaxe zur Thromboseprophylaxe erfolgt heute mit niedermolekularen Heparinen. Diese haben eine längere Wirkungsdauer als unfraktioniertes Heparin. Die erste subkutane Injektion erfolgt üblicherweise am Morgen des Operationstages. Die Prophylaxe wird bis zur vollen Mobilisierung oder bis zur Entlassung fortgeführt.*

Niedermolekulare Heparine stellen chemisch keine einheitliche Substanzgruppe dar. Die Präparate der Pharmahersteller sind in ihrer biologischen Wirksamkeit unterschiedlich. Deshalb gibt es keine Dosierungsempfehlung in standardisierten „Einheiten" wie beim unfraktionierten Heparin.

Zur *Thromboseprophylaxe* ist die Dosierung (unabhängig vom Hersteller) eine Ampulle subkutan pro Tag. Zur *Thrombosetherapie* (höhere Dosierung erforderlich) muss abhängig vom verwendeten Präparat evtl. gewichtsadaptiert und zweimal täglich injiziert werden.

Orale Thromboseprophylaxe

Der Faktor-Xa ist ein körpereigenes Protein, welches für die Blutgerinnung erforderlich ist. Durch pharmakologische Hemmung des Faktor-Xa wird die Gerinnungsfähigkeit des Blutes reduziert. Es gibt einen Faktor-Xa-Inhibitor zur subkutanen Injektion (Fondaparinux, Präparat Arixtra) und neuerdings auch in *Tablettenform* zur oralen Einnahme (Rivaroxaban, Präparat Xarelto).

P *Damit ist die Möglichkeit einer oralen Thromboseprophylaxe durch Einnahme einer Tablette täglich gegeben.*

Derzeit (2009) ist die orale Thromboseprophylaxe nur in der orthopädischen Chirurgie für den Hochrisikobereich Gelenksersatz (Hüft-TEP und Knie-TEP) zugelassen. Weitere Studien müssen zeigen, ob die bewährte Standardprophylaxe mit niedermolekularem Heparin durch die orale Thromboseprophylaxe ersetzt werden kann.

Abweichungen von der Standardprophylaxe

Ausnahmen vom Standardvorgehen müssen begründet und im Krankenblatt dokumentiert werden. Es gelten folgende Besonderheiten:
– Bei *Kindern* vor der Pubertät wird auf eine routinemäßige Thromboseprophylaxe verzichtet.
– Bei Operationen mit *hohem Thromboserisiko* (z. B. Eingriffe am Hüftgelenk) ist die Standardprophylaxe unzureichend. Es wird deshalb ein für den Hochrisikobereich zugelassenes niedermolekulares Heparin subkutan verabreicht, je nach Hersteller evtl. 2 × pro Tag. Alternativ können 3 × 7 500 I. E. unfraktio-

niertes Heparin subkutan injiziert werden oder ein Heparinperfusor mit 20 000 oder 25 000 I. E./24 Stunden intravenös (PTT-Kontrolle erforderlich). Aktuelle Untersuchungen sprechen dafür, dass auch die orale Thromboseprophylaxe im Hochrisikobereich wirksam ist.

8.2.2 Physikalische Maßnahmen

Antithromboemboliestrümpfe (ATS)

Die Wirkung der ATS besteht in einer Kompression der Beinvenen, wodurch die Blutströmungsgeschwindigkeit zunimmt und die Thromboserate abnimmt.

Die ATS müssen *vor der Operation* angelegt werden, um der bereits intraoperativ beginnenden Mikrothrombosierung in den Wadenvenen vorzubeugen.

Bei Eingriffen mit geringem Thromboserisiko (z. B. Strumaoperation bei 30-jährigem Patienten ohne weitere Risikofaktoren) ist das perioperative Anlegen der ATS für ca. 36 Stunden ausreichend, wenn der Patient dann bereits voll mobilisiert werden kann. Wenn industriell vorgefertigte Größen nicht passen oder schlecht sitzen, muss eine Wickelung der Beine mit Kompressionsbinden erfolgen.

(P) Beratung. *Die Patienten sollten von Ihnen darüber informiert werden, dass das Tragen der ATS nachts wichtiger ist als tagsüber, weil der Mobilisierungsgrad am Tage größer ist als während der Nachtruhe.*

Frühmobilisierung

Frühestmögliche körperliche Aktivität des frisch operierten Patienten, insbesondere die Anspannung der Beinmuskulatur ("Muskelpumpe"), verringert das Thromboserisiko durch Beschleunigung des venösen Blutstromes (**Abb. 8.1**).

Die *Kontraindikationen* für Heparin und ATS (**Tab. 8.2**) sind zu beachten.

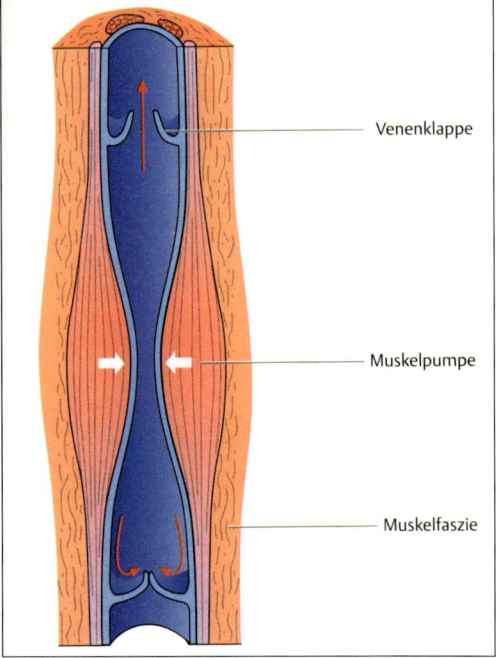

Abb. 8.1 Frühmobilisierung. Die aktive Bewegung der Wadenmuskeln ist eine effektive Maßnahme zur Thromboseprophylaxe.

(Bildbeschriftungen: Venenklappe, Muskelpumpe, Muskelfaszie)

Tabelle 8.2 Thromboembolieprophylaxe. Kontraindikationen

Kontraindikationen für Heparin	– blutende Magen-Darm-Ulzera – sonstige floride Blutung – Blutungsneigung (Gerinnungsstörung) – heparininduzierte Thrombozytopenie (HIT)
Kontraindikationen für Antithromboemboliestrümpfe (ATS)	– offene Wunden am Bein – pAVK Stadium III und IV – Lungenödem, ausgeprägte Beinödeme

8.3 Postaggressionssyndrom

Burkhard Paetz

(D) *Als Postaggressionssyndrom (auch postoperative Krankheit genannt) bezeichnet man eine Veränderung der Stoffwechselsituation, die durch traumatische Einwirkungen ("Aggressionen") verschiedenster Art hervorgerufen wird (z. B. Operation, schwere Verbrennung). Es handelt sich um eine Störung des neurohormonalen Gleichgewichtes, wobei Abbauvorgänge der Körpersubstanz (Katabolismus), Energieverwertungsstörungen sowie Wasser- und Elektrolytverschiebungen im Vordergrund stehen.*

Pathophysiologie

Für die Entstehung des Postaggressionssyndromes sind folgende Faktoren von Bedeutung:

- *Stimulation afferenter Nervenbahnen* im Operationsgebiet (Hauptangriffspunkt in Zwischenhirn und Hypophyse),
- *Freisetzung bestimmter Stoffe* (z. B. Gewebshormone und Toxine) aus dem traumatisierten Gewebe, die

auf humoralem Wege (über die Blutbahn) an die Hormonproduktionsstätten gelangen,

– intraoperatives *Volumendefizit* mit Verminderung des zirkulierenden Blutvolumens, wobei ein Verlust nach außen sowie eine Flüssigkeitsverschiebung in das Lumen des Magen-Darm-Traktes von Bedeutung ist,

– Stimulierung der neurohumoralen Veränderungen durch *Schmerz* und *Angst*.

Postoperativer Energiestoffwechsel

M *Wesentliches Merkmal des postaggressiven Metabolismus ist das Überwiegen der Stoffwechselabbauvorgänge (Katabolismus) gegenüber den Aufbauvorgängen (Anabolismus).*

Hierdurch kommt es zu einem Substanzverlust. Die komplizierten Vorgänge sind Folge einer Hormonverschiebung und nicht etwa nur durch postoperative Nahrungskarenz oder Immobilisierung bedingt. Durch therapeutische Gegenmaßnahmen kann die katabole Phase deshalb nicht unterdrückt, sondern lediglich gelindert werden.

Die Katabolie äußert sich durch intensivierten Abbau aller 3 Energieträger:

– Abbau von Kohlenhydraten (Glykogenolyse, Glykolyse),

– Abbau von Fett (Lipolyse),

– Abbau von Eiweiß (Proteolyse).

W *Die menschlichen Glykogenvorräte in Leber und Muskeln werden zuerst verbrannt. Sie sind jedoch derart gering, dass sie nicht einmal für einen Tag reichen. Obwohl die Fettreserven erheblich sind, kann der Kalorienbedarf aus im Einzelnen noch ungeklärten Gründen nicht durch gesteigerte Lipolyse gedeckt werden. Der Körper nimmt deshalb zusätzlich die Eiweißverbrennung in Anspruch, was ungünstige Auswirkungen hat. So werden bei der Proteolyse wichtige Funktionsproteine angegriffen (z. B. Enzyme, Immunglobuline, Transporteiweiße, Gerinnungsfaktoren), erst später die Skelettmuskulatur.*

Die postoperative Dysregulation führt auch zu einer Verwertungsstörung des Energieangebotes. Die eingeschränkte Nutzungsfähigkeit des Organismus für die Blutglukose zur Energiegewinnung bezeichnet man als *Glukoseverwertungsstörung* oder *Glukoseintoleranz.* Hoch konzentrierte Zuckerinfusionen können deshalb in den ersten postoperativen Tagen nicht quantitativ verstoffwechselt werden. Sie verstärken die Hyperglykämie und werden über die Niere ausgeschieden. Ähnliches gilt für die Eiweiß- und Fettzufuhr. Die Infusion von hochkalorischen Lösungen und von Aminosäurelö-sungen in den ersten beiden postoperativen Tagen ist nicht sinnvoll.

Postoperativer Wasser- und Elektrolythaushalt

Intraoperative Volumenverluste nach außen und in das Darmlumen sowie hypotone Phasen führen zu einer verminderten Nierendurchblutung. Durch hormonelle Gegensteuerung (Aldosteron und antidiuretisches Hormon) neigt der Organismus in der postoperativen Phase zur Wasser- und Natriumeinlagerung bei verringerter Diurese (Oligurie). Aldosteron fördert zusätzlich die Kaliumausscheidung über die Niere, was eine postoperative Hypokaliämie begünstigt. Die postoperativ gesteigerte Einwirkung des Aldosterons auf den Wasser- und Elektrolythaushalt bezeichnet man als *sekundären Hyperaldosteronismus.*

Symptome

Zusammengefasst ergeben sich im Rahmen der postaggressiven Stoffwechselveränderungen folgende klinische Auswirkungen:

– negative Kalorienbilanz (Katabolismus),

– negative Eiweißbilanz (auch negative Stickstoffbilanz genannt),

– negative Kaliumbilanz (Hypokaliämie),

– Wasserretention (Oligurie).

Allgemeinsymptome

Diese sind uncharakteristisch und umfassen:

– Müdigkeit,

– Muskelschwäche,

– Durst, trockene Zunge,

– depressive Stimmungslage,

– erhöhte Pulsfrequenz,

– Minderung der Darmperistaltik.

M *Die Auswirkungen der postaggressiven Stoffwechselveränderungen können sehr gering sein, in Einzelfällen aber auch tödlich enden. Insgesamt hängt die Schwere der klinischen Symptomatik von der Größe des operativen Eingriffes, der Ausgangslage des Patienten und seiner diesbezüglichen Reaktionsbereitschaft ab.*

Die Dauer der postoperativen Krankheit beträgt bei

– kleinen Operationen (z. B. Leistenhernie): ca. 1–2 Tage,

– mittleren Operationen (z. B. Galle): ca. 3–5 Tage,

– großen Operationen (z. B. Whipple-Operation): ca. 10 Tage.

Danach ("Wendepunkt") beginnt die anabole Erholungsphase *(Rekonvaleszenz)*. Der Appetit ist gesteigert, die Muskulatur wird aufgebaut, die Stickstoffbilanz wird positiv. Die Aufbauphase kann 3–10 Wochen dauern.

Prophylaxe und Therapie

Die geschilderten postaggressiven Störungen ergeben folgende therapeutische Ansatzmöglichkeiten:

Präoperative Maßnahmen:

- möglichst *anabole Ausgangssituation* (guter Allgemeinzustand, Energiereserven), evtl. durch präoperative parenterale Ernährung,
- präoperativer *Elektrolytausgleich* (insbesondere Hypokaliämie) und Blutzuckereinstellung bei Diabetikern,
- ausreichende präoperative *Volumenzufuhr*, z. B. Infusion bei längerer Wartezeit auf Station am Operationstag.

Intraoperative Maßnahmen:

- atraumatische *Operationstechnik* mit geringem Blut- und Flüssigkeitsverlust,
- adäquate intravenöse *Volumenzufuhr* während des Eingriffes.

Postoperative Maßnahmen:

- Zurückhaltung bei der Zufuhr NaCl-haltiger Lösungen am ersten postoperativen Tag (Gefahr der Überinfundierung bei Wasser- und Kochsalzretention),
- engmaschige Kontrolle der Urinausscheidung (normal ca. 50 ml/Stunde), Diuretika (z. B. Lasix) nur, wenn der Patient ausreichend hydriert ist (feuchte Zunge, ZVD),
- Elektrolytkontrolle, evtl. Kaliumausgleich,
- keine hochkalorischen Infusionslösungen in den ersten 2–3 postoperativen Tagen (Energieverwertungsstörung),
- Blutzuckerkontrollen, bei Hyperglykämie (über 200 mg%) Altinsulin,
- Abbau von Angst und Schmerz (menschliche Zuwendung, angenehme Lagerung, evtl. Analgetika).

8.4 Postoperative Ernährung

Burkhard Paetz

8.4.1 Zeitpunkt des oralen Nahrungsaufbaus

Beim Aufbau der postoperativen oralen Ernährung sollten Sie Folgendes berücksichtigen:

- Jede Eröffnung der Abdominalhöhle führt zu einer vorübergehenden Darmparalyse, die durch mechanische Manipulation an den Darmschlingen bedingt ist. Nach jeder Laparotomie kann frühestens mit oraler Kost begonnen werden, wenn sich die Darmfunktion normalisiert hat (gute Peristaltik, kein Brechreiz).
- Wurden bei einer Laparotomie Organe reseziert, so hängt die Zeitspanne der nachfolgenden Darmparalyse von der Größe und Dauer des Eingriffes ab. Nach Appendektomie (nicht perforiert), Splenektomie oder Cholezystektomie ist die Darmfunktion meist schon am ersten postoperativen Tag wieder hergestellt. Bei einer Peritonitis können allerdings mehrere Tage vergehen. Große Bauchoperationen am Magen oder Darm verursachen postoperativ eine Aufhebung der Peristaltik für 1–3 Tage.
- Ist im Bereich des Intestinaltraktes eine Anastomose angelegt worden, so bleibt der Patient nüchtern, bis die Heilung der Anastomose so weit fortgeschritten ist, dass die Naht der Belastung durch die Nahrungspassage gewachsen ist. Für die einzelnen Abschnitte des Magen-Darm-Traktes gelten dabei unterschiedliche Erfahrungswerte (Tab. 8.3). Eine vorzeitige Oralisierung birgt die Gefahr einer Nahtinsuffizienz (Peritonitis).
- Bei komplikationslosem Verlauf kommt die Darmfunktion ohne Medikation in Gang. Bleibt der Stuhlgang postoperativ länger als 3 Tage aus, so ist die Verabreichung eines Klysmas sinnvoll (nicht bei Anastomosen im Rektum oder unteren Kolon!).

P **Beratung.** Eine typische Patientenfrage lautet: „Wann darf ich nach der OP essen und trinken?" Antwort: „Das hängt von der Art der Operation ab und davon, wie schnell Sie sich von der Narkose erholen. Wenn die Bauchhöhle bei der Operation nicht eröffnet wurde, können Sie sofort trinken, wenn Sie wach sind und sich wohl fühlen. Das kann, je nach „Wachheitszustand", schon 30 bis 60 Minuten nach OP-Ende der Fall sein. Wir bieten deshalb nach kleineren Operationen bereits im Aufwachraum Getränke wie stilles Wasser an. Fragen Sie das Pflegepersonal.

Mit dem Essen warten wir etwas länger als mit dem Trinken. Manchmal verspüren die Patienten nach der Operation Übelkeit oder müssen gar erbrechen. Das liegt daran, dass auch der Magen und der Bauch während der Narkose „geschlafen" haben. Wenn Erbrochenes in die Luftröhre gelangt, kann eine schwere Lungenentzündung entstehen – man spricht dann von der Aspirationspneumonie. Diese Gefahr ist bei Essensresten wesentlich größer als bei Wasser oder Tee. Deshalb warten Sie bitte zu Ihrer Sicherheit mit dem ersten Essen, bis Sie komplett wach sind, sich gut fühlen und keinen Brechreiz haben. Bei problemlosem Verlauf können Sie nach etwa 2 Stunden etwas essen. Anders ist es, wenn der Bauch bei der Operation eröffnet wurde oder am Magen-Darm-Trakt selbst operiert wurde. Da kann es wesentlich länger dauern, bis Ihr Körper eine normale Ernährung verträgt."

Tabelle 8.3 Postoperative Ernährung. Dauer der oralen Nahrungskarenz in Abhängigkeit vom vorausgegangenen Eingriff

	Dauer der oralen Nahrungskarenz	Beispiele
Ohne Anastomosen		
Vollnarkose	ca. 1 Std.	geschlossene Frakturreposition ambulante Varizenoperation
extraabdomineller Eingriff	6 Std.	Leistenhernie, Osteosynthese, Struma
kleiner abdomineller Eingriff	1 Tag	Appendektomie (nicht perforiert)
großer abdomineller Eingriff	3 Tage	Rektumexstirpation (mit AP), Bifurkationsbypass
Mit Anastomosen	(Anastomosenheilungsdauer)	
Magen	5 Tage	B-I- und B-II-Resektion
Dünndarm	5 Tage	Dünndarmresektion
Dickdarm	5–7 Tage	Sigmaresektion, Hemikolektomie
Rektum	9 Tage	anteriore Rektumresektion
Ösophagus	9 Tage	Ösophagusresektion, Gastrektomie

8.4.2 Dauer der postoperativen Infusionsbehandlung

Bis zum oralen Nahrungsaufbau müssen dem Patienten entsprechende Lösungen *infundiert* werden. In den meisten Kliniken gibt es für die häufigsten Routineeingriffe Standard-Infusionsprogramme, in denen Art und Dauer der intravenös zugeführten Lösungen festgelegt sind. Diese Richtlinien unterscheiden sich, insbesondere was die Firmenpräparate betrifft. Es sollen hier deshalb nur die *allgemein gültigen Grundlagen* erwähnt werden:

– Patienten, die voraussichtlich innerhalb von 3 Tagen mit oraler Ernährung beginnen können, benötigen postoperativ vorwiegend Flüssigkeit und Elektrolyte, hingegen keine (oder kaum) Kalorien. Man verabreicht also Elektrolytlösungen oder niedrig konzentrierte Zucker- oder Mischlösungen (vgl. Kap. 12.1). Dazu ist ein periphervenöser Zugang ausreichend.
– Patienten, die länger als 3 Tage nüchtern bleiben müssen, sollten etwa ab dem 3. postoperativen Tag quantitativ parenteral ernährt werden (Kap. 12.1). Vorher ist eine hochkalorische Infusion wegen der postaggressiven Stoffwechselveränderungen nicht sinnvoll.
– Der Beginn des oralen Nahrungsaufbaues erfolgt überlappend mit einer schrittweisen Reduktion der Infusionsmenge (Tab. 8.4).

– Als Ergänzung oder Alternative zur postoperativen Infusionsbehandlung kann von der enteralen Sondenernährung Gebrauch gemacht werden, insbesondere wenn keine Darmanastomosen angelegt wurden (Abb. 12.1).

P *Eine ausreichende parenterale Kalorienzufuhr ist nur über einen zentralvenösen Zugang möglich.*

Tabelle 8.4 Postoperative Ernährung. Beispiel für den schrittweisen Nahrungsaufbau nach postoperativer Infusionsbehandlung

Beginn der oralen Nahrungs- aufnahme	orale Kost	Infusion
1. Tag	schluckweise Tee	3000 ml
2. Tag	5 Tassen Tee	2000 ml
3. Tag	Tee, Schleim, Zwieback	1000 ml
4. Tag	passierte Kost	0
5. Tag	leichte Kost	0

8.5 Postoperative Komplikationen

Burkhard Paetz

Es werden hier nur die wichtigsten allgemeinen postoperativen Komplikationen erwähnt, die praktisch nach jedem Eingriff auftreten können. Die Reihenfolge der Auflistung orientiert sich an dem *Zeitpunkt der klinischen Manifestation*, allerdings kann es hier im Einzelfall ganz erhebliche Abweichungen geben.

Nachblutung

Die Blutung aus dem Operationsgebiet ist die wichtigste Frühkomplikation. Ursache ist z. B. eine abgerutschte Gefäßligatur oder eine spontane Wiedereröffnung thrombosierter Gefäße. Gerinnungsstörungen sind demgegenüber selten, allenfalls nach starken Blutungen und Massivtransfusion (Verbrauchskoagulopathie).

P *Beobachtung. Sie erkennen eine Nachblutung an der Anschwellung im Wundgebiet und/oder starkem Blutverlust aus eingelegten Drainagen oder in den Verband, evtl. an einem Hb-Abfall und an Schocksymptomen.*

Zeitpunkt: in den ersten postoperativen Stunden, selten nach 1–2 Tagen.
Therapie: Bei leichten oberflächlichen Blutungen (Haut- oder Subkutangewebe) kann eine Kompression mit einem Sandsack oder eine lokale Umstechung ausreichend sein. Größere Blutungen erfordern Schockbekämpfung und Transfusion sowie meistens die operative Revision (z. B. Relaparotomie).

Wundhämatom

Das Wundhämatom ist durch eine Blutung im Subkutangewebe bedingt. Der Wundbereich schwillt schmerzhaft an und färbt sich bläulich. Im Gegensatz zur Nachblutung bestehen meist keine Allgemeinsymptome (wie Schock und Hb-Abfall).

M *Da Blut ein ausgezeichneter Nährboden für Bakterien ist, begünstigt jede Hämatombildung einen nachfolgenden Wundinfekt.*

Zeitpunkt: wenige Stunden bis ca. 2 Tage postoperativ.
Prophylaxe: Einlegen einer Redon-Drainage bei adipösen Patienten. Bei Leistenhernien (häufig Hämatome) empfiehlt sich das routinemäßige Auflegen eines Sandsackes am Operationstag.
Therapie: meist wird die Spontanresorption abgewartet (dauert Wochen); ansonsten operative Hämatomausräumung.

Anurie

Der postoperative Harnverhalt ist fast immer durch eine reflektorische Miktionssperre oder einen verstopften Blasenkatheter bedingt. Geht der Spontanurin nur tröpfchenweise ab, so liegt eine Überlaufblase vor. Prärenale Ursachen (Hypovolämie, Druckabfall) und renale Störungen (Nierenversagen) kommen hingegen seltener vor (bei entsprechenden Vorerkrankungen).
Zeitpunkt: am Operationstag.
Prophylaxe: insbesondere bei bekannten Harnabflussstörungen (z. B. Prostataadenom) schon präoperative Ableitung über einen Harnblasendauerkatheter, besser noch über einen suprapubischen Katheter.
Therapie: Jeder Patient muss postoperativ nach spätestens 6–8 Stunden spontan Wasser gelassen haben. Wenn psychologische Maßnahmen (hörbares Laufenlassen eines Wasserhahnes) oder Spasmolytika keine Wirkung zeigen, muss ein Einmalkatheterismus erfolgen.

Erbrechen

Das Erbrechen in den ersten postoperativen Stunden kann bedingt sein durch Narkosenachwirkung, Folge der Operation oder eine zu geringe Schmerzausschaltung. Eine Magenatonie nach Laparotomie kann noch nach einigen Tagen Grund für plötzliches Erbrechen sein. Später (ca. 1 Woche) muss immer an einen Ileus gedacht werden. Gelegentlich liegt eine Digitalisüberdosierung zugrunde.
Prophylaxe: Magensonde belassen, solange sie noch fördert (mehr als 200 ml pro Tag); behutsamer und nicht zu früher oraler Nahrungsaufbau.
Therapie: Magensonde, evtl. Antiemetika; ansonsten je nach Ursache.

Wundinfekt

Die bakterielle Entzündung einer Operationswunde ist fast immer durch exogene (iatrogene) Kontamination während der Operation bedingt. Die Häufigkeit liegt insgesamt bei etwa 2 %, bei Eingriffen an keimbesiedelten Hohlorganen (Magen, Darm) etwas höher. Der Infekt breitet sich im Subkutangewebe aus (z. B. Bauchdeckenabszess). Klinische Zeichen sind Schmerzen, Rötung, Schwellung und Fieber (Abb. 8.2).
Zeitpunkt: 3–7 Tage postoperativ, selten danach (Spätinfekt).
Prophylaxe: Neben der Wahrung steriler Kautelen im Operationssaal und beim postoperativen Verbandwechsel kann bei manchen Eingriffen die perioperative Gabe eines Antibiotikums sinnvoll sein (z. B. Kolonoperatio-

8

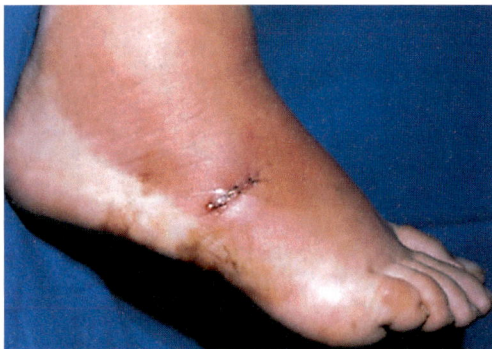

Abb. 8.2 Wundinfekt. Rötung und Schwellung 5 Tage nach operativer Wundversorgung.

nen, Rezidiveingriffe, Implantation alloplastischen Materials).

Therapie: Wunderöffnung durch Teilfädenentfernung, bakteriologischer Abstrich, feuchte Verbände, lokale Spülung, systemische Antibiotikagabe nur in Einzelfällen.

 Davon abweichend werden Infekte nach Osteosynthesen oder alloplastischem Gefäßersatz (Kunststoffprothesen) nur im OP-Saal unter sterilen Bedingungen revidiert.

Pneumonie

Ursächliche Faktoren bei der postoperativen Pneumonie sind:

– die schmerzbedingte Einschränkung der Atemexkursionen (insbesondere des Zwerchfells),
– Sekretverhaltung im Bronchialsystem,
– Minderbelüftung infolge Zwerchfellhochstandes bei Meteorismus,
– Aspiration,
– Langzeitbeatmung.

Gefährdet sind besonders ältere, schwer mobilisierbare Patienten mit Thorax- oder Abdominaleingriffen.

Zeitpunkt: meist 3–5 Tage postoperativ.

Prophylaxe: Atemgymnastik (schon präoperativ!), Physiotherapie, Frühmobilisierung, Sekretolytika; postoperativ bei Schmerzen die Gabe von Analgetika, weil Schmerzen die Zwerchfellbewegung einschränken.

Therapie: wie Prophylaxe, zusätzlich Antibiotika; andere Ursachen der postoperativen respiratorischen Insuffizienz (z. B. Pleuraerguss, Lungenödem, Pneumothorax, vgl. Kap. 18) müssen ausgeschlossen werden.

M *Fieber in den ersten postoperativen Tagen kann vielfältige Ursachen haben. Die wichtigsten sind:*
– *Wundinfekt,*
– *Pneumonie,*
– *Phlebitis,*
– *Harnwegsinfekt.*

Harnwegsinfekt

Der Harnwegsinfekt tritt postoperativ fast nur nach Katheterismus auf. Brennen beim Wasserlassen, Pollakisurie, Fieber und positives Urinsediment sind richtungsweisende Symptome.

Zeitpunkt: ca. 2–5 Tage nach Katheterismus.

Prophylaxe: transurethralen Dauerkatheter vermeiden! Fast jeder Dauerkatheter verursacht schon nach 3 Tagen einen Harnwegsinfekt. Wenn erforderlich, kann unter sterilen Bedingungen ein Dauerkatheter oder besser ein suprapubischer Katheter angelegt werden.

Therapie: systemische Antibiotikagabe nach bakteriologischem Testergebnis.

Phlebitis

Die oberflächliche Venenentzündung ist fast immer durch eine Verweilkanüle zur Infusion bedingt (Abb. 8.3).

Zeitpunkt: ca. 3–5 Tage nach Applikation der Kanüle.

Prophylaxe: tägliche Pflege der Einstichstelle, steriler Verband.

P *Beobachtung. Bei Schmerzen und den geringsten Zeichen eines lokalen Infektes (z. B. Rötung) muss der Venenkatheter gewechselt werden!*

Therapie: nach Entfernung des Venenkatheters entzündungshemmender Salbenverband. Bei Verdacht auf einen infizierten zentralen Weg (ZVK) sollte die Spitze des Katheters steril abgeschnitten und zur bakteriologischen Untersuchung gegeben werden.

Alkoholdelir

Die perioperative Alkoholkarenz kann bei Gewohnheitstrinkern zu schwerwiegenden Entzugserscheinungen (Delirium tremens) führen. Symptome sind Schlaflosigkeit und Händezittern (Tremor), später Halluzina-

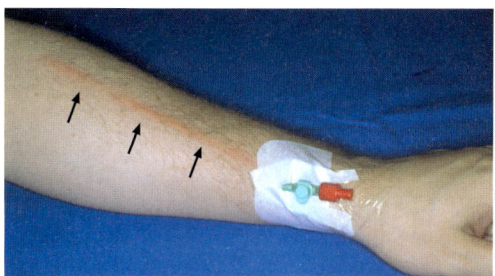

Abb. 8.3 Thrombophlebitis. Durch eine Venenkanüle entstandene Thrombophlebitis.

8

tionen („weiße Mäuse") und Wahnvorstellungen sowie zunehmende motorische Unruhe.

 Das Alkoholdelir kann lebensbedrohliche Ausmaße annehmen und zum Tode führen.

Zeitpunkt: 1–4 Tage nach Absetzen der gewohnten Alkoholmenge.
Prophylaxe: Alkoholanamnese (Angehörige fragen!) und Beobachtung des präoperativen Alkoholkonsums. Bei entsprechender Indikation kann durch intravenöse Alkoholverabreichung das Delir verhindert werden.
Therapie: Bei ausgebrochenem Delir hilft Alkoholzufuhr nicht mehr. Die Entzugssymptome werden mit Distraneurin, Catapresan oder Dormicum bekämpft. Der Patient mit manifestem Delir muss auf Intensivstation überwacht, behandelt und wegen der erforderlichen Sedierung oft künstlich beatmet werden.

Postoperative Psychose

Postoperative Verwirrtheitszustände können psychotische Ausmaße annehmen, wobei vorwiegend ältere zerebralsklerotische Patienten betroffen sind. Hypotonie, Hypoxie und Elektrolytstörungen (Hypokaliämie) begünstigen das Auftreten. Die Symptomatik kann einem Durchgangssyndrom ähneln, wie man es ansonsten nach Schädel-Hirn-Trauma oder Langzeitbeatmung beobachtet.
Zeitpunkt: in den ersten postoperativen Tagen.
Prophylaxe: Blutdruckregulierung, ausreichende Sauerstoffzufuhr (Atemgymnastik, evtl. O_2-Sonde), Elektrolytausgleich.
Therapie: meist spontane Rückbildung; medikamentös können Präparate wie Normabrain oder zur Sedierung Haldol geeignet sein.

 Psychosoziale Begleitung. Führen Sie den Kontakt mit vertrauten Personen und Gegenständen herbei!

Parotitis

Die postoperative Ohrspeicheldrüsenentzündung ist ein bakteriell aszendierender Infekt, der bei Mundtrockenheit (Exsikkose) und oraler Nahrungskarenz fast nur bei Greisen beobachtet wird.
Zeitpunkt: etwa 5–7 Tage postoperativ.
Prophylaxe: tägliche Mund- und Zungenpflege, Anregung der Speichelsekretion (z. B. Kaugummi), früher oraler Nahrungsaufbau.
Therapie: Antibiotika; bei Abszedierung operative Spaltung.

Nahtinsuffizienz

Der Begriff bezieht sich in erster Linie auf den Nahtbruch bei Anastomosen des Gastrointestinaltraktes. Die Undichtigkeit ist durch operationstechnische Probleme oder mangelnde Durchblutung der Anastomosenregion bedingt. Klinische Zeichen sind abdominelle Schmerzen, Fieber, Meteorismus und Zeichen der Peritonitis.
Zeitpunkt: 6–10 Tage postoperativ.
Prophylaxe: s. Kap. 22.7.
Therapie: sofortige orale Nahrungskarenz nach Auftreten der ersten Symptome; gelegentlich ist eine Spontanheilung mit ausreichender Drainage unter parenteraler Ernährung zu erzielen, ansonsten Relaparotomie.

Thromboembolie

Die intra- und postoperative Immobilisierung lässt venöse Thrombosen in der Becken-Bein-Region postoperativ gehäuft auftreten. Daraus kann eine Lungenembolie entstehen.
Zeitpunkt: meist innerhalb der ersten beiden Wochen, häufig unmittelbar nach Mobilisierung.
Prophylaxe und Therapie: Zur Prophylaxe s. Kap. 8.2. Zur Therapie s. bei venöser Thrombose (Kap. 31.13) und Lungenembolie (Kap. 32.2.3).

 Fettembolie. *Zu der postoperativen Komplikation der Fettembolie s. Kap. 33.55.*

Heparininduzierte Thrombozytopenie (HIT)

Unter der Behandlung mit Heparin kann es zu einem Abfall der Thrombozytenzahl im Blut unter 50 % des Ausgangswertes kommen. Man unterscheidet eine harmlose Form (HIT I) und eine bedrohliche immunologisch vermittelte Verlaufsform (HIT II). Bei HIT II entwickeln sich (trotz der niedrigen Thrombozytenzahl!) klinische Symptome mit Thrombosen und Embolien. Mit HIT II ist unter unfraktioniertem Heparin (UFH) in 2 % zu rechnen, unter niedermolekularem Heparin (NMH) deutlich seltener.
Zeitpunkt: zwischen 5. und 14. Tag nach Beginn der Heparingabe.
Prophylaxe: regelmäßige Kontrolle der Thrombozytenwerte unter Heparingabe (alle 3 Tage); niedermolekulares Heparin bevorzugen.
Therapie: Heparin sofort absetzen. Wenn eine Antikoagulation weiterhin erforderlich ist, kommen Alternativpräparate wie Danaparoid in Frage.

Stressulkus

Die Entstehung eines Magen- oder Zwölffingerdarmgeschwüres ist postoperativ durch das Überwiegen ulzerogener Einflüsse begünstigt (Kap. 21.3). Insbesondere die veränderte endokrine Situation (Postaggressionssyndrom, Kap. 8.3), Angst und Schmerz sowie die perioperative Nahrungskarenz sind ursächliche Faktoren. Das Stressulkus kann sich als akute obere gastrointestinale Blutung bemerkbar machen (10.3).

Zeitpunkt: zwischen Operation und Beginn der oralen Nahrungsaufnahme.

Prophylaxe: Angst- und Schmerzreduktion, medikamentös Protonenpumpeninhibitoren oder H_2-Blocker.

Therapie: endoskopische oder operative Blutstillung.

Postoperativer Ileus

Ursache ist ein Adhäsionsileus durch Verwachsungen oder ein paralytischer Ileus bei Peritonitis (Näheres s. Kap. 10.5.2).

Platzbauch

Unter Platzbauch versteht man das Auseinanderweichen der Ränder einer Laparotomiewunde in allen ihren Schichten, also Haut bis einschließlich Bauchfell. Der Darm liegt dann ungeschützt frei (**Abb. 8.4**). Wenn nur die inneren Nahtschichten aufbrechen und die darüberliegende Hautnaht hält, handelt es sich um eine *subkutane Dehiszenz* (**Abb. 8.5**). Zum Narbenbruch s. Kap. 30.2.7.

Zeitpunkt: meist innerhalb der ersten postoperativen Woche.

Prophylaxe: Ausschaltung prädisponierender Faktoren (Ernährungszustand, Eiweißmangel).

Therapie: sofortiger operativer Wundverschluss mit Sekundärnaht, evtl. mit Bleiplatte.

Dekubitus

Druckbedingte Hautnekrosen treten bevorzugt an exponierten Körperstellen wie Kreuzbeinregion, Trochanter major und Fersen auf. Ursächlich ist neben einer mechanischen Belastung auch die Durchblutungssituation des Gewebes. So haben Patienten mit Durchblutungsstörungen ein erhöhtes Risiko (Diabetes mellitus, Arteriosklerose, Unterkühlung, Schockzustände).

(P) *Lagerung. Bei Patienten mit reduziertem Allgemeinzustand genügt eine lokalisierte Druckeinwirkung von 2 Stunden, um eine Hautnekrose hervorzurufen.*

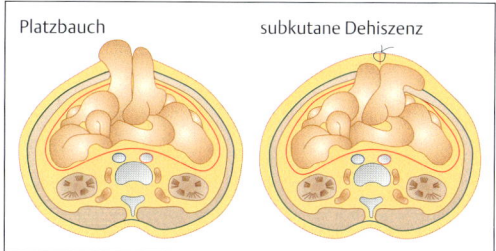

Abb. 8.5 Platzbauch und subkutane Dehiszenz. Äußere Faszie (blau) und das Peritoneum (rot) sind hervorgehoben.

Deshalb müssen Sie bei gefährdeten Patienten regelmäßig einen Lagewechsel nach Plan durchführen!

Zeitpunkt: meist nach mehrtägiger oder mehrwöchiger Immobilisierung.

Prophylaxe: Jeder Dekubitus ist durch intensive pflegerische Maßnahmen vermeidbar (Druckentlastung der gefährdeten Stellen durch Weichlagerung und regelmäßige Umlagerung, geeignete Hautpflege usw.).

Therapie: lokale Druckentlastung, optimale Wundbehandlung, evtl. operative Nekrosenabtragung und plastische Deckung, Elimination und Behandlung von Risikofaktoren.

Intraabdomineller Abszess

Insbesondere nach Operationen mit Eröffnung kontaminierter Hohlorgane (Magen, Darm, Galle, Appendix) können sich in der Bauchhöhle abgekapselte Eiteransammlungen ausbilden. Typische Lokalisationen sind subphrenisch, subhepatisch, im Douglas-Raum oder zwischen Dünndarmschlingen (Schlingenabszess). Klinische Zeichen sind Fieber, Bauchschmerzen, Abgeschlagenheit, Leukozytose und CRP-Erhöhung. Der Nachweis erfolgt durch Sonografie oder CT.

Zeitpunkt: meist 1–2 Wochen postoperativ, gelegentlich noch später (Spätabszess).

Prophylaxe: s. bei Wundinfekt, S. 110 f.

Therapie: Eiterentleerung durch Punktion mit anschließender Spülung (Drainage) oder operative Ausräumung mit Einlage entsprechender Drainagen (**Abb. 6.8**).

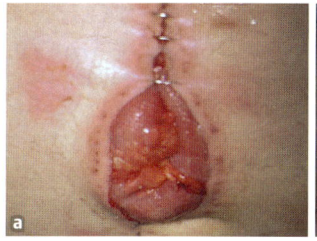
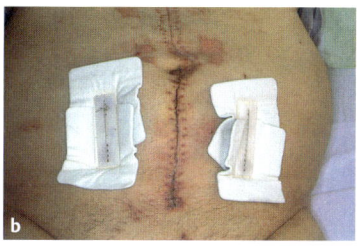

Abb. 8.4 Platzbauch. a 10 Tage nach medianer Laparotomie. Der untere Anteil der Wunde ist aufgeplatzt, Dünndarm ist sichtbar. **b** Der Platzbauch ist mit einer Bleiplattennaht verschlossen.

8

8.6 Postoperative Schmerzen

Burkhard Paetz

D *Postoperative und posttraumatische Schmerzen sind akute Schmerzen, die nur Tage bis Wochen andauern. Im Gegensatz zu den meisten Formen chronischer Schmerzen haben akute Schmerzen eine Warnfunktion für den Organismus.*

Bei der Umsetzung einer effizienten und sicheren Schmerztherapie kommt den Pflegekräften eine zentrale Bedeutung zu. In vielen Kliniken gibt es „Schmerzstandards", die eine effiziente postoperative Schmerzbehandlung nach definierten Operationen erleichtern.

Ursache

Der postoperative Schmerz wird durch die Inzision (Operationswunde) und deren Folgen hervorgerufen. Postoperative Schmerzen sind abhängig von:
– Art und Größe der Operation,
– Schnittführung,
– intraoperativer und postoperativer Lagerung,
– eingelegten Drainagen und Sonden,
– subjektiver Schmerzverarbeitung.

Schmerzintensität

Der in der Patientenakte dokumentierte Schmerzmittelverbrauch ist kein ausreichendes Kriterium zur Einschätzung individueller Schmerzen. Nur der Patient selbst kann die Intensität seines Schmerzes beurteilen (subjektive Selbsteinschätzung).

Es gibt verschiedene Schätzskalen, nach denen Schmerzen gemessen und dokumentiert werden können. Der Patient zeigt beispielsweise sein subjektives Schmerzempfinden auf einer Skala von 0 bis 10 Punkten an. Dabei bedeutet: 0 = kein Schmerz, 10 = maximaler Schmerz. Es wird empfohlen, die Schmerzmessung in Ruhe und in Bewegung durchzuführen (2-mal täglich).

Es ist gesichert, dass Patienten ab einer subjektiven Schmerzintensität von 50 % des Maximalwertes unzureichend behandelt sind und eine (zusätzliche) analgetische Therapie brauchen.

Präoperative Maßnahmen

Es ist erwiesen, dass eine präoperative Beratung und Aufklärung durch Arzt und Pflegende über die zu erwartende Schmerzsymptomatik eine über mehrere Tage anhaltende Verminderung postoperativer Schmerzen bewirken kann.

Ist eine systemische Schmerztherapie absehbar (z. B. PCA-Pumpe, s. u.), sollte der Patient *vorher* darauf hingewiesen und mit dem Umgang vertraut gemacht wer-

den. Psychologische Faktoren beeinflussen das individuelle Schmerzerleben maßgeblich. Die Angstreduktion durch angemessene Aufklärung ist schmerzlindernd wirksam.

Pharmaka zur postoperativen Schmerztherapie

Es stehen 3 schmerzlindernd wirkende Stoffklassen zur Verfügung (**Tab. 8.5**):
– Nicht-Opioid-Analgetika,
– Opioide (Morphin u. a.),
– Lokalanästhetika.

Das Stichwort „Morphin" löst bei Patienten auch heute noch Angst aus, sodass einige lieber auf die Medikation verzichten und die Schmerzen aushalten. Die Patienten haben die (unbegründete) Angst vor Nebenwirkungen und befürchten, dass ihre Krankheit als hoffnungslos beurteilt wird und sie deshalb „Morphin" bekommen.

 Morphin gilt auch heute noch als ein sehr effektives und nebenwirkungsarmes Analgetikum. Bei perioperativer Anwendung von Morphin und anderen Opioiden besteht keine Suchtgefahr!

Nebenwirkungen

Die Liste der theoretisch auftretenden Nebenwirkungen ist bei jedem Medikament lang, was aber insbesondere für die Langzeiteinnahme zutrifft. Für die postoperative Schmerztherapie gilt: Die weniger analgetisch wirkenden Schmerzmittel (Nicht-Opioid-Analgetika und schwach wirkende Opioide) haben seltener akute Nebenwirkungen als Opioide.

Morphin und seine Derivate (Opioide) haben eine starke schmerzbetäubende Wirkung. Typisch für diese Stoffklasse sind zentralnervöse Nebenwirkungen, die frühzeitig nach einer Applikation auftreten können:
– Übelkeit,
– Erbrechen,
– Atemdepression,
– Sedierung,
– Obstipation (bei längerer Anwendung).

Indikation

Die postoperative Phase des Patienten stellt eine befristete Ausnahmesituation dar, in der man mit der Verabreichung eines Schmerzmittels nicht allzu zurückhaltend sein sollte. Die Nebenwirkungen sind bei korrekter Dosierung gering und der Vorteil der Schmerzfreiheit überwiegt die Nachteile bei weitem.

Tabelle 8.5 Anerkannte Analgetika gegen postoperative Schmerzzustände

Wirksubstanz	Handelsname	Anmerkungen/Nebenwirkungen (NW*)
Nicht-Opioid-Analgetika		
Metamizol	Novalgin	bei kurzzeitiger Anwendung geringe NW
Ibuprofen	Ibuprofen	bei kurzzeitiger Anwendung geringe NW
Diclofenac	Voltaren	bei kurzzeitiger Anwendung geringe NW
Indometacin	Indometacin	bei kurzzeitiger Anwendung geringe NW
Acetylsalicylsäure	ASS, Aspirin, Godamed	bei kurzzeitiger Anwendung geringe NW
Paracetamol	Benuron	bei kurzzeitiger Anwendung geringe NW
schwach wirkende Opioide		
Tramadol	Tramal	Übelkeit, Schwindel, Erbrechen
Tilidin	Valoron	Übelkeit, Schwindel, Erbrechen
stark wirkende Opioide		
Morphin	MST	ZNS-Symptome, Atemdepression, Sedierung
Piritramid	Dipidolor	ZNS-Symptome, Atemdepression, Sedierung
Pethidin	Dolantin	ZNS-Symptome, Atemdepression, Sedierung
Buprenorphin	Temgesic	ZNS-Symptome, Atemdepression, Sedierung

* Es sind nur die wichtigsten für die postoperative Schmerztherapie relevanten Nebenwirkungen erwähnt

(M) *Die weitgehende Schmerzfreiheit des Patienten ermöglicht insbesondere:*
- *eine Verkürzung der schmerzbedingten Leidensphase (vorrangiges Ziel!),*
- *ein besseres Durchatmen (geringere Pneumonierate),*
- *eine frühere Mobilisierung (geringere Thromboserate).*

Praktisches Vorgehen

Bezüglich der Analgetikagabe gelten folgende Grundregeln:
- Bei Operationen mit *niedriger Schmerzintensität* (kleinere Eingriffe am Skelett, kleinere Weichteileingriffe) können Nicht-Opioid-Analgetika für einige Tage ausreichen.
- Bei Operationen mit *mittlerer Schmerzintensität* (z. B. laparoskopische Cholezystektomie, handchirurgische Eingriffe) sind schwach wirkende Opioide erforderlich.
- Bei Operationen mit *hoher Schmerzintensität* (große Abdominaleingriffe, Thoraxeingriffe, größere Eingriffe am Skelett) ist die intravenöse Verabreichung von Opioiden erforderlich, bevorzugt über eine PCA-Pumpe (s. u.).

Eine Kombination von Opioiden und Nicht-Opioiden kann sinnvoll sein, weil sich die analgetische Wirkung addiert, die dosisabhängigen Nebenwirkungen jedoch gering bleiben.

Postoperativ hat sich der routinemäßige Einsatz von Analgetika in bestimmten Zeitabständen (nach Plan) gegenüber der bedarfsorientierten Verabreichung (Gabe erst, wenn der Patient starke Schmerzen äußert!) bewährt.

Bei leichteren „ziehenden" Schmerzen nach abdominalchirurgischen und urologischen Eingriffen ist die Gabe von *Spasmolytika* (z. B. Buscopan) statt Analgetika oft ausreichend.

(W) *Es ist gesichert, dass auch bei chirurgischen Patienten postoperative Schmerzen mit einem Placebo (Medikament ohne Wirksubstanz) zufriedenstellend behandelbar sind. Placebos sind bei Patienten mit großem Stress und Angst am effektivsten.*

PCA-Pumpe

(D) *Bei der PCA (patientenkontrollierte Analgesie) appliziert sich der Patient per Knopfdruck eine voreingestellte Dosis eines Analgetikums über den Infusionsschlauch. Der Mikroprozessor der Spritzenpumpe ist vielfältig programmierbar und lässt eine Überdosierung nicht zu.*

Die patientenkontrollierte Analgesie gilt als die effektivste Form der postoperativen Schmerzbehandlung nach größeren Operationen. Der Hauptvorteil ist: der Patient kann die Dosis entsprechend seines individuellen Bedarfs abfordern. Die Voraussetzung ist, dass es sich um einen wachen und kooperativen Patienten handelt.

Wesentlicher Nachteil der PCA-Pumpe (und jeder kontinuierlichen intravenösen Behandlung) ist die Beeinträchtigung der Bewegungsfreiheit und die dadurch eingeschränkte Möglichkeit zur Frühmobilisation.

Klinikintern gibt es unterschiedliche Standards für Mischung und Dosierung der Opioide in der PCA-Pumpe.

(P) **Beobachtung.** *Patienten mit einer PCA-Pumpe müssen engmaschig überwacht werden,* hinsichtlich:
- *Puls und Blutdruck,*
- *Atemfrequenz,*
- *Sedierungsgrad (Ansprechbarkeit),*
- *Sauerstoffsättigung (BGA, bei auffällig schläfrigen Patienten).*

(M) *Bei folgenden Symptomen müssen Sie die PCA-Pumpe abstellen und einen Arzt rufen:*
- *Pulsfrequenz unter 50/Min.,*
- *Atemfrequenz unter 10/Min.,*
- *systolischer Blutdruck unter 90 mmHg,*
- *übermäßige Sedierung.*

Applikation von Analgetika

Für die Applikation von Analgetika gelten bestimmte Grundsätze:
- Sofern geplante schmerzhafte Maßnahmen erforderlich sind, sollte dem Patienten zuvor in angemessenem zeitlichen Abstand das Schmerzmittel verabreicht werden.
- Die intravenöse Applikation ist in der frühen postoperativen Phase zu bevorzugen.
- Sind ergänzend Nicht-Opioid-Analgetika vorgesehen, können diese als Suppositorium zugeführt werden.
- Nach Normalisierung der gastrointestinalen Peristaltik können Analgetika oral verabreicht werden.

(P) **Pflegeplanung.** *Nehmen Sie für den Patienten schmerzhafte Pflegehandlungen, wie z.B. erstes Aufstehen, Mobilisationsmaßnahmen, Lagerungen, Verbandwechsel etc., erst dann vor, wenn das Analgetikum optimal wirkt. Dies müssen Sie in der Pflegeplanung berücksichtigen.*

Lokalanästhesie. Eine wirksame Alternative zur systemischen Analgesie ist die gezielte Schmerzausschaltung einer Körperregion durch lokale Infiltration eines Nervs mit einem Lokalanästhetikum (vgl. Kap. 9.1). Dabei wird der Wirkstoff am besten kontinuierlich über einen Katheter appliziert. Beispiele hierfür sind:
- Nervus-femoralis-Block,
- Plexus-brachialis-Block (**Abb. 9.4**),
- Interkostalblockade,
- Periduralanästhesie (**Abb. 9.5**).

Gefahren

Es ist zu bedenken, dass alle Medikamente gegen postoperative Schmerzen Gefahren in sich bergen, die über die spezifischen pharmakologischen Nebenwirkungen hinausgehen. Durch die Reduktion des Schmerzempfindens wird auch die Signalwirkung des Schmerzes für eine chirurgische Komplikation ausgeschaltet.

(M) *Zunehmender Schmerz ist ein Warnsymptom! Vor jeder Schmerztherapie muss deshalb die Untersuchung des Patienten und der Ausschluss einer Komplikation erfolgen! Bei akuter Schmerzzunahme immer den Arzt informieren!*

Unter Analgetika sind Komplikationen wie z.B. Nachblutung, Ischämie einer Extremität oder postoperativer Ileus erst mit Verzögerung erkennbar.

Die Nicht-Opioid-Analgetika haben neben ihrem analgetischen Effekt auch eine erhebliche antirheumatische und antipyretische Wirkung. Dadurch kann die Fieberreaktion des Körpers bei einer Komplikation (z.B. Wundinfekt, Pneumonie) verschleiert werden.

Schmerzlindernde Maßnahmen

Auch ohne Medikamente lässt sich durch einfache Maßnahmen sehr viel erreichen, um dem Patienten in seiner postoperativen Situation die Genesung zu erleichtern und seine Schmerzen zu reduzieren. Wichtige und effektive Maßnahmen, die zur Schmerzlinderung beitragen, können je nach operativem Eingriff sein:
- Den Patienten nach früheren Schmerzerfahrungen und eventuellen Bewältigungsstrategien befragen (Pflegeanamnese).
- Verständnis für den Patienten und seine Schmerzsituation zeigen. Ihn zur Schmerzäußerung auffordern, dabei Schmerzen immer ernst nehmen und ihre Ursache klären.
- Koordination aller Maßnahmen in der Pflegeplanung (z.B. Physiotherapie, Pflege, Visite), um unnötige häufige Beanspruchung des Patienten zu vermeiden.
- Unterweisung des Operierten, wie er „schmerzarm" aufstehen kann.
- Unterstützende Maßnahmen zeigen, z.B. beim Husten oder beim Aufstehen, Gegendruck auf die Wunde ausüben (z.B. Bauchwunden).
- Häufiges Umlagern des Patienten in eine für ihn angenehme Position.
- Lokale Kälteapplikation (z.B. Eiskissen auf die Wunde).

– Lokale Wärmeapplikation (z. B. trockene Wärme bei gebläthem Leib).

– Drainageableitungen so befestigen, dass sie Bewegungsmöglichkeit gestatten und kein Zug ausgeübt wird.

8.7 Klinische Parameter zur Patientenüberwachung

Burkhard Paetz

 Man darf Apparaten und Laborwerten nicht blind vertrauen! Die klinischen Daten haben im Zweifelsfall den größeren Stellenwert. Sie müssen deshalb sorgfältig erhoben und sauber dokumentiert werden. Auffälligkeiten sind dem diensthabenden Arzt zu melden.

Puls

Die normale Pulsfrequenz eines Erwachsenen liegt zwischen 60 und 80/min. Bei Kindern ist sie höher (Neugeborene ca. 140/min). Die Messung und schriftliche Eintragung erfolgt auf Intensivstationen üblicherweise stündlich, bei Bedarf öfter.

 Ein Pulsanstieg über 100/min (Tachykardie) ist grundsätzlich bedrohlich.

Die Ursachen können mannigfaltig sein und bedürfen einer genaueren ärztlichen Diagnostik. Häufigste Ursachen einer Tachykardie sind:
– Hypovolämie,
– Fieber,
– respiratorische Insuffizienz mit Hypoxie,
– beginnendes Herzversagen.
Besonders ältere Menschen (über 70 Jahre) sind durch eine mehrstündige Tachykardie ernstlich gefährdet, weil das Altersherz der erhöhten Belastung nicht gewachsen ist.

Ein Pulsabfall unter 60/min (Bradykardie) ist grundsätzlich bedrohlich.

Bei jüngeren Sportlern kann eine Ruhefrequenz von 40–60/min allerdings normal sein. Ansonsten ist eine Bradykardie verdächtig auf erhöhten Hirndruck (Hirnödem) oder eine Digitalisüberdosierung.

Blutdruck

Der arterielle Blutdruck (RR, nach Riva-Rocci: ital. Arzt 1863–1937) wird ebenfalls stündlich gemessen. Die herkömmliche Technik mit Manschette und Stethoskop *(unblutige Messung)* darf als bekannt vorausgesetzt werden. Ist eine engmaschige oder gar kontinuierliche Blutdruckaufzeichnung erforderlich (z. B. nach Herzoperation), so kann diese auch über einen Katheter in der A. radialis *(blutige Messung)* mithilfe eines Monitors erfol-

gen (nur auf Intensivstation). Mit der Manschette sollte man immer an dem Arm messen, an dem keine Infusion läuft (Gefahr des Rückfließens von Blut bzw. Verstopfung der Kanüle). Die beidseitige Blutdruckmessung ist empfehlenswert, zumindest einmalig bei Übernahme des Patienten. Blutdruckdifferenzen zwischen beiden Seiten sind auf arterielle Gefäßstenosen zurückzuführen. Der höhere Wert entspricht dabei dem systemischen Blutdruck.

Ein *Blutdruckabfall*, insbesondere nach Operationen, ist dringend verdächtig auf eine Nachblutung oder einen sonstigen Volumenmangel. Näheren Aufschluss geben der Verlust aus Blutungsdrainagen, der ZVD- und der Hämoglobinwert.

Beachten Sie, dass ein absinkender Blutdruck bei steigender Pulsfrequenz und Verringerung der Urinausscheidung bereits als Zeichen eines fortgeschrittenen Schocks anzusehen ist!

Besonders bei älteren Menschen findet man oft einen *Blutdruckanstieg* mit hohen systolischen Werten (über 160 mmHg). Dabei ist zu bedenken, dass diese Patienten häufig chronische Hypertoniker sind. Eine abrupte medikamentöse Blutdrucksenkung kann hier zu einer bedrohlichen Minderperfusion von Herz (Angina pectoris, Infarkt), Gehirn (ischämischer Apoplex) und Niere (akutes Nierenversagen) führen. Systolische Werte über 180 mmHg sollten allerdings nicht toleriert werden, weil sie eine Belastung für den linken Ventrikel darstellen.

Atmung

Die normale Atemfrequenz des Erwachsenen beträgt ca. 12 (10–20) Züge pro Minute, das Atemzugvolumen in Ruhe ca. 500 ml.

Störungen der Atemfrequenz umfassen:
– *Tachypnoe* (Beschleunigung),
– *Bradypnoe* (Verlangsamung),
– *Apnoe* (Atemstillstand),
– die pathologischen Atemtypen (z. B. die Kußmaul-Atmung, die Cheyne-Stokes-Atmung, die Biot-Schnappatmung).

8

Dyspnoe hingegen kennzeichnet das subjektive Gefühl der Atemnot beim Patienten unabhängig von der Ursache.

Von *Hyperventilation* spricht man, wenn der Patient stärker atmet, als es der physiologische Gasaustausch erfordert. Folge ist eine pathologisch erhöhte Abatmung der Kohlensäure (CO_2) mit dem Resultat einer respiratorischen Alkalose (häufigste Ursache einer Tetanie). Die gegenteilige Störung heißt *Hypoventilation*. Hier kommt es zur O_2-Verarmung (Hypoxie oder Hypoxämie) und zu einer Kohlendioxid-Anreicherung (Hyperkapnie) mit der Folge einer respiratorischen Azidose.

Atemgeräusche bezeichnet man als *Stridor*. Der inspiratorische Stridor bei mechanischer Einengung im Kehlkopfbereich (Glottisödem) ist oft aus mehreren Metern Entfernung zu hören; die vorwiegend exspiratorischen Atemgeräusche des Asthmatikers hingegen nur mit dem Stethoskop.

Die *Ursachen* einer Dyspnoe können mannigfaltig sein. Die chirurgisch wichtigsten sind:
- Pneumonie,
- Verschleimung,
- Aspiration,
- Atelektasen,
- Lungenödem,
- Schmerzen (z.B. bei Rippenbrüchen oder Oberbaucherkrankungen),
- Pleuraerguss,
- Hämato- oder Pneumothorax,
- eine Beeinträchtigung des Atemzentrums (Schädel-Hirn-Trauma oder atemdepressive Medikamente).

Viele respiratorische Störungen (insbesondere Pneumonie und Atelektasen) können durch *prophylaktische* Maßnahmen vermieden werden; dazu gehören:
- die Frühmobilisierung mit häufigem Heraussetzen des Patienten,
- Atemübungen mit Giebel-Rohr oder Triflow sowie Triggern,
- Unterstützung beim Schleimabhusten,
- ggf. das Absaugen des Rachenraumes und der Luftröhre,
- bei Schmerzen (Rippenbrüche!) sollte für eine ausreichende Analgesie gesorgt werden, weil dem Patienten ein freies Durchatmen sonst nicht möglich ist.

Die Sauerstoffaufsättigung kann bei leichten Störungen durch Legen einer Nasensonde (O_2-Insufflation ca. 2–4 l/min) gefördert werden. Diese Maßnahme ist jedoch von geringerem Wert als die physikalischen Übungen.

Urin

 Die normale Urinproduktion des Erwachsenen liegt bei ca. 1500 ml pro Tag (ca. 60 ml pro Stunde).

Eine gute und einfache Methode zur Flüssigkeitsbilanzierung auf Normalstation ist das tägliche Wiegen des Patienten.

 Als Oligurie bezeichnet man eine Urinausscheidung unter 400 ml pro Tag. Anurie bedeutet, dass kein Urin ausgeschieden wird.

Eine verringerte Harnausscheidung (unter ca. 30 ml pro Stunde) bedarf immer einer weiteren Abklärung durch den Arzt. Verschiedene Ursachen (prärenal, renal und postrenal) kommen in Frage. Die chirurgisch bedeutendste ist die Hypovolämie. Immer muss jedoch nachgeforscht werden, ob die verringerte Ausscheidung durch einen abgeknickten, verstopften oder gar abgeklemmten Katheter vorgetäuscht wird.

Kann ein nicht katheterisierter Patient keinen – oder nur „tröpfchenweise" – Spontanurin lassen, so ist an eine *Überlaufblase* zu denken. Die Blase ist dabei maximal gefüllt, die Nierenfunktion völlig normal, nur die Miktion klappt nicht. Zugrunde liegt meist eine schmerzbedingte(!) Verkrampfung des Harnröhrensphinkters oder eine vorübergehende Austreibungsschwäche der Blasenmuskulatur (Blasenatonie). Beide Ursachen sind bei frisch operierten Patienten nicht selten. Nach ärztlicher Rücksprache ist ein medikamentöser Behandlungsversuch gelegentlich erfolgreich. Ansonsten muss katheterisiert werden, wenn die volle Blase durch Perkussion oder Sonografie bestätigt wurde.

 Als Polyurie bezeichnet man eine auf mehrere Liter täglich gesteigerte Harnflut.

Die Polyurie ist meistens medikamentös bedingt (Diuretika), besonders wenn Ödeme oder Aszites ausgeschwemmt werden sollen. Seltener sind metabolische oder hormonelle Ursachen (z.B. hoher Blutzucker oder Schädel-Hirn-Trauma mit Beeinträchtigung des Zwischenhirnes).

Von der Polyurie zu trennen ist die *Pollakisurie*. Diese bezeichnet das gehäufte Wasserlassen, unabhängig von der Harnmenge. Bei dieser Störung ist eine Überlaufblase oder ein Blaseninfekt verantwortlich.

Infusion

Der tägliche Infusionsplan wird vom Arzt erstellt. Er berücksichtigt den Flüssigkeits- und Kalorienbedarf des Patienten. Aufgabe der Pflegepersonen ist in erster Linie, das korrekte Einlaufen der Lösungen in den vorgesehenen Zeiträumen sicherzustellen. Hochkalorische Infusionen sollen langsam einlaufen, am besten gleichmäßig über 24 Stunden. Sofern keine Infusionspumpen zur Verfügung stehen, muss die Geschwindigkeit anhand der Tropfenzahl geschätzt (20 Tropfen = ca. 1 ml) und engmaschig kontrolliert werden.

(P) *Bei der Beimischung von Medikamenten zu Infusionslösungen sollte man zurückhaltend sein. Durch chemische Unverträglichkeit (Inkompatibilität) können Wirkungsverlust und Ausflockungen auftreten.*

Für die gängigen Pharmaka gibt es entsprechende „Kompatibilitätslisten". Im Zweifelsfall sollte man sich beim Arzt oder erfahrenen Kollegen rückversichern.

Katheter, Sonden, Drainagen
Diesem Thema wurde seiner Bedeutung wegen ein eigenes Kapitel gewidmet (Kap. 6).

(P) 8.8 Pflege von Menschen in der präoperativen Phase

John Bauer

8

Die präoperative Phase ist für den Patienten meist eine sehr ungewisse Zeit. Viele fremde Eindrücke stürmen auf ihn ein und er fühlt sich verunsichert. Hier ist es wichtig, möglichst schnell eine Vertrauensbasis zu schaffen. Informationen über den weiteren Verlauf des Aufenthaltes sollten bald gegeben sowie Fragen des Patienten und dessen Angehörigen sollten zeitnah beantwortet werden (Erstgespräch mit der betreuenden Pflegekraft).

(M) *Ziel der präoperativen Phase ist die optimale OP-Vorbereitung und somit die Minimierung des Operationsrisikos.*

8.8.1 OP-Fähigkeit

Nach Feststellung der Indikation zu Operation, muss die OP-Fähigkeit geklärt werden. In Abhängigkeit von Vor- und Grunderkrankung muss das OP-Risiko abgeschätzt werden. Die Vorgehensweise hierbei ist oft sehr unterschiedlich. Bei ambulanten Eingriffen werden Blutuntersuchungen oder andere diagnostische Maßnahmen bereits zu Hause durch den Hausarzt durchgeführt. Bei großen Eingriffen kommt es vor, dass eine prästationäre Phase nötig wird. Hier kommt der Patient 1 bis mehrere Tage vor seinem OP-Termin in die Klinik, um die diagnostische Maßnahmen durchführen zu lassen.

Zu den präoperativen Diagnosemaßnahmen vgl. Kap. 7.1.

8.8.2 OP-Aufklärung

Die Aufklärung zur OP und auch der Anästhesie obliegt dem Arzt. Dennoch werden dem Pflegepersonal oft Fragen gestellt die während des Aufklärungsgespräches nicht ausgesprochen werden.

Die Aufregung des Patienten während des Gesprächs ergibt oft eine „Denkblockade", die sich erst löst, wenn der Arzt bereits das Zimmer verlassen hat. Aus diesem Grund muss zwischen dem Eingriff und dem Aufklä-

rungsgespräch entsprechend Zeit liegen, damit der Patient die Möglichkeit hat seine Entscheidung zu überdenken. Angehörige sollten in Rücksprache mit dem Patienten in die Gespräche mit einbezogen werden.

8.8.3 Nahrungskarenz

Um eine Aspiration während der Narkoseeinleitung zu vermeiden, ist die „Nüchternheit" des Patienten unabdingbar. Dies bedeutet, dass der Patient 6–8 Stunden vor Beginn der Narkose nicht essen, trinken, rauchen oder Kaugummi kauen (steigert die Produktion von Magensaft) darf.

(P) *Die Einnahme der oralen Prämedikation sowie wichtiger Eigenmedikation ist hiervon ausgenommen.*

Bei abdominellen Eingriffen kann es nötig sein, bereits 1–2 Tage vor der Operation die Nahrung umzustellen bzw. zu reduzieren.

8.8.4 Darmentleerung

Um eine spontane Darmentleerung intraoperativ zu vermeiden, sollte der Darm bereits vorher entleert werden. In Abhängigkeit vom Eingriff, reicht meist die Entleerung des Rektums z. B. mithilfe eines Klysmas.

(W) *Mehrere Studien haben übereinstimmend gezeigt, dass die orthograde Darmspülung vor kolorektalen Eingriffen keinen Vorteil bringt. Dennoch ist es bis heute in den meisten Kliniken üblich, vor Eingriffen am Dickdarm eine mechanische Darmspülung durchzuführen.*

8.8.5 Rasur des Operationsfeldes

Die Haare im Operationsfeld werden durch eine gründliche Rasur entfernt, da Haare Keimträger sind. Hautläsionen gelten ebenfalls als Keimträger und sind daher unbedingt zu vermeiden (immer in Richtung des Haarwuchses rasieren). Sollte es nach einer Rasur zu einer Rötung oder anderen Veränderung der Haut kommen, ist umgehend der Arzt zu informieren.

Die Rasur wird unmittelbar vor der Operation durchgeführt, da nachwachsende Haare das Infektionsrisiko erhöhen.

(M) *Bei Eingriffen im Gesicht werden die Augenbrauen nicht entfernt!*

(P) *Das postoperative Wundinfektionsrisiko steigt, wenn durch die präoperative Rasur die Haut im OP-Gebiet verletzt wird. Durch ungewollte Mikroläsionen können Mikroorganismen das OP-Gebiet kontaminieren und die Operationswunde danach infizieren.*

Aus diesem Grund ist es von Vorteil, die Haarkürzung mithilfe eines elektrischen Rasierers durchzuführen. Meist ist die Vorgehensweise bei der Rasur in den Krankenhäusern standardisiert.

8.8.6 Körperhygiene

Die Körperhygiene sollte der Patient entweder selbstständig oder mithilfe am Morgen bzw. Vorabend des Eingriffs gründlich durchführen. Make-Up, Piercings und Nagellack sind zu entfernen. Ebenso sind Finger- bzw. Zehenzwischenräume vor dem Eingriff gründlich zu reinigen. Gleiches gilt für den Nabel oder für Brustfalten bei abdominellen Eingriffen. Besonders im Bereich des OP-Gebietes ist im Vorfeld auf Hygiene zu achten. Bei pflegebedürftigen Patienten ist eine gründliche Mundpflege durchzuführen, um das Infektionsrisiko bei einer Allgemeinanästhesie zu reduzieren.

(M) *Zahnprothesen müssen vor der OP entfernt werden.*

8.8.7 Organisation

Bereits am Vortag sollten alle für die Operation nötigen Unterlagen und Utensilien vorhanden und gerichtet sein. Hierzu zählen:
- Einverständniserklärung für den operativen Eingriff,
- Einverständniserklärung zur Anästhesie,
- Patientenakte,
- Röntgenbilder,
- Prämedikationsanordnung,
- Blutgruppe,
- Patientenetiketten,
- Thrombosestrümpfe.

Der Patient sollte über den OP-Plan informiert sein und der Tagesablauf des Folgetages besprochen werden.

Um das Thromboserisiko so gering wie möglich zu halten werden bereits präoperativ AT-Strümpfe angepasst und getragen (Kontraindikationen, wie z. B. AVK, werden dabei beachtet, Kap. 8.2.2).

Brillen, Hörgeräte oder auch Kontaktlinsen sollten unbedingt dem Patienten in den OP folgen, um die Verständigung zu gewährleisten.

Die Bekleidung, das OP-Hemd und die OP-Haube sowie Netzhosen sind kurz vor der Operation anzulegen.

8.8.8 Hämodilution

Bei der Hämodilution werden dem Patienten kurz vor dem operativen Eingriff 1–2 Konserven Blut entnommen und der Volumenverlust mittels Plasmaexpander, wie z. B. HAES 6 % ersetzt. Dieses Vorgehen führt dazu, dass der Patient während der Operation verdünntes Blut verliert und das Thromboserisiko intraoperativ gesenkt wird. Gegen Ende oder nach dem operativen Eingriff erhält der Patient das zuvor entnommene Eigenblut zurück. Die Indikation sowie die Kontraindikationen entsprechen im Wesentlichen denen der Eigenblutspende (s. Kap. 12.2). Auf eine korrekte Etikettierung bei allen hiermit verbundenen Maßnahmen ist zu achten.

8.8.9 Prämedikation

Die Prämedikation (vgl. Kap. 9.2.2) dient der Anxiolyse. Das heißt der Patient soll im Idealfall angstfrei sein. Beim Aufklärungsgespräch durch den Anästhesisten, legt dieser Art und Umfang der Prämedikation fest. Ebenso wird festgelegt, wie mit der Eigenmedikation (z. B. Antidiabetika, Beta-Blocker) zu verfahren ist.

Verabreicht die Pflegekraft die Prämedikation, ist dies in der Akte zu dokumentieren. Der Patient wird nun engmaschiger kontrolliert. Gerade ältere Patienten reagieren sehr unterschiedlich auf die Medikation. Hier werden insbesondere Atmung und Kreislauf überwacht. Manche ältere Menschen reagieren mit Verwirrtheit. Hier ist auf die Sturzgefahr zu achten. Die Angehörigen werden entsprechend informiert.

(P) *Nach der Prämedikation hat der Patient Bettruhe einzuhalten, ggf. ist auf eine entsprechende Sturzprophylaxe zu achten.*

8.8.10 Transport

Der Patient wird über den bevorstehenden Transport in den OP informiert. Zahnprothesen, Ringe, Ketten, Piercings, Nagellack werden entfernt (wenn nicht bereits am Vorabend geschehen) und sicher verwahrt. Hörgeräte und Sehhilfen können belassen und wenn nötig im OP entfernt werden. Wenn möglich sollte der Patient noch die Blase bzw. den Darm entleeren.

Der Patient erhält ein „Klinikhemd" und die Antithrombosestrümpfe werden angezogen (nicht bei arteriellen Durchblutungsstörungen).

Die für den OP benötigten Unterlagen werden geholt. Nachdem das Bett mit dem Patientennamen versehen wurde, erfolgt nun der Transport in den OP. Wenn möglich sollte dieser von einer mit dem Patienten vertrauten Pflegekraft durchgeführt werden. Auch Angehörige oder Eltern können den Transport begleiten.

8.8.11 Psychische Betreuung

Für den Patienten stellt die Zeit unmittelbar vor der Operation eine große Belastung dar. Meist ist es die Angst vor Schmerzen, aber auch die Angst vor einem Zwischenfall ist oftmals deutlich zu spüren. Auch Angehörige äußern oft entsprechende Empfindungen. Das Erleben dieser „Wartezeit" unterscheidet sich oftmals stark von der Wahrnehmung der Pflegekraft. Die perioperative Pflege beinhaltet jedoch neben den körperlichen Belangen auch die psychische Betreuung. Es gibt in diesem Bereich keine „Routine". Das Verschieben einer OP hat immer auch psychische Auswirkungen auf den wartenden Patienten – das gilt es immer mit zu bedenken.

Die Aufnahmesituation und der weitere Verlauf des Aufenthaltes sowie das Eingehen auf Ängste sind hier die wichtigsten, vertrauensbildenden Maßnahmen!

 Für den Patienten gibt es keine Routineeingriffe

P 8.9 Pflege von Menschen in der postoperativen Phase

John Bauer

Die postoperative Phase umfasst definitionsgemäß die gesamte Dauer vom Ende der Operation bis zur Entlassung des Patienten. Pflegebedarf und Intensität richten sich nach der Art des operativen Eingriffs, dem Narkoseverfahren und dem Risikoprofil des Patienten, welches sich aus Alter und Vorerkrankungen ergibt.

In den folgenden Abschnitten werden die für alle postoperativen Patienten allgemein gültigen Pflegeschwerpunkte beschrieben. Individuelle Abweichungen von den folgenden Grundsätzen können dabei immer möglich, sinnvoll oder notwendig sein.

8.9.1 Vorbereitung

Bevor ein Patient aus dem OP oder Aufwachraum abgeholt wird, sollten im Zimmer oder am Bettplatz alle notwendigen Vorbereitungen getroffen werden.

Das Bett:
– Auswahl von Matratze oder Therapiesystem, z. B. bei Patienten die postoperativ nicht oder nur eingeschränkt gelagert werden können,
– Anbringen von Extensionen oder Schienen,
– Aufrichtevorrichtung wird ggf. bei abdominalen Eingriffen entfernt.
Das Zimmer:
– Vorbereiten der Überwachung der Vitalfunktionen, wie Puls, Blutdruck und Atmung,

– evtl. Sauerstoff richten,
– Patientenruf,
– Infusionsmaterialien,
– Zimmertemperatur überprüfen.

8.9.2 Übernahme des Patienten

Die Übernahme erfolgt in aller Regel aus dem Aufwachraum. Hier wurde der Patient bereits Minuten bis mehrere Stunden überwacht und analgetisch behandelt.

Bei der Übernahme des Patienten auf die Normalstation erhält die zuständige Pflegekraft eine Übergabe, die alle relevanten Informationen zum intra- und postoperativen Zustand des Patienten enthält und über mögliche Besonderheiten informiert. Diese Informationen dienen der adäquaten Pflege und Betreuung des Patienten auf der Station. Sie sind zum Teil dem OP- und dem Narkoseprotokoll zu entnehmen, sollten aber bei jeder Patientenübernahme auch mündlich erfolgen und ggf. erfragt werden.

Besonderes Augenmerk liegt hier auf der Herz-Kreislauf-Funktion sowie der Atmung. Die Schmerztherapie sollte angemessen sein (Kap. 8.6). Patienten, die einen erhöhten Bedarf an Opiaten haben, sollten noch einige Zeit länger im Aufwachraum verbleiben.

Postoperative Verordnungen (z. B. Infusionstherapie, Antibiose, Schmerztherapie, Kostaufbau) sollten schriftlich dokumentiert sein und noch einmal abgeglichen werden.

8.9.3 Überwachung

Das Risiko für das Auftreten von postoperativen Komplikationen ist in den ersten Stunden nach einer Operation besonders hoch. Der Schwerpunkt in dieser Phase liegt deshalb auf einer engmaschigen Kontrolle und Überwachung des Patienten, um mögliche Komplikationen zu vermeiden oder frühzeitig zu erkennen.

M *Die Kontrolle der Vitalparameter Puls, Blutdruck und Atmung ist obligat. Blutdruckabfall und Tachykardie sind erste Hinweise auf einen Volumenmangel.*

Die Überwachung wird in bestimmten, verordneten Zeitabständen durchgeführt. Je nach postoperativem Verlauf sind die Zeitabstände entsprechend kürzer zu wählen. Ebenfalls sollte je nach Eingriff eine postoperative Blutuntersuchung Aufschluss über eine mögliche Blutung sowie eine eingeschränkte Gerinnung geben. Möglicherweise besteht ein Stations- oder Hausstandard, der entsprechende Anordnungen unnötig macht. Wichtig ist, dass die erhobenen Werte und Parameter in einer entsprechenden Überwachungskurve zeitnah dokumentiert werden.

Postoperatives Kältezittern sollte möglichst unterbrochen werden, um den Sauerstoffverbrauch des Patienten zu reduzieren. Hier helfen oft ein vorgewärmtes Zimmer und/oder eine warme Decke.

Ist kein Blasenkatheter vorhanden, sollte es in den ersten 6 Stunden nach OP-Ende zur Spontanmiktion kommen. Gegebenenfalls muss der Patient zum Wasserlassen angehalten oder dabei unterstützt werden.

Nach 24 Stunden sollte eine Bilanzierung unter Berücksichtigung aller Flüssigkeitsverluste (Urin, Drainagen, Magensonde etc.) durchgeführt werden.

8.9.4 Lagerung

Wenn aufgrund des Eingriffs keine spezielle Lagerung notwendig ist, sollten frischoperierte Patienten auf dem Rücken mit leicht erhöhtem Oberkörper gelagert werden, um einen Reflux aus dem Magen zu verhindern; eine leichte Hochlagerung des Oberkörpers führt zur Reduktion von postoperativem Schwindel. Ein Offenhalten der Atemwege mit einem Guedel- oder Wendel-Tubus sollte nach Verlegung aus dem Aufwachraum auf einer normalen peripheren Station nicht mehr notwendig sein.

P *Die Lagerung sollte so patientenschonend wie möglich sein und das Operationsergebnis nicht negativ beeinflussen.*

Bei vielen Operationen gibt es bezüglich der Lagerung während des postoperativen Verlaufs spezielle Handlungsanweisungen. Diese sind – sofern nicht in einem Stations- oder Hausstandard festgelegt – den Verordnungen auf dem OP-Protokoll oder der mündlichen Übergabe bei Aufnahme des Patienten zu entnehmen.

8.9.5 Mobilisation

Der Zeitpunkt der ersten Mobilisation wird im Wesentlichen von der Art des operativen Eingriffs und des Patientenzustandes bestimmt.

P *Grundsätzlich gilt: Die Mobilisation wird so früh und so oft, wie es Operation und Zustand des Patienten zulassen, durchgeführt. Diese Frühmobilisation ist die effektivste Maßnahme, um Komplikationen, wie Thrombose, Lungenembolie, Pneumonie oder Dekubitus, vorzubeugen.*

Nach kleinen Eingriffen sollte die erste Mobilisation noch am OP-Tag erfolgen. Nach größeren Eingriffen spätestens am Folgetag. Wegen der Gefahr der orthostatischen Dysregulation wird dabei schrittweise vorgegangen:
1. Sitzen an der Bettkante,
2. Stehen vor dem Bett,
3. kurze Strecke gehen,

Vor dem Mobilisationsversuch werden Blutdruck und Puls gemessen. Die Mobilisation ist bei Schwindel oder Bewusstseinsstörungen sofort abzubrechen. Um den Patienten in jeder Situation wieder sicher in das Bett legen zu können, müssen bei der ersten Mobilisation 2 Pflegepersonen Hilfestellung geben.

Sollte die Operation eine längere Liegezeit und somit eine verzögerte Mobilisation notwendig machen, kann die erste Mobilisation zunächst mit passiven und aktiven Bewegungsübungen im Bett vorbereitet und somit einer orthostatischen Dysregulation entgegengewirkt werden. Je nach vorausgegangener Liegezeit sollten bei der ersten Mobilisation keine zu ehrgeizigen Ziele gesetzt werden. Ein Sitzen an der Bettkante oder ein Umlagern in einen Stuhl über den Stand ist dann schon mehr als zufriedenstellend.

8.9.6 Körperpflege

Je nach Immobilisationsgrad und Allgemeinzustand des Patienten kann an den ersten postoperativen Tagen eine vollständige Übernahme der Körperpflege durch die

Pflegepersonen notwendig sein. Im Sinne einer Frühaktivierung und einer Frühmobilisation ist jedoch so früh wie möglich eine Teilwäsche und die aktive Mitarbeit des Patienten anzustreben.

Üblicherweise ist bei komplikationslosem Heilungsverlauf der Operationswunde das Duschen bereits am 4. postoperativen Tag möglich. Die früher geübte Praxis, bis zum Entfernen des Nahtmaterials zu warten, hat keine Vorteile gezeigt.

8.9.7 Prophylaxen

Durch das Operationstrauma und seine Folgen, wie z. B. Immobilität und Aktivierung von Gerinnungsfaktoren, werden pathophysiologische Vorgänge ausgelöst, die das Risiko von allgemeinen postoperativen Komplikationen nach sich ziehen. Die typischen und gefürchteten Komplikationen sind die Entstehung einer nosokomialen Pneumonie und das Auftreten einer Thrombose mit der akuten Gefahr einer Lungenembolie.

Die prophylaktischen Maßnahmen erfordern in beiden Fällen optimalerweise die aktive Mitarbeit des Patienten. Eine verständliche Aufklärung über die postoperativen Allgemeinkomplikationen und den Sinn der entsprechenden Prophylaxen kann die Motivation erheblich fördern.

Thromboseprophylaxe

Da die meisten Beinvenenthrombosen intraoperativ entstehen, wird mit der Thromboseprophylaxe bereits am OP-Tag begonnen und die AT-Strümpfe bereits präoperativ angepasst (vgl. Kap. 8.2).

Maßnahmen zur Vermeidung einer Thrombose umfassen alle Aktivitäten, die den venösen Rückstrom in den Beinen fördern, einen venösen Rückstau vermeiden und zu einem ausgeglichenen Flüssigkeitshaushalt beitragen. Insbesondere ist wegen des niedrigeren Venentonus die Gefahr der Venostase und der Thrombosebildung in der Nacht besonders hoch.

Bereits das leichte Hochlagern der unteren Extremitäten verbessert den venösen Rückstrom und vermindert somit das Thromboserisiko. Antithrombosestrümpfe oder ein Kompressionsverband werden so lange getragen, bis wieder eine uneingeschränkte Mobilität erreicht worden ist.

Unterstützt wird der venöse Rückstrom durch passive und/oder aktive Bewegungsübungen zu denen der Patient ggf. vom Physiotherapeuten angehalten werden kann. Wichtigste Maßnahme zur Reduktion eines Thromboserisikos bleibt jedoch eine frühestmögliche Mobilisation des Patienten und somit die Aktivierung der Muskelpumpe.

In der Phase der erhöhten Thrombosegefahr ist unbedingt auf eine ausreichende Flüssigkeitszufuhr zu achten. Bei einer längeren oralen Flüssigkeitskarenz muss diese in adäquater Menge intravenös in Form von Infusionen verabreicht werden. In jedem Fall sollten Einund Ausfuhr dokumentiert und über 24 Stunden bilanziert werden.

 Die Applikation subkutaner Heparin-Spritzen sollte in entsprechender Entfernung zum OP-Gebiet erfolgen.

Pneumonieprophylaxe

Postoperative Immobilisation sowie eine schmerzbedingte Schonatmung sind die Hauptursachen für eine postoperative Pneumonie. Um einem bronchopulmonalen Infekt oder einer Pneumonie vorzubeugen, sind spezielle Maßnahmen sinnvoll und notwendig.

In den ersten Tagen ist schon allein zur Verminderung des Pneumonierisikos eine ausreichende Schmerztherapie nötig, damit ein frisch operierter Patient tief durchatmen und abhusten kann. Bei einem Sekretverhalt sind physikalische und medikamentöse Maßnahmen zur Sekretmobilisation sinnvoll. Gegebenenfalls muss der Patient zum Abhusten angehalten werden. Bei abdominellen Eingriffen kann mit den Händen leichter Gegendruck auf die OP-Wunde das Abhusten erleichtern und den Zug auf die Wunde minimieren. Zu speziellen atemtherapeutischen Übungen (Triflow, Mediflow) sollte optimalerweise schon vor der Operation angeleitet werden. Ebenso ist die schnellstmögliche Mobilisation mit die effektivste Maßnahme der Pneumonieprophylaxe.

8.9.8 Kostaufbau

Zum postoperativen Kostaufbau s. Kap. 8.4.

Während einer Flüssigkeitskarenz leiden viele Patienten unter starkem Durstgefühl. Die trockenen Mundschleimhäute erhöhen das Risiko von Soorbildung und das Entstehen einer Parotitis. Ein wirksames Mittel gegen das Austrocknen der Mundschleimhäute und gegen Soor- und Parotitisgefahr ist eine regelmäßige Mundpflege. Die Lippen werden mit einem Fettstift vor dem Austrocknen geschützt. Ein ausgeglichener Flüssigkeitshaushalt mit einer ausreichenden intravenösen Zufuhr hilft starkes Durstgefühl zu vermeiden.

8.9.9 Verbandswechsel

Der Zeitpunkt des ersten Verbandswechsels richtet sich nach der Art des operativen Eingriffs und wird vom Operateur bestimmt. Er sollte mit dem behandelnden Arzt zusammen durchgeführt werden. Die Zeitabstände zwischen den folgenden Verbandswechseln werden ebenfalls von der Art des Eingriffs oder von den Wundverhältnissen bestimmt (s. Kap. 4.3).

8.9.10 Schmerztherapie

Jeder operierte Patient im Krankenhaus hat Anspruch auf eine suffiziente Schmerztherapie. Diese wird vom Operateur, vom Stationsarzt oder in einigen Häusern auch vom narkoseführenden Anästhesisten angesetzt. Siehe hierzu auch Kap. 8.6.

P *Das Erleben von Schmerz ist individuell verschieden und wird heute u. a. anhand der Numerischen Schmerzskala (NRS) gemessen bzw. beurteilt. Bei älteren oder auch verwirrten Patienten ist eine Einschätzung der Schmerzproblematik oft nur schwer möglich und macht die Beurteilung nach der VSK (visuelle Schmerzskala) umso notwendiger.*

8.9.11 Entlassung

Die Liegedauer im Krankenhaus kann je nach Art und Umfang der Operation und je nach postoperativem Verlauf sehr unterschiedlich sein. Der Entlassungszeitpunkt wird daher individuell vom behandelnden Arzt festgelegt.

Rechtzeitig vor der Entlassung sollte neben einem ärztlichen Aufklärungsgespräch auch eine pflegerische Entlassungsberatung stattfinden (Expertenstandard). Aufgabe der Pflegeperson ist es, den Patienten und ggf. seine Angehörigen im Umgang mit pflegerischen oder technischen Hilfsmitteln vertraut zu machen (Umgang mit Prothesen, Stomaversorgung u. ä.), um nach der Entlassung aus dem Krankenhaus eine selbstständige Versorgung sicherzustellen. Außerdem ist unter Umständen der Bedarf einer häuslichen pflegerischen Betreuung zu ermitteln.

Weiterführende Beratungsinhalte können sich mit der Gabe bzw. Einnahme von Medikamenten, der Wundpflege sowie der Umstellung von Ernährungs- und Lebensgewohnheiten beschäftigen. Je nach Patient ist ein Überleitungsmanagement anzustreben und auf eine reibungslose Weiterversorgung zu achten.

TEIL II

Spezielles chirurgisches Wissen

9 Anästhesie

Bernd Wagener, Burkhard Paetz

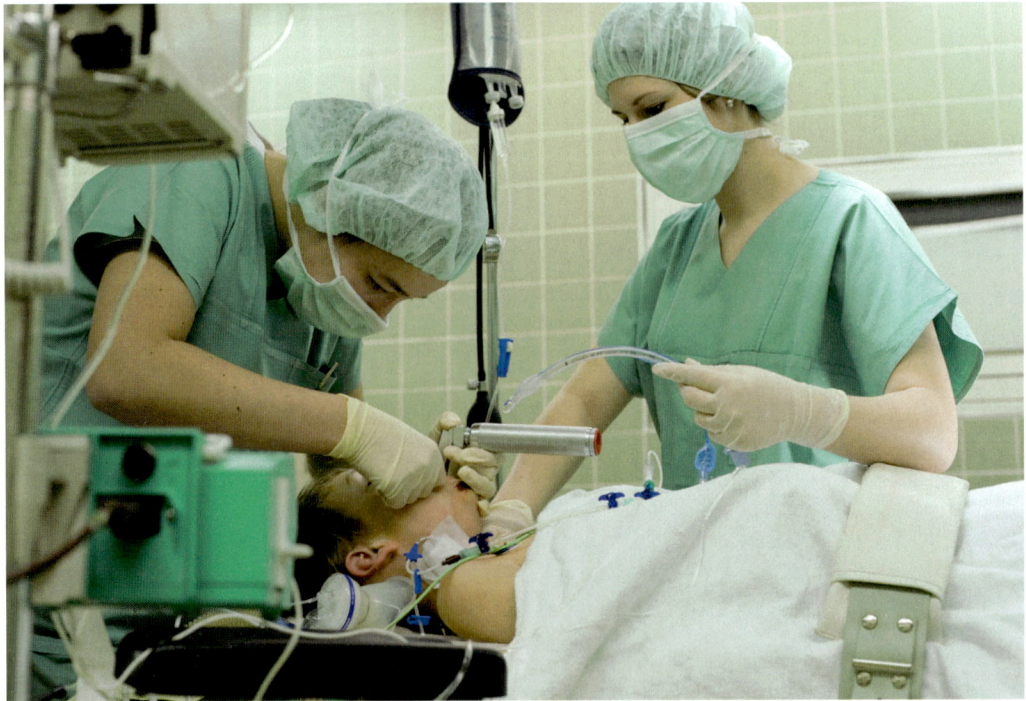

D Das griechische Wort „Anaesthesia" bedeutet „Unempfindlichkeit". Heute versteht man darunter verschiedene Verfahren zur Schmerzausschaltung. Abhängig vom Angriffsort im Nervensystem unterscheidet man die Teilnarkose von der Vollnarkose (**Abb. 9.1**).

Andere Begriffe für die Teilnarkose sind Lokalanästhesie (kurz „LA"), Regionalanästhesie oder örtliche Betäubung. Die Vollnarkose wird auch als Allgemeinanästhesie bezeichnet.

9.1   Teilnarkose

D Unter Teilnarkose versteht man eine lokale reversible Funktionshemmung von Nervenbahnen zu einer Schmerzausschaltung in einem begrenzten Gebiet des Körpers. Das Bewusstsein bleibt dabei erhalten.

Die Regionalanästhesie hat gegenüber der Allgemeinnarkose den Vorteil, den Stoffwechsel, den Säure-Basen-Haushalt sowie die Lungen- und Hirnfunktion nur in geringem Maße zu beeinträchtigen. Damit kann sie auch dann durchgeführt werden, wenn eine Vollnarkose nicht möglich ist (z. B. bei schlechtem Allgemein-

zustand des Patienten) oder vom Patienten nicht gewünscht wird.

Medikamente, die die Nervenleitung vorübergehend unterbrechen, heißen *Lokalanästhetika*. Sie müssen für eine Nervenblockade in die unmittelbare Umgebung der Nerven gebracht werden. Abhängig von der Applikationsart der Lokalanästhetika und der Größe der betäubten Körperregion unterscheidet man verschiedene Formen der Lokalanästhesie (s. u.).

M Merke   **P** Pflege   **W** Wissen   **B** Fallbeispiel   **D** Definition

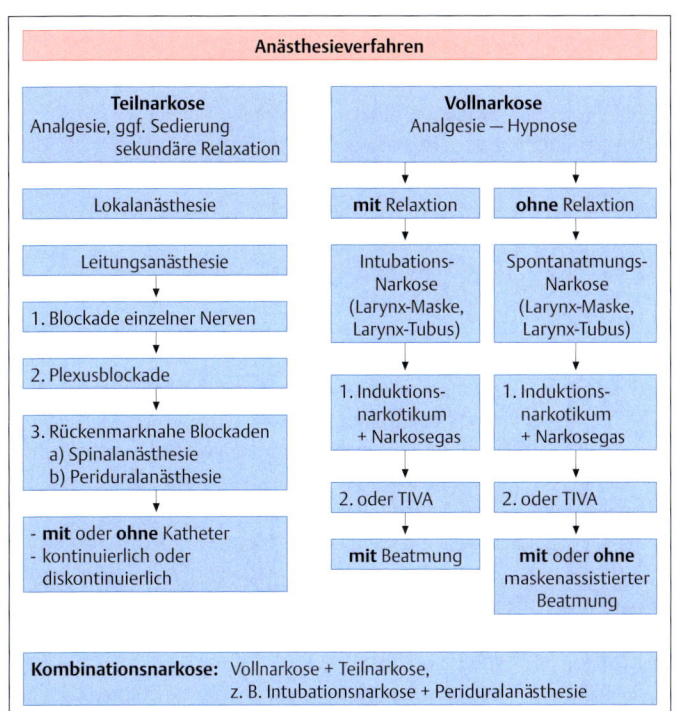

Abb. 9.1 **Anästhesieverfahren.** Unterschiede zwischen Teil- und Vollnarkose (TIVA: totale intravenöse Anästhesie).

W Die weithin vertretene Meinung, dass eine Teilnarkose gegenüber einer Allgemeinnarkose grundsätzlich das sicherere und weniger belastende Verfahren sei, trifft für periphere Leitungsblockaden zu, aber nur bedingt für die Spinal- und Periduralanästhesie.

Kontraindikationen

In Bezug auf eine Teilnarkose bestehen folgende Kontraindikationen:

– Entzündungen im Injektionsgebiet (weil die Manipulation mit der Punktionskanüle eine Keimverschleppung begünstigt),
– Allergie gegen Lokalanästhetika (kommt allerdings selten vor),
– Antikoagulanzienbehandlung (besonders bei den rückenmarksnahen Leitungsanästhesien).

P **Vitalzeichenkontrolle.** Die bei unzureichender Wirkung der Lokalanästhesie oder mangelnder Mitarbeit des Patienten oft angewandte Analgosedierung (zusätzliche Verabreichung von systemisch wirkenden Schmerz- und Beruhigungsmitteln) bedarf einer sorgfältigen Überwachung der vitalen Funktionen (Blutdruck, Puls, Pulsoxymetrie) des Patienten.

9.1.1 Pharmaka zur Teilnarkose

Lokalanästhetika unterbrechen für einige Zeit (Stunden) die Erregungsleitung in den Nervenbahnen.

W Die klinisch angewandten Substanzen unterscheiden sich bezüglich Wirkstärke, Toxizität, Abbau, Maximaldosierung und anderer pharmakologischer Daten.

Die gängigsten Präparate zeigt Tab. 9.1. Der Zusatz von gefäßverengenden Mitteln (z. B. Adrenalin) verlängert die Wirkung und vermindert die systemische Wirkung, ist aber in der Nähe von Endstromarterien (z. B. Finger) wegen der Gefahr von Nekrosen kontraindiziert.

M Die Injektion von Lokalanästhetika in ein Blutgefäß ist zu vermeiden! Man verhindert es am besten durch mehrfaches Aspirieren während der Infiltration.

Tabelle 9.1 **Pharmaka zur örtlichen Betäubung (Beispiele)**

Präparat	Anwendung	Wirkdauer	Maximal-dosis
Xylocain	alle Formen der LA	1–2 Stunden	200 mg
Scandicain	alle Formen der LA	90–180 Min.	300 mg
Carbostesin	alle Formen der LA	4–8 Stunden	150 mg
Duranest	Leitungs-, Periduralanästhesie	4–8 Stunden	300 mg

Nebenwirkungen

Obwohl Nebenwirkungen bei richtiger Technik sehr selten vorkommen, können sie lebensbedrohlich sein. Bei Überdosierung kommen als toxische Reaktionen vor:

– Krämpfe, Koma und Atemstillstand (durch Störung des Zentralnervensystems),
– Verlangsamung des Herzschlags (Bradykardie), Kreislaufkollaps bis zum Herzstillstand (durch Beeinträchtigung des Herz-Kreislauf-Systems).

P *Warnsignale relevanter Nebenwirkungen bei einer Lokalanästhesie sind das vom Patienten angegebene Taubheitsgefühl der Zunge oder der Mundregion sowie ein metallischer Geschmack.*

9.1.2 Lokalanästhesie

Oberflächenanästhesie

Bei der Oberflächenanästhesie wird das Lokalanästhetikum als Gel, Spray oder in Form von Tropfen auf Schleimhäute aufgebracht und diffundiert direkt zu den sensiblen Rezeptoren und feinen Ästen der sensiblen Nerven.

Klinische Anwendung

Die Oberflächenanästhesie wird v. a. in der *Augenheilkunde*, im *HNO-Bereich* und in der *Urologie* (z. B. bei der Harnröhrenkatheterisierung) angewandt.

Infiltrationsanästhesie

Bei der Infiltrationsanästhesie wird das Lokalanästhetikum mit einer Kanüle durch die Haut bzw. Schleimhaut in die Umgebung des Operationsgebietes injiziert, wo es sich im Gewebe durch Diffusion ausbreitet und die sensiblen Nervenenden lähmt.

Technik und klinische Anwendung

Nach Desinfektion und sterilem Abdecken des Wundgebietes wird das Operationsgebiet von 2 oder mehreren Einstichpunkten fächerförmig um- und unterspritzt (Abb. 3.6). Die lokale Schmerzausschaltung breitet sich nach 5–10 Minuten aus und hält etwa 60 Minuten an.

Dieses Verfahren ist besonders geeignet zur Versorgung kleinerer Wunden und zur operativen Entfernung oberflächlicher (kleinerer) Geschwülste.

P *Vorbereitung. Eine Prämedikation ist in der Regel nicht notwendig, der Patient muss auch nicht nüchtern sein.*

9.1.3 Leitungsanästhesie

Blockade einzelner Nerven

Das Lokalanästhetikum wird durch Punktion der Haut in unmittelbarer Nähe eines peripheren Nervenstranges deponiert. Diese Form der örtlichen Betäubung blockiert distal der Injektionsstelle alle sensiblen Qualitäten (Schmerz-, Tast- und Temperaturempfinden) im Versorgungsgebiet des entsprechenden Nervs. Bei gemischten (sensomotorischen) Nerven werden bei höherer Konzentration des Lokalanästhetikums evtl. auch die dickeren motorischen Nervenfasern blockiert.

Block nach Oberst. Als Block nach Oberst bezeichnet man eine Leitungsanästhesie am Finger- oder Zehengrundgelenk (Abb. 9.2).

Blockade der Unterarmnerven. Abhängig von der Lokalisation des Operationsgebietes wird einer der 3 Unterarmnerven an geeigneter Stelle anästhesiert (Abb. 9.3).

Klinische Anwendung

Die Leitungsanästhesie ist in allen Disziplinen der operativen Medizin weit verbreitet:

– In der Zahnheilkunde und im HNO-Bereich werden viele Eingriffe in Leitungsanästhesie des N. trigeminus schmerzfrei durchgeführt.
– In der Gynäkologie blockiert man den N. pudendus bei geburtshilflichen Maßnahmen.
– In der Chirurgie wird die Leitungsanästhesie v. a. bei Eingriffen an Arm und Hand sowie zur Schmerzbehandlung bei Rippenfrakturen (Interkostalblockade) angewandt.

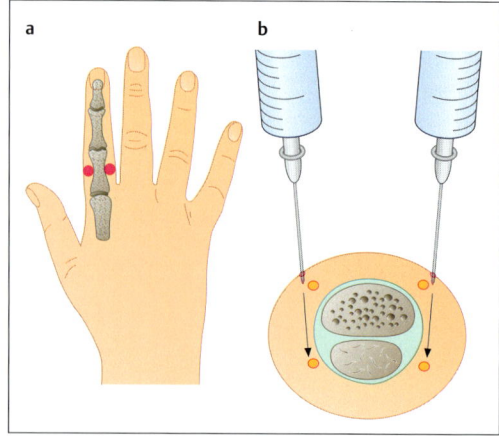

Abb. 9.2 Block nach Oberst.
a Durch 2 Injektionen an der Fingerbasis lassen sich alle 4 Nerven eines Fingers anästhesieren.
b Querschnitt (Fingernerven rot umkreist).

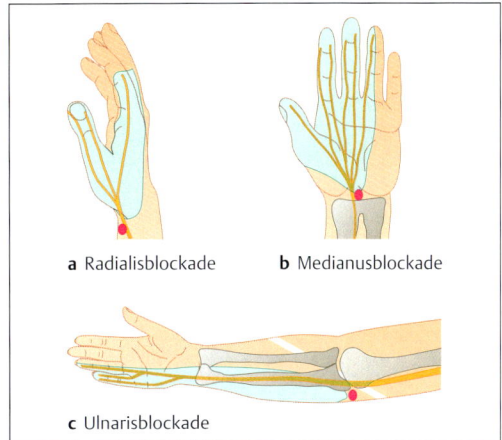

Abb. 9.3 Leitungsanästhesie am Unterarm. Injektionsstellen und anästhesierter Bezirk sind farblich hervorgehoben.

a Radialisblockade   b Medianusblockade

c Ulnarisblockade

> **M** *Wegen der Gefahr der Ischämie durch Konstriktion (Verengung) der die Nerven begleitenden Endarterien darf dem Lokalanästhetikum keinesfalls ein Vasokonstriktorzusatz (z. B. Adrenalin) zugemischt werden!*

Plexusblockade

In einem Nervenplexus liegen mehrere gemischte (sensomotorische) Nerven eng beieinander. Die Leitungsanästhesie des Armplexus (Plexusanästhesie) führt daher zu einer Betäubung des gesamten Armes (Abb. 9.4).

Technik

Das Lokalanästhetikum muss direkt neben dem Nervenplexus deponiert werden, eine Einspritzung in den Nerv (intraneural) kann zu Läsionen des Plexus führen. Daher ist eine korrekte Platzierung der Kanüle wichtig. Die Injektion in ein Blutgefäß (intravasal) wird durch mehrfaches Aspirieren während des Einstechens verhindert.

> **P** **Notfallmaßnahmen.** *Wegen der Gefahr von Nebenwirkungen sind bei einer Plexusanästhesie bestimmte vorsorgliche Maßnahmen erforderlich:*
> – *Legen einer Venenverweilkanüle,*
> – *Kreislaufüberwachung (insbesondere während der ersten 30 Minuten nach Einspritzen des Lokalanästhetikums),*
> – *apparative Ausstattung für eine Beatmung mit Intubationsmöglichkeit muss vorhanden sein,*
> – *Bereitstellung von evtl. notwendigen Medikamenten („Notfallspritzen").*

Spinalanästhesie

Bei den *rückenmarksnahen* Anästhesieverfahren (Abb. 9.5) unterscheidet man die *Spinalanästhesie* von

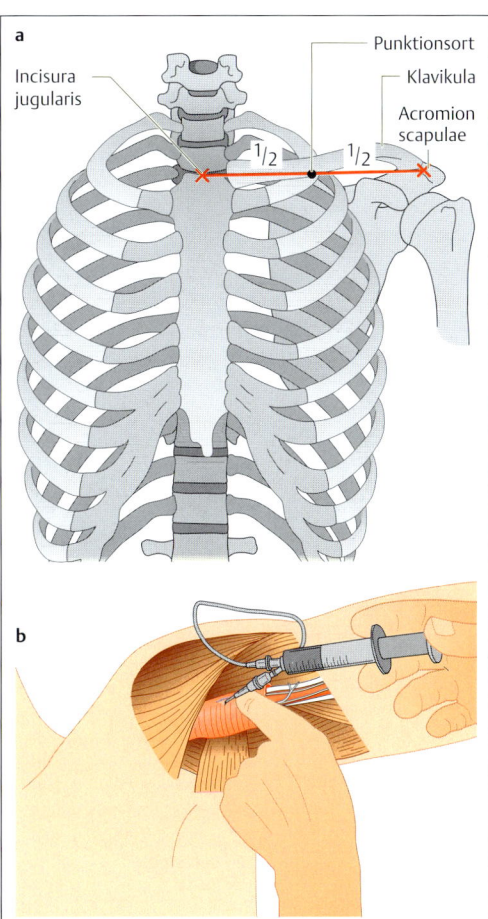

a

Incisura jugularis

Punktionsort

Klavikula

Acromion scapulae

1/2   1/2

b

Abb. 9.4 Plexusanästhesie. Zur Blockade des Plexus brachialis erfolgt die Punktion entweder unterhalb des Schlüsselbeines (a) (infraklavikulärer Zugang, sog. vertikal-infraklavikuläre Punktion, VIP) oder neben der tastbaren Arterie in der Achsel (axillärer Zugang) (b).

der *Periduralanästhesie*. Beide Blockaden wirken ähnlich und finden Anwendung bei Eingriffen an den unteren Extremitäten, im Urogenitalbereich und in der Geburtshilfe. Der entscheidende Vorteil liegt in der Schmerzausschaltung beim wachen und kooperativen Patienten.

Die Spinalanästhesie wird auch als Lumbalanästhesie bezeichnet. Die Periduralanästhesie (PDA) nennt man auch Epiduralanästhesie.

Technik

Die Punktion des Liquorraums erfolgt am sitzenden oder liegenden Patienten in Höhe des 2.–5. Lendenwirbelkörpers (Abb. 9.5 u. Abb. 9.6). Nach Aspiration von klarem Liquor wird das Lokalanästhetikum in den Spinalraum injiziert, wo es die aus dem Rückenmark austre-

9

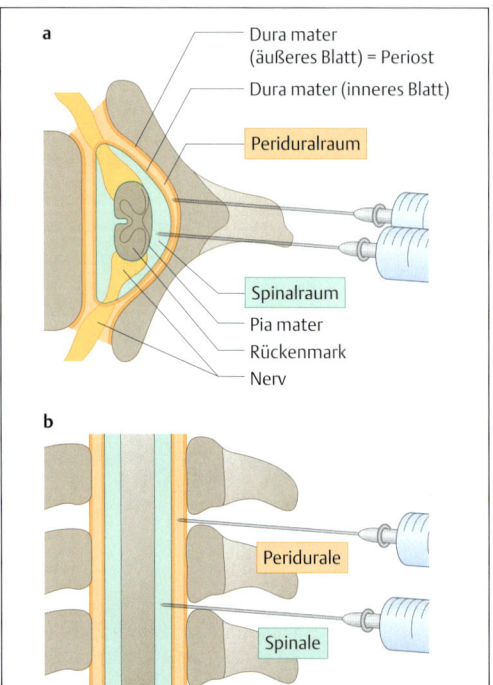

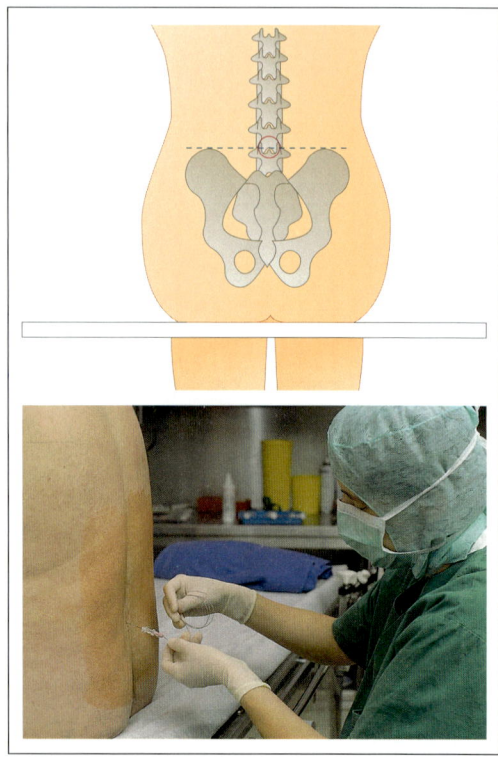

Abb. 9.5 Rückenmarksnahe Leitungsanästhesien. Bei der Spinalanästhesie wird das Anästhetikum in den liquorhaltigen Spinalraum injiziert. Bei der Periduralanästhesie wird das Anästhetikum zwischen beide Blätter der harten Hirnhaut (Dura mater) injiziert. Es gelangt in den Fett und kleine Gefäße enthaltenden Periduralraum (Epiduralraum).
a Querschnitt.
b Sagittalschnitt.

Abb. 9.6 Spinalanästhesie. Punktion des Rückenmarkkanales beim sitzenden Patienten.

tenden Nervenfasern (Cauda equina) blockiert. Die Betäubung der unteren Körperhälfte breitet sich innerhalb weniger Minuten aus und dauert 1–3 Stunden an.

Mit speziellen Punktionsnadeln kann man auch einen dünnen Katheter in den Liquorraum vorschieben. Über diesen lässt sich kontinuierlich oder wiederholt Lokalanästhetikum einbringen. Damit ist die Spinalanästhesie zeitlich nicht begrenzt.

(M) *Eine Paralyse oberhalb des 8. Brustwirbels führt durch eine Lähmung des thorakalen Sympathikus zu ernsten Kreislaufproblemen. Eine Ausbreitung bis zum 4. Halssegment birgt die Gefahr des Atemstillstands durch Lähmung des Zwerchfells mit der Notwendigkeit künstlicher Beatmung!*

(P) *Lagerung und Beobachtung. Bis zur Fixierung des Lokalanästhetikums an den nervalen Strukturen im Spinalraum (dauert ca. 20 Min.) wird ein Hochsteigen des Anästhetikums durch leichte Oberkörperhochlagerung, insbesondere aber durch Vermeidung der Kopftieflage verhindert.*

Voraussetzung für die Durchführung einer Spinalanästhesie ist die Anlage einer Venenverweilkanüle und die Bereitstellung aller Hilfsmittel wie für eine Narkose. Der Patient bedarf insbesondere während der ersten halben Stunde nach Einbringen des Lokalanästhetikums einer intensiven Überwachung der vitalen Funktionen wie bei einer Vollnarkose!

Nachbehandlung

Der Anästhesist legt die Dauer der postoperativen Bettruhe individuell fest (meist ca. 8 Stunden).

Klinische Anwendung

Mit der Spinalanästhesie lässt sich eine sensible, motorische und vegetative Blockade der unteren Körperhälfte herbeiführen. Dementsprechend ist das Verfahren geeignet für Operationen

– an den Beinen,
– am Becken,
– in der Leistenregion,
– am Unterbauch bis etwa in Nabelhöhe.

Komplikationen

Nach Anlage einer Spinalanästhesie ist mit einem *Blutdruckabfall*, einer *Bradykardie* und (selten) einer *Stö-*

9

rung der Atmung zu rechnen. Postoperativ kommt v. a. der „postspinale" Kopfschmerz mit einer Häufigkeit von 15 % vor. Die fortlaufende Kontrolle von Puls (EKG), Blutdruck und Atmung ist nach einer Spinalanästhesie daher erforderlich.

P *Bei stärkeren postspinalen Kopfschmerzen, insbesondere in Verbindung mit Seh- oder Hörstörungen, sollte auf jeden Fall der Anästhesist gerufen werden!*

Periduralanästhesie

Technik
Bei der Periduralanästhesie (PDA, Epiduralanästhesie) wird das Lokalanästhetikum in den nur wenige Millimeter breiten Periduralraum injiziert (**Abb. 9.5**). Abhängig von der Höhe der Punktionsstelle und der Menge des injizierten Lokalanästhetikums breitet sich die Anästhesie gürtelförmig oder über mehrere Segmente aus. Der Einfluss der Lagerung ist hierbei wesentlich geringer als bei der Spinalanästhesie.

W *Die Spinalanästhesie gewährleistet mit hoher Sicherheit, dass die Schmerzausschaltung komplett ist. Die Schmerzausschaltung bei der Periduralanästhesie ist demgegenüber nicht immer vollständig („blinde Zonen"). Dafür lässt sich die Periduralanästhesie besser steuern.*

Die PDA erfolgt in Höhe der Lumbalregion oder auch höher (thorakal).

Die Lagerung des Patienten erfolgt wie bei der Spinalanästhesie (**Abb. 9.6**). Nach Injektion von 10–20 ml Lokalanästhetikum breitet sich die Anästhesie nach 10–30 Minuten aus und dauert 1–3 Stunden.

Die Applikation des Lokalanästhetikums erfolgt entweder als Einzelinjektion oder aber intermittierend über einen *Periduralkatheter* (dünner Plastikverweilka-

theter, der durch die Periduralnadel vorgeschoben wird). Bei Verwendung der Kathetertechnik bestehen aufgrund der Möglichkeit beliebig häufiger Nachinjektionen kaum zeitliche Beschränkungen der Anästhesiedauer.

P *Schmerztherapie. Ein Periduralkatheter kann zur Analgesie (Schmerzausschaltung) auch auf Allgemeinstation noch mehrere Tage belassen werden.*

Klinische Anwendung
Die Periduralanästhesie eignet sich für Operationen an
- den unteren Extremitäten,
- im Becken- und Abdominalbereich
- im thorakalen Bereich.
Häufig wird diese Form der Lokalanästhesie auch in der *Schmerztherapie* eingesetzt:
- Über einen noch in den ersten postoperativen Tagen liegenden Periduralkatheter kann eine wirkungsvolle Schmerztherapie durchgeführt werden, die geringere systemische Auswirkungen hat als eine intravenöse Analgesie.
- Die PDA-Kathetertechnik eignet sich auch zur regionalen Schmerzbehandlung, z. B. bei Rippenfrakturen oder Tumorschmerzen.

W *Bei großen abdominellen Eingriffen kommt die PDA auch in Kombination mit einer Allgemeinnarkose zum Einsatz. Dabei erlaubt die vegetative Blockade und Schmerzausschaltung durch die PDA eine flachere Narkose mit geringerer Belastung des Kreislaufs und des Stoffwechsels. Die Patienten sind dadurch postoperativ früher wach.*

Komplikationen
Die Komplikationen ähneln denen der Spinalanästhesie, außer dass es bei der Periduralanästhesie nicht zum „postspinalen Kopfschmerz" kommt.

9.2 Vollnarkose

D *Unter Vollnarkose versteht man einen künstlich herbeigeführten reversiblen Bewusstseinsverlust (Lähmungszustand des Zentralnervensystems), der mit Schmerzfreiheit, Reflexdämpfung und (wenn erforderlich) Muskelentspannung einhergeht. Die Muskelentspannung erfordert eine sichere Beatmung des Patienten. Die Vollnarkose wird auch als Allgemeinanästhesie oder Intubationsnarkose (ITN) bezeichnet.*

9.2.1 Pharmaka zur Vollnarkose

W *Die erste erfolgreiche Allgemeinanästhesie gelang 1846 in Form einer Äthertropfnarkose. Wenig später wurde die Chloroformnarkose eingeführt. Heute sind diese Mittel zur Narkose nicht mehr gebräuchlich.*

Allgemeinnarkosen werden kaum noch unter ausschließlicher Verwendung eines einzigen Medikaments durchgeführt. Man führt heute sog. *Kombinationsnarkosen* durch, weil durch gleichzeitige Gabe von verschie-

Tabelle 9.2 Pharmaka zur Vollnarkose (Beispiele)

	Präparat	Steuerbarkeit der Narkose	hypnotisierende Wirkung	analgesierende Wirkung	muskelrelaxie-rende Wirkung
Injektionsnarkotika					
Barbiturate					
– Thiopental	Trapanal	–	+++	–	–
– Methohexital	Brevimytal	–	+++	–	–
Etomidat	Hypnomidate	+	++	–	–
Disoprivan	Propofol	++	++	–	–
Ketamin	Ketanest	+	++	++	
Inhalationsnarkotika					
Lachgas		+++	+	++	–
volatile Anästhetika		+++	++	+	+
– Enfluran	Ethrane				
– Isofluran	Forene, Aerrane				
– Sevofluran	Sevorane				
– Desfluran	Suprane				
Opiate					
Fentanyl	Fentanyl	++	–	+++	–
Alfentanil	Rapifen	+++	–	+++	–
Remifentanil	Ultiva	+++	+	+++	–
Sufentanil	Sufenta	++	+	+++	–
Muskelrelaxanzien					
Curare-Mechanismus					
– Pancuronium	Pancuronium	+	–	–	+++
– Vecuronium	Norcuron	++	–	–	+++
– Atracurium	Tracrium	++	–	–	+++
– Mivacurium	Mivacron	+++	–	–	+++
Succinylcholin	Lysthenon, Pantolax	+++	–	–	+++

denen Mitteln mit spezifischer Wirkung auf Schmerz, Schlaf und Muskelentspannung aufgrund der geringeren Dosierung weniger Nebenwirkungen auftreten.

Für die klinische Praxis eignen sich v. a. jene Anästhetika, deren Wirkung rasch einsetzt und schnell wieder abklingt *(gute Steuerbarkeit)*. Sie werden entweder intravenös als *Injektionsnarkotika* oder über die Lunge als *Inhalationsnarkotika* verabreicht. Zusätzlich werden *Opiate* zur Schmerzausschaltung (Analgesierung) eingesetzt. Ist eine tiefere Muskelentspannung nötig, kommen auch *Muskelrelaxanzien* zum Einsatz (**Tab. 9.2**).

M *Die Allgemeinanästhesie (Narkose) setzt sich aus 3 Komponenten zusammen (Kombinationsnarkose):*
– *Schlaf (durch Narkotika),*
– *Analgesie (durch Opiate),*
– *Muskelentspannung (durch Muskelrelaxanzien).*

Injektionsnarkotika

Intravenöse Narkotika wirken vorwiegend hypnotisch (Schlaf, Bewusstlosigkeit) und haben keine nennenswerte analgetische Wirkung (Ausnahme: Ketanest). Nach intravenöser Gabe schläft der Patient rasch ein.

Dauer und Intensität der narkotischen Wirkung werden bestimmt von der verabreichten Dosis, der Verteilung in Blut und Gewebe, dem Abbau zu unwirksamen Verbindungen (in der Leber) und der Ausscheidungsgeschwindigkeit (über Leber und Niere). Generell sind Injektionsnarkotika aufgrund ihrer langen Verweil-

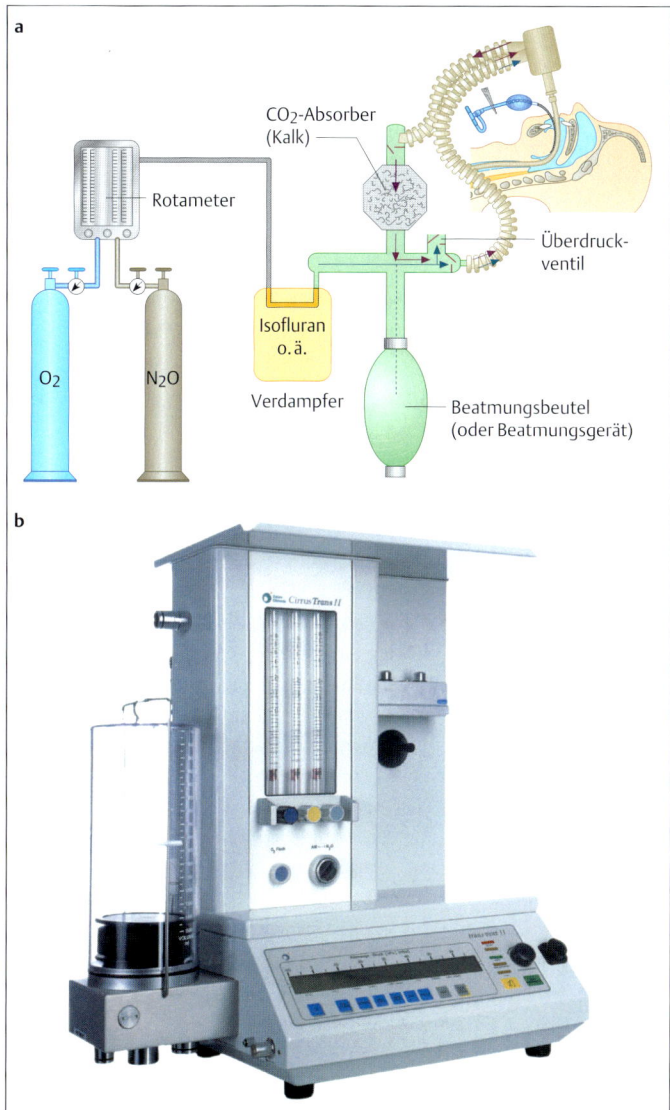

a

CO$_2$-Absorber
(Kalk)

Rotameter

Überdruck-
ventil

Isofluran
o. ä.

O$_2$

N$_2$O

Verdampfer

Beatmungsbeutel
(oder Beatmungsgerät)

b

Abb. 9.7 Narkoseapparat.

a Halbgeschlossenes System. Schema. Dem Patienten wird ein Gasgemisch aus Sauerstoff (O$_2$), Lachgas (N$_2$O) und einem volatilen Inhalationsanästhetikum (hier Isofluran) zugeführt.

b Narkosegerät.

9

dauer im Körper meist schlechter steuerbar als Inhalationsnarkotika.

Einige der gebräuchlichen Injektionsnarkotika entstammen der chemischen Gruppe der Barbiturate, wozu auch die weitverbreiteten Schlafmittel gehören.

Klinische Anwendung

Injektionsnarkotika dienen bevorzugt zur *Narkoseeinleitung*. Es wird rasch ein tiefes Narkosestadium erreicht. Die Aufrechterhaltung der Narkose erfolgt dann mit einer kombinierten Inhalationsanästhesie oder der Neuroleptanalgesie (Kombinationsnarkose mit einem intravenösen Neuroleptikum und einem Analgetikum). Die Neuroleptanalgesie gilt als ein besonders schonen-

des Narkoseverfahren, das bei langdauernden Eingriffen und Risikopatienten angewendet werden kann.

P ***Überwachung.*** *Kurzdauernde Eingriffe (Diagnostik, schmerzhafter Verbandwechsel) können manchmal nach alleiniger Gabe von Injektionsnarkotika (z. B. mit Ketanest) durchgeführt werden. Auch bei diesen „Kurznarkosen" kommt es zum Wegfall der Atemschutzreflexe und einer allgemein dämpfenden Wirkung auf Atmung und Kreislauf. Deshalb ist eine entsprechende Überwachung und die Bereitstellung aller Einrichtungen zur künstlichen Beatmung und Medikamente zur Notfallversorgung wichtig!*

Inhalationsnarkotika

Hierzu gehören das stark analgetisch wirkende *Lachgas* und die vorwiegend hypnotisch wirkenden gasförmigen (volatilen) Anästhetika (**Tab. 9.2**). Diese gasförmigen Narkotika werden in einem speziellen „Verdampfer" des Narkoseapparates aufbereitet und der Atemluft des Patienten beigemischt (**Abb. 9.7**).

Während einer Narkose wird dem Patienten immer ein Sauerstoff-Lachgas-Gemisch zugeführt. Diesem wird als dritte Komponente ein dampfförmiges Inhalationsnarkotikum zugesetzt.

Die Steuerung der Narkose erfolgt über Dosiereinrichtungen am Narkoseapparat durch Verminderung oder Erhöhung der Anästhetikakonzentration im Einatmungsgemisch. Stoppt der Anästhesist die Zufuhr eines Inhalationsnarkotikums, so wird dieses innerhalb kurzer Zeit wieder abgeatmet, womit sich die narkosebedingten Funktionsänderungen schnell wieder normalisieren. Dadurch ist ein Inhalationsnarkotikum gut steuerbar.

Klinische Anwendung

Die meisten operativen Eingriffe können weitgehend in Inhalationsnarkose durchgeführt werden. Dabei kann *Lachgas* (analgetischer Effekt) mit einem *gasförmigen Anästhetikum* (narkotischer und geringer analgetischer Effekt) kombiniert werden, da sich beide in ihrem Wirkungsspektrum ergänzen.

Opiate

Bei den meisten Kombinationsnarkosen werden zur Schmerzausschaltung ergänzend intravenöse Opiumderivate als intravenöse Analgetika verabreicht (**Tab. 9.2**).

Muskelrelaxanzien

Muskelrelaxanzien lähmen die quergestreifte (willkürliche) Muskulatur, also die Skelettmuskulatur und das Zwerchfell. Die alleinige Gabe eines Muskelrelaxans würde deshalb zum Tod durch Ersticken (Zwerchfelllähmung!) bei vollem Bewusstsein führen (Todesmechanismus des indianischen Pfeilgiftes Curare). Deshalb erfordert die Gabe von Muskelrelaxanzien immer eine künstliche Beatmung.

Klinische Anwendung

Muskelrelaxanzien werden verabreicht, wenn die Art der Operation eine Entspannung der quergestreiften Muskulatur erfordert (Bauchhöhlen- oder Brustkorberöffnung). Alle Präparate werden intravenös verabreicht. Die Wirkungsdauer reicht von wenigen Minuten bis zu einer Stunde. Die eigentliche „Betäubung" muss durch andere Pharmaka mit hypnotischer Wirkung erfolgen (**Tab. 9.2**).

Tabelle 9.3 Pharmaka zur Prämedikation

Pharmakon	Wirkung
Atropin	Vagusblockade – Verminderung der Speichel- und Magensaftsekretion – Dämpfung des Herzvagus
Barbiturate	Sedierung
Opiate	Analgesie
Benzodiazepine	Sedierung, Angstlösung, Amnesie
DHB	Sedierung, Unterdrückung von Erbrechen
Antihistaminika	Unterdrückung der Histaminwirkung

9.2.2 Prämedikation

Eine gute Prämedikation bereitet den Patienten auf die Narkose vor und hat folgende Ziele:
– Sedierung des Patienten,
– Beruhigung des Patienten,
– analgesierende (schmerzlindernde) Wirkung,
– Dämpfung von Vagusreflexen auf das Herz,
– Verminderung des Speichelflusses und der Magensaftproduktion,
– Blockierung der Histaminausschüttung bei Patienten, die zu Allergien neigen.

Zur Prämedikation steht eine Fülle von Medikamenten zur Verfügung (**Tab. 9.3**). Der Anästhesist legt am Vorabend des Operationstages ein geeignetes Präparat in individuell angepasster Dosierung fest, wobei der körperliche und emotionale Zustand des Patienten sowie die Art der Operation und das geplante Anästhesieverfahren berücksichtigt werden. Ergänzend zur Prämedikation am Operationstag wird am Abend vorher üblicherweise ein Schlaf- oder Beruhigungsmittel verabreicht.

Die Prämedikation erfolgt kurz vor der Operation, bevorzugt in Form einer Tablette. Sehr gebräuchlich sind oral verabreichte Präparate aus der Gruppe der Benzodiazepine.

P **Medikamentengabe.** *Die Einnahme einer Tablette mit etwas Flüssigkeit widerspricht nicht dem Nüchternheitsgebot! Die Prämedikation wird meist auf Station vom Pflegepersonal verabreicht. Damit die gewünschte Wirkung beim Einschleusen in den Operationssaal und bei der Narkoseeinleitung erreicht wird, ist auf zeitgerechte Gabe zu achten (bei oraler Gabe etwa 1 Stunde vorher). Die Applikation ist mit Dosierung, Zeitangabe und namentlicher Gegenzeichnung auf dem Narkoseprotokoll zu dokumentieren.*

(M) *Ältere Patienten reagieren manchmal paradox auf die Prämedikation. Anstatt beruhigt zu werden, zeigen sie Verwirrtheits- und Unruhezustände. Deshalb bedarf der prämedizierte Patient auf Station und auf dem Transport einer sorgfältigen Überwachung, insbesondere bezüglich der Atmung und auffälliger Verhaltensweisen!*

9.2.3 Techniken der Vollnarkose

Die Sicherung der Atemwege kann bei der Inhalationsnarkose auf verschiedene Arten erfolgen.

Intubationsnarkose (ITN)

Die Intubationsnarkose ist die gebräuchlichste Form der Vollnarkose.

Die Sicherung der Atemwege erfolgt durch einen endotrachealen Tubus. Dieses Kunststoffrohr wird durch Mund und Kehlkopf in die Luftröhre vorgeschoben (**Abb. 9.8**). Weil die Trachea gegenüber dem Rachenraum durch den aufgeblasenen Ballon („Blockung") abgedichtet ist, wird im Falle eines Erbrechens der Weg des Mageninhalts in Trachea und Lunge versperrt.

Klinische Anwendung

Die Intubationsnarkose kann bei allen operativen Eingriffen angewandt werden, zwingend erforderlich ist

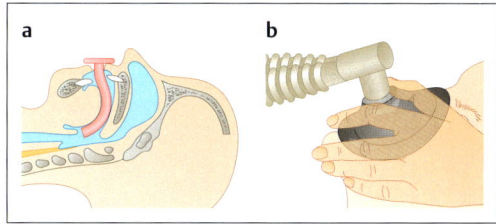

Abb. 9.9 Maskennarkose.
a Der Guedel-Tubus endet oberhalb des Kehlkopfdeckels und hält die Zunge nach vorn.
b Die Beatmungsmaske wird luftdicht abschließend über Mund und Nase aufgesetzt.

sie *bei allen Notfalleingriffen*, die bei nicht nüchternen Patienten oder dem Krankheitsbild des Ileus erfolgen (erhöhte Gefahr des Erbrechens).

Maskennarkose

Das Gasgemisch zur Durchführung der Narkose wird über eine Mund und Nase bedeckende Maske zugeführt (**Abb. 9.9**).

Klinische Anwendung

Zur Anwendung kommt die Maskennarkose bei *kurz dauernden Eingriffen*, die keine Muskelrelaxierung erfordern.

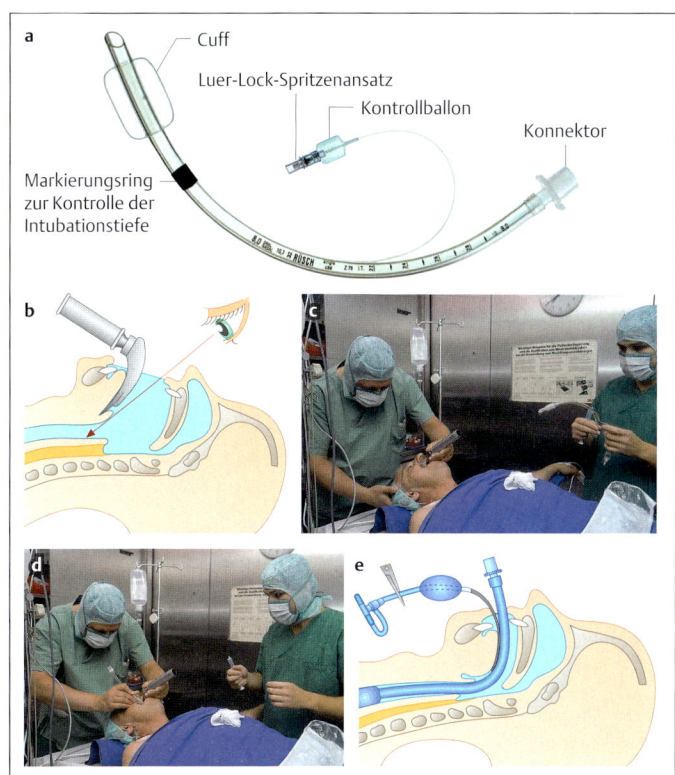

Abb. 9.8 Intubationsnarkose. Der Tubus (**a**) hat einen Ballon (Cuff) zur Abdichtung der Atemwege. Durch Anheben des Kehlkopfdeckels mit der Spitze des Laryngoskops wird der Blick zur Stimmritze frei (**b u. c**), sodass der Tubus unter Sicht eingeschoben (**d**) und in der Luftröhre platziert werden kann (**e**).

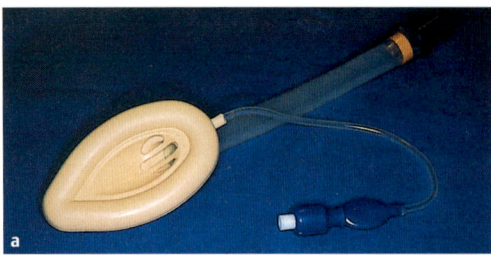

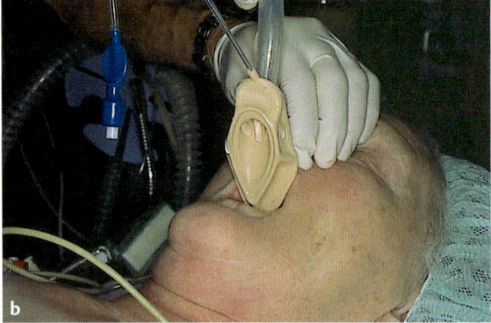

Abb. 9.10 Larynxmaske.
a Foto einer Larynxmaske.
b Die Larynxmaske wird eingeführt.

9

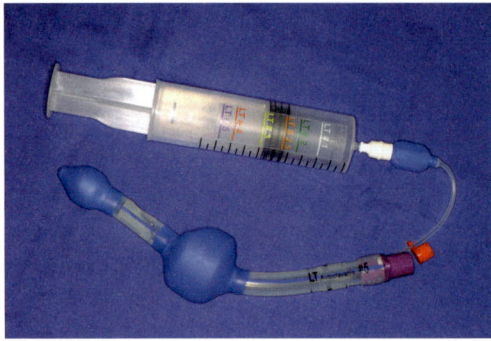

Abb. 9.11 Larynxtubus.

Larynxmaske und Larynxtubus

Die Larynxmaske (**Abb. 9.10**) wird auf den Kehlkopf gestülpt. Der Larynxtubus (**Abb. 9.11**) wird bewusst in den Ösophagus eingebracht. Beide werden mit luftgefüllten Blockadetechniken abgedichtet. Dadurch wird eine Sicherung der Atemwege ermöglicht. Das Verfahren schont den Kehlkopfapparat, und die Handhabung für den Anästhesisten ist einfacher als bei einer ITN, weil die laryngoskopische Darstellung des Kehlkopfes beim Einbringen der Larynxmaske oder des Larynxtubus nicht erforderlich ist.

Klinische Anwendung

Die klinische Anwendung erfolgt wie bei der Allgemeinanästhesie. Der Aspirationsschutz ist jedoch schlechter als bei einer Intubationsnarkose, weshalb die Verfahren

nur bei Patienten mit leerem Magen eingesetzt werden dürfen.

Totale intravenöse Anästhesie (TIVA)

Bei der TIVA werden intravenöse Medikamente statt Narkosegasen eingesetzt. Voraussetzung für die Steuerbarkeit einer TIVA ist der Einsatz von Präparaten mit kurzer Wirkungszeit. Man verwendet Kurznarkotika und kurz wirkende Opioide zur Schmerzausschaltung. Wie bei der Inhalationsnarkose kann die TIVA ohne Relaxierung bei erhaltener oder assistierter Spontanatmung erfolgen. Ist eine Muskelentspannung erforderlich, kann bei der TIVA auch ein kurz wirksames Relaxans eingesetzt werden.

 Bei allen Narkoseformen mit Relaxierung ist eine Beatmung erforderlich.

Kombinationsnarkose

Zu einer Vollnarkose kann zusätzlich eine Form der Teilnarkose angewandt werden. Durch den Einsatz von Lokalanästhetika wird die Dosis der erforderlichen Schmerzmittel während und nach der Operation vermindert. Besonders die Kombination einer Vollnarkose mit einer rückenmarksnahen Blockade (z. B. Periduralkatheter) erlaubt eine nebenwirkungsarme und gut steuerbare Schmerzbekämpfung.

9.2.4 Komplikationen nach Vollnarkose

Atemdepression

Wichtig zu wissen ist, dass Störungen der Atmung noch 2 Stunden nach der Narkose auftreten können! Der Patient atmet nach der Aufwachphase zuerst normal, erst später kommt es zur Atemdepression.

 Folgende Symptome können auf eine Atemdepression hinweisen:
- *verminderte Atemtiefe,*
- *Atemfrequenz erhöht oder erniedrigt,*
- *Sauerstoffsättigung verringert.*

Maligne Hyperthermie

D *Bei der malignen Hyperthermie handelt es sich um eine lebensbedrohliche metabolische (stoffwechselbedingte) Entgleisung mit massiver Überwärmung des Organismus bis 42 °C. Sie tritt v. a. während und seltener nach der Narkose auf.*

Beim intraoperativen Auftreten wird die OP schnellstmöglich beendet und zum Entfernen auslösender Faktoren ein sofortiger Narkosegeräte- und Methodenwechsel durchgeführt. Sollte innerhalb der ersten postoperativen Stunden (meist 6, maximal 24 Stunden) ein Temperaturanstieg auffallen, muss immer an eine maligne Hyperthermie gedacht und der Anästhesist verständigt werden!

 Notfallmaßnahmen bei maligner Hyperthermie:

– höchstmögliche O_2-Zufuhr als Erstmaßnahme,
– im Aufwachraum Reintubation,
– Verabreichung von Dantrolen,
– systematische Kühlung des Patienten,
– baldmöglichst Übernahme auf die Intensivstation.

9.2.5 Verhaltensrichtlinien nach Vollnarkose

Nach abgeschlossener Aufwachphase kann die Koordinationsfähigkeit des Patienten trotz scheinbar normalen Verhaltens noch erheblich beeinträchtigt sein. Deshalb muss v. a. nach ambulant durchgeführten Eingriffen der Patient entsprechend beraten und vor seiner Entlassung mündlich sowie schriftlich über die Verhaltensrichtlinien nach Vollnarkose informiert werden.

 Beratung. *Informieren Sie den Patienten über die Verhaltensrichtlinien nach einer Vollnarkose:*
– *Der Patient muss nach dem Aufwachen mindestens 2 Stunden engmaschig überwacht werden. Die Beobachtungsmaßnahmen (zumindest EKG, Blutdruck, Atmung, Bewusstsein) sind bis zum Erreichen stabiler Kreislaufverhältnisse, der vollständigen Ansprechbarkeit und der uneingeschränkten Spontanatmung fortzuführen.*
– *Der Patient darf schluckweise Wasser trinken, wenn er wach ist und über sichere Reflexe verfügt (gilt für kleinere Operationen außerhalb des Bauchraumes).*
– *Der Patient darf nur in Anwesenheit einer Begleitperson nach Hause entlassen werden.*
– *Der Patient ist darauf hinzuweisen, dass er nach einer Narkose für 24 Stunden nicht verkehrstüchtig ist und deshalb kein Fahrzeug fahren darf!*

9

10 Chirurgische Notfallsituationen

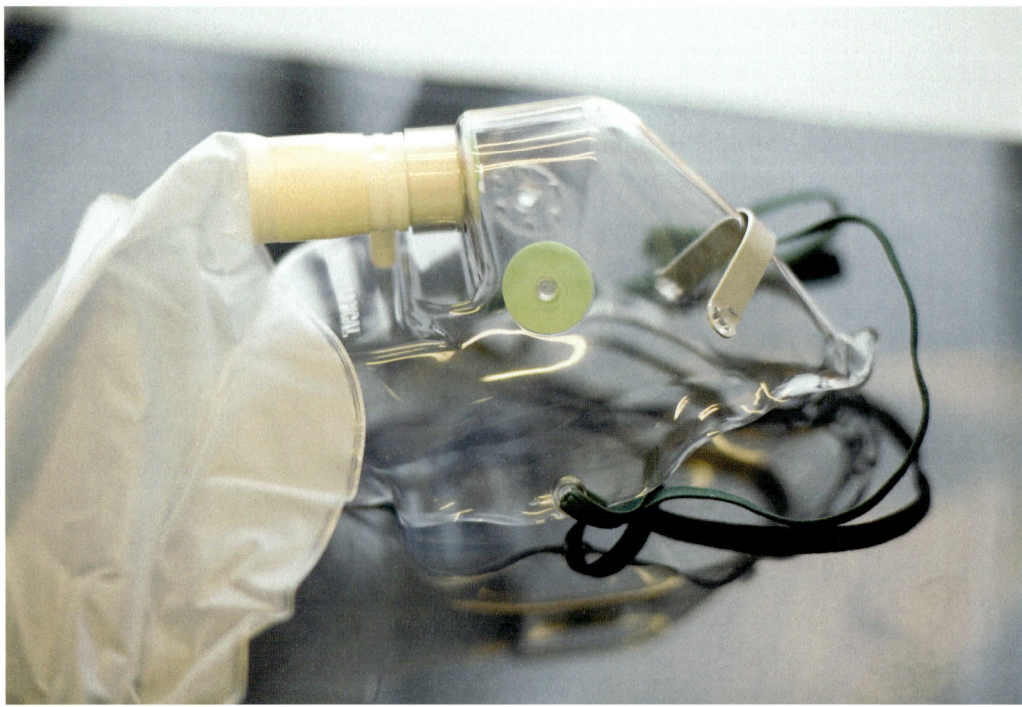

D *Als chirurgischer Notfall gelten sowohl Patienten, die akut lebensbedrohlich erkrankt sind als auch solche, bei denen die Gefahr einer raschen bedrohlichen Verschlechterung besteht.*

Chirurgische Notfälle können operationsunabhängig oder postoperativ auftreten. Sie können den gesamten Organismus (z. B. Schock) oder nur einzelne Organsysteme (z. B. Extremitätenischämie) betreffen.

Eine Übersicht über die in diesem Buch behandelten chirurgischen Notfallsituationen zeigt **Tab. 10.1**.

Bei chirurgischen (und internistischen) Notfällen findet sich häufig eine Störung der Vitalfunktionen:

- Herz-Kreislauf-Störungen (z. B. Schock, Herz-Kreislauf-Stillstand),
- Störungen der Atmung (z. B. Atemnot bei Lungenembolie),

- Störungen des Bewusstseins (z. B. zunehmende Eintrübung bei zerebraler Blutung).

Je nach zugrunde liegender Ursache kommen spezielle Symptome hinzu (z. B. geblähtes Abdomen, Erbrechen, Stuhl- und Windverhalt bei paralytischem Ileus).

Neben Anamnese und körperlicher Untersuchung beschränkt man sich in einer Notfallsituation auf möglichst wenige Untersuchungen. Ziel ist eine rasche Diagnosestellung!

Die Therapie richtet sich nach der ursächlichen Erkrankung. In jedem Falle ist rasches Handeln erforderlich!

M *Chirurgischer Notfall: rasche Diagnose, rasche Therapie!*

M Merke **P** Pflege **W** Wissen **B** Fallbeispiel **D** Definition

Tabelle 10.1 Chirurgische Notfallsituationen

Beispiele (alphabetisch)	Querverweis
Akute Extremitätenischämie	Kap. 32.2
Akutes Abdomen	Kap. 10.5
Arterielle Blutung	Kap. 3.3
Atemstillstand	Kap. 12.4
Gastrointestinale Blutung	Kap. 10.3
Herzbeuteltamponade	Kap. 19.5
Herzinfarkt	Kap. 19.3
Ileus	Kap. 10.5
Inkarzerierte Hernie	Kap. 30.1
Instabiler Thorax	Kap. 18.5
Intraabdominelle Blutung	Kap. 10.4
Intrazerebrale Blutung	Kap. 15.5
Lungenembolie	Kap. 31
Magenperforation	Kap. 21.4
Mesenterialinfarkt	Kap. 22.4
Milzruptur	Kap. 26.6
Nachblutung	Kap. 8.5
Offene Fraktur	Kap. 33.2
Ösophagusvarizenblutung	Kap. 25.4
Perforierte Appendizitis	Kap. 22.3
Peritonitis	Kap. 10.5
Platzbauch	Kap. 8.5
Pneumothorax	Kap. 18.5
Polytrauma	Kap. 10.6
Querschnittlähmung	Kap. 34.4
Schädel-Hirn-Trauma	Kap. 15.5
Schlangenbiss	Kap. 3.4
Schock	Kap. 10.1
Stumpfes Bauchtrauma	Kap. 10.4
Tiefe Venenthrombose	Kap. 3.1
Transfusionsreaktion	Kap. 12.2
Verbrennung	Kap. 11.1

10.1 Schock

Bernd Wagener, Burkhard Paetz

D *Unter Schock versteht man ein Kreislaufversagen verschiedener Ursachen, wobei als Folge ein schweres Missverhältnis zwischen Sauerstoffbedarf und tatsächlichem Sauerstoffangebot resultiert.*

Die kontinuierliche Verminderung der Gewebedurchblutung, welche eine Kette pathophysiologischer Mechanismen auslöst, führt ohne Behandlung zum Organtod durch Hypoxie (Sauerstoffmangel).

W *Der Schockbegriff wird unterschiedlich definiert. Der Ausdruck wurde im 18. Jahrhundert für verschiedene Verletzungsformen geprägt, als noch keinerlei pathophysiologische Vorstellungen vorhanden waren. Verwirrend ist, dass gelegentlich auch banale, spontan reversible orthostatische Kreislaufreaktionen wie Kollaps, Synkope oder „Ohnmachtsanfall" als Schock bezeichnet werden. In Laienkreisen bezeichnet man sogar kurzfristige nervöse Erschöpfungs- oder Erregungszustände ohne jegliche Kreislaufsymptomatik als „Unfallschock".*

10

10.1.1 Ursachen

Wesentlicher Faktor im Schockgeschehen ist die *Verringerung der arteriellen Blut- und Sauerstoffzufuhr.* Grundsätzlich können 3 Veränderungen zugrunde liegen:
– Abnahme des *intravasalen Volumens* (z. B. Blutung, Flüssigkeitsverlust),
– Beeinträchtigung der *Pumpleistung des Herzens* (z. B. Herzinfarkt, Lungenembolie),
– reflektorische *Blutumverteilung* vom Arterien- in das Venensystem. Dadurch bleibt die intravasale Blutmenge zwar unverändert, für die arterielle Organdurchblutung steht jedoch ein stark reduziertes Volumen zur Verfügung. Man spricht von „relativem Volumenmangel".

Blutumverteilung

In den Arterien herrscht normalerweise ein höherer Blutdruck (Hochdrucksystem) als in den Venen. Die Arterienwände sind deshalb dick und wenig dehnbar. Da der vom linken Ventrikel erzeugte Blutdruck in den Arteriolen abnimmt, herrscht in den Venen nur noch etwa $\frac{1}{10}$ des arteriellen Blutdrucks (Niederdrucksystem). Deshalb sind die Venenwände viel dünner gebaut, sie können sich leicht aufdehnen und große Volumina aufnehmen. Reize für eine Venenerweiterung sind verschiedene humorale und nervale Einflüsse (z. B. Azidose, Parasympathikuserregung, Schmerz). Dadurch vergrößert sich der Anteil der venösen Blutmenge, der arterielle Blutvorrat nimmt entsprechend ab.

Vom gesamten Blutvolumen eines Erwachsenen (ca. 5 l) befinden sich normalerweise nur 20 % im Arteriensystem, hingegen 80 % in den Venen. Diese werden deshalb auch „kapazitive" Gefäße genannt, weil sie den Großteil der intravasalen Flüssigkeit beherbergen. **Beispiel für die Blutumverteilung.** Krankhafte Zustände (z. B. Peritonitis) führen zu einer Erweiterung der Venen. Nehmen wir beispielsweise an, dass sich der Blutinhalt in den Venen dadurch von 80 % auf 90 % erhöht, so muss die Blutmenge in den Arterien von ursprünglich 20 % auf 10 % abnehmen. Das zur Gewebeperfusion verfügbare arterielle Blut hat sich also um die Hälfte verringert. Dadurch kann eine ausreichende Organdurchblutung nicht mehr bewerkstelligt werden; es resultiert ein Missverhältnis zwischen erforderlicher und vorhandener Blutversorgung, also ein Schock!

10.1.2 Schockformen

Man unterscheidet u.a. folgende Schockformen (Tab. 10.2):

- Volumenmangelschock,
- kardiogener Schock,
- neurogener Schock,
- spinaler Schock,
- anaphylaktischer Schock,
- septischer Schock.

Volumenmangelschock

Pathophysiologie: Abnahme des intravasalen Volumens durch verschiedene Ursachen:
- hämorrhagisch,
- hypovolämisch,
- vasovagal.

Hämorrhagischer Schock

Ursache: Blutung.

Beispiele: Blutverlust nach außen, z. B. bei Wunden mit Arterien- oder Venenverletzungen, oder die *innere Blutung* (schwer zu erkennen, weil der Blutverlust nicht direkt sichtbar wird). Typische Beispiele sind die Blutung in den Magen-Darm-Kanal (gastrointestinale Blutung), die Blutung in die freie Bauchhöhle (intraabdominelle Blutung) oder den Thorax sowie der Blutverlust in die

Tabelle 10.2 Schock. Die wichtigsten Ursachen

Ursache	Beispiel	Bezeichnung
Blutung	äußere Blutung (z. B. Arterienverletzung) innere Blutung (z. B. Milzruptur, Frakturen)	hämorrhagischer Schock
Sonstige Flüssigkeitsverluste	– unstillbares Erbrechen – Diarrhö – Wundsekretion – ausgedehnte Verbrennung	hypovolämischer Schock
Änderung der intravasalen Blutverteilung	– peritonitischer Schmerz (z. B. Ulkusperforation, Pankreatitis)	hypovolämischer Schock (vasovagaler Schock)
Herz und Lunge	– Herzinfarkt – Asystolie – Kammerflimmern – fulminante Lungenembolie	kardiogener Schock
Nervensystem	– Schädel-Hirn-Trauma – Querschnittlähmung	neurogener Schock, spinaler Schock
Allergie	– Antibiotikagabe (Penicillinallergie!) – Fremdeiweiß (Impfseren) – falsche Blutkonserve – Kontrastmittelinjektion – Insektenstiche	anaphylaktischer Schock
Vergiftung	– Barbituratintoxikation – Pilzvergiftung	toxisch bedingter Schock
Infektion	– Sepsis – krimineller Abort	septischer Schock (= Endotoxinschock)
Hormone	– hypoglykämischer Schock (Insulin) – thyreotoxische Krise (Thyroxin) – hyperkalzämisches Koma (Parathormon)	endokriner Schock

Weichteile bei Frakturen, besonders wenn diese retroperitoneal gelegen sind (z. B. Beckenbruch, **Abb. 33.8**).

 Wichtigste Ursache für eine Schocksymptomatik in der Chirurgie ist die Blutung (hämorrhagischer Schock).

Hypovolämischer Schock
Ursache: Verminderung des Kreislaufvolumens durch Flüssigkeitsverlust.
Beispiele: Durch unstillbares Erbrechen oder schwere Diarrhö wird dem Körper viel Wasser entzogen. Gleiches gilt für *große* sezernierende Wundflächen und ausgedehnte Weichteilödeme (z. B. bei schweren Verbrennungen).

Vasovagaler Schock
Ursache: Änderung der intravasalen Blutverteilung. Über das vegetative Nervensystem (Parasympathicus, N. vagus) erfolgt reflektorisch eine Weitstellung des venösen Systems, wodurch das Blut in den Venen praktisch „versackt".
Beispiele: starke Schmerzzustände; schwere intraabdominelle Krankheitsprozesse (z. B. Ulkusperforation, akute Pankreatitis).

Kardiogener Schock
Pathophysiologie: Die Förderleistung des Herzens nimmt akut ab, es resultiert eine unzureichende Versorgung der Organe mit Blut und Sauerstoff.
Beispiele: Herzinfarkt und schwere Herzrhythmusstörungen (Asystolie, Kammerflimmern).

Neurogener Schock
Pathophysiologie: Zentralnervöse Störungen durch direkte Beeinträchtigung des Kreislaufzentrums im Hirnstamm führen zu einer Depression der Herzleistung (Beeinträchtigung der Pumpleistung) bei gleichzeitiger reflektorischer Erweiterung des venösen Niederdrucksystems (Blutumverteilung).
Beispiele: Schädel-Hirn-Trauma, intrazerebrale Blutung (Apoplex), Hirntumoren.

Spinaler Schock
Pathophysiologie: Diese Schockform entsteht durch arterielle Minderperfusion und/oder direkter mechanischer Schädigung des Rückenmarks.
Beispiele: Rückenmarkverletzung mit Querschnittlähmung.

Anaphylaktischer Schock
Pathophysiologie: Bei entsprechender immunologischer Disposition kann die Verabreichung bestimmter Substanzen eine extreme allergische Reaktion verursachen, die als anaphylaktischer Schock bezeichnet wird.
Ursache: Antibiotikum (häufige Ursache!); Verabreichung körperfremder Eiweiße, die bei der passiven Immunisierung verwendet werden; Gabe einer falschen Blutkonserve; allergische Reaktion auf ein Röntgenkontrastmittel.

 Ein anaphylaktischer Schock kann grundsätzlich durch jedes Medikament ausgelöst werden!

Der Kreislaufzusammenbruch beim anaphylaktischen Schock wird durch sog. „vasoaktive" Substanzen ausgelöst, die aus verschiedenen Körperzellen bei Ablauf einer Antigen-Antikörper-Reaktion freigesetzt werden. Diese führen zu einer Erweiterung der venösen und arteriellen Blutgefäße, in schweren Fällen zum Herz- und Atemstillstand.

Septischer Schock
Pathophysiologie: Für diese Schockform sind Toxine verantwortlich, die im Körperinneren von Bakterien abgegeben oder durch Bakterienzerfall freigesetzt werden. Man nennt diese Giftstoffe auch Endotoxine und spricht deshalb vom *Endotoxinschock*.
Ursache: Voraussetzung für diese Schockform ist eine Sepsis, bei der es im Rahmen einer schweren bakteriellen Infektion zur hämatogenen Aussaat der Erreger gekommen ist (Sepsis bei infizierter Gangrän).

Sonderformen des Schocks
Toxisch bedingter Schock: Giftstoffe verschiedenster Art (z. B. Barbituratvergiftung, E 605) können durch organspezifische toxische Beeinträchtigung eine Schocksymptomatik hervorrufen.
Endokriner Schock: seltene Schockform, ausgelöst durch schwere Verschiebungen im Hormonhaushalt, z. B. *hypoglykämischer Schock*, der durch eine übermäßige Insulinproduktion (Insulinom) oder eine iatrogene Überdosierung entsteht.

10.1.3 Pathophysiologie

Am Anfang des – wie eine Kettenreaktion ablaufenden – Schockgeschehens steht der absolute oder relative Volumenverlust. Welche Grunderkrankung diese Situation verursacht hat, spielt für den weiteren Ablauf eine nur unwesentliche Rolle. Die Folgen sind weitgehend identisch und werden deshalb für alle Schockformen gemeinsam dargestellt.

Ein Schock verläuft in 3 Phasen. In jeder dieser zeitlich aufeinander folgenden Abschnitte versucht der Kör-

10

per auf unterschiedliche Weise die drohenden Schock-folgen zu kompensieren:

1. Phase: Ökonomisierung der Herzarbeit, Mobilisierung der Blutreserven,
2. Phase: Zentralisation,
3. Phase: irreversible Organschäden.

1. Phase: Ökonomisierung der Herzarbeit, Mobilisierung der Blutreserven

Die arterielle Minderperfusion kann in gewissen Grenzen durch die Steigerung der kardialen Leistung, sofern das Herz nicht primär geschädigt ist, ausgeglichen werden. Dies geschieht durch eine Ökonomisierung der Herzarbeit:

– Steigerung des Schlagvolumens,
– Steigerung der Herzfrequenz.

Gleichzeitig verengen sich die Venen, wodurch ein Teil der venösen „Blutreserve" im Niederdrucksystem mobilisiert und in die arterielle Zirkulation eingeschleust wird.

2. Phase: Zentralisation

Reichen diese Kompensationsmechanismen für eine ausreichende Sauerstoffsättigung nicht aus, so muss der Körper einschneidendere Gegenmaßnahmen ergreifen: Er „schaltet" unwichtigere Organsysteme von der Durchblutung weitgehend aus, um den lebenswichtigeren Organen mehr Blut zukommen zu lassen (**Abb. 10.1**). Diesen über komplizierte humorale und nervale Regelkreise gesteuerten Vorgang nennt man „Zentralisation".

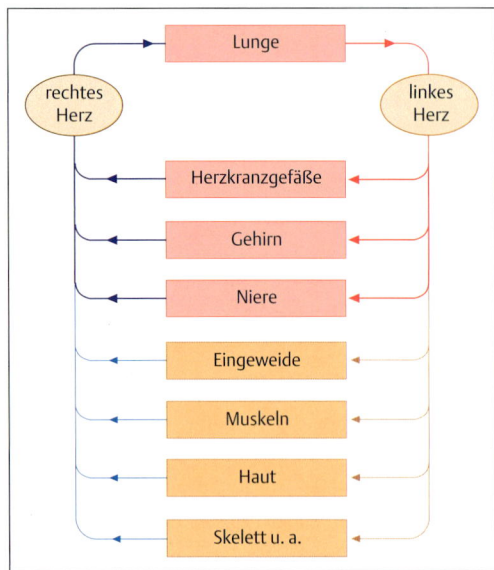

Abb. 10.1 Zentralisation. Im Kreislaufschock ist die Durchblutung von Herz, Lunge, Gehirn und Nieren gegenüber den unwichtigeren Organen begünstigt.

Über lange Zeit ausreichend durchblutet bleiben dabei Herz, Lunge, Gehirn und Nieren (zentrale Organe). Hingegen wird die Blutzufuhr für Eingeweide, Muskeln und Haut durch Engstellung der entsprechenden Arteriolen gedrosselt *(periphere Vasokonstriktion)*.

Die genannten Effekte beruhen auf einer starken Stimulierung des sympathischen Nervensystems (Sympathikusreiz), wobei Adrenalin (sog. „Notfall-" oder „Stresshormon") und andere Katecholamine aus den sympathischen Nervenendigungen und dem Nebennierenmark freigesetzt werden. Diese Schockphase entspricht pathophysiologisch einer maximalen „Stresssituation" (ähnlich der Verbrennungskrankheit).

3. Phase: Irreversible Organschäden

Dauern die schockauslösenden Ursachen an, so können auch die zentralen Organe nicht mehr genügend perfundiert und mit Sauerstoff versorgt werden. Infolge dieser eingeschränkten Gewebedurchblutung werden die Zellen nicht ausreichend mit Sauerstoff und Nährstoffen (z. B. Glukose) versorgt. Gleichermaßen behindert ist der Abtransport von Kohlendioxid und anderen Stoffwechselprodukten. Folge ist eine Gewebeschädigung, die bei stärkerem Ausmaß irreversibel ist.

Wenn nicht spätestens in dieser Phase eine adäquate Behandlung einsetzt, entstehen irreversible Schäden an den lebenswichtigen Organen.

Der Vorgang beginnt mit einer Schädigung der Gefäßinnenwand (Endothel), die dadurch für kleinmolekulare Stoffe durchlässig wird *(Permeabilitätsstörung der Kapillaren)*. Es resultiert ein Flüssigkeitsaustritt in die Gewebespalten *(interstitielles Ödem)*. Die ödematöse Schwellung bewirkt wiederum eine Verschlechterung der *Durchblutung (Mikrozirkulationsstörung)*, wodurch die O_2-Versorgung weiter reduziert wird *(Hypoxie)*.

Bei einem Sauerstoffmangel werden die Energieträger (Glukose, Fette, Aminosäuren) in den Zellen nicht vollständig verbrannt, wodurch sich saure Stoffwechselprodukte (z. B. CO_2 und Milchsäure = Laktat) anhäufen und zu entsprechenden Veränderungen des pH-Wertes führen *(metabolische Azidose)*.

Die dadurch bedingten vielfältigen Milieuänderungen im Schockgebiet verändern die Gerinnungsaktivität. Das geschädigte Gewebe setzt gerinnungsaktive Stoffe frei, wodurch das Blut leichter gerinnt *(Hyperkoagulabilität)*. Als Folge bilden sich Blutgerinnsel in den kleinen Gefäßen *(Mikrothromben)*. Die Thromboseneigung kann sich auf den gesamten Organismus ausdehnen, weshalb man dann von einer *disseminierten intravasalen Gerinnung* spricht. In einem solchen Fall werden alle verfügbaren Gerinnungsfaktoren (besonders Fibrinogen) „verbraucht", sodass – trotz disseminierter

Thrombusbildung – eine erhöhte Blutungsneigung besteht. Dies nennt man *Verbrauchskoagulopathie*.

Zusammenfassend stellt das Schockgeschehen einen komplizierten Vorgang dar, der bei fehlender Intervention wie eine Kettenreaktion abläuft. Das Fatale dabei ist, dass die schockbedingte Minderperfusion im Organismus Veränderungen hervorruft (z. B. Ödem, Vasokonstriktion, Mikrothromben), die zu einer weiteren Verschlechterung der verbliebenen Gewebeperfusion führen.

 Ein solcher „Teufelskreis" wird in der Medizin als *Circulus vitiosus* bezeichnet, weil die einzelnen Störungen sich wechselseitig verstärken.

10.1.4 Schockbedingte Organschäden

Haut und *Muskeln* nehmen bei einem Kreislaufschock praktisch nie Schaden. Sie können bekanntlich bei Extremitätenoperationen in „Blutsperre" 2 Stunden oder länger ohne jegliche arterielle Durchblutung tolerieren.

Niere, Lunge, Gehirn und *Herz* reagieren dagegen besonders anfällig auf eine Minderperfusion. Deshalb konzentriert der Organismus im Schock durch „Zentralisation" das zirkulierende Blutvolumen so lange wie möglich auf diese lebenswichtigen Organe.

Niere

M *Die Niere ist das empfindlichste und das am häufigsten betroffene Schockorgan.*

Für eine ausreichende Urinproduktion muss in den Nierenarterien ein Blutdruck von ca. 80 mmHg herrschen. Bei geringerem Blutdruck kann die Harnausscheidung drastisch abnehmen (*Oligurie*: unter 400 ml/Tag) oder ganz sistieren (*Anurie*). Man spricht dann von einer *Schockniere*, die eine spezielle Form des akuten Nierenversagens darstellt.

Bei schneller Behebung der Schocksymptomatik kann sich die Niere innerhalb von Tagen erholen. Oftmals schließt sich dann eine polyurische Phase an.

Lunge

Auch die Lunge ist bei einem Schock häufig betroffen (*Schocklunge*). Das Ausmaß der Schädigung macht sich jedoch oft erst Stunden bis Tage nach dem Schockereignis bemerkbar.

Ursache ist der Flüssigkeitsaustritt in das Lungenparenchym (interstitielles Ödem) aufgrund der Endothelschädigung. Durch die ödematöse Schwellung ist der Gasaustausch zwischen Alveolen und Kapillaren (verlängerte Diffusionsstrecke) deutlich erschwert. Die Folge ist eine unzureichende Sauerstoffsättigung des Blutes mit klinischen Zeichen der respiratorischen Insuffizienz. In schweren Fällen muss eine künstliche Beatmung erfolgen.

Gehirn

Schockbedingte zerebrale Ausfälle sind seltener, weil die Hirngefäße bei vermindertem Blutangebot kaum mit Vasokonstriktion reagieren.

M *Ein kompletter Kreislaufstillstand (Asystolie oder Kammerflimmern) führt nach 3–5 Minuten zu einem irreversiblen Funktionsverlust des Großhirns (apallisches Syndrom).*

Herz

Im Rahmen der „Zentralisation" kommt es zu einer Begünstigung der Herzdurchblutung. Bei Dekompensation dieser Mechanismen kommt es zur Vasokonstriktion der Koronargefäße. Der Energiebedarf des Myokards kann dann nicht mehr gedeckt werden.

Diese Veränderungen führen zu einem hypoxischen Herzmuskelschaden, der sich in Rhythmusstörungen und nachlassendem Schlagvolumen äußert und letztlich zum Kreislaufstillstand führt!

10.1.5 Schocksymptome

Frühsymptome eines Schocks
Je nach Ursache des Schocks treten die Frühsymptome nicht immer komplett auf:
– Unruhe,
– kalter Schweiß,
– Durst,
– Übelkeit.

Symptome des manifesten Schocks
Die Symptome des manifesten Schocks sind durch die Zentralisation bedingt (**Abb. 10.2**):
– *blasse, kühle, zyanotische Haut* (blaue Lippen) bedingt durch die periphere Vasokonstriktion,
– periphere Pulse (z. B. A. radialis) nicht mehr tastbar (Vollstadium der Zentralisation),
– die Körperperipherie (Extremitäten) fühlt sich im Vergleich zum Rumpf zunehmend kühler an.

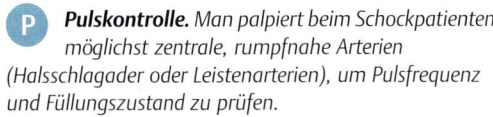 **Pulskontrolle.** Man palpiert beim Schockpatienten möglichst zentrale, rumpfnahe Arterien (Halsschlagader oder Leistenarterien), um Pulsfrequenz und Füllungszustand zu prüfen.

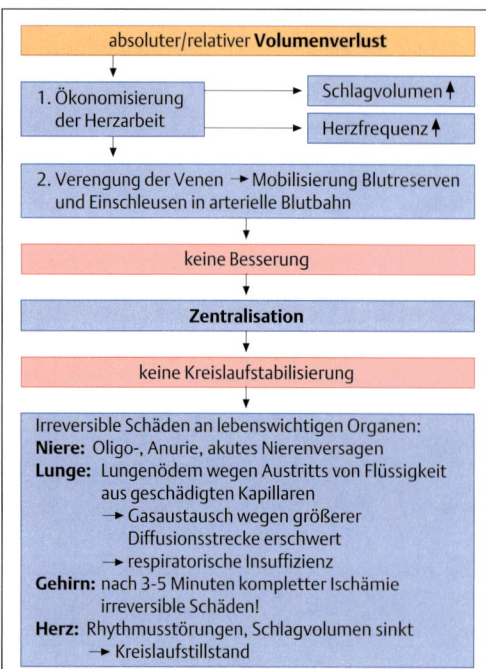

Abb. 10.2 Pathophysiologie des Schocks.

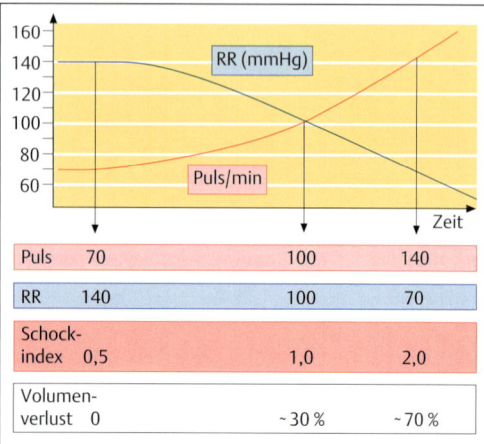

Abb. 10.3 Schockindex. Puls- und Blutdruckkurve verhalten sich beim Schockpatienten gegenläufig. Der Quotient aus Puls (pro Minute) und systolischem Blutdruck (mmHg) ergibt den Schockindex (normal: 0,5). Der Schockindex erlaubt eine grobe Schätzung des verlorenen Blutvolumens.

Mikrozirkulation. Die verschlechterte Mikrozirkulation lässt sich mit der Fingernagelprobe erkennen: Nach kurzem Drücken auf den Fingernagel des Patienten beobachtet man, wie rasch sich die Kapillaren des Nagelbettes mit Blut füllen und rosig werden. Als Vergleich dient dabei die Blutauffüllung am eigenen Daumen.

Zeichen der Kreislaufdekompensation

Diese treten auf, wenn der Sparmechanismus der Zentralisation zur Perfusion der lebenswichtigen Organe nicht mehr ausreicht:

- Zunehmende Tachykardie.
- Tachypnoe: Die Atmung wird schneller, weil das Sauerstoffdefizit zunimmt; die Atemfrequenz kann sich von etwa 12 (Normalwert) auf 30–40 Atemzüge/Min. steigern. Der Gasaustausch wird dadurch aber nicht in gleichem Maße verbessert, weil die Luft bei hohen Atemfrequenzen „hin und her pendelt", ohne dass eine ausreichende Diffusion ins Lungenparenchym erfolgen kann (Totraumventilation).
- Tachykardie bei Hypotonie (Schockindex): Der Quotient aus Pulsrate und systolischem Blutdruck wird als Schockindex bezeichnet; der Wert ist zur groben Schätzung des verlorenen Blutvolumens geeignet (**Abb. 10.3**). Der Blutdruck bleibt bei jüngeren Patienten länger stabil als die Pulsfrequenz. Eine Überwachung des Blutdrucks ohne Berücksichtigung der Herzfrequenz und der anderen genannten Symp-

tome lässt einen Schock viel zu spät erkennbar werden.
- Abnahme der Urinproduktion: Mit zunehmendem Blutdruckabfall reicht die Nierenperfusion zur Harnfiltration nicht mehr aus. Schon mit Beginn der Zentralisation kann die Ausscheidung abnehmen (Oligurie), bei ausgeprägter Hypotonie mit systolischen Werten um 60–80 mmHg wird kein Urin mehr produziert (Anurie).

(M) *Mit zunehmender Sauerstoffverarmung und metabolischer Entgleisung kommt es letztendlich zum multiplen Organversagen (MOV), wobei der Tod durch einen hypoxisch bedingten Herzstillstand eintritt.*

10.1.6 Therapie des Schocks

(P) *Bei einem Patienten mit Schocksymptomatik müssen alle Maßnahmen möglichst schnell ergriffen werden, weil bei verzögerter Behandlung die Gefahr einer irreversiblen Organschädigung besteht.*

Allgemeine Therapiemaßnahmen

Ursache beseitigen

Die ursächliche Verletzung oder Erkrankung sollte baldmöglichst behoben werden. Das gilt besonders für die Beseitigung der Blutungsquelle beim hämorrhagischen Schock.

Eine innere Blutung (z. B. stumpfes Bauchtrauma mit abdomineller Organverletzung) erfordert so schnell wie möglich die operative Behandlung durch Laparotomie! Bei einer Milzruptur kann der Patient schon nach einer Stunde verblutet sein.

P *Notfallmaßnahmen. Im Falle einer arteriellen Extremitätenblutung ist sofort ein Kompressionsverband anzulegen. Falls dieser nicht ausreicht, muss die Gliedmaße abgebunden werden (Abb. 3.5). Alle weiteren Maßnahmen sind sekundär.*

Lagerung

Die Lagerungsart richtet sich nach der Bewusstseinslage des Patienten und den klinischen Symptomen (Abb. 10.4):

– Wenn der Patient mit Schocksymptomen *bei Bewusstsein* ist, sollte er flach auf dem Rücken gelagert werden. Zur Auffüllung des zentralen Blutvolumens werden notfallmäßig mindestens die Beine angehoben (Rolle oder Stuhl unterlegen). Noch effektiver wirkt sich die Kopftieflage aus (Abb. 10.4 a), welche durch Erhöhung des Fußteils des Bettes hergestellt wird. Dadurch wird mittels „Autotransfusion" der Blutrückstrom zum Herzen gefördert.

– Bei *bewusstlosen* Patienten, die spontan atmen und nicht intubiert sind, ist grundsätzlich die stabile Seitenlage zu wählen (Abb. 10.4 b), weil die Gefahr der Aspiration durch Erbrechen in dieser Position am geringsten ist.

– Beim *Lungenödem* (kardiale Stauung, Herzinsuffizienz) wird dagegen bei Beintieflagerung der Oberkörper angehoben, damit das Blut in die Beine abfließt und das Herz entlastet wird (Abb. 10.4 c).

P *Lagerung. Grundsätzlich kann man sich merken, dass dem Wunsch des Patienten (außer in Notfallsituationen) nach einer für ihn offensichtlich angenehmen Lagerung entsprochen werden soll. Es ist meistens auch die medizinisch richtige Position.*

Volumensubstitution

Entscheidend für die Überlebenschancen bei Volumenmangelschock ist die rechtzeitige intravenöse Verabreichung einer ausreichenden Flüssigkeitsmenge! Nach ärztlicher Anordnung werden Plasmaexpander, Elektrolytlösungen oder Bluttransfusionen gegeben. Bei adäquater Substitution kommt meist auch die Nierenfunktion (Blasenkatheter!) in Gang.

P *Aspirationsgefahr. Sie müssen einen Patienten mit Schocksymptomatik unbedingt nüchtern lassen, um einer drohenden Aspiration mit Erbrochenem vorzubeugen.*

Sauerstoffzufuhr

In leichteren Fällen ist die Sauerstoffgabe über eine Nasensonde ausreichend. Wenn dadurch keine zufrie-

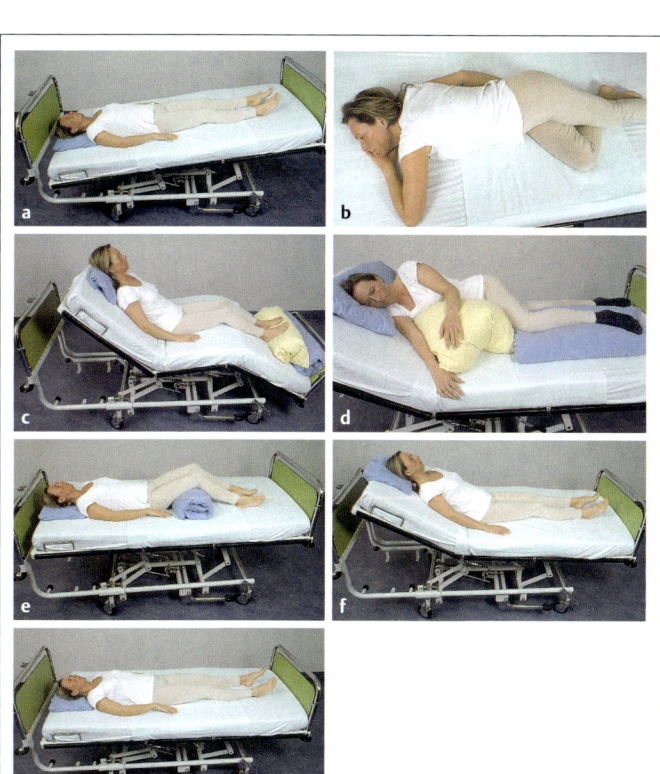

Abb. 10.4 Lagerung bei Notfallpatienten.
a *Schock* mit erhaltenem Bewusstsein: Kopf tief, Beine hoch (Autotransfusion).
b *Bewusstlosigkeit* (wenn noch nicht intubiert): stabile Seitenlage (Schutz vor Aspiration).
c *Lungenödem:* Oberkörper hoch, Beine tief.
d *Thoraxtrauma:* Oberkörper erhöht, Lagerung auf verletzte Seite.
e *Abdominaltrauma:* Knierolle und Kopfpolster (Bauchdecke entspannen).
f *Schädel-Hirn-Trauma:* Oberkörper erhöht (Senkung des Hirndrucks), Hals gerade (besserer venöser Abstrom aus dem Kopf).
g *Wirbelsäulentrauma:* Flachlagerung (Vakuummatratze), Halskrawatte.

10

denstellende Sauerstoffsättigung erzielt werden kann, muss der Patient intubiert und beatmet werden.

 Notfallmaßnahmen. *Wie bei jedem bedrohlichen Krankheitsbild müssen Sie die Atemwege freihalten (Zahnprothesen entfernen, Nacken überstrecken).*

Pufferung

Die Gewebeminderperfusion führt zur *metabolischen Azidose* (Absinken des Blut-pH-Wertes), die man durch intravenöse Gabe einer alkalischen Puffersubstanz zu neutralisieren versucht (Natriumbikarbonat).

Weil die Blutzirkulation im Schock erheblich beeinträchtigt ist, sind grundsätzlich alle Medikamente *intravenös* (möglichst über einen zentralvenösen Zugang) zu injizieren! Die intramuskuläre oder subkutane Applikation ist sinnlos, weil der Wirkstoff wegen der schlechten Gewebedurchblutung nicht von der Injektionsstelle abtransportiert werden kann.

 Die orale Medikamentenapplikation ist im Schock kontraindiziert.

Spezielle Therapiemaßnahmen

Je nach Ursache des Schocks stehen neben den allgemeinen spezifische Therapiemaßnahmen im Vordergrund:

– Volumenmangelschock: rasche Volumensubstitution,
– kardiogener Schock: Infusion von *Katecholaminen* (z. B. Dopamin, Dobutamin),
– septischer Schock: evtl. aggressive chirurgische Therapie, erst ungezielte, dann gezielte *Antibiose* (nach Antibiogramm),
– anaphylaktischer Schock: Allergenzufuhr stoppen, Antihistaminikum, *Kortison, evtl. Katecholamine.*

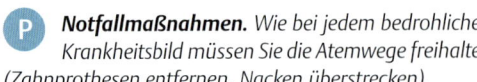

10.2 Pflege von Menschen mit Schock

John Bauer

Die Pflegekraft ist dem Patienten meist am nächsten und wird so die Schocksymptome oftmals als erste erkennen. Besteht bei einem Patienten eine Schocksymptomatik, ist dies immer ein Notfall. Der behandelnde Arzt sowie ein Notfallteam sind unverzüglich zu informieren. Der Patient ist unverzüglich in eine entsprechende Lagerung zu bringen (S. 145). Dem Patienten wird Sauerstoff angeboten, um die Gewebehypoxämie zu mindern.

Ist eine Reaktion auf Medikamente als Schockursache nicht auszuschließen, werden alle Infusionen und Transfusionen sofort gestoppt. Blutdruck und Puls sind engmaschig zu kontrollieren und sofern noch nicht vorhanden, ist eine Venenverweilkanüle zu legen. Alle Maßnahmen werden mit der notwendigen Ruhe durchgeführt, um den Patienten nicht weiter zu ängstigen und somit die Symptomatik zu verstärken. Die weitere Behandlung erfolgt entsprechend der Ursache bzw. der auslösenden Faktoren.

Pflegemaßnahmen im Schockverlauf

Herzfrequenz und Blutdruck

Bei jedem Patienten im Schock werden auch im Verlauf die Vitalparameter engmaschig kontrolliert. Hier ist zu beachten, dass der mittlere arterielle Druck nicht unter 50 mmHg abfallen sollte, um die Organperfusion zu gewährleisten. Die Herzfrequenz gibt Aufschluss über das zirkulierende Blutvolumen.

Je höher die Herzfrequenz je ausgeprägter der Volumenmangel (Cave: Patienten mit ß-Blocker).

Diurese

Zur Überwachung der Diurese wird ein Blasendauerkatheter mit kontinuierlicher Harnableitung benutzt. Die Ausscheidung sollte 0,5–1,0 ml/kg/KG nicht unterschreiten.

Gasaustausch

Solange das Schocksyndrom besteht, erhält der Patient Sauerstoff.

Blutgerinnung

Bei einer Blutung und daraus resultierendem Schock kommt es zum Verbrauch von Gerinnungsfaktoren. Ebenfalls kann die Blutgerinnung durch den Verdünnungseffekt der Volumensubstitution mit Plasmaexpandern stark beeinträchtigt werden. Starke Kälte oder hohe Temperatur beeinflusst ebenfalls unser Gerinnungssystem. Befindet sich ein Patient im Schock, sind die Gerinnungsparameter laborchemisch zu überprüfen. Die wichtigsten Laborparameter sind:

– Blutgruppe/Kreuzprobe,
– Hämoglobin/Hämatokrit,
– Serumelektrolyte,
– CK-MB/Troponin (bei kardialem Schockgeschehen),
– Gerinnungsstatus (mit D-Dimere bei Verdacht auf Lungenembolie),

– Blutkultur und CRP
(bei septischem Schockgeschehen).

M *Das Ziel bei jeder Form des Schocks ist es, die Herz-Kreislauf-Situation wiederherzustellen und somit die Organperfusion und die Versorgung mit Sauerstoff zu sichern.*

10.3 Gastrointestinale Blutung

Burkhard Paetz

D *Als gastrointestinale Blutung (GI-Blutung) bezeichnet man eine Blutung in das Lumen des Magen-Darm-Traktes.*

Ursache und Lokalisation
Eine GI-Blutung entsteht durch *Schleimhautläsionen* verschiedenster Art (**Abb. 10.5**). Nach der Lokalisation der Blutungsquelle unterscheidet man:
– *obere GI-Blutung* (Ösophagus, Magen, Duodenum),
– *untere GI-Blutung* (übriger Dünndarm, Dickdarm, Enddarm).
Anatomische Grenze zwischen oberer und unterer GI-Blutung ist die Flexura duodenojejunalis (= Biegung zwischen Duodenum und Jejunum), hier liegt auch das sog. Treitz-Band.

M *Die obere GI-Blutung ist 6-mal häufiger als die untere. Häufigste Blutungsquelle überhaupt ist das Duodenalgeschwür (Kap. 21.3).*

Symptome
Massiver und akuter Blutverlust kann zum *hämorrhagischen Schock* mit Hb-Abfall, Tachykardie und Blässe führen.

Eine *Anämie* entwickelt sich, wenn über einen längeren Zeitraum nur geringe Blutmengen verloren werden (chronischer Blutverlust, z. B. bei Magen- oder Kolonkarzinom). Die subjektiven Beschwerden sind trotz hochgradiger Anämie oft erstaunlich gering.

Die Art des Blutverlustes ist von der Lokalisation der Blutungsquelle abhängig.

Obere gastrointestinale Blutung. Evtl. besteht *Bluterbrechen* (= *Hämatemesis*). Das Blut erscheint bei massiver Blutung hellrot. Bei längerer Verweildauer des Blutes im Magen ist es durch die Säureeinwirkung bräunlich-schwarz verfärbt. Man spricht dann von „kaffeesatzartigem Erbrechen". Das in den Dünndarm abfließende Blut tritt (mit zeitlicher Verzögerung) als *„Teerstuhl"* (= *Meläna*) zutage. Die schwarze Farbe des Teerstuhls ist durch Hämatin bedingt, das infolge enzymatischer Zersetzung während der Darmpassage aus Hämoglobin entsteht.

Untere gastrointestinale Blutung. Eine Blutentleerung nach oben (Bluterbrechen) wird nicht beobachtet. Der Blutabgang erfolgt ausschließlich mit der Stuhlpassage. Die Farbe des Stuhls lässt gewisse Rückschlüsse auf die Höhe der Blutungsquelle zu: je dunkler der Stuhl, desto höher die Blutung.

M *Als Faustregel* *gilt:*
– *schwarzer Stuhl = obere GI-Blutung,*
– *dunkelroter Stuhl = Blutung aus Dünndarm oder rechtem Kolon,*
– *hellroter Stuhl = Blutung aus linkem Kolon oder Enddarm.*

Aussagen über die Blutungslokalisation einzig anhand der Stuhlfärbung zu treffen, ist jedoch problematisch, weil der chemische Aufbau des Blutfarbstoffes auch von der Blutungsstärke und Verweildauer im Darm abhängt. So kann eine massive Dünndarmblutung den Stuhl rot färben, ein blutendes Karzinom im Colon ascendens hingegen Teerstuhl verursachen.

Diagnostik
Weil die Mehrzahl aller GI-Blutungen aus dem oberen Intestinaltrakt stammt (85 %), erfolgt bei unklarer Blutungsquelle immer eine *Gastroskopie* (Ösophagogastro-

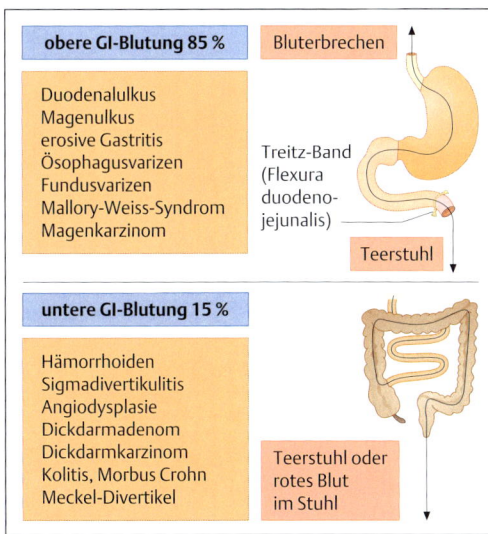

Abb. 10.5 Gastrointestinale Blutung. Die wichtigsten Blutungsquellen bei oberer und unterer GI-Blutung entsprechend ihrer klinischen Häufigkeit.

10

147

duodenoskopie). Findet sich bei der Gastroskopie keine Blutungsquelle, so muss der untere Magen-Darm-Trakt abgeklärt werden *(Rektoskopie, Koloskopie)*.

 Blutungen im Dickdarm sind häufiger (14 % aller GI-Blutungen) als im Dünndarm (1 %).

Therapie

Bei einer kreislaufwirksamen akuten Blutung muss eine sofortige Schockbekämpfung (Infusion, ggf. Blutkonserven) erfolgen.

10.4 Intraabdominelle Blutung

Burkhard Paetz

 Eine intraabdominelle Blutung (Hämaskos) ist eine Blutung in die freie Bauchhöhle.

Ursache

Die wichtigsten Ursachen für eine intraabdominelle Blutung sind:
- *Postoperative Nachblutung:* Dies ist die häufigste Ursache für eine Blutansammlung in der Peritonealhöhle. Sie kommt durch Abrutschen oder Aufgehen einer Gefäßunterbindung zustande.
- *Stumpfes Bauchtrauma:* Hier kommt es zu traumatisch bedingten Organzerreißungen, die meist Milz oder Leber betreffen.
- *Spontanrupturen* innerer Organe sind selten. Voraussetzung ist eine vorbestehende krankhafte Veränderung, wie beispielsweise bei der Tubarruptur (Extrauteringravidität) oder dem rupturierten Bauchaortenaneurysma.

Symptome

Im Vordergrund stehen die Zeichen des hämorrhagischen *Schocks* mit Hb-Abfall, Pulsanstieg und Blutdruckabfall. Das Blut in der freien Bauchhöhle bedingt eine Peritonealreizung (chemische Peritonitis), die zur *Abwehrspannung* der Bauchdecke führt (akutes Abdomen).

 Beobachtung. *Bei postoperativen Patienten ist ein stärkerer Blutverlust aus Drainagen (über 200 ml in der ersten Stunde) ein leicht erkennbares und untrügliches Zeichen einer Nachblutung, weshalb Sie sofort den Arzt verständigen müssen.*

Die Behandlung der Blutungsquelle richtet sich nach dem endoskopischen Befund: In den meisten Fällen ist bei der oberen GI-Blutung eine Blutstillung auf endoskopischem Wege möglich, z. B. durch Unterspritzen mit Fibrin oder einem Sklerosierungsmittel beim blutenden Ulkus. Bei der unteren GI-Blutung kommen je nach Ursache endoskopische und chirurgische Maßnahmen (Darmresektion) infrage.

Diagnostik

Der Nachweis einer intraabdominellen Blutung erfolgt durch *Sonografie* oder *CT* (**Abb. 10.6**).

 Der Bauchumfang nimmt erst bei größeren Blutmengen zu, insofern ist die Messung diagnostisch wenig zuverlässig.

Therapie

Bei größeren Mengen freien Blutes in der Bauchhöhle ist die *sofortige Laparotomie* mit operativer Blutstillung erforderlich. Bis dahin wird der Volumenverlust durch Infusionen und ggf. Transfusionen unter fortlaufender Kreislauf- und Hb-Kontrolle ersetzt.

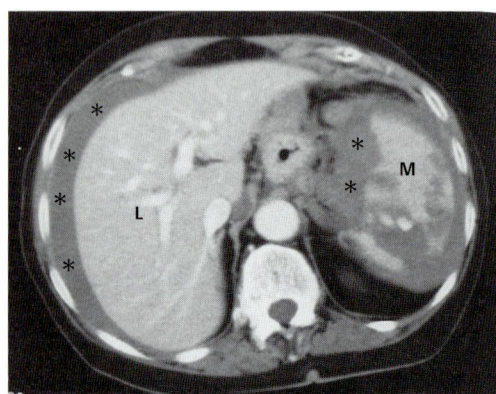

Abb. 10.6 Intraabdominelle Blutung. Das CT zeigt freies Blut (*) in der Bauchhöhle. Ursache ist eine Milzverletzung durch ein stumpfes Bauchtrauma, M: Milz, L: Leber.

10.5 Akutes Abdomen

Burkhard Paetz

D *Das „akute Abdomen" („akuter Bauch") ist ein Sammelbegriff für verschiedene Krankheitsbilder, die eine akut-bedrohliche, meist mit Schmerzen einhergehende Situation in der Bauchhöhle hervorrufen.*

M *Das akute Abdomen (**Abb. 10.7**) erfordert sofortiges diagnostisches und therapeutisches Handeln. Meist ist eine chirurgische Behandlung erforderlich.*

10.5.1 Allgemeines

Ursache

Die wichtigsten Ursachen eines akuten Bauches (**Abb. 10.8**) gliedern sich in:
- *Entzündung* von Organen in der Bauchhöhle, z. B.:
  - Appendizitis (s. Kap. 22.3),
  - Cholezystitis (s. Kap. 25.3),
  - Pankreatitis (s. Kap. 26.2),
  - Adnexitis,
- *Perforation* von Hohlorganen (führt zur Peritonitis), z. B.:
  - Perforation bei Appendizitis (s. Kap. 22.3),
  - Magenperforation (s. Kap. 21.4),
  - Sigmaperforation bei Divertikulitis (s. Kap. 22.3),
  - Gallenblasenperforation (s. Kap. 25.3),
- Zirkulationsstörung, z. B.:
  - inkarzerierte Hernie (s. Kap. 30.1),
  - Strangulationsileus (s. Kap. 10.5),
  - Mesenterialinfarkt (s. Kap. 22.4),
- Steineinklemmung, z. B.:
  - Gallenkolik (s. Kap. 25.3),
  - Nierenkolik (s. Kap. 28.4),

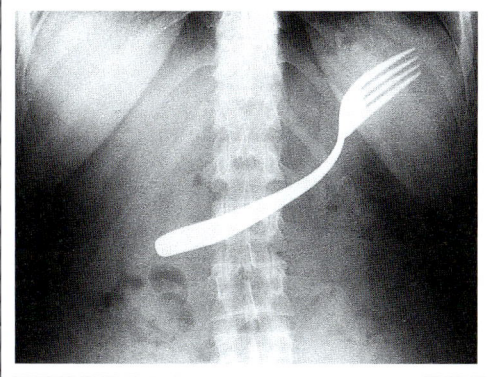

Abb. 10.7 Akutes Abdomen. Magenperforation durch eine Gabel, die in suizidaler Absicht verschluckt wurde.

- stumpfes Bauchtrauma, z. B.:
  - Milzruptur (s. Kap. 26.6),
  - Leberruptur (s. Kap. 25.5),
  - Nierenruptur (s. Kap. 28.6),
- *sonstige Blutungen* in die Bauchhöhle oder in den Magen-Darm-Trakt, z. B.:
  - rupturiertes Aortenaneurysma (s. Kap. 32.6),
  - gastrointestinale Blutung (s. Kap. 10.3).

M *Auch „nichtchirurgische" Prozesse außerhalb der Bauchhöhle können die Symptomatik eines akuten Abdomens vortäuschen (z. B. Herzinfarkt, basale Pneumonie, entgleister Diabetes mellitus).*

Symptome

Das akute Abdomen ist charakterisiert durch:
- *Bauchschmerzen* (Dauerschmerz, krampfartiger Schmerz oder Kolik),
- *Abwehrspannung* der Bauchmuskeln („harter Bauch"),
- *Erbrechen* (oder Brechreiz),
- *Kreislaufsymptome* (evtl. Schock).

W *Im Einzelfall können manche Symptome fehlen. So geht z. B. die akute Appendizitis ohne Schocksymptome einher, die Milzruptur ohne Erbrechen.*

Diagnostik

Anamnese und *körperliche Untersuchung* geben dem Arzt Hinweise auf die ursächliche Krankheit, wobei besonders Charakter und Lokalisation des Bauchschmerzes von Bedeutung sind. Das Ausmaß erforderlicher *Laboruntersuchungen* richtet sich nach der vermuteten Krankheit. Ein „Minimalprogramm" zeigt **Tab. 10.3**.

Immer erfolgt eine *Temperaturmessung* rektal und axillär: Beträgt die Temperaturdifferenz zwischen rektalem und axillärem Wert mehr als 0,5 °C, so ist ein Entzündungsprozess im Becken anzunehmen (z. B. Appendizitis).

W *Die beim akuten Abdomen ehemals dominierende „Abdomenleeraufnahme" ist heute durch die Sonografie und die Computertomografie abgelöst worden, weil diese modernen Untersuchungsmethoden eine bessere Differenzialdiagnose ermöglichen.*

- *Sonografie/CT:* Diese Verfahren zeigen krankhafte Organveränderungen, wie z. B. vergrößerte Appendix, Gallenblasensteine, Aortenaneurysma (**Abb. 10.9**).

10

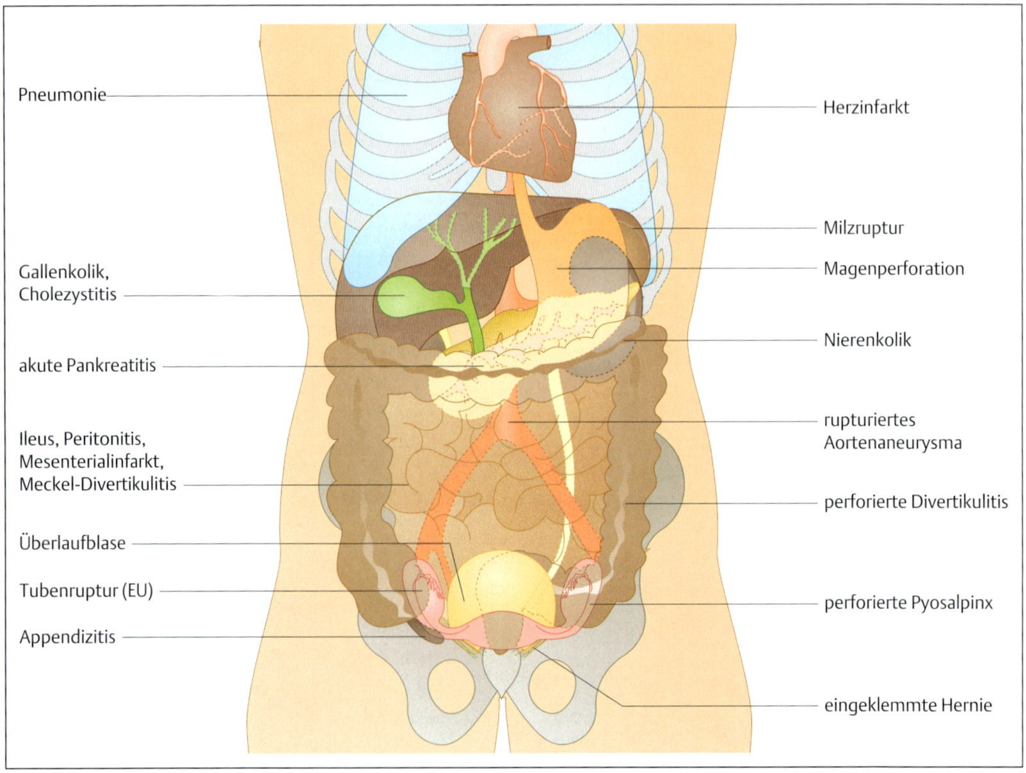

Pneumonie

Herzinfarkt

Milzruptur

Gallenkolik,
Cholezystitis

Magenperforation

Nierenkolik

akute Pankreatitis

rupturiertes
Aortenaneurysma

Ileus, Peritonitis,
Mesenterialinfarkt,
Meckel-Divertikulitis

perforierte Divertikulitis

Überlaufblase

Tubenruptur (EU)

Appendizitis

perforierte Pyosalpinx

eingeklemmte Hernie

Abb. 10.8 Akutes Abdomen. Die wichtigsten ursächlichen Krankheitsbilder.

Tabelle 10.3 **Laboruntersuchungen beim akuten Abdomen**

Laborwert	Fragestellung
kleines Blutbild	Blutung (Hb), Entzündung (Leukozyten)
C-reaktives Protein (CRP)	Entzündungsvorgänge
Lipase oder Amylase (im Serum)	Pankreatitis
Kreatinin	Nierenfunktion
Elektrolyte	Stoffwechselentgleisung
Blutzucker	diabetische Entgleisung
Laktat	Darmischämie
Urinsediment	Ureterstein (Mikrohämaturie)
Troponin und EKG	Herzinfarkt

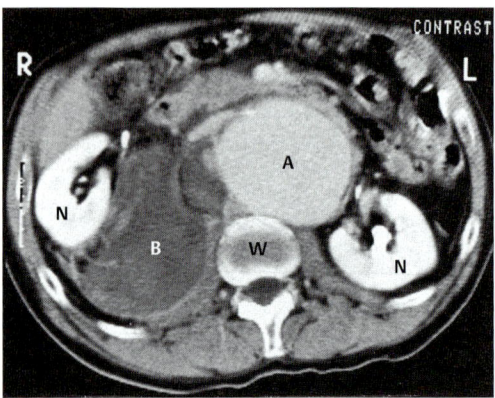

Abb. 10.9 Akutes Abdomen. Das CT zeigt ein rupturiertes Aortenaneurysma, A: erweiterte Aorta, B: Blutung, N: Niere, W: Wirbelkörper.

– *Röntgenleeraufnahme* des Abdomens im Stehen (bei nicht stehfähigen Patienten in Seitenlage): Mit dieser Untersuchung kann freie Luft unter dem Zwerchfell diagnostiziert werden, was für eine Perforation (meist im Magen, Abb. 21.4) spricht. Ferner gibt das Bild Aufschluss über die Luftverteilung im Darm, ins-

besondere bei „stehenden Schlingen" (Ileus, Abb. 10.11).

Therapie
Die Behandlung richtet sich nach der Grunderkrankung.

10

Ernährung. *Bis zur Klärung des therapeutischen Vorgehens bleibt jeder Patient mit akutem Abdomen nüchtern.*

10.5.2 Ileus

 Ein Ileus ist eine Darmpassagestörung. Üblicherweise wird der Begriff „Ileus" (griech.: Verdrehung, Verwindung) mit „Darmverschluss" gleichgesetzt.

Man unterscheidet 2 Ileusformen:
– *Mechanischer Ileus:* Die Ursache der Darmpassagestörung ist ein mechanisches Hindernis innerhalb oder außerhalb des Darmlumens.
– *Paralytischer Ileus:* Hier ist die Ursache eine Lähmung der Darmmuskulatur.

 Der Ileus gehört zu den gefährlichsten Erkrankungen im Bauchraum.

Ursachen des mechanischen Ileus

Insgesamt ist die Passagestörung (**Tab. 10.4**) häufiger im Dünndarm als im Dickdarm lokalisiert (Dünndarmileus 80 %, Dickdarmileus 20 %).

Obturationsileus. So bezeichnet man jeden mechanischen Darmverschluss, der durch Einengung der Darmlichtung von innen oder außen bedingt ist. Ursachen können sein:
– Adhäsionen und Briden: Nach jeder Operation in der Bauchhöhle können sich Verwachsungen (Adhäsionen) zwischen den Darmschlingen entwickeln oder narbige Stränge (Briden) bilden, wodurch das Darmlumen eingeengt wird. Der postoperative *Adhäsions-* oder *Bridenileus* kann bereits wenige Tage nach einer Bauchoperation auftreten, aber auch nach Monaten oder Jahren. Hat der Patient bereits mehrere abdominelle Voroperationen durchgemacht, so steigt die Wahrscheinlichkeit, dass er später einen Adhäsions- oder Bridenileus bekommt.

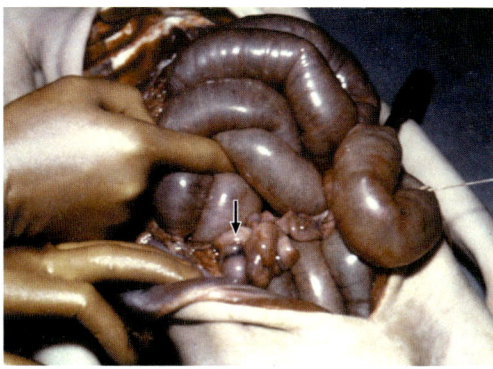

Abb. 10.10 Mechanischer Dünndarmileus. Sektionsfoto. Ein Verwachsungsstrang (Bride, Pfeil) nach Appendektomie hat den Dünndarm massiv aufgestaut.

 Bestand eine Peritonitis (z. B. bei perforierter Appendizitis), so ist das Risiko einer späteren Ileusentwicklung wesentlich höher als nach Appendektomie bei nicht perforiertem Wurmfortsatz.

– Stenosierende Tumoren.
– Fremdkörper.
– Stenose durch narbige Abheilung (z. B. bei Divertikulitis, Morbus Crohn).

 *Die häufigsten Ursachen einer Ileussymptomatik sind abdominelle Voroperationen (meist Dünndarmileus, **Abb. 10.10**) und Tumoren (meist Dickdarmileus).*

Strangulationsileus. Hier besteht eine zusätzliche Beeinträchtigung der Darmwanddurchblutung durch Verdrehung oder Abschnürung der Mesenterialgefäße:
– inkarzerierte Hernie,
– Volvulus (Verdrehung einer Darmschlinge).

Ursachen des paralytischen Ileus

Bei dieser Form des Darmverschlusses ist die Darmlichtung nicht eingeengt. Die Stuhlpassage ist durch meta-

Tabelle 10.4 Die wichtigsten Ursachen des mechanischen Ileus

Obturationsileus (ohne Störung der Durchblutung)	Strangulationsileus (mit Störung der Blutzirkulation)
– Adhäsionen	– inkarzerierte Hernie
– Briden	– Volvulus
– Tumor	
– Fremdkörper	
– narbige Stenose	

Tabelle 10.5 Die wichtigsten Ursachen des paralytischen Ileus

Metabolisch	Reflektorisch	Toxisch
– Hypo-kaliämie	– postoperativ	– Psychopharmaka (Überdosierung)
	– Kolik	– Peritonitis
	– retroperitoneale Blutung (z. B. LWK-Fraktur)	– Ischämie (z. B. Mesenterialinfarkt)
	– Pankreatitis	– Vergiftung (z. B. Blei, Morphin)

bolische, toxische oder reflektorische Darmlähmung (Paralyse) behindert (Tab. 10.5).

 Die häufigste Ursache des paralytischen Ileus ist die diffuse Bauchfellentzündung (Peritonitis).

Symptome

Die Symptomatik eines Darmverschlusses kann plötzlich als „akutes Abdomen" in Erscheinung treten (z. B. eingeklemmte Hernie), sich jedoch auch schleichend und diskret ausbilden (z. B. stenosierender Tumor), was man als „Subileus" bezeichnet.

Die wichtigsten Symptome eines Ileus sind:
- Als Folge der Darmdilatation ist das Abdomen aufgetrieben (*Meteorismus*).
- Der Darminhalt staut sich bis in den Magen, was zu *kotigem Erbrechen* führt (Miserere, wörtlich: „erbarme dich").
- *Schmerzen* können durch krampfartige Darmkontraktionen (Hyperperistaltik bei mechanischem Ileus) oder eine gleichzeitig bestehende Peritonitis bedingt sein. Oftmals entwickelt sich ein Ileus jedoch schmerzfrei.
- *Stuhl-* und *Windverhalt* ist besonders typisch für den paralytischen Ileus.

 Beobachtung. *Beim mechanischen Darmverschluss kann bei hoher Verschlusslokalisation (Dünndarmileus) durchaus normal Stuhlgang abgesetzt werden.*

Diagnostik

Neben der *Anamnese* ist die körperliche Untersuchung, besonders die Überprüfung der *Darmgeräusche*, wichtig.

Beim paralytischen Ileus fehlen die Darmgeräusche völlig, weil die gesamte Peristaltik gelähmt ist („Totenstille" im Abdomen).

Beim mechanischen Ileus dagegen ergibt die Auskultation kräftige Darmgeräusche (Hyperperistaltik), weil die Darmmuskulatur durch verstärkte Kontraktionen das Hindernis zu überwinden versucht. Man spricht bei einer solchen Stenoseperistaltik deshalb treffend von „metallischen", „hochgestellten" oder „klingenden" Darmgeräuschen.

*Mechanischer Ileus: Hyperperistaltik.
Paralytischer Ileus: Totenstille.*

Bei der Verdachtsdiagnose eines Ileus ist die Röntgenleeraufnahme des Abdomens auch heute noch Standard, evtl. ergänzt durch Sonografie oder CT. Im Falle eines Ileus zeigen sich im Abdomen stehende Schlingen und Spiegelbildung (Abb. 10.11).

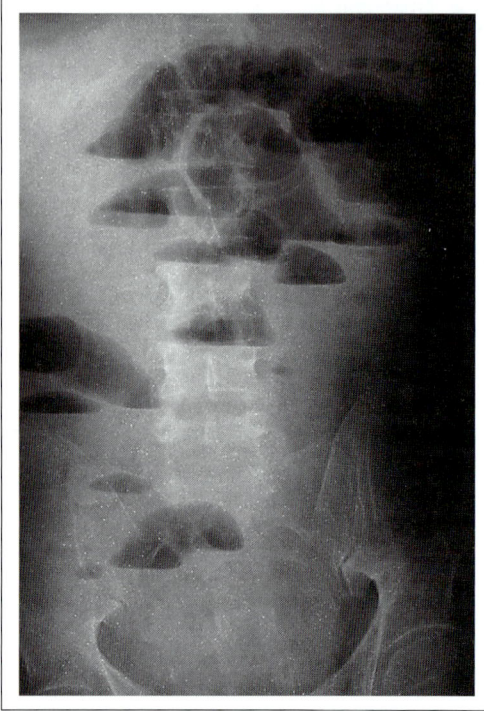

Abb. 10.11 Ileus. Typisches Röntgenbild (Leeraufnahme im Stehen) mit horizontalen Spiegelbildungen und stehenden (luftgefüllten) Darmschlingen.

Beim mechanischen Ileus staut sich der Darminhalt vor dem Passagehindernis. In den dilatierten Darmschlingen proximal der Stenose trennen sich Darmgas und flüssige Stuhlbestandteile entsprechend ihrem spezifischen Gewicht. Die Gase steigen nach oben („stehende Schlingen"), während unten der flüssige Darminhalt in der Darmschlinge steht. Die horizontal verlaufende scharfe Grenze zwischen Luft und Flüssigkeit bezeichnet man als „Spiegel".

Verteilung und Form der „stehenden Schlingen" lassen Rückschlüsse auf die Lokalisation des mechanischen Hindernisses zu. Beim paralytischen Ileus dagegen ist der gesamte Darm mehr oder weniger gestaut, weil die treibende peristaltische Kraft fehlt.

Die wichtigsten charakteristischen Symptome des Ileus sind:
- stehende Schlingen mit Spiegeln im Röntgenbild,
- geblähtes Abdomen (Meteorismus),
- Erbrechen (oder Brechreiz).

Diese Symptome können im Einzelfall ergänzt werden durch:
- krampfartige Schmerzen,
- fehlende Darmgeräusche (paralytischer Ileus),
- Stuhl- und Windverhalt.

10

P *Medikamente. Schmerzmittel (Analgetika oder Spasmolytika) können die Symptomatik beim mechanischen Ileus verschleiern. Ihre Gabe erfolgt bis zur diagnostischen Abklärung nicht routinemäßig sondern nur auf ausdrückliche Arztanordnung.*

Darmentleerung. *Beim mechanischen Ileus sind alle peristaltikfördernden Maßnahmen (Einlauf, Medikamente) streng kontraindiziert, da sie zu einer Verschlimmerung des Krankheitsbildes durch zunehmende Überdehnung der Darmschlingen führen (Perforationsgefahr). Beim paralytischen Ileus hingegen sind Einlauf und peristaltikfördernde Medikamente wichtige therapeutische Maßnahmen.*

Komplikationen

Volumenmangel. Jeder Ileus entzieht dem Patienten Flüssigkeit, weil die in das Darmlumen sezernierten Sekrete (Magensaft, Galle, Pankreas- und Dünndarmsekret) nicht mehr rückresorbiert werden. Hinzu kommen die Verluste durch Erbrechen. Folge ist ein Volumenmangel (Dehydratation), der zur Bluteindickung, Oligurie und hypovolämischem Schock führen kann.

Sekundäre Darmparalyse. Beim mechanischen Ileus besteht anfangs eine Hyperperistaltik. Mit zunehmender Ermüdung der Darmmuskulatur nimmt die anfangs gesteigerte Peristaltik an Intensität ab, um nach Stunden oder Tagen gänzlich zu versiegen.

Durchwanderungsperitonitis. Bei längerem Bestehen der Ileussituation kommt es zur bakteriellen Zersetzung (Autolyse) des gestauten Darminhaltes, wodurch die Darmwand für Toxine und Bakterien durchlässig wird. Es kommt zur Toxineinschwemmung in den Kreislauf und zur Bauchfellentzündung, was die Prognose drastisch verschlechtert.

Therapie

Als Notfallmaßnahmen werden eine Magensonde sowie baldmöglichst ein venöser Zugang (Infusion) gelegt.

P *Magensonde. Über die Magensonde wird gestautes Sekret abgesaugt (großlumige Spritze). Den fäkulenten Dünndarminhalt erkennt man an seiner schmutzig-braunen Farbe und dem kotigen Geruch.*

Mechanischer Ileus. Der mechanische Ileus stellt eine absolute Indikation zur sofortigen Operation dar! Das operative Vorgehen richtet sich nach der Ileusursache. Im günstigsten Fall brauchen lediglich Verwachsungen gelöst werden (Adhäsiolyse oder Bridenlösung). Beim Strangulationsileus ist meist eine Darmresektion erforderlich.

Kann die Stenose nicht chirurgisch beseitigt werden (z. B. inoperabler Tumor), so kommt eine Umgehungsoperation (Bypass) durch Seit-zu-Seit-Anastomose (Abb. 22.25) oder die Ausleitung des Darmes als Stoma proximal des Hindernisses in Frage.

P *Pflegeplanung. Die Pflegeplanung beim mechanischen Ileus orientiert sich wie das therapeutische Vorgehen an der Ileusursache. Die anfallenden pflegerischen Tätigkeiten sind deshalb bei dem jeweils durchgeführten operativen Abdominaleingriff nachzulesen.*

Paralytischer Ileus. Der paralytische Ileus wird möglichst konservativ unter Berücksichtigung seiner Ursachen behandelt (Einlauf und parenteral zugeführte darmstimulierende Medikamente, wie z. B. Prostigmin, Bepanthen, Takus).

P *Darmentleerung. Beim paralytischen Ileus wird der Hebe-Senk- bzw. Schaukeleinlauf zur Peristaltikförderung eingesetzt.*

Es gibt jedoch auch beim paralytischen Ileus Situationen, die zu chirurgischem Vorgehen zwingen (z. B. Peritonitis oder Mesenterialinfarkt).

M *Faustregel: Der mechanische Ileus wird operiert, der paralytische Ileus wird konservativ behandelt.*

10.5.3 Peritonitis

D *Eine Peritonitis ist eine diffuse oder lokale Entzündung des Bauchfells. Man unterscheidet 2 Formen (Tab. 10.6):*
– bakterielle oder eitrige Peritonitis: durch Eindringen von Bakterien in die Bauchhöhle verursacht (häufigere Form),
– abakterielle oder chemische Peritonitis: durch chemisch-toxische Reizung des Bauchfells bedingt (seltenere Form).

Ursachen der bakteriellen Peritonitis

Bei der bakteriellen Peritonitis gelangen die Bakterien (Eitererreger) von einem bakteriell kontaminierten Hohlorgan in die Bauchhöhle. Mögliche Ursachen (Tab. 10.6):

Tabelle 10.6 Die wichtigsten Ursachen der Peritonitis

Bakterielle Peritonitis	Chemische Peritonitis
Perforation eines Hohlorganes (häufigste Ursache)	Blutung in Bauchhöhle
Anastomoseninsuffizienz	Körpersekrete/toxische Stoffe im Bauchraum
Durchwanderungsperitonitis	

- Meist liegt eine *Perforation eines Hohlorganes* zugrunde (z. B. perforierte Appendizitis, Magendurchbruch).
- Postoperativ kann das „Leck" durch eine aufgegangene Darmnaht (*Anastomoseninsuffizienz* = Nahtbruch) bedingt sein.
- Die Entwicklung einer Peritonitis ist aber auch möglich, wenn die Darmwand nicht komplett eröffnet, sondern durch Entzündung (z. B. Appendizitis), Ischämie (z. B. Strangulationsileus, Inkarzeration, Mesenterialinfarkt) oder einen Tumor derart geschädigt ist, dass sie für Bakterien durchlässig wird. In diesen Fällen spricht man von einer *Durchwanderungsperitonitis*.

Lokalisation

Meist gelingt es dem Organismus, den Eiterherd in der Bauchhöhle durch Teile des großen Netzes oder durch Darmschlingen abzukapseln, sodass lediglich eine *lokale* Peritonitis entsteht (z. B. Unterbauchperitonitis bei Appendizitis, Oberbauchperitonitis bei Magendurchbruch). Verteilt sich das eitrige, bakterienhaltige Exsudat hingegen über die gesamte Bauchhöhle, so resultiert eine *diffuse* Peritonitis mit wesentlich schlechterer Prognose.

Ursachen der chemischen Peritonitis

Diese seltenere Peritonitisform entspricht einem abakteriellen Reizzustand des Bauchfells. Mögliche Ursachen sind (**Tab. 10.6**):
- *Blutung* in die Bauchhöhle (z. B. bei Milzruptur),
- *Körpersekrete* oder *chemisch-toxische Stoffe* im Bauchraum (z. B. Galle, Magensäure, Urin oder Bariumsulfat).

Symptome und Diagnostik

Die Diagnose wird anhand der *Anamnese* und *Symptome* gestellt. *Sonografie* und *CT* können hilfreich sein. Die Peritonitis äußert sich als akutes Abdomen:
- Bauchschmerz.
- Abwehrspannung (bei Palpation): Bei der diffusen Bauchfellentzündung ist das gesamte Abdomen „bretthart" angespannt. Bei einer lokalen Peritonitis findet sich dagegen nur eine lokalisierte Abwehrspannung.

- Als Folge der reflektorischen Darmlähmung entwickelt sich ein paralytischer Ileus (keine Peristaltik) mit aufgetriebenem Bauch (Meteorismus), Erbrechen sowie Stuhl- und Windverhalt.
- Fieber, Leukozytose und CRP-Erhöhung sind Zeichen der schweren Entzündung.
- Der weitere Verlauf ist durch Exsikkose, Bewusstseinstrübung und Schocksymptome (Tachykardie, Oligurie) gekennzeichnet.

 Die diffuse Peritonitis ist ein lebensbedrohlicher Zustand. Die Letalität liegt bei 50 %.

Therapie

Die Behandlung einer Peritonitis besteht in der *sofortigen* Operation, wobei die Ursache beseitigt wird (z. B. Appendektomie, Übernähung eines perforierten Ulkus). Zusätzlich wird die Bauchhöhle intraoperativ gespült und mit mehreren Drainagen versehen. Diese werden an den Stellen der größten Eiteransammlungen platziert (**Abb. 6.8**).

Meist entleert sich über die Drainagen für einige Tage noch etwas schmutzig-graues Sekret. Die Drainagen können gezogen werden, wenn sie nichts mehr fördern.

W *In schweren Fällen müssen im Abstand von 1–2 Tagen mehrere Laparotomien erfolgen, um die sich neu bildenden Gewebenekrosen und Eiteransammlungen zu entfernen und auszuspülen („Spülbauch"). Dieses Vorgehen wird als programmierte Lavage, Etappenlavage oder geplante Relaparotomie bezeichnet.*

Wegen der Darmatonie (paralytischer Ileus) erhält der Patient immer eine *Magensonde*, die bis zur Normalisierung der Peristaltik belassen wird.

Neben bilanzierter Infusionsbehandlung erfolgt eine intravenöse Antibiotikatherapie, möglichst unter Berücksichtigung des intraoperativ gewonnenen bakteriellen Abstrichs.

Komplikationen

Spätkomplikationen jeder eitrigen Peritonitis sind *Abszessbildungen* in der Bauchhöhle (z. B. subphrenisch, im Douglas-Raum oder Schlingenabszesse) und der verwachsungsbedingte *Adhäsionsileus*.

10.6 Polytrauma

Burkhard Paetz

 Als Polytrauma (Mehrfachverletzung) bezeichnet man die Verletzung von zwei oder mehr Körperregionen oder Organsystemen, von denen mindestens eine Verletzung oder die Kombination mehrerer Verletzungen für den Patienten lebensbedrohlich ist.

M Die meisten Polytraumen sind Folge eines Verkehrsunfalls!

Verletzungsbeispiele

Die wesentlichen betroffenen Körperregionen sind *Thorax, Abdomen, Schädel* und *Skelett*.

Folgende Kombinationen verschiedener Verletzungen entsprechen der Definition eines Polytraumas:

- Kombination des lebensbedrohlichen *stumpfen Bauchtraumas* (z. B. Milzruptur) mit einer zusätzlichen Verletzung (z. B. Fraktur).
- Gleichzeitige traumatische Schäden an Thorax und Abdomen. Diese Verletzungskombination wird als *Zwei-Höhlen-Verletzung* bezeichnet.

10.6.2 Therapiephasen

Beim Polytrauma stellt sich das Problem, mit welcher Priorität die einzelnen Verletzungen behandelt werden sollen. Dazu ist es notwendig, dass man sich über die Dringlichkeit der Einzelverletzungen im Klaren ist und dementsprechend handelt.

Das praktische Vorgehen lässt sich in 3 Phasen einteilen, wobei die Dringlichkeit der Versorgung hinsichtlich des Überlebens des Patienten ausschlaggebend ist (Abb. 10.12):

- Phase 1: Reanimationsphase,
- Phase 2: Notoperationsphase,
- Phase 3: Stabilisierungsphase.

M Ein eingespielter standardisierter Handlungsablauf zwischen Arzt und Pflegenden ist bei diesen schwerverletzten Patienten von besonderer Wichtigkeit.

Phase 1: Reanimationsphase

In der Reanimationsphase stehen 2 Ziele im Vordergrund:

1. Sicherung der Vitalfunktionen,
2. Diagnostik von akut lebensbedrohlichen Verletzungen.

M Beim Polytrauma entscheiden häufig die ersten Minuten der Behandlung darüber, ob der Patient seine Verletzungen überlebt oder nicht. Daher ist ein

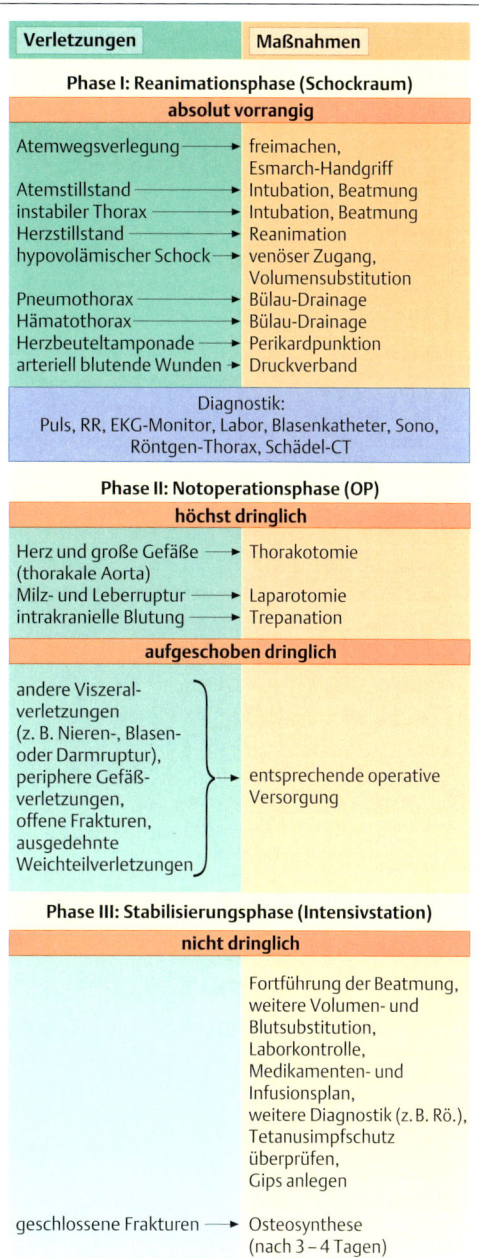

Abb. 10.12 Polytrauma. Phasengerechtes Vorgehen bezüglich Diagnostik und Therapie nach Dringlichkeit der Verletzungen.

sofortiger Therapiebeginn (möglichst schon am Unfallort) unumgänglich.

Diese absolut vorrangigen Maßnahmen erfolgen in einem entsprechend ausgestatteten Notfallversorgungsraum (Schockraum), wohin der Patient bei der Einlieferung gebracht wird. Die Lagerung bei Transport und im Schockraum richtet sich nach der im Vordergrund stehenden Verletzung (**Abb. 10.4**).

Sicherung der Vitalfunktionen

 Die Vitalfunktionen werden in der Reihenfolge Atmung – Kreislauf wiederhergestellt.

Freimachen der Atemwege. Die Atemwege werden von Erbrochenem, Blut, Zahnprothese oder sonstigen Fremdkörpern freigemacht, was meist mit den Fingern gelingt. Um eine Verlegung im Rachenraum durch die zurückfallende Zunge zu verhindern, bedient man sich des Esmarch-Handgriffs (**Abb. 12.10**). Bei anhaltender Ateminsuffizienz und/oder Bewusstlosigkeit wird intubiert und beatmet. Bei gleichzeitig bestehendem Herzstillstand muss eine komplette Reanimation erfolgen.

Schockbekämpfung. Baldmöglichst wird ein dicklumiger, venöser Zugang gelegt. Meist wählt man primär den peripheren Weg, weil es schneller geht. Während über diesen bereits infundiert wird, hat der Arzt später Zeit für einen zusätzlichen Kavakatheter. Zur Volumensubstitution finden Plasmaexpander und/oder Elektrolytlösungen Anwendung. Kalorische Infusionen sind bei der Schockbekämpfung nicht indiziert.

 Bei jedem Polytrauma droht ein hypovolämischer Schock. Das Ausmaß der Hypovolämie und die bis zur Substitution verstreichende Zeit entscheiden häufig über die Frage des Überlebens!

Spezielle Therapie

Bestimmte Verletzungen verlangen nach einer speziellen Therapie:

– *Pneumo-* oder *Hämatothorax:* baldmöglichst Bülau-Drainage,
– *Spannungspneumothorax:* sofortige Entlastung durch Punktionskanüle oder Bülau-Drainage,
– *Herzbeuteltamponade:* sofortige Entlastung durch Perikardpunktion,
– *arteriell spritzende Wunden*: diese werden mit einem Druckverband versehen (**Abb. 3.5**), die endgültige operative Versorgung hat dann Zeit,
– *nicht blutende Wunden:* hier ist der Verband weniger wichtig und erfolgt nur, wenn der übrige Ablauf dadurch nicht behindert wird.

 Dokumentation. Die Tetanus-Simultanimpfung sollte möglichst schon im Schockraum erfolgen, damit sie später nicht vergessen wird. Auf alle Fälle muss in den Aufnahmepapieren dokumentiert werden, ob eine Immunisierung vorgenommen wurde.

Diagnostik akut lebensbedrohlicher Verletzungen

Das *CT von Thorax und Abdomen* ist heute das Verfahren der Wahl, um das Ausmaß der Verletzungen abschätzen zu können. Bei Bewusstlosigkeit oder sonstiger neurologischer Symptomatik zusätzlich *Schädel-CT*.

 Immer sofort erforderlich sind:
– *Puls und Blutdruck, woraus sich auch der Schockindex ergibt (S. 144),*
– *Anschluss an einen EKG-Monitor.*

 Bis zur röntgenologischen Abklärung der gesamten Wirbelsäule ist jeder bewusstlose Patient so zu behandeln wie wenn eine Wirbelsäulenfraktur (Querschnittgefahr) vorliegen würde. Gerade beim Polytrauma werden Wirbelbrüche häufig übersehen.

 Beobachtung. Während aller diagnostischen Maßnahmen müssen Sie auf eine stets ungehinderte Volumensubstitution achten (z. B. Infusionsflasche leer?, abgeknickter Infusionsschlauch?, Lumenverschluss durch zurückgeflossenes thrombosiertes Blut?).

Laboruntersuchungen

Zumindest folgende Werte müssen festgestellt werden:
– kleines Blutbild,
– Blutzucker,
– Elektrolyte,
– Kreatinin,
– Blutgerinnung,
– Blutgruppe,
– Kreuzblut für Konserven,
– Blutgasanalyse (BGA),
– Urinsediment.

 Notfallmaßnahmen. Kann der Patient nicht spontan Wasser lassen, so muss ein Blasenkatheter gelegt werden (bei Bewusstlosen immer!).

Phase 2: Notoperationsphase

Ziel in dieser Phase ist die operative Versorgung akut lebensbedrohlicher Verletzungen.

Die bisher genannten, absolut vorrangigen Maßnahmen sind erforderlich, um eine akute Lebensgefahr abzuwenden und sich anhand einer Minimaldiagnostik über noch bestehende lebensbedrohliche Zustände zu orientieren. Seit Klinikaufnahme dürfte maximal 1 Stunde vergangen sein. Optimalerweise hat sich die Schocksymptomatik verbessert, Blutkonserven sind gekreuzt und die Laborwerte liegen vor. Jetzt müssen dringliche operative Eingriffe durchgeführt werden.

Operatives Vorgehen

Müssen mehrere Verletzungen operativ angegangen werden, so gibt es auch hier eine Behandlungsreihenfolge:

1. Dringlichkeitsstufe: Verletzungen des Thorax,
2. Dringlichkeitsstufe: Verletzungen des Abdomens (intraabdominelle Blutung),
3. Dringlichkeitsstufe: Verletzungen des ZNS.

Andere Verletzungen sind meist weniger dringlich, sodass man ihre operative Versorgung einige Stunden aufschieben kann, z. B. Verletzungen der übrigen Viszeralorgane (z. B. Niere, Blase, Darm) sowie periphere Gefäßläsionen. Offene Frakturen sind zwar nicht lebensbedrohlich, haben wegen der schwerwiegenden Langzeitprobleme bei Infektion (Osteomyelitis) dennoch eine gewisse Dringlichkeit (Zeitlimit: 6 Stunden).

Besteht bei dem mehrfach verletzten Patienten kein Trauma der höchsten Dringlichkeitsstufe, so werden natürlich die Verletzungen mit aufgeschobener Dringlichkeit primär operiert.

Phase 3: Stabilisierungsphase

Ziele in dieser Phase sind:

1. Stabilisierung der vitalen Organfunktionen,
2. operative Versorgung nicht akut lebensbedrohlicher Verletzungen.

Diese Phase in der Versorgung eines Polytraumas schließt sich an die Notoperation an. Der Patient liegt auf der Intensivstation.

Die in dieser Phase durchzuführenden Maßnahmen umfassen:

- die Fortführung der Beatmung,
- weiterer Volumen- und Blutersatz,
- Kontrolle und Ausgleich der Elektrolyte, Blutgase, Gerinnungswerte, Nierenfunktion usw.,
- der Medikamenten- und Infusionsplan für den Rest des Tages wird festgelegt,
- noch ausstehende diagnostische Maßnahmen, die in der Phase 1 aus Zeitmangel nicht erfolgen konnten, werden jetzt nachgeholt (z. B. Röntgenaufnahmen der Wirbelsäule und Extremitäten),
- geschlossene Frakturen werden im Gipsverband ruhiggestellt. Die operative Versorgung (Osteosynthese) erfolgt frühestens nach 3–4 Tagen, wenn die Weichteilschwellung abgeklungen ist.

P **Tetanusimpfung.** *Auf der Intensivstation sollten Sie nochmals überprüfen, ob der Patient im Schockraum gegen Tetanus geimpft worden ist.*

10

11   Thermische und chemische Verletzungen

11

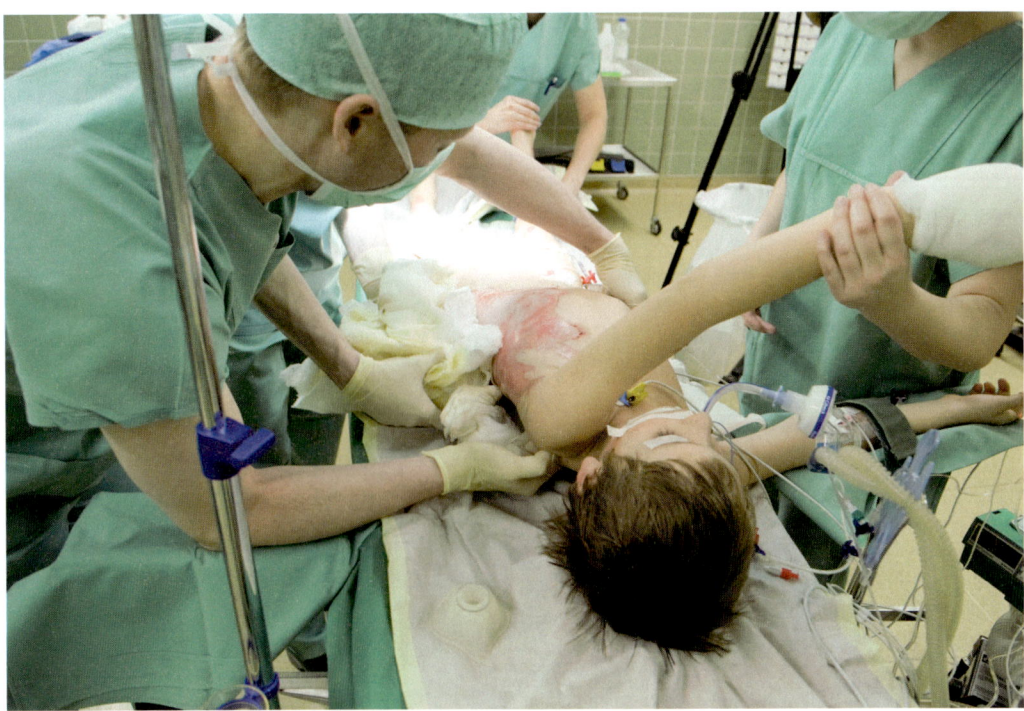

11.1   Verbrennung

Burkhard Paetz

D *Unter Verbrennung versteht man eine Gewebeschädigung durch Hitzeeinwirkung. Diese kann
durch direkten Kontakt (heißer Gegenstand, Flamme)
oder durch Hitzestrahlung erfolgen. Bei einer Gewebe-
temperatur von etwa 60 °C wird das Eiweiß der Körperzellen irreversibel zerstört (Proteindenaturierung).*

Prognostische Faktoren

Für Heilung und Überlebenschancen eines Brandver-
letzten sind neben Allgemeinzustand und Vorerkran-
kungen 3 Faktoren von entscheidender Bedeutung:
- Flächenausdehnung der Brandwunden,
- Tiefenausdehnung der Brandwunden,
- Alter des Brandverletzten.

Flächenausdehnung. Die *Neunerregel* (Abb. 11.1) ist
zur Schätzung der geschädigten Hautoberfläche hilf-

reich. Sie gilt jedoch nur für Erwachsene. Bei Kindern
(insbesondere Säuglingen) sind die Oberflächenverhält-
nisse anders, so ist der Kopf relativ größer als bei Erwachsenen.

Je größer der Anteil verbrannter Hautbezirke, desto
schlechter sind die Überlebenschancen. Sind über 10 %
der Körperoberfläche verbrannt, besteht Schockgefahr
und die Notwendigkeit der stationären Aufnahme
(beim Kind schon ab 5 %). Verbrennungen über 50 % Flächenausdehnung werden nur selten überlebt.

M *Zur Abschätzung kleinerer Verbrennungswunden
kann man sich, unabhängig vom Alter des
Verletzten, an dessen Handtellergröße orientieren,
sie entspricht etwa 1 % seiner Körperoberfläche.*

M Merke   **P** Pflege   **W** Wissen   **B** Fallbeispiel   **D** Definition

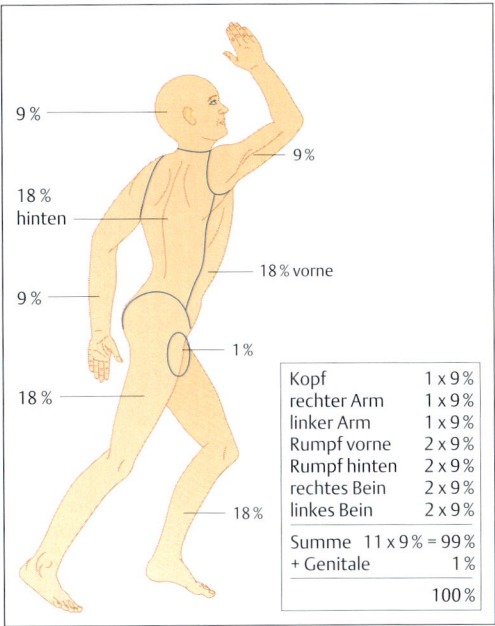

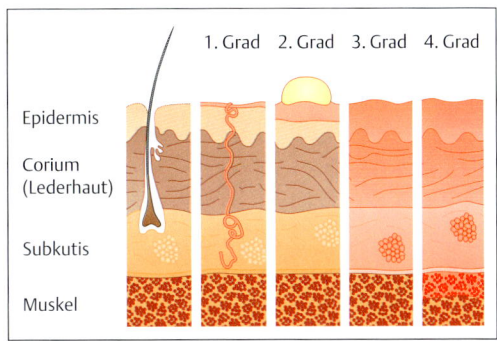

Abb. 11.2 Verbrennung. Tiefenausdehnung der Schweregrade.

Abb. 11.1 Neunerregel. Die Aufteilung der Körperoberfläche in 11 Bezirke à 9 % erleichtert die Schätzung der Flächenausdehnung bei thermischen Schäden.

Kopf   1 x 9 %
rechter Arm   1 x 9 %
linker Arm   1 x 9 %
Rumpf vorne   2 x 9 %
Rumpf hinten   2 x 9 %
rechtes Bein   2 x 9 %
linkes Bein   2 x 9 %
Summe   11 x 9 % = 99 %
+ Genitale   1 %
   100 %

Tiefenausdehnung. Die Einteilung thermischer Verletzungen nach ihrer Tiefenausdehnung erfolgt üblicherweise in *3 Schweregraden* (**Abb. 11.2 u. Tab. 11.1**). Je tiefer die Hitzeschädigung in das Gewebe eingedrungen ist, desto schwerwiegender sind die Folgen für den Verletzten.

> **M** *Die Einteilung erfolgt nach dem makroskopischen (mit bloßem Auge sichtbaren) Bild:*
> – *1. Grad: Rötung*
> – *2. Grad: Blasenbildung*
> – *3. Grad: Nekrose*

> **W** *Schwere Verbrennungen 3. Grades (Verkohlung der Haut und Unterhaut einschließlich Faszien und Muskeln) werden gelegentlich als Verbrennungen 4. Grades bezeichnet.*

Pathophysiologie. Bei Verbrennungen *1. Grades* kommt es durch ein lokales Ödem und Hyperämie (vermehrte Durchblutung) zu einer Rötung der Epidermis. Die Verbrennung heilt folgenlos ab.
Bei Verbrennungen *2. Grades* kommt es durch eine unvollständige Nekrose der Epidermis zum Austritt von eiweißreicher Flüssigkeit zwischen Epidermis und Corium (also innerhalb der Hautschichten). Dies zeigt sich klinisch durch die Blasenbildung (**Abb. 11.3**). Die Hautanhangsgebilde (z. B. Haare und Schweißdrüsen) sind in ausreichender Zahl erhalten, sodass der Patient Schmerzen hat, insbesondere bei Berührung der Wunde.
Bei Verbrennungen *3. Grades* ist die Haut komplett zerstört, also auch die Hautanhangsgebilde sowie feine Nervenendigungen (Schmerzrezeptoren). Die Schmerzempfindung ist also aufgehoben.

Tabelle 11.1 Verbrennungswunden. Charakteristika und Therapie der Schweregrade

Aussehen	1. Grad Rötung	2. Grad Blasen	3./4. Grad Nekrose (braunschwarzer Schorf)
Hautanhangsgebilde	erhalten	teilweise erhalten	zerstört
Schmerzempfindlichkeit (Nadelstichprobe)	sehr schmerzhaft	schmerzhaft	kein Schmerz (Analgesie)
Therapie	– kalt spülen – Verband	– kalt spülen – Blasen abtragen – Verband	– kalt spülen (danach alternativ oder kombiniert): – Verband – operative Nekrotomie
Heilungsdauer	1 Woche (Spontanheilung)	ca. 2 Wochen	viele Wochen (Spezialbehandlung)
Narbenbildung	keine	gering	ausgedehnt (Schrumpfung oder Keloid)

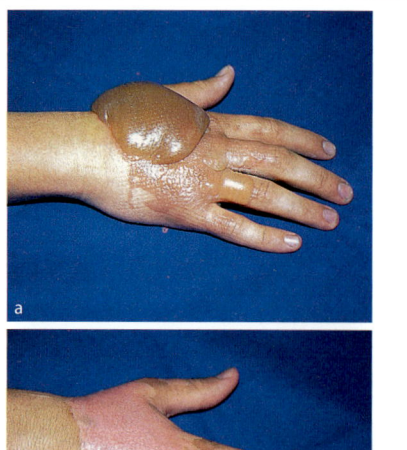

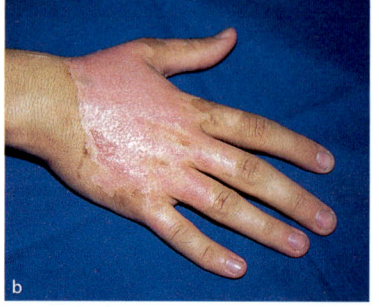

Abb. 11.3 Verbrennung 2. Grades.
a Blasenbildung nach Verbrühung.
b Der Patient nach 4 Wochen.

 Beobachtung. *Die Prüfung der Schmerzempfindlichkeit im Wundbereich kann die Abgrenzung zwischen Brandwunden 2. und 3. Grades erleichtern. Grad 2: Schmerzen, Grad 3: keine Schmerzen.*

Die 3 Schweregrade (Tab. 11.1) treten häufig kombiniert auf und gehen fließend ineinander über. Die Hitzewirkung im Gewebe hält deutlich länger an als die äußere Einwirkung („Nachbrand"), deshalb ist eine endgültige Beurteilung der Schwere einer Brandwunde erst nach einigen Stunden möglich!
Alter des Brandverletzten. Die besten Überlebenschancen haben Erwachsene mittleren Alters (20–40 Jahre).

 Besonders gefährdet sind Kinder unter 3 Jahren und ältere Menschen über 60 Jahre.

Burn-Index. Für Erwachsene gilt: Ergibt die Summe aus verbrannter Fläche (%) und Alter des Verletzten (Jahre) einen Wert unter 50, so ist die Prognose günstig. Bei einer Summe von 50 bis 100 ist die Prognose zweifelhaft, über 100 schlecht.
Beispiel: eine 30%ige Verbrennung bei einem 40 Jahre alten Patienten:

Summe (30 + 40) = 70. Die Prognose ist zweifelhaft.

Symptome

Ist die Verbrennung auf ein kleines Areal beschränkt, so ist der Allgemeinzustand des Patienten nicht wesentlich beeinträchtigt. Es können allenfalls lokale Wundheilungsprobleme auftreten. Bei ausgedehnten Verbrennungen (Wundausdehnung von ca. 10%) können durch Einweißzerfallprodukte (Verbrennungstoxine) schwerste Allgemeinschäden hervorgerufen werden, die man als *Verbrennungskrankheit* (s. u.) bezeichnet.

Therapie kleinflächiger Verbrennungswunden

Kaltwasserspülung. Die erste therapeutische Maßnahme ist eine *Kaltwasserspülung* des Wundbereiches über ca. 15 Minuten. Hierzu kann Leitungswasser verwendet werden, wobei die verletzte Extremität in eine Schale gehalten wird.
Die Kaltwasserbehandlung wirkt schmerzlindernd und stoppt den sog. „Nachbrand" in der Wunde.

 Niemals Puder, Öle oder ungeeignete Salben auf die Brandwunde auftragen!

Reinigung. Die Wunde wird mit Wasser und einer milden Seife von Kleidung, Schmutz und Verbrennungsrückständen gereinigt.
Spezielle Therapie. Bei Verbrennungen *1. Grades* ist nach der Kaltwasserspülung ein *Salbenverband* für einige Tage ausreichend (z.B. mit Flammazine oder Bepanthen). Statt der Salbe oder mit ihr kombiniert können auch spezielle entzündungshemmende und granulationsfördernde Gazen zwischen Haut und Verbandmaterial aufgelegt werden.
Bei Verbrennungen *2. Grades* werden die Brandblasen eröffnet und abgetragen. Lose Hautfetzen werden entfernt (sterile Schere). Danach wird ein Verband wie bei erstgradigen Brandwunden angelegt. Dieser ist bis zur Abheilung (ca. 14 Tage) täglich zu wechseln.
Kleine Verbrennungen 3. Grades werden bei ambulanter Behandlung gleichermaßen versorgt (Kaltwasserspülung, Verband mit spezieller Salbe oder Gaze). Wenn die verkohlte Stelle funktionelle Ausfälle verursacht (z. B. an der Hand), kommt die frühzeitige *Exzision* mit plastischer Deckung infrage.

 Die Behandlung aller Brandwunden (auch 1. Grades) wird ergänzt durch eine Tetanusimmunisierung (bei unzureichendem Impfschutz) und die Verabreichung eines Analgetikums (Schmerzmittel) bei Schmerzen.

Therapie großflächiger Verbrennungswunden

 Patienten mit großflächigen Verbrennungswunden (Tab. 11.2) sollten in eine Spezialklinik

11

Tabelle 11.2 **Verbrennungswunden.** Notwendigkeit stationärer Behandlung in Abhängigkeit von der Flächenausdehnung

Patient	Ambulant möglich	Stationär erforderlich	Spezialklinik erforderlich
Erwachsene	< 10 %	10–20 %	> 20 %
Kinder	< 5 %	5–10 %	> 10 %

(Brandverletztenzentrum) verlegt werden. Eine Auflistung der in Deutschland vorgehaltenen Betten für Schwerbrandverletzte finden Sie unter: www.brandverletzte-leben.de.

Konservative Wundbehandlung. Bei großen Brandwunden entfällt die primäre Kaltwasserspülung wegen der Gefahr der Auskühlung des Patienten. Lokal kommen in der Frühphase Hydrokolloidverbände zum Einsatz. Verbandmull darf nicht als alleinige Auflage gewählt werden, weil es zu Verklebungen mit der sezernierenden Wunde führt. Das langfristige Wundmanagement sollte in einer Spezialklinik erfolgen. Dort kommen je nach Heilungsverlauf unterschiedliche Lokaltherapeutika zum Einsatz. Beispiele sind: Silbersulfadiazinsalbe (Flammazine), Fettgaze, jodhaltige Auflagen (Betaisodona), Polyhexanide (Lavasept), biosynthetische Verbandstoffe (Biobrane, Suprathel).
Chirurgische Wundbehandlung. Wenn funktionelle Schäden durch Narbenkontraktion drohen oder großflächige Brandwunden nach 2–3 Wochen nicht abheilen, können operative Maßnahmen indiziert sein.
Entlastungsschnitte (Wundschorfspaltung). Zirkuläre Verbrennungen behindern die Durchblutung und fördern die Ödembildung durch die narbige Einschnürung. Hier können Längsinzisionen der Haut, evtl. auch der darunterliegenden Faszie, Entlastung schaffen.
Frühexzision. Das operative Ausschneiden von drittgradig verbrannten („verkohlten") Bezirken innerhalb der ersten Tage kann die Wundheilung fördern und die Produktion von Verbrennungstoxinen vermindern (Abb. 11.4).
Hauttransplantation. Bei größeren Defekten ist anschließend eine plastische Deckung mit einem Hauttransplantat erforderlich, z. B. mit einem körpereigenen Meshgraft-Lappen (Kap. 13.2). Eine vorübergehende Deckung ist auch mit künstlicher Haut, Schweine- oder Leichenhaut möglich. Das Fremdmaterial wird in diesen Fällen später durch körpereigene Hauttransplantate ausgetauscht.
Plastische Narbenkorrekturen. Im Gegensatz zu Verbrennungen 1. und 2. Grades heilen Brandwunden 3. Grades unter starker Narbenbildung (Keloid) mit

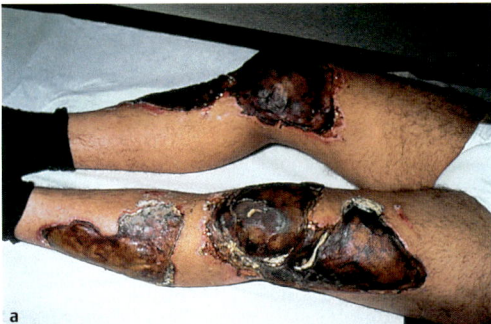

a

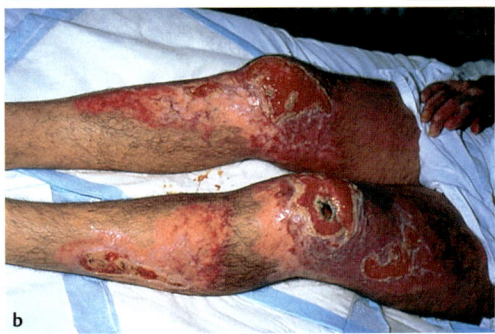

b

Abb. 11.4 Verbrennung 3. Grades.
a Schwarze Nekrosen an den Beinen.
b 5 Tage später nach Nekrosenabtragung.

Schrumpfung des Gewebes. Mögliche Folgen sind Gelenkkontrakturen und Druckschäden an Blutgefäßen und Nerven. Oft sind mehrfache plastische Korrektureingriffe erforderlich.
Einen Eindruck von der pflegerischen Behandlungsintensität auf einer Spezialstation für Brandverletzte finden Sie in dem Abschnitt zur „Pflege von Menschen mit Verbrennungskrankheit" auf S. 163 ff.

11.1.2 Verbrennungskrankheit

Dieses potenziell tödliche Krankheitsbild kann bei großflächigen Verbrennungen auftreten. Das klinische Bild gliedert sich in 3 zeitlich nacheinander ablaufende Phasen, wobei diese fließend ineinander übergehen und im Einzelfall mehr oder weniger typisch ausgeprägt sein können:
1. Phase (Schock- oder Exsudationsphase, 1.–3. Tag),
2. Phase (Intoxikationsphase, ca. 3. Tag bis 2 Wochen),
3. Phase (Reparationsphase, Phase der Wundkomplikation, ab 2.–3. Woche).

1. Phase (Schock- oder Exsudationsphase, 1.–3. Tag)
In den ersten Stunden nach dem Hitzetrauma verliert der Patient über die Wundfläche erhebliche Mengen an Flüssigkeit, Elektrolyten und Eiweiß.

Der Flüssigkeitsverlust kann bei ausgedehnten Brandwunden bis zu 10 Liter betragen.

Folge ist eine Reduktion des Kreislaufvolumens (*Hypovolämie*) mit der Gefahr eines lebensbedrohlichen Volumenmangelschocks (**Abb. 11.5**). Die Niere ist in dieser Frühphase der Verbrennungskrankheit besonders gefährdet. Eine Abnahme der Urinproduktion unter 400 ml täglich (*Oligurie*) ist ein Zeichen des drohenden Nierenversagens (*Schockniere*)!

Der Flüssigkeits- und Eiweißverlust (besonders von Albuminen) führt durch die Senkung des onkotischen Drucks in den Gefäßen zur generalisierten *Ödembildung*. Besonders empfindlich reagiert das Gehirn (*Hirnödem*), weil es sich in der knöchernen Schädelkapsel nicht ausdehnen kann. Symptome eines Hirnödems sind Kopfschmerz, Brechreiz und Bewusstseinstrübung.

Das Blut wird visköser (dickflüssiger, Anstieg des Hämatokrits), weil Wasser und Elektrolyte über die toxisch geschädigten Kapillarwände in das Gewebe abfließen. Die Folge sind *Störungen der Mikrozirkulation* mit Thrombenbildung und Beeinträchtigung des Gasaustausches. Es resultiert eine *Gewebeazidose* (CO_2-Überschuss).

Als Zeichen der *hormonellen Gegenregulation* bei beginnender Schocksymptomatik findet sich ein maximaler Anstieg der Nebennierenmarkhormone (sog. Stresshormone) im Blut (Katecholamine, z. B. Adrenalin). Diese stimulieren Herz, Kreislauf und diverse Stoffwechselvorgänge (Gefahr von Stressulzera und Herz-Kreislauf-Versagen). Der Organismus verbraucht deshalb unter einer solchen maximalen Stresssituation täglich bis zu 21.000 Joule (ca. 5.000 Kalorien).

2. Phase (Intoxikationsphase, ca. 3. Tag bis 2 Wochen)

In dieser Phase stehen Organschäden durch sog. *Verbrennungstoxine* im Vordergrund. Diese Stoffe entstehen durch die Hitzeschädigung des Gewebes (Eiweißzerfallsprodukte). Sie werden in die Blutbahn eingeschwemmt und können fast alle Organe schädigen. Vorwiegend betroffen sind die Nieren (Urämie), Leber (Stoffwechselzusammenbruch) und die roten Blutkörperchen (Hämolyse, Anämie). Auch in dieser Phase der Verbrennungskrankheit besteht deshalb Lebensgefahr!

Stabilisiert sich der Organismus in dieser Phase, so werden die Gewebeödeme in die Gefäße (intravasaler Raum) rückresorbiert. Im Gegensatz zu der anfänglichen Schockphase mit Hypovolämie findet sich dann eine vermehrte Kreislauffüllung (Hypervolämie). Bei intakter Nierenfunktion steigt die Urinproduktion jetzt auf mehrere Liter pro Tag an (polyurische Phase der Verbrennungskrankheit). Bei anhaltend hohem Energiever-

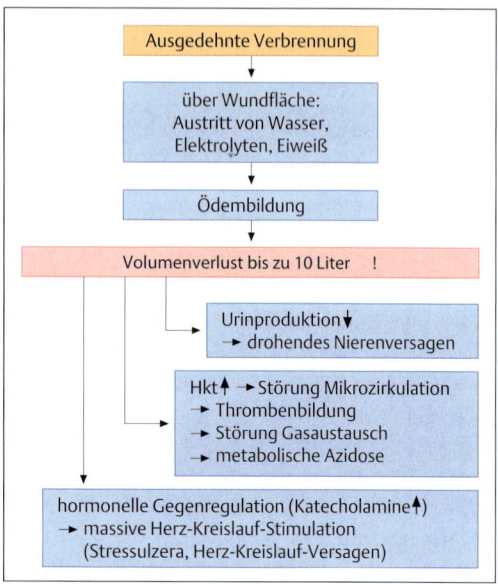

Abb. 11.5 Pathophysiologie des Verbrennungsschocks.

brauch mit Eiweißverlust über die Wunden entsteht eine *katabole Stoffwechsellage* (Energiedefizit) mit negativer Stickstoffbilanz.

3. Phase (Reparationsphase, Phase der Wundkomplikation, ab 2.–3. Woche)

Hat der Patient diese Phase erreicht, sind die akuten Gefahren für den Kreislauf überstanden. Jetzt wird das klinische Bild der Erkrankung beherrscht durch *Sekundärinfektionen* der großflächigen Brandwunden sowie durch *Begleitinfektionen* anderer Organe, insbesondere der Lunge (Pneumonie). Häufig entwickelt sich eine Sepsis. Als Folge des mehrwöchigen Dauerstresses für den Organismus sind Magengeschwüre („*Stressulkus*") mit ihren schwerwiegenden Komplikationen (Blutung, Perforation) nicht selten. Nach Überstehen der akuten vitalen Bedrohungen im Rahmen der Verbrennungskrankheit stellen die ausgedehnten *Narbenbildungen* oft große funktionelle und psychische Probleme dar.

 Phasen der Verbrennungskrankheit:
– *Phase 1: Volumenmangelschock durch Flüssigkeitsverlust,*
– *Phase 2: Organschäden durch Verbrennungstoxine,*
– *Phase 3: Sekundärinfektionen.*

Therapie der Verbrennungskrankheit

🅦 *Die Behandlung erfolgt auf Intensivstation (Einzelzimmer) bevorzugt in einer Spezialklinik für Schwerbrandverletzte.*

Volumenersatz. Kurz nach dem Verbrennungsunfall stellt der Kreislaufschock (Volumenmangel) die größte Gefahr dar. Der Flüssigkeitsbedarf wird durch Infusionen abgedeckt. Das benötigte Volumen ist am 1. Tag am größten und kann entsprechend den Verlusten durch Sekretion und Verdunstung bei ausgedehnten Wundflächen bis zu 10 l in den ersten 24 Stunden erreichen!

Zur Abschätzung der benötigten Infusionsmenge stehen dem Arzt verschiedene Formeln zur Verfügung. Diese berücksichtigen das Körpergewicht und die Flächenausdehnung der Brandwunden.

Von der für die ersten 24 Stunden errechneten Menge wird die Hälfte innerhalb der ersten 8 Stunden verabreicht. Der Infusionsplan orientiert sich dabei u. a. an Puls, Blutdruck, Urinausscheidung, zentralvenösem Druck und dem Körpergewicht (Bettwaage).

Kalorienzufuhr. Während der Schockphase ist die Volumenzufuhr vorrangig, hochkalorische Lösungen haben hier keinen Stellenwert. Die Energiebilanzierung beginnt also erst ab dem 2.–3. Tag, wenn der Kreislaufschock beherrscht ist.

Die Verbrennungskrankheit stellt eine maximale Stoffwechselbelastung dar. Der Kranke benötigt täglich bis zu 21.000 Joule (ca. 5.000 Kalorien)! Die Energiezufuhr erfolgt möglichst *enteral* über eine Jejunum-Ernährungssonde.

Analgetika. Bei Schmerzen sollten Analgetika (Morphinderivate) großzügig verabreicht werden.

Magenschutztherapie. Um einem Stressulkus vorzubeugen, erfolgt eine medikamentöse Prophylaxe mit einem Protonenpumpeninhibitor zur Magensäurereduktion.

Antibiotika. Bei ausgedehnten tiefen Verbrennungen sollte sofort nach Klinikeintritt ein bakteriologischer Abstrich von der Brandwunde und vom Rachen des Patienten entnommen werden. Die Rachenkeime können eine spätere Pneumonie verursachen, die dann testgerecht behandelt werden kann.

Therapie des Inhalationstraumas. Zur Erfassung des Ausmaßes eines Inhalationstraumas (Schädigung der Atmungsorgane durch Hitze und Gifte) sind eine initiale Bronchoskopie und die Bestimmung der Blutgase (Astrup) angezeigt. Die Behandlung erfolgt symptomatisch-physikalisch (Bronchialtoilette, Physiotherapie) und mit Kortikoid-Aerosol. In schweren Fällen ist eine künstliche Beatmung mit Überdruck (PEEP) nötig.

 Das Inhalationstrauma stellt heute die Haupttodesursache nach schweren Verbrennungen dar.

Physiotherapie. Wie bei allen schwerkranken Patienten ist eine ausreichende Atemgymnastik zur Pneumonieprophylaxe von größter Bedeutung. Soweit die Wundverhältnisse es zulassen, sollten alle Gelenke täglich durchbewegt werden, um Kontrakturen und thromboembolischen Komplikationen vorzubeugen.

Psychosoziale Betreuung. Bei Intensivpatienten stellt die psychische Führung durch das therapeutische Team weitaus größere Probleme dar als auf „Normalstation". Der von Apparaten umgebene Patient braucht Bezugspersonen, denen er sich mitteilen kann und die ihm die verschiedenen Behandlungsmaßnahmen erläutern.

P 11.2 Pflege von Menschen mit Verbrennungskrankheit

Andrea Besendorfer, Susanne Herzberg, Ursula Skrotzki

Um ein Verständnis über die Pflege von Brandverletzten zu entwickeln, muss man wissen, dass jeder schwerstbrandverletzte Patient die Verbrennungskrankheit durchläuft. Dies ist ein schweres Krankheitsbild, welches in typischen Phasen verläuft und jeden Brandverletzten zu einem schwerkranken Intensivpatienten macht. Auslöser für dieses Krankheitsbild ist der Verlust der Haut.

Ziel der Pflege und Behandlung der brandverletzten Patienten ist der rasche Wundverschluss ohne Infektionen und ohne überschießende Narbenbildung. Dieses Ziel ist oftmals nur durch Operationen zu erreichen. Die Operationen stellen im gesamten Therapie- und Behandlungsverlauf aber nur einen geringen Aufwand dar, die wesentlich größere Herausforderung und der damit verbundene viel höhere pflegerische und therapeutische Aufwand ist die Vermeidung bzw. Bekämpfung der Infektion.

11.2.1 Infektionskontrolle

Der Brandverletzte ist wegen der großen Wundflächen ausgesprochen infektanfällig und durch seine eigenen Keime aus dem Gastrointestinaltrakt, den oberen Luftwegen, der unverbrannten Haut und den behaarten Körperteilen gefährdet. Andererseits stellen die Hospitalkeime, die primär über das Personal übertragen werden, ein überaus bedeutungsvolles Problem dar. Die Verbrennungswunde bietet einen idealen Nährboden (Wärme, Feuchte) für das Keimwachstum.

Alle Mitarbeiter müssen über die Gefahr der Infektion, sowie die vielfältigen Übertragungsmöglichkeiten

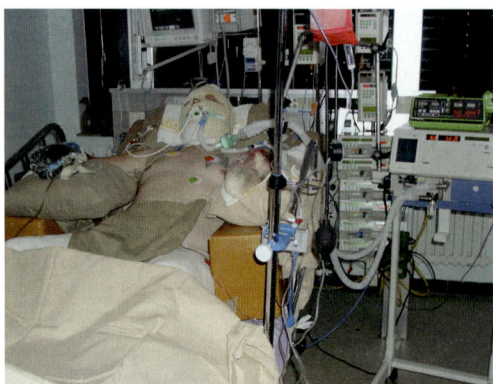

Abb. 11.6 Intensivpflege. Schwerstbrandverletzter in einer entsprechenden Intensivpflegeeinheit.

detaillierte Kenntnis haben, um eine Infektion möglichst zu verhindern: Isolationstechnik, aseptisches Arbeiten, absolute Disziplin in der Einhaltung der hygienischen Bestimmungen, gezielte Anwendung von Antibiotika.

 Die Hälfte aller Schwerstbrandverletzten stirbt an einer Sepsis!

11.2.2 Isolationstechnik

Auf einer Brandverletztenstation wird der Patient isoliert in einem Einzelzimmer mit einer Schleuse untergebracht (**Abb. 11.6**). Das Patientenzimmer darf nur mit sterilem Kittel, Haube, Mundschutz und sterilen Handschuhen betreten werden. Zur Verminderung von Kreuzinfektionen müssen alle Materialien desinfiziert bzw. sterilisiert werden, bevor sie in das Zimmer hinein- bzw. wieder hinausgebracht werden können.

Bedingt durch den Verlust der Haut kühlt ein brandverletzter Patient sehr schnell aus. Um den gesteigerten Stoffwechsel des Schwerverbrannten nicht noch zusätzlich zu belasten, passt man das Klima im Patientenzimmer an die Temperaturverhältnisse und Bedürfnisse des Patienten an. In der Regel herrschen in den Patientenzimmern Temperaturen zwischen 30 und 35 °C, bei einer gleichzeitigen Luftfeuchtigkeit von ca. 45 %. Über jedem Patientenbett befindet sich zusätzlich eine Wärmelampe, um schnell Wärme zuführen zu können.

Aufgrund der Einzelzimmerisolation ist der Bedarf an Pflegepersonal auf einer Intensivstation für schwerstbrandverletzte Patienten höher als auf anderen Intensivstationen.

11.2.3 Intensivpflegerische Versorgung

Ein Pflegeschwerpunkt in der Betreuung brandverletzter Patienten ist die Versorgung großflächiger Wunden. Hinzu kommen die Probleme, die sich aus der Verbrennungskrankheit ergeben.

In den ersten 24 Stunden steht die Schock- oder Exsudationsphase im Vordergrund. Im weiteren Verlauf treten aufgrund der Verbrennungskrankheit Stoffwechselstörungen (Intoxikationsphase) und Wundinfektionen mit hohem Sepsisrisiko auf.

Das intensivmedizinische Monitoring Schwerstbrandverletzter richtet sich natürlich immer nach dem Schweregrad der Verletzung, doch kann es durchaus kreislaufstabile, spontan atmende Patienten geben, die aber aufgrund ihrer großen Wundfläche trotzdem in einem Einzelzimmer isoliert untergebracht werden müssen.

Eine erfolgreiche Behandlung kann nur im interdisziplinären Team geleistet werden. In einem Brandverletztenzentrum arbeiten Chirurgen, Intensivmediziner, Pflegende, Physiotherapeuten und Ergotherapeuten eng zusammen.

Die Pflegenden sind das wichtigste Bindeglied zwischen dem Patienten und den verschiedenen Berufsgruppen. Sie verbringen die meiste Zeit beim Patienten und haben im Vergleich zu den Mitgliedern der anderen Berufsgruppen die engste Beziehung zu dem Patienten.

11.2.4 Wundversorgung

Die Wundversorgung ist eine der Hauptaufgabengebiete der pflegerischen Versorgung und findet unter sterilen Bedingungen (wie im OP) statt. Der tägliche Verbandwechsel dauert unter Umständen 2 Stunden und länger. In den Ablauf des Verbandwechsels werden die Körperpflege, die prophylaktischen Maßnahmen und die Krankengymnastik integriert.

Ein Verbandwechsel gliedert sich immer in 3 Schritte:

1. Entfernen des alten Verbandes,
2. Säubern der Wunde mit antiseptischen Lösungen, Nekrosen- bzw. Krustenabtragung und Wundbeurteilung,
3. Auftragen von Gazen- bzw. Salbenverbänden.

Die Versorgung der Wunde richtet sich nach der Tiefenausdehnung der Verbrennung. Bei der Beurteilung der Wunde und deren Versorgung spielt die Erfahrung der Pflegenden eine große Rolle. Wundheilungsfortschritte müssen genauso gut erkannt werden wie auftretende Wundinfektionen. Die Einheilung von Transplantaten, die Anwendung der verschiedenen Hautersatzmittel und die Versorgung mit den unterschiedlichen Wund-

11

auflagen muss überwacht werden, um rechtzeitig weitere Maßnahmen zu ergreifen, wenn z. B. Komplikationen auftreten oder die Wundheilung nicht voran geht.

Der Verband selber muss gut am Körper des Patienten sitzen, d. h. er sollte die Bewegungsfähigkeit des Patienten nicht einschränken und nach der Krankengymnastik und evtl. Mobilisation immer noch alle Wunden bedecken.

Für den Patienten ist der Verbandwechsel eine ausgesprochene invasive, belastende und äußerst schmerzhafte (wenn keine Analgetika verabreicht werden) Maßnahme, vor der er oftmals Angst hat. Das Auskühlen des Patienten stellt während des Verbandwechsels eine Gefahr dar. Während des Verbandwechsels ist daher eine ausreichende Wärmezufuhr und ausreichende Analgosedierung mit engmaschiger Kreislaufüberwachung unabdingbar.

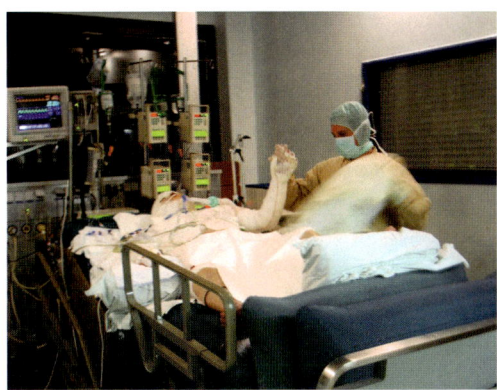

Abb. 11.7 Lagerung. Hier wird der Schwerstverbrannte auf einem Luftkissenbett gelagert.

11.2.5 Ernährung

Der erhöhte Energiebedarf des brandverletzten Patienten wird meist aus einer Kombination von parenteraler, enteraler und später auch oraler Ernährung gedeckt. Der Patient hat einen erhöhten Kalorien- und Eiweißbedarf, der gemeinsam mit Vitaminen und Spurenelemente gedeckt werden muss. Ein Mangel an ausgewogener Ernährung und fehlenden Spurenelementen führt zu Wundheilungsstörungen und Schwächung der Infektabwehr.

Ziel ist es, möglichst früh auf die orale und somit „normale" Ernährungszufuhr umzustellen. Die Patienten werden in der Regel schon am 1. Tag enteral ernährt, um einer Atrophie der Darmzotten vorzubeugen. Eine solche Atrophie kann eine bakterielle Translokation in die umliegenden Organe und somit eine Sepsis verursachen.

Schmerzen, Angst und Frieren erhöhen den Kalorienverbrauch des Patienten zusätzlich. Eine geplante Pflege mit einer ausreichenden Analgesie, einer warmen Umgebung, sowie der Vermeidung unnötiger Schmerzen und Ängste haben hohe Priorität in der Brandverletztenpflege.

11.2.6 Lagerung

Am 1. Behandlungstag hat die Lagerung des Patienten das Ziel, die Ödemausbildung zu verringern. Alle verletzten Extremitäten werden hoch gelagert, d. h. über Herzniveau. Bei Gesichtsverbrennung wird der Patient sitzend im Bett gelagert, um die Ödemausbildung im Gesicht möglichst günstig zu beeinflussen.

Im weiteren Verlauf wird der Patient in der Regel 2- bis 3-stündlich in die 30°-Lage gebracht. Liegt der Patient zu lange auf seinen Wundflächen, kommt es zu einer Minderperfusion der Hautbezirke, zu Schmerzen und zu direktem Kontakt mit angesammelten Wundsekreten. Dies hat Wundheilungsstörungen zur Folge und es birgt Infektionsgefahr. Für die Weichlagerung gibt es spezielle Betten, z. B. Luftkissen- und Glaskugelbetten (Abb. 11.7). Der Einsatz dieser Betten wird individuell für die Patienten festgelegt, z. B. bei Verbrennungen im Rückenbereich oder nach Transplantationen. In diesen Betten können Weichlagerungen durchgeführt werden und die Möglichkeiten der Temperatureinstellungen und Belüftungssysteme haben einen günstigen Effekt auf die Wunde.

Sobald die Genesung fortschreitet, ist die frühzeitige Mobilisation anzustreben. Ziel ist es, dass der Patient sich sobald wie möglich selbst bewegen kann, damit einer Muskelatrophie und der Kontrakturenbildung vorgebeugt wird.

11.2.7 Kontrakturenprophylaxe und Narbenbehandlung

Die Kontrakturenprophylaxe hat wegen der Immobilität und der Narbenbildung in der Behandlung und Pflege von Brandverletzten einen besonderen Stellenwert.

Narben neigen nicht nur zu einem Narbenzug, sondern auch zur Hypertrophie. Positiv wirkt sich Druck auf die Narbe aus, er hält die Narbe geschmeidiger und flacher.

Um Druck auf die Haut ausüben zu können, wird dem Brandverletzten, sobald die Wunden verheilt sind, eine maßangefertigte Kompressionsbandage angelegt, diese sollte möglichst 24 Stunden getragen werden. Dies ist so lange nötig, bis das Narbenwachstum nach ca. 1–2 Jahren abgeschlossen ist.

11

Diese Kompressionsbehandlung ist für den rekonvaleszenten Patienten schwer zu ertragen. Die Bandagen sind eng und werden direkt auf der Haut getragen. Zusätzlich ist es für den Patienten sehr unangenehm, dass die verheilten Verbrennungswunden stark jucken und zudem die Oberflächensensibilität und somit die Wahrnehmung der Patienten beeinträchtigt ist. Um das Verständnis und die Mitarbeit des Patienten zu erreichen, müssen ihm Informationen über die Kompressionsbehandlung, die zu erwartenden Erfolge und Ziele mitgeteilt werden. Entscheidend ist, dem Patienten verständlich darlegen zu können, dass letztlich er selbst den Behandlungserfolg maßgeblich mitträgt, indem er die Kompressionsbehandlung durchführt.

11.2.8 Schmerzbehandlung

Besonders zweitgradige Verbrennungen (freiliegende Nervenendigungen) sind für die Patienten schmerzhafter als drittgradige Verbrennungen. Eine beginnende Infektion macht sich durch die Zunahme der Schmerzintensität bemerkbar. Im späteren Verlauf spannt die abgeheilte Haut, sie kann brennen und jucken. Narben und Keloide schmerzen beim Dehnen und Bewegen. Erwartungsgemäß sind für die Patienten Verbandwechsel, die Mobilisation und die Physiotherapie besonders schmerzhaft.

Eine unzureichende Schmerzbehandlung birgt die Gefahr der Chronifizierung der Schmerzen, mit nachfolgendem steigendem Analgetikabedarf und einer erhöhten psychischen Belastung. Ziel ist es, dass der Patient schmerzfrei ist bzw. Schmerzen hat, die er als erträglich bewertet.

Zur Einschätzung der Schmerzintensität ist die Aussage des Patienten über seine Schmerzen das entscheidende und vorrangige Kriterium. Der Patient wird mindestens 1-mal pro Schicht nach seinen Schmerzen befragt, und das Ergebnis dokumentiert. Zur Einschätzung der Schmerzintensität sind verschiedene Scores (Schmerzskalen) gebräuchlich.

Es hat sich bewährt, lang wirksame Analgetika als Basismedikation mit kurz wirkenden für Verbandwechsel und andere erwartbare schmerzhafte Maßnahmen, wie z. B. eine Mobilisation zu kombinieren. Die Nebenwirkungen, z. B. die Obstipation bei Opiatgabe, müssen behandelt bzw. es muss ihnen vorgebeugt werden. Bei Patienten mit ausgedehnten Verbrennungen dürfen Analgetika nur intravenös verabreicht werden, da durch Ödeme und Mangeldurchblutung subkutane oder intramuskuläre Injektionen nicht zuverlässig wirken. Der Einsatz von PCA- (patientenkontrollierte Analgesie) Pumpen ist eine gute Methode, da der Patient die Kontrolle über seine Schmerzmedikation hat und selbstständig an der Schmerztherapie mitarbeiten kann.

Zusätzlich zur Schmerzmedikation machen einfühlsame Pflegehandlungen, eine wertschätzende Haltung, Absprachen mit dem Patienten und vorsichtiges und zügiges Arbeiten die Behandlung für die brandverletzten Patienten erträglich.

11.2.9 Psychosoziale Betreuung

Intakte Haut bedeutet für den Menschen nicht nur Integrität, physischen und psychischen Schutz, sondern auch ungestörte Abgrenzung von der Umwelt. Seelische und soziale Einflüsse verstärken die Schmerzerlebnisse des Patienten. Ängste beherrschen den Brandverletzten, die Angst zu sterben und die Angst vor Entstellung.

Die Pflegenden begleiten den Patienten in der Trauer über das veränderte Aussehen und über eventuelle Verluste von Extremitäten. Ein wichtiger Teil der Behandlung ist es, dem Patienten die Art und das Ausmaß der Verletzung, die Dauer der Behandlung und das zu erhoffende Endergebnis zu vermitteln. Eine zentrale psychische Herausforderung ist es, die Narben oder ggf. Amputationen und das damit verbundene veränderte Aussehen zu akzeptieren.

Die frühe und regelmäßige psychologische und psychotherapeutische Behandlung von Brandverletzten bildet einen wesentlichen Faktor zur Vorsorge seelischer und sozialer Langzeitschäden.

11.2.10 Bedeutung der Angehörigen

Angehörige sind für schwerstbrandverletzte Patienten sehr wichtig. Die Angehörigen sind neben der intensivmedizinischen und intensivpflegerischen Behandlung und Betreuung ein wichtiger Bestandteil für die Genesung eines Patienten, insbesondere in lebensbedrohlichen Situationen. Angehörige sind für Intensivpatienten häufig „Erinnerungsvertreter", d. h. sie helfen bei Erinnerungslücken und können dem Patienten wichtige Orientierungsfragen beantworten: „Wie lange bin ich schon hier? – Wann war der Unfall? – Was machen die Kinder?" usw.

Brände sind oftmals nicht nur die Ursache für eine schwere Verletzung eines Menschen, sondern sie sind häufig auch gleichzeitiger Grund für die Unbewohnbarkeit des eigenen Zuhauses.

Angehörige sind aber nicht nur Besucher und wichtige Unterstützer für den schwerstbrandverletzten Patienten, sondern auch selbst Betroffene und befinden sich in einer sehr belastenden Lebenssituation. Um Angehörige ins therapeutische Team einbinden zu können,

11

muss man auch ihre Situation verstehen und einschätzen können. Nur gut informierte und motivierte Angehörige können dem Patienten Unterstützung geben.

Angehörige müssen über bleibende Narben und mögliche Beeinträchtigungen des Patienten informiert sein, um sich mit den Folgen auseinandersetzen zu können.

11.3 Erfrierung

Burkhard Paetz

D *Eine Erfrierung ist eine Gewebeschädigung durch Kälte. Sie kann sich auf umschriebene Körperareale beschränken (örtliche Erfrierung) oder den ganzen Organismus betreffen (allgemeine Unterkühlung).*

Prognostische Faktoren

Für die Überlebenswahrscheinlichkeit und den Heilungsverlauf sind entscheidend:
- Ausmaß der Abkühlung (Körperkerntemperatur),
- Tiefenausdehnung der Erfrierungsschäden.

Ausmaß der Abkühlung. Bei einer Körperkerntemperatur von 27 °C sind alle sichtbaren Lebenszeichen erloschen (Scheintod). Temperaturen unter 20 °C (Körperkerntemperatur) über mehrere Stunden bedeuten den sicheren Tod.

W *Wasser hat eine 23-mal größere Wärmeleitfähigkeit als Luft. Der Körper kühlt im Wasser also wesentlich schneller aus. Nach 1-stündigem Aufenthalt in 0 °C kaltem Wasser beträgt die Überlebenswahrscheinlichkeit bei optimaler Behandlung 50 %. In der Luft wird die Auskühlung durch feuchte Kleidung und Wind beschleunigt.*

Tiefenausdehnung. Der Heilungsverlauf örtlicher Erfrierungsschäden wird (wie bei Brandwunden) weitgehend von der Tiefenausdehnung bestimmt. Man unterscheidet *3 Schweregrade*, wobei die Einteilung entsprechend den Verbrennungswunden vorgenommen wurde. Das endgültige Ausmaß eines lokalen Kälteschadens kann erst nach 4–6 Tagen festgestellt werden:
- Erfrierung 1. Grades: Rötung,
- Erfrierung 2. Grades: Blasenbildung,
- Erfrierung 3. Grades: Nekrose.

W *Typisch für Erfrierungen ist der zusätzliche Gefäßschaden, der noch Jahre später zu einer lokalen Minderdurchblutung führen kann.*

Pathophysiologie

Bei Erfrierungen *1. Grades* handelt es sich um eine oberflächliche Schädigung, die sich immer folgenlos zurückbildet. Anfangs ist die Haut blass und geschwollen,

später färbt sie sich blaurot. Die Bereiche sind nach anfänglicher Gefühlsminderung äußerst schmerzhaft.

Auch bei *zweitgradigen* Erfrierungen ist nur die Haut geschädigt. Durch Plasmaaustritt bilden sich Hautblasen, schmerzhafte Frostbeulen und Ulzerationen. Die Schmerzsensibilität im Wundbereich ist erhalten.

Bei *drittgradigen* Erfrierungen sind die gesamte Haut und darunterliegende Weichteilschichten durch die lange Minderdurchblutung (O_2-Mangel) irreversibel geschädigt. Das Gewebe stirbt ab und färbt sich schwarzblau (Abb. 11.8). Die nekrotischen Bereiche sind nicht schmerzempfindlich.

Symptome

Örtliche Erfrierungen treten besonders an den *Akren* (Körperspitzen) auf. Typische Lokalisationen sind also: Zehen, Finger, Nasenspitze, Ohrläppchen.

Symptome bei lokaler Erfrierung. Alle Symptome resultieren daraus, dass der Körper versucht, sich durch die Reduktion der Wärmeabgabe an die Umgebung vor Auskühlung zu schützen:
- *lokale Blässe* durch eine Verminderung der Blutzufuhr (Vasokonstriktion = Engstellung der Arterien) in den der Kälte besonders ausgesetzten Körperabschnitten (Haut, Extremitäten). Die herabgesetzte Durchblutung bedingt eine Sauerstoff-Mangelversorgung mit eingeschränktem Gewebsstoffwechsel,
- *Sensibilitätsstörungen* (pelziges Gefühl, Kribbeln).

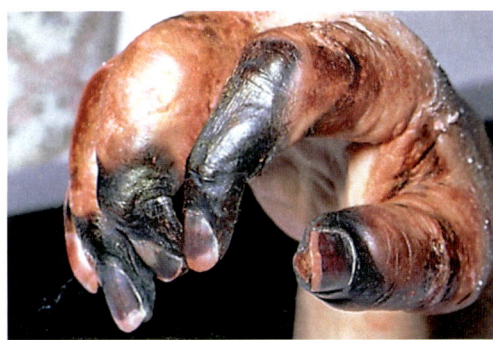

Abb. 11.8 Erfrierung 3. Grades. Teilamputation der Finger erforderlich.

Symptome bei Auskühlung des Gesamtorganismus.
Hier reagiert der Körper mit einer *vermehrten Wärme-produktion* (Stoffwechselsteigerung, Muskelzittern). Kann die Körperkerntemperatur durch diese (reflektorischen) Gegenmaßnahmen nicht gehalten werden, kühlt der Organismus ab.

 Klinische Zeichen der sinkenden Körperkerntemperatur sind:
– *Schläfrigkeit,*
– *Apathie,*
– *Nachlassen der Schmerzempfindung,*
– *Verlangsamung des Herzschlages (Bradykardie).*

Die O_2-Versorgung der Gewebe nimmt kontinuierlich ab. Folge ist eine Minimalisierung des gesamten Stoffwechsels, der Körper lebt auf „*Sparflamme*". Das Bewusstsein schwindet bei 29 °C Körpertemperatur.

Sind alle sichtbaren Lebenszeichen erloschen (bei ca. 27 °C Körperkerntemperatur), so spricht man von „*Scheintod*". Die Herzfrequenz ist hierbei extrem verlangsamt, Blutdruck und Atmung sind kaum noch messbar. Dieser Zustand ähnelt dem „Winterschlaf" mancher Tiere. Bei weiterer Auskühlung tritt *Kammerflimmern* ein, danach *Herzstillstand* (Asystolie).

W *Die Reduktion der Stoffwechselvorgänge bei erniedrigter Körpertemperatur kann man sich bei großen Operationen durch künstliche Abkühlung zunutze machen (Hypothermie). Weil der O_2-Bedarf in Hypothermie verringert ist, können die Organe länger ohne Blutversorgung auskommen als bei normaler Temperatur. Dieser Umstand hat besonders in der Herzchirurgie Bedeutung, wenn die Aorta vorübergehend abgeklemmt werden muss.*

Therapie lokaler Erfrierungen

Die Lokalbehandlung von Erfrierungsschäden erfolgt durch *Salbenverband* (z. B. Pernionin) oder *Trockenbehandlung*. Hautblasen werden bei Erfrierungen (wegen der eingeschränkten Durchblutung) nicht eröffnet!

Drittgradige Erfrierungen an den Extremitäten (häufig an Zehen oder Fingern) erfordern nach Abgrenzung

zwischen nekrotischem und ernährtem Gewebe (Demarkation) die Amputation!

 Auch bei Erfrierungswunden ist eine Tetanusimmunisierung erforderlich.

Therapie bei allgemeiner Unterkühlung

M *Vorrangig ist die langsame Erwärmung des Körperkerns, deshalb erfolgt die Erwärmung eines Patienten mit Erfrierungen immer von zentral (Körperkern) nach peripher (Extremitäten).*

Eine zu rasche Aufwärmung des Gesamtorganismus würde zur Vasodilatation (Gefäßerweiterung) mit der Folge eines Blutdruckabfalls (Wiedererwärmungskollaps, Schock) und evtl. Kammerflimmern führen. Gleichermaßen gefährlich ist die isolierte Erwärmung einer kältegeschädigten Extremität, weil die lokale Temperaturerhöhung den Sauerstoffbedarf des betroffenen Gewebes erhöhen würde. Dieser kann bei noch anhaltender gedrosselter Blutzufuhr (Vasokonstriktion) aber nicht ausreichend gedeckt werden. Das Sauerstoffdefizit des kältegeschädigten Gewebes verstärkt sich also bei zu schneller isolierter Aufwärmung! Eine (periphere) lokale Wärmezufuhr darf erst erfolgen, wenn die Vasokonstriktion (Ischämie) beseitigt ist.

P ***Aufwärmung.*** *Der Unterkühlte wird mit dem Körperstamm in einer Badewanne in warmes Wasser (30 °C) gelegt. Arme und Beine sind (anfangs) außerhalb des Wassers hoch zu lagern. So wird vornehmlich der Körperkern aufgewärmt. Die Wassertemperatur kann schrittweise auf ca. 40 °C erhöht werden. Die Aufwärmung der Extremitäten erfolgt bei stabilisierten Kreislaufverhältnissen durch allmähliche Weitstellung der Arterien (Aufhebung der Vasokonstriktion) mit dem Blutstrom von innen. In leichten Fällen werden heiße Getränke verabreicht.*

Bei schweren Erfrierungen kommen zusätzlich hypertherme Infusionen (38 °C), eine Sauerstoffzufuhr über eine Nasensonde oder gar eine künstliche Beatmung in Frage.

11.4   Elektrounfall

Burkhard Paetz

D *Stromverletzungen entstehen durch direkten Kontakt mit elektrischen Leitungen. Da Strom sich immer über den Weg des geringsten elektrischen Widerstandes ausbreitet, kann er bei entsprechender Berührung ganz oder teilweise über den menschlichen Körper geleitet werden.*

Das Ausmaß einer Stromverletzung wird durch verschiedene Parameter bestimmt:
– Isolierung bzw. Leitfähigkeit der Körperoberfläche (schweißnasse Haut hat den geringsten elektrischen Widerstand, Schuhe schützen!),

– Ein- und Austrittsstellen (Kontaktstellen) des Stroms am Körper,
– Stromstärke (Ampère),
– Stromspannung (Volt),
– Stromfrequenz (Wechsel-, Gleichstrom),
– Einwirkungszeit.

Symptome

Die wesentlichen Schäden durch elektrischen Strom sind:
– Hitzeschädigung der vom Strom durchflossenen Gewebe *(Strommarken)*,
– *Muskelverkrampfungen* (und deren Folgen),
– zentralnervöse Schäden *(Bewusstseinstrübung, Amnesie)*,
– Herzrhythmusstörungen.

Pathophysiologie

Am Eintritts- und Austrittspunkt des Stroms (Kontaktstellen) entsteht eine besonders große Wärmeentwicklung. Hier können oberflächliche oder auch tief reichende Hitzeschäden entstehen. Sie werden als *Strommarken* bezeichnet (**Abb. 11.9**). Diese entsprechen Verbrennungswunden und werden gleichermaßen in 3 Schweregrade (Rötung, Blase, Nekrose) eingeteilt.

Im Körperinneren breitet sich der Strom vorwiegend über die *Muskulatur* aus, weil diese den geringsten elektrischen Widerstand bietet. Neben Überhitzungsschäden („Verkochung" der Muskulatur) können plötzliche maximale Muskelspannungen ausgelöst werden. Diese sind manchmal so stark, dass Knochenbrüche oder Gelenkluxationen resultieren, wenn nicht der Muskel oder seine Sehne reißt.

An *zentralnervösen Störungen* kann der Patient neben Bewusstseinstrübungen und einer retrograden Amnesie neurologische Ausfälle zeigen, die sich meist spontan zurückbilden. Am *Herzmuskel* kann der Strom Kammerflimmern oder sofortigen Herzstillstand (Asystolie) be-

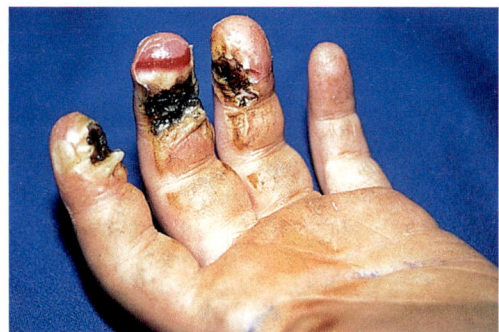

Abb. 11.9 Strommarke. Elektrounfall durch Anfassen einer Straßenbahnleitung.

wirken. Bereits Stromspannungen ab 70 Volt können dadurch tödlich sein (Haushaltsstrom hat 220 V).

 Jeder Stromunfall kann durch Beeinträchtigung der Herztätigkeit Lebensgefahr bedeuten.

Therapie

Die Behandlung eines Elektrounfalls besteht aus folgenden Maßnahmen:
– Strom unterbrechen (abschalten),
– *Bergung des Verletzten* nur bei abgeschaltetem Strom oder ausreichender eigener Isolierung (Selbstschutz),
– bei Bewusstlosigkeit (Herz-Kreislauf-Stillstand) *sofortige Reanimation* (Herzmassage und Beatmung),
– *EKG-Ableitung* (Monitor-Kontrolle), bei Herzrhythmusstörungen entsprechende medikamentöse Behandlung oder Defibrillation,
– *Lokalbehandlung der Strommarken* entsprechend den für Brandwunden geschilderten Richtlinien.

 Auch bei Stromverletzungen Tetanusschutz nicht vergessen.

11.5 Verätzung

Burkhard Paetz

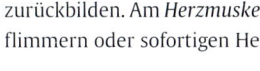 *Verätzungen entstehen durch direkten Kontakt mit Säuren oder Laugen (Basen). Betroffen ist die äußere Haut oder (bei oraler Einnahme) die Schleimhaut des oberen Intestinaltraktes.*

Säuren verursachen durch Eiweißdenaturierung eine *Koagulationsnekrose.* Laugen bei zusätzlicher Ödembildung eine *Kolliquationsnekrose* (Aufquellungsnekrose).

Laugenverletzungen dringen tiefer in das Gewebe ein und sind schwerwiegender als Säureverätzungen.

Tiefenausdehnung

Ätzverletzungen der Haut ähneln Brandwunden, sie werden wie Verbrennungen in *3 Schweregrade* eingeteilt:
– Verätzung 1. Grades: schmerzhafte Hautrötung mit lokaler Schwellung,

11

– Verätzung 2. Grades: Blasenbildung,
– Verätzung 3. Grades: Nekrosen (sog. „Ätzschorf").

Symptome

Bei Ätzverletzungen an der *Haut* findet man die beschriebenen lokalen Veränderungen. Bei akzidentieller oder suizidaler *oraler Aufnahme* wird die Schleimhaut des oberen Gastrointestinaltraktes geschädigt. Hier kann es nach Stunden oder Tagen zur Perforation (meist des Magens) kommen. In diesem Fall resultiert eine lebensbedrohliche Peritonitis. Gelangt die ätzende Flüssigkeit bis in den Dünndarm, können größere Mengen resorbiert werden. Schwerwiegende metabolische Störungen und akutes Nierenversagen sind mögliche Folgen.

Therapie

Bei einer Hautverätzung ist die wichtigste Maßnahme die sofortige ausgiebige *Spülung mit Wasser*. Danach wird die Verletzung wie eine Brandwunde weiterbehandelt.

Ist das *Auge* betroffen, so wird vom inneren Augenwinkel aus (Augenlider anheben) mit physiologischer Kochsalzlösung oder Wasser reichlich gespült. Danach ist der Patient einem Augenarzt vorzustellen.

Nach oraler Aufnahme besteht zur Verdünnung des Ätzstoffes die Soforttherapie im *Trinken von reichlich Flüssigkeit*. Am besten ist eine neutralisierende Flüssigkeit (bei Säure Milch oder Natriumbikarbonat; bei Laugen Essig oder Zitronensäure). Es können aber auch andere Flüssigkeiten verabreicht werden.

Bei Schocksymptomatik erfolgt sofortige *Infusionsbehandlung* und *Intensivüberwachung* (Blutbild, Blutgase, Urinausscheidung).

Zur Ermittlung der Schadensausdehnung nach oraler Aufnahme ist die *Frühendoskopie* sinnvoll. Ausgedehnte Schleimhautverätzungen erfordern bei drohender oder bereits erfolgter Perforation operative Maßnahmen (z. B. Ösophagus- oder Magenresektion).

M *Bei lokaler Verätzung: Spülen, Spülen, Spülen; bei oraler Aufnahme: Trinken, Trinken, Trinken. Provoziertes Erbrechen bei Säure- und Laugenvergiftungen ist nicht sinnvoll.*

Spätkomplikationen

Spätfolgen durch narbige Schrumpfung sind hochgradige Stenosen, meist im Bereich des Ösophagus. Diese müssen bougiert (aufgedehnt) oder bei unzureichendem Erfolg reseziert werden.

11

12 Chirurgische Intensivmedizin

Bernd Wagener, Burkhard Paetz

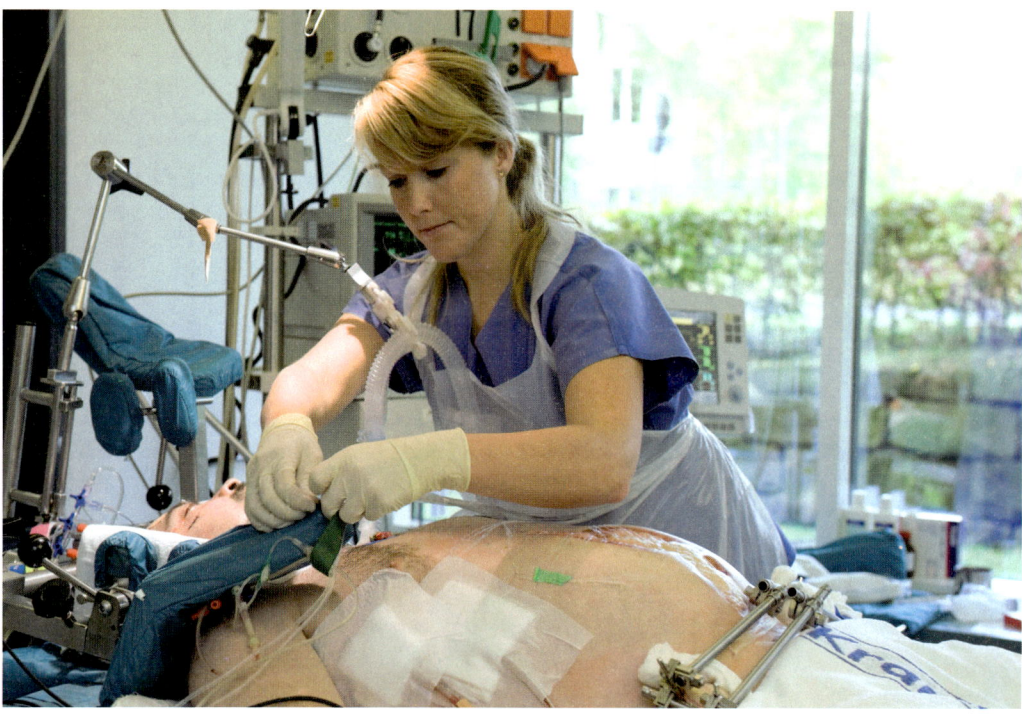

12

(D) *Unter Intensivmedizin versteht man ärztliche Intensivbehandlung und Intensivüberwachung. Zur Kennzeichnung der damit verbundenen pflegerischen Aufgaben ist der Begriff Intensivpflege gebräuchlich.*

Die hohen Ansprüche einer Intensivbehandlung erfordern spezielle Räumlichkeiten mit entsprechender personeller und apparativer Ausstattung *(Intensivstation).*

(W) *Zum Erwerb von Detailkenntnissen ist auch für Pflegepersonen eine spezielle Zusatzausbildung erforderlich. In diesem Kapitel werden deshalb nur einige praktisch wichtige Gesichtspunkte herausgestellt, die grundsätzlich auch für die Arbeit auf einer Normalstation von Bedeutung sind.*

12.1 Infusionstherapie

Je nach Alter, Geschlecht und Vorerkrankungen kommt es bei fast allen Patienten in der postoperativen Phase, im Rahmen von schweren Erkrankungen oder bei Sepsis zu Stoffwechselveränderungen. Kann der Patient diese Veränderungen (erhöhter Energiebedarf, Eiweißmangel etc.) nicht durch die Ernährung ausgleichen, hilft die Infusionstherapie. Mit ihrer Hilfe ist es möglich, dem Patienten parenteral fehlende Stoffe (Eiweiß, Elektro-

lyte, Vitamine etc.) zuzuführen oder ihn sogar vollständig zu ernähren.

Die verschiedenen Infusionslösungen unterscheiden sich in ihrer Zusammensetzung und *Osmolarität.* Von Letzterem ist es abhängig, ob die Infusion über einen peripheren oder einen zentralen Venenkatheter verabreicht werden muss.

 Merke Pflege Wissen 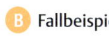 Fallbeispiel 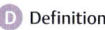 Definition

171

Je höher die Osmolarität einer Infusionslösung ist, desto stärker ist die unerwünschte Reizung der peripheren Venenwand, die sich als schmerzhafte Thrombophlebitis äußert. Deshalb können nur Lösungen bis etwa 1000 mOsmol (osmotischer Druck, dreifach über dem des Blutes) peripher verabreicht werden. Die Gefahr der Venenwandreizung ist wegen des größeren Durchmessers und des stärkeren Blutflusses in der V. cava nicht gegeben, daher werden höher konzentrierte Gemische über einen zentralvenösen Katheter infundiert.

 Die Konzentration der in einer Flüssigkeit gelösten Stoffe (Teilchen) bedingt den osmotischen Druck (Osmolarität). Blut hat einen osmotischen Druck von etwa 300 mOsmol. Lösungen gleicher Osmolarität sind isoton. Liegt die Osmolarität einer Infusion über 300 mOsmol, so ist diese Lösung (gegenüber Blut) hyperton.

12.1.1 Infusionslösungen

Das Angebot an Infusionslösungen ist umfangreich, deshalb wird hier nur eine Übersicht über die klinisch wichtigsten Lösungen (**Tab. 12.1**) gegeben; dies sind:
- Elektrolytlösungen,
- Zuckerlösungen,
- Aminosäurelösungen,
- Fettemulsionen,
- Kombinationslösungen,
- kolloide und kristalloide Lösungen.

 Die Auswahl und die Verordnung der Präparate erfolgt durch den Arzt.

Elektrolytlösungen

Sie enthalten ausschließlich Wasser und verschiedene Elektrolyte, also keinerlei Kalorien; Beispiel: *physiologische Kochsalzlösung* (0,9 % NaCl) oder *Ringer-Lösung*, die NaCl, Kaliumchlorid, Kalziumchlorid und Natriumbikarbonat enthält.
Osmolarität. Ihr osmotischer Druck entspricht dem des Blutes, sie sind also isoton und deshalb „physiologisch".
Klinische Anwendung. Zur kurzfristigen postoperativen Flüssigkeitssubstitution (1–3 Tage) sind derartige Lösungen vollkommen ausreichend, wenn danach mit einem oralen Nahrungsaufbau begonnen werden kann.
Applikation. Die Verabreichung kann periphervenös erfolgen.

Zuckerlösungen

Die verschiedenen Zucker (Kohlenhydrate) sind die wichtigsten Energieträger.

Tabelle 12.1 Applikation gebräuchlicher Infusionslösungen

Periphervenöse Infusion möglich (bis ca. 100 mOsmol)	*Zentralvenöse Infusion erforderlich (ab ca. 1000 mOsmol)*
– Elektrolytlösung (alle), z. B. physiologische Kochsalzlösung, Ringer-Lösung	
– Zuckerlösungen (bis 10 %), Glukose 5 oder 10 % 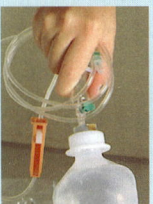	– Zuckerlösungen (ab 20 %) z. B. Glukose 20 oder 40 %
– Aminosäurelösungen (niedrig konzentriert), z. B. bis 10 % ohne Kohlenhydratanteil, bis 2 % bei 10 % Kohlenhydratanteil	– Aminosäurelösungen (hoch konzentriert) z. B. ab 2,5 % bei Kohlenhydratanteil über 10 %
– Fettemulsionen (alle), z. B. Fett 10 % oder 20 %	
– Kombinationslösungen (niedrig konzentriert), z. B. Kohlenhydrate + Aminosäuren bis ca. 500 kcal/l	– Kombinationslösungen (hoch konzentriert) z. B. Kohlenhydrate + Aminosäuren ab ca. 500 kcal/l
– kolloidale Lösungen (alle), z. B. Stärke-, Gelatinepräparate (sog. Plasmaexpander)	

 Da 1 g Zucker 4 kcal entspricht, enthält 1 l einer 10 %igen Kohlenhydratlösung (100 g Zucker) 400 kcal, eine 40 %ige Lösung 1600 kcal.

Osmolarität und Applikation. Eine 10 %ige Zuckerlösung (z. B. Glukose 10 %) hat einen osmotischen Druck von 555 mOsmol, kann also über einen peripheren Weg verabreicht werden. Eine 20 %ige Lösung (1100 mOsmol) muss bereits über einen zentralvenösen Zugang infundiert werden, desgleichen noch höher konzentrierte Kohlenhydratgemische.

Aminosäurelösungen

Aminosäuren dienen als Eiweißbausteine weniger der Energiezufuhr als vielmehr der Sicherstellung eines ausgewogenen Proteinstoffwechsels.

(M) *Die lebenswichtigen Aminosäuren bezeichnet man als „essenziell", sie sind in den gebräuchlichen Lösungen enthalten.*

Klinische Anwendung. Bei längerfristigem Aminosäuredefizit (negative Stickstoffbilanz) entsteht ein *Eiweißmangel* mit Beeinträchtigung der Abwehrkräfte und der Wundheilung. Die (sehr teuren) Aminosäurelösungen sollen deshalb nur in Kombination mit anderen Energieträgern (Kohlenhydrate und Fett) gegeben werden, damit sie für die Eiweißsynthese genutzt und nicht als Nährstoffe verbrannt werden. Bei kurzfristiger Flüssigkeitssubstitution (bis zu 3 Tagen) ist die Gabe von Aminosäuren nicht erforderlich und aus Kostengründen abzulehnen.

Fettemulsionen

Fette stellen neben Kohlenhydraten den wichtigsten Energieträger dar.

(W) *1 g Fett entspricht dem physiologischen Brennwert von etwa 9 kcal. Da den handelsüblichen Präparaten zur besseren Verträglichkeit noch einige weitere Substanzen beigemischt sind, enthält 1 l einer 10 %igen Fettemulsion über 1000 kcal, das 20 %ige Präparat über 2000 kcal.*

Osmolarität. Trotz ihres hohen Energiegehaltes sind sowohl die 10 %igen als auch die 20 %igen Fettemulsionen im Vergleich zum Blut nahezu *isoton*.
Applikation. Alle Fettemulsionen können peripher-venös infundiert werden.
Klinische Anwendung. Eine intravenöse Fettzufuhr ist nur bei langfristiger parenteraler Ernährung in Kombination mit Kohlenhydraten und Aminosäuren indiziert.

(P) *Applikationstemperatur. Manche Fettemulsionen müssen im Kühlschrank gelagert werden. Für eine gute Verträglichkeit ist es unbedingt erforderlich, dass eine solche Lösung zum Zeitpunkt der Applikation Raumtemperatur erreicht hat und über einen ausreichend langen Zeitraum (mindestens 6 Stunden) infundiert wird.*

Kombinationslösungen

Diese enthalten üblicherweise *Wasser, Elektrolyte, Zucker* und *Aminosäuren*. Fertigmischungen mit Fett sind aus technischen Gründen nicht herstellbar. Die handelsüblichen Kombinationen bieten pro Liter etwa 500–1000 kcal. Aufgrund ihrer ausgewogenen Zusammensetzung ist eine Infusionsbehandlung oft mit einem einzigen Präparat möglich (2–3 Liter täglich).

Kolloide und kristalloide Lösungen

Die *Kolloide* bestehen aus Gelatine, die *Kristalloide* aus Stärkelösungen. Diese Lösungen werden auch als *Volumenexpander, Plasmaexpander* oder *Blutersatzmittel* bezeichnet.
Klinische Anwendung. Die relativ großen Moleküle verbleiben nach intravenöser Zufuhr über mehrere Stunden im Kreislaufsystem. Durch den Einstrom von gewebegebundenem Wasser kommt es zum Anstieg des intravasalen Volumens. Dieser Effekt kann kurzfristig bei bedrohlichem Volumenmangel durch den Zusatz einer höherprozentigen Lösung (z. B. NaCl 20 %) verstärkt werden.

12.1.2 Parenterale Ernährung

(D) *Die parenterale („neben dem Darm") Ernährung stellt eine Energiezufuhr unter Umgehung des Intestinaltraktes dar. Man spricht auch von „künstlicher Ernährung" durch Infusionen.*

Man unterscheidet 2 Formen der parenteralen Ernährung. Erfolgt die Energiezufuhr ausschließlich über das Venensystem, so spricht man von *totaler* oder *kompletter* parenteraler Ernährung. Wird zusätzlich Kost über den Magen-Darm-Kanal (enteral) angeboten, so handelt es sich um eine *inkomplette* parenterale Ernährung.

Bestandteile der totalen parenteralen Ernährung sind:
– Wasser,
– Elektrolyte,
– Energieträger (Kohlenhydrate, Aminosäuren, Fett),
– Vitamine,
– Spurenelemente.

Wasser

Ein erwachsener Mensch verliert täglich etwa 2500 ml Wasser (**Tab. 12.2**). Besonders zu beachten ist dabei die *Perspiratio insensibilis,* also der „unbemerkte" Flüssigkeitsverlust durch die Atemluft und die Haut. Diese

Tabelle 12.2 Wasserhaushalt eines Erwachsenen (ml pro Tag)

Ausfuhr		Einfuhr	
Urin	1500 ml	Trinken	1200 ml
Perspiratio insensibilis (Lunge 400 ml, Haut 400 ml)	800 ml	feste Nahrung	1000 ml
Stuhl	200 ml	Oxidationswasser	300 ml
Summe	2500 ml	Summe	2500 ml

12

Größe kann bei hohem Fieber auf mehrere Liter ansteigen! Die normale (enterale) Wasserzufuhr erfolgt in Form flüssiger und fester Nahrung. Durch die Verbrennungsvorgänge entsteht dabei im Körper ein zusätzlicher Wasseranteil von ungefähr 300 ml täglich (Oxidationswasser). Die totale parenterale Ernährung muss den gesamten Wasserhaushalt ersetzen.

Die tägliche Urinmenge ist leicht zu messen. Die Perspiratio insensibilis und der Wasserverlust über den Stuhl (Durchfälle!) müssen vom Arzt geschätzt werden. Dabei kann das tägliche Wiegen des Patienten helfen. Wichtig ist, dass erhöhte Verluste durch Erbrechen, Durchfall, Fieber sowie Sonden und Drainagen berücksichtigt und ausgeglichen werden.

Elektrolyte (Mineralien)

Die wichtigsten Elektrolyte sind:
- Kationen (positiv geladene Ionen): Natrium, Kalium, Kalzium und Magnesium sowie
- Anionen (negativ geladene Ionen): Chlorid, Bikarbonat, Phosphat und Sulfat.

Sie sind in den handelsüblichen Elektrolyt- und Kombinationslösungen in ausreichender Menge enthalten. Von besonders wichtiger Bedeutung ist der Kaliumhaushalt. Veränderungen der Kaliumkonzentration können schwerwiegende Folgen haben, es kann z. B. zu Herzrhythmusstörungen kommen.

Der Tagesbedarf eines Erwachsenen an Kalium liegt bei 80 mval. Ein eventueller Kaliummangel (Hypokaliämie, unter 3,5 mmol/l) muss substituiert werden.

P **Kaliumsubstitution.**
Richtlinien bei der Kaliumsubstitution:
- *Die hoch konzentrierten Kaliumampullen (1 ml = 1 mval) dürfen nie unverdünnt injiziert werden, sondern müssen einer Infusionslösung beigemischt werden.*
- *Die maximale Kaliumzufuhr sollte 20 mval pro Stunde nicht überschreiten (Gefahr des Herzstillstandes!).*
- *Wegen der Möglichkeit eines unbeabsichtigt raschen Einlaufens von Infusionslösungen sollten pro Liter höchstens 40 mval Kalium beigemischt werden.*

Energieträger

Der Energiebedarf eines erwachsenen Menschen beträgt etwa 2500 kcal (10450 kJ) pro Tag. Manche Krankheiten gehen allerdings mit einem erheblich gesteigerten Energiebedarf einher, so z. B. schwere Verbrennungen oder Tetanus (bis 5000 kcal/Tag). Dieser Kalorienbedarf wird sowohl bei normaler (enteraler) als auch bei intravenöser Ernährung durch Kohlenhydrate (Zucker), Eiweiß (Aminosäuren) und Fett in ausgewogener Verteilung gedeckt.

Bei kurzer postoperativer Nahrungskarenz (1–3 Tage) ist eine Kalorienzufuhr normalerweise nicht erforderlich.

 Normaler Tagesbedarf eines Erwachsenen an Flüssigkeit und Energie:
- *Flüssigkeit: 2500 ml,*
- *Energie: 2500 kcal.*

Vitamine

Vitamine müssen nur bei längerer kompletter parenteraler Ernährung substituiert werden. Die üblichen Infusionslösungen enthalten keinerlei Vitamine, diese sind als Zusatzampullen erhältlich.

Spurenelemente

Spurenelemente sind Stoffe, die für den menschlichen Organismus unentbehrlich sind, aber nur in kleinsten Mengen („Spuren") benötigt werden (z. B. Eisen, Jod, Fluor, Zink). Sie müssen nur bei mehrwöchiger künstlicher Ernährung zugeführt werden. Einige dieser Substanzen sind auch in den üblichen Infusionslösungen enthalten, ansonsten werden sie in Form entsprechender Zusatzampullen substituiert.

Klinische Anwendung

Eine komplette parenterale Ernährung ist indiziert, wenn der Patient nicht essen kann oder nicht essen darf:
- bei schweren Funktionsstörungen des Magen-Darm-Traktes, insbesondere bei malignen Tumoren oder chronisch entzündlichen Darmerkrankungen (z. B. Morbus Crohn),
- bei reduziertem Allgemeinzustand kann eine präoperative parenterale Ernährung sinnvoll sein, um die Ausgangssituation des Patienten für die Operation zu verbessern,
- postoperativ ist eine komplette intravenöse Ernährung nur nach großen Eingriffen notwendig, die eine mehrtägige Nahrungskarenz erfordern.

Nachteile der kompletten parenteralen Ernährung

Heute ist eine bedarfsdeckende (totale) künstliche Ernährung über Monate durchführbar. Die ausschließlich intravenöse Nahrungszufuhr ist jedoch unphysiologisch und hat erhebliche Nachteile:
- fehlende Stimulierung der Darmtätigkeit mit der Gefahr des Ileus und der Fehlverteilung von Darmkeimen, die zur sog. darmvermittelten Sepsis führen kann,
- metabolische Störungen durch Beanspruchung unphysiologischer Stoffwechselwege (Leberschädigung bei parenteraler Langzeiternährung),

12

– Notwendigkeit eines zentralvenösen Zugangs,
– Infektionsgefahr des Kathetersystems bei Langzeiternährung,
– hohe Kosten.

Aufgrund dieser Nachteile sollte so früh wie möglich ein *enteraler Kostaufbau* erfolgen, wobei die Infusionsmenge entsprechend schrittweise reduziert wird.

Ist der Patient (bei intakter Magen-Darm-Tätigkeit) nicht in der Lage, normal zu essen (z. B. Bewusstlosigkeit bei Schädel-Hirn-Trauma), so kann man die Nachteile einer parenteralen Langzeiternährung umgehen, indem man die Kost enteral über eine Darmsonde (am besten Jejunalsonde) zuführt (**Abb. 12.1**).

Wenn der operative Eingriff es erlaubt, wird auch nach Bauchoperationen zunehmend häufiger die frühzeitige Teilernährung über eine Jejunalsonde praktiziert. Der wesentliche Vorteil besteht in der Stimulierung der Darmtätigkeit durch das enterale Nahrungsangebot und der damit verbundenen Verkürzung der postoperativen Darmatonie und Genesungsdauer (Rekonvaleszenz).

M *Die enterale Sondenernährung ist physiologischer und kostengünstiger als die parenterale (intravenöse) Ernährung.*

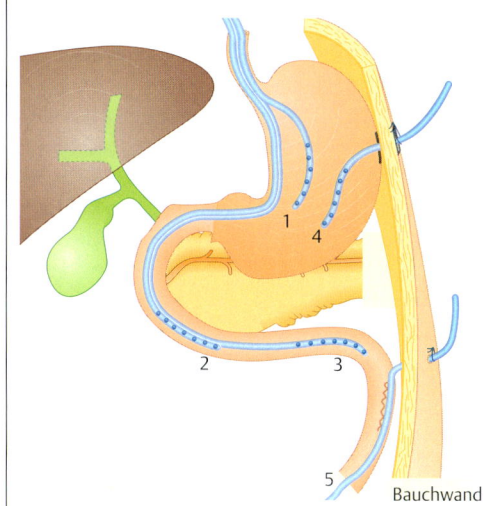

Abb. 12.1 Enterale Sondenernährung. Mögliche Positionen der Sonde sind **1** Magensonde, **2** Duodenal- oder **3** Jejunalsonde, **4** perkutane endoskopische Gastrostomie (PEG), **5** intraoperativ gelegter Jejunalkatheter.

12.1.3 Venöse Gefäßkatheter

Venenverweilkanülen

Die peripheren Venenkanülen (z. B. Braunüle, Venüle) sind nur wenige Zentimeter lang und werden bevorzugt in oberflächliche, subkutan gelegene Venen am Unterarm und an der Streckseite des Handrückens eingebracht. Eine gelenkübergreifende Position soll vermieden werden. Über periphere Wege können niedrig konzentrierte Infusionslösungen, Bluttransfusionen und alle zur venösen Injektion vorgesehenen Medikamente verabreicht werden. Sie eignen sich bevorzugt zur kurzzeitigen Nutzung.

P *Beobachtung. Die korrekte intravasale Lage von Venenkanülen und Venenkathetern ist durch das Absenken der geöffneten Infusion und dem dabei auftretenden Blutrückfluss prüfbar. Treten dabei Unklarheiten auf, ist ein Arzt zu verständigen.*
Perforiert das Venülenende die Venenwand, breitet sich die infundierte Lösung neben (= para) dem Gefäß im Weichteilgewebe aus und führt zu einer entsprechenden Anschwellung. Man sagt, die Infusion „läuft para". Auf diese Komplikation sollten Sie ein besonderes Augenmerk haben. Unter geeigneten Salbenverbänden resorbiert sich das Paravasat innerhalb weniger Tage. Eine tägliche Kontrolle von Punktionsstelle und Verband ist erforderlich, um Probleme (z. B. Thrombophlebitis) rechtzeitig zu bemerken.

Zentralvenöse Katheter (ZVK)

D *Bei einem zentralen Venenkatheter, auch zentraler Weg oder Kavakatheter genannt, muss das Katheterende in der oberen Hohlvene (V. cava) liegen.*

Die Gefäßpunktion erfolgt beim wachen Patienten in lokaler Infiltrationsanästhesie. Abhängig von der Eintrittsstelle des zentralvenösen Zuganges sind die Katheter 40–75 cm lang. Die korrekte Position ist durch eine Röntgen-Leeraufnahme des Thorax zu kontrollieren.

Punktionsort

Der Zugang erfolgt über eine Vene der Ellenbeuge, von wo der Katheter über die Armvene (V. basilica, Basilikakatheter), die Achsel- und Schlüsselbeinvene (V. subclavia) in die obere Hohlvene (V. cava) vorgeschoben wird (**Abb. 12.2**). Wegen der Venenverzweigungen im Oberarmbereich gelingt es jedoch nicht immer, den Katheter genügend weit hochzuschieben. Sehr gebräuchlich ist auch die Punktion der V. subclavia unterhalb des Schlüsselbeines *(Subklaviakatheter)* oder der Zugang über die innere und äußere Jugularvene vom vorderen seitlichen Hals aus *(Jugulariskatheter)*. Auch bei diesen Einstich-

12

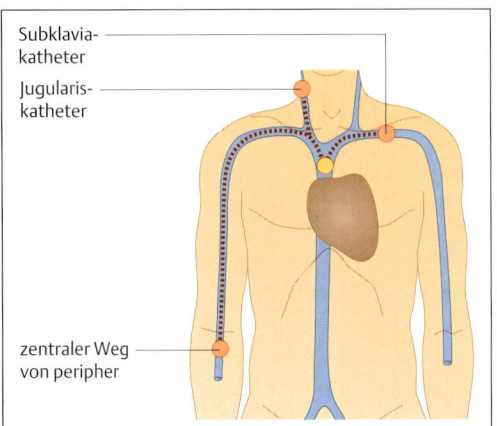

Subklavia-katheter

Jugularis-katheter

zentraler Weg von peripher

Abb. 12.2 Zentralvenöser Katheter. Unabhängig vom Punktionsort an der Haut (rot) liegt die Katheterspitze (gelb) immer in der Hohlvene („Kavakatheter").

stellen muss die Katheterspitze bis in die V. cava superior vorgeschoben werden.

12.2 Transfusion

D *Als Transfusion (Blutübertragung) bezeichnet man die intravenöse Zufuhr von zellhaltigen oder zellfreien Blutbestandteilen.*

Die Transfusion von nicht separiertem Blut (Frisch-, Vollblut) ist heute nicht mehr üblich. Stattdessen werden die therapeutisch wichtigen Bestandteile des Blutes voneinander getrennt (separiert oder „fraktioniert"). So werden z. B. bei jeder Blutspende durch Separation ein EK (Erythrozytenkonzentrat) und ein FFP (gefrorenes Frischplasma) hergestellt. Der Vorteil besteht darin, dass beim Patienten gezielt nur die verminderten Anteile substituiert werden und somit mehrere Personen von einer Spende profitieren.

12.2.1 Blutprodukte

Man unterscheidet *zellhaltige* und *zellfreie* Blutprodukte.

Zellhaltige Blutprodukte
Erythrozytenkonzentrat (EK). Ein EK enthält die roten Blutkörperchen für den Sauerstofftransport. Der Begriff ist heute weitgehend synonym mit „Blutkonserve".
Thrombozytenkonzentrat (TK). Ein TK enthält die Blutplättchen für die Blutgerinnung.

Komplikationen
Die Wahrscheinlichkeit einer bakteriellen *Kontamination* steigt mit der Liegedauer des Kavakatheters an.

M *Als Faustregel gilt, dass das Infektionsrisiko mit jedem Tag um 1 % zunimmt*
(d. h. es beträgt 10 Tage nach Legen des Katheters 10 %, nach 20 Tagen 20 %).

Bei dem Verdacht auf eine katheterbedingte Infektion (Sepsis) muss der Zugang sofort entfernt und die Katheterspitze zur bakteriologischen Untersuchung gegeben werden. Weitere Komplikationen eines Kavakatheters sind:
– *Pneumothorax* durch Verletzung der Pleurakuppel mit der Kanüle (1 % beim Subklaviakatheter),
– *Hämatothorax* durch Verletzung arterieller Gefäße,
– *Luftembolie* (besonders bei niedrigem ZVD),
– *Infusionsthorax* durch Fehlposition des Katheterendes in der Pleurahöhle,
– *Thrombophlebitis* oder *Thrombose* der Vene, v. a. beim Basilariskatheter.

Zellfreie Blutprodukte
Frischplasma (fresh frozen plasma = FFP). Ein FFP enthält im Wesentlichen Gerinnungsfaktoren, dient jedoch auch zur Volumensubstitution.
Industriell hergestellte Plasmaprodukte. Zu diesen Komponenten gehören: *Humanalbumin,* alle *Immunglobuline* und *Hyperimmunglobuline* (also alle passiven Impfstoffe, z. B. das Tetanusantitoxin) sowie *Gerinnungsfaktoren* (z. B. das PPSB und AT3; auch der Faktor VIII, der bei der Bluterkrankheit Hämophilie A substituiert werden muss).

12.2.2 Gewinnung von Blutprodukten

Neben der Gewinnung von Blutprodukten aus *Fremdblut* wird immer häufiger auch die Transfusion von eigenem Blut *(autologe Transfusion)* durchgeführt.

Fremdblutprodukte
Erythrozytenkonzentrate, Thrombozytenkonzentrate und Frischplasmen werden vom Deutschen Roten Kreuz oder von klinikeigenen Blutbanken hergestellt. Jede Konserve enthält Produkte von *einem* Spender *(= Einzelspende)*. Der Spender ist namentlich bekannt (Dauerspender). Er wird regelmäßig auf seine Spendertauglichkeit getestet, insbesondere auf die Viruskrank-

12

Tabelle 12.3 Homologe Blutprodukte

	Herkunft (Spender)	Virusabtötung (Deaktivierung)	Risiko* HIV	Risiko** Hepatitis
von DRK und klinikeigenen Blutbanken				
Erythrozytenkonzentrat (EK)	Einzelspender	nein	+	+
Frischplasma (FFP, Q-Plasma)	Einzelspender	nein	+	+
Frischplasma (FFP, VI-Plasma)	Pool	ja	kein Risiko	
Thrombozytenkonzentrat	Einzelspender	nein	+	+
von Apotheken (= Industrie)				
Humanalbunlin	Pool	ja	kein Risiko	
Immunglobuline	Pool	ja	kein Risiko	
Hyperimmunglobuline	Pool	ja	kein Risiko	
Gerinnungsfaktoren (PPSB, AT3)	Pool	ja	kein Risiko	

Risiko der HIV-Übertragung 1 : 1 000 000
**Risiko der Hepatitis-Übertragung 1 : 20 000*

12

heiten AIDS und Hepatitis. Infizierte Personen werden von der Blutspende ausgeschlossen.

Alle industriell hergestellten Plasmaprodukte dagegen werden aus einer großen Plasmamenge (mehrere Spender = *Pool)* gewonnen. In Deutschland ist für derartige Produkte ein Deaktivierungsverfahren zur Virusabtötung vorgeschrieben. Eine Virusübertragung ist bei sachgemäßer Durchführung der Virusinaktivierungsverfahren ausgeschlossen (**Tab. 12.3**), selbst wenn sich im Kreis der Spender unerkannte infizierte Personen befinden sollten.

Autologe Transfusion

D *Unter autologer Transfusion versteht man die Transfusion von körpereigenem (autologem) Blut. Sie wird auch als Autotransfusion oder Eigenblutübertragung bezeichnet.*

Da Spender und Empfänger identisch sind, besteht *keine Möglichkeit der Virusübertragung.* Wegen der allgemeinen Thematisierung der Viruskontamination (Verseuchung) von Blutprodukten haben die Verfahren der autologen Transfusion erheblich an Bedeutung gewon-

nen. Wenn der Patient für eine autologe Transfusion (z. B. Eigenblutspende) geeignet ist und keine Kontraindikationen bestehen, so *muss* er auf diese Möglichkeit der Blutspende vor großen Operationen hingewiesen werden.

Präoperative Eigenblutspende. Der Patient spendet vor der geplanten Operation bei einem ambulanten Termin Blut für sich selbst, bei Bedarf mehrmals. Bei jeder Eigenblutspende werden durch Separierung 1 Erythrozytenkonzentrat und 1 Frischplasma gewonnen. Die Haltbarkeit der Eigenblutkonserven beträgt 5–7 Wochen, die des tiefgefrorenen Frischplasmas über 1 Jahr. Ist bei der Operation eine Transfusion erforderlich, so erhält der Patient sein Eigenblut zurück. Wird bei der Operation kein Eigenblut benötigt, muss die Konserve nach den gesetzlichen Bestimmungen verworfen werden. Nicht alle Patienten sind für eine Eigenblutspende geeignet (Kontraindikationen sind z. B. Anämie oder Infekt).

Plasmapherese (Plasmaspende). Hierbei handelt es sich um die präoperative selektive Entnahme von Frischplasma. Dies kann ebenfalls ambulant durchgeführt werden. Indiziert ist solch eine Maßnahme vor

Operationen, bei denen mit einem großen Blutverlust und dadurch bedingten Gerinnungsstörungen zu rechnen ist.

Akute normovolämische Hämodilution. Unmittelbar vor der Operation wird dem Patienten im Narkoseeinleitungsraum Eigenblut entnommen. Der Volumenverlust wird durch kolloidale Infusionslösungen ausgeglichen. Dadurch ist das Blut „verdünnt". Während der Operation verliert der Patient somit nur „verdünntes" Blut und damit weniger Erythrozyten. Das gewonnene Eigenblut wird bei Bedarf retransfundiert.

Intraoperative maschinelle Autotransfusion. Bei der Operation entstehende Blutverluste werden abgesaugt und über spezielle apparative Hilfsmittel (z. B. Cell-Saver) in den Kreislauf des Patienten zurücktransfundiert. Sinnvoll ist dies bei Operationen, bei denen ein größerer Blutverlust auftreten kann (z. B. Aortenaneurysma, Beckenvenenthrombose).

12.2.3 Komplikationen nach Transfusion

Komplikationen im Zusammenhang mit Transfusionen sind relativ selten, dafür aber oft sehr gefährlich. Neben den seltenen *Viruserkrankungen* durch mit der Transfusion übertragene Erreger kann es bei jeder Transfusion zu einer *Unverträglichkeitsreaktion* (Transfusionszwischenfall) kommen.

Dokumentationspflichten

Bei jeder Verabreichung von Blutprodukten ist eine exakte Dokumentation gesetzlich vorgeschrieben (Transfusionsgesetz 1998). Die Daten müssen so dokumentiert werden, dass sie patienten- und produktbezogen nachvollziehbar sind. Es genügt also nicht, die Daten nur in der Krankenakte zu vermerken. Zusätzlich muss eine EDV-gestützte oder handschriftliche Dokumentation („Blutbuch") erfolgen.

Die Dokumentationspflicht umfasst folgende Punkte:
- eindeutige Identifikation des Patienten (Aufkleber mit Name, Geburtsdatum, Adresse),
- Bezeichnung des Präparates mit Hersteller und Chargennummer (Aufkleber am Präparat),
- Menge und Stärke des verabreichten Präparates,
- Datum und Uhrzeit der Anwendung,
- Unterschrift (Handzeichen) des verabreichenden Arztes.

Virusübertragung

Gefürchtet sind besonders die AIDS- und Hepatitisinfektion durch Fremdblutprodukte. Das Übertragungsrisiko für Hepatitis beträgt etwa 1 : 20.000, für AIDS ist es wesentlich geringer.

Transfusionszwischenfall (Unverträglichkeitsreaktion)

Die häufigste Ursache einer Fehltransfusion ist die *Verwechslung*. Sie entsteht z. B. durch Verwechslung von Patienten bei der Entnahme einer Blutprobe oder durch falsches Zuordnen von Befunden. Dies kann zur versehentlichen Verabreichung einer Konserve mit falscher Blutgruppe führen.

 Fast alle Transfusionszwischenfälle beruhen auf Blutverwechslungen, nicht etwa auf Laborfehlern (z. B. bei der Kreuzprobe).

Symptome

Die Symptome bei einer Unverträglichkeit der verabreichten Blutkonserve können von Übelkeit bis zum anaphylaktischen Schock reichen (Tab. 12.4).

P *Beobachtung. Beim geringsten Verdacht auf einen Transfusionszwischenfall müssen Sie die Transfusion sofort abbrechen und einen Arzt verständigen. Der venöse Zugang wird belassen. Immer ist eine Untersuchung der verabreichten Konserve(n) erforderlich, diese dürfen Sie daher nicht wegwerfen.*

Prophylaxe

Um eine Fehltransfusion zu vermeiden, wird jede Blutkonserve mehrfach auf die Übereinstimmung mit der Blutgruppe des Empfängers überprüft.

Kreuzprobe. Vor jeder Transfusion wird eine Probe Empfängerblut (sog. „Kreuzblut") mit dem Spenderblut im Labor verglichen und die Übereinstimmung der Blutgruppen überprüft (Kreuzprobe). Nach intakter Kreuzprobe ist die Konservenverträglichkeit beim Empfänger praktisch sichergestellt. Das für die Kreuzprobe entnommene Blutröhrchen muss *sofort*, noch am Patientenbett, mit Namen und Daten des Patienten (Aufkleber) gekennzeichnet werden. Ansonsten besteht die Gefahr, dass das Blutröhrchen auf Station verwechselt oder falsch beschriftet wird.

Tabelle 12.4 Transfusionszwischenfall (Symptome einer Unverträglichkeitsreaktion bei Transfusion einer Blutkonserve)

Frühe klinische Zeichen	Mögliche Folgen
Unwohlsein, Übelkeit	anaphylaktischer Schock
Schweißausbruch	disseminierte Blutungen
Urtikaria (Hautflecken)	Ateminsuffizienz
Kreislaufkollaps	Niereninsuffizienz
Atemnot	Ikterus
Hautjucken	Multiorganversagen, Tod

12

Bedside-Test. Unmittelbar vor der Blutübertragung muss der transfundierende Arzt Konservennummer, Patientendaten und Blutgruppe überprüfen. Als zusätzliche Sicherheitsmaßnahme ist der Bedside-Test (= AB0-Identifikationstest) zwingend vorgeschrieben: Am Patientenbett („bedside") wird die Übereinstimmung der Butgruppe (AB0-System) mit einem speziellen Test-kärtchen bewiesen und dokumentiert. Der Bedside-Test kann die (viel aufwendigere) Kreuzprobe im Labor keinesfalls ersetzen, reduziert die Wahrscheinlichkeit einer Fehltransfusion jedoch erheblich.

12.3 Beatmung

D *Die künstliche Beatmung dient der Luftzufuhr und Freihaltung der Atemwege bei respiratorischer Insuffizienz. Die Mischung und Abgabe der Einatmungsluft erfolgt über ein Beatmungsgerät (Respirator).*

12.3.1 Indikation

Eine künstliche Beatmung (Respiratorbehandlung) ist indiziert, wenn die körpereigenen Möglichkeiten nicht ausreichen, um eine genügende Sauerstoffsättigung des arteriellen Blutes zu bewirken *(respiratorische Insuffizienz).*

W *Als Indikation für eine Intubation und Respiratorbehandlung gelten allgemein ein arterieller Sauerstoffdruck (pO_2) von unter 70 mmHg (normal 75–100) oder ein arterieller Kohlendioxiddruck (pCO_2) von über 60 mmHg (normal 35–45).*

Entsprechend der Grundkrankheit kann eine respiratorische Insuffizienz klinisch akut in Erscheinung treten (z. B. hochgradige Dyspnoe bei Spannungspneumothorax) oder aber schleichend und unbemerkt zu einer schwerwiegenden Sauerstoffverarmung führen (z. B. Intoxikation).

12.3.2 Pathophysiologie

Eine Vielzahl krankhafter Störungen kann Ursache einer respiratorischen Insuffizienz sein. Sie betreffen v. a.:
– *Ventilation* (Luftleitung und Luftverteilung),
– *Diffusion* (Gasaustausch),
– *Perfusion* (funktioneller Blutkreislauf der Lunge).

Ventilationsstörungen
Hier ist besonders die Fähigkeit gestört, Kohlendioxid (CO_2) abzuatmen. Ursache hierfür können Störungen der Atemmechanik oder der Atemwege sein. Bei Störungen der Atembewegung (z. B. bei Rippenserienfrakturen mit Thoraxwandinstabilität) findet sich häufig auch eine Reduktion der Gasaustauschfläche durch pathologische Substrate im Pleuraspalt (z. B. Blut beim Hämatothorax).

Grundsätzlich sind reine Ventilationsstörungen durch eine Beatmung günstig zu beeinflussen, weil sie vorwiegend die Atemmechanik des Brustkorbes betreffen.

Diffusionsstörungen
Primär ist die Aufsättigung des Blutes mit Sauerstoff (Oxygenierung) gestört. Zugrunde liegt eine Erkrankung des Lungenparenchyms, die zur Verlängerung der Diffusionsstrecke für den Gasaustausch zwischen Lungenalveolen und Lungenkapillaren geführt hat.

Der Gasaustausch zwischen Alveole (Lungenbläschen) und Lungenkapillare (Blutbahn) erfolgt passiv durch Diffusion. Die innere Oberfläche der Alveolen ist mit 100 m^2 etwa 60-mal größer als die Hautoberfläche eines erwachsenen Menschen. Die Diffusionsstrecke zwischen Alveole und Blutbahn beträgt normalerweise nur 1 tausendstel Millimeter, also 8-mal weniger als der Durchmesser eines Erythrozyten.

Beispiele für Diffusionsstörungen sind:
– *interstitielles Lungenödem*
  (Ödem des Lungengewebes),
– *ARDS (adult respiratory distress syndrome),* eine Form der respiratorischen Insuffizienz beim Erwachsenen, die mehrere Ursachen haben kann (z. B. Schocklunge, Sepsis, Polytrauma) und sich letztlich als „Lungenversagen" äußert. Auch bei diesem Krankheitsbild steht pathophysiologisch die Zunahme der Diffusionsstrecke im Vordergrund, jedoch sind auch Ventilations- und Perfusionsstörungen beteiligt.

Beatmungstechnik bei Diffusionsstörungen
Über eine *Vergrößerung der Gasaustauschfläche* (maximale Belüftung aller Alveolen durch Erhöhung des endexspiratorischen Beatmungsdruckes = PEEP) und einer *Verlängerung der Inspirationszeit* (Kontaktzeit) soll eine Verbesserung der Oxygenierung erreicht werden. Sind diese Maßnahmen nicht ausreichend, muss der Sauerstoffanteil in der Beatmungsluft erhöht werden.

Leider führt jede Langzeitbeatmung zu unerwünschten Veränderungen des Lungengewebes (z. B. Fibrosierung), wodurch sich die Diffusionskapazität im Sinne

12

eines „Teufelskreises" (Circulus vitiosus) weiter verschlechtert („Beatmungslunge" nach mehrwöchiger Respiratorbehandlung).

M *Grundsätzlich sind Diffusionsstörungen durch eine Beatmungsbehandlung schlechter behandelbar als Ventilationsstörungen, weil die verlängerte Diffusionsstrecke therapeutisch schwierig zu beeinflussen ist.*

Perfusionsstörungen

Störungen der Perfusion betreffen die Blutzirkulation im Lungenkreislauf. Sie sind praktisch immer mit Ventilations- und Diffusionsstörungen kombiniert, weil Veränderungen der Lungendurchblutung mit einer Umverteilung der Belüftung einhergehen (sog. Verteilungsstörungen).

Ein typisches Beispiel ist die *Atelektase,* ein Zustand, bei dem Teile der Lunge kaum belüftet sind, weil die Wände der kollabierten Alveolen aneinander liegen. Als Folge davon durchströmt das Blut diesen Teil des Lungengewebes, ohne mit Sauerstoff beladen zu werden. Diesen „nutzlosen" Blutfluss vom rechten zum linken Herzen über Kurzschlussgefäße bezeichnet man als *Rechts-links-Shunt.* Je größer das Shuntvolumen im kleinen Kreislauf ist, desto geringer ist die Sauerstoffversorgung im großen Kreislauf.

Durch die künstliche Beatmung wird versucht, die atelektatischen Lungenbereiche „aufzublähen" (z. B. durch PEEP-Beatmung), um die Perfusionsverhältnisse zu bessern.

PEEP-Beatmung

Der *positive endexspiratorische Druck (PEEP)* kann bei allen Beatmungsformen (kontrolliert und assistiert) eingesetzt werden. Das Prinzip besteht darin, dass auch in der Ausatmungsphase ein Überdruck in der Lunge aufrechterhalten wird. Das Gerät „behindert" also die Exspiration, indem es die abzuatmende Luft ein wenig „staut", wodurch die Lunge am Ende der Ausatmungszeit leicht „gebläht" gehalten wird. Der Druck in den Atemwegen sinkt also nicht auf den atmosphärischen Druck ab, wie es ansonsten bei jeder kontrollierten und assistierten Beatmung ohne PEEP der Fall ist.

Der Sinn dieser Technik besteht darin, ein Kollabieren der Lungenalveolen am Ende der Ausatmungszeit zu verhindern. Manchmal gelingt es sogar, durch Einschalten eines PEEP bereits zusammengefallene Alveolen aufzublasen und für den Gasaustausch wieder nutzbar zu machen. Der PEEP ist stufenlos einstellbar, der übliche Wert schwankt zwischen 5 und 15 cm Wassersäule.

W *Der eingestellte PEEP-Wert überträgt sich praktisch auf alle Strukturen im Thorax, auch auf die obere Hohlvene und damit auf den zentralvenösen Druck (ZVD). Unter PEEP-Beatmung ist der ZVD deshalb erhöht.*

12.3.3 Grundlagen der Beatmung

Jede Beatmung ist unphysiologisch, weil sie die normalen Druckverhältnisse im Thorax während der Inspiration umkehrt (Tab. 12.5).

Spontanatmung. Die Inspiration erfolgt aktiv durch die Atemmuskeln. Sie vergrößern das Thoraxvolumen durch Senken des Zwerchfells und Heben der Rippen. Diese Bewegung überträgt sich über den Pleuraspalt auf die Lungen. Die Ausdehnung des Brustkorbs hat einen Unterdruck in den Atemwegen zur Folge, wodurch die Raumluft während der Inspiration in die Lungen strömt. Am Ende der Inspirationsphase sind die elastischen Strukturen des Thorax wie eine Feder gespannt, sodass die Exspiration passiv ohne Muskelanstrengung erfolgen kann. Die Ausatmungsluft entweicht beim Zusammenziehen des Thorax wie aus einem Luftballon.

Künstliche Beatmung. Der Respirator übernimmt die Inspirationsphase. Die Lungen werden durch den vom Gerät erzeugten Überdruck aufgeblasen. Die Exspiration erfolgt passiv wie bei der Spontanatmung durch die elastische Spannung des Thorax, der sich nach Beendigung der maschinellen Inspiration zusammenzieht.

Sicherung der Atemwege

Zur künstlichen Beatmung ist die Sicherung der Atemwege erforderlich. Diese ist mit einem *Endotrachealtubus* (Abb. 9.8) oder mit einer *Tracheotomie* (s. u.) gegeben. Mit einer *„Maske"* (Abb. 9.9) ist dagegen keine „echte" Beatmung möglich, lediglich die Unterstützung der Eigenatmung des Patienten.

Assistierte und kontrollierte Beatmung

D *Bei der assistierten Beatmung ist der Patient noch zu einer gewissen Eigenatmung fähig, diese wird nur vom Beatmungsgerät unterstützt (assistiert).*

Tabelle 12.5 Spontanatmung und künstliche Beatmung

	Inspiration aktiv	*Exspiration passiv*
Spontanatmung	Unterdruck durch Atemmuskeln („einsaugen")	Überdruck durch Elastizität des Thorax („ausblasen")
künstliche Beatmung	Überdruck durch Respirator („aufblasen")	Überdruck durch Elastizität des Thorax („ausblasen")

Tabelle 12.6 Endotrachealtubus oder Tracheostoma zur (Langzeit-)Beatmung

	Endotrachealtubus	*Tracheostoma*
Beatmungsdauer	bis zu 2 Wochen	Langzeitbeatmung
Applikation	Intubation einfach	Operation erforderlich
Kehlkopfschädigung	Stimmritze (bei Langzeitbeatmung)	keine
Folgeschäden	Sinusitis (bei nasalem Tubus)	evtl. Trachealstenose
Absaugen/Bronchialtoilette	erschwert und ineffektiv	leicht und effektiv
Mund- und Rachenpflege	bei oralem Tubus verlegt, bei nasalem Tubus möglich	leicht (frei zugänglich)

Bei der kontrollierten Beatmung ist die Spontanatmung des Patienten völlig aufgehoben, der Respirator muss den gesamten Atemablauf durchführen und kontrollieren.

Zwischen diesen beiden „Eckpfeilern" der Atemtherapie gibt es Mischformen, die durch die moderne Respiratorentwicklung ermöglicht wurden.

(M) *Für jede Form der Atemtherapie gelten folgende Prinzipien:*
- *frühzeitiger Therapiebeginn,*
- *möglichst kurze Therapiedauer,*
- *individuelle „Dosierung" der Atemparameter.*

12.3.4 Tracheotomie

(D) *Eine Tracheotomie (Luftröhrenschnitt) ist die operative Eröffnung der Luftröhre, etwa in Höhe des 4. Ringknorpels, zur künstlichen Beatmung. Die künstlich geschaffene Verbindung zwischen Luftröhre und Raumluft bezeichnet man als Tracheostoma.*

(W) *Die Endungen „-tomie" und „-stomie" werden in der Chirurgie häufig gebraucht und gelegentlich verwechselt. „Tomie" (griech.) bedeutet Schnitt bzw. schneiden (z. B. Anatomie = zerschneiden), „Stomie" oder „Stoma" (griech.) hingegen bezeichnet eine Öffnung. Folglich versteht man unter Tracheotomie den Luftröhrenschnitt, also die operative Eröffnung der Luftröhre. Das Ergebnis dieser Operation ist ein Tracheostoma (oder Tracheostomie), die künstliche Öffnung (Loch) in der Luftröhre. Diese Terminologie gilt auch für andere Organe: Gastrotomie = operative Eröffnung des Magens, Gastrostomie = künstlich geschaffene Öffnung der Magenwand (z. B. bei Anlage einer PEG).*
Werden zwei Hohlorgane chirurgisch derart miteinander verbunden (vernäht), dass ihre Lumina kommunizieren, so entsteht ebenfalls eine „Stomie" (nämlich eine Anastomose). Der Begriff Gastroenterostomie bedeutet also, dass zwischen Magen und Darm eine Verbindung (Anastomose) besteht.

Klinische Anwendung. Eine Beatmung wird primär über einen Endotrachealtubus vorgenommen, der *orotracheal* (durch den Mund) oder *nasotracheal* (durch die Nase) eingebracht wird (**Abb. 9.8**). Ist eine Beatmungsnotwendigkeit von mehr als 6 Tagen zu erwarten, wird eine frühzeitige Tracheotomie durchgeführt (**Tab. 12.6**).

Vorteile. Bei der Langzeitbeatmung hat das Tracheostoma eindeutige Vorteile gegenüber der Langzeitintubation. Insbesondere werden laryngeale Komplikationen (z. B. Stimmritzenschädigung) vermieden, ferner ist die Pflege einfacher.

(P) *Anfeuchtung der Atemluft. Wegen der Umgehung des Nasenrachenraumes ist bei tracheotomierten Patienten eine Anfeuchtung und Erwärmung der Atemluft notwendig, um eine Eindickung des Bronchialsekretes mit Borkenbildung zu verhindern.*

Tracheostomaformen

Man unterscheidet folgende Tracheostomaformen:
- Punktionstracheostoma,
- konventionelles Tracheostoma,
- Minitracheostoma.

Punktionstracheostoma

Die *Punktionstracheostomie* (auch *Dilatationstracheostomie* genannt) ist die minimal-invasive Variante des Luftröhrenschnitts. Sie dient der Langzeitbeatmung. Der Eingriff erfolgt am intubierten und beatmeten Patienten auf der Intensivstation.

Die Trachea wird mit einer dünnen Hohlnadel unter bronchoskopischer Kontrolle punktiert. Danach wird der Punktionskanal mit geeigneten Instrumenten bis zu einer Weite aufgedehnt (dilatiert), die das Einsetzen der Trachealkanüle ermöglicht. Für den Dilatationsvorgang gibt es unterschiedliche Techniken, eine zeigt **Abb. 12.3**.

Die eingeführte Trachealkanüle hat zur Abdichtung der Luftwege einen aufblasbaren Gummiballon (Cuff) wie der Endotrachealtubus.

12

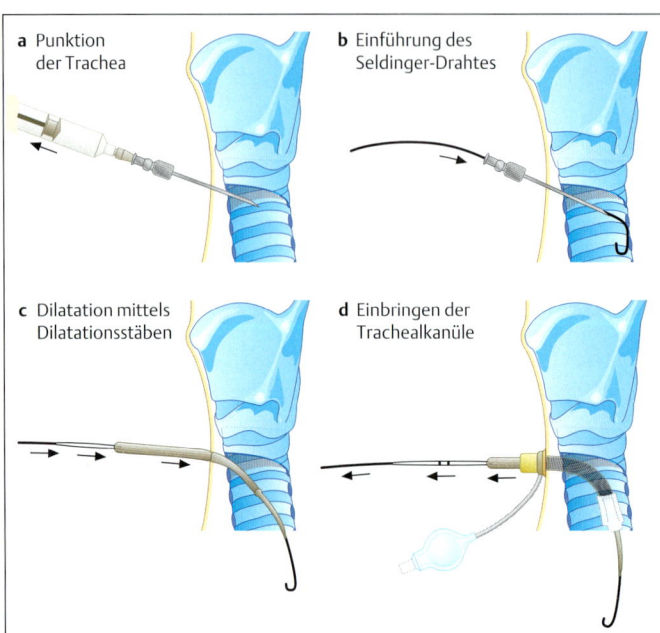

a Punktion der Trachea

b Einführung des Seldinger-Drahtes

c Dilatation mittels Dilatationsstäben

d Einbringen der Trachealkanüle

Abb. 12.3 Punktionstracheostomie. Minimal-invasiver Luftröhrenschnitt.

Stomaverschluss. Wenn die Trachealkanüle zu einem späteren Zeitpunkt nicht mehr benötigt und entfernt wird, verschließt sich die kleine Öffnung am Hals in wenigen Tagen spontan.

Konventionelles Tracheostoma

Der Eingriff entspricht einer offenen Operation und erfolgt am intubierten und beatmeten Patienten im OP. Er dient der Langzeitbeatmung.

Der Hautschnitt erfolgt oberhalb der Drosselgrube. Die Luftröhre wird unterhalb der Schilddrüse mit dem Messer unter direkter Sicht des Operateurs eröffnet. In den operativ geschaffenen Kanal wird die Trachealkanüle eingeführt.

Üblicherweise wird die Haut mit einem herausgeklappten Anteil der Luftröhrenwand vernäht, wodurch der Tracheostomakanal eine gewisse Auskleidung er-

fährt „epithelisiertes" oder „plastisches" Tracheostoma, **Abb. 12.4 a**. Damit ist die Gefahr eines Wundinfektes geringer und der Kanülenwechsel ist erheblich leichter und sicherer.

 Verband. *Die Haut um die Kanüle wird mit einer eingeschnittenen Kompresse abgedeckt und die Kanüle mit einem um den Hals des Patienten gelegten Bändchen fixiert* (**Abb. 12.4 b**).

Stomaverschluss. Wenn sich das Stoma nach Entfernung der Kanüle nicht innerhalb einiger Tage von selbst verschließt, muss die Öffnung operativ verschlossen werden. Solange wird das Stoma mit einem sterilen Pflasterverband abgedichtet.

W *Das Verschließen eines nicht mehr benötigten Tracheostomas nennt man Décanulement.*

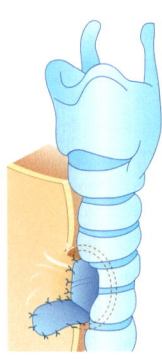

a epithelisiertes Tracheostoma

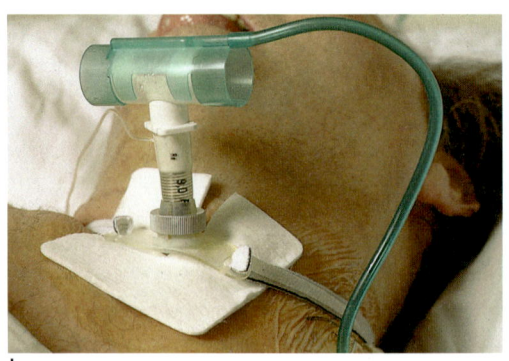

b

Abb. 12.4 Tracheotomie.
a Beim epithelisierten Tracheostoma wird der Kanal zwischen Haut und Luftröhre mit einem von außen nach innen geklappten Hautlappen ausgekleidet.
b Wundversorgung bei einer Tracheotomie mit einer geschlitzten Metalline-Kompresse und Fixation der Trachealkanüle durch ein Halsband.

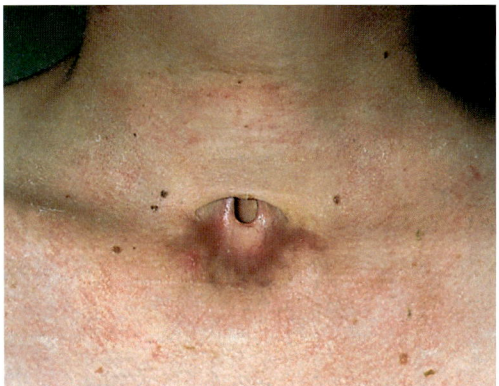

Abb. 12.5 Konventionelles plastisches Tracheostoma. Klinischer Befund 2 Monate nach operativer Anlage eines plastischen Luftröhrenschnittes.

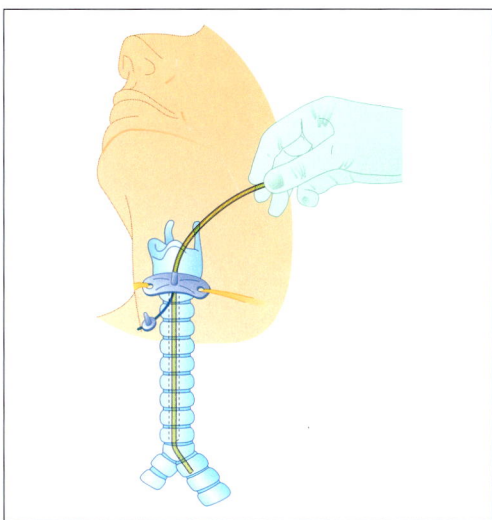

Abb. 12.6 Minitracheostoma. Der Tubus wird über eine kleine Stichinzision in die Luftröhre eingeführt. Der durch den Tubus eingeführte Absaugkatheter erlaubt eine effiziente Bronchialtoilette.

Minitracheostoma

Im Gegensatz zur Tracheotomie ist das Minitracheostoma nicht zur Beatmung, sondern ausschließlich zur *Erleichterung der Bronchialtoilette* gedacht (**Abb. 12.6**). Ein bleistiftdicker Minitubus (ohne Cuff) wird nach Punktion unterhalb des Schildknorpels in die Trachea eingelegt. Der kleine operative Eingriff kann in Lokalanästhesie außerhalb des OP im Patientenbett durchgeführt werden.

Indikation. Diese ist gegeben, wenn herkömmliche Methoden der Bronchialsekretreinigung (Physiotherapie, naso- oder orotracheales Absaugen, bronchoskopisches Absaugen) unzureichend sind. Der Absaugkatheter kann jederzeit problemlos eingeführt werden.

Trachealkanülen

Dient ein Tracheostoma zur Beatmung, so wird es mit einer *Kunststoffkanüle* versehen. Soll die Kanüle dagegen dem Patienten das Sprechen ermöglichen und einen Verschluss des Stomas verhindern, verwendet man *Silberkanülen*. Die Kunststoffkanülen sind mit einer aufblasbaren Manschette (Cuff) zur Abblockung

der Trachea versehen, weil ansonsten die vom Respirator abgegebene Luft zwischen Kanüle und Trachealwand nach oben entweichen könnte.

Bei nicht mehr beatmeten Patienten wird das Tracheostoma noch für einige Tage (bis Wochen) offengehalten, um eine Bronchialtoilette durchführen zu können. Für diese Zeit kann eine Metallkanüle ohne Cuff (Silber- oder Sprechkanüle) im Stoma platziert werden. Die Silberkanüle verhindert den (noch unerwünschten) Spontanverschluss durch Granulation und erlaubt das Sprechen (**Abb. 12.7**).

(P) Kanülenpflege. *Die Silberkanüle besteht aus 2 ineinandersteckbaren Teilen, der Außen- und der Innenkanüle (= „Seele"). Bei der routinemäßigen Pflege wird nur die Innenkanüle 2- bis 3-mal täglich gewechselt, die Außenkanüle kann für mehrere Tage belassen werden.*

12.4 Reanimation

(D) *Als Reanimation bezeichnet man die Wiederbelebung bei Herz- und Atemstillstand durch Herzdruckmassage und Atemspende. Sie wird auch als kardiopulmonale Reanimation (CPR) bezeichnet.*

Seit 2005 gibt es einheitliche weltweit geltende Empfehlungen zum Reanimationsablauf. Diese sind vereinfacht worden und beinhalten die Anwendung der automatischen externen Defibrillation (AED). AED-

Geräte werden mittlerweile an allen Plätzen mit hohem Publikumsverkehr (z. B. Flughäfen) aufgestellt, um einen sofortigen Reanimationsbeginn, auch durch Laienhelfer, zu ermöglichen

(P) Frühdefibrillation. *Jede Minute ohne wirksame Reanimation reduziert die Überlebenswahrscheinlichkeit um 10 %.*

12

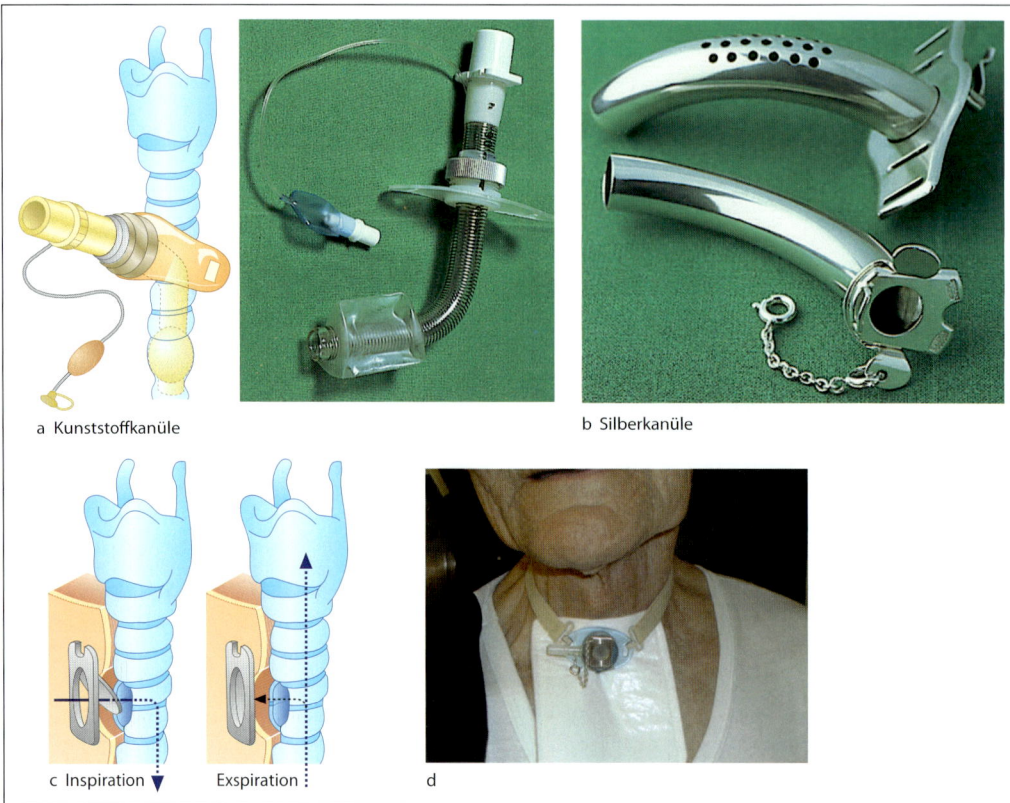

a Kunststoffkanüle   b Silberkanüle

c Inspiration   Exspiration   d

Abb. 12.7 Trachealkanülen.
a Kunststoffkanüle mit Cuff zur Beatmung.
b Aufbau der Silberkanüle ohne Cuff (= Sprechkanüle).
c Funktion der Sprechkanüle (nur das Ventil ist eingezeichnet). Die Einatmung erfolgt durch das geöffnete Ventil über das Tracheostoma. Beim Ausatmen verschließt sich das Ventil. Die Luft strömt durch die Stimmritze und ermöglicht das Sprechen.
d Klinisches Bild eines Patienten mit einer Sprechkanüle.

Symptome

Klinische Zeichen des Herz-Kreislauf-Stillstands sind:
– Pulslosigkeit (A. carotis oder A. femoralis),
– Bewusstlosigkeit,
– Atemstillstand oder Schnappatmung,
– weite, lichtstarre Pupillen,
– grau-zyanotische Hautfarbe (unsicheres Zeichen).

M *Ein Kreislauf- und Atemstillstand über 5 Minuten führt zum irreversiblen Hirntod.*

12.4.1 Externe Herzmassage

Bei akuter Beeinträchtigung der kardialen Pumpleistung kann das Schlagvolumen durch *äußere* (= externe) Herzmassage aufrechterhalten werden. Dabei werden die Herzkammern durch stoßweisen Druck auf den Thorax zwischen Brustbein und Wirbelsäule rhythmisch komprimiert.

Durchführung (Abb. 12.8)

1. *Harte Unterlage* (Brett) unter den Brustkorb des Patienten schieben. Auf einer weichen Matratze ist eine Herzmassage ineffektiv.
2. Seitlich des Patienten (am besten rechts) knien oder bei tief gestelltem Bett stehen.
3. Aufsuchen des *Druckpunktes*. Dieser liegt median (also in der Mittellinie des Brustkorbes) über dem unteren Brustbeinende (Sternum).
4. Aufsetzen des Handballens auf diesen Punkt. Die Finger sind dabei nach oben gestreckt, um eine Verletzung durch Druck auf die umgebenden Organe (Rippen, Milz, Leber) zu vermeiden.
5. Aufsetzen des anderen Handballens auf den Rücken der ersten Hand. Die Finger sind dabei ebenfalls nach oben gestreckt.
6. Arme in den Ellenbogengelenken strecken (Arbeitserleichterung).
7. *Stoßweiser Druck* senkrecht auf den Druckpunkt über die gestreckten Arme, Frequenz 80–100/min. Der

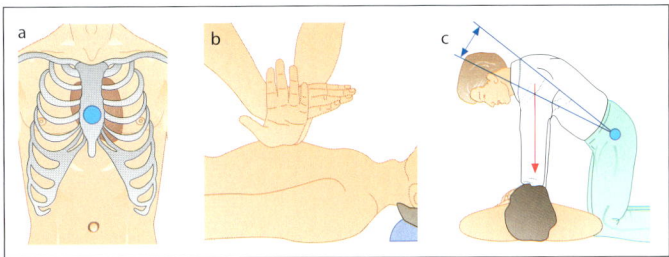

Abb. 12.8 Externe Herzmassage.
a Der Druckpunkt liegt über dem Brustbein in der Mittellinie.
b Es wird nur der Handballen aufgesetzt, die Finger sind vom Brustkorb abzuheben.
c Die stoßweise Druckausübung erfolgt zur Kraftersparnis mit gestrecktem Ellenbogen.

Druck ist richtig dosiert, wenn während der Herzmassage der Puls an der Halsschlagader oder Leistenarterie tastbar ist (Hilfsperson).

8. Baldmöglichst Anschluss eines EKG-Monitors.

M *Bei Kindern erfolgt die Herzmassage nur mit einer Hand, bei Säuglingen mit 2 Fingern. Die Frequenz muss höher sein als bei Erwachsenen (ca. 120/min).*

Ist das EKG angeschlossen, wird das weitere Vorgehen (entsprechend ärztlicher Anordnung) von der Herzstromkurve bestimmt. Beispielsweise sind bei Null-Linie *(Asystolie)* Medikamente oft erfolgreich (z. B. Adrenalin, s. o.), während bei *Kammerflimmern* eine *Defibrillation* durchgeführt werden muss. AED-Geräte erkennen automatisch, ob Kammerflimmern vorliegt.

W *Bei der Defibrillation wird nach Aufsetzen (oder Aufkleben) von 2 großflächigen Elektroden auf den Thorax des Patienten für Sekundenbruchteile ein starker Gleichstrom appliziert. Dadurch „entladen" sich die Herzmuskelfasern, sie werden für einen Moment depolarisiert; der normale, vom Sinusknoten bestimmte Rhythmus kann sich wieder einstellen.*

M *Während der Defibrillation hält der Arzt die gut isolierten Elektrodengriffe, alle anderen Personen sollten zum Selbstschutz einen Mindestabstand von ca. 1 m zu Patient und Bett wahren.*

12.4.2 Atemspende

Ein akuter Kreislaufstillstand führt nach 1 Minute zum Atemstillstand. Deshalb muss zusätzlich zur Herzmassage immer eine Atemspende erfolgen.

Durchführung (Abb. 12.9 u. Abb. 12.10)

1. *Freimachen der Atemwege.* Nicht fest sitzende Zahnprothesen oder Fremdkörper müssen sofort entfernt werden. Erbrochenes, Schleim oder Blut wird abgesaugt.
2. *Überstrecken des Halses* nach hinten, wobei der Unterkiefer nach vorn gezogen wird (Kopf-Kiefer-Griff

oder Esmarch-Handgriff). Dadurch wird der Zungengrund von der Rachenhinterwand abgehoben.

3. Durchführen der *Mund-zu-Nase-Beatmung.* Der Kopf des Patienten wird dabei unverändert retroflektiert gehalten. Die Hand am Kiefer hält mit dem Daumen den Mund des Patienten geschlossen, während man in die Nase einbläst. Alternativ kann eine Mund-zu-Mund-Beatmung erfolgen, wobei dann die Nasenlöcher mit der anderen Hand verschlossen werden. Steht ein Guedel-Tubus zur Verfügung, so wird dieser in die Mundhöhle eingelegt, was das Offenhalten der oberen Atemwege wesentlich erleichtert (**Abb. 9.9**).

4. So bald wie möglich erfolgt die endotracheale *Intubation* durch den Arzt sowie die Beatmung mit einem Ambu-Beutel oder Respirator.

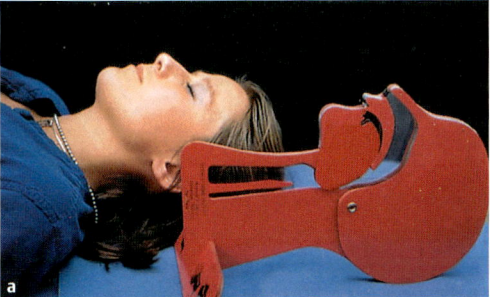

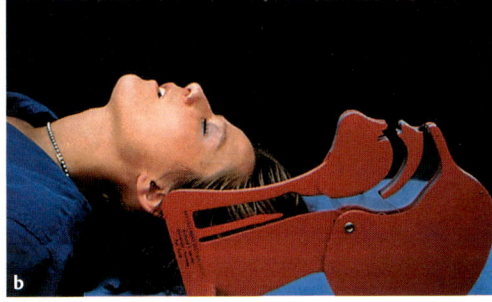

Abb. 12.9 Atemspende.
a In Rückenlage fällt die Zunge zurück und verschließt die Atemwege.
b Deshalb muss der Hals überstreckt werden, wodurch sich die Zunge von der Rachenhinterwand abhebt und die Atemwege frei macht.

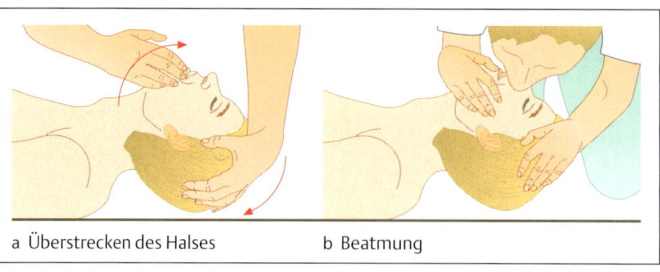

a Überstrecken des Halses   b Beatmung

Abb. 12.10 Mund-zu-Mund-Beatmung.
a Durch Überstrecken des Halses (Esmarch-Handgriff) werden die Atemwege freigehalten.
b Die Beatmung erfolgt in die Nase, wobei der Mund des Patienten mit einer Hand am Kinn geschlossen gehalten wird.

12.4.3 Kombinierte Herz-Lungen-Wiederbelebung

Bei einem Herz- und Atemstillstand muss sofort mit Herzdruckmassage und gleichzeitiger Atemspende begonnen werden. Eine alleinige Unterstützung der kardialen Pumpleistung würde zwar den Kreislauf aufrechterhalten, dem Blut aber nicht den notwendigen Sauerstoff zuführen. Umgekehrt gelangt durch die Beatmung Sauerstoff in die Lunge; dieser wird jedoch bei unterlassener Herzmassage nicht weitertransportiert.

 Eine kardiopulmonale Reanimation erfolgt nach folgendem Schema:
1. *Atemwege freimachen*
2. *Herzdruckmassage*
3. *Beatmung*
4. *Frühdefibrillation (AED)*
5. *Medikamente*

Durchführung

Bei einem *beobachteten* Herz-Kreislauf-Stillstand hat es sich bewährt, vor Beginn der eigentlichen Reanimation mit der Faust einmal kräftig auf das Brustbein des Patienten zu schlagen *(präkordialer Faustschlag)*, weil dadurch Herz- und Atemfunktion stimuliert werden.
Automatisierte externe Defibrillation (AED). Häufigste Ursache des plötzlichen Herztodes ist das Kammerflimmern, welches eine Indikation zur Defibrillation darstellt. Das Gerät zur AED erkennt, ob Kammer-

flimmern vorliegt und führt die Defibrillation weitgehend automatisch durch.

Steht für die Reanimation nur eine Person zur Verfügung, so muss zwischen Herzmassage und Atemspende abgewechselt werden. Nach 30 Throaxkompressionen werden jeweils 2 Atemspenden verabreicht (**Abb. 12.11**). Zu zweit teilt man die Herzmassage und die Atemspende in demselben Rhythmus auf. Auf einer Intensivstation verteilen sich die Aufgaben entsprechend **Tab. 12.7**.

 In jedem Falle sind die Bemühungen bis zum Eintreffen des Arztes fortzusetzen. Bei Erfolglosigkeit entscheidet dieser, wann die Reanimation abgebrochen wird.

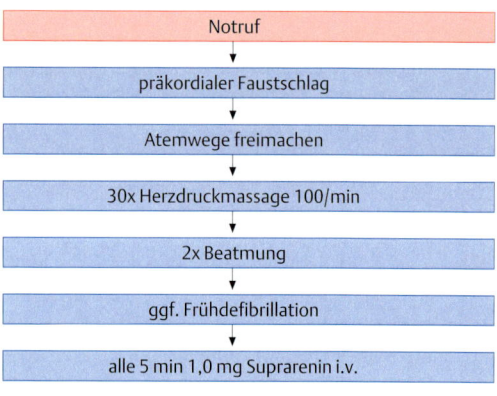

Abb. 12.11 Kardiopulmonale Reanimation (CPR).

Tabelle 12.7 Reanimationsablauf auf Intensivstationen: Aufgabenverteilung

Aufgaben der Pflegepersonen	*Aufgaben des Arztes*
– Arzt rufen – ggf. präkordialer Faustschlag – Beginn mit externer Herzmassage und Mund-zu-Nase-Beatmung – Frühdefibrillation (AED) – Hilfsmittel herbeiholen (Reanimationswagen, Notfallset mit Spritzen und Intubationsbesteck, Beatmungsgerät) – Medikamente und Infusionen nach Anordnung richten bzw. aufziehen – EKG und Pulsoxymetrie anschließen – Entnahme von Blutproben für Laboruntersuchung	– endotracheale Intubation und Beatmung – Legen eines venösen Zugangs – Medikamentenapplikation – Defibrillation – Entscheidung über Abbruch der Reanimation bei Erfolglosigkeit

Erfolgskontrolle

Eine wirkungsvolle Reanimation ist an folgenden Zeichen erkennbar:

- tastbare Pulse an den großen Arterien (A. carotis, A. femoralis),
- rosiger werdende Haut,
- Pupillenverengung und positiver Lichtreflex,
- Patient erlangt das Bewusstsein.

Komplikationen

Als Komplikation der Herzmassage kommen äußere und innere Verletzungen vor:

- häufigste Komplikation sind *Rippen- und Sternumfrakturen* (⅓ der Fälle!),
- *Pneumothorax* als mögliche Folge der Rippenfrakturen,
- *innere Blutungen* (Milz- und Leberrupturen).

Häufigste Ursache dieser Verletzungen ist die fehlerhafte Durchführung der Herzmassage!

12.4.4 Pharmaka zur Reanimation

Auf einer Normalstation sollten die Medikamente zur Reanimation (**Tab. 12.8**) zusammen mit anderem Notfallinstrumentarium (Intubationsbesteck) in einem Notfallkoffer verfügbar sein! Die turnusmäßige Überprüfung auf Vollständigkeit (Verfallsdatum!) des Inhalts sowie der Funktionstüchtigkeit des Instrumentariums muss genau geregelt sein.

(M) *Adrenalin (Suprarenin) ist das wichtigste Medikament zur Reanimation. Es entspricht dem körpereigenen Hormon der Nebenniere und wird während einer Reanimation im 5-Minuten-Abstand in einer Dosis von 1 mg verabreicht.*

Tabelle 12.8 Pharmaka zur Reanimation

Wirkstoff	Wirkung	Indikation	Dosierung	Applikation
Adrenalin (Suprarenin)	starke Stimulation der Herztätigkeit	Asystolie	0,5–1 mg (1 : 10 verdünnt mit 0,9 % NaCl)	intravenös oder über Tubus (höhere Dosierung nötig)
Amiodaron	starke Wirkung auf den Herzrhythmus	Kammerflimmern	Bolus bis 300 mg	intravenös
Lidocain (Xylocain)	Starke Wirkung auf den Herzrhythmus	Kammerflimmern, ventrikuläre Tachykardien	1,5 mg/kg KG	intravenös oder über Tubus (endobronchial)
Atropin	starke Wirkung auf Herzrhythmus	extreme Bradykardie	0,5–1 mg	intravenös
Natriumbicarbonat	Pufferung des Säure-Basen-Haushalts	metabolische Azidose	Kurzinfusion (50–100 ml 8,4 %ige Lösung)	intravenös

12

13 Transplantation und Replantation

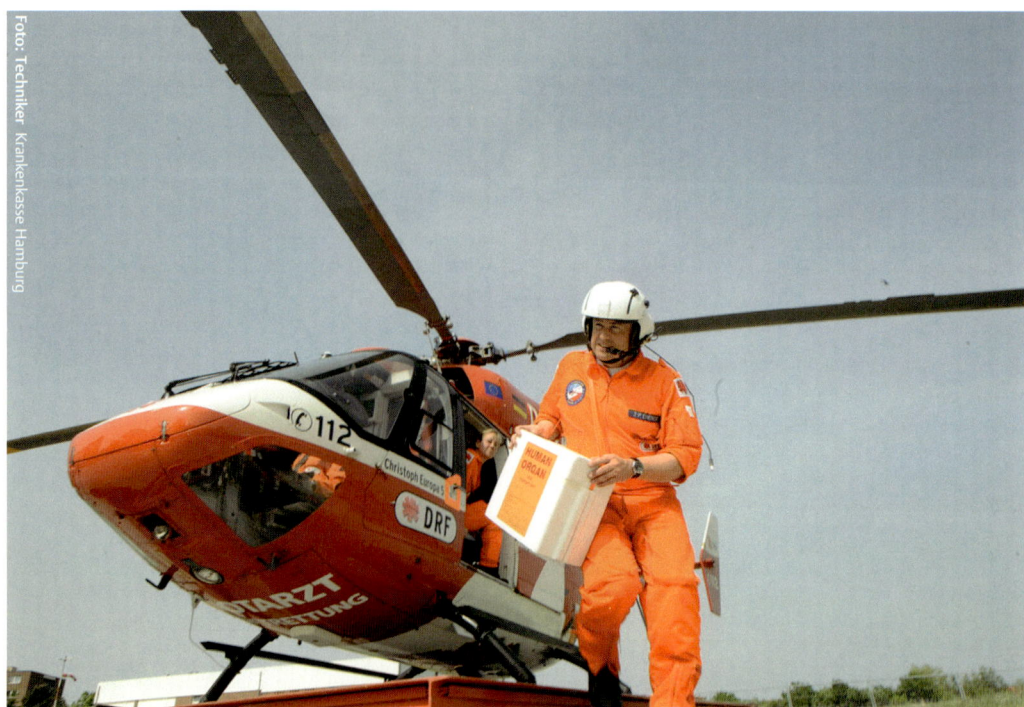

Foto: Techniker Krankenkasse Hamburg

13.1 Allgemeines

Burkhard Paetz

13.1.1 Terminologie

Transplantation

D *Als Transplantation bezeichnet man die Entnahme von lebensfähigem Gewebe und die Übertragung an eine andere Stelle. Man spricht daher auch von Verpflanzung. Das übertragene Material wird als Transplantat bezeichnet.*

Die Verpflanzung kann innerhalb eines Körpers erfolgen oder von einem Organismus (Spender) auf einen anderen (Empfänger).

Implantation

D *Implantation (Einpflanzung) bezeichnet das Einbringen eines künstlichen (nicht lebensfähigen) Fremdstoffes (Implantat) in den menschlichen Körper.*

Beispiele sind die Implantation eines Herzschrittmachers, einer Gefäßprothese, eines künstlichen Hüftgelenkes oder einer Metallplatte zur Stabilisierung eines Knochenbruches (Osteosynthese).

W *Die industriell gefertigten Implantate werden auch als alloplastisches Material bezeichnet.*

 Merke Pflege Wissen Fallbeispiel 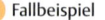 Definition

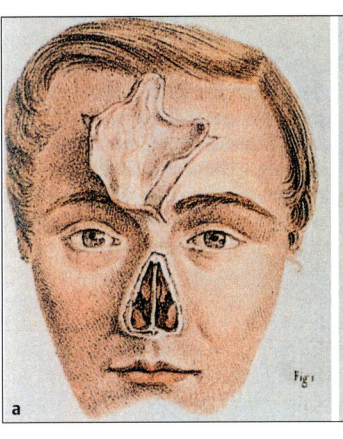
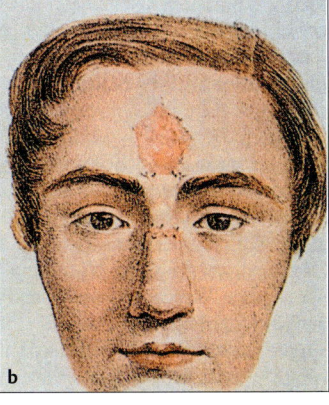

Abb. 13.1 Indische Nasenplastik.
a Im alten Indien wurde Straftätern die Nase abgeschnitten.
b Die Rekonstruktion erfolgte mit einem Stirnlappen.

Replantation

D *Als Replantation bezeichnet man das operative Wiederanfügen einer abgetrennten Gliedmaße (Replantat) an ihre ursprüngliche Stelle. Man spricht daher auch von Wiederanpflanzung.*

Ein Beispiel ist die Replantation eines durch Kreissägenverletzung abgetrennten Fingers.

Plastik

D *Der Begriff Plastik (von griech. formen, gestalten) bedeutet in der Chirurgie die operative Neugestaltung einer anatomischen Region* (Abb. 13.1). *Mit dem Einbringen von Kunststoff („Plastik") hat der Eingriff nichts zu tun.*

Plastische Operationen an Haut und Unterhautfettgewebe erfolgen oft mit kosmetischer Zielsetzung (Face-Lifting, Hautverschiebeplastik, Brustkorrektur). Der Begriff ist aber auch für funktionelle Wiederherstellungen gebräuchlich (Bandersatzplastik, Pyloroplastik, Scheidenplastik).

W *Die meisten Verfahren zum sog. Lifting fallen nicht unter den Begriff der Transplantation, weil kein körpereigenes Gewebe verschoben wird. Das gilt z. B. für die Liposuktion (Fettabsaugung) und den inzwischen häufigsten kosmetischen Eingriff, die lokale Injektion von Botulinumtoxin zur Glättung von Hautfalten.*

13.1.2 Immunologische Aspekte

M *Das Hauptproblem bei der Transplantationschirurgie sind immunologische Abstoßungsvorgänge.*

Pathophysiologie

Wenn zwischen Transplantat (engl.: graft) und Empfängerorganismus (engl.: host) genetische Unterschiede bestehen, ist das Transplantat für den Empfänger „fremd". Es hat Antigencharakter und bewirkt eine Stimulierung der Abwehrmechanismen im Empfänger.

Transplantationsterminologie

Entsprechend der genetischen Übereinstimmung zwischen Spender- und Empfängerorganismus unterscheidet man die folgenden Möglichkeiten der Transplantation mit unterschiedlichen immunologischen Problemen (Tab. 13.1).

Ohne immunologische Probleme ist nur eine Replantation oder Transplantation zwischen *genetisch identischen* Individuen durchführbar. Bei Transplantationen ist diese Voraussetzung nur bei einer Organverpflanzung innerhalb desselben Körpers (*autolog*) und zwischen eineiigen Zwillingen gegeben. Kommt es bei derartigen Organverpflanzungen (Erbgleichheit) zu Einheilungsstörungen, so sind diese nicht immunologisch bedingt.

Organverpflanzungen zwischen verwandten oder nicht verwandten Personen sind *homologe* Transplantationen, weil die genetische Substanz unterschiedlich ist. Mit Abstoßungsreaktionen ist also zu rechnen. Bei blutsverwandten Personen, besonders Geschwistern, sind Einheilungsaussichten allerdings größer als bei völlig erbverschiedenen Individuen.

Transplantationen tierischer Organe auf den Menschen (*heterolog*) sind bisher ohne dauerhaften Erfolg, weil die genetische Übereinstimmung minimal ist. Ausnahmen bilden lediglich blutgefäßlose (avaskuläre) Organe, weil hier das Blut des Empfängers kaum in Kontakt mit dem antigenen Potenzial des Transplantates gelangt (z. B. Transplantation einer Herzklappe vom Schwein = Bioprothese).

13

Tabelle 13.1 Transplantationsterminologie

Bezeichnung der Transplantation (Tr.) mit Synonymen	Beziehung zwischen Spender und Empfänger	Beispiel	Immunologische Gewebeüber-einstimmung
autologe Tr. = autogene Tr.	gleicher Organismus	Gewebeverpflanzung von einer Körperregion in eine andere; der Spender ist zugleich auch Empfänger (z. B. gestielter Hautlappen)	identisch
isologe Tr. = isogene Tr. = syngene Tr.	eineiige Zwillinge	Gewebeverpflanzung von einem eineiigen Zwilling auf den anderen (Idealfall der Lebendnierentransplantation)	identisch
homologe Tr. = homogene Tr. = allogene Tr.	gleiche Spezies (Art)	Gewebeverpflanzung von einem Menschen auf einen anderen (verwandten oder nicht verwandten) Menschen (z. B. Nierentransplantation)	gering
heterologe Tr. = heterogene Tr. = xenogene Tr.	verschiedene Spezies (Arten)	Gewebeverpflanzung von einem Tier auf einen Menschen (z. B. Schweinehaut)	minimal

(M) *Nur die Organverpflanzung zwischen erbgleichem Empfänger und Spender (gleiches Individuum oder eineiige Zwillinge) ist immunologisch völlig problemlos.*

Komplikationen

Heilt das verpflanzte Organ nicht ein, so spricht man von *Transplantatabstoßung.*

Abstoßungsvorgänge können vom Empfänger (host) ausgehen, wenn dieser das Transplantat (graft) als fremd erkennt und zerstört: *Host-versus-Graft-Reaktion.*

Umgekehrt kann auch das Transplantat mithilfe seiner immunkompetenten Zellen den Wirtsorganismus als fremd ansehen und sein eigenes Anwachsen verhindern: *Graft-versus-Host-Reaktion.*

Prophylaxe

Um Abstoßungsreaktionen nach der Implantation eines genetisch fremden Organs zu verhindern, werden Medikamente zur *Immunsuppression* verabreicht (Immunsuppressiva).

13.1.3 Juristische Aspekte

Das Transplantationsgesetz regelt Einzelheiten der Organentnahme bei Verstorbenen und bei Lebenden. Kommerzieller Organhandel ist grundsätzlich verboten. Alle Krankenhäuser sind gesetzlich *verpflichtet*, potenzielle Organspender an das zuständige Transplantationszentrum zu melden.

Organentnahme von Verstorbenen

Bei der Organentnahme von Verstorbenen gelten folgende Grundsätze:

– Hat der Verstorbene zu Lebzeiten einer Organspende zugestimmt (z. B. im Organspendeausweis), oder hat er einer Organentnahme widersprochen, so ist dieser Wunsch *verbindlich.*

– Hat der Verstorbene zu Lebzeiten keine Erklärung zur Organspende abgegeben, ist der nächste *Angehörige* zu einer Entscheidung im Sinne des Verstorbenen gesetzlich berufen. Er hat dabei dessen mutmaßlichen Willen zu beachten.

– Eine Organentnahme ist nur nach sicherer Feststellung des *Hirntodes* zulässig.

Kriterium Hirntod

Der Gesetzgeber hat festgelegt, dass der irreversible Ausfall des gesamten Gehirnes *(Hirntod)* Voraussetzung für eine Organentnahme ist. Wichtige Organe wie der Kreislauf können auch nach dem Hirntod weiterarbeiten. Damit ist es möglich, Organe wie Niere, Herz oder Leber bei noch intakter Durchblutung zu entnehmen, was für ein gutes Transplantationsergebnis wichtig ist. Eine transplantationsfähige „Leichenniere" stammt also von einem Verstorbenen („Hirntoten") mit noch erhaltener Herz-Kreislauf-Funktion.

Der sichere Hirntod muss unabhängig durch *zwei Ärzte* diagnostiziert werden, die beide nicht dem Transplantationsteam angehören.

(W) *Die Verfahrensrichtlinien zur Feststellung des Hirntodes legt die Bundesärztekammer nach aktuellem Stand der Wissenschaft fest.*

Organentnahme von Lebenden

Die *Lebendspende* zwischen Verwandten oder emotional eng verbundenen Personen ist in Ausnahmefällen erlaubt, wenn kein geeignetes Leichenorgan zur Verfügung steht und die dafür zuständige Kommission zustimmt. Voraussetzung ist eine besonders umfassende Aufklärung von Spender und Empfänger. Bedeutung hat dieses Vorgehen v. a. bei der Spende einer Niere an einen nahen Verwandten.

13.2 Transplantation

Burkhard Paetz

Es werden verschiedene Formen der Organverpflanzung praktiziert:
– gestielte Transplantationen,
– freie Transplantationen *ohne* Gefäßanschluss,
– freie Transplantation *mit* Gefäßanschluss (sog. Organtransplantation).

13.2.1 Gestielte Transplantation

Bei der gestielten Verpflanzung wird Gewebe innerhalb eines Organismus an eine andere Körperstelle verlagert, wobei die zuführenden Arterien und abführenden Venen nicht durchtrennt werden. Der versorgende Gefäß-„Stiel" bleibt also erhalten.

W *Die gestielte Transplantation kann im Einzelfall auch als „Plastik" bezeichnet werden, wenn der rekonstruierende oder kosmetische Effekt im Vordergrund steht (z. B. Nasenplastik).*

Vorteil dieses Verfahrens ist, dass die Transplantate bei erhaltener Blutversorgung gut einheilen und nicht nekrotisch werden.

Die Anwendung wird dadurch eingeschränkt, dass das Ausmaß der Lageveränderung durch die Länge des chirurgisch mobilisierbaren Gefäßstiels begrenzt ist.

Zu den gestielten Transplantationen gehören z. B.:
– Haut- und Muskelverschiebungen,
– Darminterposition (z. B. Dickdarmhochzug ins Mediastinum zum Speiseröhrenersatz),
– Omentum-majus-Plastik (Deckung eines Gewebedefektes mit dem großen Netz).

Hautverschiebung

Bei der Hautverschiebung werden Hautareale aus ihrer Umgebung durch spezielle Schnittführungen derart herausgelöst (mobilisiert), dass die Blutversorgung aus der Tiefe erhalten bleibt und dennoch eine gewisse Lageverschiebung möglich ist.

Klinische Anwendung

Als *Verschiebeplastiken* der Haut sind verschiedene Verfahren gebräuchlich:
– *Z-Plastik, V-Y-* und *Y-V-Plastik* sind nach Art des Messerschnittes bezeichnete Korrektureingriffe, bei denen letztlich Länge auf Kosten von Breite (oder umgekehrt) gewonnen wird (**Abb. 13.2**).
– Auch die Hautverschiebungen beim *Facelifting* oder der *Brustrekonstruktion* sind gestielte Plastiken bzw. Transplantationen.
– Beim *Schwenklappen* und *Rotationslappen* wird ein Hautzipfel unter Erhaltung seiner Gefäßversorgung auf einen nahegelegenen Hautdefekt geschwenkt. Beispiel ist die sog. „indische" Nasenplastik (**Abb. 13.1**) zum partiellen Nasenersatz durch Stirnhaut oder die Deckung eines Dekubitalgeschwüres durch einen Schwenklappen, die sog. *Schrudde-Plastik* (**Abb. 13.3**).

Muskelverschiebung

Funktionell unbedeutende Muskeln können mit erhaltenem Gefäßstiel innerhalb eines Körpers (autolog) verpflanzt werden, um defekte Muskeln in der Umgebung zu ersetzen oder chronisch entzündete Wundhöhlen auszufüllen.

13

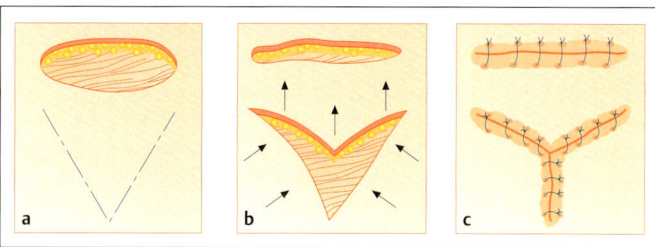

Abb. 13.2 V-Y-Plastik.
a V-förmige Hautinzision neben dem zu deckenden Hautdefekt.
b Verschiebung der Hautbrücke Richtung Wunddefekt.
c Als Resultat ergibt sich eine Y-förmige Naht neben dem gedeckten Defekt.

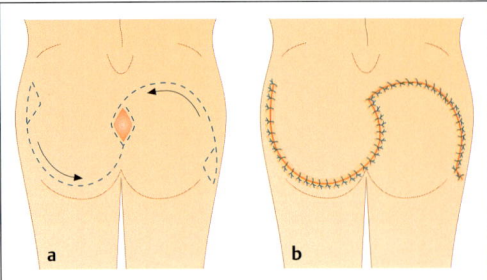

Abb. 13.3 Hautverschiebung. Durch Mobilisierung von Haut aus dem Gesäßbereich kann ein sakraler Dekubitus mit einem Rotationslappen gedeckt werden.

Klinische Anwendung

Die Muskelverschiebung hat verschiedene Einsatzgebiete:

– *Grazilisplastik:* Der Schlankmuskel (M. gracilis) kann von der Oberschenkelinnenseite mitsamt Gefäßen und Nerven mobilisiert und z. B. um den Enddarm geschlungen werden, um dort einen defekten Schließmuskel zu ersetzen.

– Muskelgewebe kann auch mitsamt der darüber liegenden Haut unter Erhaltung der versorgenden Gefäße als gestielter *muskulokutaner Lappen* zur Deckung ausgedehnter Weichteildefekte (innerhalb eines Organismus) verpflanzt werden. Bevorzugter Entnahmeort ist der große Rückenmuskel (*Latissimus-dorsi-Lappen*, Abb. 13.4).

13.2.2 Freie Transplantation ohne Gefäßanschluss

Bei der *freien* Verpflanzung ist das transplantierte Organ von seiner ursprünglichen Gefäßversorgung völlig abgekoppelt. Am Ort der Einpflanzung wird das transplantierte Gewebe durch Diffusion und Kapillarneueinsprossung ernährt.

Ohne Gefäßanschluss können nur kleine bzw. dünne Gewebeanteile frei transplantiert werden. Größere Organe würden bei fehlendem Gefäßstiel ischämisch werden und nekrotisieren.

Klinische Anwendung

Zu den freien Transplantationen gehören:

– Das wichtigste freie Transplantat ist die *Haut.*

– *Spongiosaplastik:* Hier wird körpereigener spongiöser Knochen entnommen (z. B. aus dem Beckenkamm) und durch Operation an anderer Stelle (gebrochene Extremität, Osteomyelitishöhle) eingebracht, um dort die knöcherne Durchbauung (Heilung) zu fördern.

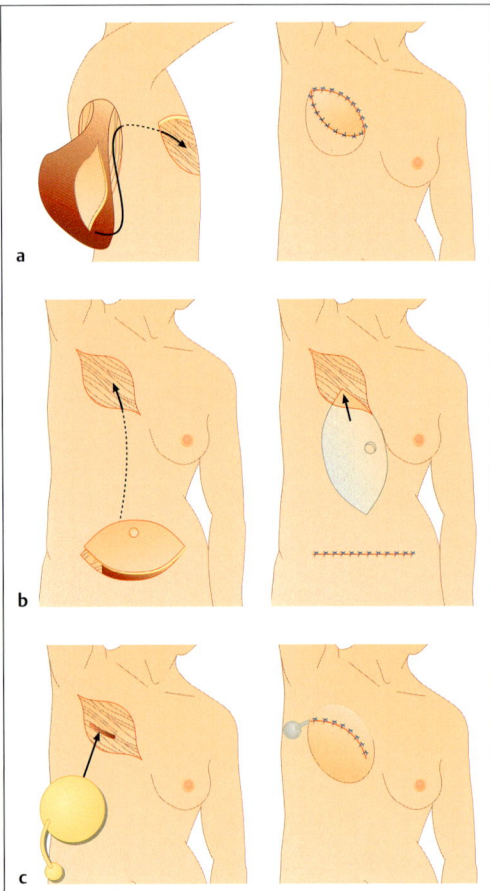

Abb. 13.4 Brustrekonstruktion.
a Ersatz des Brustgewebes durch den breiten Rückenmuskel, der mit einer Hautspindel in das Lager der entfernten Brust geschwenkt wird (Latissimus-dorsi-Lappen).
b Ersatz des Brustgewebes mit einem gestielten Lappen aus Haut, Unterhaut und Muskelgewebe aus dem Unterbauch (TRAM-Lappen, s. Kap. 17).
c Brustaufbau mittels Expandertechnik und späterer Prothesenimplantation.

– *Bandersatzplastik:* Auch Defekte an Bändern und Sehnen lassen sich durch körpereigenes Material rekonstruieren, so z. B. mit dem funktionell unwichtigen M. palmaris longus aus dem Unterarm.

– Zur *Nerveninterposition* bietet sich der N. suralis (Hautnerv am Unterschenkel) an.

W *Ein Nerventransplantat stellt immer nur eine Art „Wegweiser" oder Leerkabel dar, in dem die Fortsätze der Nervenzellen nach peripher vorwachsen müssen. Dabei legen sie pro Tag etwa 1 mm zurück. Bei einem 10 cm langen Interponat dauert es also mindestens 100 Tage, bis der Defekt überbrückt ist und die Funktion (Erregungsleitung) wieder eintreten kann.*

13

Freie Hauttransplantation

 Die freie Hauttransplantation ist die am häufigsten vorkommende Transplantation.

Sie ist beispielsweise indiziert zur Deckung größerer Hautdefekte bei sekundär heilenden Wunden nach Exzision drittgradiger Brandwunden oder Hauttumoren.

Steht nicht genügend eigene Haut zur Verfügung (z. B. bei ausgedehnten Verbrennungen), so kann zur vorübergehenden Deckung auch homologe (menschliche), heterologe (tierische, z. B. vom Schwein) oder künstliche Haut (alloplastisches Material, z. B. Epigard) Verwendung finden.

Hauttransplantate

Abhängig von der Dicke des freien Hauttransplantates sind verschiedene Bezeichnungen gebräuchlich (Abb. 13.5):
- *Vollhautlappen:* Die Haut (Kutis) wird in ihrer gesamten Dicke transplantiert.
- *Spalthautlappen (Meshgraft):* Diese sind dünner als der Vollhautlappen. Sie umfassen die Epidermis (oberflächliche Hautschicht) und Teile der Lederhaut (Corium). Spalthautlappen werden heute mit dem sog. „Meshgraft-Verfahren" (s. u.) gewonnen.
- *Thiersch-Lappen:* Das Hauttransplantat nach Thiersch (deutscher Chirurg 1822–1895) besteht nur aus Epidermis. Die Schichtdicke beträgt etwa 0,3 mm.
- *Reverdin-Plastik:* Kleine, flach mit dem Messer abgeschnittene Hautstückchen (Epidermis) werden auf granulierende Wundflächen aufgebracht.

Meshgraft-Verfahren

Ein Meshgraft ist ein speziell hergerichtetes Spalthauttransplantat (Abb. 13.6). Die gitternetzartigen Inzisionen (mesh, engl.: Netz) erlauben eine Dehnung des Hautlappens auf das 3–6-fache seiner Ausgangsgröße.

Klinische Anwendung und Entnahmestellen

Das Meshgraft-Verfahren spart Spendergewebe (Haut) und findet Anwendung, wenn *große Hautdefekte* gedeckt werden sollen (z. B. bei ausgedehnten Verbrennungen).

Am Ort der Transplantataufbringung heilt der Meshgraft innerhalb von 1–2 Wochen ein (Abb. 13.7).

Der vom Operateur angebrachte Verband nach Meshgraft darf erst nach 5 Tagen auf ärztliche Anordnung erstmals gewechselt werden! Erfolgt der Verbandwechsel früher, besteht die Gefahr, dass das Transplantat mit dem Verbandmaterial abgelöst wird.

Geeignete Entnahmestellen sind besonders die Oberschenkelstreckseite, der Rücken und die behaarte Kopfhaut (die Haare wachsen später wieder nach). Der Ort der Hautabtragung verschließt sich durch Granulation

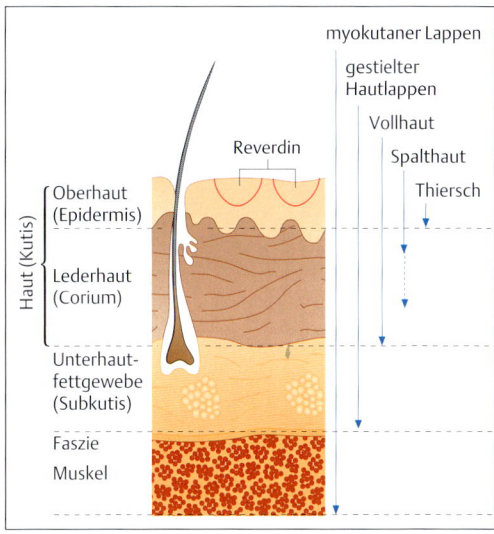

Abb. 13.5 Hauttransplantation. Bezeichnung des Transplantates nach der Schichtdicke. Bis zum Vollhautlappen ist eine freie Transplantation möglich. Dickere Lappen müssen mit Blutgefäßanschluss transplantiert werden.

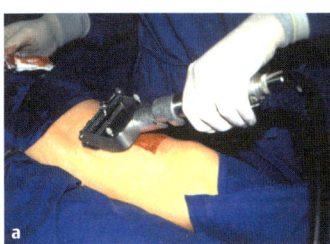
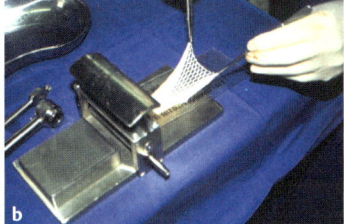
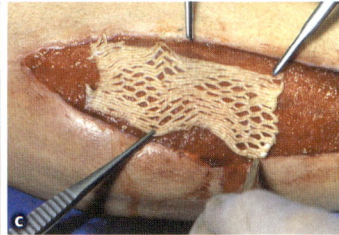

Abb. 13.6 Meshgraft.
a Das ca. 0,3 mm dünne Hauttransplantat wird als Rechteck mit einer Hautschneidemaschine (Dermatom) abgetragen.
b Dann wird das Transplantat auf einer speziellen Folie durch eine schneidende Walze gedreht, die ein netzartiges Schnittmuster in den Hautlappen stanzt.

c Danach kann das Transplantat auf ein Mehrfaches seiner ursprünglichen Größe gedehnt werden, was die Deckung großer Hautdefekte erlaubt.

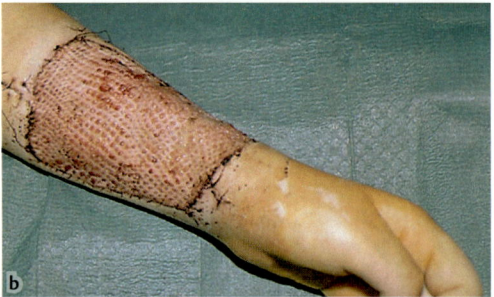

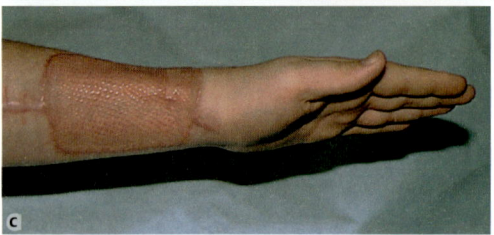

Abb. 13.7 Meshgraft. Klinisches Beispiel.
a Hautdefekt am Unterarm.
b Dieselbe Wunde 10 Tage nach Deckung mit einem
  Hauttransplantat (Meshgraft).
c Dieselbe Wunde 3 Monate später.

und Epithelialisierung, wobei allerdings Narben zurück-
bleiben.

13.2.3 Stammzelltransplantation

(D) *Die Stammzelltransplantation ist ein neues
Verfahren zur Züchtung und Transplantation
menschlicher Zellen. Aus Stammzellen entstehen während
der natürlichen Entwicklung des Fetus die verschiedenen
Gewebe des Körpers.*

Stammzellen sind pluripotente Zellen, aus denen sich
alle Körperzellen entwickeln lassen, auch im Labor. Die
künstliche Entwicklung spezieller Zellen aus Stammzellen nennt man *Tissue Engineering* (Gewebezüchtung).

Ein therapeutischer Einsatz zur Behandlung erkrank-
ter Organe befindet sich im Forschungsstadium. So werden Stammzellen zu Insulin produzierenden Zellen umgewandelt, was neue Perspektiven zur Behandlung des
Diabetes mellitus eröffnet. Auch lassen sich Hirnzellen
entwickeln, die bei M. Parkinson eingesetzt werden
können. Theoretisch lassen sich aus Stammzellen
ganze Organe züchten und Menschen klonen.

Auch der erwachsene Organismus verfügt über einige
pluripotente Zellen. Diese *adulten Stammzellen* können
entnommen und gezüchtet werden, um sie danach
mit therapeutischer Zielsetzung zurück in den Spender
zu transplantieren, was ethisch unproblematisch ist.

Ethisch umstritten ist die Forschung an *embryonalen
Stammzellen*, weil das Ausgangsmaterial (Embryo)
dabei verworfen wird.

(W) *Es gibt bereits Firmen, die Stammzellen aus
Nabelschnur einfrieren, um sie für das Neugeborene über Jahrzehnte zu konservieren. Damit steht
körpereigenes pluripotentes Gewebe für das spätere Leben
zur Verfügung, falls eine Erkrankung auftritt, die damit
behandelt werden kann.*

13.3 Freie Transplantation mit Gefäßanschluss (Organtransplantation)

Burkhard Paetz

Bei der Transplantation parenchymatöser Organe wie
Niere (Abb. 13.8), Leber oder Herz müssen die zu- und
abführenden Blutgefäße durchtrennt und im Empfängerorganismus wieder angeschlossen werden.

(M) *Der Begriff „Tansplantation" wird häufig mit „Tx"
abgekürzt. Also NTx für Nierentransplantation, LTx
für Lebertransplantation, HTx für Herztransplantation.*

Die Organe werden vorwiegend von menschlichen hirntoten Spendern gewonnen (*homologe* Transplantation).

Todesursache der Spender sind meistens Hirnblutungen
oder Hirnverletzungen.

Von *Multiorgantransplantation* spricht man, wenn
der Empfänger mehrere Organe gleichzeitig erhält
(z.B. Niere und Pankreas bei diabetischer Nephropathie).

Tab. 13.2 zeigt eine Übersicht der heutigen Transplan-
tationsmöglichkeiten.

(W) *Die Organverpflanzung von einem Tier auf einen
Menschen (heterologe Organtransplantation)
hat nur bei wenig durchbluteten Geweben Erfolg*

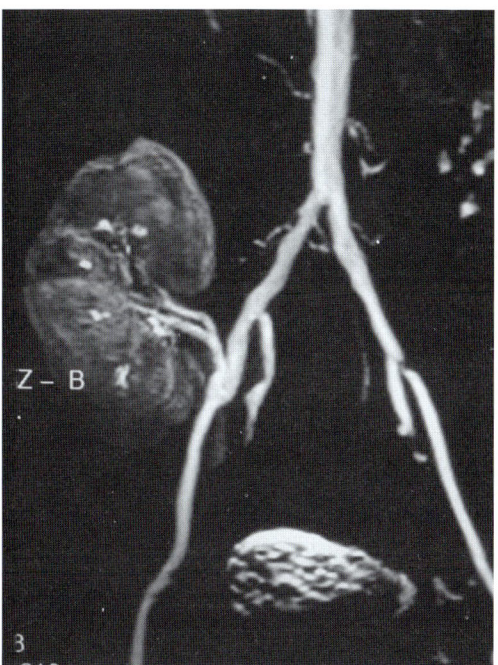

Abb. 13.8 Nierentransplantation. Die postoperative MR-Angiografie zeigt die transplantierte Niere im rechten Becken mit dem Gefäßanschluss an die Beckenarterien.

(z. B. Herzklappe vom Schwein = Bioprothese), weil die Abstoßungsvorgänge bei diesen Organen von untergeordneter Bedeutung sind.
Die wenigen Versuche, parenchymatöse tierische Organe auf den Menschen zu transplantieren, sind bisher alle misslungen (Schimpansenherz, Schafherz, Pavianherz, Pavianleber). Die Überlebenszeit betrug nur einige Wochen.

Vorgehensweise bei Organtransplantation

Bei einer Organtransplantation wird nach einem bestimmten Schema vorgegangen:

1. *Meldung an Transplantationszentrum:* Wenn ein Krankenhaus einen potenziellen Organspender behandelt, so muss dieses dem nächstgelegenen Transplantationszentrum gemeldet werden.
2. *Einwilligung:* Eine Organentnahme ist nur zulässig, wenn die Zustimmung des Spenders (Organspendeausweis) oder seiner Angehörigen vorliegt.
3. *Histokompatibilität:* Die Gewebsverträglichkeit von Empfängern und potenziellen Spendern wird in immunologischen Labors geprüft. Dazu gehört nicht nur die Blutgruppenkompatibilität sondern auch das HLA-(Human Leukozytenantigen)Matching.
4. *Empfängerauswahl:* Alle Patienten, die auf eine Organspende warten, werden in einer *Warteliste* erfasst. Die Position in der Warteliste und die Übereinstimmung der Histokompatibilitätsdaten sind wesentliche Parameter für eine Organzuteilung. Bei der Organvergabe arbeiten die nationalen Transplantationszentren eng mit der europäischen Zentrale *Eurotransplant* mit Sitz in Leiden (Niederlande) zusammen.

Tabelle 13.2 Transplantation. Die wichtigsten transplantierbaren Organe

Transplantation	Organ/Gewebe	Beispiel/Bemerkungen
Transplantationen innerhalb eines Organismus (autolog)		
	Haut	Meshgraft
	Muskel	Grazilisplastik
	Muskel-Haut-Lappen	Latissimus-dorsi-Lappen
	Knochen	Spongiosaplastik
	Sehne	Bandersatzplastik
	Nerv	Suralistransplantat
	Gefäß	Venenbypass
	Großes Netz	Omentum-majus-Plastik
	Darm	Interposition bei Speiseröhrenkarzinom
Transplantationen von Mensch zu Mensch (homolog)		
	Augenhorn-haut	z. B. bei Verletzungen der Kornea
	Gehör-knöchelchen	bei Taubheit im Mittelohr
	Knochenmark	von lebenden Verwandten bei Leukämie
Organtransplantation im engeren Sinne		
	Niere	90 % Funktion nach 5 Jahren
	Leber	70 % Funktion nach 5 Jahren
	Herz	70 % Funktion nach 5 Jahren
	Herz und Lunge	bei schwerster pulmonaler Hypertension
	Lunge	z. B. bei Lungenfibrose, Mukoviszidose
	Pankreas	simultan mit Niere bei Diabetes
	Darm	bei Kurzdarmsyndrom
	Stammzellen	Gewebezüchtung (Tissue Engineering)

13

W *Patienten, die ohne Transplantation innerhalb weniger Tage sterben würden, erhalten den Status „High Urgency" (hohe Dringlichkeit), womit sie in der Warteliste vorrangig berücksichtigt werden.*

5. *Benachrichtigung des Empfängers:* Der Empfänger wird telefonisch benachrichtigt, um sich baldmöglichst im regionalen Transplantationszentrum vorstellen zu können. Dort erfolgt unmittelbar vor der Transplantation nochmals eine Überprüfung der immunologischen Daten der Transplantationspartner.
6. *Organentnahme (Explantation):* Die Organentnahme aus dem Spenderorganismus (meist Niere, Herz,

Leber) sollte von spezialisierten Operateuren vorgenommen werden, um eine operationsbedingte Schädigung der Organe zu vermeiden. Die Explantation wird deshalb von Ärzten des Transplantationszentrums durchgeführt, die zu diesem Zweck in das entsprechende Krankenhaus kommen (Hubschrauber).
7. *Organtransport:* Der Transport der entnommenen Organe zum Transplantationszentrum erfolgt in Spezialbehältern bei +4 °C Kühlung. Dadurch lässt sich die Ischämiezeit (Haltbarkeit ohne Durchblutung) auf mehrere Stunden verlängern.

P **13.4 Pflege von Menschen mit Nierentransplantation**

Kerstin Pechmann

M *Patienten vor Nierentransplantation sind Dialysepatienten. Die Dialyse erfolgt über eine operativ angelegte arteriovenöse Fistel, über einen Katheter im rechten Herzvorhof (Sheldon-Katheter, Demers-Katheter) oder als Peritonealdialyse.*

Eine Nierentransplantation ist für viele Patienten mit terminaler Niereninsuffizienz die optimale Behandlungsmöglichkeit. Der Wegfall der Dialyse bedeutet eine Steigerung der Lebensqualität, trotz notwendiger kontinuierlicher Medikamenteneinnahme.

Die Nachricht, dass ein geeignetes Spenderorgan zur Verfügung steht, trifft die Patienten auch nach jahrelanger Wartezeit meist sehr überraschend (Ausnahme: Patienten die eine Lebendspende erhalten).

Nierentransplantationen erfolgen unabhängig vom allgemeinen Tagesablauf. Die Patienten kommen nicht geplant in die Klinik, sondern erhalten plötzlich und unvorbereitet den Anruf. Ab diesem Zeitpunkt sollten die Patienten keine Nahrung mehr zu sich nehmen. Nach Ankunft im Transplantationszentrum erfolgen umfangreiche Aufklärungsgespräche durch den Nephrologen, den Anästhesisten, den Chirurgen (oder Urologen) sowie das Pflegepersonal.

13.4.1 Präoperative Pflege

Zur Vorbereitung erfolgt eine Blutentnahme zur Bestimmung verschiedener Parameter wie Kalium, Kreatinin, Herz- und Leberenzyme, Harnstoff, das Blutbild, die Blutgerinnung und Kreuzblut für eine evtl. notwendige Bluttransfusion. Ebenso sind die Messung von Blutdruck, Puls, Körpertemperatur, Gewicht sowie Aussagen über Restdiurese, Trinkmenge und einzunehmende Medikamente wichtig.

M *Alle Manipulationen, wie z. B. Blutdruckmessung und Blutentnahmen, sind am Shuntarm des Patienten verboten.*

Nach Auswertung der Blutwerte wird die Notwendigkeit einer präoperativen Dialyse festgelegt. Wenn die Blutwerte im Normbereich, die Gewebetypisierung (Humane Leukozyten Antigene) von Spender und Empfänger aus einem Speziallabor vorliegen, sowie alle Aufklärungen erfolgt sind, beginnt die unmittelbare Vorbereitung des Patienten für die Transplantation. Auf die allgemeinen OP-Vorbereitungen soll hier nicht näher eingegangen werden.

Spezielle OP-Vorbereitung zur Nierentransplantation

Der Unterbauch des Patienten wird bis über den Bauchnabel und bis 2 Hand breit unter die Oberschenkel rasiert (Abb. 13.9).

Der Shuntarm wird zum Schutz mit Wattebinden eingewickelt und beschriftet (Abb. 13.10).

Patienten, die bisher eine Peritonealdialyse durchgeführt haben, lassen das Dialysat ab, sodass der Bauch leer ist. Der Katheter wird wieder steril verbunden.

M *Restdialysat bei durchgeführter Bauchfelldialyse wird restlos abgelassen und der Katheter steril verbunden.*

Die Patienten erhalten laut Anordnung eine Infusion zur Hemmung des Immunsystems und zusätzlich ein Antibiotikum sowie zur Thromboseprophylaxe Antithrombosestrümpfe. Danach werden die Patienten in die OP-Abteilung gefahren und vom OP-Pflegepersonal im Schleusenbereich übernommen.

13

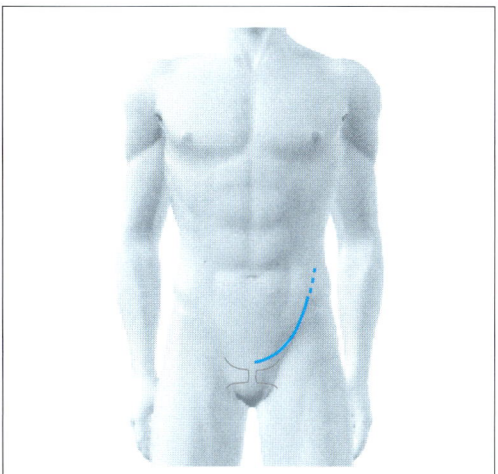

Abb. 13.9 Rasurschema und OP-Schnitteinzeichnung.

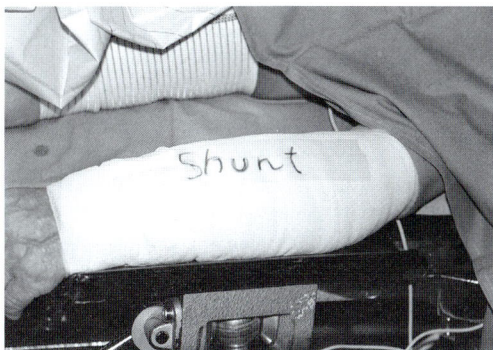

Abb. 13.10 Shuntarm.

Operation

Zur Vorbereitung der Transplantation erfolgen die Anlage eines zentralen Venenkatheters oder eines Sheldon-Katheters (bei Patienten mit erfolgter Peritonealdialyse). Vor OP-Beginn erfolgt die Einlage eines Blasenkatheters. Die Spenderniere wird in einer etwa 2-stündigen Operation kontralateral in das kleine Becken transplantiert. Intraoperativ wird eine Harnleiterschiene (Doppel-J-Stent) in den Transplantatureter zur Entlastung der Anastomose eingebracht und eine Zieldrainage eingelegt.

13.4.2 Postoperative Pflege

In der Regel werden Frischoperierte bis zur vollen Ansprechbarkeit in einem Aufwachraum betreut. Nach komplikationsloser Aufwachphase und stabilen Vitalfunktionen wird der Patient wieder an die Pflegestation übergeben.

> **M** Bei Übernahme des Patienten muss sich die zuständige Pflegekraft über die postoperative Ausgangssituation informieren, um den Patienten adäquat pflegerisch betreuen zu können.

In den ersten Stunden nach der Operation erfolgt eine engmaschige Kontrolle zur Früherkennung und Vermeidung postoperativer Komplikationen.

> **P** Die postoperative Überwachung beinhaltet die Kontrolle von:
> – Bewusstseinslage,
> – Atmung, Puls, Blutdruck,
> – Körpertemperatur,
> – Schmerzen,
> – Wundverband,
> – Infusionen, Infusionswege, Shunt,
> – zentralem Venendruck,
> – Drainagen und ihre Fördermenge,
> – Urinausscheidung.

In den nachfolgenden Tagen werden die transplantierten Patienten engmaschig kontrolliert.

> **M** Zur Regulierung des Flüssigkeitshaushaltes gilt: Einfuhr = Ausfuhr + 500 ml am Tag.

Damit wird einer Überwässerung und dem akuten Nierenversagen vorgebeugt. Die genaue Ausfuhrkontrolle wird durch den Harnblasenkatheter und einen angeschlossenen Urinbeutel mit Messvorrichtung ermöglicht. Eine Regulierung des Flüssigkeitshaushaltes ist hiermit exakter. Der Urin kann auf Keime und Bakterien untersucht und somit eine Blasenentzündung mit aufsteigender Harnweginfektion vermieden werden. Viele Patienten mit stark eingeschränkter oder keiner Nierenfunktion verfügen über eine geringe bis fehlende Restausscheidung. Dies führt unausweichlich zu einer Blasenatrophie. Die Harnblase besitzt nur noch eine relativ kleine Fassungskapazität. Dieser Umstand kann zu Blasenkrämpfen und Missempfindungen durch den Harnblasenkatheter führen.

Die Harnausscheidung der Transplantatniere muss nicht sofort einsetzen, manchmal erfolgt sie verzögert. Postoperativ ist in diesen Fällen eine Dialyse erforderlich. Da unmittelbar nach der Nierentransplantation keine Peritonealdialyse möglich ist, wird über den zentral liegenden Sheldon-Katheter hämodialysiert.

Durch die Abschwächung des Immunsystems ist der Körper infektanfälliger. Neben bakteriellen Infektionen treten bei transplantierten Patienten gehäuft Viren- und Pilzinfektionen auf. Schon bei leichtem Anstieg der Körpertemperatur sollte die Ursache geklärt und

13

eine schnelle Behandlung eingeleitet werden. Durch gründliche Körper- und Zahnpflege kann das Infektionsrisiko gesenkt werden.

Nach Entfernung des Harnblasenkatheters muss eine regelmäßige Blasenentleerung ca. alle 1,5 Stunden (bei liegender Harnleiterschiene auch ohne Harndrang) erfolgen.

Mobilisation

Am OP-Tag sollte sich der Patient möglichst zunächst einmal erholen. Die Form der Mobilisation wird unter Berücksichtigung des Allgemeinzustandes geleitet.

 Die Mobilisation sollte so früh wie möglich beginnen.

Um orthostatischen Dysregulationen vorzubeugen, sollte die Mobilisation schrittweise erfolgen. Zunächst lässt man den Patienten sich an die Bettkante setzen, probiert das Stehen am Bett und kann dann mit Unterstützung ein paar Schritte gehen. Wichtig ist eine kontinuierliche Mobilisation in kleinen Schritten dafür häufig, keine Gewaltmärsche.

Chirurgische Komplikationen, wie Blutungen, undichte Harnleiter, tiefe oder oberflächliche Wundinfektionen sind Ausnahmen. Da bei der Operation Hautnerven und Lymphbahnen durchtrennt werden müssen, kann es zu Gefühlsstörungen der Haut um die Operationswunde kommen oder Lymphansammlungen (Lymphozelen) auftreten. Diese Störungen sind ungefährlich.

Immunsuppression

 Nach jeder Transplantation besteht die Gefahr, dass der Körper das transplantierte Organ abstößt.

Die Gabe von Immunsuppressiva ist notwendig, weil das körpereigene Immunsystem nach der Transplantation sofort mit der Antikörperbildung gegen das Transplantat beginnt. Die neue Niere könnte in wenigen Tagen zerstört werden. Um diese natürliche Reaktion des Körpers zu minimieren, kommt es auf eine genaue Medikamenteneinnahme in Zeit und Dosierung an.

Psychosoziale Aspekte

Nach erfolgter Transplantation ergeben sich für manche Patienten belastende Situationen. Gerade bei verzögerter Funktionsaufnahme ist die Angst vor Organversagen und Rückkehr an die Dialyse groß. Die anfängliche Euphorie kann schnell umschlagen. Hier ist das Einfühlungsvermögen und Fachwissen von Pflegekräften besonders gefragt. Auch eine ausreichende Flüssigkeitszufuhr muss nach jahrelanger Trinkmengenbeschränkung gelernt werden.

Patientencompliance

 Als Compliance bezeichnet man die Bereitschaft eines Patienten, sich an eine empfohlene Behandlung zu halten.

Für das Langzeitüberleben des Spenderorgans ist eine gute Patientencompliance unabdingbar. Es gibt unterschiedliche Faktoren, welche die Compliance beeinflussen können, so z. B. Kenntnisse über die Erkrankung und die verordneten Medikamente, Persönlichkeit, Alter, Lebensstil, soziale Situation, Bildungsstand, psychische Erkrankungen. Jeder Nierentransplantierte führt ein Befundbuch und dokumentiert täglich Blutdruck, Körpertemperatur, Gewicht sowie Trink- und Harnmenge.

Zur Vermeidung von Infektionen ist eine vorbildliche Körperhygiene unerlässlich. Auch das Meiden von Massenveranstaltungen, Arbeit mit Erde, Säubern von Vogelkäfigen und Katzentoiletten sollte in der ersten Zeit nach der Transplantation unterbleiben.

13.5 Replantation

Burkhard Paetz

Durch einen Unfall abgetrennte Gliedmaßen (Finger, Hände, Arme, Beine) können unter günstigen Voraussetzungen replantiert, d. h., durch operative Maßnahmen „wiedereingepflanzt" werden. Man unterscheidet:
- *Makroreplantation:* Replantation abgetrennter Extremitätenabschnitte proximal des Hand- oder Fußskelettes.
- *Mikroreplantation:* Die Amputationshöhe liegt weiter distal, also im Bereich von Hand oder Fuß. Eine Mikroreplantation muss mithilfe eines Operationsmikroskopes durchgeführt werden.

Für eine Replantation geeignet sind *glatte* traumatische Abtrennungen (z. B. durch ein scharfes Messer). Schlechte Ergebnisse bringen Replantationsversuche bei ausgedehnten Weichteilzerstörungen (z. B. Abquetschungen durch Überfahrenwerden).

 Die Einheilungsquote liegt bei 50 %! Je proximaler die Amputationshöhe gelegen ist, desto schwieriger ist jedoch die Wiederherstellung eines guten funktionellen Ergebnisses.

13.5.1 Traumatische Amputation

 Jede abgetrennte Gliedmaße ist vorerst so zu behandeln, als müsse sie replantiert werden.

Blutstillung

Die Blutstillung darf *nur* mithilfe eines (möglichst sterilen) Kompressionsverbandes und dem Hochlagern der verletzten Extremität erfolgen. Die Gliedmaße darf nicht „abgebunden" werden, weil die daraus resultierende venöse Stauung zu einer vermehrten Blutung führt. Allenfalls ist eine *kontrollierte Kompression* mit einer Blutdruckmanschette erlaubt, die etwas über den systolischen Blutdruck aufgepumpt werden muss (**Abb. 3.5**).

 Eine verletzte Extremität dürfen Sie bei einer Blutung niemals „abbinden"!

Amputat

Das Amputat *muss* aufgefunden werden! Danach ist es schnellstmöglich mit dem Verletzten oder in einem gesonderten Transport in die Klinik zu schaffen. Eine telefonische Anmeldung sollte schon *vor* dem Transport erfolgen!

Das Amputat wird, so wie es ist, in sterile Kompressen und dann in eine saubere Plastiktüte eingepackt (**Abb. 13.11**). Die verschlossene 1. Tüte kommt in eine 2. Tüte, wobei die 2. Tüte mit einer Wasser-Eis-Mischung gefüllt werden sollte. Die dadurch bewirkte Kühlung verlängert die Ischämiezeit (Haltbarkeit) des Amputates auf mehrere Stunden.

 Die gravierendsten Fehler bei der Primärversorgung abgetrennter Gliedmaßen sind:
– *das Einlegen in Wasser oder Infusionslösung (führt zu Quellung in den kleinen Blutgefäßen mit der Folge späterer Thrombosierung),*
– *die Berührung mit Eis (führt zu Kälteschäden).*

 Das Amputat darf nicht direkt mit Wasser oder Eis in Kontakt kommen!

Replantationstechnik

Nach Säuberung von Amputat und Stumpf werden die anatomischen Strukturen auf beiden Enden präpariert und danach operativ zusammengefügt.

Nachbehandlung und Komplikationen

Die replantierte Extremität wird auf einer Gipsschiene für einige Tage ruhiggestellt. Danach erfolgen vorsichtige Bewegungsübungen nach ärztlicher Anordnung.

 Durchblutungskontrolle. *Die tägliche Kontrolle der Finger bzw. Zehen auf ausreichende Durchblutung ist zwar Aufgabe des Arztes, sollte jedoch auch von den Pflegenden regelmäßig durchgeführt werden.*

Neben der *Infektion* ist die *Thrombose* der anastomosierten Blutgefäße die häufigste Komplikation.

13

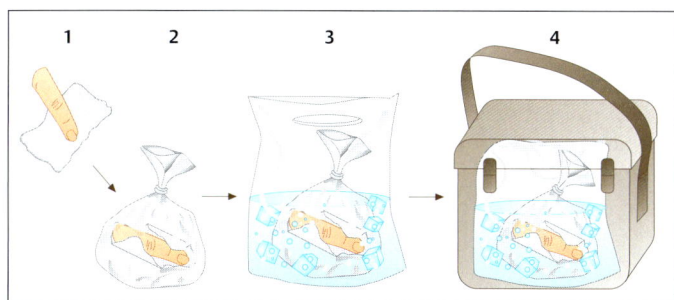

Abb. 13.11 Richtiger Transport des Amputats. Die abgetrennte Gliedmaße wird in einer sterilen Kompresse trocken eingewickelt (**1**) und in einer Plastiktüte verschlossen (**2**). Diese 1. Tüte wird in eine 2. mit kaltem Wasser und Eiswürfeln gefüllte Tüte eingelegt (**3**) und in einer Kühlbox transportiert (**4**).

14 Onkologie in der Chirurgie

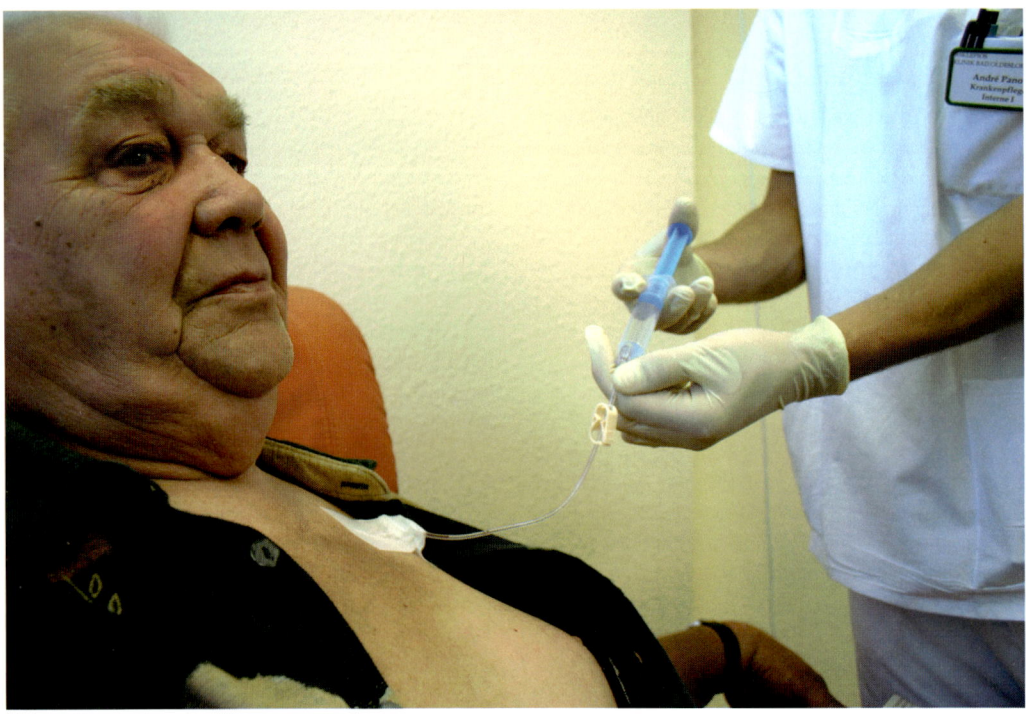

14.1 Allgemeines

Burkhard Paetz

D *Onkologie (onkos, griech.: Schwellung, Geschwulst) bedeutet die Lehre von den Geschwulstkrankheiten. Heute umfasst der Begriff alle bösartigen Tumorkrankheiten, also die Krebserkrankungen. Krebs wird auch als Karzinom, bösartiger Tumor, maligner Tumor, Malignom, Neoplasma oder Blastom bezeichnet.*

W *„Krebs" ist ein Begriff, der wahrscheinlich von dem griechisch-römischen Arzt Galen (2. Jahrhundert vor Christus) geprägt wurde. Er verglich das Wachstum eines exulzerierenden Mammakarzinoms (**Abb. 14.1**) mit dem Bild eines Krebs- oder Krabbentieres (latein.: cancer). „Krebs" ist heute der Oberbegriff für alle Arten bösartiger Neubildungen.*

Generell steht der Begriff „Tumor" für jede Form von Gewebevergrößerung oder Schwellung. Die Ursache der Schwellung spielt dabei keine Rolle. So ist Tumor im Sinne von Schwellung eines der 5 Kardinalsymptome der Entzündung, aber auch ein Hämatom oder eine

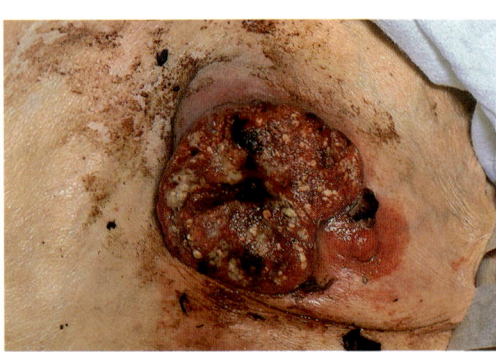

Abb. 14.1 Exulzerierendes Mammakarzinom. Der Begriff Krebs ist von einem fortgeschrittenen Brustkrebs hergeleitet (hier mit Madenbefall).

 Merke Pflege Wissen Fallbeispiel Definition

Zyste wird als Tumor bezeichnet. Wird der Begriff nicht weiter erläutert, so versteht man im klinischen Alltag darunter eine bösartige Neubildung.

Man kann an der Tumorbenennung erkennen, ob es sich um einen gut- oder einen bösartigen Tumor handelt. Benigne Geschwulste tragen die Endung „-om", während maligne Tumoren auf „-sarkom" oder „-karzinom" enden. Besteht eine Geschwulst aus mehreren Gewebeanteilen, so werden die Wortstämme entsprechend zusammengesetzt: z. B. ist ein Lipofibrom ein gutartiger Tumor aus Fett- und Bindegewebsanteilen, ein Osteochondrom besteht aus Knochen- und Knorpelgewebe.

 Alle Tumoren werden nach dem Ausgangsgewebe benannt.

Malignitätsgrad

Tumoren lassen sich nach ihrem Malignitätsgrad einteilen:

- *Benigne* (gutartige) Tumoren zeichnen sich durch ein langsames, verdrängendes (nicht infiltrierendes) Wachstum aus. Sie sind gegen das gesunde Gewebe gut abgrenzbar, da sie häufig kapselartige Strukturen bilden. Eine Metastasierung erfolgt nie.
- *Semimaligne* Tumoren nehmen eine Mittelstellung zwischen gut- und bösartigen Geschwulsten ein. Sie zeigen ein unkontrolliertes, organzerstörendes, infiltratives Wachstum, setzen aber keine Metastasen, z. B. Basaliom (Hautkrebs).
- *Präkanzerosen* sind *Vorstufen eines Malignoms*. Typisches Beispiel ist der Dickdarmpolyp (Dickdarmadenom), der ab einer gewissen Größe fast immer zum Dickdarmkarzinom entartet.
- *Maligne* (bösartige) Tumoren wachsen meist rasch, infiltrierend, örtlich zerstörend und setzen Metastasen. Außerdem führen sie zu meist ausgeprägten Allgemeinsymptomen: Leistungsknick, massiver Gewichtsverlust bis zur Kachexie etc.

Nach entwicklungsgeschichtlichen Gesichtspunkten werden maligne Geschwulste in 2 große Gruppen eingeteilt, die Karzinome und die Sarkome (**Tab. 14.1**):

- *Karzinom:* bösartiger Tumor, der von *epithelialem Gewebe* abstammt. Dazu gehören die Haut und Schleimhaut sowie die Auskleidung drüsiger Organe, z. B. Hautkarzinome, Magen-, Darm-, Brust-, Eierstock-, Bauchspeicheldrüsenkarzinom. Entsprechend dem histologischen Zelltypus unterscheidet man im Wesentlichen Adeno-, Plattenepithel- und entdifferenzierte Karzinome.
- *Sarkom:* bösartiger Tumor, der vom *Binde- und Stützgewebe* abstammt, z. B. Weichteilsarkome wie Liposarkom, Fibrosarkom. Der Begriff „Sarkom" – griech.:

Tabelle 14.1 Tumorterminologie

Ausgangsgewebe	Benigner Tumor	Maligner Tumor
Karzinome		
Haut	(mehrere)	Plattenepithel-karzinom
Schleimhaut, Drüsen	Adenom	Adenokarzinom
Sarkome		
Bindegewebe	Fibrom	Fibrosarkom
Bindegewebe	Myxom	Myxosarkom
Fettgewebe	Lipom	Liposarkom
Lymphgewebe	Lymphom	Lymphosarkom
Knorpel	Chondrom	Chondrosarkom
Knochen	Osteom	Osteosarkom
(glatte) Muskulatur	(Leio-)Myom	(Leio-)Myosarkom
(quergestreifte) Muskulatur	(Rhabdo-)Myom	(Rhabdo-)Myo-sarkom
Nervengewebe	Neurinom	Neurosarkom
Blutgefäß	Hämangiom	Hämangiosarkom

Fleisch – ist auf das fleischartige Aussehen aufgeschnittener Weichteiltumoren zurückzuführen.

 Karzinome kommen etwa 20-mal häufiger vor als Sarkome.

Mit der Unterteilung in Karzinome und Sarkome sind jedoch nicht alle bösartigen Tumoren zu erfassen. Mehrere Zwischen- und Sonderformen werden unterschieden, z. B. maligne Tumoren blutbildender Organe = hämatologische Neoplasie (z. B. Leukämie, malignes Lymphom), maligne Geschwulste des Zentralnervensystems (z. B. Medulloblastom, Glioblastom) oder maligne Mischtumoren (z. B. Speicheldrüsengeschwulste, Wilms-Tumor der Niere).

Lokalisation

 Den Ausgangsherd einer bösartigen Tumorkrankheit (Muttergeschwulst) nennt man Primärtumor.

Ein Primärtumor kann sich auf dem Lymph- oder Blutweg im Körper ausbreiten und dort maligne „Ableger" von gleichartiger histologischer Struktur bilden. Diese nennt man *Metastasen* oder Filiae (Tochtergeschwülste).

Im klinischen Sprachgebrauch sind für den Ausdruck der *Metastasierung* folgende Synonyme gebräuchlich: Filialisierung, Generalisierung oder Disseminierung.

14

Tabelle 14.2 Unterscheidungskriterien gut- und bösartiger Tumoren

	Benigne Tumoren	Semimaligne Tumoren	Maligne Tumoren
Wachstum	– langsam – nicht infiltrierend – keine Organzerstörung, aber verdrängendes Wachstum	– langsam – lokal infiltrierend – Organzerstörung	– rasch – lokal infiltrierend – Organzerstörung
Abgrenzung	scharf abgrenzbar wegen kapselartiger Strukturen	nicht abgrenzbar	nicht abgrenzbar
Metastasen	keine Metastasierung	keine Metastasierung	Metastasierung
Allgemeinsymptome	keine Allgemeinsymptomatik	keine Allgemeinsymptomatik	ausgeprägte Tumorsymptomatik
Rezidive	keine	häufig	häufig

Wachstumstendenz

Das Wachstum des Primärtumors (oder der Metastasen) nennt man *Progression* (Fortschreiten). Bildet sich eine maligne Geschwulst zurück, wird sie also kleiner, so spricht man von *Remission*. Der Begriff ist v. a. bei der Strahlen- und Chemotherapie maligner Geschwulste gebräuchlich. Man unterscheidet:

- *Vollremission:* Der Tumor hat sich durch (nichtchirurgische Maßnahmen) komplett zurückgebildet, er ist mit keiner diagnostischen Maßnahme mehr nachweisbar.
- *Spontanremission:* Es ist ohne Behandlungsmaßnahme zu einer Tumorverkleinerung gekommen. Dies kommt bei bösartigen Tumorerkrankungen selten vor.

Prognose

Von *Rezidiv* spricht man, wenn ein maligner Tumor nach radikaler chirurgischer Entfernung (oder Vollremission) erneut nachweisbar ist. Die bis dahin verstrichene Zeit nennt man *rezidivfreies Intervall*. Der Begriff *5-Jahres-Überlebensrate* ist gebräuchlich, um die Prognose einer malignen Tumorerkrankung zu beschreiben. Die Angabe in Prozent beschreibt, wie viele Patienten mit einem bestimmten Tumor 5 Jahre nach Diagnosestellung bzw. Therapie überleben.

Tab. 14.2 gibt eine Übersicht über die Unterschiede zwischen gut- und bösartigen Tumoren.

14.1.1 Tumorentstehung

 Fünf Prozent aller Krebserkrankungen sind erblich.

Die Ursache der Krebsentstehung (Karzinogenese) ist bei den meisten Tumoren nicht geklärt. Verschiedene ätiologische Faktoren scheinen eine Rolle zu spielen:

- *Chemische Karzinogene (Krebs erzeugende Stoffe):* Die Entwicklung eines Lungenkrebses ist bei Rauchern etwa 10-mal wahrscheinlicher als bei Nichtrauchern.
- *Nahrung:* Fettarme, ballaststoffreiche Nahrung beinhaltet ein niedrigeres Krebsrisiko als fettreiche, ballaststoffarme Kost.
- *Viren:* Bestimmte maligne Erkrankungen sind mit spezifischen Viren assoziiert. So ist das Hepatitis-B-Virus eine der Ursachen für das primäre Leberzellkarzinom.
- *Genetische Faktoren:* Bei den meisten Malignomen ist keine genetische Ursache bekannt. Es gibt aber Gendefekte, die zwingend zur Krebserkrankung führen. Klassisches Beispiel ist die familiäre adenomatöse Polyposis (angeborene Dickdarmpolypen). Die Gendefekte entstehen durch Vererbung oder Mutation (**Tab. 14.3**). Manche Organkrebse treten sowohl sporadisch (ohne bekannte genetische Ursache) als auch genbedingt auf. Beispiele hierfür sind: C-Zell-Karzinom der Schilddrüse 75 % sporadisch und 25 % genetisch, Mammakarzinom 90 % sporadisch und 10 % genetisch, Kolonkarzinom 90 % sporadisch und 10 % genetisch.
- *Bedeutung des Immunsystems*: Ob in einem Organismus Krebs entsteht oder nicht, ist auch eine Frage der individuellen Abwehrkräfte.

W *Im Blut „gesunder" Menschen lassen sich vereinzelte Krebszellen nachweisen, ohne dass diese ein Malignom haben oder später daran erkranken. Der Körper scheint befähigt zu sein, einzelne entartete Zellen zu vernichten, wobei immunologische Abwehrmechanismen notwendig sind.*

14.1.2 Tumorhäufigkeit

Krebs ist bei uns nach den Herz-Kreislauf-Erkrankungen die zweithäufigste Todesursache; jeder 5. Mensch stirbt

Tabelle 14.3 Hereditäre Karzinome. Bei den aufgeführten Krebsleiden (Beispiele) ist eine vererbbare Belastung gesichert, die zumindest für einen Teil der Erkrankungen verantwortlich ist

Organ	Genetische Ursache	Erbliche Krebsmanifestation	Wahrscheinlichkeit an Krebs zu erkranken
Darm	familiäre adenomatöse Polyposis (FAP)	hereditäres kolorektales Karzinom	100 %
Schilddrüse	MEN2-Mutation	familiäres medulläres (C-Zell-) Schilddrüsenkarzinom	100 %
Brustdrüse	Mutation im BRCA1- oder BRCA2-Gen	familiäres Mammakarzinom	70 %
Eierstock	Mutation im BRCA1- oder BRCA2-Gen	familiäres Ovarialkarzinom	30 %
Bauch-speicheldrüse	diverse	hereditäres Pankreskarzinom	10 %

an den Folgen eines malignen Tumors. Die **Tab. 14.4** orientiert über die häufigsten Krebsformen in Deutschland.

W *Aktuelle Informationen über Krebserkrankungen in Deutschland bietet das Robert Koch Institut unter www.rki.de*

Allgemein nimmt die Häufigkeit maligner Erkrankungen mit dem Alter zu. Einige Tumortypen finden sich allerdings bevorzugt in jüngeren Lebensjahren (z. B. Wilms-Tumor oder Hodentumoren).

M *Malignes Tumorgewebe hat spezielle Wachstumseigenschaften. Am auffallendsten ist ein überschießendes, verselbstständigtes und unkontrolliertes Wachstum.*

Tabelle 14.4 Tumorhäufigkeit. Die 10 häufigsten Krebsneuerkrankungen in Deutschland nach Reihenfolge der befallenen Organe (Stand 2004)

	Männer	Frauen
1	Prostatakrebs	Brustkrebs
2	Darmkrebs	Darmkrebs
3	Lungenkrebs	Lungenkrebs
4	Harnblasenkrebs	Gebärmutterkörperkrebs
5	Magenkrebs	Eierstockkrebs
6	Nierenkrebs	Magenkrebs
7	Krebs von Mundhöhle und Rachen	Malignes Melanom
8	Pankreskrebs	Harnblasenkrebs
9	Malignes Melanom	Pankreskrebs
10	Non-Hodgkin-Lymphome	Gebärmutterhalskrebs

Die charakteristischen Eigenschaften sind in der genetischen Substanz der Krebszellen verankert und werden bei der Zellteilung auf die Tochterzellen übertragen.

Obwohl rasches Wachstum für Malignome typisch ist, dauert der Gesamtverlauf einer bösartigen Tumorkrankheit weitaus länger als gemeinhin angenommen. Bis zur Diagnosestellung vergehen meist viele Jahre, weil ein Tumor erst ab einer gewissen Größe klinisch erkennbar wird.

W *Bei einem Mammakarzinom dauert es etwa 100 Tage, bis sich die Zahl der malignen Zellen durch Teilung verdoppelt hat. Bei dieser Wachstumsgeschwindigkeit dauert es etwa 3 Jahre, bis der Tumor die Größe von 1 mm (entspricht etwa 1 Mio. Zellen) erreicht hat. Geht man davon aus, dass ein Mammakarzinom bei 1 cm Durchmesser klinisch diagnostiziert wird, so braucht der Tumor bis zum Erreichen dieser klinisch fassbaren Größe etwa 10 Jahre. Eine weitere Größenzunahme auf 5 cm Durchmesser dauert dann nur noch 2 Jahre (nach Diagnosestellung). Das eigentliche Krankheitsgeschehen (ab der Entstehung der ersten malignen Zellnester) erstreckt sich allerdings schon über 12 Jahre.*

14.1.3 Tumorsymptomatik

Es gibt keine klinischen oder laborchemischen Parameter, die einen malignen Tumor beweisen. Die in Zusammenhang mit einer Tumorkrankheit beobachteten Symptome sind vorwiegend unspezifisch und oft Zeichen eines fortgeschrittenen Tumorstadiums (**Tab. 14.5**). Bei Auftreten dieser Zeichen sollte zur weiteren Diagnostik baldmöglichst ein Arzt konsultiert werden.

M *Beweisend für einen malignen Tumor ist nur die histologische Bestätigung. Dazu ist die Gewinnung einer Gewebeprobe (Probeentnahme = PE oder Biopsie) erforderlich.*

14

Tabelle 14.5 Tumorsymptomatik. Auswahl unspezifischer, aber verdächtiger Symptome

Klinische Zeichen	– Gewichtsabnahme
	– Appetitlosigkeit
	– Leistungsknick
	– Änderung der Darm- oder Blasentätigkeit
	– Blutungen aus einer Körperöffnung, auch Blutungen außerhalb der Periode
	– Bildung eines Knotens oder einer Verhärtung, besonders in der Brust
	– Veränderung einer Warze oder eines Muttermals
	– andauernde Heiserkeit oder Husten
	– anhaltende Schluckbeschwerden
	– Wunde, die nicht abheilt
	– Schwellung, die nicht abklingt
	– Ikterus
	– seröse Ergüsse (Pleuraerguss, Aszites)
Laborparameter	– CRP-Erhöhung
	– Veränderungen des Blutbildes (insbesondere Anämie)
	– erhöhte Tumormarker
	– Eiweißmangel

Tabelle 14.6 Tumormarker. Beispiele in alphabetischer Reihenfolge

Kürzel	Marker	Organzuordnung
AFP	Alpha-Fetoprotein	Leber, Hoden
CA 125	Carbohydrat-Antigen 125	Ovar
CA 15-3	Carbohydrat-Antigen 15-3	Mamma, Ovar
CA 19-9	Carbohydrat-Antigen 19-9	Pankreas
CA 72-4	Carbohydrat-Antigen 72-4	Magen, Ovar
Calcitonin		Schilddrüse (medulläres Schilddrüsenkarzinom)
CEA	karzinoembryonales Antigen	Kolon, Pankreas
Cyfra 21-1	Cytokeratin-Fragment	Lunge (nicht kleinzelliges Karzinom)
HCG	humanes Choriongonadotropin	Hoden, Ovar
HCT	humanes Calcitonin	Schilddrüse (C-Zellen)
NSE	neuronenspezifische Enolase	Lunge (kleinzelliges Karzinom)
PAP	saure Prostataphosphatase	Prostata
PSA	prostataspezifisches Antigen	Prostata
SCC	Squamous cell carcinoma	Lunge, Uterus, HNO-Bereiche
TG	Thyreoglobulin	Schilddrüse
TPA	Tissue polypeptide antigen	Mamma, Uterus, Lunge, Harnblase

14.1.4 Tumormarker

D *Tumormarker sind Substanzen, deren Konzentration in Körperflüssigkeiten bzw. in oder auf Zellen Rückschlüsse auf das Vorliegen, den Verlauf oder die Prognose einer bestehenden Tumorerkrankung ermöglichen.*

Die Bestimmung von Tumormarkern dient folgenden Zwecken:
– Früherkennung in Risikogruppen,
– Therapieüberwachung,
– Rezidiv-Früherkennung.

Die Höhe der Tumormarkerwerte im Blut korreliert in hohem Maße mit dem Tumorwachstum bzw. einer therapiebedingten Verkleinerung. Ein postoperativer Titeranstieg spricht für erneutes Tumorwachstum (Rezidiv oder Metastase).

Tumormarker sind nicht spezifisch für einen bestimmten Tumor (Tab. 14.6). Die meisten Marker können in mehreren Organen gebildet werden. Auch bei Gesunden kommen erhöhte Werte vor (z. B. CEA bei Rauchern).

14.1.5 Tumormetastasierung

D *Unter Metastasierung versteht man die Einnistung abgedrifteter Tumorzellen oder Zellverbände in anderen Organen, die sich dort autonom vermehren und erneut zu streuen beginnen.*

Bei der Metastasierung eines Tumors gibt es tumorspezifische „Organpräferenzen", z. B. Skelettmetastasen bei Mamma- oder Prostatakarzinom. In anderen Organen (Milz, Pankreas) kommt es so gut wie nie zu Metastasenabsiedlungen.

Generell kann sich jede maligne Geschwulst über 3 Wege ausbreiten:
– *direkte* Tumorausdehnung,
– *lymphogene* Metastasierung,
– *hämatogene* Metastasierung.

14

Häufig kommen diese 3 Ausbreitungsformen gleichzeitig vor.

Direkte Tumorausdehnung

Der Tumor wächst durch direkte Ausbreitung unter Überwindung der Organgrenzen in benachbartes Gewebe ein, z. B.:

– *Peritonealkarzinose:* Tumorausbreitung im Bereich des Bauchfells,
– *Pleuritis carcinomatosa:* Ausbreitung im Bereich des Brustfells („Pleuritis" bedeutet hier einen entzündlichen Reizzustand, keinen bakteriellen Infekt).

Lymphogene Metastasierung

Infiltriert der Tumor ein Lymphgefäß, spricht man von einer *Lymphangiosis carcinomatosa.* Die Tumorzellen bleiben im Filterwerk der Lymphknoten hängen, vermehren sich und führen zu *Lymphknotenmetastasen.*

M *Die Lymphknoten entsprechen „zwischengeschalteten" Auffangsystemen oder Schutzbarrieren gegenüber Schadstoffen jeglicher Art, z. B. Bakterien, aber auch Krebszellen.*

Der erste Lymphknoten im Abflussgebiet eines Tumors wird als *Wächterlymphknoten* (Sentinel-Lymphknoten = SLN) bezeichnet. Er wird bei lymphogener Metastasierung zuerst von Tumorzellen befallen. Die Lymphknotengruppe um den Wächterlymphknoten herum bezeichnet man als *regionäre Lymphknoten.* Es handelt sich um die Lymphknotenstation, die dem Tumor am nächsten gelegen ist (z. B. axilläre Lymphknoten bei Brustkrebs). Wenn die Tumorzellen diese Station überwinden, können sie über die gemeinsame Mündung der großen Lymphstränge am Hals (Ductus thoracicus) Eingang in den Blutkreislauf finden und auf hämatogenem Weg weitere Metastasen setzen (**Abb. 14.2**).

W *Der Wächterlymphknoten kann nach sonografischer oder szintigrafischer Markierung intraoperativ identifiziert werden. Er lässt sich dann isoliert entfernen und histologisch untersuchen. Wenn der Wächterlymphknoten keine Tumorzellen aufweist, ist das nachgeschaltete Lymphknotengebiet wahrscheinlich auch tumorfrei. Damit kann auf die radikale Entfernung der gesamten regionären Lymphknoten verzichtet werden, was den operativen Eingriff deutlich verkleinert (z. B. keine Axillaausräumung beim Mammakarzinom). Das Tumorstaging anhand des Wächterlymphknotens ist noch nicht allgemein akzeptiert. Erste Erfahrungen liegen vor beim Mammakarzinom, Melanom und Prostatakarzinom.*

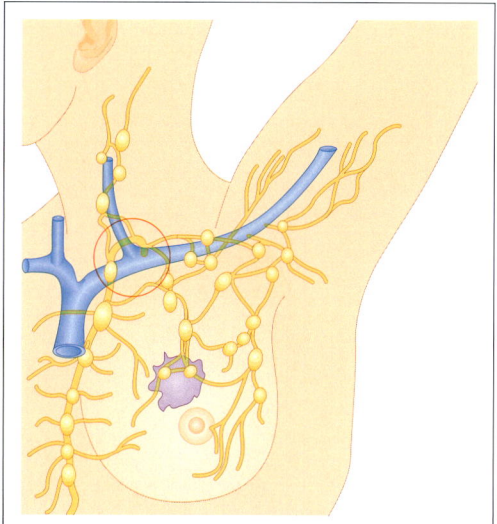

Abb. 14.2 Lymphogene Metastasierung. Beispiel Mammakarzinom. Die großen Lymphbahnen münden über den Ductus thoracicus in das Venensystem ein (Kreis). So kann über die Lymphbahnen eine hämatogene Metastasierung entstehen.

14

Hämatogene Metastasierung

Wird die Wand eines Blutgefäßes vom infiltrativen Wachstum einer malignen Geschwulst durchbrochen, so finden die Tumorzellen direkten Eingang in das Blutgefäßsystem. Meist werden die kleinen Venen infiltriert, weil sie dünnere Wände als die Arterien haben.

Hämatogene Metastasen bilden sich, wenn die Krebszellen mit dem venösen Blutstrom in nachfolgende Organe gelangen, wo sie sich festsetzen und vermehren können. Weil diese Metastasen oft weit vom Primärtumor entfernt gelegen sind, spricht man bei hämatogen entstandenen Absiedlungen von *Fernmetastasen.*

Je nach Lokalisation des Primärtumors sind bestimmte Organe bei der hämatogenen Metastasierung gehäuft betroffen. Entsprechend der Anatomie des venösen Abflusses ist das zuerst durchflossene Organ die erste hämatogene Metastasenstation (**Abb. 14.3**). Man unterscheidet demnach:

– venöser Abfluss über die *Lungenvenen* führt zu *Organmetastasen,*
– venöser Abfluss über die *Pfortader* führt zu *Lebermetastasen,*
– venöser Abfluss über die *Vena cava* führt zu *Lungenmetastasen.*

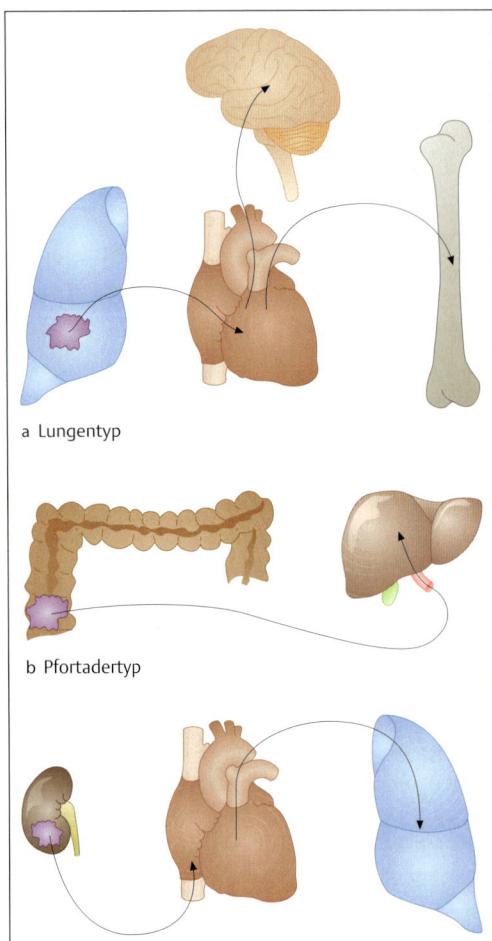

a Lungentyp

b Pfortadertyp

c Kavatyp

Abb. 14.3 Hämatogene Metastasierung.
a Tumoren der Lunge metastasieren über den großen Kreislauf in unterschiedliche Organsysteme (Lungentyp).
b Tumoren der Verdauungsorgane metastasieren bevorzugt über die Pfortader in die Leber (Pfortadertyp).
c Tumoren mit venösem Abstrom zur Hohlvene metastasieren bevorzugt in die Lunge (Kavatyp).

14.2 Tumorklassifikation

Burkhard Paetz

14.2.1 TNM-Klassifikation

Das TNM-System erlaubt eine Klassifizierung des Krebswachstums unter der Berücksichtigung lymphogener und hämatogener Metastasierung.

 Die Buchstaben TNM sind Abkürzungen und stehen für:
– *T = Tumorgröße, gibt Größe und lokale Ausbreitung des Primärtumors an,*
– *N = Nodus lymphaticus, steht für Anzahl der Lymphknotenmetastasen,*
– *M = Metastase, gibt an, ob hämatogene Fernmetastasen vorhanden sind.*

Mit der Ziffer hinter dem Buchstaben wird die Ausdehnung des Tumorwachstums angegeben. Je höher die Ziffer, desto fortgeschrittener die Tumorausdehnung (**Tab. 14.7**).

Tabelle 14.7 TNM-System

T = Primär-tumor	Tis oder Cis	Tumor oder Carcinoma in situ (lat.: an Ort und Stelle, es handelt sich um rein lokal begrenzte Tumoren)
	T1, T2, T3, T4	gibt die Größe und die lokale Ausbreitung des Primärtumors an: T1: Tumor <3 cm, keine Invasion T4: Tumor groß, wächst infiltrierend in umgebendes Gewebe
N = regionäre Lymphknoten-metastasen	N0	kein Anhalt für Lymphknotenmetastasen
	N1, N2, N3, N4	gibt das Ausmaß der Lymphknotenmetastasen an: N1: regionäre Lymphknotenmetastasen N4: entferntere Lymphknotenmetastasen
M = Fern-metastasen	M0	kein Anhalt für Fernmetastasen
	M1	Fernmetastasen nachgewiesen

Muss die zuerst erstellte TNM-Formel aufgrund späterer Erkenntnisse (neuer Befund bei der Operation, histologische Untersuchung des Operationspräparates) geändert werden, so wird dies durch Zusätze kenntlich gemacht. Ein vorangestelltes „p" bedeutet beispielsweise, dass die Tumorausdehnung unter Berücksichtigung eines pathohistologischen Operationsbefundes klassifiziert wurde (pTNM-Formel).

Tumorstadium

Ausgehend von der TNM-Tumorformel lässt sich jede Krebsgeschwulst einem von 4 Stadien zuteilen, wobei Stadium 1 einem Frühstadium und Stadium 4 einem sehr fortgeschrittenen Krebswachstum (T_4-Tumor oder Fernmetastasen) entspricht. Die multimodalen Therapiekonzepte beziehen sich auf das jeweilige Tumorstadium des Patienten.

Die Stadien entsprechen einer Abkürzung des TNM-Systems und sind von der UICC (Union Internationale Contre le Cancer) spezifisch für jedes Ausgangsorgan definiert.

 Ein Beispiel: Ein Mammakarzinom mit der Tumorformel $T_2 N_1 M_0$ hat folgende Tumorausdehnung:
- *T_2 = Tumordurchmesser zwischen 2 und 5 cm,*
- *N_1 = tastbare bewegliche Lymphknoten in der gleichseitigen Achselhöhle,*
- *M_0 = keine Fernmetastasen nachweisbar.*
Damit handelt es sich um einen Brustkrebs im UICC-Stadium 2.

14.2.2 Weitere Tumorcharakteristika

Typing (Zelltyp)

Hierunter versteht man die *histologische Klassifikation* eines Tumors nach seinem Ausgangsgewebe. Beispiele für eine diesbezügliche Tumoreinteilung sind also: Adenokarzinom, Plattenepithelkarzinom, Leiomyosarkom.

Die Unterteilung ist insbesondere für die weitere Therapie von Bedeutung, weil die einzelnen Zelltypen sehr unterschiedlich auf eine Strahlenbehandlung oder Chemotherapie ansprechen.

Grading (Zelldifferenzierung)

Neben der Tumorausbreitung hat auch der *Grad der histologischen Differenzierung* (Ähnlichkeit mit dem gesunden Ausgangsgewebe) des malignen Gewebes prognostische Bedeutung. Man verwendet zur Festlegung des Gradings den Buchstaben „G":
- G1 = hohe Differenzierung,
- G2 = mittlere Differenzierung,
- G3 = weitgehende Entdifferenzierung.

Je entdifferenzierter die malignen Zellen sind, desto schlechter ist die Prognose.

Infiltrationstiefe

Die histologisch nachweisbare *Tiefenausdehnung* eines malignen Tumors in das Gewebe ist prognostisch von größter Bedeutung. Hierbei geht es um die Frage, ob sich unter dem Mikroskop Tumoreinbrüche in Lymphbahnen oder Venen finden. Bei nachgewiesenen Gefäßeinbrüchen ist es wahrscheinlich, dass der Primärtumor bereits Metastasen auf dem Lymph- oder Blutweg gesetzt hat.

R-Klassifikation

Für die Prognose des Krebspatienten nach einer Operation ist es entscheidend, ob Tumorreste im Körper verblieben sind. Dieser Prognosefaktor der lokalen Tumorfreiheit wird mit der R-Klassifikation erfasst:
- *R0-Resektion:* kein Resttumor,
- *R1-Resektion:* mikroskopischer Resttumor (mit dem bloßen Auge nicht erkennbar),
- *R2-Resektion:* makroskopischer Resttumor (mit dem bloßen Auge erkennbar).

14

14.3 Onkologische Therapiemöglichkeiten

Burkhard Paetz

Zur Krebsbehandlung stehen mehrere Behandlungsformen zur Verfügung:
- chirurgische Therapie,
- Strahlentherapie,
- Chemotherapie,
- Hormontherapie,
- Immuntherapie.

Die Verfahren können in Kombination angewandt werden (multimodale Therapie).

Um für jeden einzelnen Patienten ein optimales Therapiekonzept zu entwickeln, ist zwischen den Ärzten der einzelnen Spezialgebiete eine enge interdisziplinäre Zusammenarbeit erforderlich. Diesem Gedanken wird durch sog. *Tumorzentren* und onkologische Arbeitskreise an größeren Kliniken Rechnung getragen.

 Aktuelle Leitlinien zur Krebsbehandlung finden Sie unter: www.krebsgesellschaft.de

Folgende Begriffe sind in der onkologischen Therapie gebräuchlich:

- *Kurative Therapie* (lat.: heilend): Sie hat die Heilung des Patienten zum Ziel.
- *Palliative Therapie* (lat.: lindernd): Eine dauerhafte Heilung des Patienten ist nicht mehr möglich. Eine palliative Therapie wirkt demzufolge nicht kurativ, sondern nur symptomatisch. Sie dient der Besserung der Lebensqualität oder der Verlängerung der Überlebenszeit.
- *Adjuvante Therapie* (lat.: unterstützend): Zusätzliche Behandlung nach der Operation mit dem Ziel, ein Rezidiv oder eine Metastasierung zu verhindern (z. B. Chemotherapie nach Operation).
- *Neoadjuvante Therapie:* Auf eine Tumorreduktion und Verhinderung einer frühzeitigen Metastasierung abzielende Therapie vor einer lokalen Behandlung mit kurativer Intention (z. B. Chemotherapie vor Operation).
- *Second-line-Therapie:* Nach unzureichendem Erfolg einer primären Therapie eingeleitete nachfolgende Behandlung.
- *Sequenzielle Therapie*: Zeitlich nacheinander durchgeführte Therapien (z. B. zunächst Chemotherapie, gefolgt von Radiotherapie).

14.3.1 Chirurgische Therapie

M *Die größte Aussicht auf endgültige Heilung bietet die totale Entfernung des malignen Gewebes (En-bloc-Resektion).*

Leider ist dieses Ziel nicht immer erreichbar. Solange ein Tumor regional beschränkt ist, sollte jedoch ein Versuch unternommen werden, sofern keine schwerwiegenden Kontraindikationen bestehen (z. B. schlechter Allgemeinzustand).

Generell unterscheidet man *kurative* und *palliative* Operationen.

Kurative Operation

Die Geschwulst ist (wahrscheinlich) vollständig entfernt, der Patient also voraussichtlich von seiner Tumorkrankheit endgültig geheilt. Der Tumor wird mit ausreichendem Sicherheitsabstand entfernt. Eventuell befallene regionäre Lymphknoten müssen mit entfernt werden, damit kein Tumorrest im Körper verbleibt. Ein Beispiel ist die Entfernung der Brust sowie Teile der axillären Lymphknoten bei Brustkrebs.

Palliative Operation

Man spricht von einer palliativen Operation, wenn der maligne Tumor nicht vollständig entfernt werden

kann. Es verbleiben Tumorreste im Körper, der Patient ist also nicht dauerhaft geheilt.

Palliative Tumorreduktion

Die palliative Tumorteilentfernung nennt man auch *Debulking-Operation*. Ein ausgedehnter Weichteiltumor, der in lebenswichtige Blutgefäße infiltriert ist, kann oft nicht total entfernt werden. Die chirurgische Teilentfernung kann jedoch indiziert sein, um mechanische Beschwerden (Schmerzen, Druck auf Nerven oder Gefäße) zu lindern oder um bessere Voraussetzungen für eine anschließende postoperative Chemo- oder Strahlentherapie zu schaffen (geringere verbliebene Tumormasse).

Palliative Bypassoperation

Es handelt sich um Operationen zur Umgehung eines Hindernisses, z. B. bei einer Duodenalstenose bei Pankreaskopfkarzinom.

Beispiel Bauchspeicheldrüsenkrebs. Ein Pankreaskopfkarzinom führt aufgrund seiner anatomischen Lage häufig zu einer Einengung (Stenose) des Zwölffingerdarmes (Duodenum) mit entsprechender Beeinträchtigung der Nahrungspassage (**Abb. 14.4**). Kann die

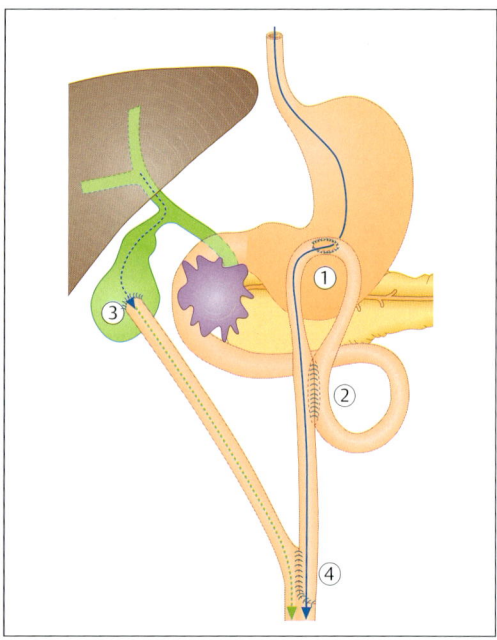

Abb. 14.4 Palliative Bypassoperation. Hier bei einem Pankreaskopf-Karzinom. Die Enge im Duodenum wird durch Gastroenterostomie = GE (**1**) umgangen, Speisepassage blau. Zusätzliche Braun-Anastomose (**2**) für den Abfluss des Duodenalsekretes. Abfluss der Galle (grüne Punkte) bei Verschlussikterus über eine Cholezystojejunostomie = biliodigestive Anastomose (**3**) zwischen Gallenblase und hochgezogener Jejunumschlinge (sog. Roux-Schlinge). (**4**) = Roux-Anastomose.

14

Geschwulst wegen zu großer Ausdehnung oder Metastasierung nicht entfernt werden, so besteht die Möglichkeit, die Stenose durch eine Anastomose zwischen Magen und Duodenum (Gastroenterostomie = „GE") zu umgehen, wobei vom Tumor selbst nichts reseziert wird. Die Nahrungspassage ist aber (zumindest vorübergehend) wiederhergestellt. Hat der Pankreaskopftumor auch den Gallengang eingeengt (Verschlussikterus), so kann auch hier eine Umgehung (Bypass) geschaffen werden, indem eine Dünndarmschlinge mit der Gallenblase anastomosiert wird (biliodigestive Anastomose).

Metastasenchirurgie

Hämatogene Fernmetastasen eines Primärtumors sind prinzipiell Zeichen einer generalisierten Tumorerkrankung. Ausnahmsweise, vornehmlich bei solitären (einzelnen) Spätmetastasen, kann die Entfernung dieser Tumorabsiedlungen (nach Resektion des Primärtumors) indiziert sein.

Staging-Laparotomie

Dieser operative Eingriff bezeichnet die Eröffnung der Bauchhöhle (Laparotomie) zur diagnostischen Abklärung des Tumorstadiums.

Explorative Laparotomie

Der intraabdominelle Befund soll „erforscht" (exploriert) werden und gleichzeitig die Möglichkeit einer operativen Behandlung geprüft werden. Meist handelt es sich um fortgeschrittene Tumorstadien, bei denen präoperativ kein exaktes chirurgisches Behandlungskonzept bestimmt werden konnte. Zeigt sich nach Eröffnung der Bauchhöhle, dass chirurgische Maßnahmen nicht mehr möglich sind, der Tumor also inoperabel ist, wird die Operation damit beendet. Sind weder am Tumor noch an anderen Organen chirurgische Maßnahmen erfolgt, so spricht man von einer *Probelaparotomie* („PL").

Second-look-Laparotomie

Die Bauchhöhle wird nach primärer Operation zum zweiten Mal („second look" = „zweiter Blick") eröffnet. Die Indikation dafür ist z. B. ein vermutetes erneutes Tumorwachstum (Rezidiv) aufgrund ansteigender Tumormarker.

14.3.2 Strahlentherapie

(M) *Die Strahlentherapie (Radiotherapie, Radiatio) kann als Kombinationstherapie mit chirurgischen Maßnahmen („Stahl und Strahl") prä- oder postoperativ eingesetzt werden.*

Die *präoperative* Radiotherapie kann bei einigen Geschwülsten zu einer Tumorverkleinerung führen, womit diese leichter abgrenzbar und besser operabel werden. Gebräuchlich ist die präoperative Bestrahlung bei einigen Tumoren der Haut, der Speiseröhre, des Mastdarmes sowie im HNO-Bereich.

Postoperativ kann eine Strahlenbehandlung adjuvant oder palliativ erfolgen.

Afterloading (Nachladeverfahren)

Das Afterloading ist eine spezielle Form der Strahlentherapie. Dabei wird radioaktives Material in den Körper eingebracht, um durch möglichst engen Kontakt zum Tumor eine *lokale* therapeutische Wirkung zu entfalten, was Nebenwirkungen auf andere Organe reduziert. Patient und Personal befinden sich aus Strahlenschutzgründen in getrennten Räumen. Es erfolgt ein ferngesteuerter Transport der Strahlenquelle vom Tresor zum Patienten.

Seit Jahrzehnten hat sich die intravaginale Anwendung (früher „Radiumbombe") bei *gynäkologischen Tumoren* bewährt. Heute wird die Nachladetechnik auch bei bösartigen Tumoren im HNO-Bereich, Bronchialsystem, Ösophagus, Anus und Rektum angewendet.

Die Platzierung der Applikatorsonde erfolgt dabei durch die natürlichen Körperöffnungen. Afterloading ist aber auch möglich durch perkutanes Einbringen des Radionuklids durch Kunststoffröhrchen direkt in die Geschwulst, so z. B. beim Prostatakarzinom.

IORT (Intraoperative Radiotherapie)

Hierunter versteht man die intraoperative gezielte Bestrahlung eines Organs bei offenem Bauch, wodurch Nachbarorgane weitgehend geschont werden.

Nach chirurgischer Entfernung des Tumors wird das Lymphabflussgebiet bei geöffneter Bauchhöhle für einige Minuten bestrahlt. Danach wird die Operation wie üblich beendet. Stellt sich während der Operation heraus, dass der Tumor nicht mehr operabel ist, kann die IORT auch ohne Tumorresektion vorgenommen werden.

Zum Einsatz kommt die IORT beim fortgeschrittenen Rektumkarzinom oder dem Rezidiv eines Rektumkarzinoms.

14.3.3 Chemotherapie

(M) *Im Gegensatz zu Operation oder Radiatio wirken Chemotherapeutika (Zytostatika) systemisch, d. h. auf den gesamten Körper.*

Dementsprechend findet die Chemotherapie bei generalisierten Tumorerkrankungen Anwendung, weil die

Tumorzellen über den ganzen Körper verstreut sind (z. B. Leukämie oder Fernmetastasen).

Aber auch lokale Tumoren, die sehr früh hämatogene Mikrometastasen setzen, wie z. B. das kleinzellige Bronchialkarzinom, werden heute primär einer systemischen Zytostatikabehandlung zugeführt.

Adjuvante Chemotherapie

Bei der adjuvanten (unterstützenden) Chemotherapie handelt es sich um eine Kombinationsbehandlung aus Operation und Zytostatika. Voraussetzung ist, dass die Tumoroperation (potenziell) kurativ war, das gesamte maligne Gewebe also operativ entfernt worden ist. Leider hat sich gezeigt, dass nach vermeintlich „kurativen" Operationen (Tumor vollständig entfernt, keine Metastasen nachweisbar) später doch Fernmetastasen auftreten. Ursache sind kleinste Mikrometastasen, die bereits zum Zeitpunkt der Operation im Körper verteilt waren, jedoch nicht erkannt werden konnten. Die adjuvante Chemotherapie, die unmittelbar im Anschluss an eine Operation für einige Wochen systemisch verabreicht wird, soll diese eventuellen Mikrometastasen angreifen und möglichst zerstören.

Das Behandlungskonzept der adjuvanten Chemotherapie hat sich insbesondere bei einigen kindlichen Tumoren bewährt (Wilms-Tumor, Ewing-Sarkom, Osteosarkom).

Neo-adjuvante Chemotherapie

Hier werden die Zytostatika unter sonst gleichen Voraussetzungen (keine Metastasen nachgewiesen, kurative Operation vorgesehen) schon *vor* dem operativen Eingriff verabreicht.

Lokale Chemotherapie in der Chirurgie

Isolierte Extremitätenperfusion

Ist der maligne Tumor an Arm oder Bein lokalisiert, so kann das Zytostatikum direkt in die zuführende Arterie eingeleitet und über die abführende Vene der Extremität abgeleitet werden. Nach proximal (körperwärts) werden die Blutgefäße während der Perfusion, die einige Stunden dauert, abgeklemmt, sodass das Medikament möglichst nicht in den Gesamtorganismus gelangt. Die Durchblutung der Extremität erfolgt während dieser Zeit über eine externe Pumpe. Dort wird das Blut auf ca. 40 °C erwärmt (Hyperthermie), wodurch sich die chemotherapeutische Wirkung erhöht. Indikationen sind maligne Weichteiltumoren der Extremitäten (z. B. Melanom, Sarkom). Das Verfahren wird wegen des hohen technischen, personellen und finanziellen Aufwandes nur an wenigen Zentren eingesetzt.

Leberperfusion

Bei Lebermetastasen kann die Chemotherapie gezielt über die Blutversorgung der Leber erfolgen, womit systemische Nebenwirkungen auf den Gesamtorganismus reduziert werden.

Nach operativer Eröffnung der Bauchhöhle wird ein Katheter in die Leberarterie eingelegt („Hepatika-Katheter"). Der Katheter steht mit einem kleinen Reservoir („Port") in Verbindung. Der Port wird unter der Haut im Oberbauch eingepflanzt. Er gibt das Zytostatikum kontinuierlich in den Katheter ab und kann durch Punktion von außen nachgefüllt werden.

Das Verfahren findet bei Lebermetastasen kolorektaler Karzinome Anwendung.

14.3.4 Hormontherapie

Für einige Tumoren ist ein hormonabhängiges Wachstum bewiesen, so z. B. für das *Mamma-* und das *Prostatakarzinom*. Die Tumorzellen haben an ihrer Oberfläche spezielle Hormonrezeptoren („Empfänger"), über die das Wachstum gesteuert werden kann. Das operativ entfernte Tumorgewebe wird deshalb auf Gehalt und Art der Hormonrezeptoren getestet.

Bei positivem Rezeptornachweis ist eine Hormonbehandlung beim Mamma- und Prostatakarzinom in mehr als 50 % der Fälle wirksam.

14.3.5 Immuntherapie

Bei dieser Therapieform erhofft man sich einen Heilungserfolg durch die Stimulierung des Immunsystems, beispielsweise durch die Gabe von Immunglobulinen. Bewährt hat sich die Gabe von *Interferonen* und anderen Immunmodulatoren bei der Behandlung von hämatologischen Tumoren und beim Melanom. Insgesamt aber sind die klinischen Ergebnisse der Immuntherapie nicht sehr erfolgreich.

14.3.6 Krebsnachsorge

Auch nach einer Tumortherapie bedarf jeder onkologische Patient einer speziellen Weiterbehandlung und Betreuung.

M *Das Ziel der regelmäßigen Nachuntersuchungen ist die rechtzeitige Erkennung eines erneuten Geschwulstwachstums. Ein Tumorrezidiv kann im Bereich des ehemaligen Primärtumors oder in Form von Fernmetastasen in Erscheinung treten.*

Art und Häufigkeit der Nachuntersuchungen sind bei den einzelnen Tumorformen unterschiedlich. Neben der *körperlichen Untersuchung*, werden im Rahmen einer Tumornachsorge regelmäßig bestimmte *Laboruntersuchungen* (BSG, Blutbild, Leberwerte) durchgeführt. In bestimmten Abständen wird darüber hinaus eine *Röntgenuntersuchung* des Thorax (Lungenmetastasen?) und ein *Lebersonogramm* (Lebermetastasen?) veranlasst.

Sehr wichtig bei der Tumornachsorge ist die Kontrolle der *Tumormarker*, denn ein Anstieg der Werte ist immer verdächtig auf eine erneute Tumorbildung und gibt Anlass zu weiterer gezielter Diagnostik.

Generell ist die Diagnose „Krebs" keinesfalls immer mit bleibender körperlicher Beeinträchtigung oder gar Arbeitsunfähigkeit gleichzusetzen. Auch eine Berentung ist meist nicht erforderlich. Oft können die Patienten wenige Wochen nach der Operation ihren Beruf wieder ausüben.

(M) *Von einer „endgültigen" Heilung kann bei den meisten malignen Tumoren erst dann ausgegangen werden, wenn sich 10 Jahre lang kein Rezidiv und keine Metastasierung gezeigt hat!*

(P) 14.4 Pflege von Menschen mit Krebs – Psychosoziale Begleitung

Alrun Sensmeyer

„Sie haben Krebs" – diese drei Worte verändern auf vielfältige Weise die individuelle Lebenssituation. Die Wucht der Diagnose zeigt sich in der Chirurgie zudem als einschneidendes Erlebnis am Körper:
- mit lebenslang sichtbaren Veränderungen am Körper: Narben, Stomata,
- mit bleibenden Anpassungen des Körpers an die onkologischen Sicherheitsabstände: fehlende Organe, Verlust der Stuhlkontinenz,
- beim ausgedehnten Tumorwachstum: der kleine Schnitt für die explorative Laparotomie kappt als Metapher fast gleichzeitig den dünnen Faden, an dem das Leben dann noch hängt.

Gefühle im Zusammenhang mit der Erkrankung, Wünsche, Befürchtungen – die Unterstützung bei der umfassenden Krankheitsbewältigung zu gestalten ist ein Merkmal psychosozialer Pflegekompetenz. Die Begegnung mit diesen Patienten ist einerseits geprägt durch die Haltung zum Nutzen onkologischer Therapiestrategien, andererseits müssen Pflegende die Balance finden zwischen empathischer Mit-Betroffenheit und der Auseinandersetzung um die Endlichkeit unseres Lebens.

14.4.1 Art und Umfang der Diagnosemitteilung

Welche Auswirkungen hat die Krankheitsaufklärung für alle, die ab jetzt in die Pflege, Behandlung und Betreuung eingebunden sind: ist es ein Versteckspiel oder ein offener Dialog?

„Für die Patienten ist der Gedanke an Krebs so ähnlich wie das Eingesperrtsein in einem dunklen Zimmer, zusammen mit einem Mörder. Man weiß nicht wo und wie und ob er angreifen wird."

(Wander 1984)

Bekannt ist der Vergleich von der Angst die lähmt, vor der man aber auch gleichzeitig fliehen will – jedoch nicht kann. Denn der Alltag im Spätdienst zu zweit: ein Auszubildender, eine Krankenschwester und das Wissen aus der Übergabe, dass der Stationsarzt mit 3 Patienten die Befunde besprechen wird:
- mit Herrn A., 38 Jahre, er hat ein Rektumkarzinom; es sind Lymphknoten befallen; nach der anterioren Rektumresektion wird ihm eine adjuvante Chemotherapie empfohlen,
- mit Frau T., 64 Jahre, sie hat ein Pankreaskopfkarzinom; der Tumor ist nicht resezierbar, es wurde eine biliodigestive Anastomose angelegt; es besteht die Möglichkeit, Frau T. mit Chemotherapie im Rahmen einer Studie weiter zu behandeln,
- Mit Herrn W., 76 Jahre, er wurde mit einem akuten Abdomen aufgenommen; die postoperative Diagnose lautet: perforiertes Sigmakarzinom.

Die Wahrheit erträglich machen – in jedem der 3 Gespräche gibt es einen individuellen Behandlungsplan.

Aber wie viel Wissen braucht der Mensch, um über seinen Körper nachdenken zu können? Wie viel und was kann man behalten bei der Fülle der Panik auslösenden Fakten? Wie viel Konzentration ist leistbar, wenn die Mitpatienten gleichzeitig telefonieren, pflegerische Hilfe brauchen?

Reaktion des Patienten

„Haben Sie noch Fragen?" – so oder ähnlich wird ein erstes Informationsgespräch seitens des Arztes vielfach beendet. Wenig später zeigt sich in der abendlichen Pflegerunde die existenzielle Krise, die der Patient erleben kann, an folgenden Gedanken wie z.B.:

„Wie lange werde ich noch leben?" "Kennen Sie Patienten, bei denen das Teufelszeug bei einer Chemotherapie wirklich geholfen hat? Denn meine Nachbarin

14

ist trotzdem an ihrem Krebs ganz schnell gestorben." „Wie arg muss ich leiden, wenn der Krebs bald unaufhaltsam weiter wächst?"

Kommunikationskompetenz und Berufserfahrung in der Betreuung von Tumorpatienten sind einerseits notwendige Voraussetzungen, um diese emotional schwierigen Gespräche führen zu können. Andererseits erlebt der Patient Kommunikationshindernisse wie eine Schlüsselsituation. Er spürt das Unausgesprochene. Eine mögliche Assoziation: Meine schlimmsten Vermutungen bestätigen sich – wie ernst muss es sein, wenn mir alle ausweichen, sich keiner traut, mir etwas zu sagen.

Eine weitere Funktion hat auch die Wahl des Gesprächpartners. So will ein Patient mit seinem Anliegen oftmals weder den Auszubildenden noch den Zivildienstleistenden oder die junge Mitarbeiterin im freiwilligen sozialen Jahr hilflos stehen oder sie mit seinen Zukunftsfragen angstvoll aus dem Zimmer fliehen lassen. Ihm ist bewusst, dass sie wohl wenig Wissen zu seiner Gesamtsituation haben. Dennoch fragt er gerade sie, weil er sie in der Betreuung als sehr einfühlsam und zugewandt erlebt hat. Heute Abend braucht er einen Menschen, der *nur* zuhört. So können die stillen Gedanken ihren ersten Schrecken verlieren, indem man sie mit jemandem teilt, weil man sich mitteilt.

Es ist nicht vorhersehbar, mit welcher Verzweiflung der Patient und seine Angehörigen auf ungünstige Therapienachrichten reagieren: Entgegen aller Erwartungen ist der Tumor nicht operabel. Statt mindestens geplanter 4-stündiger Operationszeit mit anschließender Intensivstation sieht der Patient sehr wach die Uhr im Aufwachraum. Sie zeigt 9.30 Uhr. Er ertastet ein kleines Pflaster, hat keine Drainage. Bei der Rückverlegung auf die Station gegen Mittag sieht er seine Ehefrau, die tränenüberströmt auf dem Flur steht. Warum?! Die Diskussion um den wirklichen Wachheitsgrad und die vermuteten Nachwirkungen der Narkosemedikamente auf das Erinnerungsvermögen sind keine überzeugenden Begründungen, die intraoperativen Befunde erst am nächsten Tag zu übermitteln. Der Patient fragt *jetzt*.

Informationsweitergabe

Nicht nur in erfahrenen onkologischen Teams sondern überall muss folgendes Vorgehen gelebt werden: Alle in die Betreuung eingebundenen Menschen handeln nach dem Wahrhaftigkeitsgrundsatz, was nicht mit Eigenmächtigkeit gleichzusetzen ist. Es geht um die Mitverantwortung und nicht nur um die Zuständigkeiten bei der Informationsweitergabe. Wenn der Patient fragt: „Wieso war die Narkose so kurz?" – muss die Pflegende sagen können, dass die Operation nicht in dem Umfang durchgeführt wurde, wie es vorgesehen war.

Auf den postoperativen Papieren ist in jedem Fall die Eingriffsart vermerkt, die der Patient mit seinen Selbstbestimmungsrechten auch nachlesen könnte. Weitere Einzelheiten müssen von einem behandelnden Arzt erfolgen. Es ist ein Gebot der Fairness und des Respekts allen Beteiligten gegenüber, dass eine Regelung etabliert ist, bei der der Patient ganz sicher in nächster Zeit (am gleichen Tag) diesen Gesprächspartner hat. Es geht um den Lebensmut des Patienten, deshalb ist es unzumutbar, einen Tumorpatienten mit seinem Wissens- und Informationsbedarf auf irgendeine unbestimmte Zeit zu vertrösten.

14.4.2 Die Therapieziele – welche Lebensgarantien bieten sie?

Der histologische Befund des entfernten Gewebes und die Ergebnisse der Umfelddiagnostik legen das Tumorstadium fest und geben eine Prognose an. Heilungsraten verbessern, tumorfreie Lebenszeit sichern, das Intervall bis zum nächsten Rezidiv verlängern – die Gesamtzahlen der Therapieerfolge und der Misserfolge können nie Einzelschicksale aufzeigen. Trotzdem möchte jeder wissen:

– Das Leben *nach* Krebs: Hat man den Krebs besiegt und überlebt? Wie lange werden die Nachuntersuchungen die Heilung bestätigen können?
– Das Leben *mit* Krebs: Wie geht das Leben weiter, wie schnell ist das Leben vorbei?

Pflege-Beziehungs-Arbeit lebt und gestaltet die Rahmenbedingungen, durch die der Patient während des gesamten Krankheitsbewältigungsprozesses Unterstützung erhält. Dazu gehört, dass Gefühle wie Ungeduld, Wut, Enttäuschung und Anklagen gedeutet und zugeordnet und *zugelassen* werden:

Bestellt ein Patient innerhalb von 5 Minuten 3-mal das Frühstücksgetränk um, verwechselt er nicht die Pflege mit einem Hotelservice. Es kann sein, dass sich in seinem Verhalten seine Entscheidungsfindung zur Therapieplanung zeigt: ist dies oder das besser?

Für nicht beeinflussbare Organisationsabläufe hat er überhaupt kein Verständnis. Es geht ihm alles zu langsam, er glaubt, man hat ihn vergessen. Möglicherweise jagt ihn dann seine subjektive Zukunftsperspektive: ihm bleibt nicht mehr viel Zeit.

Die emotionale Gefühlslast des Patienten mitzutragen bedeutet ebenfalls, jedes Mal zu reflektieren und zu akzeptieren, dass die Krankheit und die Therapie dem Patienten etwas antun. Im Volksmund geht uns etwas unter die Haut – dann sind wir schon mehr als berührt.

„Burn-out (ausbrennen) heißt das neue Schlagwort dafür. Gemeint ist das Phänomen, dass bei primär hoch motivierten engagierten Menschen langsam und schleichend als Folgezustand von chronischer Überlastung körperliche, emotionale und geistige Erschöpfung eintritt und es immer schwerer für sie wird, sich auf die Patienten mitfühlend einzustellen."

(Ratsak, Schiebel-Piest 1992).

M *Eine Art von vorbeugender Krisenintervention sind entlastende Teamgespräche in Form eines Supervisionsangebotes.*

14.4.3 Themen der Entlassungs-vorbereitung

Das Leben geht weiter. Wieder auf die Beine kommen. Pflege-Hand-Arbeit in chirurgischen Stationen konzentriert sich einerseits u. a. auf die Überwachung der vitalen Funktionen, die Frühmobilisation, den Kostaufbau, die Darmtätigkeit, die Drainagen und Wunden. Darüber hinaus werden dem Patienten Kenntnisse und Fertigkeiten vermittelt, damit er schrittweise mit den Veränderungen vertraut wird, die Folgen des chirurgischen Eingriffes sind:

– Auseinandersetzung mit Körperbildveränderungen,
– Umstellung der bisherigen Ernährungsgewohnheiten,
– Handhabung von Zu- und Ableitungen,
– Sexualität,
– Auswirkungen auf das Privat- und Berufsleben.

Themen eines psychosozialen Beratungsangebotes können sein:

– medizinische Rehabilitation: Anschlussheilbehandlung,
– sozialrechtliche Angelegenheiten: Rentenversicherung, Schwerbehindertengesetz,
– Hinweise zu Beratungsstellen: Selbsthilfegruppen.

Zu einem weiteren Thema suchen die Patienten Rat und Klärung: Sinn und Nutzen der Maßnahmen und Möglichkeiten, die nicht zur sog. Schulmedizin gehören. Sie werden u. a. auch betitelt mit: Alternative, unkonventionelle, komplementäre, umstrittene oder unbewiesene Methoden.

Tagungen, Talkshows und Veröffentlichungen – die Diskussion um Wirkung und die möglichen schädlichen Wirkungen auf den Gesamtorganismus und den Tumor selbst wird heftig geführt. Diese brisante und oft von vielfältigsten Interessen geprägte Meinungsbildung wird auch von den Tumorpatienten mit verfolgt. Unseriöse Angebote, wenig valide Heilungsversprechen – wer ist selbsternannter Experte, der nur unnötige, ineffiziente und teure, sinnlose Mittel anpreist? Pflegende werden ihre persönliche Haltung zu allen bekannten Therapieverfahren haben. Woran soll aber der Patient bei den Gegenüberstellungen Schaden und Nutzen unterscheiden können?

P ***Informationsangebot.*** *Es ist Aufgabe aller Beteiligten, die in den Betreuungsprozess eingebunden sind, dass sie dem Patienten die Fachgesellschaften nennen können, an deren Glaubwürdigkeit der Krankenhausträger nicht zweifelt, deren Broschüren und Telefonnummern er bereithält.*

14

213

TEIL III

Organspezifische Chirurgie

15 Kopf und Hals

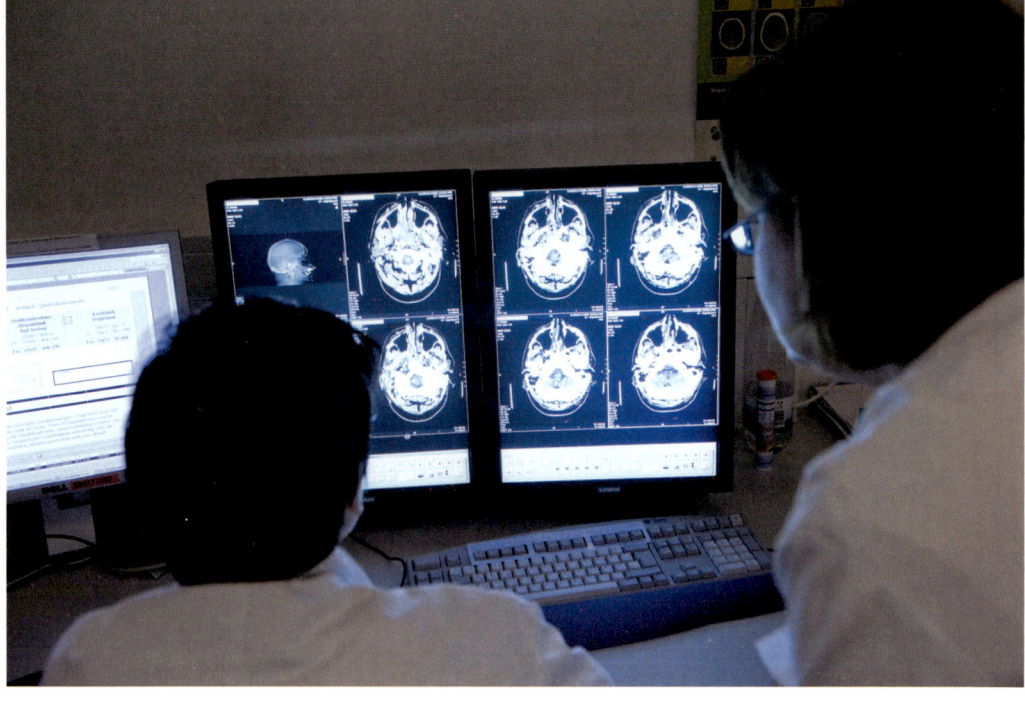

15

15.1 Fehlbildungen

Burkhard Paetz

Im Bereich des Gesichts- und Gehirnschädels ist eine Vielzahl angeborener Fehlbildungen möglich. Das Spektrum reicht von abstehenden Ohren bis zum weitgehenden Fehlen des gesamten Kopfes (*Anenzephalie*, nicht lebensfähig). Exemplarisch erwähnt seien die Missbildungen des Unterkiefers, das vorstehende Kinn (*Progenie* oder *Makrogenie*) und die gegenteilige Fehlentwicklung, das „fliehende" Kinn (*Mikrogenie*) oder „Vogelkinn". Weil diese Störungen einen korrekten Zahnschluss verhindern, muss eine operative Korrektur durch Umstellung des Unterkieferknochens (*Osteotomie*) erfolgen. Leichte Deformierungen wie der *Turmschädel* (Turrizephalus) können auch durch die mechanische Einwirkung des Geburtsvorganges verursacht sein.

15.1.1 Verkürztes Zungenbändchen

Das Bändchen unterhalb der Zunge (*Frenulum linguae*) kann zu kurz sein, sodass die Zungenbeweglichkeit eingeschränkt ist. Durch diese Fehlbildung kann es später zu Sprechstörungen kommen.

Therapie

Wenn es innerhalb des ersten Lebensjahres nicht zu einer spontanen Dehnung des Zungenbändchens kommt, wird dieses operativ durchtrennt (Frenuloplastik, **Abb. 15.1**). Die Übernähung erfolgt mit resorbierbaren Fäden, sodass eine Fadenentfernung nicht erforderlich ist. Der kleine Eingriff wird ambulant vorgenommen.

 Merke Pflege Wissen Fallbeispiel Definition

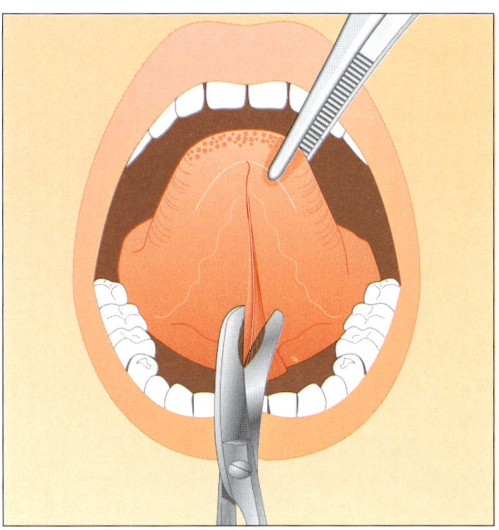

Abb. 15.1 **Frenuloplastik.** Das verkürzte Zungenbändchen wird operativ durchtrennt.

15.1.2 Lippen-Kiefer-Gaumen-Spalte

Je nachdem, wie ausgedehnt der Defekt ist, unterscheidet man verschiedene Schweregrade (Abb. 15.2):

– Bei der leichtesten Form beschränkt sich die Spaltbildung auf die Oberlippe, etwa in einer Verlängerung des Nasenloches. Die Störung wird als *Lippenspalte* oder *Hasenscharte* bezeichnet und kann einseitig oder beidseitig auftreten.

– Setzt sich der Spalt nach innen bis in den knöchernen Oberkiefer fort, handelt es sich um eine *Lippen-Kiefer-Spalte.* Auch diese kann ein- oder beidseitig auftreten.

– Bei der schwersten Fehlbildung dieser Art ist auch der knöcherne Gaumen (in der Mittellinie) gespalten. Man spricht dann von einer Lippen-Kiefer-Gaumen-Spalte, bei beidseitiger Ausbildung von einem *„Wolfsrachen"*.

Ursache

Die Fehlbildung entsteht durch unzureichendes Zusammenwachsen der verschiedenen „Weichteilknospen" des Gesichts in den ersten Embryonalwochen. Die Häufigkeit dieser Spaltbildungen beträgt ca. 1 : 500.

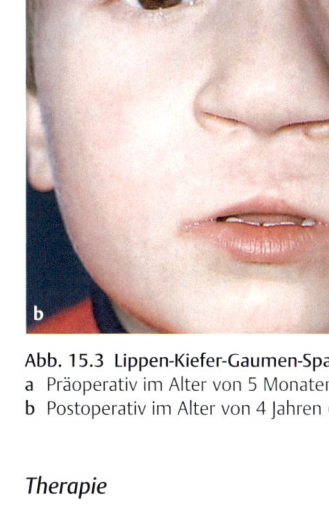

Abb. 15.3 **Lippen-Kiefer-Gaumen-Spalte.**
a Präoperativ im Alter von 5 Monaten.
b Postoperativ im Alter von 4 Jahren (derselbe Patient).

Therapie

Die Ernährung solcher Kinder ist äußerst schwierig, weil das Saugen nicht möglich ist. Daher wird die Lippenspalte schon in den ersten Lebensmonaten operativ beseitigt (Abb. 15.3). Die knöchernen Spaltbildungen (Kiefer und Gaumen) werden später, nach 1–3 Jahren, operativ rekonstruiert (Osteoplastik mit Beckenkammspongiosa).

15.1.3 Halszysten und -fisteln

Laterale Halszysten. Aus den embryonalen Kiemenanlagen können am Hals Zysten entstehen, die sich wie runde, glatte Tumoren anfühlen. Sie sind meist neben der Mittellinie lokalisiert und können einseitig oder beidseitig auftreten. Oft treten sie erst im Erwachsenenalter in Erscheinung, weil sie sich durch eine Zunahme der Zystenflüssigkeit im Laufe der Jahre an Größe vergrößern (Abb. 15.4).

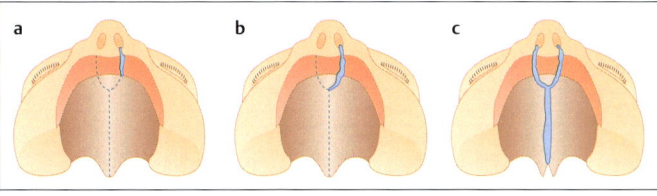

Abb. 15.2 **Fehlbildungen des Gesichtes.** Blick von unten innen auf den Oberkiefer und Gaumen.
a Einseitige Lippenspalte („Hasenscharte").
b Einseitige Lippen-Kiefer-Spalte.
c Doppelseitige Lippen-Kiefer-Gaumen-Spalte („Wolfsrachen").

15

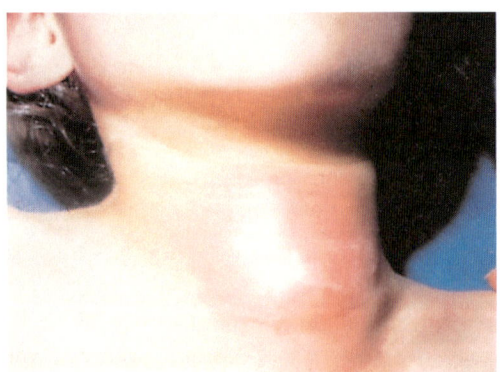

Abb. 15.4 Laterale Halszyste. Größenzunahme durch Sekretstau und Infektion.

Mediane Halszysten. Die in der Mittellinie lokalisierten Zysten stammen entwicklungsgeschichtlich aus Resten der Schilddrüsenanlage.

Halsfisteln. Die Halszysten können durch die Haut nach außen durchbrechen und schmieriges Sekret absondern. Man spricht dann von Halsfisteln.

Therapie
Lösen die Halszysten Beschwerden aus (Druck, Schmerz, Fistelbildung), werden sie operativ entfernt.

15.1.4 Halsrippe

Ursache und Symptome
Normalerweise finden sich Rippen nur an den Brustwirbeln. Am Hals und im Lendenwirbelbereich sind sie zu „Querfortsätzen" verstümmelt. Anlagebedingt können die Halswirbelquerfortsätze jedoch wie eine Rippe entwickelt sein, bevorzugt am 7. Halswirbel.

Beschwerden sind durch Druck auf den Armnervenplexus (Parästhesien) oder mechanische Einengung

der A. und V. subclavia zwischen Halsrippe und Schlüsselbein möglich (Thoracic-outlet-Syndrom, Kap. 32).

Diagnostik und Therapie
Oft sind Halsrippen durch die Haut tastbar, ansonsten sind sie durch eine Röntgenaufnahme sicher erkennbar (Abb. 15.5).

Nur bei Beschwerden ist die operative Entfernung einer Halsrippe indiziert.

15.1.5 Schiefhals

Ursache
Der Schiefhals (Tortikollis) kann angeboren sein. Es liegt dann eine degenerative, narbige Verkürzung des Kopfnickermuskels (M. sternocleidomastoideus) vor.

Der Schiefhals kann aber auch durch andere Ursachen bedingt sein, so z. B. als kompensatorische Fehlhaltung bei Lähmung des oberen schrägen Augenmuskels (Parese des N. trochlearis).

Symptome und Therapie
Erkennbar ist die Fehlhaltung des Kopfes mit Neigung des Ohres zur „kranken" Seite und Blick des Gesichtes zur Gegenseite.

Bei angeborenem Schiefhals durch Verkürzung des M. sternocleidomastoideus wird dieser an seinem Ursprung (Brustbein und Schlüsselbein) chirurgisch durchtrennt (Abb. 15.6).

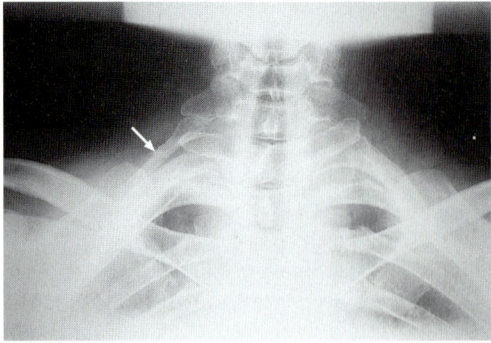

Abb. 15.5 Halsrippe. Zusätzliche Rippe an der oberen Brustkorböffnung rechts (Pfeil).

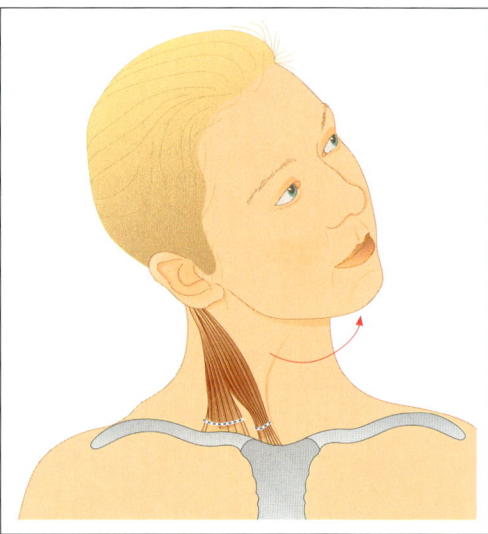

Abb. 15.6 Tortikollis. Fehlhaltung des Kopfes (Pfeil) beim muskulären Schiefhals. Zur Behandlung wird der M. sternocleidomastoideus durchtrennt (gestrichelte Linie).

15.1.6 Hydrozephalus (Wasserkopf)

D *Vom Hydrocephalus internus spricht man, wenn lediglich die Hirnventrikel erweitert sind.*
Beim Hydrocephalus externus ist der Subarachnoidalraum betroffen. Kombinierte Formen sind häufig.

Ursache

Der Hydrozephalus (**Abb. 15.7**) kann angeboren oder in der nachgeburtlichen Wachstumsphase erworben sein. Die Ursachen sind vielfältig, jedoch liegt allen Formen eine erhöhte Menge des Gehirnwassers (Liquors) zugrunde. Der Liquor wird in den Hirnventrikeln gebildet und breitet sich über anatomische Verbindungskanäle in den das Gehirn umgebenden Raum (Subarachnoidalraum) und den Rückenmarkskanal aus. Dort wird der Liquor teilweise resorbiert, sodass normalerweise ein physiologischer Füllungszustand des gesamten Liquorraumes gewährleistet ist. Wird zu viel Liquor produziert, zu wenig resorbiert oder kann die Flüssigkeit durch angeborene oder erworbene Verklebungen der Verbindungsstraßen nicht aus dem Ventrikelsystem abgegeben werden (Verschlusshydrozephalus), kommt es zu einer pathologischen Flüssigkeitsvermehrung.

Symptome

Der noch nachgiebige kindliche Schädelknochen gibt dem Druck von innen nach, wodurch eine monströse Vergrößerung des Kopfes entstehen kann. Die Symptome des erhöhten Hirndrucks umfassen das Spektrum von Erbrechen bis zur spastischen Tetraplegie.

Therapie

Beim Verschlusshydrozephalus ist die endoskopische Eröffnung des 3. Hirnventrikels die Therapie der Wahl *(endoskopische Ventrikulostomie)*. Ansonsten muss der gestaute Liquor über eine innere Drainage (Shunt) in den Blutkreislauf abgeleitet werden, z. B. mit einem *Spitz-Holter-Shunt* (**Abb. 15.7**) oder dem *Pudenz-Heyer-Shunt*.

15.1.7 Meningozele

D *Bei einer Meningozele wölben sich die Hirnhäute aus einer Spalte des knöchernen Hirnschädels oder aus dem Rückenmark vor. Sind gleichzeitig Anteile des Gehirns in dem Bruch enthalten, bezeichnet man diesen als Meningoenzephalozele.*

15

Ursache

Aus angeborenen Spaltbildungen des zentralen Nervensystems können Bruchbildungen entstehen (Zele, griech.: Bruch). Diese Fehlbildungen treten bevorzugt im Bereich des Rückenmarkes auf. Hier ist eine Spaltbildung der Wirbel Voraussetzung *(Spina bifida)*. Enthält der Bruch bei einem Spina-bifida-Kind nur die Rückenmarkshaut, spricht man auch hier von Meningozele (**Abb. 15.8**), bei gleichzeitigem Hervortreten des Rückenmarkes von einer *Myelomeningozele*.

Symptome

All diese Zelen können unter der äußeren Haut gelegen sein (geschlossen) oder bei gleichzeitigem Hautdefekt mit der Außenwelt in direkter Verbindung stehen (offene Zelen). Je nachdem, wie stark Hirn oder Rückenmark durch die Bruchbildung deformiert sind, ergeben sich verschieden stark ausgeprägte Störungen der neurologischen Funktion, insbesondere Lähmungen.

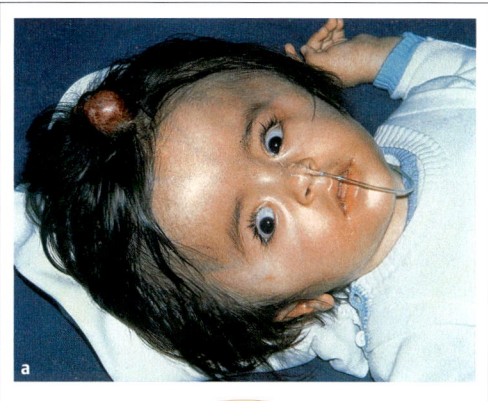

a

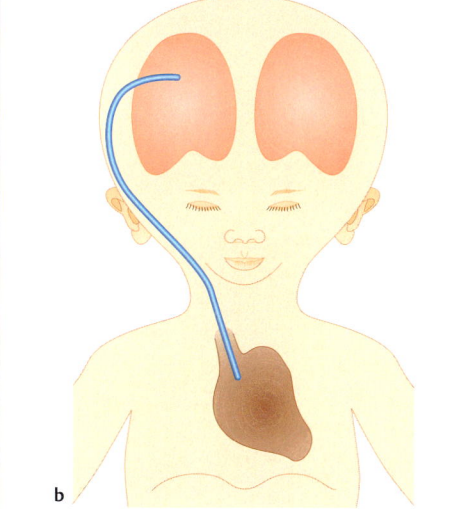

b

Abb. 15.7 Wasserkopf.
a Hydrozephalus beim Kind.
b Spitz-Holter-Shunt beim Wasserkopf. Die Kunststoffdrainage leitet den unter Überdruck stehenden Liquor aus den Gehirnventrikeln in den rechten Herzvorhof ab.

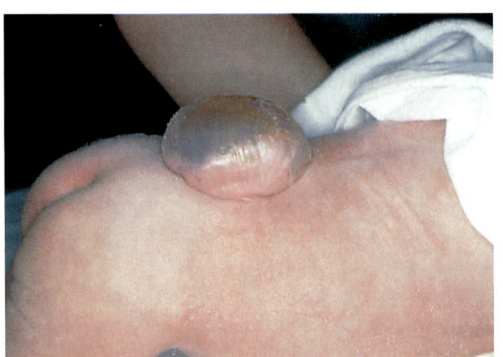

Abb. 15.8 Meningozele. Neun Tage altes Neugeborenes.

15.2 Entzündungen

Burkhard Paetz

Grundsätzlich können am Kopf die gleichen spezifischen und unspezifischen Entzündungen auftreten wie an anderen Körperteilen. Beispiele sind das *Erysipel* sowie die *Furunkel* und *Karbunkel* (Kap. 5.2), die sich zu Abszessen oder Phlegmonen vergrößern und hämatogen über die Augenwinkelvenen in das Schädelinnere streuen können.

15.2.1 Kopfschwartenphlegmone

Ursache und Symptome

Die Kopfschwartenphlegmone entsteht als Komplikation (Wundinfekt) bei einer Kopfplatzwunde.

Therapie

Die offenen Zelen müssen wegen der Infektionsgefahr des Liquorraumes sofort operativ verschlossen werden, also in den ersten Stunden nach der Geburt. Bei überhäuteten Missbildungen wartet man mit der Operation einige Wochen.

Der Eiter breitet sich rasch und großflächig in den tieferen Schichten der Kopfschwarte aus, was zu massiver Schwellung, Druckschmerzhaftigkeit und Fieber führt.

Therapie

Vorbeugend sollten Kopfplatzwunden vor dem primären Nahtverschluss ausreichend exzidiert und die Umgebung sorgfältig rasiert werden. Entsteht dennoch eine Kopfschwartenphlegmone, so muss die Wunde breit eröffnet und drainiert werden. Um eine weitere Ausbreitung zu verhindern, werden zusätzlich Antibiotika verabreicht.

15.3 Tumoren des Gesichts und des Halses

Burkhard Paetz

Alle anatomischen Strukturen des Gesichtes können tumorös entarten, weshalb in dieser Region sehr viele Tumorarten bekannt sind.

15.3.1 Basalzell-Karzinom

D *Das Basalzell-Karzinom (alte Bezeichnung: Basaliom) ist ein semimaligner Tumor, der zwar infiltrativ und lokal destruierend (maligne) wächst, jedoch niemals Metastasen bildet. Ausgangspunkt ist die Basalzellenschicht der Haut.*

Symptome

Das Basaliom entwickelt sich als „nicht heilendes" Hautgeschwür (Ulkus, **Abb. 15.9**). Bevorzugte Lokalisation dieses Tumors ist das Gesicht, wobei ätiologisch die Ex-

position gegenüber der UV-Strahlung des Sonnenlichtes eine Rolle spielt.

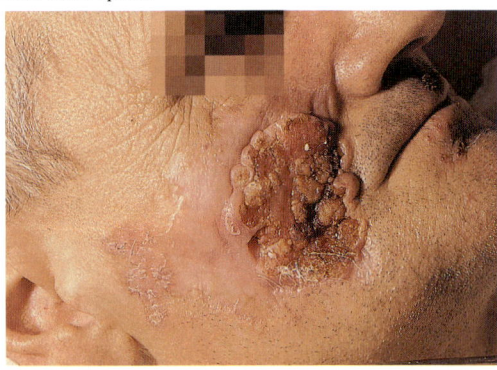

Abb. 15.9 Basalzell-Karzinom. Der semimaligne Hauttumor wird als nicht heilendes Geschwür auffällig.

15

M *Das Basaliom gehört zu den häufigsten bösartigen Tumoren überhaupt!*

Therapie
Therapeutische Maßnahmen sind die operative Exzision und die anschließende Spalthautdeckung. Nicht oder unvollständig entfernte Tumoren werden bestrahlt.

15.3.2 Spinaliom

D *Das Spinaliom ist ein Plattenepithelkarzinom, das häufig Metastasen setzt. Es entwickelt sich aus dem Stratum spinosum (Stachelzellschicht) der Haut. Man spricht daher auch von Stachelzellkrebs.*

Symptome und Therapie
Das Spinaliom tritt als derber Knoten oder nässendes Geschwür in Erscheinung. Es ist häufig im Gesicht lokalisiert, was mit der Sonneneinstrahlung in Zusammenhang gebracht wird.

Als therapeutische Maßnahme erfolgt die großzügige chirurgische Exzision mit anschließender Bestrahlung.

15.3.3 Malignes Melanom

D *Beim malignen Melanom handelt es sich um einen sehr bösartigen Tumor, der von den pigmentbildenden Zellen der Haut (Melanozyten) ausgeht.*

Symptome
Das Melanom tritt als blauschwarzer Fleck oder Knoten in Erscheinung, der nur sehr schwer von einem gutartigen Pigmentzellnävus abzugrenzen ist (Abb. 15.10). Die Häufigkeit dieses Tumors hat in den letzten Jahren deutlich zugenommen, was v. a. auf die vermehrte UV-Strahlung zurückzuführen ist. Der Tumor setzt rasch

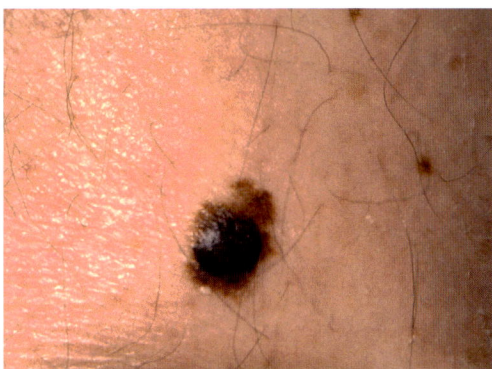

Abb. 15.10 Malignes Melanom. Bösartiger Hauttumor am Rücken.

Lymphknoten- und Fernmetastasen. Dementsprechend ist die Prognose schlecht.

Therapie
Der Primärtumor wird möglichst radikal exstirpiert und zusätzlich das regionale Lymphknotenabflussgebiet ausgeräumt (Neck dissection am Hals bzw. Dissektion der axillären oder femoralen Lymphknoten bei Primärtumor an den Extremitäten). Zusätzlich wird eine systemische Zytostatikabehandlung durchgeführt.

Prognose
Trotz optimaler Behandlung beträgt die 5-Jahres-Überlebensrate bei Lymphknotenbefall nur etwa 10 %, bei hämatogenen Fernmetastasen weniger als 1 %.

15.3.4 Plattenepithelkarzinome

D *Als Plattenepithelkarzinom wird ein maligner Tumor der Haut oder der Schleimhaut bezeichnet. Sehr bösartig sind einige Tumoren aus dem HNO-Bereich (z. B. der Lippenkrebs und das Zungenkarzinom).*

Therapie
Auch hier wird die frühzeitige chirurgische Behandlung angestrebt. Bei Tumoren des Mundbodens und der Zunge muss häufig eine Neck dissection durchgeführt werden. Hierunter versteht man die chirurgische Entfernung der Halslymphknoten, zur Erhöhung der Radikalität gelegentlich mit Resektion der V. jugularis. Die Neck dissection erfolgt je nach Ausbreitungsgebiet des Primärtumors ein- oder beidseitig. Weil Plattenepithelkarzinome oft recht gut auf eine Strahlentherapie ansprechen, kann diese im Anschluss an die Tumoroperation oder bei inoperablen Tumoren als ausschließliche Behandlung angewendet werden.

15.3.5 Parotismischtumor

D *In den Speicheldrüsen können sich Tumoren entwickeln, wobei die Ohrspeicheldrüse (Parotis) mit 80 % am häufigsten betroffen ist. Der Parotismischtumor, der aus unterschiedlichen Gewebestrukturen besteht, ist hierbei die wichtigste Geschwulst. Meist ist dieser Tumor benigne, in etwa 15 % der Fälle wächst er jedoch infiltrativ oder setzt sogar Metastasen (malignes Wachstum).*

Therapie
Der Tumor wird operativ entfernt, was wegen der anatomischen Nähe zum N. facialis technisch schwierig und oft nicht vollständig möglich ist.

15

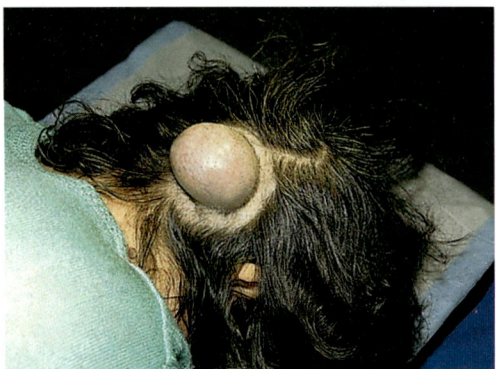

Abb. 15.11 Atherom. Die bedeckenden Haare am Hinterkopf wurden vor der operativen Entfernung des Grützbeutels abrasiert.

15.3.6 Atherom

D *Das Atherom (auch „Grützbeutel" genannt) entspricht einer gestauten Haartalgdrüse (Retentionszyste), ist also im Unterhautfettgewebe lokalisiert (Abb. 15.11).*

Therapie

Die chirurgische Entfernung sollte „in toto", also als Ganzes, erfolgen, weil ansonsten mit Rezidiven zu rechnen ist. Die immer gutartigen Atherome sind ansonsten harmlos.

W *Lediglich erwähnt seien die gutartigen Tumoren der Zahnanlage (z. B. Odontom, Adamantinom), das große Spektrum der Knochentumoren (z. B. Osteom, Osteosarkom) sowie die Epulis (Riesenzellgeschwulst des Zahnfleisches), die Parulis (von Zahnwurzelinfektion ausgehender tumoröser Kieferabszess) und die Ranula (kleine Zyste neben dem Zungenbändchen).*

15.3.7 Tumoröser Halslymphknoten

Ursache

Neben der entzündlichen Genese (Lymphadenitis) kommt differenzialdiagnostisch eine weite Palette maligner Tumoren in Frage. So können die Halslymphknoten im Rahmen einer bösartigen *lymphatischen Systemerkrankung* betroffen sein (z. B. Morbus Hodgkin und andere maligne Lymphome) oder als *lymphogene Metastasen* eines anderen Primärtumors anschwellen. Hier ist an alle Organe zu denken, deren Lymphabflussgebiet den Halsbereich umfasst (z. B. Karzinome des Mund-Rachen-Raumes, Kehlkopf- und Schilddrüsentumoren, Bronchial-, Ösophagus-, Magen- und Brustkrebs).

Bei fortgeschrittenen Tumoren der Brusthöhle und des Magens sind derbe Lymphknoten oft über dem linken Schlüsselbein (supraklavikulär) tastbar, was mit der linksseitigen Einmündung des lymphatischen Hauptabflusses (Ductus thoracicus = Milchbrustgang) in das Venensystem zusammenhängt.

Nach dem Berliner Pathologen Virchow (1821–1902) werden Lymphknotenmetastasen links supraklavikulär als *„Virchow-Drüsen"* bezeichnet. Der Befund ist typisch für das fortgeschrittene Magenkarzinom und generell als Zeichen der Inoperabilität zu werten.

Diagnostik und Therapie

Die Abklärung einer Lymphknotenvergrößerung (entzündlich, Lymphom oder Karzinommetastase) kann letztlich nur histologisch erfolgen. Die Probeexzision (PE) ist immer indiziert, wenn sich eine Halslymphknotenschwellung nicht innerhalb von ca. 3 Wochen spontan zurückbildet.

Die Behandlung richtet sich nach der Grunderkrankung.

15.4 Tumoren des Gehirns

Burkhard Paetz

Für die primären Hirntumoren besteht eine eigene Terminologie. Sie berücksichtigt die *Lokalisation* der Tumoren (z. B. Akustikusneurinom, Hypophysenadenom, Kraniopharyngeom) oder das ursprüngliche *Zellgewebe* (z. B. Astrozytom, Oligodendrom).

W *Die WHO-Klassifikation der Hirntumoren unterscheidet 4 Grade, abhängig von der Menge der pathologischen Zellteilungen im Tumor. Grad 1 und Grad 2 sind benigne, Grad 3 und Grad 4 sind definitionsgemäß maligne Tumoren.*

Der häufigste primäre Hirntumor ist das von den Hirnhäuten ausgehende histologisch benigne *Meningeom* (ca. 20 %, Abb. 15.12). An zweiter Stelle der primären Hirntumoren steht das maligne *Astrozytom* (WHO Grad 3 und 4, früher Glioblastom genannt).

Neben den genannten primären Geschwülsten des zentralen Nervensystems findet man besonders im Gehirn häufig hämatogene Fernmetastasen anderer Tumoren.

15

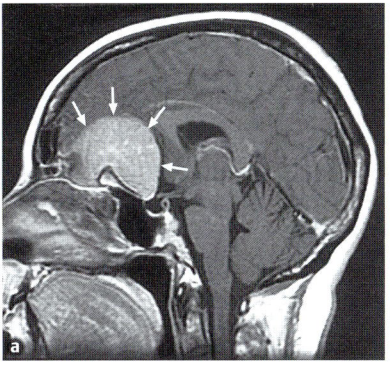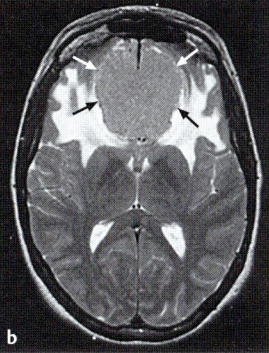

Abb. 15.12 **Meningeom.** Kernspintomografie mit **a** sagittaler und **b** horizontaler Darstellung des frontobasalen Tumors.

 10 % aller Hirntumoren sind Fernmetastasen anderer Organgeschwülste,
davon 25 % Absiedlungen eines Bronchialkarzinoms.

Symptome

Die Symptomatik eines Hirntumors (primäre Geschwulst oder Metastase) wird durch Beeinträchtigung zentralnervöser Leitungsbahnen oder durch ansteigenden Druck in der unnachgiebigen, knöchernen Schädelkapsel (*Hirndruck*, S. 226) hervorgerufen. Typische Zeichen sind Kopfschmerz, Schwindelgefühl, Erbrechen, Sprach- und Sehstörungen, Krämpfe und Lähmungen sowie Wesensänderungen.

Diagnostik

Die präoperative Lokalisationsdiagnostik erfolgt durch Kernspintomografie (NMR).

Therapie

Nach Möglichkeit werden Hirntumoren durch Eröffnung der knöchernen Schädelkapsel operativ entfernt. Der Eingriff wird als *Kraniotomie* (kranium = Schädel) oder *Trepanation* (griech.: Bohrung) bezeichnet. Die Trepanation wird seit Jahrhunderten der jeweiligen Zeit gemäß durchgeführt (Abb. 15.13).

Operationstechnik. Über dem erkrankten Hirnbereich wird die kahl rasierte Kopfhaut abpräpariert und zur Seite geklappt (Abb. 15.14). Der Schädelknochen liegt nun frei. Mit 4 (oder mehr) Bohrlöchern werden die Ecken des zu entfernenden Knochendeckels markiert. Bei der *osteoklastischen* Kraniotomie (oder Trepanation) wird der herausgesägte Knochendeckel für immer entfernt (permanenter Defekt) und die Wunde nur mit Dura, Kopfschwarte und Haut verschlossen. Dieses Vorgehen wird bei erhöhtem Hirndruck zur Dekompression angewendet. Bei der *osteoplastischen* Kraniotomie (oder Trepanation) wird der Knochendeckel nach Abschluss der Hirnoperation wieder eingepasst, sodass er innerhalb einiger Monate mit der umgebenden Kalotte verwächst (temporäre Entfernung des Knochendeckels).

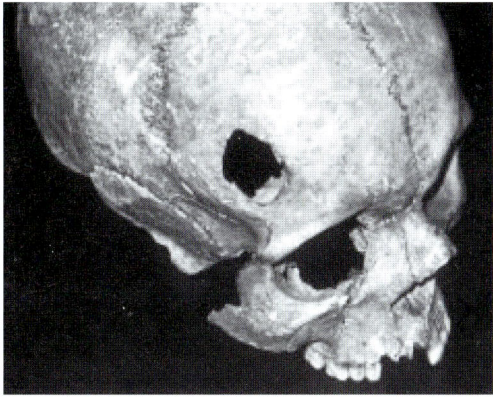

Abb. 15.13 **Trepanation.** Schädeleröffnung mit Hammer und Meißel im 13. Jahrhundert.

Stereotaktische Operation. Bei dieser Operationstechnik werden 2 dünne Nadelelektroden durch Schädelbohrlöcher mit einem Zielgerät in die Tiefe des Gehirns bis zum Tumor eingeführt. Die Lagekontrolle der Nadeln erfolgt mittels Röntgendurchleuchtung oder CT in 3 Ebenen. Liegen die Nadelspitzen in der gewünschten Position, wird das umgebende Gewebe durch Stromzufuhr (Elektrokoagulation) zerstört. Alternativ können mit stereotaktischen Zielgeräten gewebeschädigende Substanzen, wie Vereisungsmittel oder Radioisotope, in die Tumorregion eingebracht werden.

Stereotaktische Radiochirurgie. Hierunter versteht man die gezielte Konvergenzbestrahlung eines definierten Hirnanteiles mit weitgehender Schonung des umliegenden gesunden Gewebes. Es handelt sich nicht um eine Operation, sondern um eine spezielle Strahlentherapie („Gamma-Knife"), die bei kleinen Hirntumoren (insbesondere singulären Hirnmetastasen) eingesetzt wird.

15

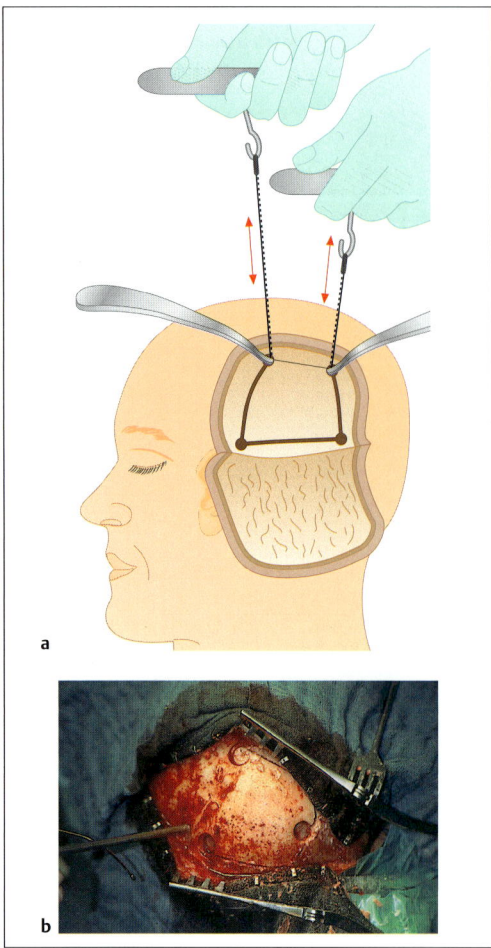

a

b

Abb. 15.14 Schädeltrepanation.
a Das Aufsägen des Schädelknochens erfolgte über Jahrzehnte ausschließlich mit der Gigli-Säge, einem aufgerauten Draht. Heute werden zunehmend pneumatisch betriebene maschinelle Sägen eingesetzt.
b Operationssitus mit Blick auf den Schädelknochen und die Bohrlöcher.

Prognose
Leider können viele Hirntumoren (z. B. im Zwischenhirn) chirurgisch nicht entfernt werden, weil sie von lebenswichtigen Zentren umgeben sind. Durch einen operativen Eingriff würden diese Strukturen notwendigerweise geschädigt oder zerstört, weshalb derart ungünstige Tumorlokalisationen nicht operabel sind. Nur in wenigen Fällen hilft eine Strahlen- oder Chemotherapie.

15.5 Schädel-Hirn-Trauma

Burkhard Paetz

D *Als Schädel-Hirn-Trauma (SHT) wird eine Kopfverletzung definiert, bei der eine Hirnbeteiligung vorliegt. Man spricht auch von Schädel-Hirn-Verletzung (SHV). Reine Kopfplatzwunden und Schädelfrakturen sind kein SHT.*

Zur klinischen Beurteilung des Schädel-Hirn-Traumas ist die *Glasgow-Koma-Skala* (**Tab. 15.1**) international gebräuchlich. Sie ermöglicht die Einteilung in 3 Schweregrade anhand von 3 leicht bestimmbaren Parametern (Augenöffnen, beste verbale Reaktion, beste motorische Reaktion).

Tabelle 15.1 Glasgow-Koma-Skala

Augenöffnung		Verbale Antwort		Motorische Antwort	
				Aufforderung	6
		orientiert	5	gezielt (Schmerz)	5
spontan	4	verwirrt	4	ungezielt (Schmerz)	4
Aufforderung	3	inadäquat	3	Beugekrämpfe	3
Schmerz	2	unverständlich	2	Streckkrämpfe	2
keine	1	keine	1	keine	1
Punkte:	+		+		=

W *Glasgow-Koma-Skala:*

– *13–15 Punkte = leichtes Schädel-Hirn-Trauma,*
– *9–12 Punkte = mittelschweres Schädel-Hirn-Trauma,*
– *3–8 Punkte = schweres Schädel-Hirn-Trauma.*

In der Chirurgie werden traditionell Commotio, Contusio und Hirnblutungen unterschieden (**Abb. 15.15**).

15.5.1 Commotio cerebri

D *Unter einer Commotio cerebri (Gehirnerschütterung) versteht man eine leichte Hirnverletzung mit kurzfristiger Bewusstlosigkeit (max. 1 Stunde), die keine fassbaren Substanzveränderungen und keine Dauerfolgen hinterlässt.*

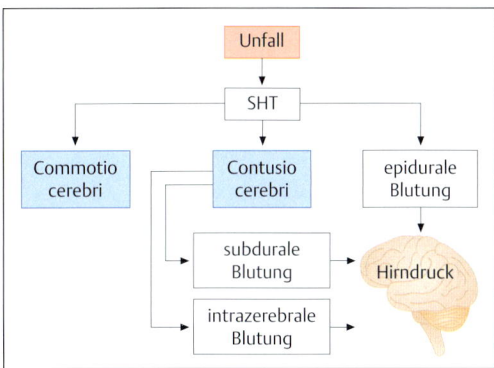

Abb. 15.15 Schädel-Hirn-Trauma.

Symptome

M *Das klassische Vollbild einer Commotio
(Kommotionssyndrom) ist durch 3 Symptome
gekennzeichnet:*
- *initiale, kurzfristige Bewusstlosigkeit,*
- *Amnesie,*
- *Erbrechen.*

Bewusstlosigkeit. Sie beginnt immer sofort nach dem
Trauma. Die Dauer beträgt meist nur wenige Sekunden
bis einige Minuten, sodass der Patient bei Klinikaufnahme schon wieder ansprechbar ist. Lähmungen und
Hirndruckzeichen gehören nicht zum klinischen Bild
einer Gehirnerschütterung.
Amnesie. Die Gedächtnislücke erstreckt sich nicht nur
auf den Augenblick des Traumas und die Zeit der Bewusstlosigkeit (**Abb. 15.16**), sondern charakteristischerweise auch auf die letzten Sekunden vor dem Unfall *(retrograde Amnesie)* und – seltener – auf eine Zeitspanne
nach dem Erwachen *(antegrade Amnesie)*. Wegen der

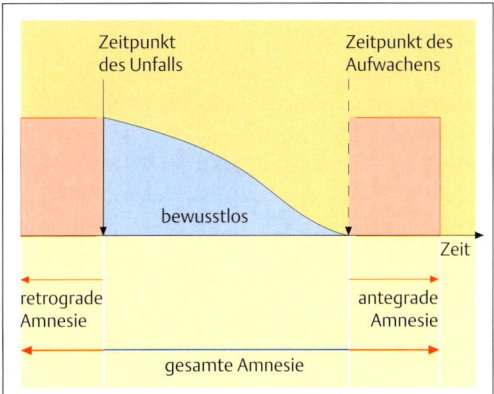

Abb. 15.16 Amnesie. Nach Commotio oder Contusio cerebri
findet sich charakteristischerweise eine Erinnerungslücke, die
sowohl eine kurze Zeit vor dem Unfall umfasst als auch eine
Phase nach dem Erwachen.

Amnesie kann der Patient zum Unfallhergang und zur
Dauer der Bewusstlosigkeit keine oder nur unzuverläs-
sige Angaben machen. Man ist deshalb auf die Fremd-
anamnese von Begleitpersonen angewiesen.
Erbrechen. Leichte vegetative Regulationsstörungen
finden sich immer, das Erbrechen ist jedoch kein obliga-
tes Symptom.

P *Commotio. Benommenheit, ein Kollaps oder
Erbrechen als einziges Symptom reichen für die
Diagnose einer Commotio nicht aus. Wenn keine
Bewusstlosigkeit vorlag und keine Amnesie besteht,
handelt es sich lediglich um eine Schädelprellung.*

Therapie und Prognose

Die Behandlung der Commotio ist rein symptomatisch
(Analgetikum bei Kopfschmerz, Antiemetikum bei
Brechreiz, Antihypotonikum bei Vasolabilität). Ist der
Kreislauf stabil, darf der Patient aufstehen. Die früher
übliche Verordnung einer mehrtägigen Bettruhe kann
den Heilungsverlauf nicht beeinflussen und begünstigt
eine unerwünschte Stärkung des Krankheitsgefühls.
Die Commotio cerebri heilt immer folgenlos aus.

Zum Ausschluss einer Schädelfraktur ist eine Röntgenaufnahme erforderlich, bei Beeinträchtigung des Bewusstseins ein Schädel-CT, um eine sekundär auftretende intrakranielle Blutung nicht zu übersehen.

P *In leichten Fällen kann die Behandlung ambulant
erfolgen, wenn der Patient zu Hause eine
Begleitperson hat und beide ausreichend über Komplikationsmöglichkeiten (Eintrübung) aufgeklärt wurden.*

15.5.2 Contusio cerebri

D *Als Contusio cerebri (Gehirnquetschung) bezeichnet man eine schwere Hirnverletzung mit unterschiedlich langer Bewusstlosigkeit, die zu bleibenden,
morphologisch fassbaren Hirnveränderungen führt und
deshalb Dauerfolgen hinterlassen kann.*

Symptome und Diagnostik

M *Die wesentlichen Symptome einer Hirnkontusion
sind:*
- *initiale Bewusstlosigkeit beliebiger Dauer,*
- *zerebrale Herdsymptome,*
- *posttraumatischer Dauerschaden.*
*Je länger die Bewusstlosigkeit, desto schwerer ist die
Schädel-Hirn-Verletzung!*

Die primäre Symptomatik kann einer Commotio cerebri
ähneln. Die *Bewusstlosigkeit* dauert aber länger, meistens mehrere Stunden bis Tage.

Zerebrale Herdsymptome (z. B. Lähmungen, Krämpfe) deuten auf eine Kontusion und sind mit der Diagnose einer Commotio cerebri nicht vereinbar.

Ⓟ *Bei leichteren Formen der Hirnkontusion (ohne Hirnstammbeteiligung) bleiben die Pupillen seitengleich, mittelweit, mit prompter Lichtreaktion.*

Durchgangssyndrom. Nach Wiedererlangen des Bewusstseins befindet sich der Verletzte in einem Zustand der global verminderten zerebralen Leistungsfähigkeit. Diese pflegerisch anspruchsvolle Situation ist gekennzeichnet durch psychomotorische Verlangsamung, Desorientiertheit, Angst und Unruhe des Patienten. Je länger die Zeit der Bewusstlosigkeit war, desto ausgeprägter ist das Durchgangssyndrom.
Ein *Schädel-CT* ist immer erforderlich, um eine begleitende (operationswürdige) intrakranielle Blutung auszuschließen bzw. zu erkennen.

Therapie
Beim Schädel-Hirn-Verletzten sind folgende *Erstmaßnahmen* notwendig:
– Atemwege freimachen, Seitenlagerung,
– bei Bewusstlosigkeit: Intubation,
– venösen Zugang legen (Notfallwerte abnehmen, Plasmaexpander anhängen),
– Magensonde und Harnblasenkatheter bei Bewusstlosen legen (obligatorisch!).
Reine Hirnkontusionen werden *konservativ* behandelt.

Ⓟ **Aspirationsgefahr.** *Bewusstseinsgetrübte, nicht intubierte Verletzte müssen immer in stabile Seitenlage gebracht werden* (**Abb. 10.4**)*, um die Gefahr einer Aspiration zu vermindern!*

Nach primärer Stabilisierung der Vitalfunktionen ist der Patient durch die Entwicklung eines *Hirnödems* bedroht (Schwellung des kontusionierten Hirngewebes durch Wassereinlagerung). Wegen der Unnachgiebigkeit der knöchernen Schädelkapsel führt das Hirnödem zu einer intrakraniellen Druckerhöhung *(Hirndrucksymptome)*. Hirndrucksymptome sind:
– Veränderung des Verhaltens (z. B. Unruhe),
– Veränderung der Bewusstseinslage (z. B. Eintrübung),
– Veränderung der Atemfrequenz oder Atemtiefe,
– Veränderung des Blutdrucks,
– Veränderung der Pulsfrequenz (insbesondere Bradykardie!),
– Sehstörungen,
– Pupillendifferenz (Seitendifferenz, Entrundung, Lichtreaktion),

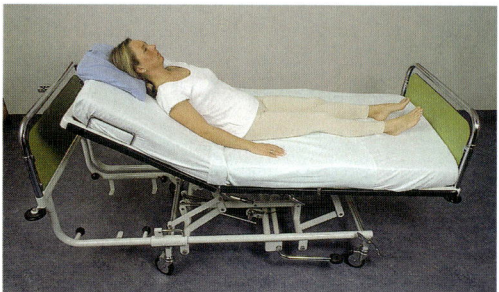

Abb. 15.17 Lagerung bei SHT. Das Kopfteil des Bettes ist um 30° angehoben, um einem Hirnödem entgegenzuwirken.

– unkoordinierte Augenbewegung,
– Parästhesien,
– Lähmungen (z. B. Halbseitenparese),
– positives Babinski-Zeichen,
– Nackensteife,
– Krämpfe (insbesondere Streckkrämpfe).
Die Infusionsmenge soll wegen der intrakraniellen Druckerhöhung in den ersten Tagen nicht zu hoch angesetzt werden. Der Hirndruck kann bei schwerem Schädel-Hirn-Trauma mit einer Hirndrucksonde kontinuierlich gemessen werden. Bei manifestem Hirnödem werden hyperosmolare entwässernde Lösungen (z. B. Mannitol = Osmofundin) als Infusion verabreicht.

Ⓟ *Die Hochlagerung des Oberkörpers um 30° unterstützt die Hirnabschwellung* (**Abb. 15.17**). Der Hals darf nicht abgeknickt werden.

Ⓜ *Das Hirnödem ist die häufigste und gefährlichste Komplikation nach Hirnkontusion. Es ist häufiger als das intrakranielle Hämatom.*

Komplikationen und Prognose
Es besteht immer die Gefahr einer sekundären Hirnschädigung durch Ödem oder intrakranielle Blutung. Je nach Ausdehnung des zerstörten Parenchyms kann der Tod eintreten oder eine Defektheilung durch Narbengewebe stattfinden.
   Das Ausmaß des *posttraumatischen Dauerschadens* ist von der Ausdehnung und Lokalisation der geschädigten Hirnareale abhängig und oft erst nach Monaten definitiv zu beurteilen. Das Spektrum reicht von weitgehender Beschwerdefreiheit bis zum apallischen Syndrom.

15.5.3 Epidurale Blutung

Die Einteilung der intrakraniellen Blutungen erfolgt nach der Lokalisation des Hämatoms (**Abb. 15.18**).

15

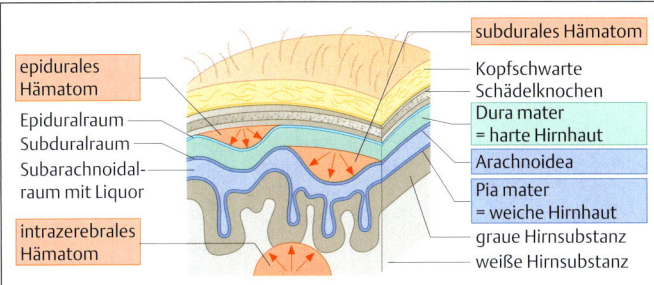

Abb. 15.18 Intrakranielle Blutung. Anatomie der Hirnhäute und Lokalisation der Blutungen.

Labels in figure:
epidurales Hämatom
Epiduralraum
Subduralraum
Subarachnoidal-raum mit Liquor
intrazerebrales Hämatom
subdurales Hämatom
Kopfschwarte
Schädelknochen
Dura mater = harte Hirnhaut
Arachnoidea
Pia mater = weiche Hirnhaut
graue Hirnsubstanz
weiße Hirnsubstanz

D *Eine epidurale Blutung ist ein schweres Schädel-Hirn-Trauma mit arterieller Blutung zwischen Kalotteninnenfläche und Dura mater (Epiduralraum).*

Ursache

Blutungsquelle sind zerrissene Äste der A. meningea media. Diese etwa 3 mm starke Arterie liegt der Innenwand der knöchernen Schädelkalotte unmittelbar (!) an. Bei Schädelkalottenfrakturen, insbesondere im Schläfenbereich, kann die Meningea media zerrissen werden, womit es zur arteriellen Blutung in den Epiduralraum kommt.

Das epidurale Hämatom ist häufig (aber nicht immer) mit einer Schädelfraktur vergesellschaftet.

M *Die traumatische intrakranielle Blutung beginnt mit dem Zeitpunkt des ursächlichen Unfalls.* Die klinischen Symptome entwickeln sich aber erst, wenn das Hämatom eine gewisse Größe erreicht hat und die dadurch bedingte Raumforderung auf das Gehirn Druck auszuüben beginnt (Kompression).

Symptome

Das Epiduralhämatom äußert sich durch Zeichen des rasch progredienten *Hirndrucks* (S. 226), wobei Eintrübung, Pupillendifferenz und Halbseitensymptomatik im Vordergrund stehen.

M *Die Symptome beginnen meistens 3–4 Stunden nach dem Unfall.*

Mit Beginn der Eintrübung wird meist zuerst die Pupille auf der Seite der Blutung weit (homolaterale oder ipsilaterale Mydriasis). Dies ist Folge einer Okulomotoriuslähmung durch Druck des gleichseitigen Nervs gegen die knöcherne Schädelbasis. Typischerweise sind beide Augen zur Seite der Einblutung gerichtet („Der Patient schaut seinen Herd an" = Déviation conjuguée). In der Körperperipherie treten Lähmungen bevorzugt auf der Gegenseite auf (kontralaterale Hemiparese), weil die betroffene Hirnhälfte anatomisch-funktionell der gegenseitigen Körperhälfte zugeordnet ist (Pyramiden-

bahnkreuzung). Später erfasst die Druckschädigung beide Hirnhälften.

In seltenen Fällen kann der Patient durch das ursächliche Trauma *zweimal bewusstlos* werden. Primär durch eine Kontusion, einige Stunden später nochmals durch die intrakranielle Blutung. Dazwischen liegt das sog. „freie Intervall" (**Abb. 15.19**).

D *Unter dem „freien Intervall" versteht man eine Zeitspanne relativer Bewusstseinsklarheit zwischen dem primären Koma (durch die zerebrale Verletzung bedingt) und der sekundären Bewusstseinstrübung (durch die Hirnkompression verursacht).*

Therapie

Nach der Stabilisierung der Vitalfunktionen erfolgt eine Schädel-CT zur Diagnosesicherung. Die operative Druckentlastung und Blutstillung erfolgt durch notfallmäßige osteoklastische *Schädeltrepanation* (**Abb. 15.20**).

Prognose

Etwa 85 % der erfolgreich Operierten werden wieder arbeitsfähig oder sind in der Lage, sich selbst zu versorgen.

P *Intrakranielle Blutung.* Nur 1 % der Schädel-Hirn-Verletzten entwickelt eine posttraumatische intrakranielle Blutung. Diese Komplikation wird am häufigsten in folgenden Situationen übersehen:
– bei leichtem Kopftrauma (Commotio, Schädelfraktur), weil nicht erwartet,
– bei schwerem SHT mit anhaltender Bewusstlosigkeit, weil nicht erkannt.

B *Fallbeispiel epidurale Blutung:* Der 14-jährige Moritz stürzt auf dem Heimweg von der Schule mit dem Fahrrad. Der Kopf schlägt auf die Straße. Er hatte keinen Helm auf. Er ist nicht ansprechbar, aber kreislaufstabil und atmet normal. Sein begleitender Freund wählt mit seinem Handy den Notruf „112" und Moritz wird mit dem Notarztwagen ins Krankenhaus gebracht, wo er wieder voll bei Bewusstsein ist. Er kann sich aber an nichts erinnern. Die Röntgenaufnahme des Schädels ist unauffällig, keine Fraktur. Klinisch sieht man nur ein Hämatom

15

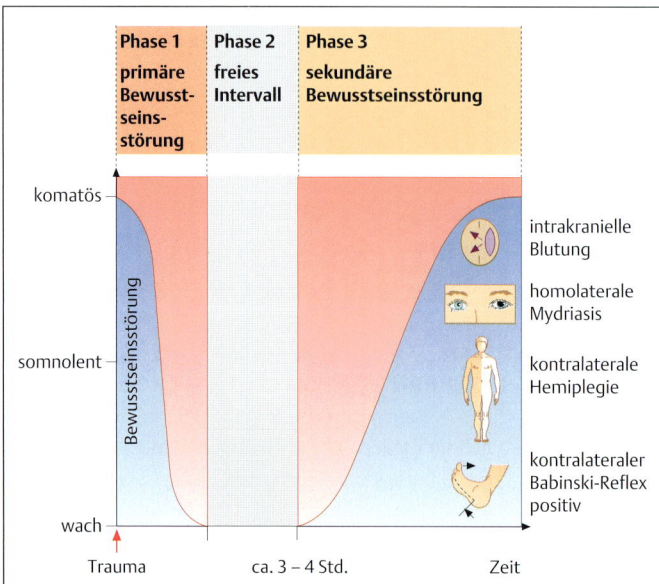

Abb. 15.19 Schädel-Hirn-Trauma.
Klassischer 3-Phasen-Verlauf beim epiduralen Hämatom. Nach der primären Bewusstseinsstörung durch die Gehirnerschütterung oder Kontusion (Phase 1) erwacht der Patient nur vorübergehend (Phase 2). Eine erneute Eintrübung mit Halbseitensymptomen (Phase 3) spricht für die Entwicklung eines epiduralen Hämatoms.

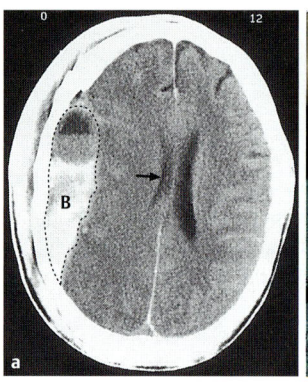
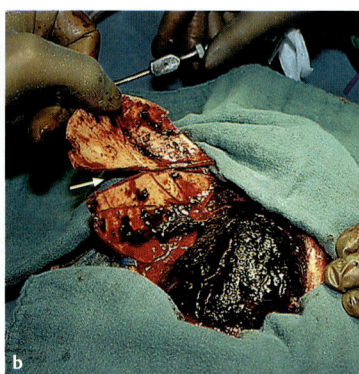

Abb. 15.20 Epidurale Blutung.
a Computertomografie des Schädels: Die Blutung (B) verdrängt das Gehirn und die Gehirnventrikel (Pfeil) zur Gegenseite.
b Intraoperativer Befund: Das epidurale Hämatom ist als dunkelrote Masse erkennbar. Links im Bild der herausgesägte Knochendeckel mit der unfallbedingten Schädelfraktur (Pfeil).

an der Schläfe über dem rechten Ohr. Nicht mal eine Platzwunde. Die herbeigerufene Mutter will ihr Kind unbedingt mit nach Hause nehmen, weil es ihm eigentlich ganz gut geht. Moritz ist nur etwas schläfrig, hat Kopfschmerzen und weiß von nichts. Abends um 18 Uhr alarmiert die Mutter den Rettungsdienst, weil ihr Kind nicht mehr auf Ansprache reagiert. Im Krankenhaus wird sofort ein Schädel-CT durchgeführt. Dabei zeigt sich ein Hämatom im Kopf intrakraniell, rechts temporal. Eine epidurale Blutung. Moritz wird als Notfall sofort operiert. Die das Hirn verdrängenden Blutmassen werden ausgeräumt und die Blutung wird gestillt. Nach einem halben Jahr geht es Moritz wieder richtig gut. Er ist Klassenbester in der Schule, und auch seine Mitschüler merken nichts mehr von dem Unfall. Die Narbe am Kopf wird durch seinen flotten Haarschnitt komplett verdeckt.

15.5.4 Akute subdurale Blutung

Ⓓ Als akute subdurale Blutung bezeichnet man ein schweres Schädel-Hirn-Trauma mit vorwiegend venöser Blutung zwischen Dura mater und Arachnoidea (Subduralraum, Abb. 15.18), meist mit gleichzeitiger Hirnkontusion.

Symptome
Der Patient ist in der Regel wegen der begleitenden Hirnkontusion primär bewusstlos und klart nicht auf. Bei beidseits lichtstarren Pupillen und Streckkrämpfen ist die Prognose äußerst schlecht.

Therapie
Nach der CT erfolgt die operative Ausräumung des Hämatoms mit Versorgung der blutenden Hirnkontusion (osteoplastische oder osteoklastische Kraniotomie; Abb. 15.14).

W Das chronische Subduralhämatom entsteht in höherem Alter mit zunehmender Gefäßbrüchigkeit meist unabhängig von einem Trauma. Ursachen sind Gefäßerkrankungen, Gerinnungsstörungen (Marcumar), chronischer Alkoholismus.

15.5.5 Intrazerebrale Blutung

D Als intrazerebrale Blutung bezeichnet man ein schweres Schädel-Hirn-Trauma mit kontusionsbedingter Blutung innerhalb des Hirnparenchyms. Die intrazerebrale Blutung kann auch als Folge eines Schlaganfalls (Gefäßruptur mit Massenblutung ins Hirngewebe) auftreten.

Symptome

Das klinische Bild ist meist schwerwiegender als bei einer reinen Kontusion (tiefes Koma mit ausgeprägten Herdsymptomen). Weite lichtstarre Pupillen weisen auf die beginnende Einklemmung des Mittelhirnes hin, d. h. die drohende Dezerebration.

W Der Zustand der Dezerebration (Enthirnungsstarre, apallisches Syndrom) entspricht einer funktionellen Trennung zwischen Hirnmantel (Pallidum) und Hirnstamm. Überlebt der Patient, so wird er zum Apalliker. Die Großhirnfunktionen sind weitgehend ausgeschaltet, die lebenswichtigen untergeordneten Zentren funktionieren aber noch, evtl. über viele Jahre. Symptome der Dezerebration sind tiefes Koma, Streckkrämpfe mit Innenrotation (lockern sich später), Mydriasis mit eingeschränkter Lichtreaktion, unkoordinierte Augenbewegungen, Kau- und Saugbewegung (orale Automatismen).

Therapie

Eine neurochirurgische Hämatomentfernung sollte angestrebt werden, ist wegen der Befundausdehnung und ungünstigen Lokalisation jedoch oft nicht möglich. Konservative Maßnahmen entsprechen der Therapie bei Contusio cerebri. Die Prognose ist sehr schlecht.

15.5.6 Subarachnoidalblutung

D Als Subarachnoidalblutung (SAB) bezeichnet man die unfallunabhängige Ruptur eines Hirnaneurysmas mit schwerer neurologischer Symptomatik.

Ursache

Die kurzstreckige Erweiterung einer Arterie an der Hirnbasis ist angeboren und entspricht einem echten Aneurysma. Die meisten bleiben zeitlebens asymptomatisch. Eine Ruptur kann jedoch jederzeit erfolgen, oft ohne erkennbaren Anlass. Das Blut breitet sich im Subarachnoidalraum aus (Abb. 15.18).

Symptome und Diagnostik

Das Ereignis verläuft hochdramatisch und endet oft tödlich. Zeichen sind plötzlich beginnender, vernichtender Kopf- und Nackenschmerz, Krämpfe, Bewusstseinstrübung.

Diagnostische Maßnahmen sind NMR oder CT und Angiografie (evtl. Lumbalpunktion: blutiger Liquor).

Prophylaxe

Intrakranielle Aneurysmen sollten ab einer Größe von ca. 10 mm behandelt werden, um einer Ruptur vorzubeugen (endovaskuläre Embolisierung oder neurochirurgisches Clipping, Abb. 15.21).

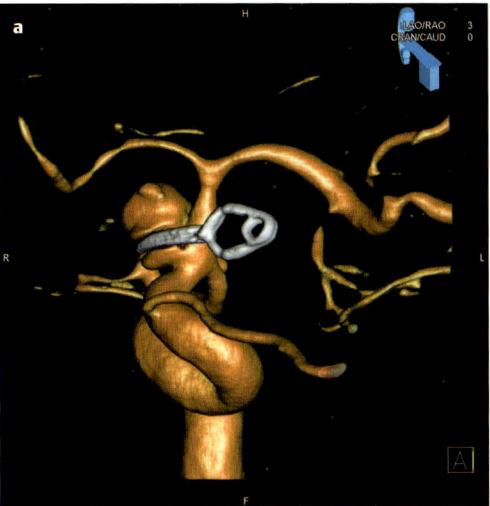

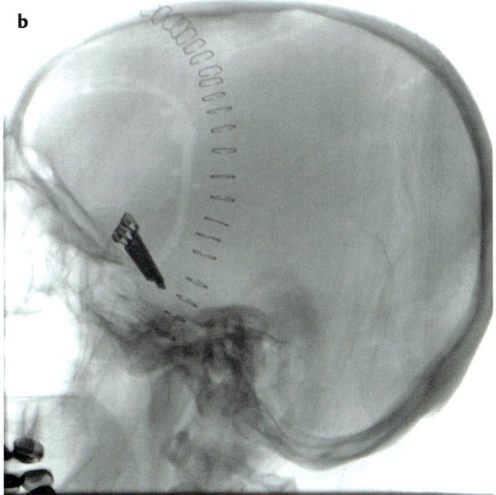

Abb. 15.21 Intrakranielles Aneurysma der Hirnarterien.
a Der operativ eingebrachte Metallclip (grau) klemmt die Blutzufuhr zu dem darüber gelegenen Aneurysma ab (dreidimensionale CT-Darstellung).
b Metallclip im Schädel zur Aneurysmaausschaltung. Man sieht zudem die Hautklammern nach der Kraniotomie (postoperative Röntgenaufnahme).

15

P 15.6 Pflege von Menschen mit Schädel-Hirn-Trauma

Jürgen Söll

Da die 3 in der Chirurgie vorkommenden Ausprägungen (Commotio, Contusio, Hirnblutung) jeweils unterschiedliche Therapien und Pflegemaßnahmen erfordern, wird hier nur auf die pflegerischen Maßnahmen im akuten Stadium eingegangen. Im Vordergrund steht hierbei die Sicherung der Vitalfunktionen. Zur Pflege eines Menschen im Akutstadium gehören:

- Einbeziehung des Patienten,
- Hirndruckmessung,
- Beobachtung der Vitalzeichen,
- Absaugung,
- Lagerung,
- Ernährung und Infusionstherapie,
- Prophylaxen.

15.6.1 Einbeziehung des Patienten

Situation des Patienten. Ein schwerer Unfall mit SHT ruft plötzlich und unerwartet eine meist schwere Pflegebedürftigkeit hervor. Ein Patient im Wachkoma ist ein „Gefangener seines Körpers". Er wird bewegt und weiß nicht wohin. Er weiß nicht, ob er liegt oder sitzt, wo oben und unten ist. Oder er kann sich bewegen, aber nur mit viel Mühe und nicht wie er will. Andere Menschen sagen ihm, er solle sich anstrengen und sich Mühe geben, doch er spürt nicht, was seine Gliedmaßen tun oder dass ihm das Essen wieder aus dem Mund läuft. Je mehr er sich bemüht, umso mehr verkrampft er. Er weiß nicht, was das ist, ein „Messer" oder eine „Zahnbürste".

Prognose. Eine Einschätzung über den Krankheitsverlauf und eine Prognose lässt sich nur schwer treffen, da jede Schädigung ihren eigenen, individuellen Verlauf hat. Manchmal geht es rasend schnell und der Patient ist in wenigen Monaten wieder der „Alte". Ein anderes Mal vergehen Monate und es will sich kein Fortschritt einstellen. Angehörige stellen Fragen, wie: „Wird mein Mann/Sohn wieder ganz gesund?" oder „Wann kann er endlich wieder gehen?" Patienten selbst verlieren die Geduld und resignieren. Für Pflegende ist die Arbeit schwierig, wenn über Wochen, trotz täglicher mühevoller, therapeutischer Pflege, keine Erfolge zu beobachten sind.

Pflegemaßnahmen. Auch im akuten Stadium und bei einer anhaltenden Bewusstlosigkeit sollte der Patient in Pflegehandlungen aktiv miteinbezogen werden. Beim Lagern bedeutet dies, dass der Patient nicht durch mehrere Personen gehoben wird, sondern sich Schritt für Schritt im Bett fortbewegt. Normale Bewegungen und Bewegungsabläufe sollten eingehalten werden, um den Patienten von Anfang an richtig anzuleiten. Beim Waschen kann man dem Patienten den Waschhandschuh über seine Hand streifen und dann seine Hand führen. Ebenso ist bei der Zahnpflege oder beim Kämmen zu verfahren.

15.6.2 Überwachungs- und Pflegemaßnahmen

Hirndruckmessung. Eine der schwierigsten Komplikationen nach einer Verletzung am Gehirn sind die Folgen eines erhöhten Hirndrucks. Durch eine implantierte Hirndrucksonde können die Druckverhältnisse in der Schädelkalotte genau beobachtet werden.

Beobachtung der Vitalzeichen. Zusätzliche Beobachtungen der Vitalfunktionen, wie Blutdruck und Puls, das Bewusstsein sowie der Zustand und die Reaktion der Pupillen durch die Pflegenden sind in der Akutphase unumgänglich. In den meisten Fällen muss der Patient intubiert und apparativ beatmet werden. Er sollte nur so lange wie unbedingt nötig sediert werden, da dadurch die Wahrnehmung noch stärker eingeschränkt wird.

Absaugung. Beim eventuellen Absaugen von Sekret aus der Trachealkanüle müssen die Pflegenden sehr behutsam vorgehen, da diese Maßnahme den Patienten stark belastet und ein Hustenanfall den Hirndruck ansteigen lassen könnte. Der Patient wird verbal und mit einer deutlichen Berührung am Brustkorb auf das Absaugen vorbereitet. Der Atemrhythmus des Patienten ist zu berücksichtigen (nur während des Ausatmens absaugen!).

Lagerung. Bei erhöhtem Hirndruck wird meist eine Rückenlage mit 30°-Hochlagerung des Oberkörpers empfohlen. Beobachtungen von Pflegenden haben jedoch gezeigt, dass sich auch eine korrekt ausgeführte Seitenlagerung günstig auf den Hirndruck auswirkt. Um den venösen Rückfluss zu gewährleisten, darf der Hals nicht seitwärts abknicken.

Ernährung und Infusionstherapie. Bei der Ernährung und Infusionstherapie muss beachtet werden, dass bei polytraumatisierten oder fiebernden Patienten der Energiebedarf um bis zu 50 % gegenüber der Norm gesteigert sein kann. Die Umstellung von der parenteralen Ernährung auf die enterale Sondenkost kann mit kleinen Mengen von ca. 100 ml 3 x tgl. begonnen werden (möglichst als Bolusgabe). Wenn der Patient dies gut verträgt, kann die Menge je nach Zustand des Patienten

15

gesteigert werden. Falls absehbar ist, dass eine vollständige orale Ernährung in den nächsten Wochen nicht möglich ist, sollte eine PEG der nasalen Ernährungssonde unbedingt vorgezogen werden, da diese vom Patienten besser toleriert wird und im Verlauf der Rehabilitation weniger störend ist.

15.6.3 Prophylaxen

In der Akutphase wird bereits mit prophylaktischen Maßnahmen begonnen. Diese betreffen:
- Kontrakturenprophylaxe,
- Obstipationsprophylaxe,
- Dekubitusprophylaxe,
- Pneumonieprophylaxe.

Kontrakturenprophylaxe. Steht der Patient mehrmals täglich auf seinen Füßen, z. B. beim Umsetzen, ist eine Spitzfußprophylaxe gewährleistet. Eine Spitzfußprophylaxe im Bett durch Gegenstände, die die Fußsohlen berühren, sollte nicht erfolgen, da es dadurch zu einem spastischen Strecken des Fußes kommen kann.

Obstipationsprophylaxe. Beim Stuhlgang dürfen Patienten nach einer Gehirnblutung nicht pressen, da sonst der Hirndruck steigt und die Gefahr einer erneuten Blutung besteht.

Dekubitusprophylaxe. Wechseldruckmatratzen sollten bei zerebral geschädigten Patienten nicht zum Einsatz kommen, da diese durch ihre ständig wechselnde Auflagefläche den Patienten in seiner Wahrnehmungsfähigkeit stark beeinträchtigen und die Spastik erhöhen.

Pneumonieprophylaxe. Die Gefahr besteht hauptsächlich bei Schluckstörungen. Deshalb sollte das Anbahnen des Schluckens und Essens nur von erfahrenen Pflegenden durchgeführt werden. Auf das Abklopfen des Brustraumes sollte aufgrund der schädlichen Erschütterungen für das Gehirn verzichtet werden.

15

16 Schilddrüse und Nebenschilddrüse

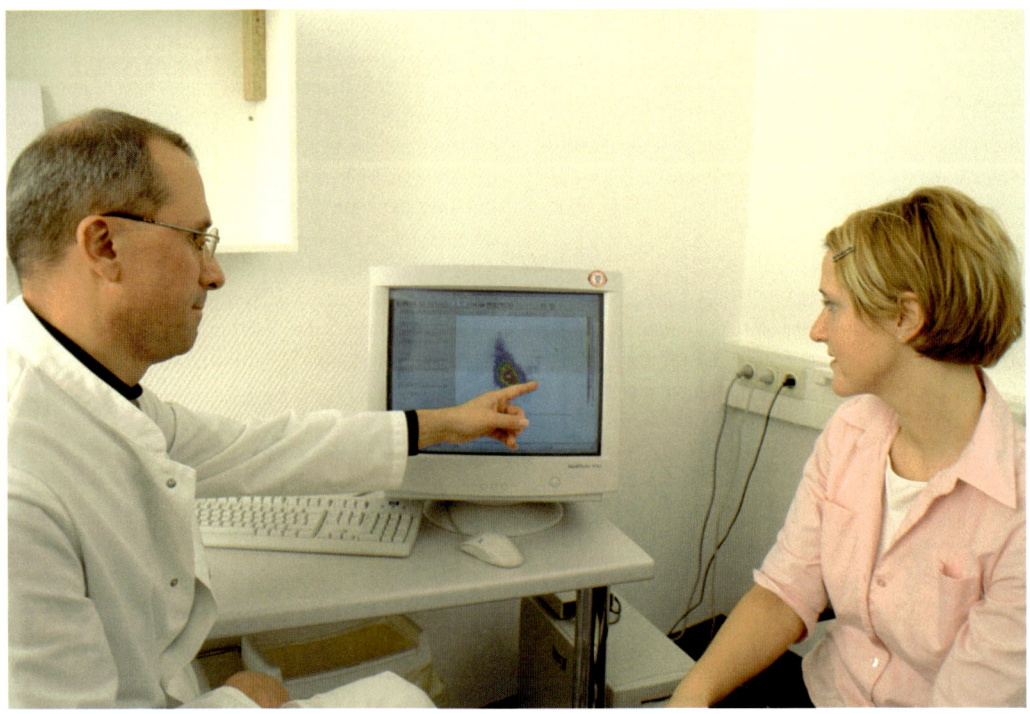

16.1 Anatomie und Physiologie

Burkhard Paetz

Die normal große Schilddrüse *(Glandula thyreoidea)* ist von außen weder sichtbar noch tastbar. Das endokrine Organ produziert die 3 Hormone Thyroxin (T4), T3 und Kalzitonin. Chirurgisch von größter Bedeutung ist die anatomische Nähe zum Stimmbandnerv (N. laryngeus recurrens, kurz „Rekurrens", **Abb. 16.1**). Nur die vergrößerte Schilddrüse wird als Struma oder Kropf bezeichnet.

Die 4 je linsengroßen Nebenschilddrüsen *(parathyreoidale Drüsen* od. *Epithelkörperchen)* liegen seitlich am Hinterrand der Schilddrüse. Funktionell stellen sie ein einheitliches Organ dar. Entwicklungsgeschichtlich bedingt sind atypische Lokalisationen möglich, so z. B. im Mediastinum. Die Epithelkörperchen bilden das

Parathormon und Kalzitonin. Letzteres wird auch in der Schilddrüse synthetisiert.

> **W** *Parathormon (PTH) erhöht das Serumkalzium durch Mobilisation aus dem Knochen und Steigerung der Resorption aus dem Darm. Kalzitonin senkt den Serumkalziumspiegel durch vermehrten Einbau in den Knochen.*

Hormoneller Regelkreis der Schilddrüse

Das lebenswichtige *Thyroxin* enthält 4 Jodatome (deshalb T4 genannt) und beeinflusst das Wachstum und die Funktion fast aller Organe. Vereinfachend kann man sagen, dass Thyroxin den Stoffwechsel „ankurbelt", was mit gesteigertem Energieverbrauch und Wärme-

 M Merke   **P** Pflege   **W** Wissen   **B** Fallbeispiel **D** Definition

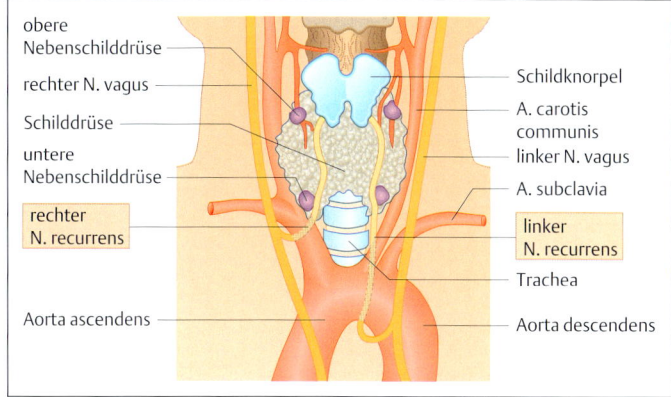

Abb. 16.1 Topographie von Schilddrüse und Nebenschilddrüsen. Der N. recurrens zieht anfangs als Teil des N. vagus neben der Halsschlagader nach unten. Dann ändert er nach Unterquerung der großen Gefäße seine Richtung und zieht neben der Luftröhre und hinter der Schilddrüse nach oben zum Kehlkopf zurück; daher der Name (latein. recurrens: zurücklaufend). Der N. recurrens versorgt wichtige Muskeln des Kehlkopfes, insbesondere die Stimmbänder.

produktion einhergeht (erhöhter Grundumsatz). Von prinzipiell ähnlicher Wirkung ist das T3, das nur 3 Jodatome enthält. Die Syntheserate unterliegt einem komplizierten biologischen Regelkreis mit „Schaltstationen" im Zwischenhirn (Hypothalamus) und im Hypophysenvorderlappen (Abb. 16.2).

Das im Zwischenhirn gebildete TRH (Thyreotropin-Releasing Hormon) fördert die Freisetzung von TSH (thyreoideastimulierendes Hormon) aus dem Hypophysenvorderlappen. TSH gelangt über die Blutbahn zur Schilddrüse und stimuliert ihr Wachstum sowie die Bildung und Freisetzung der Schilddrüsenhormone T4 und T3. Die Konzentration der Schilddrüsenhormone im Blut hat einen Rückkopplungseffekt (feedback) auf die Hypophyse und das Zwischenhirn. Dieser wirkt sich derart aus, dass bei großer Thyroxinmenge im Blut weniger TSH gebildet wird, bei niedrigem Schilddrüsenhormonspiegel hingegen vermehrt TSH von der Hypophyse abgegeben wird, was die Hormonbildung in der Thyreoidea anregt. Unter normalen Verhältnissen erzielt der Organismus auf diese Weise ein physiologisches Gleichgewicht zwischen Hormonbedarf und Hormonsynthese.

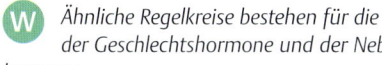 *Ähnliche Regelkreise bestehen für die Freisetzung der Geschlechtshormone und der Nebennierenhormone.*

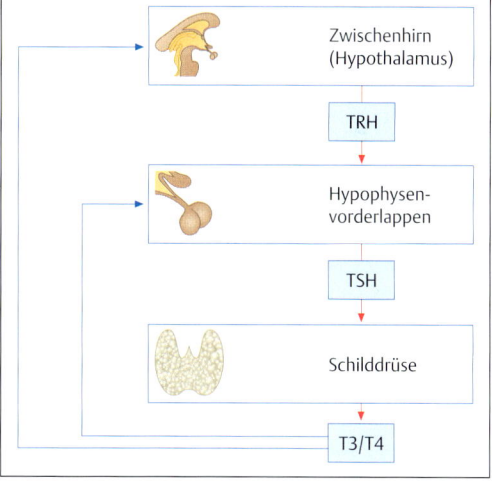

Abb. 16.2 Hormoneller Regelkreis der Schilddrüse. Die Konzentration der Schilddrüsenhormone im Blut hat einen Rückkopplungseffekt auf Hypophyse und Zwischenhirn.

Kalzitonin wird von den C-Zellen (medullären Zellen) der Schilddrüse gebildet. Es senkt das Serumkalzium und steht in Wechselwirkung mit dem Parathormon der Nebenschilddrüsen. Bei tumorösem Wachstum der C-Zellen (C-Zell-Karzinom) ist Kalzitonin im Blut stark erhöht und dadurch diagnostisch als Tumormarker verwertbar.

16.2 Untersuchungsmethoden

Burkhard Paetz

Die *Sonografie* gibt Aufschluss über die Größe des Organs und kann parenchymatöse Knoten (Adenome) von kolloidgefüllten Strukturen (Zysten) unterscheiden. Ein *Szintigramm* (Abb. 7.18) lokalisiert stoffwechselaktive und -inaktive Bezirke (heiße und kalte Knoten). Die *Punktion* (mit feiner Nadel, ohne Lokalanästhesie)

eines Schilddrüsenknotens erfolgt vorwiegend bei Malignomverdacht. Das Zellmaterial wird dann mikroskopisch untersucht *(Zytologie).*

Zur Abklärung der Stoffwechsellage (Über- oder Unterfunktion) ist eine Bestimmung der *Schilddrüsenhormone* T4 und TSH notwendig, weil eine Operation

16

bei Schilddrüsenüberfunktion wegen erhöhter Komplikationsmöglichkeiten nicht erfolgen sollte. Liegt eine Funktionsstörung vor, müssen weitere Laboruntersuchungen durchgeführt werden (z. B. T3, thyroxinbindendes Globulin, TRH-Belastungstest und Antikörperbestimmung bei Verdacht auf Autoimmunerkrankung).

Bei deutlich vergrößerter Schilddrüse ist zusätzlich zur *Röntgenübersichtsaufnahme* des Thorax, ein *CT* oder eine *Zielaufnahme der Trachea* mit Breischluckdarstellung des oberen Ösophagus erforderlich, um mechanische Einengungen (Stenosen) und Verlagerungen dieser Organe präoperativ zu erfassen (Abb. 16.3).

Aus forensischen Gründen ist die *Kehlkopfspiegelung* (Laryngoskopie) durch den HNO-Arzt vor jeder Schilddrüsenoperation erforderlich, um eine evtl. bereits existierende Lähmung des N. recurrens zu dokumentieren.

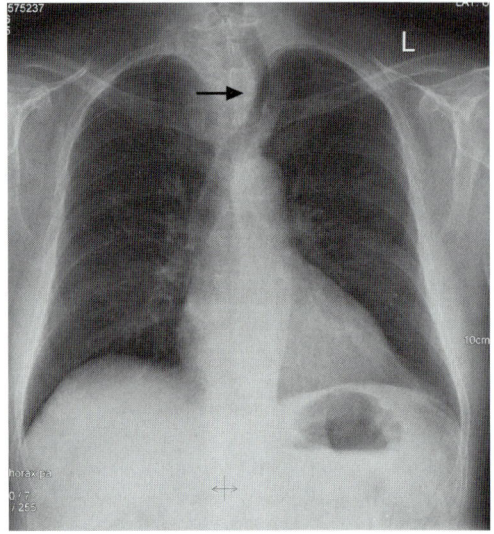

Abb. 16.3 Retrosternale Struma. Die Röntgenaufnahme des Thorax zeigt die Verlagerung der Trachea nach links durch die Schilddrüsenanteile hinter dem Brustbein.

16.3 Tumoren

Burkhard Paetz

16.3.1 Struma

D *Als Struma bezeichnet man jede Vergrößerung der Schilddrüse. Der Begriff bezieht sich also ausschließlich auf die Größe des Organs, ohne den Funktionszustand oder histologischen Befund zu berücksichtigen. Jede sicht- oder tastbare Schilddrüse ist somit als Kropf oder Struma zu bezeichnen. Ein bösartiges Kropfwachstum wird als Struma maligna bezeichnet. Selten sind Entzündungen der Schilddrüse (Thyreoiditis).*

Der häufigste Kropf ist die *blande Struma* (Abb. 16.4). Hierunter versteht man die Vergrößerung der Schilddrüse bei normaler Hormonleistung (Euthyreose), wobei entzündliche Zeichen oder malignes Tumorwachstum fehlen. Tritt die Schilddrüsenvergrößerung in Verbindung mit einer hormonellen Überfunktion auf, handelt es sich um eine *hyperthyreote Struma.*

W *Man unterscheidet den diffusen Kropf (Struma diffusa oder parenchymatosa) von der mit tastbaren Knoten einhergehenden Kropfbildung (Struma nodosa). Die Knotenbildung kann durch degenerative Vergrößerung der Schilddrüsenfollikel bedingt sein (kolloidhaltige Zyste), ferner durch ein Adenom oder auch ein Karzinom. Taucht die Schilddrüse aufgrund ihrer Größe hinter das Brustbein ein, so handelt es sich um eine retrosternale Struma oder einen Tauchkropf.*

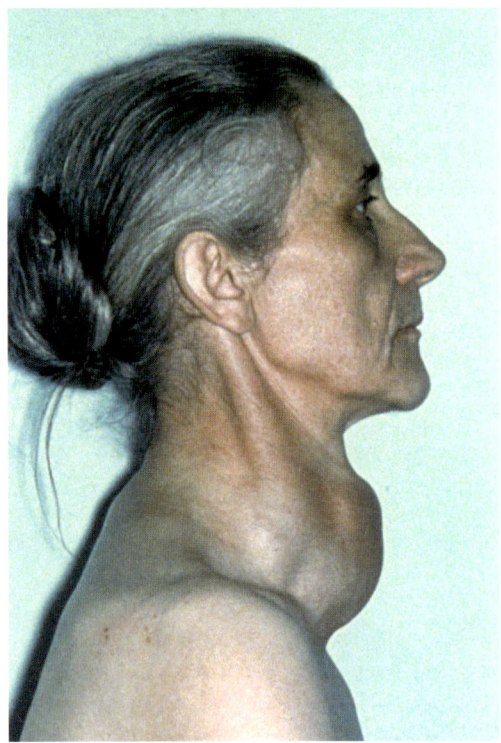

Abb. 16.4 Blande Struma. Vergrößerte Schilddrüse bei chronischem Jodmangel.

16

Ursache

 Häufigste und wichtigste Ursache einer Schilddrüsenvergrößerung ist der zu geringe Jodgehalt des Trinkwassers (Jodmangel).

Jod ist zur Synthese der Schilddrüsenhormone (T4 und T3) notwendig. Bei Jodmangel produziert die Schilddrüse weniger Thyroxin, was über den hormonellen Regelkreis zu einer vermehrten Ausschüttung von TSH aus dem Hypophysenvorderlappen führt. TSH fördert nicht nur die Hormonbildung, sondern stellt den wesentlichen Stimulus für eine kompensatorische Vergrößerung der Glandula thyreoidea dar. Das Kropfwachstum ist also Folge des hohen TSH-Spiegels.

Jodhaushalt. Das Jod wird mit der Nahrung, insbesondere mit dem Trinkwasser, aufgenommen. Es gelangt nach Resorption im Dünndarm über den Blutweg zur Schilddrüse. Der tägliche Bedarf eines Erwachsenen beträgt etwa 0,2 mg. Der Jodgehalt des Trinkwassers ist regional verschieden. In Meeresnähe enthält das Wasser ausreichend Jod, besonders in Gebirgsgegenden viel zu wenig. Derartige Jodmangelregionen bezeichnet man als *Endemiegebiete*, weil der Kropf dort gehäuft auftritt (endemisch ist). Deutschland stellt bis auf die Küstenregionen ein Jodmangelgebiet dar, insbesondere der südliche Raum (Alpen, Bayerischer Wald, Schwarzwald; Abb. 16.5).

Der endemische Kropf ist weder ansteckend noch vererbbar, auch wenn er sich bei allen Mitgliedern einer Familie findet. Das familiäre Auftreten ist durch die gemeinsame Ursache (Jodmangel) bedingt. Um das endemische Kropfwachstum einzudämmen, hat man in einigen Ländern (z. B. Schweiz) dem Trinkwasser Jod beigemengt. In Deutschland ließ sich eine solche gesetzliche Regelung bisher nicht durchsetzen (Gefährdung latent hyperthyreoter Personen). Der individuelle Gebrauch von jodhaltigem Speisesalz in endemischen Gebieten ist deshalb dringend zu empfehlen, bei fraglicher Hyperthyreose nach Konsultation des Hausarztes.

Symptome

 Jeder 6. Bundesbürger ist Kropfträger, Frauen sind deutlich häufiger betroffen als Männer.

Die allmähliche *Zunahme des Halsumfangs* (Kragenweite) ist ein vom Patienten oft verkanntes Symptom eines kontinuierlichen Kropfwachstums. Mechanische Folgen einer vergrößerten Schilddrüse sind die Einengung der Luftröhre *(inspiratorischer Stridor)* und die Stenosierung und Verlagerung der oberen Speiseröhre, die gelegentlich zu *Schluckbeschwerden* führt.

Klinische Zeichen der Malignität (Schilddrüsenkarzinom) sind:
- die *Rekurrensparese* durch infiltratives Wachstum,
- derb-höckrige Oberfläche,
- vergrößerte *Halslymphknoten*,
- szintigrafisch *kalte Knoten,*
- *Tumormarker* Thyreoglobin (TGB) erhöht.

Bei jeder Schilddrüsenvergrößerung muss an einen malignen Tumor (Struma maligna) gedacht werden, auch wenn das Schilddrüsenkarzinom selten ist (0,5 % aller Krebserkrankungen). Man unterscheidet differenzierte Adenokarzinome (follikuläres und papilläres Karzinom) von dem entdifferenzierten Krebs (anaplastisches Karzinom). Beide metastasieren häufig in die Halslymphknoten und hämatogen in Knochen und Lunge. Eine Sonderform stellt das C-Zell-Karzinom (medulläres Karzinom) der Schilddrüse dar, das große Mengen des Hormons Kalzitonin bildet und in 25 % erblich bedingt ist.

Therapie

Nicht jede Struma ist operationsbedürftig. Insbesondere der durch Jodmangel verursachte parenchymatöse oder diffuse Kropf sollte primär durch *Jodzufuhr* oder *Thyroxinmedikation* behandelt werden. Bei deutlichem Kropf hat die Verabreichung der synthetisch herstellbaren Schilddrüsenhormone T4 und T3 gegenüber Jod den Vorteil, dass die TSH-Inkretion über den hormonellen Regelkreis reduziert wird und dadurch ein wesentlicher Wachstumsreiz für die Schilddrüse entfällt. Prophylaktisch (bei noch nicht oder nur gering ausgebildetem Kropf) sollte der Jodmedikation aus physiologischer Sicht und Kostenerwägungen der Vorzug gegeben werden.

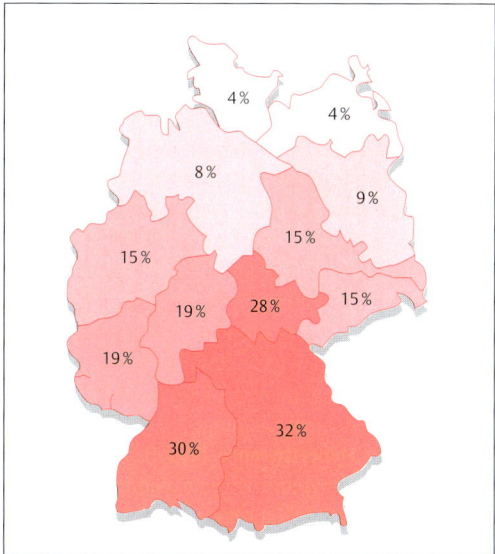

Abb. 16.5 Kropfhäufigkeit in Deutschland. Man beachte die Zunahme von Nord nach Süd.

16

Operationsindikationen bei Struma:
- Struma mit mechanischen Druckschäden (Trachea- und Ösophaguseinengung, Einflussstauung),
- szintigrafisch kalter Knoten (dieser entspricht in 10 % einem Malignom),
- maligner Tumor (klinischer Verdacht oder punktionszytologischer Nachweis),
- autonomes Adenom (szintigrafisch warmer oder heißer Knoten),
- hyperthyreote Struma (wenn medikamentöse Maßnahmen versagen oder eine Radiojodtherapie nicht erfolgreich ist).

B **Fallbeispiel retrosternale Struma:** Frau Stönsli ist 64 Jahre alt und wohnt im Allgäu in den Bergen. Sie war immer gesund und jahrelang nicht beim Arzt. Ältere Hemden und Blusen passen ihr nicht mehr, weil der Kragen zu eng geworden ist. Dabei hat sie sich nicht viel gedacht, kommt wohl vom Alter. Da geht alles etwas aus dem Leim. In letzter Zeit kriegt sie nicht mehr so gut Luft, insbesondere bei der Arbeit auf dem Feld. Das hat sie auch als „normale" Alterserscheinung abgetan. Herr Stönsli hat

es aber gemerkt. Ihm ist auch aufgefallen, dass seine Frau so laut atmet. Insbesondere beim Einatmen pfeift es in ihrem Hals. „Du musst doch mal zum Arzt", hat er gesagt. Der Dorfarzt untersucht sie gründlich. Die Auskultation der Lunge ist unauffällig und er kann nur eine kleine Struma tasten. Er veranlasst eine Sonografie des Halses und eine Röntgenaufnahme der Lunge in der nächsten Stadt. Im Ultraschall sieht man nicht viel, weil die Schilddrüse hinter dem knöchernen Brustbein abgetaucht ist („Tauchkropf") und diese Region mit Schallwellen nicht erreichbar ist. Das Röntgenbild aber zeigt eine Raumforderung retrosternal mit Verdrängung und Einengung der oberen Luftröhre durch die massiv vergrößerte Schilddrüse. Der Hausarzt rät zur Operation. Frau Stönsli willigt nach einigem Zögern ein. Alle Laborwerte sind normal (euthyreote blande Struma). Es erfolgt eine subtotale Strumaresektion beidseits, wobei auch der große retrosternale Anteil problemlos über den Kocher-Kragenschnitt entfernt werden kann. Nach einer Woche ist Frau Stönsli wieder zu Hause. Sie ist wieder voll belastbar, kann frei durchatmen und fühlt sich 20 Jahre jünger. Sie weiß, dass sie ihre Tabletten mit Jod und Thyroxin regelmäßig einnehmen muss.

16.4 Funktionsstörungen der Schilddrüse

Burkhard Paetz

16.4.1 Hyperthyreose

D Die Hyperthyreose bezeichnet die Überfunktion der Schilddrüse. Sie ist gekennzeichnet durch einen erhöhten Thyroxinspiegel im Blut mit schwerwiegenden Auswirkungen auf den Gesamtorganismus.

Ursache und Diagnostik

Hinsichtlich der Ursache der Überfunktion unterscheidet man die *funktionelle Autonomie* von der *immunogenen Hyperthyreose.*

Funktionelle Autonomie. Wenn das Schilddrüsengewebe den übergeordneten Regulationsmechanismen (Hypothalamus, Hypophyse) nicht „gehorcht", kann es vermehrt Thyroxin bilden, ohne dass eine korrigierende Kontrolle durch den dann stark erniedrigten TSH-Spiegel erfolgt. Diese Verselbstständigung oder hormonelle „Abkopplung" der Schilddrüsentätigkeit nennt man Autonomie. Die autonome Hormonproduktion kann das gesamte Schilddrüsengewebe erfassen (*disseminierte Autonomie*) oder sich auf umgrenzte Bereiche, sog. „Knoten", beschränken (*fokale Autonomie*).

M Ein einzelner, stark hormonproduzierender Knoten wird als autonomes Adenom bezeichnet.

Beim *kompensierten* (autonomen) Adenom liegt eine euthyreote Stoffwechsellage vor. Der autonome Bereich produziert zwar reichlich Thyroxin, das übrige gesunde Schilddrüsengewebe dafür weniger. Beim *dekompensierten* (autonomen) Adenom ist die Hormonproduktion des Adenoms derart erhöht, dass trotz Suppression des übrigen Gewebes zu viel Thyroxin ins Blut gelangt, also eine Hyperthyreose entsteht.

Im Szintigramm ist die hormonelle Aktivität eines Adenoms erkennbar (**Abb. 7.18**). Die injizierte radioaktive Substanz (Technetium, wirkt ähnlich wie Jod) wird in der Schilddrüse angereichert. Unterscheidet sich die Speicherung eines Bezirkes nicht wesentlich vom umgebenden gesunden Schilddrüsengewebe, so spricht man von einem *warmen* Knoten. Ist die Speicherung deutlich erhöht, handelt es sich um einen *heißen* Knoten, was ein typischer Befund für ein autonomes Adenom ist. In funktionsuntüchtigem Schilddrüsengewebe reichert sich das Technetium nicht an. Es handelt sich um einen *kalten* Knoten. Dieser Befund entspricht einer Zyste oder einem Karzinom.

Immunogene Hyperthyreose (Typ Basedow). Diese Form der Hyperthyreose ist eine *Autoimmunerkrankung.* Aufgrund einer Störung der Immunregulation werden Antikörper gegen das Schilddrüsengewebe gebildet. Die Antikörper blockieren die TSH-Rezeptoren, wodurch die gesamte Schilddrüse zu vermehrter Pro-

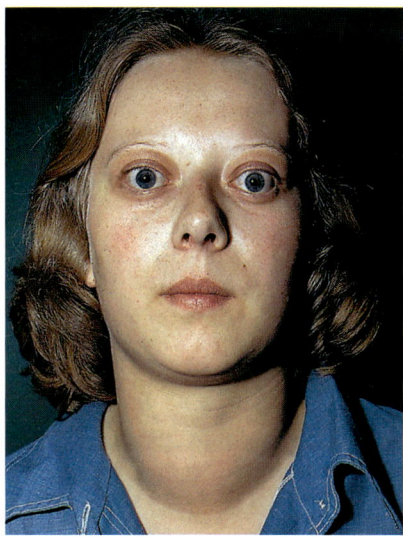

Abb. 16.6 Hyperthyreose. Schilddrüsenüberfunktion mit Struma und Exophthalmus (Morbus Basedow).

duktion von Schilddrüsenhormon stimuliert wird und die sog. „Basedow-Struma" entsteht. Durch den Autoimmunprozess können auch die Augenhöhlen erkranken (endokrine Orbitopathie), was sich durch ein Hervortreten der Augäpfel bemerkbar macht (Exophthalmus, **Abb. 16.6**).

M *Der Exophthalmus kommt nur bei der autoimmunen Hyperthyreose vor, nie bei funktioneller Autonomie.*

P **Jodhaltige Kontrastmittel.** *In der Praxis von Bedeutung ist die Verschlechterung einer noch unerkannten (latenten) hyperthyreoten Stoffwechsellage durch exogene Jodverabreichung, wie es beispielsweise bei der Applikation jodhaltiger Röntgenkontrastmittel der Fall sein kann (z. B. Angiografie). Deshalb ist für diese Untersuchungen bei hyperthyreoten Patienten eine medikamentöse Vorbehandlung erforderlich.*

Symptome
Die Hyperthyreose ist bei Frauen 5-mal häufiger als bei Männern. Sie kann mit einer Vergrößerung der Schilddrüse (Struma) einhergehen, jedoch auch bei normal großer Schilddrüse auftreten. Die Symptome der Hyperthyreose sind:
– Tachykardie (Pulsfrequenz im Schlaf über 100!),
– Schwitzen (feuchte, warme Hände in Ruhe),
– Nervosität,
– Haarausfall,
– Gewichtsverlust,
– feinschlägiger Fingertremor,

– Diarrhö,
– Augensymptome
(Exophthalmus, Glanzauge, starrer Blick).

W *Von dem Arzt Basedow wurden 1840 in Merseburg 3 klassische Symptome der Hyperthyreose beschrieben, die als „Merseburger Trias" auch heute noch für den Morbus Basedow geläufig sind:*
– *Exophthalmus (vorstehende Augen),*
– *Struma (vergrößerte Schilddrüse = Kropf),*
– *Tachykardie (Pulsfrequenz in Ruhe über 100/min).*

Die schwerste Form einer Hyperthyreose ist die *thyreotoxische Krise* oder *Thyreotoxikose* (**Abb. 16.7**). Sie entspricht einer maximalen Stimulierung des Gesamtorganismus durch exzessive Thyroxinmengen und kann durch Herzversagen bei massiv gesteigertem Grundumsatz zum Tode führen.

Therapie
Zur Behandlung einer Schilddrüsenüberfunktion stehen 3 Verfahren zur Verfügung:
– *Medikamente (Thyreostatika):* als Primärtherapie bei immunogener Basedow-Hyperthyreose, wenn die Schilddrüse nicht nennenswert vergrößert ist (keine Struma),
– *Bestrahlung (Radiojodtherapie):* bei älteren Menschen (> 50 J.) mit immunogener Hyperthyreose, wenn die Schilddrüse nur gering vergrößert ist,
– *Operation (Schilddrüsenteilentfernung):* die chirurgische Behandlung beseitigt die Funktionsstörung rasch und dauerhaft und ist insbesondere in folgenden Situationen angezeigt:

16

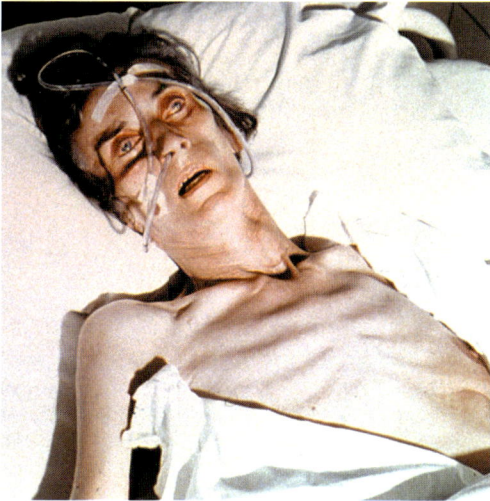

Abb. 16.7 Thyreotoxische Krise. Schwere Allgemeinerkrankung mit massiver Abmagerung durch den erhöhten Grundumsatz.

– beim autonomen Adenom erfolgt die Entfernung des erkrankten Bereiches durch *Enukleation*,
– bei erheblich vergrößerter Schilddrüse erfolgt die *subtotale Schilddrüsenresektion beidseits*,
– bei erfolgloser medikamentöser Behandlung bzw. Radiojodtherapie erfolgt die *subtotale Schilddrüsenresektion beidseits*.

 OP-Vorbereitung. *Vor einer geplanten Operation muss die hyperthyreote Stoffwechsellage beseitigt werden. Andernfalls sind schwerwiegende Probleme durch die plötzliche Umstellung des Hormonhaushaltes zu erwarten (Stoffwechselstörungen, Herzinsuffizienz). Präoperativ werden deshalb so lange Thyreostatika verabreicht, bis eine Euthyreose laborchemisch nachgewiesen ist.*

16.4.2 Hypothyreose

 Die Hypothyreose bezeichnet die Unterfunktion der Schilddrüse und ist gekennzeichnet durch einen Mangel an Schilddrüsenhormon (Thyroxin).

Ursache

Eine Hypothyreose kann bereits im Fetus entstehen (angeboren), sich jedoch auch erst im Erwachsenenalter manifestieren. Ursachen für einen angeborenen Thyroxinmangel sind beispielsweise das Fehlen der Schilddrüse (*Aplasie*) oder biochemische Enzymdefekte, wodurch eine Synthese des Thyroxins verhindert wird (*Jodfehlverwertungsstörungen*). Im späteren Leben ist die Hypothyreose meist Folge einer immunbedingten Schilddrüsenentzündung (*Immunthyreoiditis*) oder eines *Jodmangels* in der Nahrung. Ein schwerwiegender Jodmangel bei Schwangeren lässt auch beim Neugeborenen eine Hypothyreose entstehen.

 Als Sonderfall der Schilddrüsenunterfunktion ist die unzureichende medikamentöse Substitution nach

operativer Schilddrüsenresektion oder Radiojodtherapie anzusehen.

Symptome

 Je jünger der Patient, desto schwerwiegender sind die Schäden einer Hypothyreose.

Hypothyreose des Neugeborenen. Bei angeborener Hypothyreose findet man schwerwiegende Störungen des Wachstums (Zwergwuchs) mit hochgradiger Unterentwicklung des zentralen Nervensystems, die bis zur Idiotie reichen kann. Der durch angeborene Schilddrüsenunterfunktion bedingte Schwachsinn wird auch als *Kretinismus* bezeichnet (crétin, franz.: Trottel).

Hypothyreose beim Erwachsenen. Entwickelt sich die Schilddrüsenunterfunktion erst im Laufe des späteren Lebens, so sind die Symptome diskreter. Typische Zeichen sind körperliche und geistige Leistungsminderung, psychische Veränderungen (Depression), mimische Starre der Gesichtsmuskulatur, trockene und raue Haut sowie Gewichtszunahme und Obstipation. Die schwerste Form der Hypothyreose geht mit einer generalisierten Weichteilschwellung einher und wird als *Myxödem* bezeichnet.

 Ohne Schilddrüsenhormon ist der Mensch nicht lebensfähig, der Tod erfolgt im hypothyreoten Koma (Stoffwechselverlangsamung, Herzversagen).

Diagnostik und Therapie

Um die Schilddrüsenunterfunktion frühzeitig zu erkennen, wird bei allen Neugeborenen am 5. Tag ein Hypothyreosetest durchgeführt.

Die Behandlung besteht in der oralen Verabreichung von Schilddrüsenhormonen, die unter regelmäßiger Laborkontrolle kontinuierlich und oft lebenslang fortgeführt werden muss.

16.5 Funktionsstörungen der Nebenschilddrüse

Burkhard Paetz

Man unterscheidet die Überfunktion (*Hyperparathyreoidismus*) von der Unterfunktion (*Hypoparathyreoidismus*). Parathormon (PTH) erhöht das Serumkalzium durch Mobilisation aus dem Knochen und Steigerung der Resorption aus dem Darm.

16.5.1 Hyperparathyreoidismus

 Der Hyperparathyreoidismus (HPT) bezeichnet die Überfunktion der Nebenschilddrüse und äußert sich durch erhöhte Kalziumwerte, denen eine vermehrte Parathormonbildung zugrunde liegt.

Ursache

Die Ursache einer vermehrten Parathormonbildung ist meistens durch ein *Adenom* bedingt. Die 3 anderen Epithelkörperchen sind dann nicht erkrankt. Das Nebenschilddrüsenadenom synthetisiert das Parathormon unabhängig vom Kalziumspiegel. Die Funktion ist also von den physiologischen Rückkopplungsmechanismen (Kalziumspiegel) abgekoppelt, ähnlich dem autonomen Adenom der Schilddrüse. In seltenen Fällen kann ein solches Adenom maligne entarten, dann handelt es sich um ein *Nebenschilddrüsenkarzinom.*

Seltenere Ursache eines Hyperparathyreoidismus ist die diffuse Vergrößerung und vermehrte Hormonproduktion aller 4 Epithelkörperchen *(Hyperplasie).*

Primärer Hyperparathyreoidismus (primärer HPT). Die Ursache liegt in den Epithelkörperchen, die ihre Produktion verselbstständigt haben und zu viel Parathormon (PTH) produzieren. Der dadurch ansteigende Kalziumspiegel hat keinen regulierenden Einfluss auf die Hormonsynthese. Der primäre HPT wird durch ein Adenom, ein Karzinom oder die Hyperplasie aller 4 Epithelkörperchen ausgelöst.

Sekundärer Hyperparathyreoidismus (sekundärer HPT). Die Ursache liegt in einer chronischen Niereninsuffizienz. Alle 4 Epithelkörperchen werden kompensatorisch stimuliert und produzieren vermehrt Parathormon.

Symptome

Primärer Hyperparathyreoidismus. Leitsymptom ist die *Hyperkalzämie.* Typisch sind ferner ein erniedrigtes Serumphosphat sowie erhöhte Parathormonwerte im Blut. Die Auswirkungen betreffen nahezu alle Organe:

- *Niere:* Nierensteine, Uretersteine, Nierenverkalkung (Abb. 16.8),
- *Galle:* gehäuft Gallensteine,
- *Magen und Duodenum:* Ulkusbildung durch erhöhte Gastrin- und Säureproduktion,
- *Bauchspeicheldrüse:* Pankreatitis durch Kalziumerhöhung im Pankreassaft,
- *Nervengewebe:* psychische und neurologische Veränderungen (Adynamie, Kopfschmerzen, Herzrhythmusstörungen),
- *Knochen:* Entkalkung (Demineralisation), in schweren Fällen als Ostitis fibrosa generalisata od. Morbus Recklinghausen bezeichnet; gelegentlich mit Spontanfrakturen einhergehend.

W *Insbesondere rezidivierende Nieren- und Harnleitersteine sollten immer an das Vorliegen eines primären HPT denken lassen und zu weiterer Diagnostik Anlass geben (Kalzium, Phosphat, Parathormon im Blut, Halssonografie).*

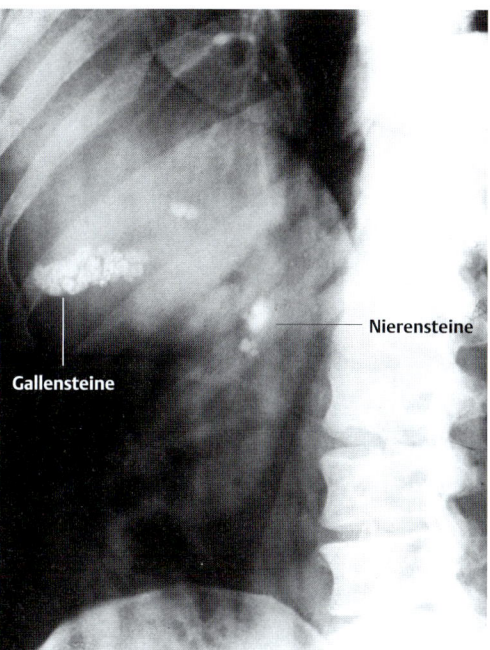

Abb. 16.8 Primärer Hyperparathyreoidismus. Das simultane Auftreten von Gallensteinen und Nierensteinen ist typisch für den primären HPT.

Sekundärer Hyperparathyreoidismus. Die Symptomatik wird durch die Grunderkrankung determiniert (chronische Niereninsuffizienz, häufig dialysepflichtig). Die Patienten klagen über Knochenschmerzen (renale Osteopathie), Juckreiz, Muskelschwäche. Das Serumkalzium ist normal oder erhöht.

Therapie

Primärer Hyperparathyreoidismus. Die Behandlung ist grundsätzlich *chirurgisch.* Das erkrankte Nebenschilddrüsengewebe sollte vollständig entfernt werden. Andererseits ist eine totale Entfernung aller 4 Epithelkörperchen (Parathyreoidektomie) unbedingt zu vermeiden, weil der völlige Parathormonverlust zur hypokalzämischen Tetanie (lebensbedrohlich) führt. Ein Zehntel eines einzigen Epithelkörperchens ist für eine normale Stoffwechselfunktion allerdings ausreichend. Das chirurgische Vorgehen ist vom individuellen Fall abhängig:

- *Solitäres Adenom:* Exstirpation der erkrankten Nebenschilddrüse, die übrigen werden belassen.
- *Hyperplasie aller 4 Epithelkörperchen:* Bei Hyperplasie werden 3½ Epithelkörperchen entfernt (subtotale Parathyreoidektomie). Es bleibt also nur ein minimaler Rest, der eine normale Parathormonbildung gewährleisten soll. Operationstechnisch kann es in solchen Fällen gelegentlich vorteilhaft sein,

16

wenn der Chirurg alle 4 Epithelkörperchen komplett entfernt, danach jedoch einen kleinen Gewebeanteil in die Muskulatur des Unterarmes einpflanzt. Das autotransplantierte Gewebe nimmt seine Funktion nach wenigen Tagen auf.

(M) *Wichtig ist, dass bei Hyperkalzämie (also prä-operativ) kein Digitalis verabreicht werden sollte, weil mit schwerwiegenden Herzrhythmusstörungen zu rechnen ist. Typische postoperative Komplikationen sind die Rekurrensparese und die Tetanie bei unbeabsichtigter Entfernung des ganzen Nebenschilddrüsengewebes. Daraus ergibt sich, dass eine engmaschige Kontrolle des Serumkalziums nach Nebenschilddrüsenoperationen zu erfolgen hat (etwa alle 6 Stunden in den ersten 3 Tagen).*

Sekundärer Hyperparathyreoidismus. Besteht eine Hyperkalzämie, so erfolgt die operative Behandlung durch *subtotale* Parathyreoidektomie (Entfernung von 3½ Epithelkörperchen) oder *totale* Parathyreoidektomie mit subkutaner Autotransplantation (Entfernung aller 4 Epithelkörperchen und Verpflanzung eines kleinen Gewebeanteils in den Unterarm). Diese Operation wird bei 5 % aller chronisch niereninsuffizienten Patienten erforderlich.

16.5.2 Hypoparathyreoidismus

(D) *Der Hypoparathyreoidismus bezeichnet die Unterfunktion der Nebenschilddrüse und äußert sich durch erniedrigte Kalziumwerte, denen eine verminderte Parathormonbildung zugrunde liegt.*

Ursache
Die Nebenschilddrüsenunterfunktion ist viel seltener als die Überfunktion. Meistens ist eine Operation (z. B. maligne Struma) vorausgegangen, bei der unbeabsich-tigt alle 4 Epithelkörperchen entfernt oder geschädigt wurden.

Symptome
Leitsymptom des Hypoparathyreoidismus ist die Hypokalzämie. Die Hypokalzämie führt zu einer gesteigerten Erregbarkeit von Nerven und Muskeln. Nach der vorausgegangenen Operation an Schilddrüse oder Nebenschilddrüse dauert es meistens 2–4 Tage, bis die Symptome ihren Höhepunkt erreichen. Sie äußern sich als hypokalzämische *Tetanie* bzw. *tetanischer Anfall,* ein generalisierter, schmerzhafter Muskelkrampf. Typisch ist die *Pfötchenstellung* der Hand (Zusammenpressen der Finger bei adduziertem Daumen), die dem eigentlichen Anfall vorausgeht. Auch *Parästhesien* (Kribbeln) und vereinzelte Muskelzuckungen (besonders im Gesicht) sind als Vorboten anzusehen.

Therapie
Die Behandlung des *akuten* hypokalzämischen tetanischen Anfalls nach Operation besteht in sofortiger intravenöser *Kalziumsubstitution.* Diese sollte bereits erfolgen, wenn sich erste Symptome anbahnen (Parästhesien).

(P) *Beobachtung. Beobachten Sie Symptome einer Tetanie, müssen Sie unverzüglich den Arzt verständigen und eine sofortige Laborkontrolle des Kalziumwertes veranlassen.*

Leichte, reversible hypokalzämische Zustände findet man auch nach chirurgisch korrekt verlaufenden Operationen an Schilddrüse und Nebenschilddrüsen. Hier ist genügend Nebenschilddrüsengewebe verblieben, das Operationstrauma kann jedoch vorübergehend eine leichte Minderung der Hormonproduktion bewirken.

16.6 Operative Verfahren an der Schilddrüse

Burkhard Paetz

Der Hautschnitt erfolgt in Richtung der Hautspaltlinien oberhalb der Drosselgrube (*Kocher-Kragenschnitt*). Das Einlegen von Redon-Drainagen zur Blut- und Sekretableitung ist obligat. Grundsätzlich ist zwischen Teilentfernung der Schilddrüse (Resektion) und Totalentfernung des Organs (Thyreoidektomie) zu unterscheiden.

16.6.1 Enukleation

(D) *Unter Enukleation wird die operative Ausschälung eines solitären Schilddrüsenknotens (Nukleus = Knoten) verstanden.*

Die Enukleation ist indiziert bei gut abgekapselten solitären Knoten des Schilddrüsengewebes, insbesondere beim autonomen Adenom oder einer Zyste. Das gesamte übrige Organ wird belassen (**Abb. 16.9**).

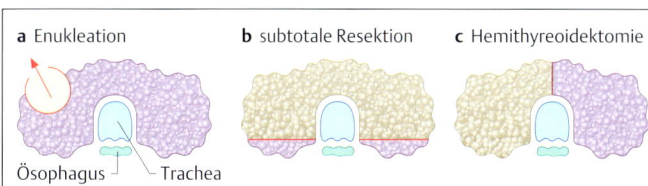

a Enukleation   **b** subtotale Resektion   **c** Hemithyreoidektomie

Ösophagus   Trachea

Abb. 16.9 Operative Verfahren an der Schilddrüse.
a Enukleation eines solitären Knotens.
b Beidseitige subtotale Resektion.
c Hemithyreoidektomie.

16.6.2 Subtotale Resektion

(D) *Der Begriff „Resektion" besagt bereits, dass nicht das komplette Schilddrüsengewebe entfernt wird.* Der Zusatz „subtotal" kennzeichnet, dass die Resektion nahezu das gesamte Organ betrifft.

(M) *Die subtotale Resektion ist der häufigste operative Eingriff an der Schilddrüse.*

Die subtotale Strumaresektion wird einseitig oder beidseitig durchgeführt. Bei einseitiger subtotaler Resektion verbleibt auf der operierten Seite ein etwa „daumenendgliedgroßer" Schilddrüsenrest. Werden beide Schilddrüsenlappen entfernt (**Abb. 16.9 b**), bleibt auf jeder Seite ein Organrest dieser Größe übrig.

(P) **Medikation.** *Nach beidseitiger subtotaler Resektion ist eine lebenslange Substitution des Schilddrüsenhormons erforderlich! Die erste Medikation erfolgt nach Vorliegen des histologischen Befundes.*

16.6.3 Hemithyreoidektomie

(D) *Die Hemithyreoidektomie bezeichnet die Totalentfernung der halben Schilddrüse, also des rechten oder linken Lappens. Man spricht daher auch von Lobektomie.*

Bei der einseitigen Hemithyreoidektomie wird vom kontralateralen Lappen nichts entfernt (**Abb. 16.9 c**). Gegebenenfalls kann auf der Gegenseite jedoch eine subtotale Resektion indiziert sein (z. B. Hemithyreoidektomie rechts mit subtotaler Resektion links).

16.6.4 Thyreoidektomie

(D) *Die Thyreoidektomie bezeichnet die Totalentfernung der Schilddrüse, also beider Lappen und des Isthmus.*

Bei malignen Tumoren der Schilddrüse ist die Totalentfernung des Organs indiziert (**Abb. 16.10**). Lediglich bei kleinen papillären Karzinomen kann der kontralaterale Schilddrüsenlappen erhalten werden.

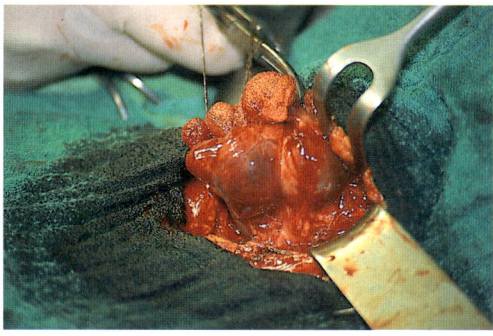

Abb. 16.10 Thyreoidektomie. OP-Foto, die Schilddrüse ist angehoben.

Bei Lymphknotenbefall werden die Halslymphknoten ebenfalls entfernt (engl.: Neck dissection). Anschließend wird ein Ganzkörperszintigramm veranlasst, das mögliche Fernmetastasen aufdeckt. Bei jodspeichernden Tumoren (differenzierte Karzinome) erfolgt nach jeder Schilddrüsenentfernung eine Nachbestrahlung mit radioaktivem Jod. Bei nicht Jod speichernden Malignomen (C-Zell-Karzinom, Sarkome) erfolgt im Anschluss an die Operation eine perkutane Bestrahlung oder eine Chemotherapie.

Die Thyreoidektomie geht mit einer wesentlich höheren Rate an Rekurrensparesen einher als die subtotale Resektion. Ferner hat der Eingriff den Nachteil, dass sämtliches thyroxinbildendes Gewebe definitiv entfernt ist.

(M) *Eine lebenslange, klinisch und laborchemisch engmaschig zu kontrollierende Hormonsubstitution ist nach Thyreoidektomie obligatorisch.*

Prognose
Die Prognose der differenzierten Schilddrüsenkarzinome ist gut, wenn noch keine Metastasen bestehen.

(W) *Der Begriff „Strumektomie" ist besonders bei Nicht-Chirurgen weit verbreitet und sollte vermieden werden. Von der Wortzusammensetzung her besagt er, dass der Kropf total entfernt wird. Dabei bleibt offen, ob nur die Schilddrüsenvergrößerung beseitigt (Strumaresektion) oder das gesamte Organ entfernt wurde (Thyreoidektomie). Wenn von Strumektomie gesprochen wird, ist damit meistens eine einseitige oder beidseitige subtotale Resektion gemeint.*

16

16.6.5 Postoperative Komplikationen

Zu den postoperativen Komplikationen zählen:
– Rekurrensparese,
– Hypoparathyreoidismus,
– Hypothyreose,
– Rezidivstruma.

Rekurrensparese. Sie tritt in einer Häufigkeit von 1–3 % auf und ist durch schwere mechanische Schädigung oder Durchtrennung des Nervs verursacht. Die einseitige Rekurrensparese äußert sich in Heiserkeit, die sich nach Monaten oft zurückbildet, obwohl die Lähmung des Stimmbandes nach wie vor besteht.

  Die Lähmung des Stimmbandnervs ist die wichtigste Komplikation bei Schilddrüsenoperationen.

Die operativ bedingte Rekurrensparese stellt keinen Kunstfehler dar, sondern ist eine typische Komplikation der Schilddrüsenoperation. Entschädigungsansprüche entstehen für den Patienten nicht. Voraussetzung ist jedoch, dass der Patient vom Arzt vor der Operation über dieses Risiko aufgeklärt wurde.

W *Das intraoperative neurophysiologische Monitoring des Nervus recurrens dient der Identifizierung des Nervs durch elektrische Reizung während der Schilddrüsenoperation mit dem Ziel, die Rate der Rekurrensparesen weiter zu senken. Das Verfahren ist nicht allgemein gebräuchlich.*

Auch postoperativ sollte nach jeder Strumaoperation eine Kehlkopfspiegelung erfolgen. Damit wird dokumentiert, dass der Stimmbandnerv bei der Operation nicht verletzt wurde.

Hypoparathyreoidismus. Die Entfernung aller 4 Nebenschilddrüsenkörperchen führt zu einem Verlust des Parathormons und dadurch zu massivem Absinken des Blutkalziumspiegels. Klinisch äußert sich dieser Zustand durch Muskelkrämpfe *(Tetanie).* Die Komplikation tritt jedoch sehr selten auf, allenfalls nach Thyreoidektomien bei ausgedehnten malignen Tumoren. Eine medikamentöse Substitution durch Kalzium, später durch Vitamin D oder ähnliche Präparate, ist erfolgreich.

Hypothyreose. Die Schilddrüsenunterfunktion kann als Spätfolge nach einer Schilddrüsenoperation auftreten, wenn so viel Gewebe entfernt wurde, dass der verbleibende Organrest zu einer ausreichenden Thyroxinsynthese nicht mehr in der Lage ist. Deshalb erfolgt postoperativ eine medikamentöse Rezidivprophylaxe mit Schilddrüsenhormon.

Die Höhe der postoperativen Thyroxin-Dosierung hängt von der Größe des verbliebenen Schilddrüsenvolumens ab. Das Volumen kann sonografisch gemessen werden. Die Medikation muss lebenslang fortgeführt werden.

P *Medikamente. Auch für das Pflegepersonal ist von Bedeutung, dass mit der medikamentösen Thyroxinzufuhr erst nach Vorliegen des endgültigen histologischen Befundes – üblicherweise einige Tage nach der Operation – begonnen werden darf.*

In dieser Zeit kann keine Hypothyreose auftreten, weil die Halbwertszeit der Schilddrüsenhormone lang genug ist (T4 etwa 1 Woche). Ergibt die histologische Aufarbeitung nämlich ein Schilddrüsenkarzinom, so ist das weitere diagnostische (Ganzkörperszintigramm) und therapeutische Vorgehen (Radiojodtherapie) durch den hohen Thyroxinspiegel beeinträchtigt, wenn unmittelbar postoperativ mit der Hormonsubstitution begonnen wird.

P 16.7 Pflege von Menschen mit Schilddrüsen-OP

Brigitte Osterbrink

Eine Struma bedeutet für viele Patienten nicht nur ein Schönheits- und Kragenproblem, sondern führt oft zu erheblichen Beschwerden beim Schlucken und Atmen. Insbesondere die gespürte Halsenge löst beim Patienten Angst aus, hinzu kommen die Angst vor einer Operation und die Möglichkeit, dass die Sprache durch eine Verletzung des Nervus recurrens bleibend geschädigt wird. Dementsprechend ist ein Einfühlen in die Lage des Patienten ein maßgeblicher Ausgangspunkt für den Aufbau einer pflegerischen Beziehung.

16.7.1 Präoperative Pflege

Grundsätzlich wird Folgendes präoperativ erfasst und kontrolliert:
– Befinden des Patienten (Appetit, Schlaf, Ausscheidung, Nervosität, Schwitzen),
– Vitalzeichen (insbesondere Tachyarrhythmie),
– Halsumfang,
– Körpergewicht,
– Hormonstatus (TSH, T_3/fT_3, T_4/fT_4), Blutbild wegen möglicher hämatotoxischer Nebenwirkungen der Medikamente,

16

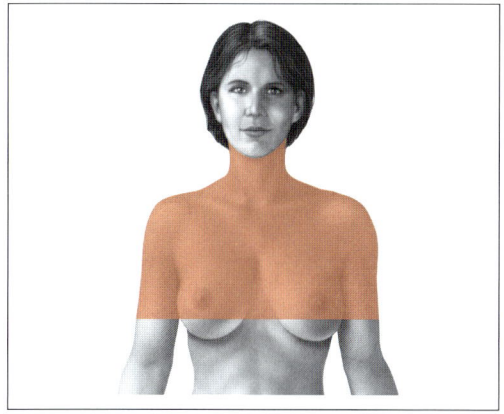

Abb. 16.11 Rasurschema bei Schilddrüsenoperationen.

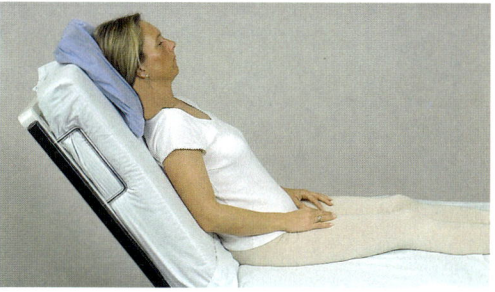

Abb. 16.12 Lagerung nach Schilddrüsenoperation.
Die Oberkörperhochlagerung dient dem besseren Abfließen von Wundödem und -sekret sowie der Atemerleichterung. Ein kleines Kissen oder eine Nackenrolle helfen, Schmerzen durch Überdehnung der Operationswunde am Hals zu vermeiden.

Zur präoperativen Vorbereitung bei Schilddrüsen-Operationen gehören folgende Maßnahmen:
– HNO-Konsil zur Beurteilung der Stimmbandfunktion (N. recurrens),
– Laborbestimmungen, EKG, Röntgen-Thorax,
– ggf. Rasur (vom Kinn bis hinter die Ohren, Hals, Brust bis zu den Mamillen, Abb. 16.11),
– Haare zusammenbinden, OP-Haube aufsetzen lassen,
– ggf. Gebiss, Zungenpiercing herausnehmen und Schmuck ablegen.

16.7.2 Postoperative Pflege

Zur postoperativen Pflege gehören folgende Pflegemaßnahmen (vgl. Tab. 16.1):

– auf Atemstörungen achten (es können Schwellungen entstehen, Hinweis auf Blutungen),
– Verband auch im Nacken auf Nachblutungen kontrollieren,
– regelmäßig Redonflasche bzw. Lasche auf vermehrte Blutmenge kontrollieren,
– Überwachungsbogen führen mit regelmäßiger Aufzeichnung der Vitalzeichen (RR-Abfall, Tachykardie, Tachypnoe, Stridor),
– Oberkörper mit 45° lagern (Abb. 16.12) oder bei stabilen Patienten höher, damit das Wundödem sich besser zurückbilden kann und das Wundsekret besser abfließt (außerdem wirkt die Lagerung druckentlastend und damit auch schmerzlindernd),
– Hals durch kleines Kissen oder Nackenrolle unterstützen (entlastet den Kopf),

16

Tabelle 16.1 **Komplikationen nach Schilddrüsen-OP.** Früherkennung durch Pflegepersonal

Komplikationen	Symptome	Überwachungsparameter
Nachblutung nach innen	– Stridor – Atemnot – Zunahme des Halsumfangs	– auf Atmung (Atemgeräusche) achten – Halsumfang messen – Puls, RR, Laborkontrolle (Hb)
Nachblutung nach außen	– rasche Füllung der Redonflasche – durchgebluteter Verband – Schockzeichen	– Redon-Drainage kontrollieren – Verband kontrollieren – Schockzeichen frühzeitig erkennen
Lähmung des Nervus recurrens durch intraoperative Verletzung, Wundödem oder Nachblutung	– postoperative Zunahme der Heiserkeit – Sprechschwierigkeiten – Stimmlosigkeit – Atemnot	– Heiserkeit beobachten (Zu-/Abnahme?) – Stimmfähigkeit kontrollieren (Patienten auffordern, stimmhafte Wörter wie Amerika, Coca-Cola zu sprechen) – Atmung kontrollieren
Hypoparathyreoidismus = Abfall des Parathormon-Spiegels (wegen Entfernung der Nebenschilddrüse)	– Unbehagen, Nervosität – Angstgefühl – Kribbeln (Ameisenlaufen) perioral und an den Fingern (Parästhesien) – tetanische Krämpfe mit Pfötchenstellung – Muskelzuckungen im Gesicht – Serumkalzium ist erniedrigt	– Patienten gezielt nach sensiblen Störungen fragen – Finger- und Handstellung beobachten – Kalzium nach Anordnung substituieren

– Patienten anleiten, Seitwärtsbewegungen des Kopfes mit dem gesamten Oberkörper durchzuführen und ruckartige Körperbewegungen zu vermeiden,
– Patienten am Abend des OP-Tages mobilisieren,
– bei der Körperpflege unterstützen, da Kopfbewegungen noch schmerzen und der Patient noch nicht mobil ist,
– auf Aspirationsgefahr durch Gefahr des Verschluckens beim Trinken achten,
– wenn keine Schluckbeschwerden auftreten, mit dem Kostaufbau beginnen (kein Zwieback usw. wegen der Krümel!),
– aufgrund schmerzbedingter Schonatmung Maßnahmen zur Pneumonieprophylaxe durchführen.

Postoperative Schmerzreduktion

Pflegemaßnahmen zur postoperativen Schmerzreduktion sind:
– Patienten dazu anhalten, dass er den Kopf beim Aufstehen am eigenen Haarschopf hält,
– ein kleines Kissen unter den Kopf legen, damit ein Überstrecken vermieden wird,
– Unterarme auf ein Kissen legen, damit der Zug auf die Halsmuskeln reduziert wird,
– ein gefaltetes Handtuch quer unter den Kopf legen, sodass der Patient die Handtuchenden selbst fassen und so seinen Kopf selber verlagern kann,
– Prävention bzw. Rezidivprophylaxe.

Rezidivprophylaxe

Die Rezidivprophylaxe besteht aus einer ausreichenden Jodzufuhr. Dem Patienten sollte empfohlen werden, zweimal pro Woche Seefisch zu essen, jodiertes Speisesalz zu verwenden und mit Jodsalz gewürzte Lebensmittel sowie Milch und Milchprodukte in den Speiseplan aufzunehmen. Wesentlich ist, dass die Medikamente regelmäßig genommen werden, um eine euthyreote Stoffwechsellage aufrechtzuerhalten. Der Patient sollte über die unterschiedlichen Symptome einer Hypo- bzw. Hyperthyreose Bescheid wissen, damit er erkennt, dass Medikamente ggf. neu dosiert werden müssen. Er sollte regelmäßig beim Arzt die Schilddrüsenhormone kontrollieren lassen (anfangs mit 6 Wochen Abstand, später einmal jährlich bzw. beim Auftreten von Symptomen).

16

17 Brustdrüse

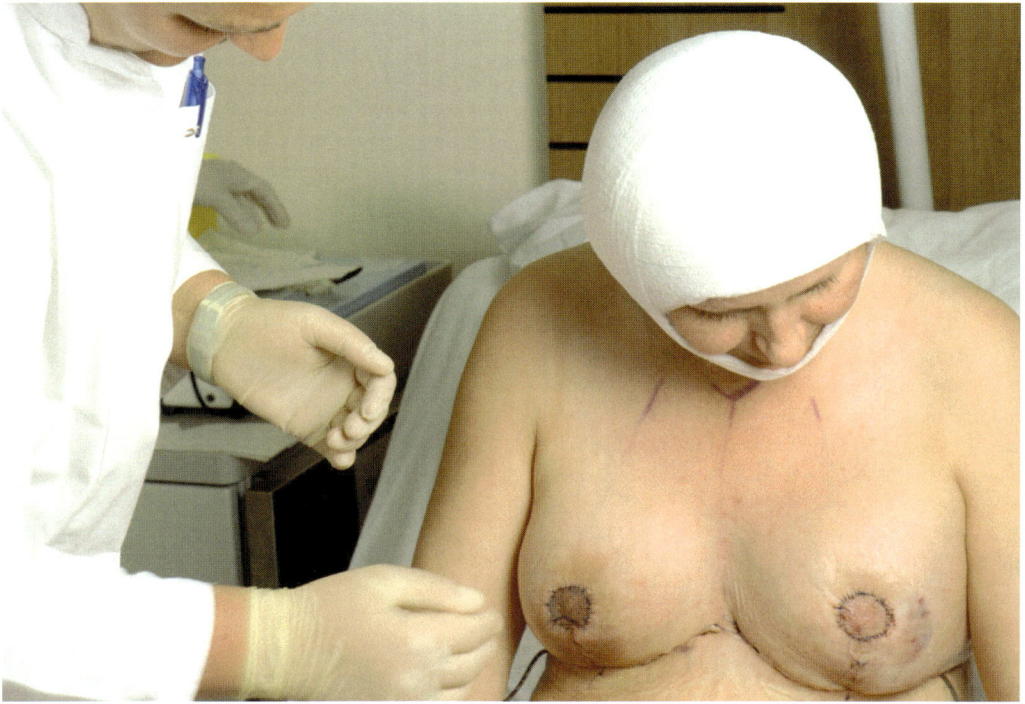

17

17.1 Untersuchungsmethoden

Burkhard Paetz

Klinische Befunde

Betrachtung *(Inspektion)* und Betastung *(Palpation)* der Mamma sind einfache Verfahren, um verdächtige Knotenbildungen in der Brustdrüse zu erkennen. Wichtig sind Veränderungen der Haut (Orangenhaut, Ulkus) sowie die Sekretion aus der Mamille außerhalb der Stillzeit. Diese Zeichen sind Hinweise auf ein malignes Wachstum.

Obligatorisch für jede Brustuntersuchung ist die *Abtastung der Achselhöhle*, um Lymphknotenschwellungen zu entdecken, die Hinweis auf eine Entzündung oder einen Tumor sein können.

Spezielle Diagnostik

Das wichtigste Verfahren im Rahmen der Diagnostik ist die Röntgen-Leeraufnahme in 2 Ebenen *(Mammografie)*. Sie ist zur Früherkennung eines Mammakarzinoms empfindlicher als die Palpation. Die *Sonografie* der Brust ist zur Abgrenzung flüssigkeitsgefüllter Zysten gegenüber einem Tumor geeignet. Nach sonografischer Lokalisation kann ein verdächtiger Befund durch Punktion und zytologische Untersuchung des Punktats weiter abgeklärt werden *(Aspirationszytologie)*. Die zur Karzinomerkennung sehr geeignete NMR-Untersuchung kommt aus Kostengründen nur bei speziellen Fragestellungen zum Einsatz.

Blutuntersuchungen geben keine entscheidenden diagnostischen Impulse.

 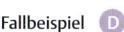

17.2 Fehlbildungen

Burkhard Paetz

Entwicklungsgeschichtlich bedingt finden sich gelegentlich überzählige Brustdrüsen. Ihre Lokalisation entspricht der „Milchleiste" bei Säugetieren, wobei die Achselhöhle häufigster Sitz einer *Mamma aberrans* ist.

Von *Mammahypertrophie* oder *-hyperplasie* spricht man, wenn die Brust erheblich vergrößert ist. Der hyperplastische Drüsenkörper ist oft schmerzhaft. Ferner leiden die Patientinnen unter haltungsbedingten Kreuzschmerzen. Hier kann eine plastische Verkleinerung des Drüsenkörpers durch Operation helfen *(Mammareduktionsplastik)*. Im umgekehrten Fall, bei *Unterentwicklung* der Brustdrüse, ist in seltenen Fällen eine Aufbauplastik *(Augmentation)* durch körpereigenes Gewebe oder ein Kunststoffimplantat gerechtfertigt.

17.3 Entzündliche Erkrankungen

Burkhard Paetz

Die Entzündung der Brustdrüse nennt man *Mastitis*. Sie tritt nahezu ausschließlich während der Stillzeit als *Mastitis puerperalis* auf. Die Infektion entsteht durch Einwanderung der Bakterien in die erweiterten Milchgänge (**Abb. 17.1**).

Therapie
Im Frühstadium versucht man, die Entzündung durch konservative Maßnahmen zu behandeln (Abstillen, Hochbinden der Brust und kühlende Umschläge, Antibiotika, medikamentöse Hemmung des Prolaktins). Bildet sich hingegen ein Abszess, so muss eine chirurgische Behandlung durch Inzision und Drainage erfolgen.

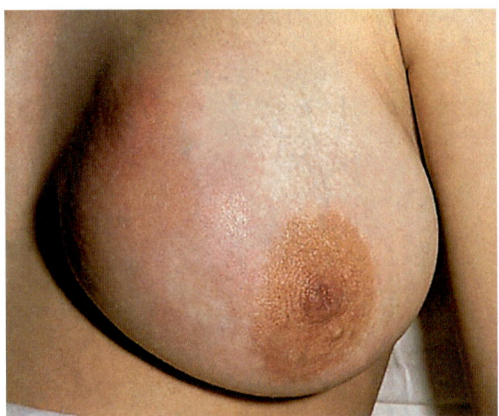

Abb. 17.1 Mastitis puerperalis. Abszedierende Entzündung in der Stillzeit mit Rötung an der Brustinnenseite.

17

17.4 Tumoren

Burkhard Paetz

M *Der klinisch wichtigste Brusttumor ist das Mammakarzinom.*

17.4.1 Fibroadenom

D *Als Adenom bezeichnet man einen benignen Mammatumor, der vorwiegend aus drüsigen Anteilen besteht. Geht die gutartige Geschwulst hingegen vom bindegewebigen Anteil der Drüse aus, so handelt es sich um ein Fibrom. Meistens liegen Mischformen vor, was der Begriff Fibroadenom verdeutlicht.*

Symptome und Therapie
Fibroadenome sind derbe, glatt begrenzte Geschwülste und gegenüber dem umgebenden Gewebe palpatorisch gut verschieblich. Ihr Durchmesser schwankt zwischen 1 und 5 cm. Betroffen sind vorwiegend junge Frauen (bis 30 Jahre).

Obwohl Fibroadenome nicht zur malignen Entartung neigen, sollten sie operativ entfernt und histologisch untersucht werden, um einen malignen Tumor sicher auszuschließen.

17.4.2 Milchgangsadenom

D *Milchgangsadenome oder -papillome sind gutartige Tumoren in den Ausführungsgängen der Brustdrüse.*

Symptome und Diagnostik
Milchgangsadenome können sich durch eine seröse oder blutige Sekretabsonderung aus der Brustwarze bemerkbar machen („blutende Mamma", **Abb. 17.2**).

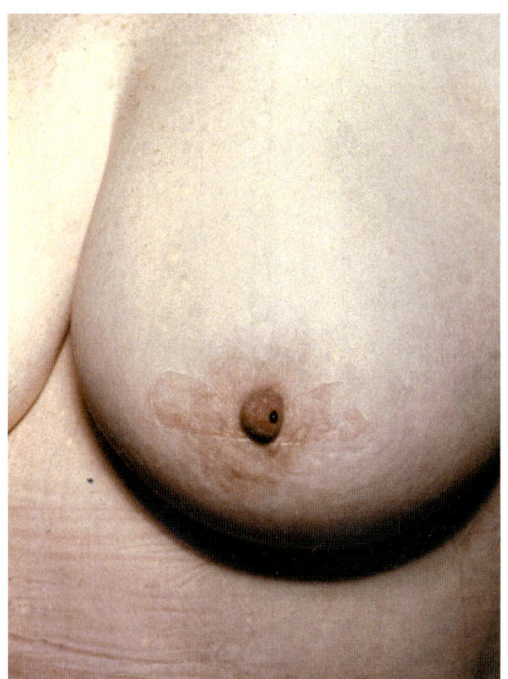

Abb. 17.2 Blutende Mamma. Der Befund wird durch einen Milchgangstumor verursacht und ist verdächtig auf ein Karzinom.

Diagnostische Maßnahmen sind die zytologische Untersuchung des Sekretes, Sonografie, Mammografie und NMR.

Therapie

Bei fehlenden Hinweisen auf Malignität erfolgt die operative Entfernung des Tumors unter Erhaltung der restlichen Brustdrüse.

> **M** *In 20 % der Fälle verbirgt sich hinter dem Syndrom der blutenden Mamma jedoch ein Karzinom. In diesen Fällen muss unter den Gesichtspunkten onkologischer Radikalität operiert werden.*

17.4.3 Zyste

Ursache und Diagnostik

Wie bei jeder Drüse können auch in der Mamma durch Sekretstau Zysten entstehen. Einzelne Zysten (Solitärzysten) sind harmlos. Die Abgrenzung von Tumoren erfolgt durch Sonografie.

Therapie

Bei fehlenden Hinweisen auf Malignität brauchen einzelne Zysten nicht entfernt zu werden. Ist hingegen der gesamte Drüsenkörper im Sinne einer *zystischen*

Mastopathie betroffen, so besteht die Gefahr einer Karzinomentwicklung, die entsprechende Kontrollen und meistens chirurgische Gewebeentnahme erforderlich macht.

17.4.4 Mastopathia fibrosa cystica

> **D** *Bei der Mastopathia fibrosa cystica wird die Brustdrüse durch bindegewebige Knotenbildung (Fibrome) und Zysten verändert. Überwiegen die Zysten gegenüber den fibrösen Knoten, spricht man lediglich von zystischer Mastopathie.*

Ursache und Symptome

Ursächlich sind hormonelle Störungen (Östrogeneinfluss), weshalb sich die Veränderungen beidseitig finden.

Vorwiegend sind 20- bis 50-jährige Frauen betroffen. Der Drüsenkörper weist palpatorisch multiple, derbe und druckschmerzhafte Knoten auf („Schrotkornbrust"). Typisch sind ferner prämenstruelle Schmerzen und Schweregefühl in der Brust.

Komplikationen

Heute gilt als erwiesen, dass der im Sinne einer Mastopathia fibrosa cystica veränderte Drüsenkörper gehäuft maligne entartet, nach Jahren also zum Mammakarzinom führen kann.

> **M** *Die Mastopathia fibrosa cystica stellt eine Präkanzerose dar!*

Diagnostik

Bei diesen Frauen ist die Krebsvorsorgeuntersuchung von besonderer Bedeutung. Klinische und röntgenologische Kontrollen beider Brüste sollten 1-mal pro Jahr erfolgen.

Therapie

Verdächtige Bezirke sind operativ zu entfernen (diagnostische Exzision). Nicht selten sind im Laufe der Jahre mehrfache operative Probeentnahmen erforderlich.

> **W** *Die Krebsfrühdiagnose durch Mammografie ist bei der Mastopathie mit ihrem ohnehin schon stark veränderten Drüsenkörper und zusätzlichen Vernarbungen nach Probeentnahmen unsicher. In derartigen Fällen kann deshalb eine prophylaktische beidseitige Entfernung des gesamten Drüsenkörpers indiziert sein (subkutane Mastektomie). Haut und Brustwarze bleiben bei der prophylaktischen subkutanen Mastektomie erhalten.*

17.4.5 Gynäkomastie des Mannes

D *Die Größenzunahme der männlichen Brust wird als Gynäkomastie bezeichnet und kann einseitig oder beidseitig auftreten (Abb. 17.3).*

Ursache
Nach der Geburt und zur Zeit der Pubertät ist eine hormonell bedingte Schwellung der männlichen Brustdrüse physiologisch. In diesem Fall ist sie reversibel und nicht behandlungsbedürftig.

Beim erwachsenen Mann kann eine Gynäkomastie durch hormonproduzierende Tumoren (z. B. in Hoden oder Nebenniere), Langzeiteinnahme verschiedener Medikamente (z. B. Histamin-2-Blocker, Psychopharmaka), aber auch durch chronischen Alkoholkonsum hervorgerufen werden. In vielen Fällen ist die Ursache jedoch nicht zu ermitteln.

M *Besonders bei älteren Männern muss an das Vorliegen eines Mammakarzinoms gedacht werden (Abb. 17.4).*

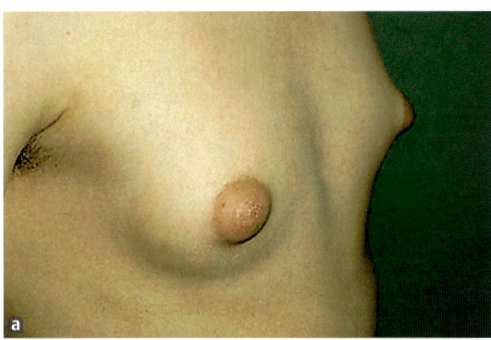
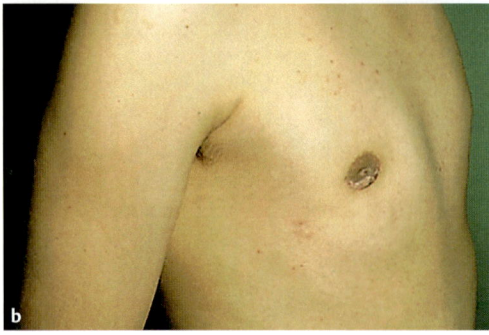

Abb. 17.3 Gynäkomastie des Mannes. 24-jähriger Patient.
a Präoperativer Zustand mit beidseitiger Brustdrüsen-
  schwellung
b 2 Wochen nach subkutaner Mastektomie beidseits
  (Mamillenrandschnitt).

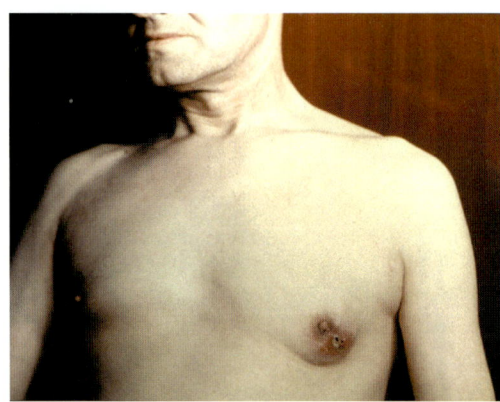

Abb. 17.4 Mammakarzinom beim Mann. Exulzerierender Tumor mit axillären Lymphknotenmetastasen.

Therapie
Nach Ausschluss endokriner Ursachen wird der betroffene Drüsenkörper durch subkutane Mastektomie entfernt und histologisch untersucht.

17.4.6 Mammakarzinom

Ursache
Das Mammakarzinom ist der häufigste Krebs bei Frauen (Tab. 14.4). 10 % der Brustkrebserkrankungen bei Frauen sind erblich. Frauen, die geboren und gestillt haben, sind seltener betroffen als kinderlose Frauen. Zeigt sich in einer Brust ein Karzinom, so ist das Risiko einer kontralateralen Krebsentstehung erhöht. Selten tritt der Brustkrebs beim männlichen Geschlecht auf (Abb. 17.4).

M *Die Mastopathia fibrosa cystica wird als Vorstufe (Präkanzerose) des Mammakarzinoms angesehen. Der Brustkrebs kann jedoch auch entstehen, wenn der Drüsenkörper frei von mastopathischen Veränderungen ist.*

W *10 % der Brustkrebserkrankungen bei Frauen sind erblich bedingt (familiäres Mammakarzinom). Mutationen in den Genen BRCA1 und BRCA2 sind für 50 % der Erkrankungsfälle verantwortlich und können mit molekulargenetischen Methoden nachgewiesen werden. Das lebenslange Risiko einer Mutationsträgerin für Brustkrebs beträgt 70 %. Der Nutzen einer prophylaktischen subkutanen Mastektomie bei diesen Frauen wird kontrovers diskutiert.*

17

Diagnostik

P *Die klinische Untersuchung* mit Inspektion und Palpation ist bei kleinen Tumoren unzuverlässig. Dennoch bleibt der Wert der monatlichen Selbstuntersuchung durch alle Frauen unbestritten.

Standarddiagnostik für Mammatumoren sind die *Sonografie* und die *Mammografie*. Für ein Karzinom sprechen röntgendichte Knoten mit Mikrokalkeinlagerungen (**Abb. 17.5**). Die *MR-Mammografie* ist in der Erkennung von Karzinomen sensitiver als die konventionelle (Röntgen-)Mammografie. Wegen der wesentlich höheren Kosten ist die MR-Mammografie nur bei speziellen Fragestellungen indiziert (z. B. erschwerte Beurteilbarkeit bei Narben nach brusterhaltender Karzinomoperation).

Präoperativ erforderlich sind eine *Röntgenaufnahme des Thorax*, eine *Lebersonografie* (Metastasen?) und ein *Knochenszitigramm* (bei Verdacht auf Knochenmetastasen).

Brustkrebs-Screening. Seit 2006 werden in Deutschland über das Mammografie-Programm alle 2 Jahre Brustkrebsuntersuchungen für Frauen zwischen 50 und 69 Jahre finanziert. Die Ergebnisse zeigen, dass die Früherkennung die Mortalität senkt. Von an Brustkrebs erkrankten Frauen sterben tumorbedingt innerhalb der folgenden 10 Jahre nach Diagnosestellung ohne Screening 31 %, bei Teilnahme am Screening 20 % (35 % weniger).

Symptome

Der äußere obere Quadrant der Brustdrüse ist am häufigsten befallen (**Abb. 17.6**).

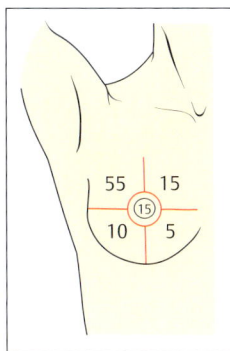

Abb. 17.6 Mammakarzinom. Häufigkeitsverteilung in Prozent.

M *Erstsymptom ist meistens ein tastbarer Knoten, der von den Frauen durch Selbstuntersuchung oder bei der Körperpflege bemerkt wird. Eine derb-höckerige Konsistenz spricht für malignes Wachstum. Karzinomatöse Knoten sind meistens kaum druckschmerzhaft.*

Bei Inspektion der Mamma sind sichtbare Veränderungen als Zeichen eines ausgedehnten Primärtumors zu werten (Spätsymptom). Typisch ist ein grobporiges Aussehen der Haut (beginnende Infiltration) in Tumornähe, die als *Apfelsinenhaut* oder *Orangenhaut* (Peau d'orange) bezeichnet wird (**Abb. 17.7**). Hat der Tumor die Haut komplett durchbrochen, so entsteht ein Geschwür (Ulzeration oder Ulkus, **Abb. 14.1**). Dieser Spätbefund ist dank frühzeitiger Diagnostik heute nur noch selten zu beobachten.

Auch *Veränderungen der Brustwarze* können durch ein Mammakarzinom bedingt sein. Das gilt insbesondere für die eingezogene Mamille, die Sekretabsonde-

17

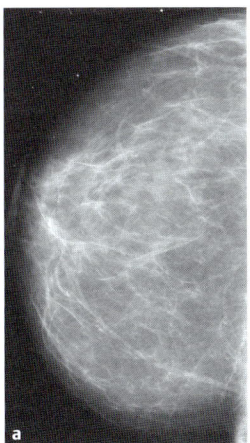
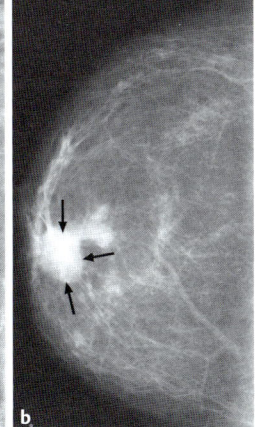

Abb. 17.5 Mammografie.
a Unauffällige Brustdrüse.
b Mammakarzinom (Pfeile).

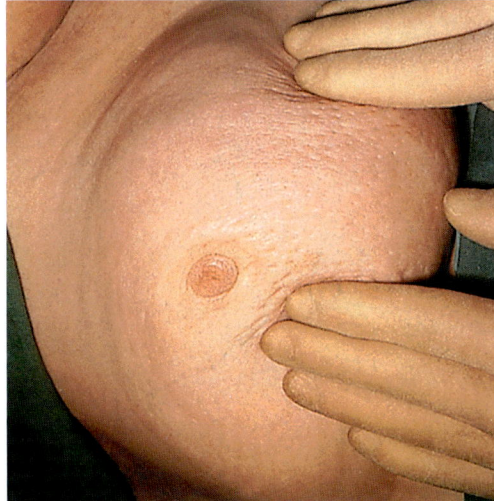

Abb. 17.7 Mammakarzinom. Beginnende Hautinfiltration (sog. „Orangenhaut").

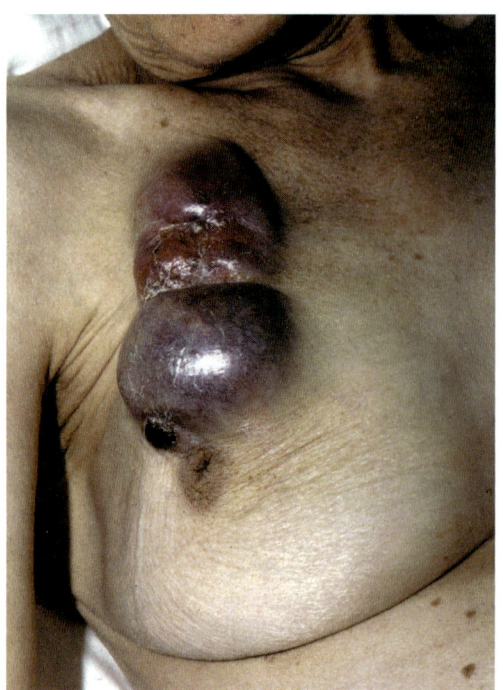

Abb. 17.8 Fortgeschrittenes Mammakarzinom.

rungen (auf Druck) und das Symptom der *blutenden Mamma* (Blutung aus der Mamille, **Abb. 17.2**).

Fehlende Verschieblichkeit des Knotens gegenüber der Haut und dem großen Brustmuskel (Pektoralisfaszie) ist Folge einer Infiltration in die Umgebung (**Abb. 17.8**). Hat bereits eine lymphogene Metastasierung stattgefunden, so sind in der Achselhöhle oder oberhalb des Schlüsselbeines oft vergrößerte Lymphknoten tastbar.

Metastasierung. Der Tumor breitet sich direkt durch infiltratives Wachstum in das umgebende Fettgewebe und in die äußere Haut oder in die Brustmuskeln in der Tiefe aus. Die lymphogene Metastasierung erfolgt in die Lymphknoten der Achselhöhle (axilläre Lymphknoten), die hämatogene Metastasierung mit Fernmetastasen im knöchernen Skelett, seltener in Lunge, Leber und Gehirn.

Therapie

Ⓜ Die Behandlung des Mammakarzinoms ist heute multimodal (**Tab. 17.1**). Die Operation stellt nur einen Baustein des Therapiekonzeptes dar, der im Einzelfall durch Chemo-, Hormon-, Antikörper- und Strahlentherapie ergänzt wird.

Die Früherkennungsprogramme und der Einsatz der präoperativen (neoadjuvanten) medikamentösen Therapie ermöglichen es immer mehr Patientinnen, brusterhaltend operiert zu werden.

Chirurgische Therapie. Die chirurgische Entfernung des Brustkrebses wird bei allen operablen Patientinnen angestrebt. Abhängig vom Tumorstadium wird heute vorwiegend einer der beiden folgenden Eingriffe vorgenommen:
- *brusterhaltende Tumorentfernung* mit axillärem Lymphknotenstaging (s. u.) und Nachbestrahlung bei Tumoren bis 3 cm Durchmesser (heute in 70 % das Operationsverfahren der Wahl),
- *modifiziert radikale Mastektomie* bei größeren Tumoren.

Chemotherapie. Zunehmend wird schon *präoperativ* eine Zytostatika-Behandlung (z. B. mit Taxan) begonnen, um durch Tumorverkleinerung eine brusterhaltende Operation zu ermöglichen. Bei der adjuvanten

Tabelle 17.1 Multimodale Therapie beim Mammakarzinom. Vereinfachte Darstellung

	Kleiner Tumor <3cm	*Fortgeschrittene Tumoren*
OP-Verfahren	brusterhaltende Therapie	Brustamputation
neoadjuvante medikamentöse Therapie	eher ja	eher nein
Primärtumorentfernung	brusterhaltende OP	Brustentfernung (evtl. Brustrekonstruktion in gleicher OP)
axilläre Lymphknoten	separate Inzision zur Entfernung a) nur Wächterlymphknoten oder b) komplette Axilladissektion	komplette Axilladissektion von gleichem Schnitt (nicht bei Fernmetastasen)
adjuvante medikamentöse Therapie	Chemotherapie Hormontherapie Antikörpertherapie	Chemotherapie Hormontherapie Antikörpertherapie
adjuvante Strahlentherapie	Restbrust (immer)	abhängig vom Tumorstadium
Folgeoperationen	keine	evtl. Brustrekonstruktion in zweiter OP

17

postoperativen Chemotherapie ist das Tumorstadium entscheidend für die Indikation, wobei das individuelle Risiko eines Lokalrezidivs oder Fernmetastasen gegenüber der Effektivität der systemischen Behandlung und ihren Nebenwirkungen abgewogen werden muss.

Hormontherapie. Grundsätzlich wird bei jeder Krebsoperation an der Brust ein Teil des Tumormaterials im Labor auf Hormonrezeptoren (Östrogen- und Progesteronrezeptoren) untersucht. Bei vorhandenen Rezeptoren (rezeptorpositive Patientin) kann eine hormonelle Zusatzbehandlung sinnvoll sein. Am gebräuchlichsten ist das Antiöstrogen Tamoxifen (Präparat: Nolvadex).

Antikörpertherapie. Industriell hergestellte Antikörper (Trastuzumab = Herceptin) reagieren im Brustgewebe mit den Krebszellen und blockieren dort die Tumorzellteilung. Im Gegensatz zur herkömmlichen Chemotherapie wirkt der Antikörper gezielt auf den Tumor und weniger im gesamten Organismus (weniger Nebenwirkungen). Die Antikörpertherapie ist nur sinnvoll bei Tumoren, die einen entsprechenden Rezeptor aufweisen (HER2-positive Tumoren, 20 % aller Mammakarzinome).

Strahlentherapie. Nach brusterhaltenden Krebsoperationen wird immer eine postoperative Bestrahlung des Restdrüsenkörpers durchgeführt. Damit sollen evtl. verbliebene Mikrokarzinome zerstört werden. Man beginnt 2–4 Wochen nach der Operation.

(M) *Bei den meisten Mammakarzinomen kommt folgende Standardtherapie zur Anwendung: Brusterhaltende Operation mit Entnahme von Lymphknoten aus der Axilla, Nachbestrahlung der Restbrust, postoperative medikamentöse Behandlung.*

Prognose

Das individuelle Tumorrisiko ist im Wesentlichen durch 5 Prognosefaktoren vorgegeben (Tab. 17.2). Die Mehr-

Tabelle 17.2 Einteilung in Risikogruppen beim Mammakarzinom

Prognosefaktoren	Niedriges Risiko	Hohes Risiko
Tumorgröße	Tumor unter 1 cm	Tumor über 2 cm
Nodalstatus	nodalnegativ (Lymphknoten nicht befallen)	nodalpositiv (Lymphknoten befallen)
Grading	G1 (histologisch differenziert)	G3 (histologisch undifferenziert)
Hormonrezeptorgehalt	hormonrezeptorpositiv	hormonrezeptornegativ
Alter	höheres Alter	junges Alter (unter 35 Jahre)

zahl der an Brustkrebs erkrankten Patientinnen wird heute durch die multimodale Primärbehandlung geheilt. Wenn Fernmetastasen vorliegen, ist die Krankheit hingegen nicht mehr heilbar.

(W) *Nachsorge. Neben Anamnese, eingehender körperlicher Untersuchung, psychosozialer und psychoonkologischer Beratung ist die Mammografie unverzichtbarer Bestandteil der Nachsorge. Sie erfolgt an der kontralateralen Brust alle 2 Jahre, nach brusterhaltender Therapie für die primär erkrankte Brust in den ersten 3 Jahren halbjährlich.*

(B) *Fallbeispiel Mammakarzinom: Frau Mamme (52) holt die Post. Ihre Krankenkasse fordert sie auf, am kostenlosen Früherkennungsprogramm von Brustkrebs teilzunehmen. Für ländliche Gegenden gibt es dafür speziell ausgerüstete LKWs, ausgestattet mit der modernsten Technik. Frau Mamme hat zwar keine Beschwerden, aber sie geht hin. In der Mammografie findet sich in der rechten Brust im oberen äußeren Quadranten ein auffälliger Befund mit Mikrokalk (Abb. 17.5). Man rät ihr zur weiteren Abklärung. Frau Mamme will den beunruhigenden Befund mit ihrer Familie besprechen. Der Hausarzt weist sie in das nächstgelegene zertifizierte Brustzentrum ein. Die Röntgenaufnahme der Lunge und eine Lebersonografie sind unauffällig. Eine Aspirationsbiopsie wird durchgeführt. Das Ergebnis: Frau Mamme hat Brustkrebs. Sie ist schockiert, fängt sich aber wieder, nachdem sie sich im Internet belesen hat und die Informationen mit Betroffenen diskutiert hat. In der Sonografie ist der Tumor ja „nur" 1,5 cm groß, und Metastasen hat sie nach den bisherigen Untersuchungen nicht. Sie schöpft wieder Hoffnung. Vielleicht muss die Brust doch nicht ab. Frau Mamme wird von einer jungen Ärztin aufgeklärt. Nach interdisziplinärer Beratung wird eine brusterhaltende Therapie vorgeschlagen. Frau Mamme ist erleichtert. Dann hört sie etwas von einem „Wächterlymphknoten". Das versteht sie nicht so ganz, aber offenbar handelt es sich um ein neuartiges Verfahren, das bisher nur an spezialisierten Zentren angewendet wird (Abb. 17.11). Wenn sie Glück hat und der Wächterlymphknoten nicht befallen ist, müssen nicht so viele Lymphbahnen in der Achsel zerstört werden.*
Bei Frau Mamme wird eine brusterhaltende Segmentresektion durchgeführt (Abb. 17.10). Der Sentinel-Lymphknoten ist in der Schnellschnitthistologie tumorfrei, es muss also keine komplette Axilladissektion erfolgen. Die Immunhistochemie des Tumorpräparates zeigt eine Positivität für den Östrogenrezeptor. Frau Mamme wird also ein Hormonpräparat einnehmen. Die Ärzte empfehlen ihr zusätzlich eine adjuvante Chemotherapie für einige Wochen und eine postoperative Bestrahlung der operierten Brust, was heute Standard nach brusterhaltender Krebsoperation ist. Frau Mamme hat gute Chancen, den Brustkrebs definitiv besiegt zu haben.

17

17.5 Operative Verfahren an der Brustdrüse

Burkhard Paetz

Die wichtigsten Schnittführungen zeigt **Abb. 17.9.** Grundsätzlich werden 1 oder 2 Redon-Drainagen in die Wundhöhle eingelegt.

17.5.1 Mamma-PE, Biopsie

D *Probeexzision (PE) ist gleichbedeutend mit Biopsie. Aus einem verdächtigen Bezirk wird Gewebe entnommen, um eine histologische Diagnosesicherung herbeizuführen.*

Die diagnostische Aussage einer solchen *Histologie* ist größer als bei dem durch perkutane Punktion gewonnenen Zellmaterial (Aspirationszytologie).

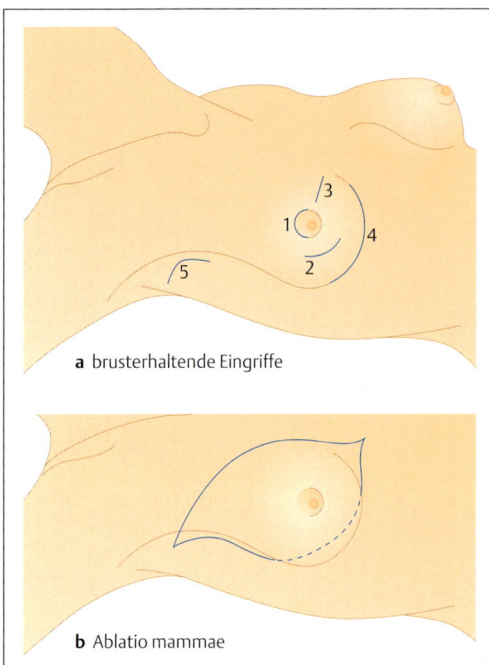

a brusterhaltende Eingriffe

b Ablatio mammae

Abb. 17.9 Schnittführungen an der Mamma.
a Brusterhaltende Eingriffe: Die periarioläre Inzision (Mamillenrandschnitt) (1) und konzentrisch dazu verlaufende Schnitte (2) sind für die Entfernung kleiner Tumoren geeignet. Kosmetisch ungünstiger ist eine radiäre Inzision (3), weil sie nicht in den Spaltlinien der Haut verläuft. Über einen gebogenen Schnitt in der unteren Brustfalte (4) (= submammäre Inzision = Bardenheuer-Schnitt) lässt sich ein Tumor im unteren Drüsenkörper entfernen oder eine subkutane Mastektomie durchführen. Die Narbe wird durch die Brust weitgehend verdeckt. Für die Lymphknotenentfernung in der Achsel kann eine Zusatzinzision (5) erforderlich sein.
b Ablatio mammae: Ovaläre Umschneidung der Brustdrüse. Der Schnitt reicht bis in die Achsel, damit auch die axillären Lymphknoten entfernt werden können.

17.5.2 Subkutane Mastektomie

D *Als subkutane Mastektomie bezeichnet man die Entfernung des Drüsenkörpers unter Erhaltung der Haut und Mamille.*

Von einer submammären Inzision wird der gesamte Drüsenkörper subkutan „ausgeschält". Der entstehende Hohlraum kann in geeigneten Fällen durch plastisch-chirurgische Maßnahmen aufgefüllt werden.

Typische Indikation zur subkutanen Mastektomie bei Frauen ist die ausgeprägte Mastopathie, wobei der Eingriff einer Karzinomprophylaxe entspricht. Bei der Gynäkomastie des Mannes wird die subkutane Mastektomie von einer periareolären Inzision aus vorgenommen.

W *In der Karzinomchirurgie wird die subkutane Mastektomie nicht angewendet.*

17.5.3 Brusterhaltende Tumorentfernung

D *Die brusterhaltende Tumorentfernung (Tumorektomie) ist die Standardtherapie des Mammakarzinoms mit Entfernung des Tumorknotens unter Belassung des übrigen Drüsenkörpers, der Haut und der Mamille. Abhängig von der Form des entfernten Gewebes spricht man auch von Segmentresektion oder Quadrantenresektion.*

Bei *gutartigen* Geschwülsten stellen die brusterhaltenden Eingriffe immer eine ausreichende Therapie dar. Es ist bewiesen, dass mit den brusterhaltenden Verfahren auch bei *bösartigen* Tumoren eine adäquate onkologische Therapie mit kurativer Zielsetzung möglich ist (**Abb. 17.10**). Als zusätzliche Maßnahme müssen jedoch ein axilläres Lymphknotenstaging und eine Nachbestrahlung erfolgen.

Voraussetzungen für die brusterhaltende Operation beim Mammakarzinom sind:
– Größe des Primärtumors unter 3 cm Durchmesser,
– komplette Entfernung des Primärtumors,
– Bestätigung der kompletten Tumorentfernung durch Schnellschnitthistologie,
– axilläres Lymphknotenstaging mit histologischer Untersuchung,
– postoperativ immer Nachbestrahlung,
– zusätzliche Chemotherapie abhängig vom Risikoprofil.

17

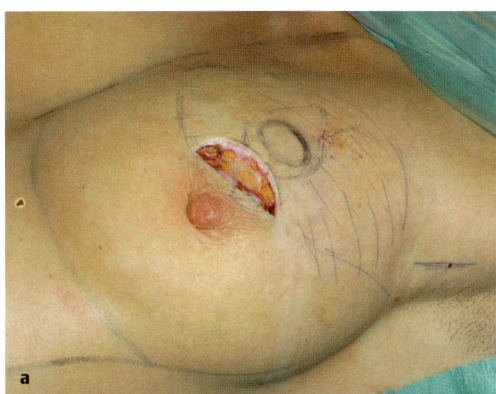

a

◄ **Abb. 17.10 Brusterhaltende OP.**
a Mamillenrandschnitt. Der Tumor ist als Kreis angezeichnet, das zu mobilisierende Drüsengewebe schraffiert.
b Tumorentfernung durch Segmentresektion.
c Wunden nach Segmentresektion und Entfernung des axillären Wächterlymphknotens.
d Befund am OP-Ende mit Redon-Drainagen.

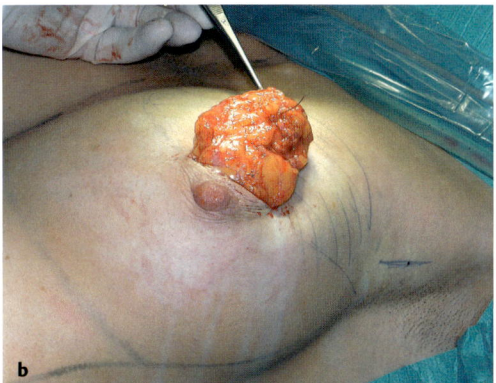

b

M *Für die brusterhaltende Primärbehandlung des Mammakarzinoms ist die Kombination von chirurgischer Tumorentfernung mit axillärem Lymphknotenstaging und Bestrahlung der Restbrust Standard.*

17.5.4 Axilläres Lymphknotenstaging

D *Als axilläres Lymphknotenstaging bezeichnet man die Entfernung von Lymphknoten in der Achselhöhle beim Mammakarzinom mit histologischer Untersuchung zur Bestimmung des Tumorstadiums. Man unterscheidet die (wenig invasive) Sentinel-Lymphknoten-Biopsie von der (invasiveren) Axilladissektion (= axilläre Lymphonodektomie).*

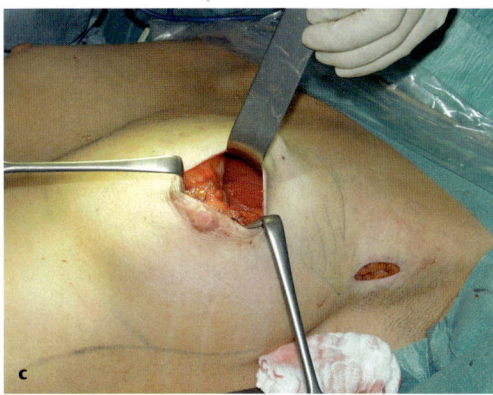

c

Der *Nodalstatus* (axilläre Lymphknoten tumorbefallen oder nicht) ist beim Mammakarzinom von erheblicher Bedeutung, weil er die Prognose und Nachbehandlung wesentlich bestimmt. Deshalb werden Lymphknoten aus der Achsel entfernt und histologisch untersucht. **Sentinel-Lymphknoten-Biopsie.** Unter dem Sentinel-Lymphknoten (englisch: Wächter), deshalb auch *Wächterlymphknoten* genannt, versteht man den ersten Lymphknoten im Abstromgebiet des Tumors. Er lässt sich szintigrafisch und durch Einspritzen von Farbstoff markieren, sodass der Chirurg den Lymphknoten bei der Operation finden und über einen Minischnitt entfernen kann (**Abb. 17.11**). Der Sentinel-Lymphknoten wird bei lymphogener Metastasierung zuerst befallen. Wenn er tumorbefallen ist, müssen auch die anderen Lymphknoten der Achsel ausgeräumt werden (axilläre Lymphonodektomie = axilläre Lymphknotendissektion).

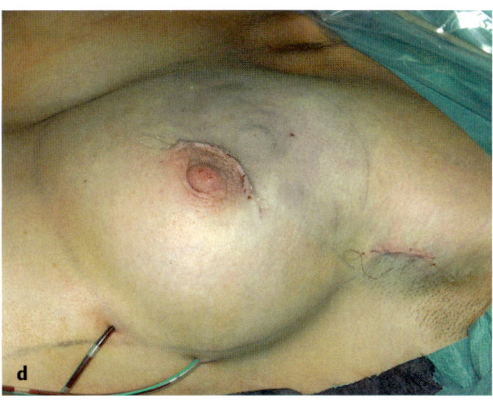

d

M *Als primäre Abflussstation aus der Mamma repräsentiert der Wächterlymphknoten stellvertretend für alle axillären Lymphknoten den Tumorbefall in der Achsel. Ist der Sentinel-Lymphknoten tumorfrei, kann auf die herkömmliche operative Axillaausräumung verzichtet werden, was für die Patientin hinsichtlich der Morbidität für den gleichseitigen Arm von Vorteil ist.*

17

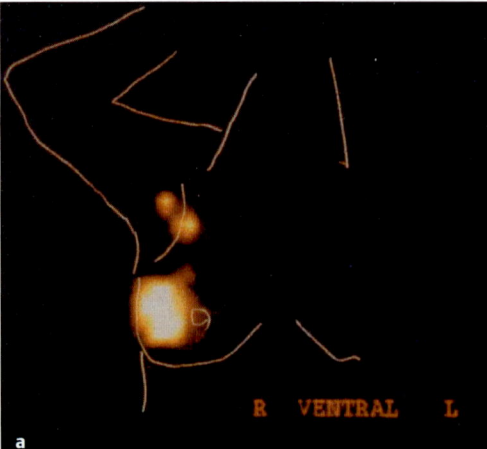

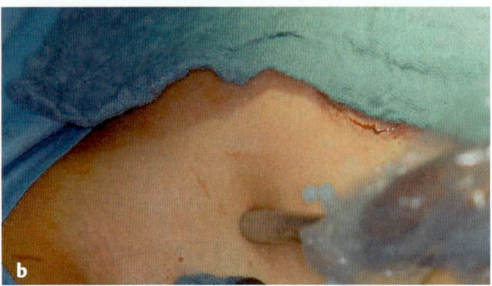

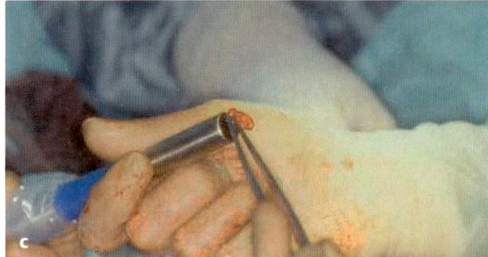

Abb. 17.11 Wächterlymphknoten.
a Präoperative Szintigrafie. Eine radioaktive Substanz wurde neben dem Tumor in die Brust injiziert (großer heller Fleck). In der Achsel färben sich 2 Lymphknoten an.
b Ortung des radioaktiven Wächterlymphknotens intraoperativ mit einer speziellen Sonde.
c Vor der histologischen Untersuchung wird der exstirpierte Lymphknoten mit der Sonde auf seine Signalintensität geprüft, um sicher zu sein, dass der richtige Lymphknoten entfernt wurde.

Axilladissektion. Dieser Begriff bedeutet, dass ein Großteil der Lymphknoten in der Achsel operativ entfernt wird (axilläre Lymphonodektomie). Ein kleiner für das Tumorstaging wenig repräsentativer Anteil wird belassen, um die V. axillaris zu schonen und möglichst viele Lymphbahnen zu erhalten. Dadurch sind die früher beobachteten massiven postoperativen Armschwellungen seltener geworden.

(W) Bei der brusterhaltenden Operation werden die Lymphknoten in der Achsel über einen separaten Schnitt offen oder endoskopisch entfernt. Bei der modifiziert radikalen Mastektomie ist die Lymphknotenentfernung Bestandteil der Tumorentfernung und erfolgt über den gleichen Schnitt.

17.5.5 Ablatio mammae

(D) Die Ablatio mammae bezeichnet die Entfernung der gesamten Brust, also von Haut, Mamille und Drüsenkörper. Man spricht auch von Ablatio simplex oder einfacher Mastektomie.

Zur Ablatio (lat.: Abtragung) der Mamma wird die Brust ovalär umschnitten und dann als Ganzes entfernt. Der resultierende spindelförmige Wunddefekt wird durch adaptierende Naht der Wundränder verschlossen. Ohne Ausräumung der axillären Lymphknoten kommt die Ablatio mammae (einfache Mastektomie) als palliative Maßnahme bei metastasierendem Mammakarzinom zum Einsatz, um einem Tumorzerfall durch Exulzeration vorzubeugen.

(M) Das Wort „Brustamputation" ist ein (ungenauer) Sammelbegriff für alle nicht brusterhaltenden Operationsverfahren.

17.5.6 Modifiziert radikale Mastektomie

(D) Die modifiziert radikale Mastektomie entspricht der Entfernung der gesamten Brust einschließlich Pektoralisfaszie mit zusätzlicher Teilausräumung der axillären Lymphknoten. Die Brustmuskeln werden belassen. Man spricht auch von eingeschränkter Radikaloperation oder Ablatio mammae mit partieller Axillaausräumung.

Die Mamma wird ovalär umschnitten und entfernt. Der Schnitt reicht bis in die Achselhöhle, sodass der wesentliche Teil des axillären Fettgewebes mit den darin enthaltenen Lymphknoten en bloc (in einem Stück) entfernt werden kann (**Abb. 17.12**). Die Axillaausräumung beschränkt sich bei dem modifiziert radikalen Vorgehen auf das Gewebe unterhalb der V. axillaris. Bei dieser Technik bleiben genügend Lymphbahnen erhalten, sodass das früher häufig aufgetretene Lymphödem des Armes seltener beobachtet wird.

(M) Die modifiziert radikale Mastektomie ist die Standardoperation beim Mammakarzinom, wenn eine brusterhaltende Tumorentfernung nicht möglich ist!

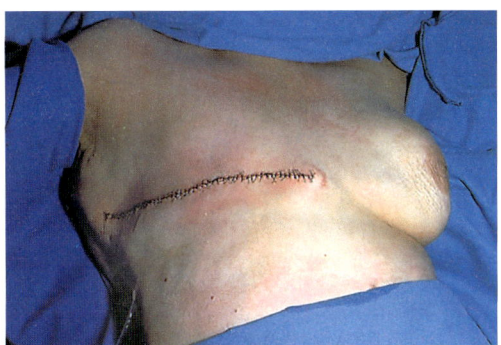

Abb. 17.12 Modifiziert radikale Mastektomie. Wunde unmittelbar postoperativ.

Eine routinemäßige postoperative Bestrahlung (wie nach brusterhaltenden Operationen) ist nicht erforderlich.

17.5.7 Hautsparende Mastektomie

D *Die hautsparende Mastektomie (Skin Sparing Mastectomy: SSM) bezeichnet die Entfernung des Drüsenkörpers mit der Areola und der Biopsienarbe bei Brustkrebs.*

Bei dieser Form der Mastektomie wird die bedeckende Haut weitgehend erhalten, und die Brustrekonstruktion erfolgt in gleicher Narkose. Zur Brustrekonstruktion wird körpereigenes Gewebe verwendet oder eine Silikonprothese unter den Pektoralismuskel eingesetzt. Weitere Operationen sind nicht erforderlich. Vorteilhaft ist das gute kosmetische Ergebnis mit Erhalt der unteren Umschlagsfalte.

17.5.8 Brustrekonstruktion

Nach *brusterhaltenden* Eingriffen ist eine Rekonstruktion nicht erforderlich, weil der volumenmäßig geringe Defekt durch Mobilisierung (Verschiebung) des verbliebenen Drüsenkörpers und durch körpereigene Heilungsprozesse ausgeglichen wird.

Wenn eine *modifiziert radikale Mastektomie* indiziert ist, kann die plastische Rekonstruktion simultan mit der Brustentfernung (primär) oder einige Monate später (sekundär) erfolgen. Es gibt viele operative Verfahren zur Brustrekonstruktion. Nachfolgend eine kleine Auswahl (Abb. 17.13).

Latissimus-dorsi-Schwenklappen. Ersatz des Brustgewebes durch den breiten Rückenmuskel, der mit einer Hautspindel in das Lager der entfernten Brust geschwenkt wird (gestielte Transplantation).

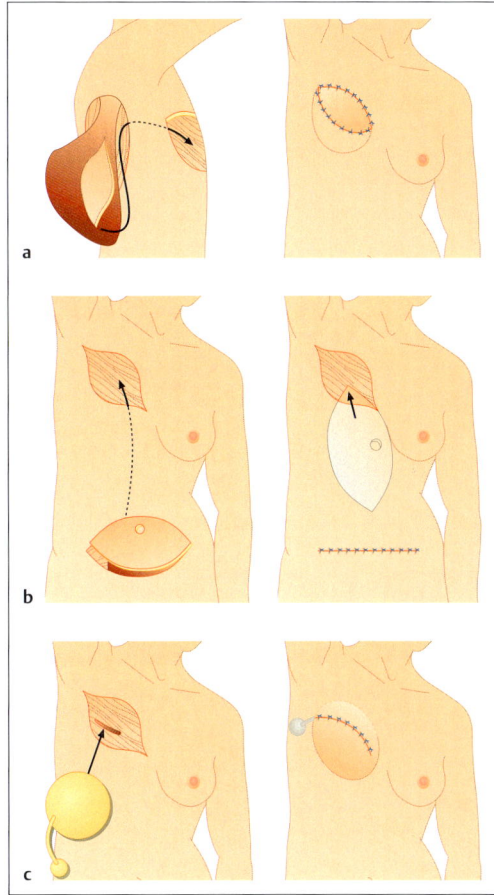

Abb. 17.13 Brustrekonstruktion.
a Latissimus-dorsi-Schwenklappen
b TRAM-Lappen
c Brustaufbau mittels Expandertechnik und späterer Prothesenimplantation.

TRAM-Lappen. Ersatz des Brustgewebes mit einem gestielten Lappen aus Haut, Unterhaut und Muskelgewebe vom Unterbauch (Transversaler Rectus-abdominismyokutaner Schwenklappen).

Protheseneinlage. Wenn eine Silikonprothese nach Brustamputation implantiert werden soll, muss das Gewebe vorher aufgedehnt werden, um Platz für die Prothese zu schaffen. Das geschieht über eine Art Ballon, der über Wochen zunehmend aufgefüllt wird (Expandertechnik).

W *Es gibt keinen Hinweis dafür, dass Silikonbrustimplantate Krebs, Autoimmunerkrankungen oder rheumatologische Erkrankungen verursachen. Komplikationen wie Kapselfibrose, Ruptur oder Verrutschen des Implantates sind jedoch häufig.*

17

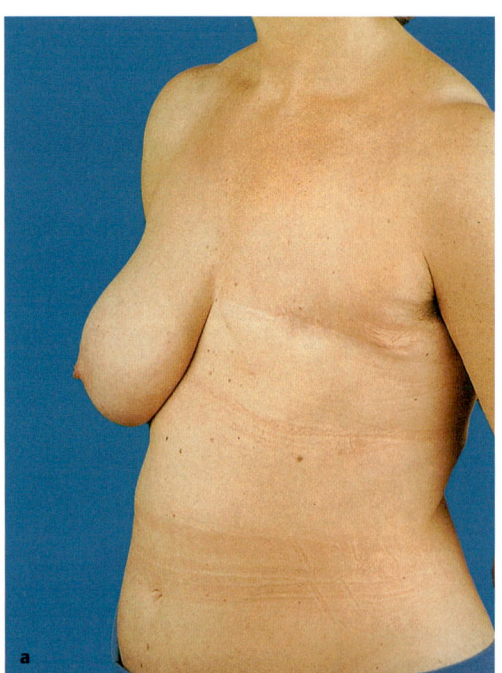

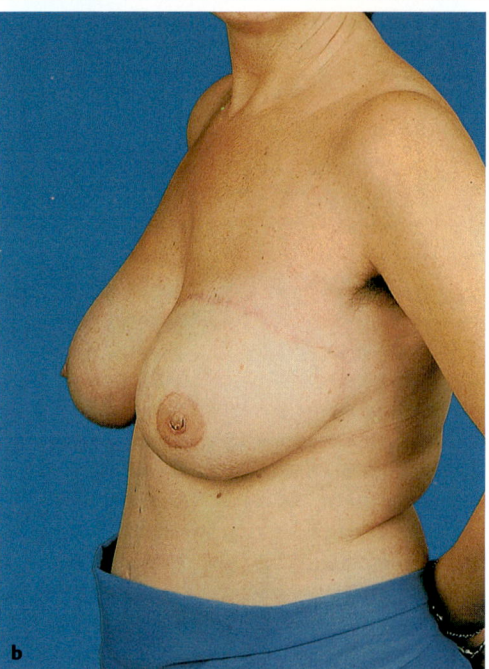

Mamillenrekonstruktion. Auch hier gibt es diverse Verfahren. Am besten ist die Entnahme der halben Brustwarze von der Gegenseite mit zusätzlicher Tätowierung des Warzenhofs (**Abb. 17.14**).

W *Die Erkennung eines Tumorrezidivs ist nach rekonstruktiven Maßnahmen erschwert. Dennoch kann die Rekonstruktion im Einzelfall eine wesentliche Hilfe bei der psychosexuellen Rehabilitation darstellen. Indikation ist – nach ausführlicher Aufklärung – der ausdrückliche Wunsch der Patientin. In Kliniken, die eine chirurgische Wiederherstellung der Brust als Teil des Therapieplanes im Rahmen der Rehabilitationsmaßnahmen anbieten, machen ca. 20 % der Frauen davon Gebrauch.*

Abb. 17.14 Brustrekonstruktion.
a Patientin nach modifiziert radikaler Mastektomie.
b Gleiche Patientin 1 Jahr nach Brustrekonstruktion mit einem gestielten Muskel-Haut-Lappen aus der Bauchwand (TRAM-Lappen-Rekonstruktion) und Mamillenrekonstruktion.

(P) 17.6 Pflege von Patientinnen mit Brustamputation

Angelika Cercus-Roßmeißl

Brustkrebs – kaum eine andere Diagnose ist für eine Frau so schockierend und wird als so gravierender Einschnitt in ihr Leben erlebt. Zur Bewältigung dieser lebensverändernden Situation und der einzelnen Therapieschritte bedarf die Frau einer umfangreichen medizinischen, pflegerischen und psychosozialen Unterstützung.

17.6.1 Präoperative Pflege

Ist die Diagnose vor dem operativen Eingriff noch nicht gesichert, kann dies bei der betroffenen Frau emotionale Phasen von Hoffnung und Optimismus, aber auch Gefühle der Angst und Sorge vor der drohenden Krebserkrankung auslösen. Liegen bereits gesicherte Ergebnisse vor, können Trauer, Hoffnungslosigkeit, Resignation und Verzweiflung dominieren. Dann wird von den Pflegenden ein hohes Maß an Einfühlungsvermögen und fachliche Kompetenz im Umgang mit den betroffenen Frauen erwartet.

(M) *Vor allem nach dem ärztlichen Aufklärungsgespräch benötigen die Frau und ihre Angehörigen evtl. einen Gesprächspartner, um sich auszutauschen, Gedanken zu ordnen und Entscheidungen z. B. zum OP-Verfahren zu reflektieren. Bereits ein aufmerksames Zuhören und das deutliche Interesse für die belastende Situation können für die Patientin unterstützend sein.*

Neben den allgemeinen präoperativen Vorbereitungsmaßnahmen wird die Patientin zu postoperativen Bewegungseinschränkungen und notwendigen prophylaktischen Maßnahmen (z. B. Pneumonieprophylaxe, Lymphödemprophylaxe) beraten.

17.6.2 Postoperative Pflege

Bei der speziellen postoperativen Pflege muss eine besondere Aufmerksamkeit auf die Überwachung, Entlastung und Pflege des Operationsgebietes gelegt werden, um eine komplikationslose Wundheilung zu gewährleisten. Eine sekundär abheilende Wunde hätte eine große Narbenplatte zur Folge, die die Beweglichkeit der Schulter und den Lymphabfluss einschränken würde.

Naht

Die Operationswunde ist mit Einzelknopfnähten oder einer Intrakutannaht verschlossen. Die Fäden werden zwischen dem 9. und 12. postoperativen Tag entfernt oder werden resorbiert. Nach Brustamputation stehen die Nähte wegen der fehlenden Haut unter Spannung, weshalb die Fäden 2–3 Wochen belassen werden. Vielfach wird nach dem ersten Verbandwechsel die offene Wundheilung bevorzugt. Aus dem Bedürfnis, die Wunde zu schützen, bevorzugen viele Patientinnen jedoch einen Pflasterverband bis zur Fadenentfernung.

Drainagen

Je nach Operationsausmaß liegen 1–3 Drainagen im Brust- und Achselbereich, um das Wundsekret abzuleiten. Abhängig von der Fördermenge werden die Drainagen (auf ärztliche Anordnung) im Brustbereich zwischen dem 2. und 5. postoperativen Tag entfernt; die axillären Drainagen zwischen dem 4. und 7. Tag.

Wundgebiet

Das Operationsgebiet wird auf Entzündungszeichen und Schwellungen beobachtet und die Patientin zur Schmerzsituation befragt. Aufgrund der operativen Verletzung des axillären Lymphsystems und der dadurch bedingten Behinderung des Lymphabflusses können sich neben einer generellen Schwellung des OP-Gebietes Lymphzysten bilden, sog. Lymphozelen. Diese gehen meist spontan zurück – wenn nicht, werden sie durch eine Punktion entlastet.

Entlastung

In den ersten Tagen nach der Operation kann die Patientin den Arm der operierten Seite als schwer, unbeweglich und wenig kontrollierbar empfinden. In dieser Phase muss das Wundgebiet vor Überdehnungen und Spannungen geschützt und die Patientin über Vorsichtsmaßnahmen informiert werden (Abb. 17.15). Um das Wundgebiet z. B. beim An- und Auskleiden möglichst wenig durch ein Heben der Arme zu belasten, sollte die Patientin bis zur abgeschlossenen Wundheilung aufknöpfbare Kleidungsoberteile tragen. Die Pflegende unterstützt sie im Weiteren besonders:
- bei der Körper- und Haarpflege,
- beim Richten der Mahlzeiten,
- bei einer bequemen Lagerung.

Narbenpflege

Nach abgeschlossener Wundheilung kann die Narbe mit pH-neutraler, unparfümierter Salbe oder Creme gepflegt werden. Um die Akzeptanz für den veränderten Brustbereich zu fördern, kann sich die Patientin auch

17

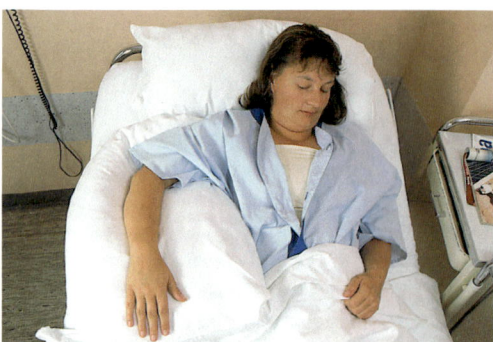

Abb. 17.15 Lagerung nach Brustoperation. Der Arm auf der operierten Seite wird in leichter Abduktion des Schultergelenkes, etwas angewinkelt auf einem Kissen erhöht gelagert.

selbst eincremen. Sie sollte darauf aufmerksam gemacht werden, dass sich die Brustseite noch geschwollen und hart anfühlen kann, dass das Gewebe während des Wundheilungsverlaufes jedoch zunehmend geschmeidiger wird.

M *Durch die operative Verletzung von Nerven und durch die Schrumpfung der Narbe können die Frauen auch noch nach Wochen und Monaten folgende Symptome verspüren, die meist im Laufe der Zeit nachlassen:*
 – Stiche, Brennen oder Jucken im Wundbereich,
 – Taubheitsgefühle in der Achselhöhle,
 – Empfindungsstörungen am Innenarm,
 – Überempfindlichkeit von Hautbezirken.

17.6.3 Prophylaxe von Lymphödem und Fehlhaltung

Komplikationen wie ein Lymphödem oder eine Fehlhaltung, die zu einer langfristigen Folgebehandlung sowie Einschränkung der Lebensqualität führen, sollten vermieden werden.

Lymphödemprophylaxe
Liegt die Patientin im Bett, sollte der Arm der operierten Seite zur Förderung des Lymphabflusses erhöht gelagert werden. Dabei wird der Arm der betroffenen Seite in leichter Abduktion so auf einem Kissen positioniert, dass die Hand auf Herzhöhe liegt, der Achselbereich nicht durchhängt und nicht unter Spannung steht. Um einer Hautmazeration vorzubeugen, wird eine trockene Kompresse in der Achselhöhle platziert. Wegen weitreichender Folgen verlangt die Lymphödemprophylaxe eine besondere Sorgfalt.

Fehlhaltungsprophylaxe
Nach einer Mastektomie kann der Verlust der Brust zu einem unbewussten Gleichgewichts- und Haltungsausgleich und zu schmerzhaften Muskelverspannungen im Hals-Nacken- und Schulterbereich führen – besonders bei Frauen mit großen Brüsten. Zusätzlich begünstigen Schmerzen in der Achsel und eine damit verbundene eingeschränkte Beweglichkeit des Schultergelenkes eine Schonhaltung. Zu beobachten ist eine Tendenz zur Adduktion des Armes mit hochgezogenem Schultergürtel bei gleichzeitig leicht vorgekippter Schulter. Bei Nichtbehandlung kann sich die Fehlhaltung ausdehnen, was zu chronischen Schmerzen führen kann. Deshalb ist eine physiotherapeutische Behandlung sinnvoll.

Ziele der Prophylaxe sind die Erhaltung und Verbesserung der Mobilität im Schulter-Arm-Gelenk und eine Haltungsschulung. Bereits in den ersten postoperativen Tagen werden spezielle Übungen für die Beweglichkeit durchgeführt. Sie steigern sich in Intensität und Belastung im Laufe des Klinikaufenthalts. Die Patientin hat eine bessere Kontrolle über die Übungen und ihre Körperhaltung, wenn sie diese vor einem Spiegel ausführt. Neben der Haltungsschulung kann die Arbeit vor dem Spiegel die Patientin unterstützen, sich wieder im Spiegel anzuschauen und sich mit den körperlichen Veränderungen auseinanderzusetzen.

P *Lassen Sie sich geeignete Übungen von der Physiotherapeutin zeigen. So können Sie die physiotherapeutischen Übungselemente bei allen Unterstützungsmaßnahmen einbeziehen.*

17.6.4 Psychosoziale Begleitung

Die Erkrankung Brustkrebs löst Schock und Angst aus und muss erst einmal verarbeitet werden. Häufig quält Frauen die Frage, wie es zu der Krebserkrankung kommen konnte. Die subjektiven Vorstellungen von der Entstehung der Erkrankung sind für die Krankheitsverarbeitung wichtig. Die Pflegenden sind gefordert, eine Atmosphäre zu schaffen, in der die Frau evtl. unter Einbeziehung ihrer Bezugspersonen (z. B. Partner) ihre Vorstellungen, Fragen und ihre Gefühle ausdrücken kann. In diesen Gesprächen kann deutlich gemacht werden, dass es sich bei einer Krebserkrankung um ein unvorhersehbares Schicksalsereignis handelt, das *jeden* Menschen treffen kann, ungeachtet dessen, in welcher Lebenssituation er sich befunden hat.

Umgang mit dem veränderten Körperbild
Bei der Wundbehandlung und der Körperpflege kann die Patientin behutsam auf ihr verändertes Körperbild vorbereitet werden. Dem ersten Verbandwechsel

17

kommt demnach eine besondere Bedeutung zu. Nach einer Brustamputation sieht die Frau anstelle ihrer Brust eine Narbe, die sich über die betroffene Brustseite zieht und anfangs geschwollen und wulstig aussehen kann. Auch nach brusterhaltenden Operationen ist es möglich, dass die Brust eine große Formveränderung aufweist.

Die Vorgehensweise beim Verbandwechsel sollte vorab mit der Patientin besprochen werden. Sie wird behutsam gefragt, ob sie die Narbe sehen möchte. Nach der Verbandablösung kann ihr ein Spiegel gereicht werden, mit dem sie die Operationswunde auch im Liegen besser anschauen kann. Es kann auch hilfreich sein, der Patientin zunächst eine Beschreibung der Wunde zu geben, um sie dann zu ermuntern, die Brustseite selbst zu betrachten.

M *Manchmal möchten die Frauen die Operationswunde und ihre veränderte Brustseite nicht ansehen und berühren. Seien Sie sich bewusst, dass die Frau Sie aufmerksam beobachtet und Ihr nonverbales und verbales Verhalten beim Anblick der Narbe interpretiert.*

17

18 Atmungsorgane

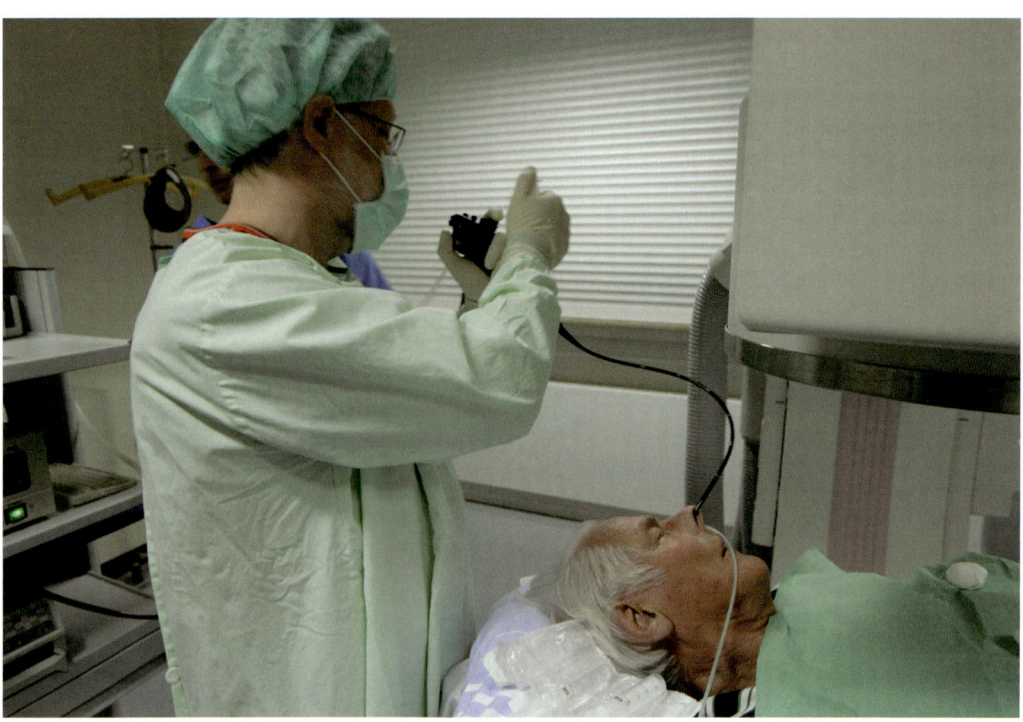

18.1 Untersuchungsmethoden

Burkhard Paetz

Klinische Befunde

Die wichtigsten klinischen Untersuchungsmethoden der Lunge für den Arzt sind die *Perkussion* (Abklopfen) und die *Auskultation* (Abhören mit dem Stethoskop).

 Atemprobleme des Patienten bezeichnet man allgemein als Dyspnoe.

Spezielle Diagnostik

Die *Übersichtsaufnahme* des Thorax (möglichst in 2 Ebenen) lässt bereits viele pathologische Lungenprozesse erkennen. Die *Computertomografie* und die *Kernspintomografie* haben zentrale Bedeutung in der Lokalisationsdiagnostik von Tumoren und Metastasen im Thorax.

Die *Bronchoskopie* (Spiegelung der Atemwege), meist in Lokalanästhesie möglich, erlaubt die Beurteilung von Tumoren in den zentralen (größeren) Bronchialästen, wobei Biopsien zur histologischen Untersuchung entnommen werden können. Mithilfe der Bronchoskopie wird bei nicht sichtbaren Befunden eine Spülflüssigkeit in den Bronchialbaum eingebracht und sofort wieder abgesaugt *(bronchoalveoläre Lavage)*. Das darin enthaltene Zellmaterial wird zytologisch untersucht und kann Hinweise auf einen Tumor geben. Als *Mediastinoskopie* bezeichnet man die Spiegelung des Mittelfellraumes zwischen den Lungen, als *Thorakoskopie* die Spiegelung der Pleurahöhle.

Die *Spirometrie* (Lungenfunktionsuntersuchung) gibt Aufschluss über die verschiedenen atemspezifischen

 Merke Pflege 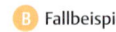 Wissen B Fallbeispiel D Definition

Volumina, sofern der Allgemeinzustand des Patienten eine ausreichende Kooperation ermöglicht.

W *Für thoraxchirurgische Operationen gilt, dass Lungenresektionen nur durchgeführt werden, wenn die postoperativ zu erwartende Sekundenkapazität nicht kleiner als 1 Liter ist.*

Auch die Bestimmung der *Blutgase* ist vor geplanten Lungenoperationen von größter Bedeutung. Eine prä-

operative schlechte Sauerstoffaufsättigung gilt als Kontraindikation für eine ausgedehnte Lungenresektion. Die *sonografische* Untersuchung des Thorax ermöglicht die Unterscheidung von Pleuraerguss und Atelektase. Aus suspekten Bezirken kann durch *Punktion* Gewebe gewonnen und mikroskopisch untersucht werden.

Die *Lungenperfusionsszintigrafie* gibt Aufschluss über funktionelle Operabilität vor Lungenresektionen.

18.2 Fehlbildungen

Burkhard Paetz

Eine Deformität des knöchernen Thorax ist die *Trichterbrust*. Die gegenteilige Fehlbildung wird als *Hühnerbrust* bezeichnet und ist durch Rachitis verursacht. Eine operative Behandlung (thorakoplastischer Eingriff) ist nur bei schweren kardiorespiratorischen Funktionsstörungen indiziert und wird erst nach Abschluss des Knochenwachstums vorgenommen.

Lungenzysten kommen solitär oder multipel vor. Meistens sind sie angeboren. Ist das gesamte Lungenparenchym von zystischen Hohlräumen durchsetzt, spricht man von *Zystenlunge* oder *Wabenlunge*. Häufig kommt es zu rezidivierenden Infekten, sodass bei lokalisiertem Befall eine Lungenresektion erforderlich ist.

18.3 Nichttumoröse Erkrankungen

Burkhard Paetz

Einige klinisch wichtige Krankheitsbilder, wie z.B. die Pneumonie, Asthma, COPD (chronisch obstruktive Lungenerkrankungen), Lungenstauung (Ödem) und Emphysem, betreffen vorwiegend das Gebiet der inneren Medizin und werden hier nicht behandelt.

18.3.1 Aspiration

D *Unter Aspiration versteht man das Verschlucken von Mageninhalt oder Fremdkörpern in die Luftwege.*

Ursache
Bei schwer kranken Patienten in *reduziertem Allgemeinzustand* ist die Koordinierung der Schlundmuskeln häufig gestört, sodass ein Teil des Erbrochenen den Weg in die Trachea findet. Die Aspirationsgefahr ist *im Liegen* größer als in sitzender Position. Von größter Bedeutung ist die Möglichkeit einer Aspiration während der *Narkoseeinleitung* und -*ausleitung*, insbesondere zum Zeitpunkt des Intubationsvorganges.

M *Aus diesem Grund muss bei jeder Vollnarkose eine vorherige Nahrungskarenz von mindestens 6 Stunden eingehalten werden.*

Bei schwer kranken, bettlägerigen Patienten kann eine Aspiration von Patient und Arzt unbemerkt, also ohne Erbrechen stattfinden *(stille Aspiration)*.

M *Die Aspiration bei Narkoseeinleitung ist die häufigste Todesursache im Rahmen einer Allgemeinnarkose!*

Symptome
Die *Aspirationspneumonie* (Abb. 18.1) nimmt häufig einen besonders schweren Verlauf, weil das Lungenparenchym durch den sauren Mageninhalt hochgradig geschädigt wird.

Therapie
Bei Aspiration von Mageninhalt entspricht die Behandlung der Therapie schwerer bakterieller Pneumonien anderer Genese. Man verabreicht *Breitspektrumantibiotika* und *Broncholytika*. Als Frühmaßnahme ist die bronchoskopische *Absaugung* des Erbrochenen sinnvoll. Bei schwerer respiratorischer Insuffizienz im Gefolge einer Aspirationspneumonie ist eine *künstliche Beatmung* erforderlich.

Aspirierte *Fremdkörper* (oft Spielzeug bei Kindern) werden mit dem Bronchoskop in Narkose extrahiert.

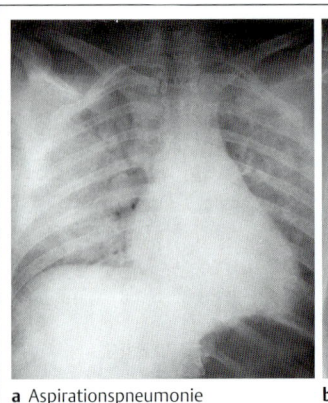 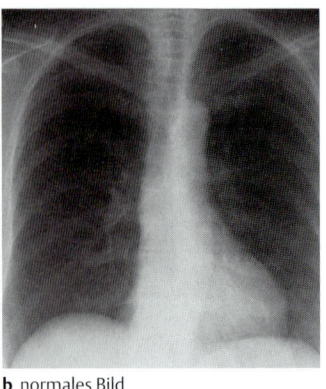

a Aspirationspneumonie   b normales Bild

Abb. 18.1 Aspirationspneumonie.
a Röntgenbild des Thorax mit diffuser Verschattung (weiße Flecken) in beiden Lungenflügeln.
b Normalbefund zum Vergleich.

18.3.2 Atelektase

D   *Als Atelektase bezeichnet man die unvollständige Ausdehnung eines Lungenanteiles. Die Alveolen sind „leer", sodass ihre Wände aneinander liegen und der betroffene Lungenabschnitt nicht belüftet wird. Finden sich in der Lunge sowohl atelektatische als auch normale oder überblähte Bezirke, so spricht man von Dystelektase.*

Ursache

M   *Atelektasen entstehen durch oberflächliche Atmung mit unzureichender Schleimexpektoration bei postoperativen Schmerzen.*

Dadurch kommt es zur Ansammlung und Eindickung von Schleim in den Bronchien, die das Lumen verstopfen (*Verstopfungs-* oder *Obturationsatelektase*). Der zugehörige periphere Lungenabschnitt wird dann nicht mehr belüftet. Die darin anfänglich noch enthaltene Luft wird vom Lungengewebe resorbiert, sodass die Alveolen kollabieren und eine Atelektase resultiert. Ist ein zentraler Bronchus verstopft, kann der gesamte entsprechende Lungenlappen atelektatisch werden. Man spricht dann von *Lappenatelektase*. Die Bronchuseinengung durch Obturation kann auch durch einen Tumor (*Bronchialkarzinom*) bedingt sein.

Eine weitere Möglichkeit der Atelektasenentstehung ist die Kompression der Lunge durch Druck von außen (*Kompressionsatelektase*). Als Ursache kommen pathologische Raumforderungen in der Pleurahöhle infrage (Erguss, Hämatothorax, Pleuraempyem), aber auch der Zwerchfellhochstand beim Ileus oder subphrenischen Abszess.

Symptome

Als Folge der Atelektase kann in dem nicht belüfteten Lungenabschnitt eine Pneumonie entstehen. Hinzu kommt die Verringerung der Gasaustauschfläche, weil der atelektatische Lungenbezirk für die Ventilation nicht mehr zur Verfügung steht. Daraus ergibt sich eine vermehrte Atemarbeit, bei unzureichender Kompensation eine respiratorische Insuffizienz mit Hypoxie.

P   *Prophylaxe. Von größter Bedeutung sind Maßnahmen zur Atelektasenprophylaxe, besonders bei Schwerkranken oder postoperativen Patienten. Hierzu gehören Triggern, Atemübungen mit dem Giebel-Rohr oder Triflow, Vibrationsmassage, frühzeitige Mobilisierung mit häufigem Aufsetzen des Patienten. Bei beatmeten Patienten ist die Bronchialtoilette mit regelmäßigem Absaugen des Trachealsekrets besonders wichtig.*

Therapie

Hat sich dennoch eine Atelektase gebildet, so stehen zur Therapie die Schleimauflösung durch *Inhalieren* und die medikamentöse Gabe eines *Sekretolytikums* (Broncholytikum) zur Verfügung. Der Patient muss zum regelmäßigen *Abhusten* aufgefordert werden. Beim zentralen Bronchusverschluss durch einen Schleimpfropf (Lappenatelektase) ist die *bronchoskopische Absaugung* in Kurznarkose indiziert.

18.3.3 Bronchiektasen

D   *Bronchiektasen sind krankhafte Erweiterungen (Ektasien oder Ektasen) der Bronchien.*

Ursache und Symptome

Bronchiektasen sind *angeboren* oder durch rezidivierende bronchopulmonale *Infektionen* erworben.

In den krankhaften Erweiterungen des Bronchialbaumes sammelt sich vermehrt Schleim an, insbesondere während des nächtlichen Schlafes. Nach dem morgendlichen Erwachen hustet der Patient große Mengen (100–200 ml) übel riechenden, eitrig durchsetzten

18

Schleim ab. Diese typische *morgendliche Schleimentleerung* bezeichnet man bildhaft als „maulvolle Expektoration". Tagsüber ist der Auswurf geringer. Chronischer *Husten* quält jedoch praktisch jeden Patienten mit Bronchiektasen. Gehäuft kommt es zu schweren rezidivierenden *Pneumonien.*

Therapie

Auch erworbene Bronchiektasen sind nicht rückbildungsfähig. *Konservative* Maßnahmen umfassen langfristige antibiotische Behandlung, Sekretolytika und regelmäßiges Abhusten in Kopftieflage oder Bauchhängelage. Beschränken sich die Bronchiektasen auf ein umschriebenes Lungengebiet, sollte dieses *operativ* entfernt werden.

18.3.4 Pleuraerguss

D *Als Pleuraerguss bezeichnet man jede seröse Flüssigkeitsansammlung in der Pleurahöhle; man spricht daher auch von Serothorax. Ist die Flüssigkeit bakteriell infiziert, handelt es sich um ein Pleuraempyem (= Pyothorax). Bei blutigem Pleurainhalt spricht man von Hämatothorax. Selten (nach Thoraxverletzung oder Operation) fließt Lymphflüssigkeit in den Pleuraspalt; dann liegt ein Chylothorax vor. Der Infusionsthorax, der durch versehentliche paravasale Applikation eines Kavakatheters entsteht, ist sehr selten.*

Ursache

Das Ursachenspektrum eines serösen Pleuraergusses ist weit gefächert und verlangt immer eine Abklärung. Häufigste Ursachen sind Herzinsuffizienz, Pneumonie und Malignome. Nach Thoraxverletzungen (Rippenfrakturen!) entspricht der röntgenologisch beschriebene „Erguss" meistens einer Blutansammlung in der Pleurahöhle (Hämatothorax).

Symptome

Ein Pleuraerguss bereitet keine Schmerzen und wird oft erst anlässlich einer Röntgenuntersuchung des Thorax auffällig (**Abb. 18.2**). *Dyspnoe* findet sich nur bei ausgedehnten Ergüssen.

Diagnostik und Therapie

Kleine Pleuraergüsse unter 300 ml sind röntgenologisch nicht erkennbar. Sonografie und Computertomografie sind empfindlicher. Der kardial bedingte Pleuraerguss wird durch *Diuretika* ausgeschwemmt. Größere Ergüsse verlangen die Entlastung durch *Pleurapunktion,* die bei rezidivierenden Ergüssen wiederholt vorgenommen werden muss.

M *Nach jeder Pleurapunktion ist eine Röntgenkontrolle des Thorax zum Ausschluss eines Pneumothorax erforderlich!*

18.3.5 Pleuraempyem

D *Unter Pleuraempyem versteht man eine Eiteransammlung in der Pleurahöhle. Das Empyem entspricht somit einem bakteriell infizierten Pleuraerguss. Man spricht auch von eitriger Rippenfellentzündung oder Pyothorax.*

Ursache

Häufigste Ursache eines Pleuraempyems ist die verschleppte *Pneumonie.* Die Bakterien durchbrechen das viszerale Lungenfell und gelangen in die Pleurahöhle. Auch beim Lungenabszess, bei der Lungengangrän, infi-

18

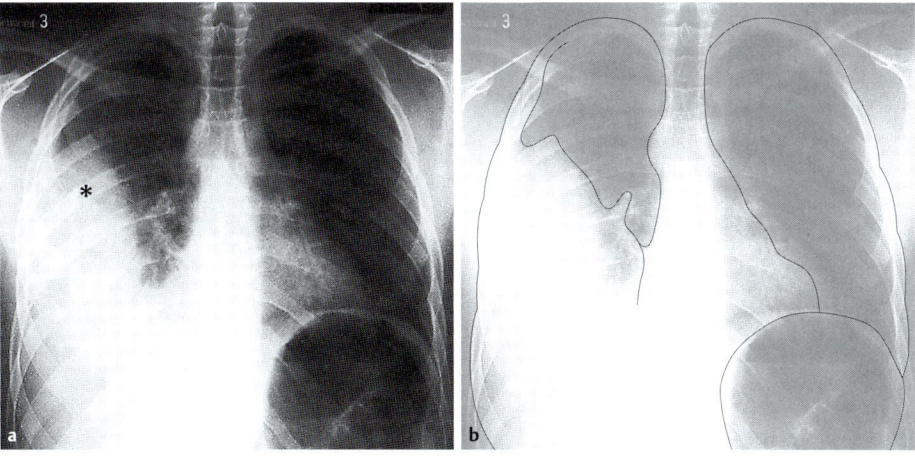

Abb. 18.2 Pleuraerguss. Verschattung (*) im Bereich der rechten Lunge.

zierten Bronchiektasen oder einem tuberkulösen Herd kann ein Pleuraempyem entstehen, wenn die Bakterien in den Pleuraraum vordringen.

Gelegentlich beobachtet man ein Pleuraempyem nach *Thoraxoperationen*. Diese Komplikation entspricht einem postoperativen Wundinfekt. Seltener gelangen die Bakterien durch *Schuss, Stich* oder über eine liegende *Thoraxdrainage* in die Brusthöhle.

Diagnostik

Die klinischen Zeichen des Pleuraempyems (Fieber, Leukozytose) können von der Pneumonie schlecht abgegrenzt werden. Der Auskultations- und Perkussionsbefund entspricht dem des Pleuraergusses, auch röntgenologisch ist die Abgrenzung gegenüber einem nicht infizierten Erguss oft schwierig. Die Pleurapunktion ergibt eine trübe Flüssigkeit, die bakteriologische Untersuchung des Punktates beweist den Infekt.

Symptome und Therapie

M *Jeder Pleuraerguss mit Entzündungszeichen (Fieber!) kann auf ein Pleuraempyem hinweisen!*

Ziel der Behandlung ist die Entleerung des Eiters. Nach der *Pleurapunktion* mit bakteriologischer Untersuchung des Punktates muss eine Bülau-Drainage gelegt werden. Über die Drainage wird die Pleurahöhle 2-mal täglich mit Ringer-Lösung gespült.

Bei zähflüssigem, gekammertem Eiter ist die thorakoskopische Empyemausräumung und Drainageeinlage mit anschließender Spülung die Methode der Wahl.

18.4 Tumoren

Burkhard Paetz

Gutartige Geschwülste der Atmungsorgane sind selten und spielen klinisch keine große Rolle. Sie werden dennoch meistens chirurgisch entfernt, weil ein malignes Wachstum präoperativ nicht sicher auszuschließen ist.

Die häufigsten Lungenmalignome sind *hämatogene Fernmetastasen* anderer Organe. Der Primärtumor ist in der Niere, im Hoden, in der Mamma, Struma oder Prostata lokalisiert. Auch Sarkome (insbesondere Knochensarkome) metastasieren bevorzugt in die Lunge. Bei gastrointestinalen Karzinomen (z. B. Magen- oder Dickdarmkrebs) sind Lungenmetastasen seltener, weil der venöse Abfluss über die Leber erfolgt.

18.3.6 Lungenabszess

D *Der Lungenabszess entspricht einer eitrigen Parenchymeinschmelzung des Lungengewebes infolge einer bakteriellen Entzündung.*

Ursache

Ein Lungenabszess kann von jeder bakteriellen *Pneumonie* ausgehen. Besonders groß ist die Gefahr einer Abszessentwicklung nach Verschlucken eines *Fremdkörpers* oder nach einem Lungensteckschuss.

Symptome

Wie jeder Abszess kann sich auch der Lungenabszess durch schweres *Krankheitsgefühl, Fieber, Schüttelfrost* und *Schmerzen* äußern. Gewinnt der Abszess Anschluss an das Bronchialsystem, so entleert der Patient eitrigen *Auswurf*. Auch der Durchbruch in die Pleurahöhle ist möglich, dann entwickelt sich ein Pleuraempyem.

Diagnostik und Therapie

Bei jedem klinischen Verdacht auf einen Lungenabszess sind ein Karzinom und eine Tuberkulose auszuschließen.

Die Behandlung ist *primär konservativ*. Sie umfasst intravenöse Antibiotikazufuhr, Bronchialtoilette und bronchoskopisches Absaugen. Führen diese Maßnahmen nicht zum gewünschten Erfolg, ist der befallene Lungenabschnitt *operativ* zu entfernen.

P **Lagerung.** *Durch eine Lagerungsdrainage mittels Kopftiefposition in Bauchlage (Quincke'sche Hängelage) kann die Eiterentleerung erleichtert werden.*

18.4.1 Bronchialkarzinom

D *Bronchialkarzinome (Lungenkrebs) unterteilt man histologisch in 2 Gruppen mit unterschiedlicher Prognose. Das kleinzellige Bronchialkarzinom metastasiert sehr rasch und hat die schlechteste Prognose. Das nicht kleinzellige Karzinom (Adenokarzinom und Plattenepithelkarzinom) wächst langsamer und hat eine bessere Prognose.*

Ursache

Bedeutendster karzinogener Faktor ist das *Zigarettenrauchen*. Das Risiko, im Laufe des Lebens an einem Bronchialkarzinom zu erkranken, ist bei Rauchern 10-fach höher als bei Nichtrauchern. Das Bronchialkarzinom ist bei Männern und Frauen derzeit die 3. häufigste Krebserkrankung (**Tab. 14.4**).

Symptome

(M) *Typische Frühsymptome gibt es nicht. Alle klinischen Zeichen sind Folge eines bereits fortgeschrittenen Tumorwachstums. Die Frühdiagnose ist nur röntgenologisch möglich (Zufallsbefund).*

Zu den *Spätsymptomen* des Bronchialkarzinoms gehören:
– Gewichtsverlust,
– Abgeschlagenheit,
– Appetitmangel,
– Fieber,
– chronische Bronchitis,
– Reizhusten.

Nach der Lokalisation des Tumors unterscheidet man *zentrale* Bronchialkarzinome (in Nähe des Mediastinums) von *peripheren* Lungenkrebsen (nahe der Brustwand), weil die Lage der Geschwulst das klinische Bild bestimmt (Abb. 18.3).

Zentral gelegenes Bronchialkarzinom. Der hilusnahe Lungenkrebs führt zur *Stenose* eines großen, zentralen Bronchusastes. Typisches Bild eines bronchusstenosierenden Karzinoms ist die *Lappenatelektase* durch Minderbelüftung, die sich röntgenologisch als keilförmige Verschattung darstellt. Die Bronchuseinengung begünstigt ferner das Auftreten einer chronischen *Bronchitis* oder Pneumonie.

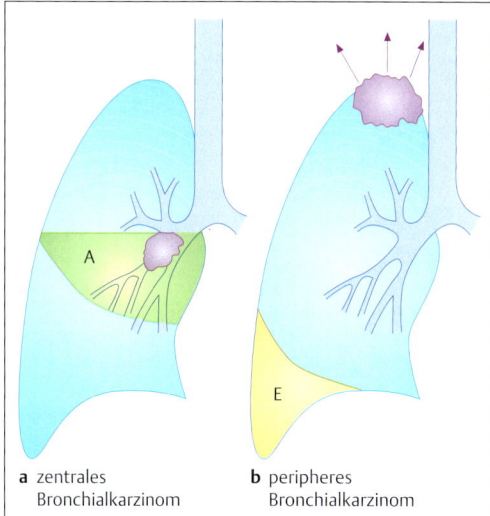

a zentrales Bronchialkarzinom **b** peripheres Bronchialkarzinom

Abb. 18.3 Bronchialkarzinom.
a Das *zentrale* Bronchialkarzinom führt typischerweise zur Atelektase (A) durch Einengung des zugehörigen Bronchus (hier: Mittellappenatelektase).
b Das *periphere* Bronchialkarzinom verursacht bei Erreichen des Brustfelles typischerweise einen Pleuraerguss (E). Sitzt der Tumor in der Lungenspitze, kann er die zum Arm ziehenden Nerven infiltrieren.

Peripher gelegenes Bronchialkarzinom. Typisch für den peripheren Tumor ist die Pleurareizung, die sich als *Pleuraerguss* und *Schmerzen* in der Thoraxwand äußert. Durchbricht die Geschwulst das viszerale Lungenfell, gelangen die Tumorzellen in den Pleuraspalt *(maligner Pleuraerguss od. Pleuritis carcinomatosa).* Bei Lokalisation des Karzinoms in der Lungenspitze (apikaler Oberlappentumor) kann eine *Infiltration der Armnerven* (Plexus brachialis) erfolgen. Diese Nervenbeteiligung äußert sich als Schulter-Arm-Schmerz oder gar durch Armlähmungen.

Metastasierung. Durch infiltratives Wachstum kann das Bronchialkarzinom nach zentral in das Mediastinum einbrechen oder nach peripher in die Pleurahöhle oder Brustwand gelangen. Auch eine Tumorzellverschleppung im Lumen des Bronchialbaumes ist möglich. Die wichtigsten regionären Lymphknoten des Bronchialkarzinoms liegen in der Lungenwurzel („Hilusdrüsen") und im Mediastinum (paratracheal, paraaortal, paraösophageal). Auf dem Blutweg kann das Bronchialkarzinom über den großen Kreislauf in alle Organe metastasieren. Besonders häufig betroffen sind das knöcherne Skelett und das Gehirn (Abb. 14.3).

Diagnostik

Zu den diagnostischen Maßnahmen gehören Röntgenaufnahme des Thorax, Bronchoskopie, NMR oder CT des Mediastinums (Lymphknotenmetastasen), Sonografie (abdominale Metastasen), Knochenszintigramm (Fernmetastasen) und Abklärung der Lungenfunktion (Spirometrie, Perfusionsszintigramm). Bei speziellen Fragestellungen sind zusätzliche Untersuchungen erforderlich.

(W) *Der röntgenologische Befund eines „Rundherdes" ist ein Sammelbegriff für alle rundlichen Verschattungen. Dieser kann durch vielerlei Erkrankungen verursacht sein, z. B. Bronchialkarzinom (Abb. 18.4), Lungenmetastase, gutartige Tumoren wie Adenom oder Chondrom, Tuberkulom, Pneumonie, Lungenabszess, Lymphom, Sarkoidose oder Echinokokkus.*

 Jeder periphere Rundherd in der Lunge sollte histologisch abgeklärt werden!

Prognose

Das Bronchialkarzinom hat eine schlechte Prognose, weil das Tumorwachstum bei Diagnosestellung meistens schon weit fortgeschritten ist. Insgesamt beträgt die 5-Jahres-Überlebensrate für alle Patienten ab Diagnosestellung nur 10 %.

18

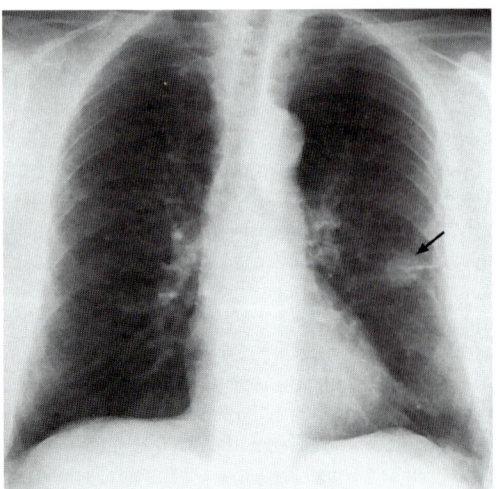

Abb. 18.4 Bronchialkarzinom. Peripherer Lungenkrebs, der sich im Röntgenbild als Rundherd (Pfeil) darstellt.

Therapie

Interdisziplinäre multimodale Behandlungskombinationen führen zu den besten Überlebensraten. Kontralaterale mediastinale Lymphknotenmetastasen oder Fernmetastasen gelten als Kontraindikation für eine Operation. Für nicht operable Tumoren ist die Chemo-Strahlentherapie das Standardverfahren, das ggf. durch Schmerztherapie, Laser oder Stenteinlage ergänzt wird. **Chirurgische Therapie.** Nur die operative Entfernung des tumortragenden Lungenabschnittes und der regionären Lymphknoten bietet Aussicht auf dauerhafte Heilung. Die Operationsindikation mit kurativer Zielsetzung ist deshalb bei nicht-kleinzelligen frühen Tumorstadien gegeben. Je nach Tumorausdehnung erfolgt prä- und/oder postoperativ eine Chemo-Strahlentherapie. Häufigster Eingriff beim Bronchialkarzinom ist die *Lobektomie* (S. 273).

Chemotherapie. Sie ergänzt die operative Behandlung beim nicht-kleinzelligen Karzinom und ist die Therapie der Wahl beim kleinzelligen Bronchialkarzinom. Eine Heilung ist durch alleinige Polychemotherapie jedoch nicht zu erzielen.

(W) *Der rasch metastasierende Tumortyp des kleinzelligen Bronchialkarzinoms hat die schlechtesten Behandlungsergebnisse. Kleinzeller werden deshalb nicht operiert, weil der Eingriff keine Heilungschancen bietet und keine Lebensverlängerung bewirkt. Nur bei frühen Tumorstadien (bis T2 N1 M0) kommt die Operation mit anschließender Chemo-Strahlentherapie infrage.*

Strahlentherapie. Die Bestrahlung stellt eine ergänzende Maßnahme bei operativ nicht heilbaren Tumoren dar. Bei tumorbedingten Atelektasen wird die Geschwulst im Bronchialbaum palliativ durch *Laser* oder durch *endobronchiale Bestrahlung (Afterloading)* aufgeweitet. Zum Offenhalten der malignen Stenose kann ein *Stent* (Metallstütze) eingelegt werden.

(W) *Beim Afterloading stellt man die Tumorstenose unter bronchoskopischer Sicht dar. Dann wird die Strahlenquelle (radioaktives Iridium) ferngesteuert an den Tumor gebracht. Die Therapiezeit beträgt nur wenige Minuten. Ziel dieser palliativen Behandlung ist die Wiedereröffnung von atelektatischen Lungenbezirken, die durch die tumoröse Einengung des Bronchialbaumes vom Gasaustausch ausgeschlossen waren.*

18.5 Thoraxverletzungen

Burkhard Paetz

Man unterscheidet das (häufigere) *stumpfe = geschlossene* Thoraxtrauma, das durch Kontusion entsteht, vom (seltenen) *offenen = perforierenden* Thoraxtrauma, das Folge einer Brustkorberöffnung durch Stich, Schuss o. ä. ist.

Meistens handelt es sich um polytraumatisierte Patienten mit gleichzeitigem Bauchtrauma, Schädel-Hirn-Trauma oder Frakturen.

18.5.1 Rippenfraktur

(D) *Der Rippenbruch stellt die häufigste Thoraxverletzung dar (Abb. 18.5). Sind mehr als 3 benachbarte Rippen gebrochen, so spricht man von einer Rippenserienfraktur.*

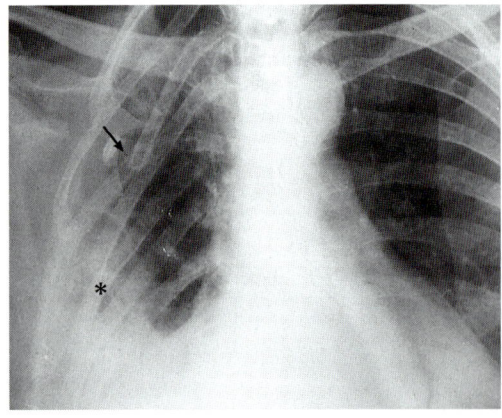

Abb. 18.5 Rippenfraktur. Rechtsseitig sind mehrere Rippen gebrochen (Pfeil). Zusätzlich besteht ein Hämothorax (*).

Ursache und Symptome

Rippenbrüche entstehen durch direkte Gewalteinwirkung (Kontusion) auf die Thoraxwand (Schlag, Stoß, Aufprall).

Im Vordergrund steht der atemabhängige, im Frakturbereich lokalisierte *Schmerz.* Er entsteht durch Bewegung des Bruchspaltes, wobei die Fragmente am schmerzempfindlichen Periost oder der Pleura „scheuern". Die Schmerzen halten 3–4 Wochen an, danach ist die Knochenheilung durch Kallusbildung so weit vorangeschritten, dass sich Fragmente bei der Atmung nicht mehr gegeneinander verschieben.

P **Rippenfraktur.** *Die isolierte Fraktur einer einzelnen Rippe ist als solche harmlos. Bei älteren Menschen kann die schmerzbedingte Einschränkung der Atemexkursionen jedoch die Entwicklung einer Pneumonie begünstigen. Die klinische Bedeutung der Rippenfrakturen besteht ansonsten in ihren Komplikationen durch Pleuraverletzung (z. B. Pneumothorax oder Hämatothorax).*

M *Bei Rippenserienfrakturen besteht die Gefahr, dass die Stabilität der Thoraxwand beeinträchtigt wird (instabiler Thorax), insbesondere, wenn Stückfrakturen vorliegen. Beim instabilen Thorax bewegt sich der frakturierte Bereich bei der Inspiration durch den intrathorakalen Sog nach innen, während sich der übrige* Brustkorb bei der Einatmung hebt. Diese entgegengesetzte Bewegung der Fragmente bezeichnet man als *paradoxe Atmung* (**Abb. 18.6**).

Diagnostik

Die *Röntgenübersichtsaufnahme* des Thorax (**Abb. 18.5**) zeigt die Frakturen und gibt Aufschluss über Begleitverletzungen wie Hämatothorax oder Pneumothorax. Zusätzlich kann ein *„knöcherner Hemithorax"* angefertigt werden. Diese speziell belichtete Aufnahme des betroffenen halben Brustkorbes zeigt die knöchernen Läsionen besonders deutlich.

Therapie

Die Fraktur einzelner Rippen bedarf keiner speziellen Behandlung. Um das Durchatmen zu erleichtern, werden *Analgetika* verabreicht und *physikalische Atemtherapie* verordnet. Patienten mit Rippenserienfraktur sollten wegen der Gefahr einer respiratorischen Insuffizienz stationär beobachtet werden.

W *Beim instabilen Thorax mit paradoxer Atmung findet sich häufig eine schwerwiegende respiratorische Insuffizienz (Blutgasanalyse!), die eine Intubation mit Überdruckbeatmung erfordert. Durch den inspiratorischen Beatmungsdruck wird das „paradoxe" Einsinken des Frakturbereichs verhindert, weshalb man die Respiratortherapie des instabilen Thorax als innere Schienung bezeichnet.*

18.5.2 Pneumothorax

D *Als Pneumothorax (kurz „Pneu") bezeichnet man eine Luftansammlung in der Pleurahöhle. Voraussetzung ist eine Verletzung des Brustfelles (Pleura).*

Ursache

M *Die häufigste Ursache eines Pneumothorax ist die Rippenfraktur!*

Man unterscheidet die folgenden Formen:
- innerer (= geschlossener) Pneumothorax,
- Spannungspneumothorax,
- äußerer (= offener Pneumothorax).

Innerer (= geschlossener) Pneumothorax. Bei Rippenbrüchen mit Verschiebung (Dislokation) der Fragmente kann ein Bruchstück nach innen vorstehen und die beiden Pleurablätter durchspießen. Dadurch wird das Lungenparenchym verletzt („angeritzt"). Luft strömt aus den Atemwegen in die Pleurahöhle. Die elastische Lunge kollabiert (**Abb. 18.7**).

Abb. 18.6 Instabiler Thorax.
a Bei Spontanatmung gibt die frakturierte Thoraxwand dem Druckgradienten nach und bewegt sich durch den inspiratorischen Sog des Zwerchfells nach innen, während der Exspiration nach außen *(paradoxe Atmung).*
b Bei Respiratorbehandlung erfolgt die Inspiration durch passive Lungenaufblähung über die Beatmungsmaschine, womit das „Eindellen" der Thoraxwand während der Einatmung verhindert wird *(innere Schienung).*

a Spontanatmung

Inspiration — Exspiration

b Respiratorbehandlung

Inspiration — Exspiration

18

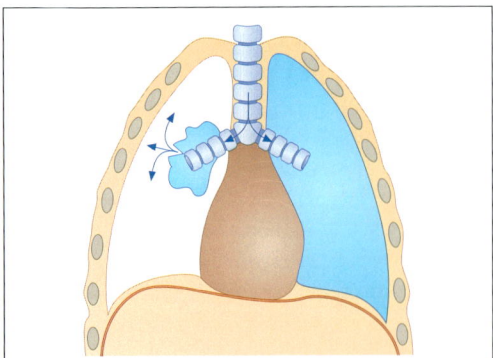

Abb. 18.7 Innerer Pneumothorax. Das die Lunge überziehende Brustfell ist eingerissen, sodass Luft vom Bronchialbaum in die Pleurahöhle austritt. Der gleichseitige Lungenflügel zieht sich dann seiner Eigenelastizität folgend zusammen.

(M) *Ein ähnlicher Mechanismus liegt zugrunde, wenn beim Legen eines Subklaviakatheters ein Pneumothorax auftritt. Durch ungewollte Verletzung der Lungenspitze (Pleurakuppel) mit der Punktionsnadel wird eine Verbindung zwischen Atemwegen und Pleurahöhle geschaffen.*

Spontanpneumothorax. Wenn ein Pneumothorax ohne traumatische Einwirkung entsteht, spricht man von Spontanpneumothorax. Er entsteht bei jüngeren Menschen durch Platzen einer angeborenen peripher gelegenen Blase im Lungengewebe (Bulla, **Abb. 18.8**), anlässlich eines Hustenstoßes oder einer plötzlichen Bewegung, manchmal auch ohne jeglichen erkennbaren Anlass. Bei älteren Menschen mit Lungenemphysem können die überdehnten Lungenanteile ebenfalls einreißen, womit (ohne äußere Ursache) ein Spontanpneu entsteht.

Spannungspneumothorax. Im Gegensatz zum „normalen" Pneumothorax ist das Pleuraloch nicht ständig

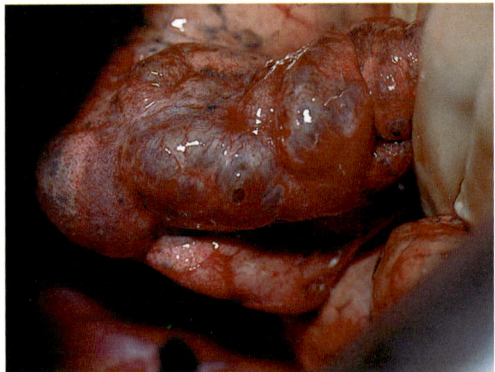

Abb. 18.8 Spontanpneumothorax. Das Operationsfoto zeigt die blasige Auftreibung (Bulla) an der Lungenspitze. Wenn die Bulla platzt, entsteht ein Pneumothorax.

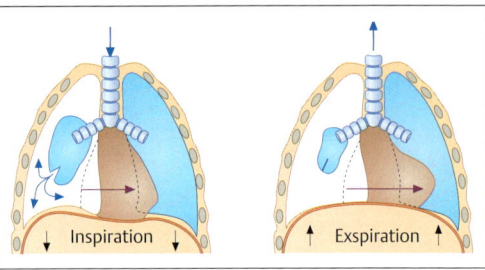

Abb. 18.9 Spannungspneumothorax. Während der Inspiration wird Luft vom Bronchialbaum in die Pleurahöhle gesaugt. Wenn sich während der Exspiration das Pleuraleck wie ein Ventil verschließt, nimmt die Luftmenge in der verletzten Pleurahöhle mit jedem Atemzug zu, was zu einer fortschreitenden Verschiebung der Mediastinalorgane zur gesunden Gegenseite führt.

offen, da die Weichteile der Lunge einen *ventilartigen Verschluss* der Pleuraverletzung während der Ausatmung (**Abb. 18.9**) bewirken. Bei jeder Inspiration gelangt hingegen Luft in die Pleurahöhle, die bei Exspiration nicht entweichen kann. Die Luftansammlung nimmt also mit jedem Atemzug an Volumen zu und setzt die Pleurahöhle unter „Spannung". Folge ist ein totaler Kollaps der gleichseitigen Lunge mit Verschiebung des Mediastinums (Herz und große Gefäße) zur Gegenseite. Dadurch wird auch die gesunde Lunge eingeengt, ferner die obere und untere Hohlvene abgeknickt, sodass ein Versagen der Atmung und des Kreislaufes droht.
Der Spannungspneumothorax ist fast immer ein innerer Pneu (*Thoraxtrauma mit Rippenfrakturen*).

(M) *Der Spannungspneumothorax ist ein akut lebensbedrohlicher Notfall, der die sofortige Drainage der Pleurahöhle erfordert!*

Äußerer (= offener) Pneumothorax. Bei perforierender Thoraxverletzung (offene Wunde durch Stich oder Schuss) strömt die Luft von außen in die Pleurahöhle und wird mit den Atemexkursionen hin und her bewegt (**Abb. 18.10**). Die Mediastinalorgane (Herz und große Gefäße) folgen den Atembewegungen der gesunden Thoraxwand, was man als *Mediastinalflattern* bezeichnet. Ein Teil der Atemluft gelangt nicht mehr nach außen, sondern wird (für die Atmung ineffektiv) zwischen beiden Lungenflügeln ausgetauscht *(Pendelluft)*. Der äußere Pneu ist viel seltener als der innere.

Diagnostik
Der Pneumothorax kann durch Auskultation (fehlendes Atemgeräusch) diagnostiziert werden. Dennoch wird immer eine *Röntgenaufnahme* des Thorax angefertigt, in der sich der lufthaltige Pneu als schwarze Aufhellung (fehlende Lungenzeichnung) darstellt (**Abb. 18.11**).

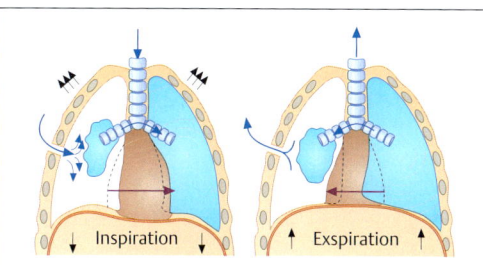

Abb. 18.10 Äußerer Pneumothorax. Durch die perforierende Thoraxwandverletzung wird bei der Inspiration Luft in die Pleurahöhle gesaugt. Dabei wird Atemluft aus dem kollabierten Lungenflügel über die Trachealbifurkation in den gesunden Lungenflügel herübergezogen. Bei der Exspiration entweicht Luft aus der verletzten Pleurahöhle, womit sich der kranke Lungenflügel etwas ausdehnt. Die Luft aus dem gesunden Lungenflügel wird dabei nicht komplett über die Trachea abgeatmet, sondern „pendelt" zum Teil in den kranken Lungenflügel zurück *(Pendelluft)*. Das Herz verlagert sich während der Inspiration zur gesunden Seite, während der Exspiration zur verletzten Seite *(Mediastinalflattern)*.

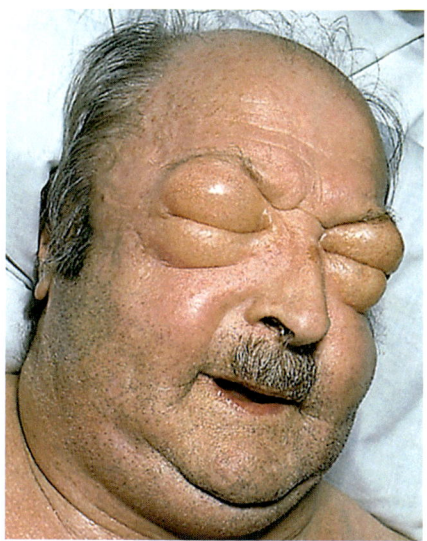

Abb. 18.12 Hautemphysem. Typische Schwellung der Augenlider durch Luftansammlung.

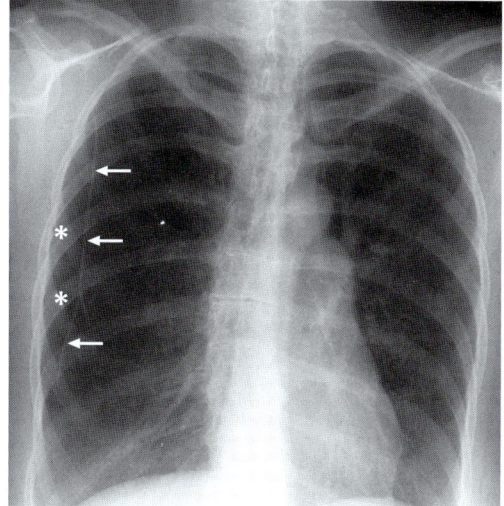

Abb. 18.11 Pneumothorax. Das Röntgenbild zeigt den kollabierten rechten Lungenflügel, wobei die Grenze zwischen Lungenparenchym und Pneumothorax typischerweise nur als feine Linie erkennbar ist (Pfeile). In der leeren Pleurahöhle (*) fehlt das Lungengewebe.

Symptome

 Patienten mit einem Pneumothorax leiden an einer hochgradiger Atemnot (Dyspnoe).

P **Atemnot.** *Typisch ist, dass der Kranke im Sitzen besser Luft bekommt als im Liegen. In sitzender Position bei abgestützten Armen kann die Atemhilfsmuskulatur besser eingesetzt werden. Oft bestehen atemabhängige Schmerzen, auch wenn keine Rippenfrakturen zugrunde liegen.*

Der Spannungspneumothorax geht mit schwerster respiratorischer Insuffizienz (Zyanose) und Kreislaufsymptomatik (Schock) einher.

Gelangt vom Ort der Pleuraverletzung aus Luft in das Unterhautfettgewebe, so kann sich dieses monströs aufblähen. Diese Erscheinung nennt man *Hautemphysem*. Oft sind der gesamte Körperstamm und der Kopf betroffen, besonders ausgeprägt ist die Luftaufblähung im Bereich der Augenlider (**Abb. 18.12**) und des Skrotums. Trotz des eindrucksvollen Bildes ist ein Hautemphysem meistens harmlos und bildet sich von allein zurück. Die Entstehung des Hautemphysems ist nicht obligatorisch an das Vorhandensein eines Pneumothorax gebunden.

W *Auch nach Weichteilverletzungen oder Hautinzisionen (z. B. zum Legen einer Bülau-Drainage) kann ein Hautemphysem auftreten. Gelangt die Luft in den Mittelfellraum, so spricht man von einem Mediastinalemphysem. Auch dieses entsteht meistens als Folge eines Pneumothorax, kann jedoch auch andere Ursachen haben, z. B. einen traumatischen Bronchusabriss.*

Therapie

Die Behandlung besteht im Absaugen der Luft aus dem Pleuraraum zur Wiederentfaltung der kollabierten Lunge. Dies geschieht durch Legen einer *Thoraxsaugdrainage* (Kap. 6.4.5). Der Sog wird bei 15–20 cm H$_2$O eingestellt. Nach Legen der Drainage erfolgt eine Röntgenkontrolle, die Aufschluss über die korrekte Position der Drainage gibt und die Entfaltung der Lunge beweist. Innerhalb weniger Tage verkleben beide Pleurablätter, sodass die Ursache des Pneumothorax behoben ist und die Drainagen nach nochmaliger Röntgenkontrolle

18

gezogen werden können. Das ist meist nach 3–5 Tagen der Fall.

W *Ausnahmsweise kann ein Pneumothorax konservativ behandelt werden, wenn er nur gering ausgeprägt ist. In diesen Fällen ist die Lunge nicht völlig kollabiert, sondern nur gering zusammengeschrumpft. Der sie wie ein Mantel umgebende luftgefüllte Raum (Mantelpneumothorax) sollte im Röntgenbild nicht größer als 1 Finger breit sein. Wenn sich das Pleuraleck rasch verschließt, wird die Luft innerhalb von Stunden oder Tagen resorbiert. Engmaschige klinische und röntgenologische Kontrollen sind jedoch erforderlich. Zeigt sich eine Zunahme des Pneumothorax, so muss eine Thoraxdrainage gelegt werden.*

Der *Spannungspneumothorax* verlangt die sofortige Entlastung, noch vor Anfertigung einer Röntgenaufnahme. Notfallmäßig kann der Arzt die Pleurahöhle mit einer dicken Kanüle im 2. oder 3. Interkostalraum punktieren, womit die unter Überdruck stehende Luft aus dem Pleuraraum entweichen kann. Diese einfache Maßnahme führt zu schlagartiger Befundbesserung. Baldmöglichst ist jedoch eine Bülau-Drainage mit Dauersog zu legen.

Der *Spontanpneumothorax* wird bevorzugt thorakoskopisch behandelt. Nach primärer Drainage erfolgt die Endoskopie der Pleurahöhle. Der ursächliche Lungenbezirk (Bulla) wird mit einem Klammernahtgerät (Endostapler) reseziert und luftdicht verschlossen.

B *Fallbeispiel Spontanpneumothorax: Der 24-jährige Student Peter muss umziehen. Mit Freunden macht er alles selber. Beim Anheben einer schweren Kiste verspürt er plötzlich einen stechenden Schmerz im rechten Brustkorb. Er bekommt kaum noch Luft, atmet oberflächlich und schmerzverzerrt. Peter ist kreidebleich und muss sich hinsetzen. Seine Freunde bringen ihn in die nahe gelegene Poliklinik. Es wird eine Röntgenaufnahme des Thorax durchgeführt. Dabei zeigt sich ein Lungenkollaps rechts mit Luft in der Pleurahöhle (**Abb. 18.11**). In örtlicher Betäubung legt der Ambulanzarzt eine Bülau-Drainge zwischen 4. und 5. Rippe ein. Diese Drainage mit kontrolliertem Sog erzeugt einen Unterdruck in der Pleurahöhle, saugt also die Luft ab, damit sich die kollabierte Lunge wieder entfalten kann. Peter wird auf der IMC-Station überwacht. Es geht ihm aber schon viel besser. Er kann fast normal durchatmen. Das Pflegepersonal beobachtet, dass in den ersten 6 Stunden kontinuierlich kleine Luftblasen im Wasserschloss der Bülau-Drainage aufsteigen. Es wird also ständig Luft aus Peters Pleuraspalt abgesaugt. Das ursächliche Leck in der Lunge ist also noch nicht verschlossen. Die Röntgenkontrolle zeigt aber eine voll entfaltete Lunge mit korrekter Lage der Drainage (**Abb. 6.13**). Die zuständige Nachtschwester sieht keine Luftbläschen mehr, und der Sog ist mit 15 cm Wassersäule stabil. 2 Tage später wird die Drainage nach Röntgenkon-* trolle gezogen und ein luftdichter Salbenverband aufgeklebt. Am nächsten Tag darf Peter nach Hause. Die Ärzte haben Peter erklärt, dass er einen „Spontan-Pneu" hatte, der typischerweise bei jüngeren Männern durch Platzen einer angeborenen Blase an der Lungenspitze entsteht (**Abb. 18.8**). Der Riss in der Lunge ist unter der Drainagebehandlung von alleine verklebt. Es besteht jedoch eine hohe Wahrscheinlichkeit (30–50 %), dass er in den nächsten Jahren erneut einen spontanen Lungenkollaps erleidet. Dann müsste man die ursächliche Lungenblase (Bulla) operativ entfernen, was heute „minimal-invasiv" über 3 kleine Inzisionen gemacht wird (thorakoskopische Lungenkeilresektion).

18.5.3 Hämatothorax

D *Als Hämatothorax bezeichnet man jede Blutansammlung in der Pleurahöhle.*

Ursache

Der Hämatothorax entsteht *traumatisch*, wobei intrathorakale Gefäßverletzungen zur Blutung in den Pleuraraum führen. Fast immer findet man gleichzeitig *Rippenfrakturen*. Durch die Weichteilzerreißung im Frakturbereich kommt es zur Gefäßeröffnung, wobei die Interkostalgefäße die häufigste Blutungsquelle darstellen.

Symptome und Diagnostik

M *Neben den Schmerzen, die Folge der Rippenfrakturen sind, steht die Atemnot (Dyspnoe) im Vordergrund.*

Das in die Pleurahöhle laufende Blut behindert die Lungenentfaltung. Bei stärkerem Blutverlust (innere Blutung) kommen *Schocksymptome* hinzu (Hypovolämie mit Blässe, Druckabfall, Pulsanstieg). Bei anhaltender Blutung ist der Hämatothorax ohne Therapie lebensbedrohlich.

Klinisch findet sich bei Auskultation ein abgeschwächtes Atemgeräusch, bei Perkussion eine Dämpfung. Zur Diagnostik erfolgen eine *Röntgenaufnahme* und ein *CT*.

Therapie

Der Arzt legt eine Bülau-Drainage, um das Blut aus der Pleurahöhle zu entfernen (Kap. 6.4). Meistens kommt die Blutung von selbst zum Stillstand, was man an dem verringerten Drainagenverlust erkennen kann.

P *Drainagenkontrolle.* *Eine verstopfte Drainage kann jedoch den Stillstand der Blutung vortäuschen. Deshalb ist die Kontrolle auf Durchgängigkeit der Drainage mit gelegentlichem „Ausmelken" von besonderer Bedeutung (**Abb. 18.19**).*

18

Klinische Veränderungen (Blutdruck, Puls, Atemfrequenz, Blutgase) geben weitere Hinweise auf eine fortdauernde Blutung. Engmaschige Hämoglobin-Bestimmungen sind immer erforderlich.

M *Fördert die Thorax-Drainage mehr als 1000 ml Blut innerhalb der ersten 2 Stunden, so wird üblicherweise die Indikation zur Thorakotomie mit operativer Versorgung der Blutungsquelle gestellt.*

18.5.4 Lungenkontusion

D *Als Lungenkontusion bezeichnet man die traumatische Quetschung des Atmungsorgans mit respiratorischer Insuffizienz. Die pathophysiologischen Vorgänge ähneln weitgehend denen der Schocklunge. Beide Krankheitsbilder zeigen fließende Übergänge.*

Ursache
Die Lungenkontusion entsteht im Rahmen eines stumpfen *Thoraxtraumas,* wobei zusätzliche Verletzungen anderer Organsysteme häufig sind (Polytrauma). Typischer Unfallhergang ist der Aufprall des Brustkorbes gegen das Lenkrad beim nicht angeschnallten Autofahrer.

Symptome
Die Quetschung des Lungenparenchyms führt zu einem weitgehenden Funktionsverlust des Organs. Folge ist eine hochgradige *respiratorische Insuffizienz* mit unzureichender Sauerstoffsättigung (Hypoxie).

Diagnostik
Häufig finden sich gleichzeitig Rippenfrakturen, ein Hämato- oder Pneumothorax sowie andere Verletzungen, die zur Schädigung der Lunge führen. Ein *CT* ist immer erforderlich.

Die röntgenologischen Zeichen der Lungenkontusion (diffuse weißfleckige Verschattung) treten oft erst Stunden nach dem Unfall voll in Erscheinung.

Therapie
Das Thoraxtrauma mit Lungenkontusion erfordert wegen der hochgradigen respiratorischen Insuffizienz fast immer die Intubation und *künstliche Beatmung* über mehrere Tage (Intensivstation). In leichteren Fällen kann bei ausreichender Spontanatmung und engmaschigen Blutgasbestimmungen abgewartet werden.

M *Die geschädigte Lunge ist extrem pneumoniegefährdet, weshalb dem Patienten meist prophylaktisch Antibiotika verabreicht werden.*

18.5.5 Thorakale Aortenruptur

D *Als thorakale Aortenruptur bezeichnet man den Einriss der Hauptschlagader (Aorta descendens). Die Ruptur ist typischerweise unterhalb der linken A. subclavia lokalisiert, was mit dem dort anhaftenden Lig. arteriosum zusammenhängt. Pathoanatomisch handelt es sich bei der unfallbedingten Ruptur der thorakalen Aorta um ein falsches Aneurysma (Aneurysma spurium), weil alle Gefäßschichten zerreißen* (**Abb. 32.20**).

Symptome und Diagnostik
80 % der Verletzten verbluten am Unfallort. In 20 % ist das Leck durch einen Thrombus und/oder Pleura tamponiert (**Abb. 18.13**), sodass die Blutung (zumindest vorübergehend) steht.

Die Blutansammlung um die Aorta ist röntgenologisch als *Mediastinalverbreiterung* auffällig und muss durch *CT* weiter abgeklärt werden.

Therapie
Um der drohenden (zweizeitigen) freien Ruptur vorzubeugen, ist die unverzügliche Behandlung dringlich. Das Leck wird bevorzugt durch Implantation eines Endografts (prothesenbeschichteter Stent) abgedichtet, der von der Leiste unter Röntgendurchleuchtung bis in die thorakale Aorta vorgeschoben wird. Wenn dieses minimal-invasive Verfahren nicht einsetzbar ist, erfolgt die offene Thorakotomie mit Übernähung der Aortenwand oder Interposition einer Kunststoffprothese, was ohne Herz-Lungen-Maschine möglich ist.

18

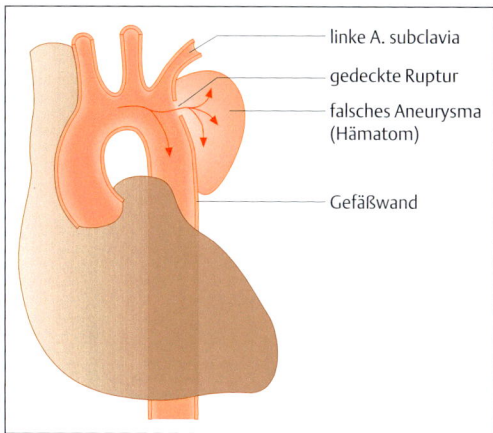

Abb. 18.13 **Traumatisches thorakales Aortenaneurysma.** Die Ruptur betrifft alle Wandschichten und imponiert im Röntgenbild als Mediastinalverbreiterung. Nur wenn die Blutung durch umgebendes Gewebe (mediastinale Pleura) abgedeckt ist, kann der Patient den Unfall und den Transport in eine Klinik überleben.

18.5.6 Weitere Thoraxverletzungen

Andere Verletzungen im Brustkorb sind selten, wegen des oft schweren Verlaufs jedoch von Bedeutung.

Bronchialsystem. Der traumatische *Bronchusabriss* äußert sich durch respiratorische Insuffizienz, Mediastinalemphysem und Hämoptoe (blutiger Auswurf). Erstes klinisches Zeichen ist manchmal der fortdauernde Luftstrom durch das Wasserschloss einer Thoraxsaugdrainage (Bronchusfistel).

Speiseröhre. Bei Einrissen des *Ösophagus* droht die Gefahr des Bakterienaustrittes in das Mediastinum *(Mediastinitis).*

Zwerchfell. Zwerchfelleinrisse können sowohl durch stumpfe Verletzungen des Thorax als auch des Abdomens entstehen. Sie treten als traumatische *Zwerchfellhernie* in Erscheinung, wobei sich ein Teil der Abdominalorgane in den Thorax verlagern kann und dort röntgenologisch erkennbar wird.

Herz. Die Verletzungen des Herzens durch ein stumpfes Thoraxtrauma reichen von reversiblen Rhythmusstörungen *(Commotio cordis)* bis zum *Herzklappenausriss* oder der *Ventrikelruptur.* In letzterem Falle gelangt das Blut in den Herzbeutel (Hämatoperikard = Herzbeuteltamponade), was zur lebensbedrohlichen Verringerung des Schlagvolumens führt.

18.6 Operative Verfahren an der Lunge

Burkhard Paetz

Die Brustkorberöffnung erfolgt vorzugsweise durch *laterale* Thorakotomie (Kap. 3, **Abb. 3.13**). Dabei wird der Thorax seitlich zwischen 2 Rippen durchtrennt. Vorteilhaft ist die *quere* Thorakotomie mit querer Durchtrennung des Sternums unterhalb der Mammae, wenn beide unteren Lungenflügel erreicht werden sollen (z. B. Metastasenentfernung). Der Verschluss der lateralen Thorakotomien erfolgt in den tieferen Schichten mit resorbierbarem Faden, nicht mit Draht, wie es bei der medianen Sternotomie nach Herzoperationen üblich ist.

Da der Kreislauf bei Lungenoperationen nicht unterbrochen wird, ist eine Herz-Lungen-Maschine nicht erforderlich. Bei jeder Thorakotomie werden eine oder mehrere *Bülau-Drainagen* in die Pleurahöhle eingelegt, um Sekret, Blut und Luft fortlaufend abzuleiten.

Thorakoskopische Operationen. Die videoassistierte Spiegelung der Pleurahöhlen erlaubt die Durchführung vieler Lungenoperationen. Durch die Schonung des Atemgürtels ist die Belastung des Patienten wesentlich geringer als bei herkömmlicher offener Thorakotomie. Vorteile sind geringere postoperative Schmerzen, bessere Lungenfunktion mit geringerer Pneumonierate und kürzere vollstationäre Verweildauer (s. minimalinvasive Chirurgie, Kap. 1.4). Das Verfahren gewinnt deshalb ständig an Bedeutung. Gängige Indikationen sind in **Tab. 18.1** aufgelistet.

18.6.1 Keilresektion

D Als Keilresektion bezeichnet man die operative Entfernung eines keilförmigen Parenchymabschnittes aus einem Lungenlappen (**Abb. 18.14**).

Die Keilresektion eignet sich für die Entfernung gutartiger Geschwülste und zur Probeentnahme aus peripheren Tumoren, um sie histologisch untersuchen zu lassen. Der Eingriff erfolgt thorakoskopisch oder durch Thorakotomie (offene Operation, **Abb. 18.15**). Das kleine Stück Lungengewebe wird bevorzugt mit einem Klammernahtinstrument entnommen. Die Metallklammern sieht man im postoperativen Röntgenbild. Die Gewebeausschneidung erfolgt (im Gegensatz zur Segmentresektion) unabhängig vom anatomischen Aufbau der Lunge.

18.6.2 Segmentresektion

D Als Segmentresektion bezeichnet man die operative Entfernung eines Lungensegmentes oder einer Segmentgruppe (**Abb. 18.14**).

Tabelle 18.1 Indikationen zur Thorakoskopie

Krankheitsbild	Endoskopische Maßnahme
Tumorabklärung	diagnostische Thorakoskopie mit Biopsie
Spontanpneumothorax	Leckligatur, Bullaligatur, Keilresektion
gutartige Tumoren	Keilresektion
maligner Pleuraerguss	thorakoskopische Pleurodese
Pleuraempyem	Empyementleerung und Drainage
Durchblutungsstörungen am Arm	thorakoskopische Sympathektomie
Hyperhydrosis (Schweißneigung)	thorakoskopische Sympathektomie
Chylothorax	Verschluss des Ductus thoracicus

18

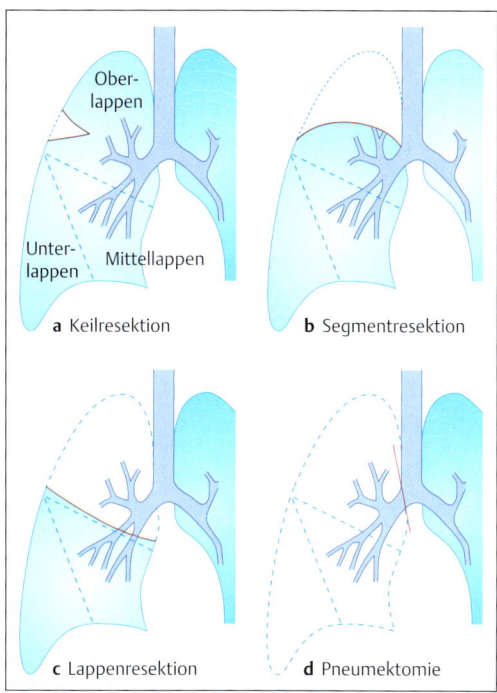

a Keilresektion   **b** Segmentresektion

c Lappenresektion   **d** Pneumektomie

Abb. 18.14 Operative Verfahren an der Lunge.

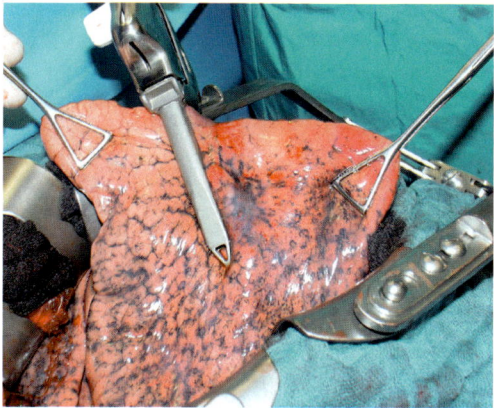

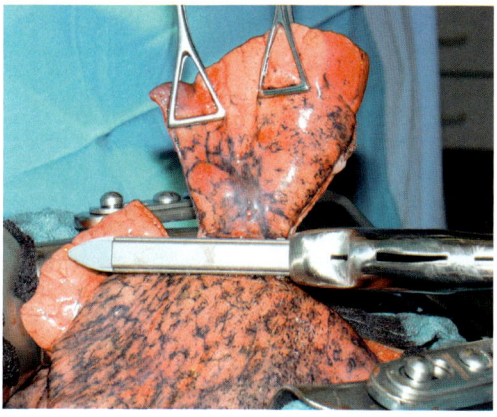

Abb. 18.15 Keilresektion.
a Blick in die eröffnete Pleurahöhle. Die Lunge wird mit 2 Fasszangen ausgespannt. Dazwischen sieht man das Klammernahtgerät.
b Das Klammernahtgerät (Endostapler) durchtrennt das Gewebe mit einem Messer und setzt gleichzeitig auf beiden Seiten eine feine luftdichte Naht aus kleinen Metallklammern.

Ein Lungensegment ist die kleinste anatomisch-funktionelle Einheit der Lunge. Der rechte Lungenflügel (= 3 Lappen) besteht aus 10 Segmenten, der linke Lungenflügel (= 2 Lappen) aus 9 Segmenten.

Das operative Vorgehen entspricht der Keilresektion, nur erfolgt die Segmentresektion entlang anatomischer Grenzen.

18.6.3 Lobektomie

D *Als Lobektomie bezeichnet man die operative Resektion eines Lungenlappens (Abb. 18.14). Man spricht daher auch von Lappenresektion.*

Wird einer der 3 rechten oder einer der 2 linken Lungenlappen entfernt, so handelt es sich um eine Lobektomie. Werden vom rechten Lungenflügel 2 benachbarte Lappen entfernt, so spricht man von *Bilobektomie*. Weil jeder Lappen von einer Pleuraschicht umgeben ist, entstehen bei der Lobektomie keine großen Wundflächen.

M *Die Lobektomie ist der bei Bronchialkarzinom am häufigsten durchgeführte operative Eingriff.*

W *Die durch Lappenresektion entstehende Höhle wird durch kompensatorische Überdehnung der Restlunge, leichtes Hochtreten des Zwerchfells und*

Verlagerung des Mediastinums zur operierten Seite völlig ausgefüllt. Nach Jahren sind die Folgen einer Lobektomie klinisch und röntgenologisch kaum noch erkennbar.

18.6.4 Pneumektomie

D *Als Pneumektomie (Pneumonektomie, Flügelresektion) bezeichnet man die operative Entfernung des gesamten rechten oder linken Lungenflügels (Abb. 18.14). Bei der Pneumektomie rechts werden also alle 3 Lappen entfernt, bei der linksseitigen Pneumektomie die beiden linken Lappen.*

Die Pneumektomie mit Resektion der halben Lunge wird nur durchgeführt, wenn die komplette Tumorentfernung nicht mit einem kleineren Eingriff zu erreichen ist. Dem Patienten verbleibt nach der Operation nur ein Lungenflügel, womit seine Lungenfunktion auf etwa

18

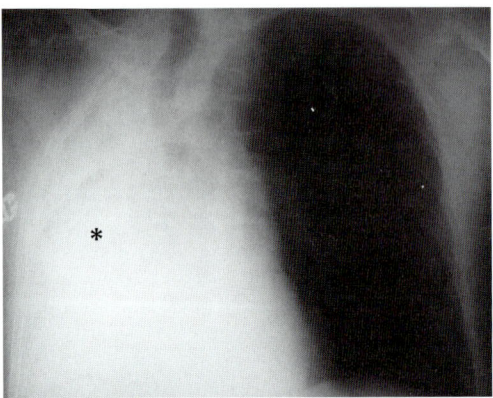

Abb. 18.16 Fibrothorax. Nach Entfernung eines kompletten Lungenflügels zeigt sich die Brusthöhle im Röntgenbild voll Narbengewebe (*).

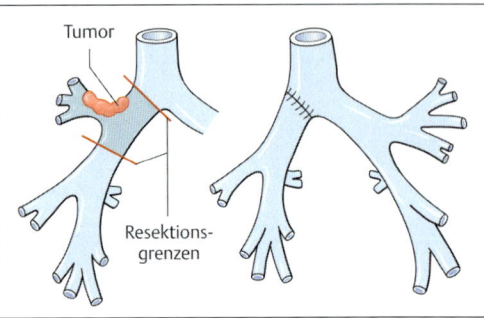

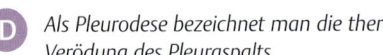

Abb. 18.17 Manschettenresektion. Wenn der Tumor (wie in diesem Beispiel) vom rechten Oberlappen in den Hauptbronchus eingewachsen ist, wird ein Abschnitt (Manschette) des Hauptbronchus mit dem Oberlappen reseziert. Dadurch wird dem Patienten die Entfernung des gesamten rechten Lungenflügels erspart und ihm verbleiben 2 Lungenlappen rechts.

50 % absinkt. Bei präoperativ guten Ventilationsparametern ist die halbe Lunge zum Überleben jedoch ausreichend.

W *Die zurückbleibende Operationsresthöhle füllt sich mit seröser fibrinhaltiger Flüssigkeit, die über die eingelegten Drainagen ablaufen kann. Im Laufe der Zeit wird die Höhle von neu gebildetem Bindegewebe ausgefüllt (Fibrosierung), was man als Fibrothorax bezeichnet (Abb. 18.16).*

18.6.5 Manschettenresektion

D *Unter einer Manschettenresektion versteht man die Resektion eines Lungenlappens unter Mitnahme einer Bronchus- oder Trachealmanschette.*
Der durchtrennte Bronchus bzw. die Trachea werden durch End-zu-End-Naht anastomosiert.

Sinn der Manschettenresektion ist die Einsparung von Lungenparenchym. Bei Tumoren des proximalen Hauptbronchus müsste normalerweise eine Pneumektomie erfolgen. Durch Resektion der tumortragenden Bronchialmanschette mit Lobektomie *(Manschettenlobektomie)* kann der Lungenflügel weitgehend erhalten werden (Abb. 18.17).

W *Von einer erweiterten Lungenresektion spricht man, wenn der Standardeingriff (Lobektomie oder Pneumektomie) wegen lokaler Tumorinfiltration mit Teilentfernung benachbarter Strukturen kombiniert wird (Pleura, Thoraxwand, Perikard, Zwerchfell, Pulmonalarterie, Trachea).*

18.6.6 Pleurodese

D *Als Pleurodese bezeichnet man die therapeutische Verödung des Pleuraspalts.*

Die bevorzugt thorakoskopisch vorgenommene Instillation von z. B. Talkumpuder in die Pleurahöhle führt zur Verklebung der beiden Pleurablätter miteinander. Die Pleurodese kann beim Pleuraempyem oder beim Spontanpneumothorax indiziert sein.

18.6.7 Dekortikation

D *Als Dekortikation (Entrindung) bezeichnet man die operative „Abschälung" der fibrös veränderten Pleura bei Pleuraverschwartung (gefesselte Lunge).*

Die bindegewebige Verhärtung der Pleurablätter ist Folge eines chronischen Pleuraempyems oder eines nicht entleerten Hämatothorax. Die Schwielen behindern die Lungenentfaltung. Nach Abtragung der verdickten und verhärteten Pleuraschicht kann sich der Lungenflügel ungehindert ausdehnen und verklebt mit der inneren Brustwand. Eine Lungenparenchymresektion findet bei der Dekortikation nicht statt.

18.6.8 Umgang mit der Bülau-Drainage

Zur Bülau-Drainage s. a. Kap. 6.4.5. Bei Zwischenfällen (z. B. plötzliche Atemnot, unbeabsichtigte Diskonnektierung, Auswechseln von Sekretauffangbehälter oder des Ableitsystems muss, um Eindringen von Luft in den Pleuraspalt (Pneumothorax) zu vermeiden, der Draina-

18

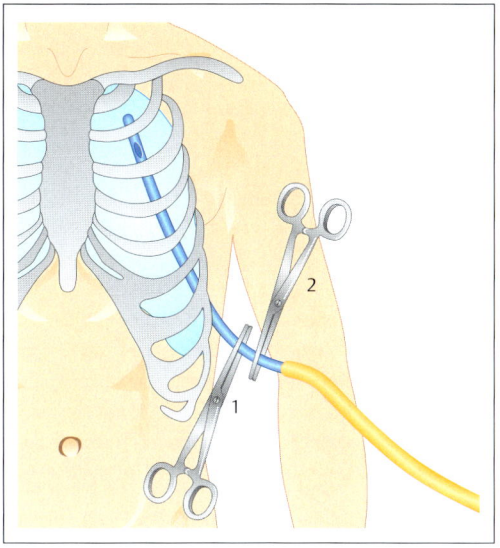

Abb. 18.18 Abklemmen der Bülau-Drainage. Das Abklemmen erfolgt mit 2 Klemmen, die körpernah direkt an der Drainageaustrittstelle gegensinnig angebracht werden.

geschlauch abgeklemmt werden. Die Klemmen sind dabei gegensinnig anzulegen (Abb. 18.18).

P *Notfall. Bei Patienten mit Bülau-Drainage müssen stets 2 Klemmen am Bett bereitliegen, damit im Notfall unverzüglich die Drainage doppelt abgeklemmt werden kann.*

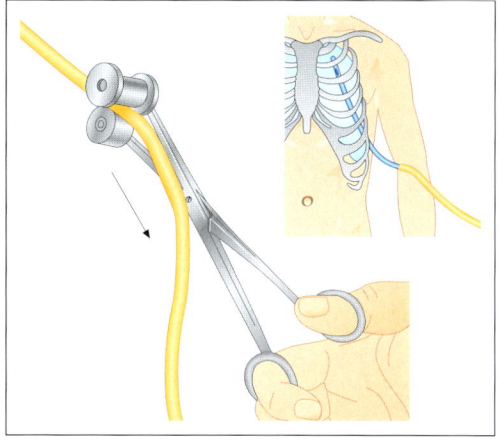

Abb. 18.19 Schlauchrollerpumpe. Sie wird immer körpernah am Drainageschlauch angesetzt und zum Ausstreichen des Schlauchinhaltes nach körperfern abgerollt („Melken" der Drainage).

Regelmäßiges Ausstreichen („Melken") der Ableitungen mittels Schlauchrollerpumpen oder Auskneten von körpernah nach körperfern hält die Durchgängigkeit des Systems aufrecht (Abb. 18.19). Sekretauffangbehälter müssen immer tiefer als der Patient gestellt werden, da es sonst bei Inspiration zum Zurücklaufen bzw. Ansaugen von bereits ausgeschiedenem Sekret kommt.

P 18.7 Pflege von Menschen mit Thorakotomie   18

Annette Stade

Ziel ist nach einer Thorakotomie die frühestmögliche Wiederherstellung der Spontanatmung und Orientierung des Patienten. Die Aufgaben der Pflege lassen sich wie folgt einteilen:
1. präoperative Maßnahmen,
2. postoperative Maßnahmen,
3. Umgang mit Thoraxdrainagen.

18.7.1 Präoperative Maßnahmen

Risikoerfassung
Da man nach einer Operation mit einer Verschlechterung der Lungenfunktion rechnen muss, gehört die präoperative Risikoerfassung mittels folgender Untersuchungen zur OP-Vorbereitung:
– Lungenfunktionsprüfung (Spirometrie),
– evtl. Ganzkörper-Plethysmografie,
– arterielle Blutgasanalyse,
– evtl. Pulmonalarteriendruck,
– Lungenszintigrafie,
– EKG, Röntgen-Thorax und Labor.

OP-Vorbereitung
Zu den Maßnahmen zählen:
– Allgemeinzustand verbessern (z. B. Mobilisation oder Atemgymnastik),
– Rauch- und Alkoholverbot,
– Atemgymnastik (z. B. Atemtrainer),
– Inhalation und medikamentöse Behandlung von Atemwegserkrankungen (z. B. antibiotische Behandlung bei bronchopulmonalen Infekten),
Maßnahmen, die am Vortag oder direkt vor der Operation durchgeführt werden, sind:
– Abführmaßnahmen,
– Duschen,
– Rasur (bei Frauen die Achselhöhlen, bei Männern zusätzlich der gesamte Brustkorb),

– Heparinisierung und Anziehen medizinischer Antithrombosestrümpfe.

Beratung

Durch präoperative Beratung und Schulung des Patienten werden Ängste abgebaut und Sicherheit vermittelt. Fakt ist, dass sich der postoperative Verlauf durch eine gute präoperative Beratung und Schulung positiv beeinflussen lässt. Auch führt dies zu einer niedrigeren Komplikationsrate und zu einer geringeren Verweildauer.

18.7.2 Postoperative Maßnahmen

Es gelten alle allgemeinen postoperativen intensivmedizinischen Maßnahmen sowie pflegerische Maßnahmen für intubierte, beatmete Patienten. Daneben werden die folgenden Parameter beachtet:

Thoraxdrainage

Diese bleibt nach einer Resektion i. d. R. 3–5 Tage im Patienten. Es wird ein Vakuum mit einem Sog eingestellt, der in den ersten 24 Stunden 15 cm H_2O nicht überschreiten sollte.

Magensonde

Sie leitet den Magensaft ab, damit es bei einer Magenatonie nicht zum Zwerchfellhochstand kommt.

Röntgen-Thorax

Die Lunge wird anfangs täglich, später in größeren Abständen und direkt nach dem Ziehen der Thoraxdrainage geröntgt.

Schmerzmittelgabe

Innerhalb der ersten 3 Tage nach der OP sollte der Patient ausreichend mit nicht atemdepressiven Schmerzmitteln abgedeckt sein, damit er ohne große Schmerzen durchatmen kann und seine Restlunge belüftet wird (Vorbeugung von Atelektasen).

Unterstützung der Atemfunktion

Wie schon präoperativ mit dem Patienten eingeübt, wird noch am Operationsabend mit der Atemtherapie begonnen und mit jedem postoperativen Tag in ihrer Intensität gesteigert. Beispiele sind:
– wiederholt zum tiefen Durchatmen auffordern,
– zum Abhusten anhalten (die Wichtigkeit dieser Maßnahme wurde mit dem Patienten schon in der präoperativen Phase erklärt und mit ihm eingeübt),
– atemstimulierende Einreibungen (unterstützen die Lungenfunktion),

– Inhalation: dreimal täglich, ab dem 1. postoperativen Tag, Atemübungen mit dem SMI-Trainer (Trifflo) 2-stündlich ca. 10 wiederholte Übungen oder Übungen mit dem Totraumvergrößerer (z. B. Giebelrohr).

Sauerstoffgabe

Meist beträgt die Sauerstoffgabe in den ersten postoperativen Tagen 2–3 l/Min. nach Anordnung des Arztes.

Lagerung

Um eine ausreichende Belüftung der Lunge zu gewährleisten, wird der Patient direkt im Anschluss an die Operation mit dem Oberkörper erhöht gelagert. Wenn der Patient aus der Narkose erwacht ist, wird er regelmäßig abwechselnd auf den Rücken und auf die gesunde Seite umgelagert. Dazu ist eine adäquate Schmerztherapie unumgänglich.

Frühmobilisation

Diese wird meist schon am Abend des Operationstages eingeleitet. Im Anschluss wird der Patient in den folgenden Tagen fortlaufend weiter mobilisiert.

Kontrakturenprophylaxe

Das Schultergelenk auf der operierten Seite wird i. d. R. von dem Patienten nur eingeschränkt bewegt. Damit dies nicht zu Myogelosen (knotige oder wulstige Verhärtungen im Muskel) führt, wird frühzeitig mit der physiotherapeutischen Therapie begonnen.

Körperpflege

Entsprechend der Ressourcen des Patienten, ist er bei der täglichen Körperpflege zu unterstützen.

Kostaufbau

Am Operationsabend erhält der Patient je nach Zustand seines Allgemeinbefindens, schon schluckweise Tee. In den darauf folgenden Tagen erfolgt ein an den Ressourcen des Patienten angepasster Kostaufbau.

Obstipationsprophylaxe

Damit es zu keinem Zwerchfellhochstand kommt, werden dem Patienten keine blähenden Speisen gereicht. Ein Hochstand des Zwerchfells würde die Atmung des Patienten zusätzlich einschränken. Da für den Patienten durch die Gabe von Analgetika und die eingeschränkte Mobilisation Obstipationsgefahr besteht, ist er ggf. mit Laxanzien (Abführmittel) zu versorgen.

18

19 Herz

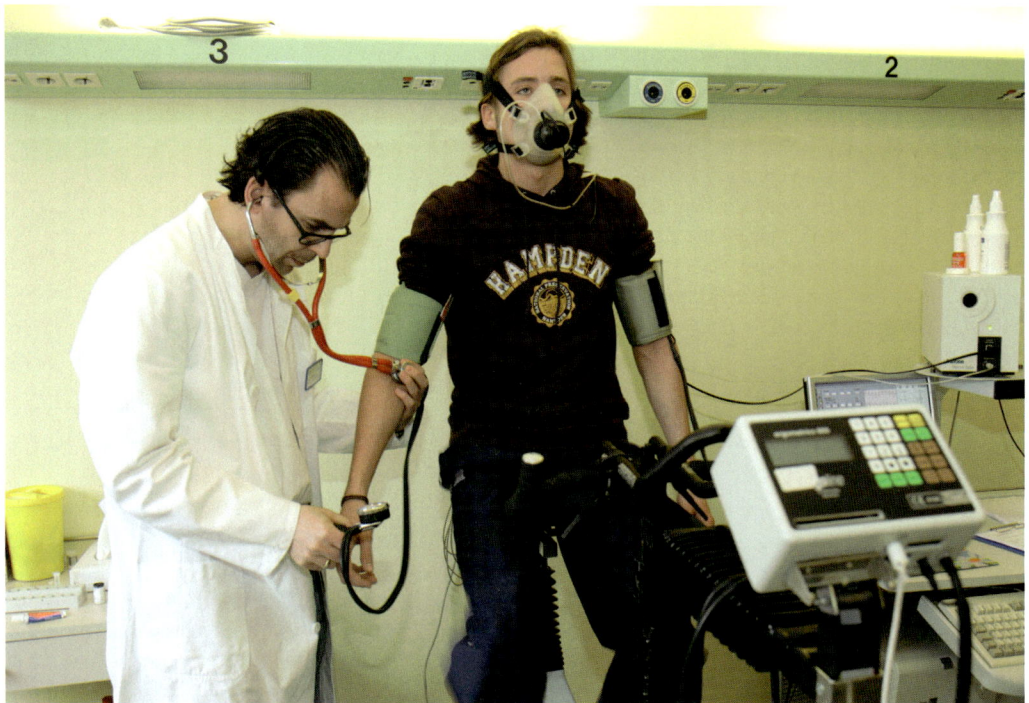

19

19.1 Untersuchungsmethoden

Frank Marquardt, Burkhard Paetz

Klinische Befunde

Puls und *Blutdruck* sind die wichtigsten Kreislaufparameter. Veränderungen bei Belastung geben wichtige Hinweise auf Störungen der kardialen Funktion. *Atemnot* bei Belastung (z. B. Treppensteigen) und *Knöchelödeme* am Abend sprechen für eine Herzinsuffizienz. Die *Zyanose* ist ein wichtiges Symptom bei Herzfehlern mit Rechts-links-Shunt. Die *Auskultation* und *Perkussion* geben weiteren Aufschluss (**Abb. 19.1**).

Spezielle Diagnostik

Das *Elektrokardiogramm* (EKG) spiegelt den Erregungsablauf im Herzen wider, wobei das übliche EKG im Liegen vom *Belastungs-EKG* auf dem Fahrradergometer zu unterscheiden ist. Die *Thoraxübersichtsaufnahme* in 2

Ebenen ermöglicht Aussagen über die Herzgröße und Konfiguration (Dilatation einzelner Herzabschnitte) sowie Stauungszeichen im Lungenkreislauf. Durch gleichzeitige Kontrastmittelanfärbung des Ösophagus *(Röntgenthorax mit Breischluck)* ist eine Vergrößerung der Vorhöfe durch die enge Lagebeziehung zur Speiseröhre besser abgrenzbar.

Die *Sonografie* des Herzens ist von transthorakal (durch die Brustwand) und über die Speiseröhre *(transösophageale Endosonografie = TEE)* möglich. Die Schalluntersuchung erlaubt eine Beurteilung der Wanddicke, der Pump- und Klappenfunktion und die Feststellung eines eventuellen Perikardergusses.

Große Bedeutung hat die *Herzkatheterisierung,* die praktisch vor allen Operationen am Herzen erforderlich

 Merke Pflege Wissen Fallbeispiel Definition

ist. Durch Kontrastmittelinjektion lassen sich die Herzkammern *(Ventrikulografie)* und auch die Herzkranzgefäße *(Koronarangiografie)* röntgenologisch abbilden. Über den Katheter kann der Blutdruck in allen Herzhöhlen und den großen Gefäßen gemessen werden. Auch Blutentnahmen zur Blutanalyse sind möglich. Der Herzkatheter erlaubt ferner die Bestimmung des Kreislaufvolumens und eines eventuellen Shuntvolumens. Die Katheterisierung des Herzens erfolgt als *Linkskatheter* durch Punktion einer Arterie (A. femoralis oder A. brachialis), wobei der Katheter retrograd bis in den linken Ventrikel vorgeschoben wird. Mit dem *Rechtskatheter* gelangt man nach Punktion einer Vene der oberen Körperhälfte (bevorzugt Ellenbeuge) über die obere Hohlvene in den rechten Vorhof, den rechten Ventrikel und die A. pulmonalis.

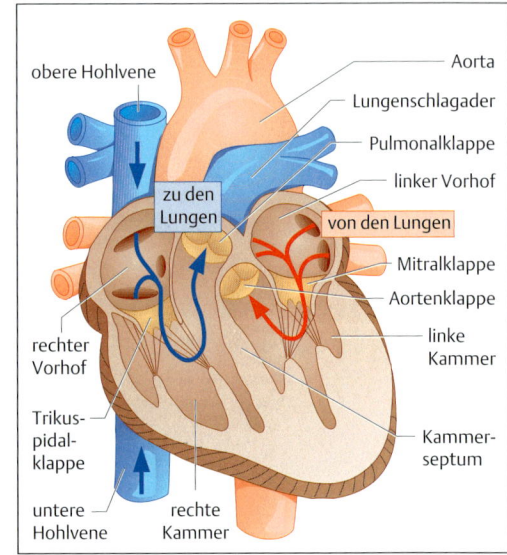

Abb. 19.1 Anatomie des Herzens. Beachte die 4 Kammern und die 4 Klappen.

19.2 Angeborene Herzfehler

Frank Marquardt, Burkhard Paetz

Durch die komplizierte entwicklungsgeschichtliche Entstehung des Herzens und der großen Gefäße gibt es eine Vielzahl angeborener Fehlbildungen, von denen hier nur die häufigsten behandelt werden können.

 Etwa jedes 1000. neugeborene Kind hat einen Herzfehler.

Zu beachten ist, dass auch die angeborenen (also bei Geburt vorhandenen) Herzfehler letztlich erworben sind, und zwar in der Frühschwangerschaft. Ursächlich werden Virusinfekte (z. B. Röteln), exogene Noxen (z. B. Alkohol) und Strahleneinwirkung verantwortlich gemacht. Die angeborenen Herzfehler sind also (bis auf wenige Ausnahmen) nicht genetisch determiniert (vererbt), sondern in den ersten Embryonalwochen erworben. Die wichtigsten angeborenen Herzfehler umfassen die *Shunts* und *Stenosen* (Tab. 19.1).

Pathophysiologie Shunt
Linkes und rechtes Herz sind normalerweise durch eine Scheidewand (Septum) voneinander getrennt. Ein direkter Blutübertritt von einer Herzhälfte in die andere findet also nicht statt. Linkes und rechtes Herz pumpen mengenmäßig das gleiche Blutvolumen, das den großen und kleinen Kreislauf nacheinander passiert. Der Druckwiderstand im großen Kreislauf ist allerdings wesentlich höher als im Lungenkreislauf. Im Vergleich zur rechten Herzkammer muss der linke Ventrikel einen ca. 6-fach höheren Druck aufbauen, um das gleiche Schlagvolumen in die Organe des Körperkreislaufs auszuwerfen.

Tabelle 19.1 Die wichtigsten angeborenen Herzfehler

Relative Häufigkeit (ca. %)	Herzfehler	Links-rechts-Shunt	Rechts-links-Shunt	Zyanose
20	Vorhofseptumdefekt (ASD)	+	–	–
20	Kammerseptumdefekt (VSD)	+	–	–
10	persistierender Ductus Botalli	+	–	–
10	Fallot-Tetralogie	–	+	+
8	Transposition der Aorta	–	+	+
8	Aortenisthmusstenose	–	–	–
8	Pulmonalstenose	–	–	–
5	Aortenstenose	–	–	–
1	Trikuspidalatresie (mit ASD)	–	+	+
1	Truncus arteriosus communis	–	+	+
1	Lungenvenen-Fehleinmündung	–	+	+

19

Der gleiche Druckgradient findet sich zwischen Aorta und Lungenarterie.

M *Besteht eine pathologische direkte Verbindung zwischen großem und kleinem Kreislauf wird ein Teil des Blutes, der Druckdifferenz entsprechend, von links nach rechts strömen. Eine solche Kurzschlussverbindung bezeichnet man als Shunt (engl.), in diesem Fall als Links-rechts-Shunt.*

Die daraus entstehende Mehrbelastung der Herzkammern äußert sich in Wandverdickung (Hypertrophie) und Größenzunahme (Dilatation), was im Röntgenbild, EKG und TEE zu erkennen ist. Die Lunge ist beim Links-rechts-Shunt vermehrt durchblutet, das Volumen im kleinen Kreislauf also höher als im großen Kreislauf.

M *Eine Zyanose findet sich beim Links-rechts-Shunt nicht, weil das Shuntblut in der Lunge oxygeniert (arterialisiert) wird.*

Von rechts nach links wird ein Shunt nur durchströmt, wenn der Druck im rechten Herzen (ausnahmsweise) höher ist als im linken. Ein solcher *Rechts-links-Shunt* findet sich praktisch nur, wenn gleichzeitig zur Kurzschlussverbindung eine Abflussbehinderung im Bereich der Lungenstrombahn besteht (z. B. Stenose der Pulmonalarterie). Diese Kombination ist beispielsweise bei der Fallot-Fehlbildung gegeben.

M *Beim Rechts-links-Shunt ist das Kurzschlussblut sauerstoffarm, weil es die Lunge nicht passiert hat. Der große Kreislauf wird also auch von nicht-oxygenisiertem Blut durchströmt, was sich klinisch als Zyanose und Hypoxie äußert.*

Die bedeutendsten *Links-rechts-Shunts* zeigt **Abb. 19.2**. Der häufigste *Rechts-links-Shunt* tritt im Rahmen der Fallot-Missbildung auf (**Abb. 19.5**).

Die *angeborenen Stenosen* finden sich bevorzugt im Gebiet des absteigenden Aortenbogens (Isthmusstenose) und an der Pulmonalisklappe. Stenosierungen der 3 anderen Herzklappen sind hingegen meistens im nachgeburtlichen Leben erworben. Angeborene Klappeninsuffizienzen haben keine nennenswerte klinische Bedeutung.

W *Die seitenverkehrte Anordnung der intrathorakalen Organe (Situs inversus) ist ohne Krankheitswert, auch wenn sie die Bauchorgane umfasst (Situs inversus totalis). Wesentlich häufiger ist er hingegen auf das Herz beschränkt, das dann rechtsseitig liegt (Dextrokardie).*

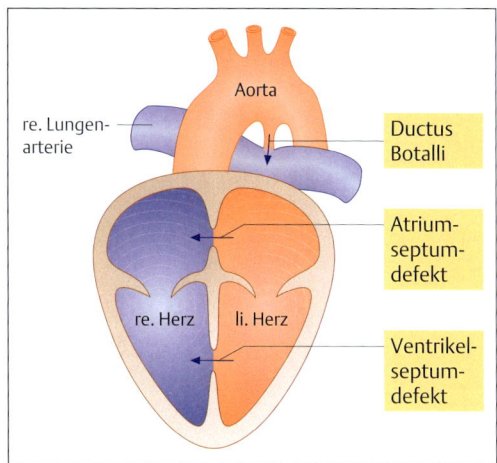

Abb. 19.2 Links-rechts-Shunts. Die angeborenen Kurzschlussverbindungen zwischen großem und kleinem Kreislauf treten bevorzugt in Höhe der Vorhöfe (ASD = Atriumseptumdefekt), der Herzkammern (VSD = Ventrikelseptumdefekt) und in Form des persistierenden Ductus Botalli auf.

19.2.1 Vorhofseptumdefekt (ASD)

D *Als Vorhofseptumdefekt (Atriumseptumdefekt = ASD) bezeichnet man die angeborene offene Verbindung zwischen linkem und rechtem Vorhof (Atrium) mit Links-rechts-Shunt. Eine Sonderform des ASD ist das offene Foramen ovale. 30 % aller Erwachsenen haben ein PFO (persistierendes Foramen ovale).*

Symptome

Es besteht *keine* Zyanose. Abhängig von der Shuntgröße (großes oder kleines Loch) sind die klinischen Beschwerden mehr oder weniger stark ausgeprägt: Luftnot, Herzklopfen, vermehrte Belastung des rechten Vorhofes (Dilatation), verstärkte Lungendurchblutung (um das Shuntvolumen erhöht), paradoxe Embolie.

Therapie

Klinisches Bild und Größe des Defektes bestimmen, ob eine Therapie erforderlich ist.

Katheterinterventioneller Verschluss. Von der Leistenarterie wird das Herz unter Röntgendurchleuchtung mit einem Katheter erreicht. Am Katheterende befindet sich ein spezielles Verschlusssystem, welches 2 Scheibchen freisetzt und damit das Loch im Vorhofseptum verschließt. Es handelt sich um ein neues minimal-invasives Verfahren, das auf die Eröffnung des Brustkorbes und die Verwendung einer Herz-Lungen-Maschine verzichtet (**Abb. 19.3**).

Offene OP. Die operative Korrektur mit chirurgischem Verschluss des Vorhofseptumdefektes durch direkte Naht oder mittels eines Patch (engl.: Flicken) ist das tra-

19

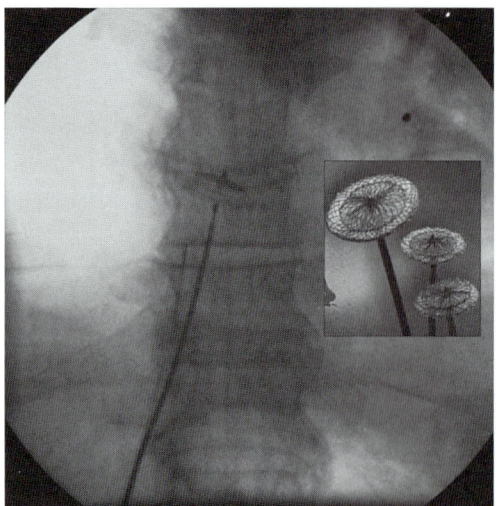

Abb. 19.3 Vorhofseptumdefekt. Katheterinterventioneller Verschluss mit einer Doppelscheibe, die über die Leistenarterie bis in das Herz vorgeschoben wird. Der kleine Bildausschnitt zeigt ein handelsübliches Modell in 3 Größen (Foto: G. Lamm et al., Journal für Kardiologie, 14 [7-8], 218-223).

ditionelle Verfahren. Es erfordert die Sternotomie und den Einsatz einer Herz-Lungen-Maschine.

19.2.2 Kammerseptumdefekt (VSD)

D Als Kammerseptumdefekt (Ventrikelseptumdefekt = VSD) bezeichnet man die angeborene offene Verbindung zwischen linker und rechter Herzkammer mit Links-rechts-Shunt.

Symptome
Es besteht *keine* Zyanose. Die Symptomatik ist abhängig von der Größe des Defektes. Leistungsminderung, vermehrte Belastung beider Ventrikel mit Größenzunahme und Herzinsuffizienz sind die wichtigsten Symptome. Durch die vermehrte Lungendurchblutung kann nach Jahren eine massive Druckerhöhung im kleinen Kreislauf (Pulmonalarteriensklerose) entstehen. In manchen Fällen übersteigt der Druck im rechten Ventrikel dann den Druck in der linken Kammer, was eine Shuntumkehr (Rechts-links-Shunt) zur Folge hat. Der VSD ist gelegentlich mit anderen Herzfehlern kombiniert, so z. B. bei der Fallot-Missbildung.

Therapie
Führt die stark erhöhte Lungendurchblutung bereits im Säuglingsalter zu schweren Komplikationen (Lungenödem), so kann als Palliativmaßnahme die Lungenarterie künstlich eingeengt werden. Dies geschieht durch Drosselung mit einem um das Gefäß gelegten Bändchen, weshalb man dieses Verfahren auch als „Banding"

(engl.) bezeichnet. Besser ist jedoch die operative Totalkorrektur, die man möglichst vor dem Schulalter durchführen sollte, weil selbst bei einem kleinen VSD immer das Risiko besteht, dass sich eine Endokarditis (Herzinnenwandentzündung) entwickelt. Der Defekt wird mit einem Kunststofflappen (Patch) verschlossen. Für die Operation ist eine Herz-Lungen-Maschine erforderlich. Die Operationsletalität beträgt ca. 1 %.

19.2.3 Persistierender Ductus arteriosus Botalli

D Als persistiernder Ductus arteriosus Botalli bezeichnet man das angeborene Offenbleiben der embryonalen Verbindung zwischen Aorta und Pulmonalarterie (Ductus arteriosus Botalli) mit Links-rechts-Shunt. Die Fehlbildung ist nach dem italienischen Anatom Botallo (um 1530) benannt.

Physiologie
Beim *Fetus* fließt das Blut aus dem rechten Ventrikel nur zu einem geringen Teil durch das Lungenparenchym, weil die fruchtwasserhaltige, kollabierte Lunge für den Gasaustausch nicht benötigt wird und der Strömungswiderstand in den Lungengefäßen entsprechend hoch ist. Der größte Teil des fetalen Blutes aus der rechten Herzkammer gelangt auf einer direkten Kurzschlussverbindung, dem Ductus arteriosus Botalli, von der A. pulmonalis in die Aorta (Rechts-links-Shunt).

Mit der *Geburt* entfaltet sich die Lunge beim ersten Atemzug. Dadurch nehmen Strömungswiderstand und Druck im Pulmonalarterienkreislauf ab. Folge ist eine Strömungsumkehr im Ductus arteriosus (Links-rechts-Shunt). Normalerweise verschließt sich der knapp 1 cm lange Duktus innerhalb weniger Tage. Der bindegewebige Rest beim Erwachsenen wird als Lig. arteriosum (Botalli) bezeichnet. Bleibt der Duktus hingegen offen, so resultiert ein persistierender hämodynamisch wirksamer Links-rechts-Shunt (**Abb. 19.2**).

Symptome
Es besteht *keine* Zyanose. Die Symptomatik ist abhängig vom Durchmesser des offen gebliebenen Duktus. Typisch sind eine *erhöhte Blutdruckamplitude* und ein auskultatorisch hörbares *„Maschinengeräusch"*. Das linke Herz zeigt sich als Folge der Volumenbelastung dilatiert, die Lungendurchblutung ist um das Shuntvolumen vermehrt. Auch bei dieser Fehlbildung ist nach Jahren eine Shuntumkehr (Rechts-links-Shunt) möglich, wenn der Druck im Lungenkreislauf durch Pulmonalgefäßsklerose höher wird als in der Aorta. Nach Shuntumkehr gelangt sauerstoffarmes Blut in den großen Kreislauf (*Zyanose*).

19

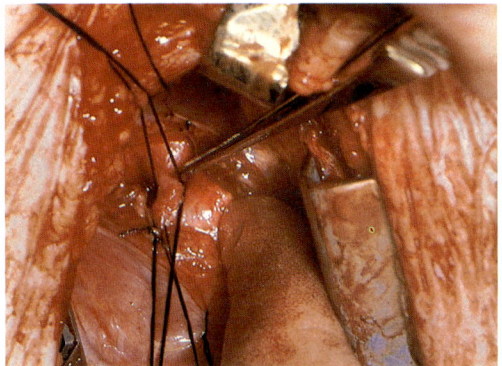

Abb. 19.4 Ductus Botalli. Die Verbindung zwischen Aorta und Lungenarterie wird mit Faden unterbunden (Duktusligatur).

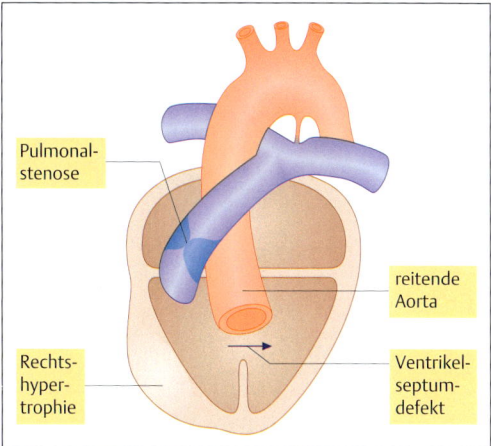

Pulmonal-stenose

reitende Aorta

Rechts-hyper-trophie

Ventrikel-septum-defekt

Abb. 19.5 Fallot-Tetralogie. Schematische Darstellung der 4 Fehlbildungen.

Therapie

Der offene Ductus Botalli findet sich häufig bei Frühgeborenen. Bei diesen unreifen Säuglingen kann der Verschluss oftmals medikamentös mit Indometacin (Amuno) herbeigeführt werden. Gelingt dieses Vorgehen nicht, so ist bei anhaltender respiratorischer Insuffizienz die Frühoperation in den ersten Lebenswochen erforderlich, selten erst im späteren Alter. Die Operation ist relativ einfach (*Duktusligatur,* Abb. 19.4). Eine Unterbrechung des Kreislaufes ist dazu nicht notwendig, weshalb der Eingriff bei Kindern keine Herz-Lungen-Maschine erfordert. Beim Erwachsenen ist der persistierende Ductus Botalli oft stark verkalkt, sodass die Korrektur mit Herz-Lungen-Maschine vorgenommen werden muss. Die Operationsletalität liegt bei ca. 1 %.

W *Kleinere Links-rechts-Shunts des Herzens können nach Punktion der Leistenarterie mit einem Transportkatheter durch Fixieren eines Kunststoff-Draht-Scheibchens verschlossen werden. Eine Operation (Thorakotomie) ist dann nicht erforderlich. Das neue perkutane interventionelle Katheterverfahren kann in geeigneten Fällen beim persistierenden Foramen ovale, beim Vorhofseptumdefekt und beim persistierenden Ductus Botalli Anwendung finden.*

19.2.4 Fallot-Tetralogie

D *Als Fallot-Tetralogie bezeichnet man eine angeborene komplexe Fehlbildung des Herzens mit Rechts-links-Shunt und Zyanose (Abb. 19.5). Das Vitium ist nach seinem Erstbeschreiber, dem italienischen Anatom Fallot (1850–1911), benannt.*

Pathophysiologie

Die Bezeichnung Tetralogie (auch Tetrade) besagt, dass der Morbus Fallot durch 4 wesentliche Fehlbildungen charakterisiert ist (Fallot IV):

– Kammerseptumdefekt (VSD),
– Pulmonalstenose (im Bereich der Pulmonalisklappe oder unmittelbar darüber oder darunter),
– reitende Aorta (diese erscheint in Frontalansicht wie ein „Reiter" auf die Kammerscheidewand aufgesetzt),
– Hypertrophie des rechten Ventrikels (Wandverdickung).

Der Rechts-links-Shunt kommt zustande, weil der Strömungswiderstand in der stenosierten Ausflussbahn des rechten Ventrikels (Pulmonalis) höher ist als im großen Kreislauf (Aorta). Die Rechtshypertrophie ist Folge der vermehrten Belastung des rechten Ventrikels. In die Aorta gelangt sauerstoffarmes Blut aus der rechten Kammer, weshalb diese Fehlbildung mit einer Zyanose einhergeht.

W *Seltener ist die Fallot-Trilogie (Fallot III), bei der sich ein Vorhofseptumdefekt mit Pulmonalstenose und Rechtshypertrophie findet. Die Aorta entspringt normal. Es gibt auch eine Fallot-Pentalogie (V), die durch die Tetrade des Fallot IV mit zusätzlichem Vorhofseptumdefekt gekennzeichnet ist.*

Symptome

Die *Zyanose* besteht bereits bei der Geburt (*„blue baby"*). Die charakteristischen *Trommelschlegelfinger* und *Uhrglasnägel* werden als Folge der Hypoxie im großen Kreislauf gedeutet (Abb. 19.6). Meist findet sich eine erhebliche Leistungsminderung mit Minderwuchs. Die Kinder verharren häufig in Hockstellung, weil dadurch die Lun-

19

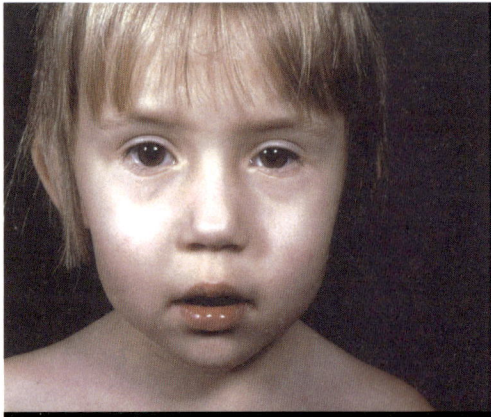

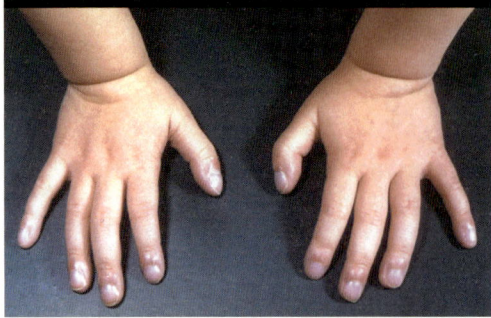

Abb. 19.6 Fallot-Fehlbildung. Klinisches Bild mit Zyanose und Trommelschlegelfingern.

gendurchblutung verbessert wird. Unbehandelt beträgt die Lebenserwartung durchschnittlich 20 Jahre, wobei die Kranken an Rechtsherzinsuffizienz oder Begleiterkrankungen sterben.

Therapie
Die *Totalkorrektur durch Operation* mit der Herz-Lungen-Maschine wird möglichst frühzeitig innerhalb der ersten beiden Lebensjahre angestrebt. Der Eingriff umfasst die operative Erweiterung der Pulmonalisstrombahn (Resektion der stenosierenden Gewebeanteile), den Verschluss des VSD (direkt oder mittels Flicken) und die Erweiterung des Ausflusstraktes der rechten Herzkammer. Die Operationsletalität bei Eingriffen innerhalb der ersten 2 Lebensjahre liegt bei 5 %.

Wenn die Lungenstrombahn noch nicht adäquat entwickelt ist, wird beim Kleinkind als *Palliativmaßnahme* eine Anastomose zwischen herznahen Arterien (Aorta oder Subklavia) und Pulmonalarterie angelegt, wodurch die Lungendurchblutung akut verbessert wird. Gleichzeitig wird durch diese Maßnahme längerfristig auch das pulmonale Gefäßsystem zum Wachstum angeregt und damit die Voraussetzung zur Korrekturoperation geschaffen. Nach einer Palliativoperation bleiben die Kinder in kardiologischer Kontrolle, um zu gewährleis-

ten, dass die endgültige Korrektur noch im Vorschulalter erfolgen kann.

19.2.5 Transposition der Aorta

D Als Transposition der Aorta bezeichnet man eine angeborene Fehlbildung der großen Herzgefäße mit Rechts-links-Shunt. Der Abgang von Aorta und Pulmonalarterie ist vertauscht.

Therapie
Nur bei gleichzeitigem Bestehen einer zusätzlichen Shuntverbindung zwischen linkem und rechtem Herzen können die Kinder vorübergehend überleben. Zwei Operationsverfahren stehen zur Verfügung, die sog. *Switch-Operation* und die *Vorhofumkehr.* Beide Eingriffe erfordern die Herz-Lungen-Maschine und haben eine Letalität von ca. 6 %.

19.2.6 Aortenisthmusstenose

D Als Aortenisthmusstenose bezeichnet man die angeborene Verengung des Aortenbogens (Isthmus, griech.: schmale Verbindung). Die Stenose ist in Höhe der Einmündung des Ductus Botalli lokalisiert (**Abb. 19.7**) bzw. kurz darüber (präduktale Form) oder kurz danach (postduktale Form).

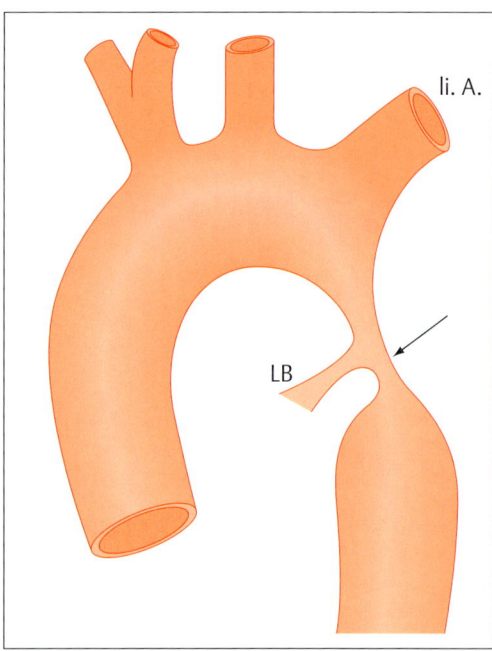

Abb. 19.7 Aortenisthmusstenose. Angeborene Verengung (Pfeil) der Hauptschlagader in Höhe des Ligamentum Botalli (LB) unterhalb des Abganges der linken Armarterie (li. A.).

Bei Aortenisthmusstenose: Kein Shunt, keine Zyanose beobachtbar.

Symptome

Im Frühkindesalter bestehen meist keine Beschwerden. Typisch ist die *Blutdruckdifferenz* zwischen oberer und unterer Extremität, wobei am Arm systolische Werte um 200 mmHg gemessen werden, an den Beinen hingegen kaum ein Puls tastbar ist. Die Minderdurchblutung der unteren Körperhälfte kann sich als *muskuläre Schwäche der Beine* äußern. Meistens führt jedoch die Hypertonie (bei Messung am Arm) in Kombination mit dem systolischen Herzgeräusch zur Diagnose. Das linke Herz ist als Folge der vermehrten Druckbelastung hypertrophiert. Mit der Isthmusstenose sind häufig Anomalien der Aortenklappe verbunden.

Therapie

Die *operative Korrektur* sollte zwischen dem 7. und 14. Lebensjahr erfolgen. Die meist kurzstreckig verengte Stelle wird reseziert, die Kontinuität der Aorta danach durch direkte Naht (End-zu-End) wieder hergestellt. Längerstreckige Stenosen werden nach Resektion durch eine Kunststoffprothese (Interponat) ersetzt. Eine Herz-Lungen-Maschine ist nur selten erforderlich. Die Operationsletalität liegt bei ca. 2%. Eine seltene, aber typische Komplikation ist die Querschnittlähmung.

19.3 Erworbene Herzfehler

Frank Marquardt, Burkhard Paetz

Die im nachgeburtlichen Leben erworbenen Funktionsstörungen der Herzklappen sind im Gegensatz zu den angeborenen Vitien vorwiegend durch Rheumatismus oder eine bakterielle Endokarditis verursacht.

 Jede Bakteriämie birgt die Gefahr, dass eine Endokarditis entsteht.

Ausgangspunkt („Herd") der hämatogenen bakteriellen Aussaat stellen häufig chronische Infekte im Bereich des Rachens und Kiefers dar. Besonders Streptokokken neigen dazu, sich am Endokardüberzug der Herzklappen festzusetzen, wobei die „Bakterienrasen" und Ulzerationen eine weitgehende Zerstörung des Klappenapparates bewirken.

Die erworbenen Klappenfehler betreffen vorwiegend das linke Herz (Mitralis- und Aortenklappe).

19.2.7 Pulmonalstenose

 Als Pulmonalstenose bezeichnet man die angeborene Verengung der Ausflussbahn des rechten Ventrikels. Die Stenose kann im Bereich der Pulmonalisklappe (valvuläre Stenose) lokalisiert sein, betrifft jedoch häufig den herznahen Abschnitt der Pulmonalarterie (supravalvuläre = infundibuläre Pulmonalstenose).

 Kein Shunt, keine Zyanose beobachtbar.

Symptome

Nur bei hochgradiger Stenosierung treten Beschwerden (Leistungsminderung, Dyspnoe) schon im Kindesalter auf. Rechter Ventrikel und rechter Vorhof sind vermehrt belastet, was nach Jahren zur Rechtsherzinsuffizienz führen kann. Die Fehlbildung tritt oft in Kombination mit anderen Vitien auf, so z. B. bei der Fallot-Tetralogie (Abb. 19.5).

Therapie

Nur bei erheblicher Stenose ist eine Behandlung indiziert. In geeigneten Fällen kann die Klappe über einen Katheter mit einem Ballon ohne Operation erweitert werden *(Ballonvalvuloplastie)*. Ansonsten erfolgt die operative „Sprengung" der stenosierten Klappe *(Komissurotomie* oder *Valvulotomie)* über eine Inzision im Stamm der Pulmonalarterie, die danach wieder vernäht wird. Der Eingriff kann in Hypothermie erfolgen, meistens jedoch unter zusätzlicher Verwendung einer Herz-Lungen-Maschine.

Pathophysiologie Herzklappenfehler

 Die 4 ventilartigen Herzklappen sind normalerweise nur in eine Richtung für das Blut durchgängig.

Herzklappenstenose. Bei einer Klappenstenose ist das Lumen verengt und der Durchstrom erschwert. Um dennoch genügend Blut durch die stenotische Klappe zu treiben, muss die vorgeschaltete Herzhöhle einen höheren Druck erzeugen. Diese unphysiologische Mehrarbeit führt zur kompensatorischen Muskelhypertrophie, später zur Dilatation und letztlich zur Überlastung, also einer Herzinsuffizienz.

Zum Beispiel muss bei einer Mitralklappenstenose der linke Vorhof gegen die verengte Klappe pumpen, er ist also vermehrt belastet und dilatiert. Vor der Stenose bildet sich ein „Blutstau", der den gesamten Lungenkreislauf betreffen kann (Lungenstau, Lungenödem). Dadurch kann auch die Druckbelastung im rechten Ventrikel ansteigen, der das Blut in den gestauten kleinen Kreislauf treibt.

Herzklappeninsuffizienz. Bei einer Klappeninsuffizienz schließt die Klappe nicht komplett. Es bleibt also ein Restlumen, durch das Blut in die falsche Richtung zurückfließt (*Pendelblut*). Dieses Pendelblut muss zusätzlich zum normalen Schlagvolumen gepumpt werden. Für die entsprechende Herzhöhle resultiert daraus eine vermehrte Volumenbelastung, die auch hier zur Hypertrophie (Dilatation) und letztlich zur Insuffizienz der Herzleistung führt.

Zum Beispiel fließt bei einer Mitralklappeninsuffizienz das Blut während der Systole nicht nur in die Aorta. Ein Teil strömt über die insuffiziente (nicht geschlossene) Mitralklappe zurück in den linken Vorhof. In der folgenden Diastole „pendelt" es zurück in die linke Kammer. Folge ist eine Mehrarbeit für die linke Kammer und den linken Vorhof. Auch bei der Mitralinsuffizienz ist ein Rückstau in den kleinen Kreislauf mit Belastung des rechten Ventrikels möglich.

(W) *Klappeninsuffizienzen sind im Allgemeinen erworben. Treten Stenose und Insuffizienz bei einer Klappe gleichzeitig in Erscheinung, so spricht man von einem kombinierten Klappenfehler.*

19.3.1 Mitralstenose

(D) *Als Mitralstenose bezeichnet man die Verengung der Mitralklappe. In 90 % der Fälle ist diese durch eine rheumatische Endokarditis erworben.*

(M) *Die Mitralstenose ist der wichtigste erworbene Herzklappenfehler.*

Symptome

Während der Kammerdiastole muss der linke Vorhof das Blut gegen die Stenose anpumpen. Er ist folglich vermehrt druckbelastet, was eine Größenzunahme und häufig *Rhythmusstörungen* bewirkt. Durch einen Blutrückstau in den kleinen Kreislauf (Lungenstau, Lungenödem, Dyspnoe) kann die Druckbelastung auch den rechten Ventrikel erfassen. Nicht selten findet man thrombotische Auflagerungen an der zerstörten Klappe, die bei Abstrom über den linken Ventrikel in die Aorta zu arteriellen Embolien führen (z. B. Femoralisembolie, Hirninfarkt = Apoplex).

Therapie

Die Behandlung ist primär immer medikamentös (Digitalis, Diuretika). Nur bei erheblichen Beschwerden erfolgt die operative Korrektur mit prothetischem Klap-

penersatz unter extrakorporalem Kreislauf (**Abb. 19.11**). Ist die Klappe (ausnahmsweise) kaum verkalkt, so kommt auch eine „Sprengung" (Kommissurotomie) der stenosierten Klappe durch Ballondilatation oder Operation in Frage.

19.3.2 Mitralinsuffizienz

(D) *Als Mitralinsuffizienz bezeichnet man die Schlussunfähigkeit der Mitralklappe. Die Mitralinsuffizienz ist meistens durch eine rheumatische Endokarditis verursacht. Die Insuffizienz tritt häufig gleichzeitig mit einer Stenose in Erscheinung (kombiniertes Mitralvitium).*

Symptome

Während der Systole fließt das Blut aus dem linken Ventrikel zurück in den linken Vorhof (*Pendelblut*). Daraus resultiert eine vermehrte Belastung der beiden linken Herzhöhlen (Linksinsuffizienz), bei Rückstau in den kleinen Kreislauf zusätzlich eine Rechtsbelastung mit *Atemnot*.

Therapie

Unter Verwendung einer Herz-Lungen-Maschine werden die insuffizienten Klappensegel durch Naht „gerafft" (*Klappenraffung*) oder es wird die gesamte Klappe ersetzt (**Abb. 19.8**).

(W) *Alternativ zum herkömmlichen Zugang mit kompletter Sternotomie ist zum Erreichen der Mitralklappe ein kleiner seitlicher Zugang unter der*

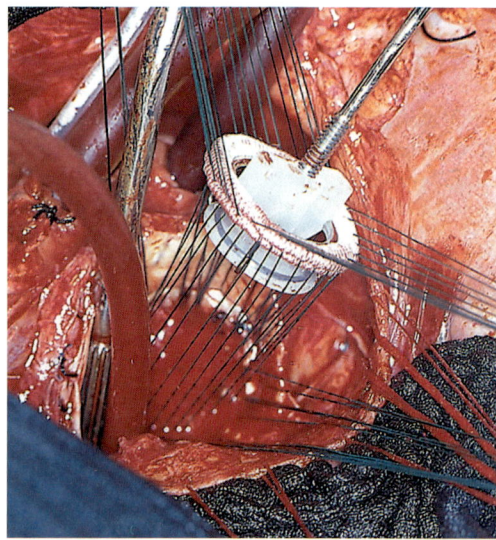

Abb. 19.8 Prothetischer Mitralklappenersatz. Die Fäden werden im Herz und an dem Kunststoffbezug der Prothese fixiert. Dann wird die künstliche Herzklappe mit Führungsinstrumenten in ihre Position gebracht und festgeknotet.

Mamma möglich (minimal-invasive Mitralklappen-chirurgie). Über diesen Minischnitt kann die Mitralklappe sowohl rekonstruiert als auch ausgetauscht werden. Der Anschluss an die Herz-Lungen-Maschine erfolgt über eine femorale Kanülierung.

19.3.3 Aortenklappenstenose

D *Als Aortenklappenstenose bezeichnet man eine Verengung der Aortenklappe. Die Aortenklappen-stenose ist meist rheumatisch erworben. Es gibt jedoch auch angeborene Formen, wobei die Stenose im Klappenbereich (valvulär), darunter (subvalvulär) oder darüber (supravalvulär) lokalisiert sein kann.*

Symptome
Je nach Ausmaß der Stenose findet sich eine Leistungs-minderung durch Minderperfusion des großen Kreis-laufs, die auch die Herzkranzgefäße betreffen kann (Angina pectoris). Die linke Herzkammer ist vermehrt belastet (Linkshypertrophie).

Therapie
Konservativ-medikamentöse Maßnahmen stehen im Vordergrund. In geeigneten Fällen kann die Klappe über einen Katheter mit einem Ballon ohne Operation erweitert werden *(Ballonvalvuloplastie)*. Ansonsten wird die Aortenklappe prothetisch ersetzt, wozu ein ex-trakorporaler Kreislauf erforderlich ist.

19.3.4 Aortenklappeninsuffizienz

D *Als Aortenklappeninsuffizienz bezeichnet man die Schlussunfähigkeit der Aortenklappe. Die Erkran-kung ist meistens durch Rheumatismus oder Endokarditis erworben.*

Symptome und Therapie
In der Diastole fließt Blut aus der Aorta zurück in den linken Ventrikel (Pendelblut), was zu einer hohen Blut-druckamplitude und vermehrter Belastung der linken Kammer (Linkshypertrophie) mit ungenügender Herz-leistung führt.

Schwere hämodynamisch wirksame Störungen ver-langen den operativen Klappenersatz unter Verwen-dung einer Herz-Lungen-Maschine.

19.3.5 Koronare Herzkrankheit (KHK)

D *Als koronare Herzkrankheit bezeichnet man die erworbene, arteriosklerotisch bedingte Verengung der Herzkranzgefäße. Die dadurch bedingte Minder-perfusion des Myokards ist Ursache des Herzinfarktes.*

 Die KHK ist die häufigste und wichtigste Erkrankung des Herzens.

Symptome
Der *Herzschmerz* („Brustenge", *Angina pectoris*) mit *Aus-strahlung in linke Schulter und linken Arm* ist typisch. Die Beschwerden, die mit charakteristischen EKG-Verände-rungen einhergehen, treten bevorzugt unter körperli-cher Belastung auf. Es gibt jedoch auch „stille" Herzin-farkte, denen jegliche Schmerzsymptomatik fehlt (ins-besondere bei Diabetikern).

Therapie
Konservative Maßnahmen. Die Behandlung der Risi-kofaktoren (z. B. Rauchen, Bluthochdruck, erhöhte Blut-fette) und eine medikamentöse Therapie haben vorran-gige Bedeutung.

Koronarangioplastie (PTCA). Bei symptomatischen Koronarstenosen stehen nichtoperative Behandlungs-verfahren mit Kathetern im Vordergrund. Dabei wird die verengte Herzkranzarterie mit einem Ballonkathe-ter aufgedehnt.

M *Beim akuten Herzinfarkt versucht man, den frischen thrombotischen Verschluss der Koronar-arterie mit einem Ballonkatheter zu eröffnen (Akut-PTCA). Um die Arterie offenzuhalten, muss meistens nach der Dilatation ein Stent eingesetzt werden (Koronarstent = Gefäßstütze, Abb. 19.9). Auch eine medikamentöse Auflösung (= Lyse) des frischen Thrombus ist in Kombination mit der Akut-PTCA möglich.*

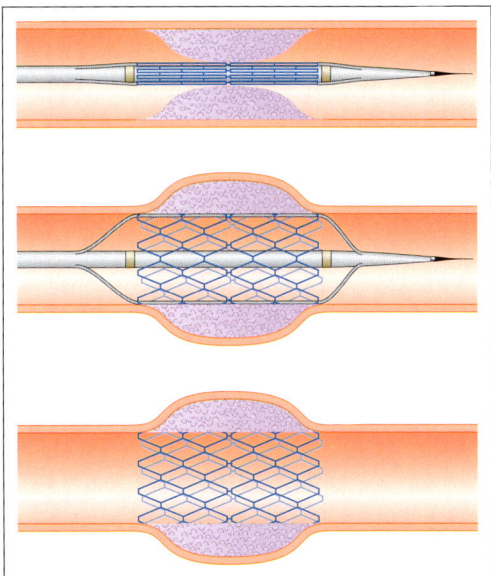

Abb. 19.9 PTCA. Aufdehnung einer verengten Herzkranzarterie und Einbringen eines Stents.

P *Injektionen. Bei dem Verdacht auf einen Herzinfarkt darf keine i.m.-Injektion erfolgen!* Die intramuskuläre Injektion stellt wegen der Blutungsgefahr im punktierten Muskel eine Kontraindikation für eine Lysebehandlung dar!

Koronarchirurgische Eingriffe. Bypassoperationen sind indiziert, wenn eine PTCA nicht in Frage kommt. Als Bypassmaterial dienen die Brustwandarterie (Mammaria-Bypass), die körpereigene V. saphena magna vom Bein (aortokoronarer Venenbypass = ACVB) oder die Speichenarterie vom Unterarm (Radialis-Bypass). Die Operationsletalität liegt bei ca. 3 %.

B *Fallbeispiel koronarer Bypass: Herr Burger (56)* leitet eine mittelständische Firma und fühlt sich immer im Stress. Er muss dienstlich nach New York. Schnell hat er noch 3 Zigaretten in der Raucherkabine des Flughafens München reingezogen. Dann hetzt er zu seinem Gate. Plötzlich durchfährt ihn ein heftiger Schmerz im Brustkorb und im linken Arm. Er stürzt. Sofort bildet sich eine gaffende Menschentraube um ihn herum. Aber ein Mitarbeiter des Flughafens erkennt das Problem und holt das nur 10 m entfernt aufgestellte AED-Gerät zur

automatischen Reanimation (Kap. 12). Herr Burger atmet nur oberflächlich, ist nicht mehr ansprechbar und ein Puls ist weder am Arm noch am Hals tastbar. Der Flughafenangestellte beginnt die Reanimation mit einigen Herzdruckmassagen und schließt dann das automatische Defi-Gerät an. Herr Burger hatte Vorhofflimmern. Nach der automatischen externen Defibrillation (AED) ist wieder ein schwacher Puls tastbar. Herr Burger wird vom inzwischen eingetroffenen Notarzt intubiert und mit Sinusrhythmus ins nächste Herzzentrum gebracht. Troponin ist massiv erhöht, Herr Burger hat einen frischen Herzinfarkt. Die sofort durchgeführte Koronarangiografie zeigt ausgedehnte Verschlüsse der Herzkranzarterien, die einer PTCA nicht zugänglich sind. Notfallmäßig wird eine Bypassoperation mit Sternotomie vorgenommen. Eine komplette koronare Revaskularisierung ist erforderlich. Herr Burger erhält einen Mammaria-Bypass links auf die vordere absteigende Koronararterie. Die rechte innere Brustwandarterie wird als T-Graft an den linken Mammaria-Bypass angeschlossen und versorgt die Herzkranzgefäße an der Herzhinterwand **(Abb. 19.18 u. 19.19)**. Nach 10 Tagen geht es Herrn Burger so gut, dass er in eine Reha-Einrichtung verlegt wird. Dort wird man ihm helfen, an seinen kardiovaskulären Risikofaktoren (Rauchen, Bluthochdruck, Hyperlipidämie, Stress) zu arbeiten.

19.4 Herzrhythmusstörungen

Frank Marquardt, Burkhard Paetz

D *Als Herzrhythmusstörung bezeichnet man jede Abweichung vom normofrequenten Sinusrhythmus.* Die klinische Vielfalt der Rhythmusstörungen wird in Tachykardien (über 100 Schläge pro Minute) und Bradykardien (unter 50 Schläge pro Minute) unterteilt, wobei Extrasystolen und atypische Erregungsbildungszentren (unterhalb des Sinusknotens) das klinische Bild komplettieren.

Symptome

Die Symptomatik ist von der Art der Rhythmusstörung abhängig (s. innere Medizin). Tachykarde Formen können zur ungenügenden Pumpleistung führen, weil sich die Kammern in der stark verkürzten Diastole nicht genügend füllen. Bei extremen Bradykardien ist die Organperfusion (Gehirn!) durch zu seltene Ventrikelkontraktionen ebenfalls vermindert, was einen kurzzeitigen Bewusstseinsverlust (Synkope, z. B. Adam-Stokes-Anfall) zur Folge haben kann.

Therapie

Medikamente. Die Mehrzahl der Herzrhythmusstörungen kann medikamentös behandelt werden (s. innere Medizin).

Schrittmacher. Bei schweren Bradykardien, insbesondere wenn sie mit kurzfristiger Bewusstlosigkeit (Adam-Stokes-Anfälle) einhergehen, wird eine ausreichende Herzfrequenz durch Implantation eines Herzschrittmachers gewährleistet.

Kardioversion. Das Verfahren entspricht der elektrischen Defibrillation. Bei Vorhof- oder Kammerflimmern kann durch den kurzen Stromstoß oftmals ein normaler Sinusrhythmus herbeigeführt werden.

Katheterablation. Bei schweren Tachyarrhythmien werden die ursächlichen pathologischen Leitungsbahnen im Herzen durch Elektrokoagulation zerstört. Eine gängige Indikation ist das Wolff-Parkinson-White-Syndrom (WPW-Syndrom). Die Elektrode wird auf transvenösem oder transarteriellem Weg in das Herzinnere geführt.

19.5 Perikarderkrankungen

Frank Marquardt, Burkhard Paetz

19.5.1 Perikarditis

 Eine Perikarditis ist eine erworbene Entzündung des Herzbeutels mit Perikarderguss.

Ursache

Ursachen einer Perkarditis können rheumatische Erkrankungen und Kollagenosen, infiltrierende Tumoren (Bronchialkarzinom), Herzinfarkt, allergische Reaktionen sowie virale und bakterielle Infekte (z. B. Tuberkulose) sein.

Symptome

Die Reizung des Herzbeutels geht anfangs ohne Ergussbildung einher *(Pericarditis sicca)*. In diesem Stadium finden sich Brustschmerzen, ein *auskultatorisches Reibegeräusch* über dem Herzen sowie uncharakteristische Entzündungsparameter. Mit Ausbildung des nachfolgenden Perikardergusses *(Pericarditis exsudativa)* verschwinden der Schmerz und das Reibegeräusch. Klinisch treten jetzt die Folgen der *mechanischen Einengung* des Herzens durch den Erguss in den Vordergrund (Atemnot, Brustenge, Blutdruckabfall, Tachykardie). Röntgenologisch ist das Herz vergrößert (Bocksbeutelform, **Abb. 19.10**). Sonografisch lässt sich der Erguss am besten nachweisen. Im EKG findet sich eine Niedervoltage.

Therapie

Die konservativ-medikamentöse Behandlung richtet sich nach der Grunderkrankung und umfasst bei rheumatischer Genese beispielsweise die systemische Korti-

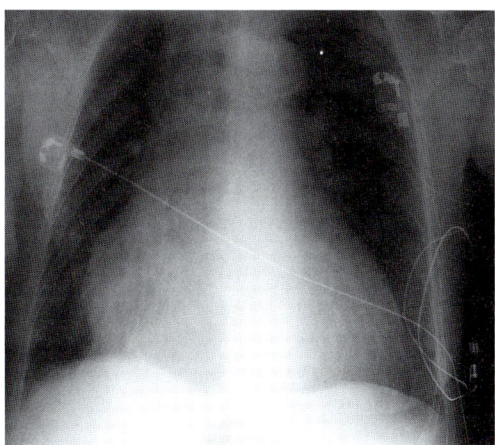

Abb. 19.10 Perikarderguss. Vergrößertes Herz im Röntgenbild.

songabe, bei bakterieller Ursache die Gabe von Antibiotika. Jeder größere Erguss, der zu einer mechanischen Herzeinengung führt, sollte punktiert werden (Lokalanästhesie).

W *Die Punktion hat ein diagnostisches und therapeutisches Ziel: neben der bakteriologischen, zytologischen und chemischen Untersuchung des Punktates wird zugleich eine Entlastung des Herzbeutels bewirkt.*

19.5.2 Herzbeuteltamponade

D *Als Herzbeuteltamponade bezeichnet man einen größeren Herzbeutelerguss unterschiedlicher Genese, der zu kreislaufwirksamer Behinderung der mechanischen Herztätigkeit führt.*

Ursache

Jede *exsudative Perikarditis* kann bei größerer Ergussbildung eine Herzbeuteltamponade verursachen. Von besonderer Bedeutung sind jedoch die Thoraxverletzungen, bei denen die Tamponade durch lebensbedrohliche Blutung in den Herzbeutel erfolgt.

In diesen Fällen handelt es sich um einen *hämorrhagischen* oder *traumatischen* Perikarderguss. Er entsteht durch Ruptur der Herzwand infolge eines stumpfen oder perforierenden Traumas. Gelegentlich beobachtet man auch Spontanrupturen im Bereich einer Myokardnarbe oder eines Herzwandaneurysmas nach Infarkt.

Symptome

Je mehr Blut sich im Herzbeutel ansammelt, desto weniger Raum steht dem Herzen während der diastolischen Füllung zur Verfügung. Das Schlagvolumen wird folglich immer geringer. Bei offener Verbindung zwischen Ventrikel und Herzbeutel (Wandruptur) wird bei jeder Systole ein Großteil des Kammerblutes in den Herzbeutel gepumpt, womit sich die Tamponade drastisch verstärkt. Der hämorrhagische Erguss wird durch Sonografie und Röntgenaufnahme verifiziert.

M *Die Herzbeuteltamponade führt oft rasch zur Schocksymptomatik mit Blutdruckabfall, Tachykardie und Atemnot.*

Therapie

Die traumatische (hämorrhagische) Herzbeuteltamponade mit progredienter Schocksymptomatik verlangt

19

als lebensrettende Maßnahme die sofortige *Punktion* und Entlastung des Herzbeutels. Bei starker Blutung ist die operative Revision (Sternotomie) mit Versorgung der Verletzung (Herzwandnaht) erforderlich.

19.5.3 Konstriktive Perikarditis

D *Die konstriktive Perikarditis ist eine erworbene, narbige Verschwielung der beiden Herzbeutel-blätter (Epikard und Perikard), wodurch die mechanische Herztätigkeit wie durch einen äußeren „Panzer" ein-geschränkt wird. Man spricht auch von „Panzerherz".*

Ursache
Chronische Reizzustände (Perikarditis) mit Erguss, auch Thoraxtraumen oder Herzoperationen sind Ursache eines Panzerherzens.

Symptome
Die diastolische Ventrikelfüllung wird durch den das Herz umgebenden Panzer eingeengt. Dadurch verringern sich das Schlagvolumen (Herzinsuffizienz) und die Organperfusion. Der venöse Rückfluss zum Herzen ist gestaut (erhöhter zentralvenöser Druck), was sich im kleinen Kreislauf als Lungenstauung, im großen Kreislauf beispielsweise als Stauungsleber bemerkbar macht.

W *Die als typisch angesehenen Kalkeinlagerungen im Perikard finden sich nur in 10 % der Fälle.*

Therapie
Ist der Panzer hämodynamisch wirksam, kann nur die operative Behandlung Erfolg bringen. Sie besteht in der Resektion des Perikards, das von beiden Ventrikeln „abgeschält" wird. Das Herz wird dabei nicht eröffnet, eine Herz-Lungen-Maschine ist nicht erforderlich.

19.6 Operative Verfahren am Herzen

Frank Marquardt, Burkhard Paetz

Kardiochirurgische Maßnahmen werden unterschieden in Operationen am geschlossenen und am offenen Herzen.

D *Um eine geschlossene Operation handelt es sich, wenn das Herz seine Funktion während des Eingriffs kontinuierlich fortsetzt, also keine Unterbrechung des Kreislaufs erforderlich ist (z. B. Kommissurotomie zur Behebung der Mitralstenose). Von einer Operation am offenen Herzen spricht man, wenn das Organ seine Funktion während des intrakardialen Eingriffes einstellt, der Kreislauf also für eine gewisse Zeit unterbrochen ist (z. B. beim Klappenersatz).*

In Normothermie (37 °C) kann das Herz für maximal 3 Minuten abgeklemmt werden, weil bei längerer Dauer mit irreversiblen, ischämisch bedingten Schäden des Gehirns zu rechnen ist. Diese kurze Zeit ist allenfalls für die notfallmäßige Embolektomie bei fulminanter Lungenarterienembolie ausreichend.

19.6.1 Herz-Lungen-Maschine

Um die zur Verfügung stehende Zeit am offenen Herzen zu verlängern, sind mehrere Methoden entwickelt worden, die bevorzugt in Kombination eingesetzt werden:
- Hypothermie,
- extrakorporaler Kreislauf,
- Kardioplegie.

Hypothermie
Eine Temperatursenkung des Gesamtorganismus auf 26–30 °C verlangsamt den Stoffwechsel und reduziert den Sauerstoffverbrauch, womit die tolerable Ischämiezeit der Organe verlängert wird. Eine stärkere Abkühlung des Gesamtorganismus kann wegen Problemen bei der Wiedererwärmung nicht erfolgen.

W *32 °C dürfen ohne Herz-Lungen-Maschine nicht unterschritten werden, weil das erwachsene Herz bei dieser Temperatur zu schlagen aufhört („Flimmerschwelle").*

Extrakorporaler Kreislauf (EKK)
Längere Operationszeiten am offenen, abgeklemmten Herzen sind nur möglich, wenn der Kreislauf durch eine außerhalb des Körpers befindliche, maschinelle Pumpe aufrechterhalten wird. Die Geräte werden als *Herz-Lungen-Maschine* (HLM) bezeichnet und entsprechen einem kardiopulmonalen Bypass (**Abb. 19.11** u. **Abb. 19.12**).

Das zum Herzen fließende venöse Blut wird in den maschinellen Bypass umgeleitet. Dazu bringt man nach Thoraxeröffnung je eine dicke Kanüle in die obere und untere Hohlvene ein (Hohlvenenkanülierung). Über einen Schlauch gelangt das Blut vom Patienten in die Herz-Lungen-Maschine, wo es zuerst die künstliche Lunge (*Oxygenator*) passiert. Dort wird das

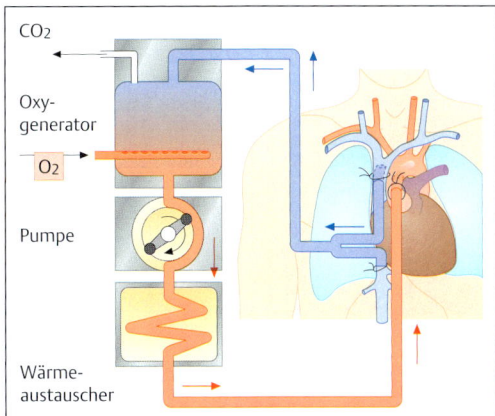

Abb. 19.11 **Extrakorporaler Kreislauf.** Das venöse, zum Herzen strömende Blut wird von den Hohlvenen in die Herz-Lungen-Maschine geleitet und von dort in die Hauptschlagader (Aorta ascendens) zurückgeführt.

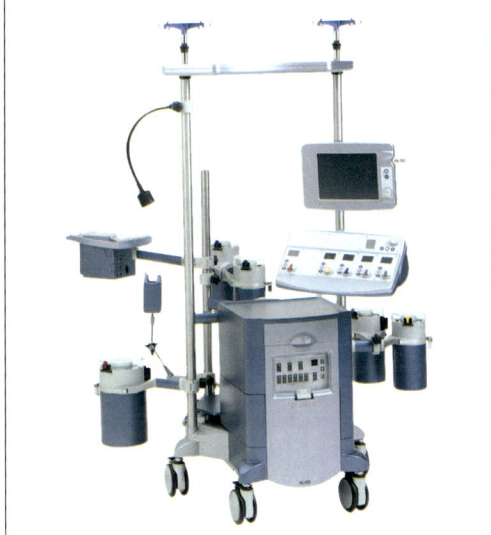

Abb. 19.12 **Herz-Lungen-Maschine.** Mechanische Pumpe zur Aufrechterhaltung des Kreislaufs bei Operationen am offenen Herzen (Fa. Jostra AG, Hirrlingen).

Blut mit Sauerstoff aufgesättigt und das Kohlendioxid entfernt.

Nächste Station des extrakorporalen Kreislaufes ist das künstliche Herz, das als *Rollerpumpe* konstruiert ist und den mechanischen Vortrieb des Blutes gewährleistet.

Als drittes Glied ist in die Herz-Lungen-Maschine ein *Wärmeaustauscher* integriert. Der Wärmeaustauscher arbeitet wie ein Wasserkühler und lässt die Abkühlung oder Erwärmung des Blutes zu, bevor dieses zurück in den Patientenkreislauf strömt.

Der Anschluss an das Arteriensystem des Patienten erfolgt über eine dicke Kanüle, die man in die Aorta ascendens einbindet.

Kardioplegie

Für die meisten Operationen am offenen Herzen muss aus technischen Gründen eine weitere Voraussetzung erfüllt sein: Das Herz darf nicht schlagen. Den beabsichtigten, reversiblen intraoperativen Herzstillstand bezeichnet man als *Kardioplegie* (Herzlähmung).

Das Herz lässt sich still stellen, indem man die Herzkranzarterien mit einer Flüssigkeit perfundiert, die das Herz zum Stillstand bringt (z. B. **kardioplegische Lösung nach Bretschneider**). In Kombination mit der systemischen Hypothermie des Gesamtorganismus, sind auf diese Weise mehrstündige Operationen am offenen, nicht schlagenden Herzen möglich, sofern die Organperfusion durch eine Herz-Lungen-Maschine aufrechterhalten wird.

 Standardvoraussetzungen für Operationen am offenen Herzen sind:
- *extrakorporaler Kreislauf (Herz-Lungen-Maschine),*
- *Hypothermie des Gesamtorganismus (ca. +30 °C),*
- *Kardioplegie (Herzstillstand durch spezielle Spüllösung).*

19.6.2 Zugänge und Drainagen

Zugänge

Der übliche operative Zugang zum Herzen ist die *mediane Sternotomie,* bei der das Brustbein in Längsrichtung gespalten wird. Der spätere Verschluss des Knochens erfolgt durch Drahtcerclagen, die im postoperativen Röntgenbild sichtbar sind und normalerweise lebenslang belassen werden.

 Die laterale Thorakotomie ist weniger gebräuchlich, sie eignet sich mehr für Lungenoperationen.

Drainagen

Das Operationsgebiet (Mediastinum) wird nach Bypassoperation oder Klappenersatz mit einer *substernalen Drainage* (unter dem Brustbein gelegen) versehen, die wie eine Bülau-Drainage an Sog angeschlossen ist und für 1–2 Tage verbleibt.

Ⓟ **Perikarddrainage.** *Zusätzlich befindet sich ein ebenfalls an Sog angeschlossener Drain im Herzbeutel (Perikarddrainage), der häufig „gemolken" werden muss, um einer Perikardtamponade vorzubeugen.*

19

Intrapleurale Thoraxdrainagen (Bülau-Drainagen) werden nicht gelegt, weil die Pleura bei Herzoperationen normalerweise nicht eröffnet wird.

Intraoperativ wird bei Operationen am offenen Herzen zur Druckmessung ein Katheter in den linken Vorhof eingebracht *(„Vorhofkatheter")*, den man durch die Wunde (transvulnär) nach außen leitet. Er kann nach ca. 2 Tagen gezogen werden.

Passagerer Schrittmacher

Ferner ist es nach Herzoperationen mit Herz-Lungen-Maschine und Kardioplegie üblich, intraoperativ vor Verschluss des Brustkorbs einen *passageren epikardialen Schrittmacher* von außen in den Herzmuskel einzubringen, dessen 3 Drähte mit dem Vorhofkatheter transvulnär ausgeleitet werden. Diese Maßnahme gestattet auf einfache Weise die elektronische Behebung von postoperativen Rhythmusstörungen, die nach Verwendung von EKK und Kardioplegie gelegentlich vorkommen. Die Schrittmacherdrähte werden nach ca. 8–10 Tagen gezogen.

19.6.3 Herzschrittmacher

D *Ein Herzschrittmacher (Pacemaker) ist ein industriell gefertigtes, batteriegetriebenes Gerät zur Stimulation der Herzfrequenz (**Abb. 19.13** u. **Abb. 19.14***).*

P **Kernspin.** *Patienten mit einem Herzschrittmacher dürfen nicht mit einem Kernspintomografen untersucht werden!*

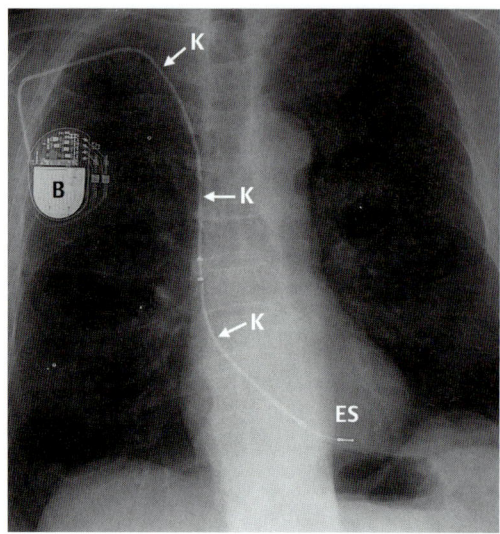

Abb. 19.14 Herzschrittmacher. Röntgenbild, B: Batterie, K: Kabel, ES: Elektrodenspitze im Herzen.

Die Implantation ist bei einer Bradykardie mit Synkopen indiziert. Die Schrittmacher sind derart konstruiert, dass sie nur in Funktion treten, wenn die Eigenfrequenz des Herzens abfällt. Man nennt sie deshalb *Stand-by-Schrittmacher* oder *Demand-Schrittmacher*. Die Implantation erfolgt in lokaler Infiltrationsanästhesie. Die korrekte Impulsübertragung wird intraoperativ mit entsprechenden Messgeräten überprüft. Die *transvenöse endokardiale Applikation* ist das gebräuchlichste Vorgehen. Die Impulsgabe erfolgt über den rechten Ventrikel oder getrennt auf rechten Vorhof und rechten Ventrikel (DDD-Schrittmacher).

M *Die Lebensdauer der Herzschrittmacher beträgt ca. 10 Jahre, dann ist die Batterie leer.*

Die Batterie kann in Lokalanästhesie ausgewechselt werden, wozu eine Neuimplantation des Elektrodenkabels nicht erforderlich ist. Die Batteriestärke und andere Funktionen des Schrittmachers können mit entsprechenden Geräten von außen durch die intakte Haut überprüft werden (*Telemetriefunktion*).

W *Bei Notfällen (häufig auf Intensivstationen) kann eine Schrittmacherelektrode nach Venenpunktion wie bei einem zentralvenösen Katheter in das Herz eingeschwemmt werden. Das Aggregat bleibt außerhalb des Körpers. Der temporäre Schrittmacher wird später durch*

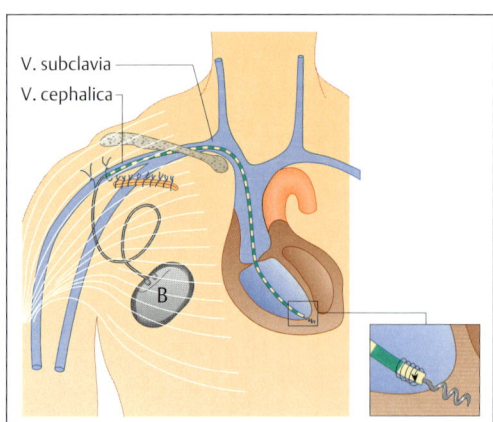

Abb. 19.13 Transvenöser Herzschrittmacher. Von einem Schnitt unterhalb des Schlüsselbeins wird die Batterie (B) im Unterhautfettgewebe positioniert. Das Elektrodenkabel führt man über die V. cephalica unter Röntgendurchleuchtung bis zum rechten Herz. Dort wird die Elektrodenspitze durch Drehen am Kabel im Endokard fixiert.

einen permanenten ersetzt oder herausgezogen, wenn die Indikation nicht mehr gegeben ist.

19.6.4 Kommissurotomie

D *Die Kommissurotomie ist die Erweiterung (Sprengung) einer verengten Herzklappe (commissura, lat.: Verbindung). Die Kommissurotomie stellt einen klappenerhaltenden Eingriff dar, der bevorzugt bei Mitralstenose vorgenommen wird.*

Ballon-Kommissurotomie (Ballonvalvuloplastie). Ein aufblasbarer Ballon wird über einen Katheter unter Röntgendurchleuchtung von der Leistenarterie (wie bei einer Angiografie) in die Herzklappe vorgeschoben. Die Ballondilatation der verengten Klappe wird in Lokalanästhesie (ohne Operation) vorgenommen. Dieses interventionelle Verfahren ist für den Patienten weniger belastend als die herkömmliche Operation und wird deshalb bevorzugt eingesetzt.

Geschlossene Kommissurotomie. Operation mit Sternotomie. Über eine kleine Eröffnung der Herzwand wird die Klappenstenose mit dem Finger des Operateurs oder mit einem entsprechenden Instrument (Dilatator) erweitert. Der Eingriff erfolgt „blind" ohne Sichtkontrolle durch das Auge des Chirurgen. Eine Herz-Lungen-Maschine ist nicht erforderlich.

Offene Kommissurotomie. Operation mit Sternotomie. Die Klappe wird so weit freigelegt, dass sie unter Sicht mit der Schere erweitert werden kann. Dazu ist ein extrakorporaler Kreislauf (Herz-Lungen-Maschine) erforderlich.

19.6.5 Herzklappenrekonstruktion

D *Als Herzklappenrekonstruktion bezeichnet man die Reparatur einer funktionsunfähigen körpereigenen Herzklappe. Die Herz-Lungen-Maschine ist für die konventionelle Operation erforderlich.*

Wegen der guten Langzeitergebnisse sollten defekte Herzklappen möglichst rekonstruiert und nicht ausgetauscht werden. Der operative Zugang erfolgt konventionell über eine mediane Sternotomie oder in geeigneten Fällen minimal-invasiv über einen kleinen lateralen Schnitt.

Herzklappenersatz. Der Klappenersatz betrifft vorwiegend die Mitral- und Aortenklappe, wobei meistens erworbene kombinierte Vitien (Stenose + Insuffizienz) vorliegen. Beim Standardverfahren werden die erkrankten Klappenanteile unter extrakorporalem Kreislauf nach Eröffnung des Herzens reseziert. Danach wird in gleicher Position eine neue Klappe mit nicht resorbier-

baren Fäden eingenäht. Als Material werden künstliche Implantate oder Bioprothesen verwendet.

Künstliche Implantate. Die künstlichen Implantate bestehen aus Metall und Kunststoff (alloplastischer Klappenersatz, Abb. 19.8 u. Abb. 19.15). Die Metallanteile sind im postoperativen Röntgenbild sichtbar. Der Ventilmechanismus ist bei einigen Modellen als pulssynchrones „Klicken" vom Patienten und seiner näheren Umgebung hörbar.

Bioprothesen. Bei den Bioprothesen handelt es sich um Klappen vom Schweineherz (heterologer Klappenersatz). Die Schweineklappen sind zur Minderung der Antigenität speziell vorbehandelt. Sie arbeiten geräuschlos.

Endovaskulärer Herzklappenersatz. Bei diesem neuen minimal-invasiven Verfahren wird eine spezielle biologische Herzklappe (Abb. 19.16) von der Leistenarterie

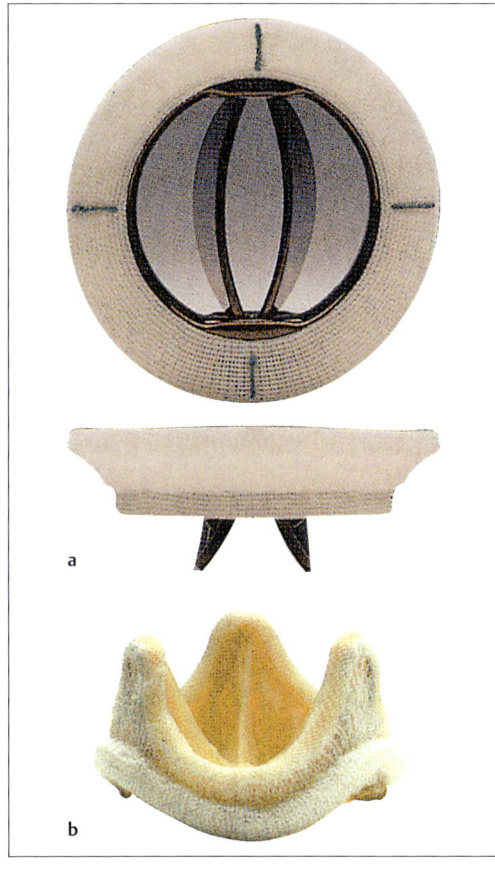

a

b

Abb. 19.15 Herzklappenersatz. Alle Modelle sind von einem textilen Kunststoffring umzogen, durch den die Nähte zur Verankerung der Klappe im Herzmuskel gestochen werden. Das Blut kann nur in einer Richtung passieren, ein Rückstrom wird durch selbsttätiges Schließen des Ventilmechanismus verhindert.
a Künstliche Herzklappe.
b Bioprothese.

19

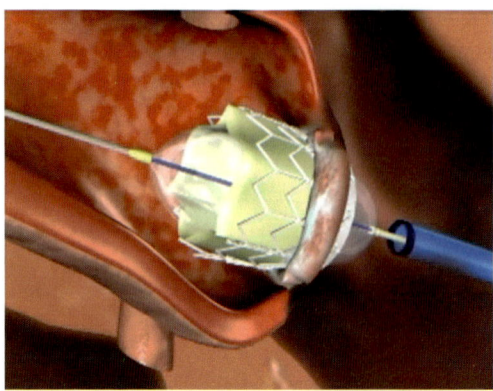

Abb. 19.16 Endovaskulärer Herzklappenersatz. Die Herzklappe ist in einen Katheter eingebaut, der von der Leistenarterie bis ins Herz geführt wird. In Aortenklappenposition erfolgt die Freisetzung und Fixierung der Klappe ohne Operation (Fa. Edwards Lifesciences).

perkutan mit Kathetern in das Herz geschoben und in Position der Aortenklappe fixiert. Damit ist ein Herzklappenersatz ohne herkömmlichen chirurgischen Eingriff (Sternotomie) möglich. Die Methode wird bislang nur an wenigen Zentren eingesetzt, insbesondere bei Patienten mit schwerwiegenden Begleiterkrankungen.

(W) *Die heute zur Verfügung stehenden Klappen haben unterschiedliche Vor- und Nachteile. Der neue Forschungsbereich der Gewebezüchtung (Tissue Engineering) bietet vielversprechende Ansätze, in naher Zukunft eine „ideale" Herzklappe herzustellen.*

(M) *Patienten mit künstlicher Herzklappe müssen postoperativ lebenslang Antikoagulanzien einnehmen (Marcumar). Nach der Implantierung von Bioprothesen ist keine Dauerantikoagulation erforderlich (lediglich passager für ca. 3 Monate Marcumar).*

19.6.6 Perkutane transluminale Koronarangioplastie (PTCA)

(D) *Unter einer PTCA versteht man die Ballondilatation einer verengten Herzkranzarterie.*

(M) *Die PTCA ist das Behandlungsverfahren der Wahl bei symptomatischer koronarer Herzkrankheit (KHK). Meistens wird die Dilatation mit der Einlage einer Gefäßstütze (Stent) kombiniert.*

Der Katheter wird in Lokalanästhesie von der A. femoralis (wie bei einer Angiografie) durch die Aorta unter Röntgendurchleuchtung bis in die verengte Herzkranzarterie vorgeschoben. Die Dilatation erfolgt mithilfe eines aufblasbaren Ballons, der am Ende des Katheters

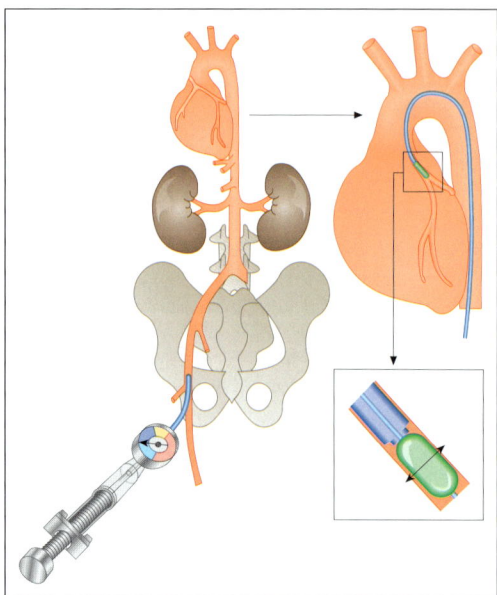

Abb. 19.17 Perkutane transluminale koronare Angioplastie (PTCA). Punktion der Femoralarterie und Hochschieben des Katheters bis zu den Herzkranzgefäßen, wo die Gefäßverengung mit einem Ballon aufgedehnt wird.

angebracht ist (**Abb. 19.17**). Häufig wird zum Offenhalten der Koronararterie eine Gefäßstütze aus Metall (Stent) eingebracht.

(W) *Die Verengung der Koronararterie innerhalb des eingelegten Stents durch Ablagerungen und Zellproliferation (Rezidivstenose) ist das Hauptproblem der perkutanen Behandlungsverfahren. Neue Entwicklungen zur Verhinderung der Restenose im Stent (In-Stent-Restenose) umfassen eine spezielle Beschichtung des Stents („Drug eluting Stents") und die intraluminale Bestrahlung der gestenteten Herzkranzarterie.*

19.6.7 Koronarer Bypass

(D) *Als koronaren Bypass bezeichnet man die Überbrückung einer Stenose oder eines Verschlusses im Bereich der proximalen Koronararterien durch ein parallel geschaltetes neues Gefäß (Bypass).*

(M) *Eine Bypass-Operation kommt bei einer KHK in Frage, wenn die Lokalisation der Stenosen und Verschlüsse in den Herzkranzarterien für eine Katheterbehandlung (PTCA mit oder ohne Stent) nicht geeignet ist.*

Ziel des koronaren Bypasses ist die Therapie der koronaren Herzkrankheit (Angina pectoris) sowie die Prophylaxe des Myokardinfarktes.

19

Bypassmaterial

Die Arteria mammaria interna, die Vena saphena und die Arteria radialis sind die am häufigsten verwendeten Bypassmaterialien (Grafts) am Herzen.

W *Es besteht der Trend, koronare Bypässe mit arteriellen Grafts (Mammaria, Radialis) anzulegen, da diese gegenüber dem Venenbypass eine bessere Langzeitfunktion haben.*

Mammaria-Bypass (Mammaria-koronarer Bypass = MCB). Die Arteria mammaria interna (IMA) ist ein Ast der Schlüsselbeinarterie. Sie verläuft rechts und links innen an der Vorderwand des Brustkorbs nach unten, um die Muskeln der Thoraxwand mit Blut zu versorgen. Für den Anschluss an die Herzkranzgefäße wird der Stamm der A. mammaria interna in Herzhöhe durchtrennt und mit der erkrankten Koronararterie anastomosiert (**Abb. 19.18**). Je nach anatomischer Situation wird die linke oder rechte Mammaria interna gewählt, evtl. auch beide. Die A. mammaria interna wird im Allgemeinen gestielt als koronarer Bypass-Graft verwendet, d.h., der natürliche Abgang des Gefäßes aus der Arteria subclavia wird als „Graft-Inflow" benützt. Um bei einer koronaren Herzerkrankung möglichst viele Koronaräste zu erreichen, kann es erforderlich sein, die rechte A. mammaria proximal abzutrennen und als freies Transplantat in die linke einzunähen („T-Graft"). Als freies Transplantat kann auch die

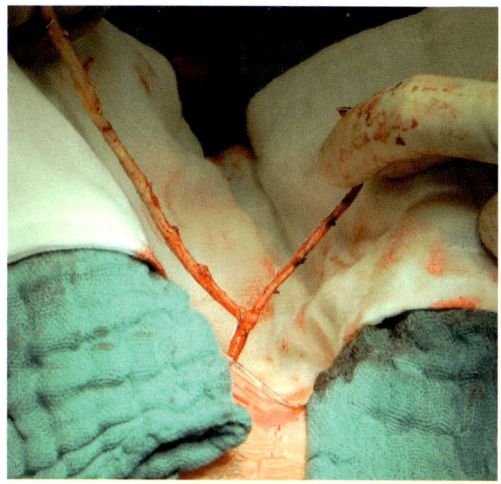

Abb. 19.19 **T-Graft.** Für eine komplette arterielle koronare Rekonstruktion werden mehrere autologe Arterienabschnitte benötigt. Das OP-Foto zeigt, wie eine Armarterie (A. radialis) T-förmig an einen Mammaria-Bypass anastomosiert wurde.

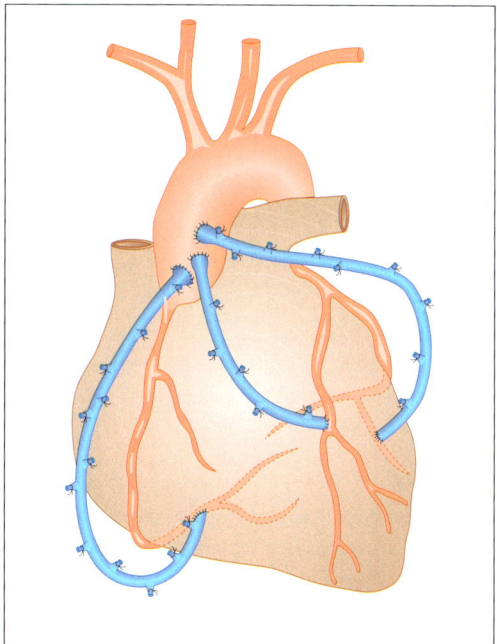

Abb. 19.20 **Aortokoronarer Venenbypass.** Dargestellt ist ein 3-fach-Bypass, der die Stenosen in den Herzkranzgefäßen überbrückt. Die Ligaturen am Venenbypass entsprechen abgebundenen Seitenästen der V. saphena.

Speichenarterie vom Arm angeschlossen werden (**Abb. 19.19**).

Aortokoronarer Venenbypass (ACVB). Als Bypassmaterial wird die autologe (körpereigene) V. saphena magna aus dem Bein des Patienten entnommen. Der Bypass beginnt am Stamm der Aorta, wo er eingenäht wird (**Abb. 19.20** u. **Abb. 19.21**). Das periphere Ende wird distal

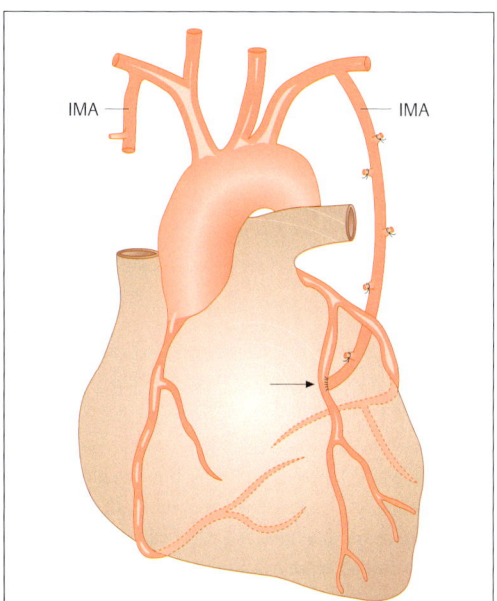

Abb. 19.18 **Mammaria-Bypass.** Der periphere Anteil der linken A. mammaria interna (IMA) wurde mit einer Herzkranzarterie anastomosiert (Pfeil).

19

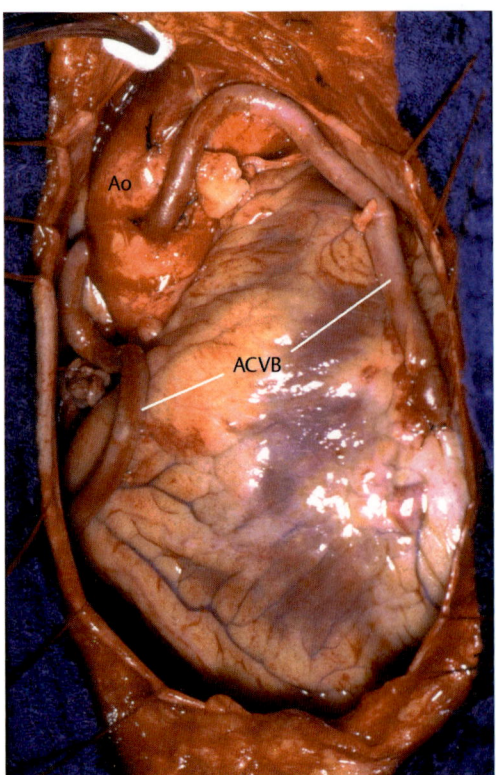

Abb. 19.21 ACVB. Blick durch den eröffneten Herzbeutel auf die Herzvorderwand. Man sieht die Aorta (Ao) und 2 Venenbypässe, die von der Aorta zu den Herzkranzgefäßen verlaufen (2fach-ACVB).

der Stenose mit der Koronararterie anastomosiert. Oft finden sich multiple Gefäßstenosierungen, sodass bei einer Operation mehrere Bypässe angelegt werden müssen (z. B. 3-fach-ACVB).

OP-Technik
Standardtechnik. Die klassische koronare Bypasschirurgie (an deutschen Herzzentren derzeit 70 %) erfolgt am nicht schlagenden Herzen unter Verwendung einer Herz-Lungen-Maschine (On-pump-Technik). Operativer Zugang ist die mediane Sternotomie.
Minimal-invasive Technik. Die koronare Anastomose mit der A. mammaria interna (IMA) erfolgt über eine ca. 6 cm kleine laterale Minithorakotomie am schlagenden Herzen ohne Herz-Lungen-Maschine (Off-pump-Technik). Die Anastomose wird unter Verwendung spezieller Stabilisatoren von Hand unter direkter Sicht genäht oder von Roboterarmen ausgeführt, die von den Händen des Operators gesteuert werden (Verkleinerung des Zugangsweges zum Herzen).

(W) *Hierbei unterscheidet man die MIDCAB-Technik (minimally invasive direct coronary artery bypass) mit limitiertem (kleinen) Zugang über eine seitliche Minithorakotomie von der OPCAB Technik (off-pump coronary artery bypass) über eine konventionelle Sternotomie. Hintergrund dieser neuen OP-Techniken ist die Vermeidung des Herz-Lungen-Maschinen-Einsatzes mit seinen potenziellen Risiken wie Gerinnungsstörungen, zerebrale Embolien, Entwicklung einer systemischen Entzündungsreaktion (SIRS).*

(M) *Nach Bypassoperation am Herzen muss der Patient lebenslang einen Thrombozytenaggregationshemmer einnehmen (z. B. ASS).*

19.6.8 Intraaortale Ballonpumpe (IABP)

(D) *Bei der IABP handelt es sich um eine mechanische Kreislaufunterstützung durch eine EKG-gesteuerte Ballonpumpe in der Aorta bei akuter Herzinsuffizienz.*

Diese Form der assistierten Zirkulation ist ein gängiges Verfahren in der Kardiologie und Herzchirurgie. Indikationen sind kardiogener Schock nach Myokardinfarkt und Low-output-Syndrom in der Herzchirurgie. Die IABP wird zur perioperativen Kreislaufunterstützung bei ca. 10 % der Koronar- und Klappenoperationen eingesetzt.

Die Applikation der Ballonpumpe ist keine „Herzoperation". Über die Femoralarterie wird ein Katheter retrograd durch die Hauptschlagader bis in den Aortenbogen hochgeschoben. Am Ende des Katheters befindet sich ein Gummiballon, der durch Gasfüllung von außen in pulssynchrone Pulsationen versetzt werden kann. Wesentliche Aufgabe der Ballonpumpe ist die Förderung der Koronarperfusion während der Herzkammerdiastole sowie die Entlastung des linken Herzens während der Systole.

19.6.9 Herztransplantation

(D) *Als Herztransplantation bezeichnet man den Austausch des körpereigenen Herzens durch ein menschliches oder tierisches Herz.*

Eine Herztransplantation kommt nur in Frage, wenn eine schwerste Organschädigung vorliegt, die durch keine andere medikamentöse oder chirurgische Maßnahme behandelt werden kann. Als Organersatz finden Verwendung:

– Menschliche Spenderherzen von hirntoten Unfallverletzten *(homologe Transplantation).* Dieses Ver-

fahren hat bisher die besten Erfolge. Einzelne Patienten haben den Eingriff mehr als 20 Jahre überlebt.
– Herzen von lebenden Tieren, bevorzugt Affen *(heterologe Transplantation)*.

19.6.10 Kunstherz

 Ein Kunstherz ist ein mechanisches Pumpsystem, das bei Herzmuskelschwäche implantiert wird.

Es befinden sich verschiedene Kunstherzmodelle in Entwicklung. Sie unterstützen das im Körper belassene Herz oder ersetzen es komplett. Indikationen für ein Kunstherz sind die Entlastung des körpereigenen Herzens bis zur Erholung oder zur Überbrückung der Wartezeit, bis ein Spenderorgan zur Verfügung steht. Künstliche Herzen werden in 2 Versionen eingesetzt.

Die mechanische Pumpe wird in den Körper implantiert und unterstützt die Schlagfunktion des körpereigenen Herzens. Über eine Schlauchverbindung durch die Haut des Patienten erfolgt der Anschluss an das Kontrollsystem mit der Energieversorgung. Dieses wird außerhalb des Körpers an einem Gürtel getragen (Abb. 19.22).

Beim vollimplantierbaren Kunstherz befinden sich alle Komponenten im Körper des Patienten. Eine Ver-

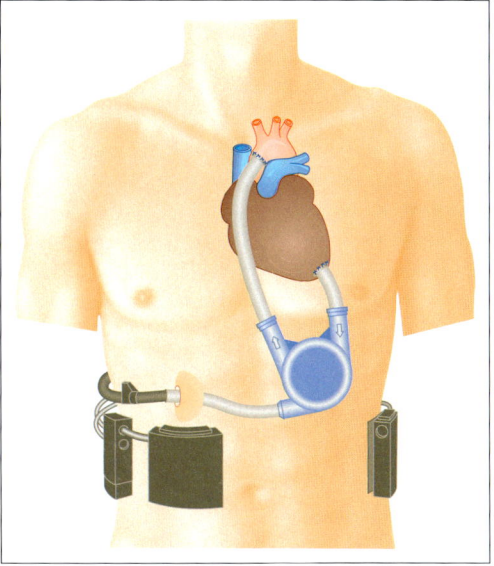

Abb. 19.22 Kunstherz. Mechanische Unterstützung des körpereigenen Herzens durch eine implantierte Pumpe. Die Batterien werden außerhalb des Körpers getragen.

bindung durch die Haut nach außen ist nicht nötig, weil die Energiezufuhr über eine Induktionsspule auf magnetischem Weg erfolgt.

P 19.7 Pflege von Menschen mit Herz-OP

Elke Kobbert

Der Zugang zum Herzen erfolgt i. d. R. über die mediane Sternotomie, d. h. das Brustbein wird mit einer elektrischen Säge längs gespalten. Der Herzbeutel wird eröffnet. Durch eine spezielle Lösung wird das Herz vorübergehend stillgelegt (Kardioplegie, Herzlähmung) und der Sauerstoffverbrauch des Herzens durch Kühlung herabgesetzt. Während der Operationszeit übernimmt die Herz-Lungen-Maschine (HLM) die Aufrechterhaltung des Kreislaufs (extrakorporaler Kreislauf).

Im Rahmen einer Herzoperation haben Pflegende die Aufgabe der präoperativen Vorbereitung, der postoperativen Überwachung und Unterstützung bei den ATL sowie die Gesundheitsberatung.

19.7.1 Präoperative Vorbereitung

In der präoperativen Phase unterstützt die Pflegeperson den Patienten bei der Auseinandersetzung mit seinen Gefühlen und Ängsten und führt alle allgemeinen Pflegehandlungen durch, die bei einem extraabdominellen Eingriff notwendig sind. Besonders vor Herzklappenoperationen müssen chronische Entzündungen ausge-

schlossen werden, da Krankheitserreger sich nach der Operation an den Herzklappen anlagern und eine Sepsis auslösen können. Deshalb sind neben den kardiologischen Untersuchungen auch Befunde anderer Fachdisziplinen (z. B. Zahnstatus, HNO-Konsil, gynäkologischer bzw. urologischer Untersuchungsbefund) von besonderer Wichtigkeit.

Stressbewältigung unterstützen

Aufgrund der zentralen Bedeutung des Herzens für Leben und Tod, kommt es bei vielen Patienten vor der Operation zu einer intensiven Auseinandersetzung mit der eigenen Sterblichkeit. Informationen über den Ablauf der Operation, den Einsatz der HLM, die sich daran anschließende Intensivtherapie sowie die Aufklärung über potenzielle Komplikationen können beim Patienten Ängste hervorrufen. Je nachdem, welche Stressbewältigungsstrategien er verinnerlicht hat und welche sozialen und emotionalen Unterstützungssysteme (z. B. Partnerschaft, Freunde, Familie) zum Tragen kommen, können daraus ganz unterschiedliche Verhaltensweisen resultieren. Von angepasstem, ängstlich-

19

hilflosem Verhalten, bis zur Gereiztheit und Impulsivität, sind vielfältige Reaktionsmuster zu beobachten.

P **Pflegebeziehung.** *Schon vor der Herzoperation sollte eine vertrauensvolle Pflegebeziehung zum Patienten und seinen Angehörigen aufgebaut werden. Dem Patienten kann ein Teil der Angst genommen werden, wenn er eine fürsorgliche Atmosphäre und gewissenhaft arbeitende Pflegende antrifft.*

Ein hohes Einfühlungsvermögen ist erforderlich, um individuelle Stressbewältigungsstrategien des Patienten als solche zu erkennen. Ein respektvoller Umgang und angemessene Reaktionen auf die unterschiedlichen Verhaltensweisen, sind für eine positive Vertrauensbildung förderlich. Ebenso die Vermittlung fachlich kompetenter pflegerelevanter Informationen.

Körperinspektion und Rasur

Bei der Rasur des OP-Gebietes wird eine Hautinspektion vorgenommen. Sowohl bei einem minimal-invasiven Eingriff als auch bei der konventionellen Operationstechnik erfolgt die Rasur folgender Körperteile:
– gesamter Brustkorb (vom Hals bis zur Schambehaarung unter Einbeziehung der Achselhaare, **Abb. 19.23**),
– behaarte Unterarme für venöse und arterielle Zugänge,
– beide Beine einschließlich Leistenbereich (zur Gefäßentnahme bei geplanter Bypass-Operation).

Die Maßnahmen zur Körperhygiene richten sich nach dem Allgemeinzustand des Patienten. Ist der Patient

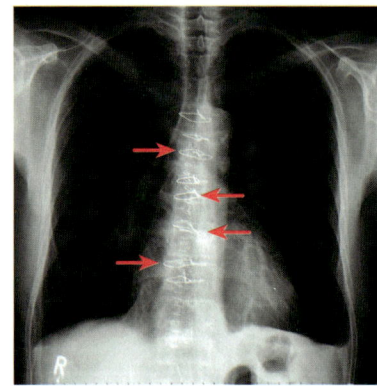

Abb. 19.24 Thoraxinstabilität. Bei einseitiger unkontrollierter Belastung des Brustkorbs besteht die Gefahr der Thoraxinstabilität. Die auf dem Thoraxbild sichtbaren Drahtcerclagen könnten sich verschieben oder einreißen.

kardial belastbar, sollte er am Vorabend vor der Operation oder am frühen Morgen duschen. Bei stark eingeschränkter Herz-Kreislauf-Situation erfolgt durch die Pflegeperson eine sorgfältige Ganzkörperwaschung im Sinne einer entlastenden Pflege.

Postoperativ benötigte Fähigkeiten trainieren

Nach der OP sind durch Thoraxöffnung und Drainagesysteme die Bewegungen des Patienten eingeschränkt. Deshalb wird er bereits präoperativ angeleitet, den Bettbügel mit beiden Händen gleichzeitig zu benutzen, damit er diese Maßnahme postoperativ direkt nutzen kann. Zusätzlich werden Aufstehtechniken eingeübt, bei denen der Brustkorb fixiert bleibt und nicht einseitig belastet wird. Der thoraxchirurgische Eingriff erfordert aufgrund einer erhöhten Pneumoniegefahr die präoperative Einübung gezielter atemtherapeutischer Maßnahmen, auch bei einer minimal-invasiven OP-Technik.

M *Eine einseitige und unkontrollierte Belastung des Brustkorbs birgt die Gefahr der Sternuminstabilität. Dabei werden die Drahtcerclagen (**Abb. 19.24**) verschoben oder reißen aus. Sie fixieren so die beiden durchtrennten Knochenplatten nicht mehr; das Knochenwachstum wird gestört.*

19.7.2 Postoperative Überwachung

Nach herzchirurgischen Eingriffen kann plötzlich ein Herz-Kreislauf-Versagen auftreten. Verantwortlich hierfür sind häufig Herzrhythmusstörungen oder das Auftreten einer Herzbeuteltamponade. Neben den allgemeinen postoperativen Beobachtungsmaßnahmen richtet sich die Aufmerksamkeit besonders auf die in Abb. 19.25 aufgeführten Überwachungsmaßnahmen.

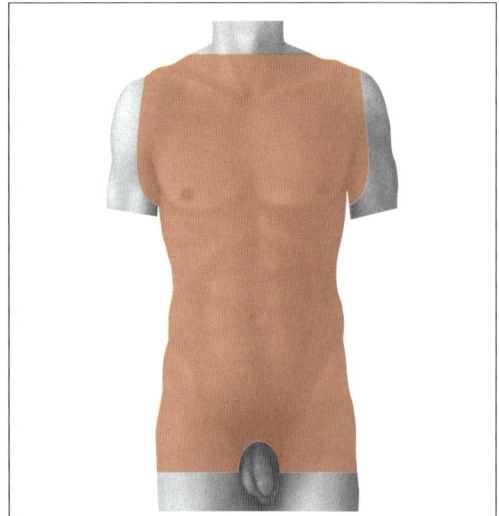

Abb. 19.23 Rasurschema bei Herzoperationen mit medianer Sternotomie.

Postoperative Überwachung nach operativem Eingriff am Herzen

Grundsätzlich gilt: Im Anschluss an die Operation wird der Patient auf einer Intensivstation nachbeatmet. In der Regel wird der Kreislauf mit Katecholaminen stabilisiert (z.B. Dobutamin, Suprarenin). Nach 2– 4 Tagen wird der Patient auf eine Allgemeinstation verlegt. Auch hier erfolgt eine engmaschige Überwachung.
Ziel: Auftretende Komplikationen frühzeitig erkennen bzw. diesen schnellstmöglich entgegenwirken.

Wundgebiet und Drainagesystem

Fachinformation: Nach der medianen Sterniotomie hat der Patient eine OP-Wunde im Sternumbereich und an der Hautoberfläche mit einer Naht fixierte Schrittmacherelektroden.
Im Wundgebiet liegen verschiedene Saugdrainagen: substernale Drainagen (unter dem Sternum), Perikarddrainagen (im Herzbeutel) und Pleuradrainagen (bei Präparation der A. mammaria).
Die Drainagen sind an Sog angeschlossen, damit der Unterdruck im Pleuraspalt aufrechterhalten und das Wundsekret abgesaugt wird.

Maßnahmen und Beachtungspunkte:
- genaue Überwachung der Sekretmenge (*Nachblutungsgefahr!*) und des Thoraxsaugsystems (*Pneumothoraxgefahr!*)
- Drainagen mittels Rollerklemme „melken", um Drainagefluss zu gewährleisten → Monitorkontrolle, weil Herzrhythmusstörungen auftreten können
- Entfernung der Drainagen zwischen 2. und 4.postoperativen Tag → danach Röntgenkontrolle
- jeden 2. Tag Verbandwechsel und Inspektion von Operationswunde und Drainageeinstichstellen auf Entzündungszeichen
- „Knackgeräusch" bei Husten und tastbare erhöhte Beweglichkeit beider Sternumteile weisen auf eine Sternuminstabilität hin → Arztinformation
- Entfernung der SM-Elektroden nach 8–10 Tagen durch den Arzt

Herz-Kreislauf-System

Fachinformation: Aufgrund z.B. von Flüssigkeits-und Elektrolytverschiebungen oder kardialer Hypoxie können *Herzrhythmusstörungen* auftreten. Bei Herzklappenoperationen besteht beim Einnähen der künstlichen Klappen die Gefahr der Verletzung des Reizleitungssystems → Folge: bleibender AV-Block II. – III. Grades.
Gefahr einer *Herzbeuteltamponade* (bis zum 10. postoperativen Tag) durch: Ergussbildung oder Einbluten in den Herzbeutel. Das Herz wird komprimiert und in seiner Pumpfähigkeit eingeschränkt. Symptome sind anfangs
- Blässe,
- Dyspnoe,
- Halsvenenstauung und ZVD↑
- später kardiogener Schock mit RR-Abfall, Tachykardie und Oligurie bis zum Herz-Kreislauf-Stillstand.

Therapie: operative Entlastung durch Perikardiotomie.

Maßnahmen und Beachtungspunkte:
- Blutdruckkontrollen und Monitorüberwachung
- bei Rhythmusstörungen (bradykard oder tachykard) und antiarrhythmischer Therapie → Anschluss eines Herzschrittmachers an SM-Elektroden
- Elektrolytkontrolle mit besonderer Beachtung des Kaliumspiegels → Wert sollte sich zwischen 4,5 – 5,0 mmol einpendeln (je nach Klinikstandard).

Atmung

Fachinformation: Postoperativ besteht die Gefahr einer Ateminsuffizienz. Folgende Faktoren können dafür verantwortlich sein:
- Lunge wurde während der HLM-Zeit nicht ausreichend belüftet
- lange Nachbeatmungsphase
- Schmerzmittelüberhang
- Einschränkung der Atemexkursion oder Hustenunterdrückung durch Sterniotomieschmerzen → Bronchialsekretstau
- fehlender Wechsel des Ventilationsverhältnisses durch Rückenlage

Maßnahmen und Beachtungspunkte:
- kontinuierliche bzw. intermittierende Verabreichung von O_2 → je nach gemessener Sauerstoffsättigung (SAT > 90 %)
- Überwachung der Atmung und Atelektasen- und Pneumonieprophylaxe (Kap. 22).

Flüssigkeitshaushalt und Ausscheidung

Fachinformation: Als Reaktion auf die HLM, besonders durch den Kontakt des Blutes mit Fremdmaterial und den geänderten Perfusionsverhältnissen, entsteht eine höhere Zellmembrandurchlässigkeit. Es gelangt vermehrt Flüssigkeit ins Interstitium → Ödembildung. Nicht selten ist eine postoperative Gewichtszunahme von 2–5 kg über dem Ausgangsgewicht zu beobachten.
Außerdem können Störungen der Magen-Darm-Passage (bis hin zum paralytischen Ileus) auftreten durch
- Perfusionsveränderungen während der HLM-Zeit,
- Narkotika- und Schmerzmittelgabe sowie
- eingeschränkter Mobilität.
Der Patient sollte zwischen dem 3. und 4. Tag abgeführt haben.

Maßnahmen und Beachtungspunkte:
- Überwachung der Nierenfunktion mittels Bilanzierung
- 2x tgl. Gewichtskontrolle mit Sitzwaage
- langsames Ausscheiden der Ödeme mit Diuretika nach ärztl. AO und Kaliumkontrolle
- bei Erreichen des Ausgangsgewichtes Entfernung des Blasenkatheters
- Kontrolle der Darmperistaltik
- ggfs. Defäkation mit leichtwirksamen Laxanzien oder z.B. mit Klysma einleiten

Bewusstseinszustand

Fachinformation: 1–8 Tage nach einem herzchirurgischen Eingriff kann ein akuter Verwirrtheitszustand auftreten.
Die Betroffenen können halluzinieren und sind zeitlich, örtlich, zur Person und zur Situation nicht orientiert. Als Ursachen werden diskutiert:
- die extrakorporale Zirkulation
- die Hypothermie
- die Nebenwirkungen der Narkotika
- eine postoperative Dehydration
- Elektrolytverschiebungen
- Begleiterkrankungen (z.B. Diabetes mellitus)
- prä- und postoperative Stressfaktoren.
Ältere Patienten sind besonders gefährdet → Zustand kann mehrere Tage bis Wochen andauern, bildet sich jedoch meist wieder. Nestelbewegungen, Unruhe- und Gereiztheitszustände können auf den Beginn dieses Syndroms hinweisen. Zur Behandlung des *akuten Verwirrtheitszustandes* und zum Schutz des Betroffenen werden Sedativa verabreicht.

Maßnahmen und Beachtungspunkte:
- Beobachten auf Selbstgefährdung (Patient entfernt evtl. Katheter oder Drainagen) – evtl. Sitzwache zur Nacht
- Ruhe- und Erholungsphasen ermöglichen
- Schutz vor starken Außenreizen (z.B. Lärm,Licht, Kältereize)
- Orientierungshilfen geben (über Ort, Zeit, Person, Situation) und Info der Angehörigen
- konkrete und prägnante Handlungsanleitungen bei allen Pflegemaßnahmen geben

Abb. 19.25 Überwachung. Postoperative Überwachung eines Patienten nach einem Eingriff am Herzen.

19

19.7.3 Postoperativ bei den ATL unterstützen

Besonders in der ersten Zeit nach der Operation ist der Patient auf die Hilfe der Pflegeperson bei einigen Verrichtungen der ATL angewiesen.

ATL Sich bewegen

Bereits am 1. postoperativen Tag wird der Patient, sofern es seine Kreislaufsituation zulässt, mobilisiert. In den ersten Wochen nach der Operation sollte der Patient im Bett eine Rückenlage einnehmen, da bei einer (90°) Seitenlage das Brustbein gestaucht werden kann. Es dürfen keine ruckartigen Bewegungen und Verdrehungen des Brustkorbes erfolgen. Aufgrund der Operationsdauer (ca. 3–4 Std.), des extrakorporalen Kreislaufes und der Hypothermie besteht bereits intraoperativ ein hohes Dekubitusrisiko. Schwer mobilisierbare und kreislaufschwache Patienten können in eine 30°-Seitenlagerung gebracht werden. Auch beim Sitzen im Sessel kommen bei dekubitusgefährdeten Patienten Weichlagerungsmaterialien zur Anwendung.

> **M** Die Frühmobilisation hat neben ihrer prophylaktischen Wirkung auch die Funktion das Selbstsicherheitsgefühl des herzoperierten Menschen zu stabilisieren.

Viele Patienten klagen nach der Operation über Verspannungen und Schmerzen im Rücken. Ursache hierfür kann der intraoperativ eingesetzte Thoraxsperrer sein, mit dem der knöcherne Brustkorb 1–2 Std. auseinandergedehnt wurde. Durch diese Brustkorbüberdehnung wird ein erhöhter Druck von den Rippen und der Schulterblätter auf die Wirbelsäule und die dazwischenliegende Rückenmuskulatur ausgeübt und dabei evtl. Nerven komprimiert. Mittels rhythmischer Einreibungen, Wärmebehandlung, der Einleitung einer Massagetherapie wird die Durchblutung der Rückenmuskulatur verbessert, der Spannungszustand gelockert und die Schmerzen gelindert.

ATL Atmen

Bei thoraxchirurgischen Eingriffen besteht eine erhöhte Pneumoniegefahr. Die präoperativ eingeübte Atemtherapie kommt bereits am 1. postoperativen Tag zum Einsatz. Bei der Atelektasen- und Pneumonieprophylaxe ist zu beachten, dass der Patient:
- kontinuierlich Schmerzmittel erhält, um ein schmerzfreies Durchatmen und Abhusten zu gewährleisten,
- ein Tricodur (Stütz- und Entlastungsverband) um den Brustkorb herum angelegt bekommt,

- angeleitet wird, beim Abhusten mit beiden Händen einen Gegendruck auf das Brustbein auszuüben, um den Druck auf das Sternum zu reduzieren,
- eine intensive Atemtherapie erhält.

ATL Essen und trinken, ATL Ausscheiden

Zur Aufrechterhaltung seines Wasser- und Elektrolythaushalts erhält der Patient Elektrolytlösungen über einen zentralen Venenkatheter (ZVK). Bereits 4–6 Std. nach der Extubation darf er trinken. Die Infusionstherapie wird dann der Trinkmenge entsprechend reduziert. Treten weder Übelkeit noch Erbrechen auf, wird schrittweise mit dem Kostaufbau begonnen. Hat der Patient abgeführt, kann er wieder normal essen. Der ZVK wird möglichst zwischen dem 4. oder 5. postoperativen Tag entfernt. Voraussetzung hierfür sind ein ausgeglichener Flüssigkeits- und Elektrolythaushalt und ein komplikationsloser Genesungsverlauf.

> **W** Bei komplikationslosem Verlauf wird der Patient nach 10–12 Tagen in die Innere Abteilung eines Krankenhauses oder direkt in eine Rehabilitationsklinik verlegt.

19.7.4 Gesundheitsberatung

Hierbei geht es v. a. um die Prävention erneuter Arteriosklerosen, die Antikoagulationstherapie und die Endokarditisprophylaxe. Patienten nach einer Bypass-Operation werden dazu beraten, dass auch ihre implantierten Gefäße durch arteriosklerotische Ablagerungen wieder verengt werden können. Alle arterioseklerosefördernde Risikofaktoren sollten deshalb möglichst reduziert bzw. ausgeschaltet werden.

Antikoagulationstherapie

Um eine Thrombosierung der Bypässe zu verhindern, müssen Patienten neben ihren Herzmedikamenten täglich Azetylsalizylsäure (Aspirin) einnehmen. Eine Antikoagulationstherapie (z. B. mit Marcumar) soll beim Einsatz einer mechanischen Herzklappe eine Thrombenbildung an der künstlichen Klappe mit Emboliegefahr verhindern. Zum einen erhält der Patient einen Marcumarpass, in dem die täglich eingenommene Medikamentendosis und die aktuellsten Gerinnungswerte dokumentiert werden (Quick/INR). Zum anderen wird ihm ein Herzklappenpass ausgestellt, aus dem hervorgeht, was für eine Herzklappe von welchem Hersteller er bekommen hat.

Endokarditisprophylaxe

Gleichzeitig besteht nach dem Einsatz einer künstlichen Herzklappe ein erhöhtes Endokarditisrisiko. Über kleine

Hautverletzungen, Zahnwurzelvereiterungen, Halsentzündungen usw. können Erreger in das Blut gelangen und sich im Bereich der künstlichen Herzklappe anlagern. Zum einen besteht hierbei eine Sepsisgefahr. Zum anderen kann es infolge der entzündlichen Veränderungen am Herzen zu Gewebedefekten im Bereich der Klappennaht kommen (paravalvuläres Leck). Aus diesen Gründen muss bei allen Eingriffen im Mund und Rachenbereich, bei allen Operationen oder Eingriffen an den oberen Luftwegen und im Gastrointestinal- und Urogenitalbereich eine Endokarditisprophylaxe mit Antibiotika erfolgen.

W *Patienten können über die Herzstiftung (www.herzstiftung.de) ein Merkblatt zur Endokarditisprophylaxe beziehen, auf dem die aktuellsten Informationen und Therapievorschläge aufgeführt sind. Dieses Merkblatt sollte der Betroffene vor jeder geplanten Behandlung dem zuständigen Arzt aushändigen.*

19

20 Speiseröhre und Mediastinum

Burkhard Paetz

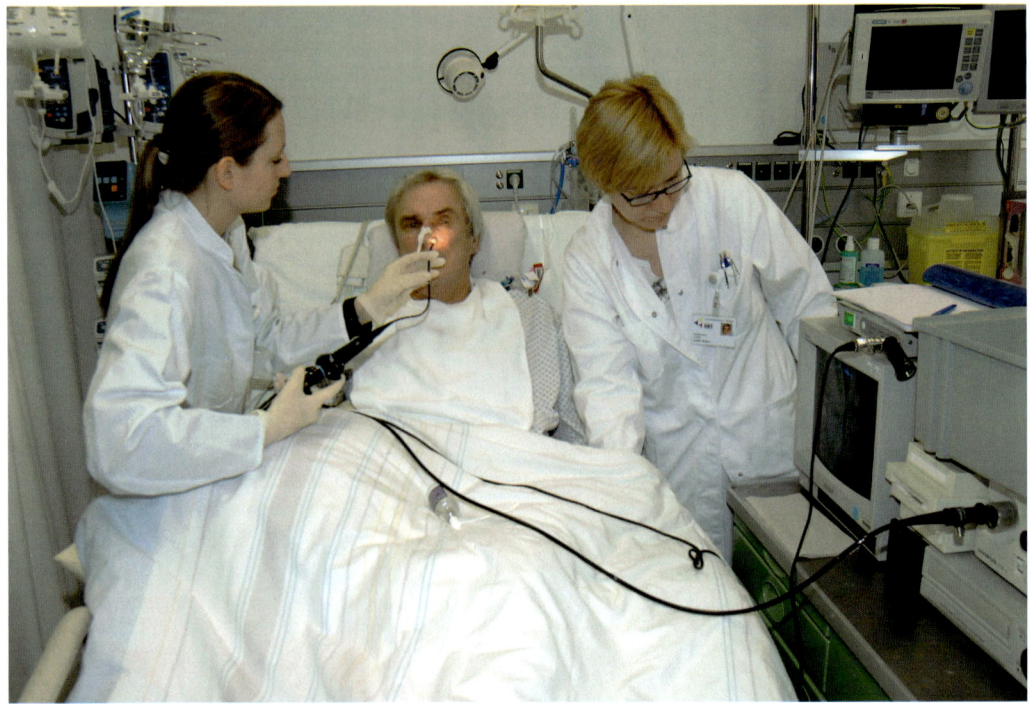

20

D *Alle Organe, die sich zwischen den beiden Lungenflügeln befinden, bilden das Mediastinum (Mittelfell). Im Mediastinum liegen das Herz und die großen Gefäße des Thorax (Aorta und V. cava), die Nervenbahnen, die Thymusdrüse sowie der Ösophagus.*

20.1 Untersuchungsmethoden

Klinische Befunde

Dysphagie ist ein Oberbegriff für Schluckstörungen und Schmerzen bei der Nahrungspassage durch den Ösophagus.

M *Ist eine Dysphagie zu beobachten, so muss immer an eine Entzündung oder eine tumorbedingte Stenose (Karzinom!) gedacht werden.*

Als *Sodbrennen* bezeichnet man Schmerzen, die vom Magen in die untere Speiseröhre aufsteigen und vom Patienten hinter dem Brustbein (retrosternal) lokalisiert werden. Meistens ist der brennende Schmerz durch sauren Magensaft verursacht, der bei gestörter Schließfunktion des Mageneinganges (Kardia) in die Speiseröhre gelangt (gastroösophagealer Reflux, Refluxösophagitis). Der *Schluckauf* (Singultus) wird durch plötzliche Zwerchfellkontraktionen ausgelöst. Dieses Symptom kann harmlos sein, findet sich jedoch auch als uncharakteristisches Zeichen verschiedener Oberbaucherkrankungen. *Hämatemesis* (Bluterbrechen) ist immer pathologisch und weist auf eine Blutungsquelle im oberen Magen-Darm-Trakt hin (obere gastrointestinale Blutung).

Spezielle Diagnostik

Standardverfahren zur Untersuchung des Ösophagus sind:

– Endoskopie (Ösophagoskopie),
– Röntgendarstellung mit Kontrastmittel (Ösophagus-Breischluck, MDP),
– Computertomogramm (CT),
– Endosonografie.

Die *Manometrie* (Druckmessung) des Ösophagus ergänzt das diagnostische Spektrum, wenn funktionelle Störungen der muskulären Peristaltik vermutet werden (z. B. Achalasie). Die Drucksonde wird durch die Speiseröhre bis in den Magen vorgeschoben. Die Apparatur ermöglicht die gleichzeitige Registrierung von Druckschwankungen (Peristaltik) an mehreren Punkten in Ösophagus und Kardia. Zur Erfassung der Säurekonzentrationen im distalen Ösophagus dient die *pH-Metrie*. Sie kann als Langzeit-pH-Metrie über 24 Stunden erfolgen und gibt Aufschluss über das Ausmaß eines gastroösophagealen Refluxes während des Tages- und Nachtablaufes.

20.2 Fehlbildungen

20.2.1 Ösophagusatresie

D *Eine Ösophagusatresie ist ein angeborener Verschluss der Speiseröhre, meistens mit Fistelbildung zur Luftröhre (ösophagotracheale Fistel). Auf 2500 Lebendgeborene kommt 1 Fall. Mehrere anatomische Varianten dieser Fehlbildung sind beschrieben. Die häufigste Form (90 %) zeigt* **Abb. 20.1**

Symptome

Die Symptomatik ist so typisch, dass die Diagnose innerhalb der ersten Stunden nach der Geburt gestellt wird.

P *Ernährung. Beim ersten Trinkversuch kommt es zu einem bedrohlichen Hustenanfall, und das Neugeborene würgt die Milch heraus, weil diese über den blind endenden Ösophagus nicht abfließen kann. Speichel und glasiger Schleim laufen aus dem Mundwinkel.*

Die ösophagotracheale Fistel lässt Luft in den Magen, was zu einem Blähbauch führt. In umgekehrter Richtung kann Magensaft in die Lunge fließen, was eine schwere Aspirationspneumonie zur Folge hat. Austrocknung und Pneumonie führen in wenigen Tagen zum Tode, wenn die Fehlbildung nicht sofort erkannt wird.

Diagnostik

Bei klinischem Verdacht wird die Diagnose durch Röntgendurchleuchtung gesichert, wobei eine geringe Menge wasserlöslichen Kontrastmittels (z. B. Gastrografin) über eine Sonde in den oberen Ösophagus gegeben wird. Man erkennt dann den Kontrastmittelstopp in Höhe der Atresie.

Therapie

Das Kind kann nur durch sofortige Operation (innerhalb der ersten 48 Stunden) gerettet werden. Nach rechtsseitiger Thorakotomie wird die Fistel durchtrennt und eine direkte Verbindung (End-zu-End-Anastomose) zwischen den beiden Speiseröhrenabschnitten hergestellt.

20.2.2 Ösophagusdivertikel

D *Ein Ösophagusdivertikel ist eine sackartige Ausstülpung der Speiseröhrenwand (***Abb. 20.2***).*

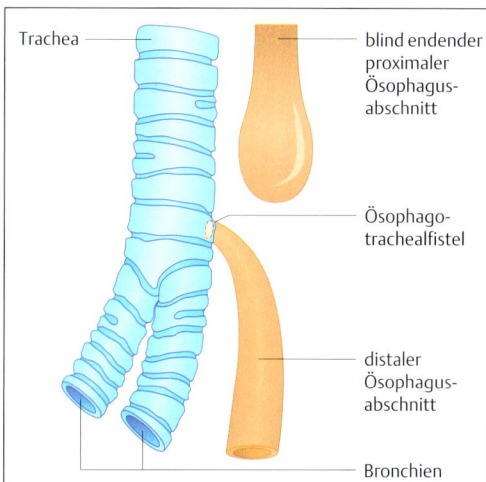

Trachea

blind endender proximaler Ösophagusabschnitt

Ösophagotrachealfistel

distaler Ösophagusabschnitt

Bronchien

Abb. 20.1 Ösophagusatresie. Bei der häufigsten Form (Vogt IIIb) endet die Speiseröhre blind, während das untere Segment über eine ösophagotracheale Fistel mit der Luftröhre in Verbindung steht.

20

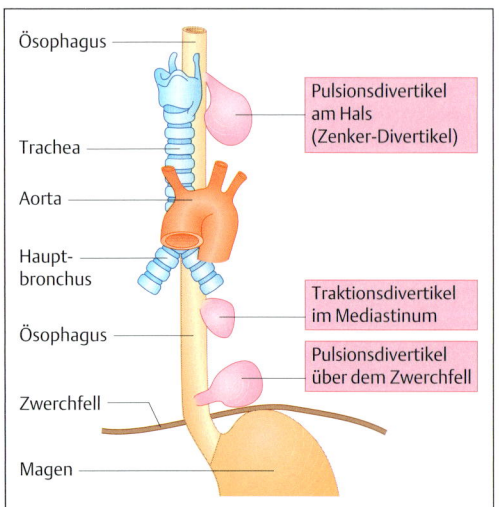

Abb. 20.2 Ösophagusdivertikel. Man unterscheidet 3 anatomische Lokalisationen.

Ursache

Zwei verschiedene Mechanismen werden für die Entstehung des Ösophagusdivertikels verantwortlich gemacht. Einerseits kann das Divertikel durch Druck von innen (*Pulsionsdivertikel*) entstehen, wenn die Muskelwand der Speiseröhre eine anlagebedingte Schwäche oder Lücke aufweist. Diese Form findet man am Ösophaguseingang im Halsbereich sowie am Ösophagusende, unmittelbar oberhalb des Zwerchfells. Das halsnahe Pulsionsdivertikel ist die häufigste Form und wird als *Zenker-Divertikel* (deutscher Pathologe, 1825–1898) bezeichnet (**Abb. 20.3**).

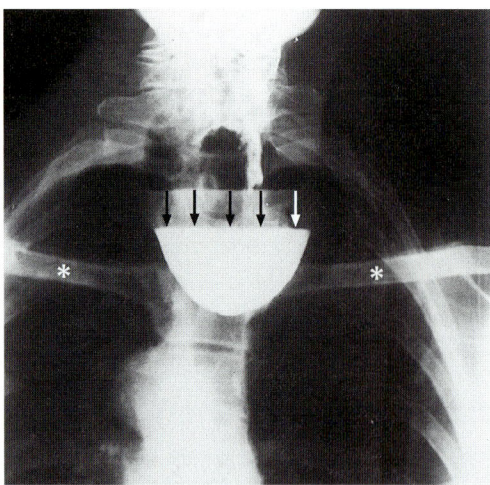

Abb. 20.3 Zenker-Divertikel. Typisches Röntgenbild. Das geschluckte Kontrastmittel stellt sich in dem Speiseröhrendivertikel mit einem waagrechten Flüssigkeitsspiegel dar (Pfeile). *: Schlüsselbeine.

Andererseits können Zugkräfte, die von außen auf die Speiseröhrenwand einwirken, eine divertikelartige Ausziehung bewirken (*Traktionsdivertikel*). Der Zug entsteht durch schrumpfende, narbig veränderte Lymphknoten bei chronischer Entzündung (z. B. Tuberkulose). Dementsprechend findet sich das Traktionsdivertikel in Ösophagusmitte, also in Höhe der Trachealbifurkation, wo die meisten mediastinalen Lymphknoten lokalisiert sind.

Symptome

Bei größeren Divertikeln entstehen *Schluckstörungen* und *retrosternales Druckgefühl* (Dysphagie), wobei das *Erbrechen* unverdauter Speisereste typisch ist. Röntgenologisch und endoskopisch sind die Divertikel leicht zu diagnostizieren.

Therapie

Asymptomatische Divertikel sind nicht behandlungsbedürftig. Bei Beschwerden erfolgt eine endoskopische oder offen-chirurgische Therapie.

20.2.3 Achalasie

D Als Achalasie bezeichnet man eine Störung des Öffnungsreflexes am unteren Ösophagussphinkter (Mageneingang), der dadurch „spastisch" verengt ist. Man spricht daher auch von *Kardiospasmus*.

Ursache

Die Ursache ist unbekannt. Es finden sich *degenerative* Veränderungen des muskulären Nervengeflechtes in der Speiseröhrenwand. Die Erkrankung manifestiert sich im Erwachsenenalter.

Symptome

Die Speiseröhrenverengung beeinträchtigt die Nahrungsaufnahme. Festere Speisen werden unverdaut erbrochen, sodass der Patient sich nur flüssig ernähren kann. Die Symptome entwickeln sich schleichend im Laufe mehrerer Jahre. Die ständige Speiseretention proximal der Stenose führt zur allmählichen Ausweitung der Speiseröhre (*Megaösophagus*, **Abb. 20.4**).

Diagnostik

Im Röntgenbild ist die spindelförmige Engstellung in Zwerchfellhöhe gut erkennbar. Die *Manometrie* zeigt den erhöhten Tonus des unteren Ösophagussphinkters. Die Abgrenzung gegenüber einem Karzinom erfolgt durch Endoskopie mit Biopsie.

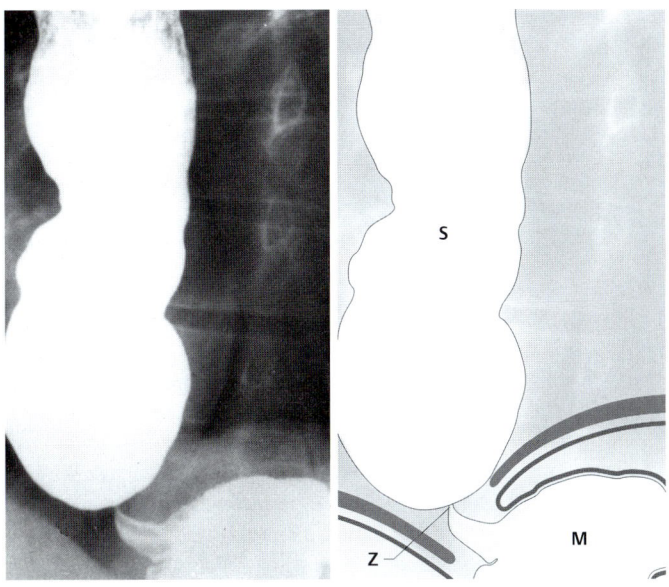

Abb. 20.4 Achalasie. Röntgenbild mit Kontrastmittel. Engstellung in Zwerchfellhöhe (Z) zwischen der massiv erweiterten Speiseröhre (S) und dem Magen (M).

Therapie

Medikamente. In leichten Fällen kann der Muskelspasmus durch *Nitro-Langzeitpräparate* oder *Kalziumantagonisten* (z. B. Adalat) gelöst werden, besonders bei der hypermotilen Form der Achalasie. Ebenfalls wirksam ist die endoskopische Injektion von *Botulinumtoxin* in den Ösophagussphinkter.

Pneumatische Dehnung. Starre Engstellungen werden mit einer Ballonsonde aufgedehnt, besonders bei älteren Patienten. Die Dilatation kann bei Rezidivneigung wiederholt werden.

(M) *Nach jeder pneumatischen Dehnung muss eine Röntgenaufnahme (Gastrografinschluck) zum Ausschluss einer Ösophagusruptur veranlasst werden.*

Kardiomyotomie. In schweren Fällen erfolgt die laparoskopische operative Erweiterung, besonders bei Kindern und Jugendlichen. Der verdickte Muskelring wird unter Erhaltung der Schleimhautschicht gespalten (*Myotomie*, Abb. 20.9). Eine Lumeneröffnung ist dazu nicht erforderlich.

20.2.4 Hiatushernie

Der Hiatus oesophageus (hiatus, lat.: Öffnung) ist eine physiologische Lücke im Zwerchfell, durch die der Ösophagus vom Brustkorb in die Bauchhöhle gelangt.

(D) *Man spricht von einer Hiatushernie (oder einem Zwerchfellbruch), wenn sich Magenanteile durch die Zwerchfelllücke (Hiatus) in den Thorax verlagern.*

Man unterscheidet 2 Formen der Hiatushernie (Abb. 20.5):
- axiale Hiatushernie,
- paraösophageale Hiatushernie.

Axiale Hiatushernie = axiale Gleithernie. Unterer Ösophagus und oberer Magenanteil (Kardia) sind in axialer Richtung durch das Zwerchfell nach oben getreten. In aufrechter Position kann der Magen in seine Ausgangsposition zurückgleiten (Gleitbruch).

Paraösophageale Hiatushernie. Unterer Ösophagus und Kardia sind nicht verlagert. Es hat sich ein Teil des Magenfundus neben dem Ösophagus (paraösophageal)

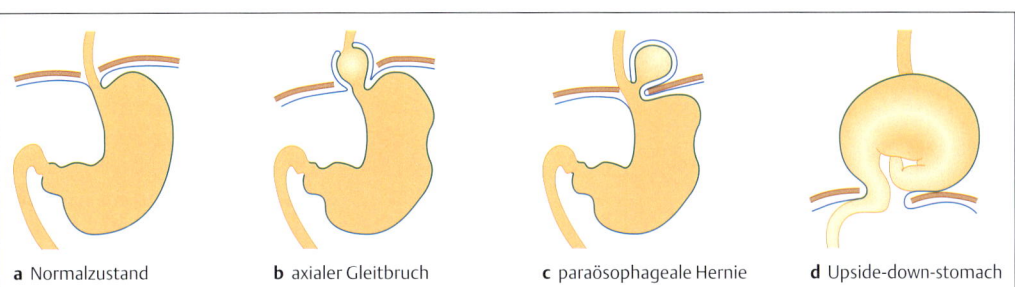

| **a** Normalzustand | **b** axialer Gleitbruch | **c** paraösophageale Hernie | **d** Upside-down-stomach |

Abb. 20.5 Hiatushernien. Beachte den Verlauf des Peritoneums (blau) und das Zwerchfell.

20

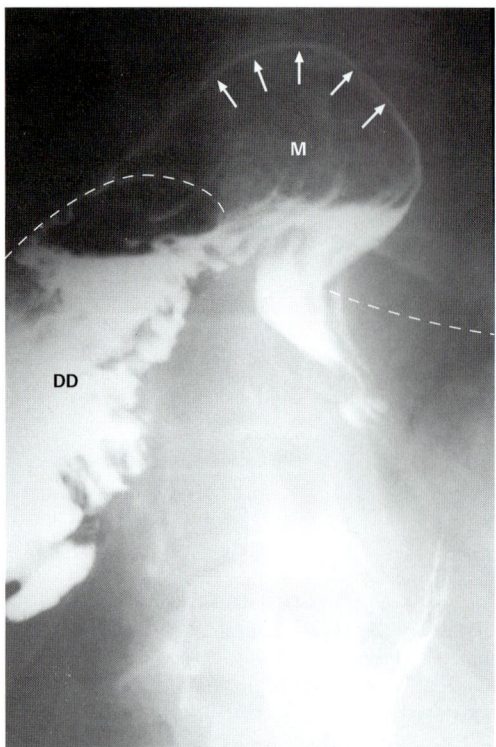

Abb. 20.6 Upside-down-stomach. Röntgendarstellung des Magens mit Kontrastmittel. Der gesamte Magen (M) ist in den Brustkorb verlagert, die große Kurvatur (Pfeile) ist oben. Das Zwerchfell ist zur Orientierung gestrichelt, DD: Dünndarm.

durch den Hiatus in den Thorax gedrängt. Im schwersten Falle ist der gesamte Magen in den Brustkorb hochgeschlagen, wobei die große Kurvatur oben gelegen ist (engl.: *Upside-down-stomach,* **Abb. 20.6**).

Ursache

Es handelt sich um eine anlagebedingte oder erworbene Lockerung des bindegewebigen Halteapparates am Mageneingang (Kardia), oft mit Erweiterung des Hiatus oesophageus.

W *Von der Hiatushernie abzugrenzen ist der Brachyösophagus (verkürzter Ösophagus). Wie bei der axialen Hernie ist die Kardia in den Thorax verlagert. Ursache ist jedoch der „Zug" durch die verkürzte Speiseröhre. Ein Brachyösophagus kann angeboren sein oder im Laufe des Lebens durch narbige Schrumpfung nach chronischer Ösophagitis entstehen (Reflux).*

Symptome

Über die Hälfte aller Hiatushernien macht keinerlei Beschwerden und hat keinen Krankheitswert. Die Hernien können jedoch durch eine *Refluxösophagitis* mit retrosternalen Schmerzen, häufigem Aufstoßen und Dysphagie symptomatisch werden. Gelegentlich findet sich als einziges Symptom eine hochgradige *Eisenmangelanämie,* die durch jahrelange, minimale Blutverluste aus den Schleimhautläsionen in der Hernie bedingt ist. Die Diagnose einer Hiatushernie erfolgt durch Endoskopie oder Röntgen (MDP).

Therapie

Wenn keine Symptome bestehen, ist keine Behandlung erforderlich. Indikation zur Operation sind die auf konservativ-medikamentöse Maßnahmen resistente Refluxösophagitis, die Anämie und (bei der paraösophagealen Hernie) die Inkarzeration der Magenwand in der Bruchlücke. Der Eingriff umfasst die Reposition des Magens, die Verengung des Hiatus oesophageus durch einige Nähte *(Pfeilerplastik)* und die Rekonstruktion des ösophagogastralen Winkels durch *Fundoplikation* (S. 308). Die Operation erfolgt bevorzugt minimal invasiv, d. h. laparoskopisch.

20.3 Entzündliche Erkrankungen

20.3.1 Refluxösophagitis

D *Eine Refluxösophagitis (gastroösophageale Refluxkrankheit = GERD) ist eine Schleimhautschädigung der Speiseröhre durch gastroösophagealen Reflux von saurem Magensaft.*

P **Soor.** *Auch andere Formen der Ösophagitis kommen vor, so z. B. die Entzündung durch Pilzbesiedelung (Soor-Ösophagitis).*

Ursache

Ein zeitweiliges, geringes Zurückfließen von Magensaft in die Speiseröhre (Reflux) ist normal. Bei krankhafter *Störung des Schließmechanismus* am Mageneingang (Kardia bzw. unterer Ösophagussphinkter) kann die Verbindung zwischen Speiseröhre und Magen fast ständig geöffnet sein. Dadurch gelangt vermehrt Magensaft in die Speiseröhre, besonders im Liegen. Das Plattenepithel des Ösophagus hält dem sauren Milieu nicht stand, und es kommt zur Schleimhautschädigung mit Entzündung und Ulzeration *(Refluxösophagitis).* Bei jahrelangem Verlauf verändert sich die Speiseröhrenschleimhaut im Sinne einer Präkanzerose, die man als *Barrett-Ösophagus* bezeichnet.

W *Funktionell stellt die Refluxösophagitis (klaffende Kardia) das Gegenteil der Achalasie (Kardiospasmus) dar.*

Symptome und Diagnostik

Typisch sind *retrosternale Schmerzen*, besonders beim Schlucken, sowie *Sodbrennen* und *Singultus*.

Endoskopisch sind die entzündlichen Veränderungen gut erkennbar. Der Säurehaushalt des Magens wird mit einer 24-Stunden-pH-Metrie quantifiziert, der Schließmechanismus am Mageneingang mit der Manometrie.

Therapie

Die Behandlung ist grundsätzlich *konservativ* (medikamentöse Säurehemmung durch Protonenpumpeninhibitoren, Meidung von Nikotin, Kaffee und Alkohol, Schlafen mit erhöhtem Oberkörper). Bei unzureichendem Erfolg konkurrieren diverse Therapiemöglichkeiten.

Endoskopische Antirefluxtherapie. Teile der Ösophaguswand werden zu einer Falte vernäht, wodurch der saure Reflux vom Magen in die Speiseröhre verhindert wird (*endoskopische Plikation*, Abb. 20.7). Alternativ kann eine Lumeneinengung des gastroösophagealen Übergangs durch Strahlenbehandlung (*endoskopische Radiofrequenz-Applikation*) oder durch Einspritzen polymerer Substanzen erreicht werden (*endoskopische Injektionstherapie*).

Operative Antirefluxtherapie. Schaffung einer ventilartigen Falte am gastroösophagealen Übergang durch laparoskopische oder offene *Fundoplikation* (s. u.).

B ***Fallbeispiel Hiatushernie mit Refluxösophagitis:***
Herr Beck hat schon seit Jahren immer wieder Schmerzen hinter dem Brustbein, besonders beim Schlucken. Ferner leidet er unter Sodbrennen und Schluckauf. Der Magen wurde schon dreimal gespiegelt. Es fand sich ein Zwerchfellbruch (axiale Gleithernie) und eine chronische Speiseröhrenentzündung. Histologisch kein Karzinom. Herr Beck nimmt deshalb ein „Mittel gegen Magensäure" (Protonenpumpeninhibitor = PPI) ein. Das verträgt er aber nicht gut. Er ist überzeugt, dass die gelegentlichen Kopfschmerzen von den Medikamenten kommen, zumal das auch im Beipackzettel steht. Deshalb lässt er die Tabletten oft weg. Die Empfehlungen des Hausarztes, alle nichtmedikamentösen konservativen Maßnahmen voll auszuschöpfen, hat Herr Beck seit 6 Monaten befolgt: keine üppigen Mahlzeiten vor dem Schlafengehen, keine fettreichen Speisen, Aufhören mit dem Rauchen. Aber das ständige Sodbrennen und die Schmerzen hinter dem Brustbein sind geblieben. Der Hausarzt erklärt Herrn Beck, dass bei therapierefraktärer (konservativ nicht behandelbarer) gastroösophagealer Refluxkrankheit eine Operation helfen kann, insbesondere wenn gleichzeitig ein Zwerchfellbruch besteht. Herr Beck unterzieht sich einer minimal-invasiven laparoskopischen Operation. Es wird eine Antirefluxplastik (Fundoplikation, Abb. 20.10) durchgeführt, welche die Antirefluxbarriere am Mageneingang stabilisiert. In gleicher Narkose werden die beiden Zwerchfellschenkel durch Nähte adaptiert, wodurch auch die erweiterte Zwerchfelllücke (Hiatus) eine physiologische Weite erhält und die Hiatushernie beseitigt ist. Nach 4 Tagen darf Herr Beck nach Hause. Die Beschwerden sind weg und den säurehemmenden Protonenpumpeninhibitor muss er nicht mehr einnehmen.

20

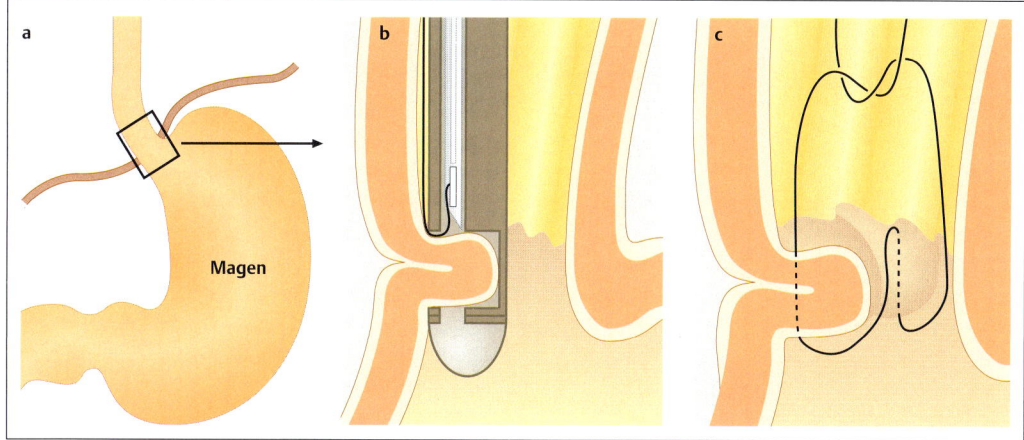

Abb. 20.7 Endoskopische Antirefluxtherapie.
a und **b** Die Bildung einer inneren Falte am Übergang von Speiseröhre zum Magen erfolgt mit einer speziellen Saugkammer an der Spitze des Endoskops.
c Die Falte wird mit einer endoskopisch gesetzten Naht fixiert.

20.3.2 Ösophagusvarizen

Ösophagusvarizen sind gestaute venöse Gefäße in der Speiseröhrenwand. Ursache ist die portale Hypertension, meistens eine Leberzirrhose (Näheres s. Kap. 25.4).

20.3.3 Mediastinitis

 Eine Mediastinitis ist eine bakterielle Entzündung des Mittelfells.

Ursache

Die Keimverschleppung in das Mittelfell kann durch *Perforation* des Ösophagus, eines Lungenabszesses oder Pleuraempyems sowie durch Bronchusruptur erfolgen. Neben Spontanperforationen (bei Karzinom) ist auch die iatrogene Verletzung mit dem Endoskopiegerät bei der Ösophagoskopie oder Bronchoskopie möglich. Auch aspirierte Fremdkörper können eine Perforation in das Mediastinum bewirken. Gelegentlich findet man eine von *Infektionen des Rachens oder Halses* über das lockere Weichteilgewebe, das der phlegmonösen Ausbreitung kaum Widerstand bietet, fortgeleitete Keimausbreitung in das Mediastinum. Seltener ist die Infektion durch *operative Eingriffe* am Mediastinum be-

dingt, so z. B. nach ösophagus- oder kardiochirurgischen Eingriffen.

Symptome

Der *septische Verlauf* geht mit hohem Fieber, Schüttelfrost und Tachykardie sowie starken Schmerzen hinter dem Brustbein und im Rücken einher.

Ⓜ *Die Mediastinitis ist ein schweres, dramatisch verlaufendes Krankheitsbild, das trotz optimaler Behandlung in ca. 20 % zum Tode führt.*

Diagnostik

Laborchemisch finden sich massive Entzündungszeichen. Im Röntgenbild und CT ist die Mediastinalverbreiterung typisch. Bei Verdacht auf eine Perforation wird das Leck röntgenologisch (Gastrografin) oder endoskopisch nachgewiesen.

Therapie

Die Behandlung richtet sich nach der Ursache. Eine hoch dosierte systemische Antibiotikagabe ist immer erforderlich, jedoch meistens nicht ausreichend, sodass die chirurgische Eröffnung des Mittelfells mit Ausräumung des Eiters und Einlegen mehrerer Drainagen erforderlich wird.

20.4 Tumoren

20.4.1 Mediastinaltumoren

Entsprechend der Vielzahl der im Mittelfell gelegenen Organe werden unterschiedlichste Tumoren beobachtet: z. B. retrosternale (= intrathorakale) Struma, Thymom, Neurinom, Lymphom (primäre lymphatische Geschwülste oder Lymphknotenmetastasen), Ösophagustumor und -divertikel, Perikardzyste oder -tumor, Teratom.

Diagnostik und Therapie

Die Befunde werden im *Röntgen-Thorax* auffällig. Die weitere Abklärung erfolgt durch *NMR* oder *CT*.

Die Behandlung ist von der Art des Tumors abhängig. Im Allgemeinen ist eine operative Freilegung zur histologischen Sicherung erforderlich.

20.4.2 Ösophaguskarzinom

Ⓜ *Gutartige Geschwülste der Speiseröhre sind sehr selten. 97 % aller Ösophagustumoren sind Karzinome.*

Ursache

Auch bei diesem Krebs ist die Ursache unklar. Chemische Noxen, wie Äthylalkohol und Nikotin, begünstigen das Auftreten. Meist sind Männer über 50 Jahre betroffen.

Symptome

Das karzinomatöse Wachstum bewirkt eine *Verengung* (Stenose) der Speiseröhre (Abb. 20.8). Folge sind *Schluckstörungen* mit Regurgitation unverdauter Speisereste. Häufig spürt der Patient, wie feste Nahrungsbestandteile „stecken bleiben". Im Spätstadium können nur noch Flüssigkeiten eingenommen werden. Folge ist ein zunehmender *Gewichtsverlust*. Schmerzen gehören nicht zum Bild des Ösophaguskarzinoms.

Diagnostik

Die Sicherung der Diagnose muss *histologisch* durch Endoskopie und Biopsie erfolgen. Zur Beurteilung der Tumorausdehnung wird zusätzlich eine Röntgenkontrastdarstellung (MDP) gefordert. Die Infiltration mediastinaler Lymphknoten ist durch Endosonografie, NMR und CT zu erkennen. Zum Ausschluss von Lebermetasta-sen wird präoperativ ein Lebersonogramm veranlasst.

Therapie

Kontraindikationen für eine Operation sind mediasti-nale Tumorinfiltration (Rekurrensparese), ausgedehnte Lymphknotenmetastasen oder Fernmetastasen.

Operative Tumorentfernung. Die Tumorentfernung durch *Ösophagusresektion* bzw. *Ösophagektomie* (S. 309) wird nur in kurativer Absicht vorgenommen. Zum Zeitpunkt der Diagnosestellung ist das Ösophagus-karzinom bei 70 % der Patienten bereits so weit fortge-schritten, dass eine chirurgische Behandlung nicht mehr sinnvoll ist. Leider versterben viele der operierten Patienten am Tumorrezidiv, weil das Ösophaguskarzi-nom vor der Operation bereits (nicht erkennbare) Me-tastasen gesetzt hat.

Palliative Therapie. Die Überlebenszeit bei nicht ope-rablen Ösophaguskarzinomen beträgt nur wenige Mo-nate. Ziel der palliativen Behandlung ist es, für den Rest des Lebens die Nahrungspassage zu ermöglichen und die Schluckbeschwerden zu lindern.

Durch perkutane *Bestrahlung* ist beim Speiseröhren-krebs oft eine Tumorreduktion zu erreichen. Chemothe-rapie ist kaum wirksam.

Bei stenosierenden Tumoren wird die Nahrungspassage durch lokale endoskopische Applikation von *Laserstrah-len*, durch lokale Bestrahlung der Speiseröhre von innen *(endoösophageale Radiotherapie = endoluminale After-loading-Bestrahlung)* oder durch Einlegen eines *Kunst-stofftubus* in den Ösophagus wiederhergestellt. Bei großen Geschwülsten muss der Patient über eine *per-kutane endoskopische Gastrostomie (PEG)* ernährt werden (Kap. 6.3).

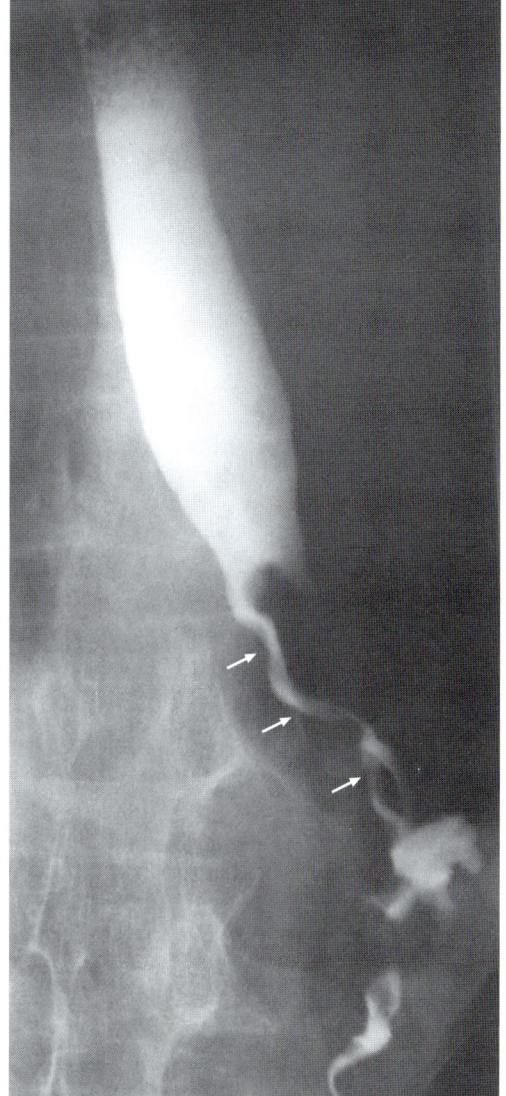

Abb. 20.8 Ösophaguskarzinom. Röntgenbild mit Kontrast-mittel. Langstreckige Engstellung (Pfeile) der Speiseröhre vor dem Mageneingang.

20.5 Verletzungen

Die Ösophagusverletzung durch perforierende Thorax-traumen (z. B. Schuss, Stich) führt zur lebensbedrohli-chen Mediastinitis. Die Behandlung besteht im soforti-gen operativen Verschluss. Eine Ösophagusperforation kann auch durch verschluckte Fremdkörper oder wäh-rend einer Endoskopie entstehen. Häufiger ist die Veröt-zung der Speiseröhre durch versehentliches oder suizi-dales Trinken einer Lauge oder Säure (Kap. 11.5).

Ⓦ Die seltene Spontanruptur des Ösophagus nennt man Boerhaave-Syndrom (holländischer Arzt 1668–1738). Das lebensbedrohliche Krankheitsbild wird nur bei vorgeschädigter Speiseröhre (Alkoholiker) nach heftigstem Erbrechen beobachtet.

20

20.6 Operative Verfahren an der Speiseröhre

Eingriffe in der klinisch wichtigen Region zwischen Speiseröhre und Magen (gastroösophagealer Übergang) erfolgen vorwiegend *endoskopisch* oder *laparoskopisch*. Bei offener Operation ist der untere Ösophagus von einem Bauchschnitt *(Laparotomie)* zugänglich.

Muss ein Teil des Ösophagus entfernt werden, ist die Eröffnung der Bauch- und Brusthöhle erforderlich *(Zweihöhleneingriff)*, so z. B. bei der abdominothorakalen Ösophagusresektion.

20.6.1 Kardiomyotomie

D *Als Kardiomyotomie bezeichnet man die Längsspaltung der verdickten Muskulatur im Bereich des Mageneingangs (Kardia) und des unteren Ösophagussphinkters* (**Abb. 20.9**).

Der Eingriff wird laparoskopisch bei schwerer Achalasie durchgeführt und zur Verhütung eines gastroösophagealen Refluxes üblicherweise mit einer Fundoplikation kombiniert. Die Spaltung beschränkt sich auf die feste Muskelschicht, die darunterliegende Ösophagusschleimhaut wird hingegen nicht eröffnet.

P ***Ernährung.*** *Es entfällt die Möglichkeit einer Nahtinsuffizienz, weshalb der Patient bereits am 1. postoperativen Tag (mit flüssigem) oralem Nahrungsaufbau beginnen kann.*

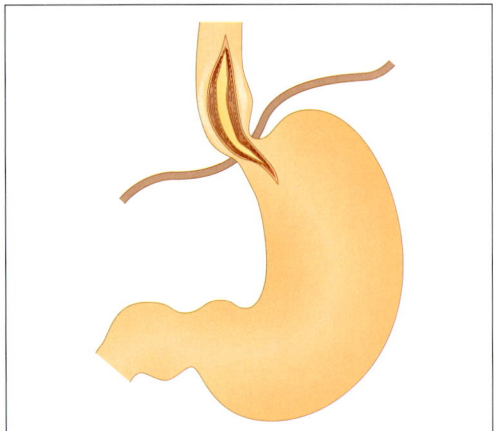

Abb. 20.9 Kardiomyotomie. Bei Achalasie wird die verdickte Muskulatur des Mageneingangs (Kardia) ohne Eröffnung der Schleimhaut gespalten.

20.6.2 Fundoplikation

D *Als Fundoplikation bezeichnet man die Bildung einer manschettenförmigen Falte (Plika) aus dem Fundus des Magens, wobei die Falte den unteren Ösophagus wie ein Kragen umfasst* (**Abb. 20.10**).

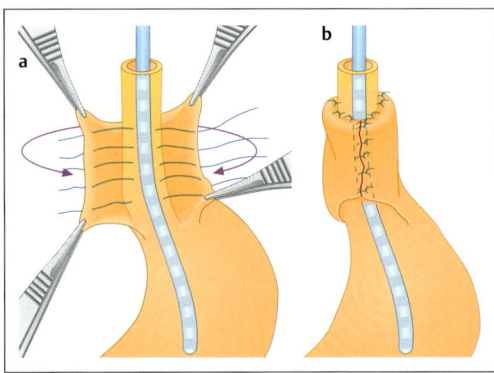

Abb. 20.10 Fundoplikation.
a Der Magenfundus wird um die Kardia herumgeschlagen und mit einer Naht fixiert.
b Es entsteht ein ventilartiger Verschluss des Mageneingangs. Die Magensonde bleibt 24 Stunden liegen.

Die Fundoplikation wird bevorzugt laparoskopisch durchgeführt. Der Eingriff soll den insuffizienten (klaffenden) Mageneingang bei Refluxösophagitis verengen, wobei die Plikatur die Funktion eines ventilartigen Verschlusses erfüllt.

Wesentliches Ziel dieser Methode ist die Verhinderung des gastroösophagealen Refluxes, weshalb der Eingriff auch als *Antirefluxplastik* bezeichnet wird. Liegt eine Hiatushernie vor, so wird die Fundoplikation mit einer Verengung der Zwerchfelllücke (Hiatus) kombiniert, wobei man die Zwerchfellpfeiler durch Naht aneinanderbringt *(Hiatusplastik* oder *Pfeilerplastik)*. Das Ösophaguslumen wird nicht eröffnet.

20.6.3 Ösophagusresektion

D *Als Ösophagusresektion bezeichnet man eine Teilentfernung des Ösophagus.*

Der Eingriff kann v. a. bei distalen Karzinomen vorgenommen werden. Kurzstreckige Resektionen mit End-zu-End-Vereinigung der Schnittränder kommen aus Radikalitätsgründen (Lymphabfluss) und technischen Gründen (unzureichende Blutversorgung der Anastomose) nicht infrage. Mit dem Karzinom wird also

20

immer der gesamte distal des Tumors befindliche Ösophagus inkl. Mageneingang entfernt. Nach einer solchen
Teilentfernung des Ösophagus wird die Nahrungspassage durch Hochziehen des Magenrestes wiederhergestellt *(Ösophago-Gastrostomie).*

20.6.4 Ösophagektomie

 *Als Ösophagektomie bezeichnet man eine
Totalentfernung des Ösophagus.*

Die Ösophagektomie kommt bei Karzinomen der mittleren und oberen Speiseröhre infrage. Der große entstehende Defekt zwischen Halsspeiseröhre und Magen
kann durch verschiedene körpereigene Interponate
überbrückt werden, was man allgemein als Ersatzplastik bezeichnet.

Das gebräuchlichste Verfahren ist der *Magenhochzug,*
wobei Magen und Duodenum mitsamt ernährenden
Gefäßen so weit mobilisiert werden, dass sie bis zum
Hals verlagert und dort mit der oberen Absetzungsstelle
anastomosiert werden können (**Abb. 20.11**). Man platziert den Magen dabei entweder im ehemaligen Öso-
phagusbett (hinteres Mediastinum), unmittelbar hinter
dem Brustbein (retrosternal = vorderes Mediastinum)
oder vor dem Brustbein (antesternal = subkutan).

Statt des Magenhochzugs kann der Defekt nach Ösophagektomie auch mit einem *Koloninterponat* ersetzt
werden. Die Gefäßversorgung des Darminterponats
bleibt, wie beim Magenhochzug, erhalten (*gestieltes
Transplantat*).

Die Ösophagektomie mit Ersatzplastik erfordert üblicherweise 3 Inzisionen:
- einen Bauchschnitt für die untere Absetzungsstelle
  und Mobilisierung des Interponats,

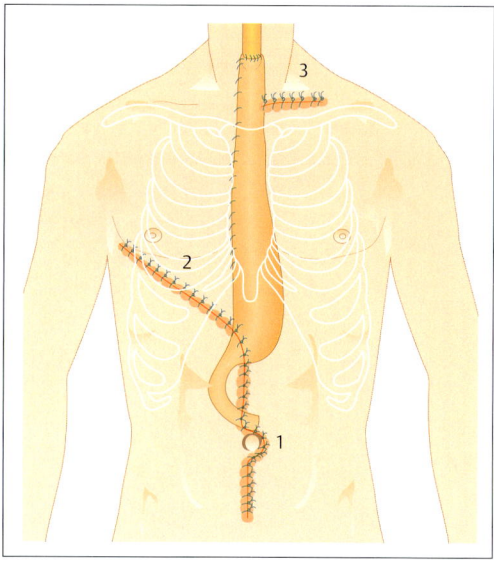

Abb. 20.11 Magenhochzug als Speiseröhrenersatz.
Die Operation erfordert eine Laparotomie (1) und Thorakotomie (2). Zusätzlicher Hautschnitt am Hals (3), um die
Anastomose zwischen Ösophagusstumpf und hochgezogenem Magen (kollare Anastomose) durchzuführen.

- einen seitlichen Thoraxschnitt zur Entfernung der
  Speiseröhre,
- einen Halsschnitt zur Schaffung der oberen (kolla-
  ren) Anastomose am Hals.

P **Ernährung.** *Die Anastomose am Ösophagus
benötigt etwa 7–9 Tage, bis die Heilung so weit
fortgeschritten ist, dass man nach Röntgenuntersuchung
am 8. postoperativen Tag (Gastrografinschluck) mit
der oralen Flüssigkeitszufuhr beginnen kann (Tee).
Die Magensonde wird bis zur Durchführung des
Gastrografinschlucks belassen.*

20

21 Magen und Duodenum

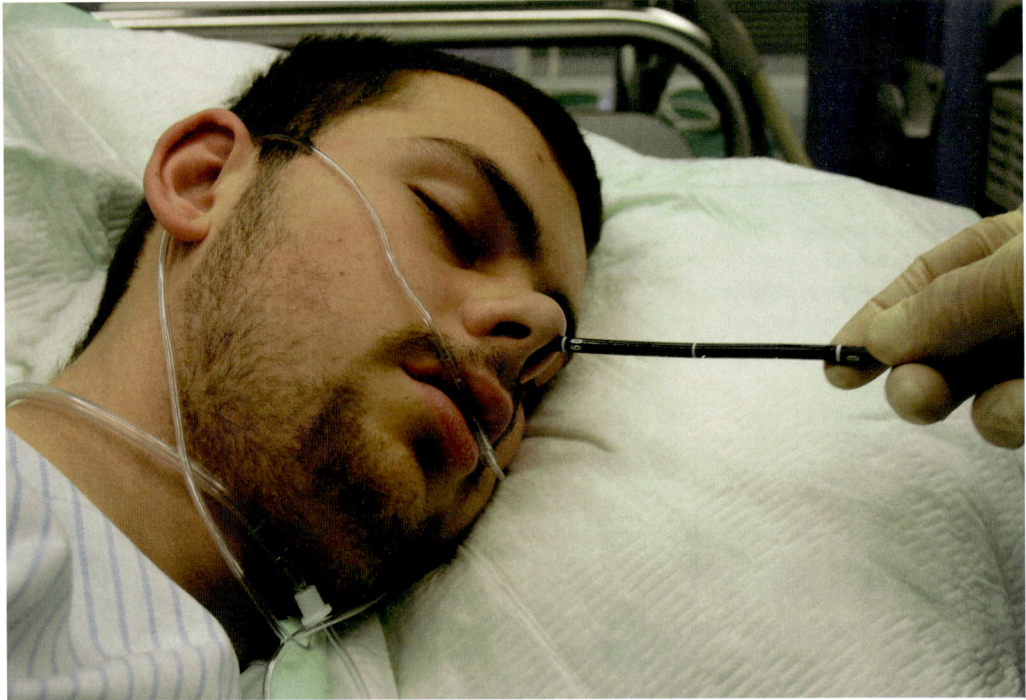

21.1 Untersuchungsmethoden

Burkhard Paetz

Die Endoskopie *(Gastroduodenoskopie)* gestattet neben der Inspektion auch die Entnahme von Gewebeproben zur histologischen Untersuchung und zum Nachweis des Bakteriums Helicobacter Pylori. Sie bietet zudem den Vorteil, dass ein blutendes Geschwür durch Sklerosierung, Elektro- oder Laserkoagulation behandelt werden kann.

Weitere spezielle Untersuchungen sind die Röntgendarstellung des Magens und Duodenums *(Magen-Darm-Passage, MDP)*, die Ultraschalluntersuchung der Magenwand von außen und von innen *(Endosonografie)*, das Computertomogramm *(CT)*, die Druckmessung des Muskelsphinkters am Mageneingang *(Manometrie)* und die Messung der Säureproduktion (24-Std.-pH-Metrie).

21.2 Fehlbildungen

Burkhard Paetz

21.2.1 Pylorospasmus

D *Der Pylorospasmus ist eine angeborene Enge im Bereich des Pylorus (Magenausgang) durch*

Verdickung der Muskulatur des Magenpförtners im jungen Säuglingsalter. Man spricht daher auch von konnataler hypertrophischer Pylorusstenose.

 M Merke **P** Pflege **W** Wissen **B** Fallbeispiel **D** Definition

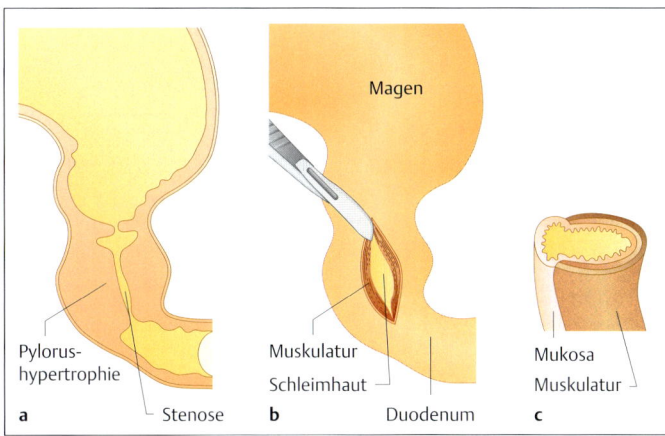

Abb. 21.1 Pylorotomie nach Weber-Ramstedt.
a Die angeborene Magenausgangsstenose des Säuglings ist durch Hypertrophie der Pylorusmuskulatur bedingt.
b Spaltung des einengenden Muskelwulstes (Pyloromyotomie).
c Die nicht stenosierende Schleimhaut (Mukosa) wird nicht gespalten!

Magen

Pylorushypertrophie
Stenose
a

Muskulatur
Schleimhaut
Duodenum
b

Mukosa
Muskulatur
c

Ursache

Die Ätiologie ist unklar. Die Magenmuskulatur versucht das Hindernis am Magenausgang durch Hyperperistaltik zu überwinden. Die Überfüllung des Magens führt schließlich zu gastroösophagealem Reflux und Erbrechen.

Symptome

Die Symptome beginnen in der 2.–3. Lebenswoche. Der Säugling erbricht unmittelbar nach der Nahrungsaufnahme, typischerweise explosionsartig. Das Erbrochene riecht sauer, ist frei von Galle und kann Hämatin enthalten, wodurch es eine dunkelbraune Farbe annimmt. Gewichtsverlust und Dehydratation treten auf. Der Stuhlgang wird seltener.

Die provozierbaren hyperperistaltischen Wellen sind im linken Oberbauch tast- und oft auch sichtbar.

(M) *Als späte Symptome treten Erschöpfungsatonie des Magens und abnehmendes Erbrechen auf, die aber nicht als Besserung fehlverstanden werden dürfen. Durch den ständigen Verlust an Flüssigkeit und Salzsäure (metabolische Alkalose) beim Erbrechen kann es schließlich zur Bewusstseinseintrübung kommen.*

Diagnostik und Therapie

Der klinische Verdacht wird durch *Sonografie* und Röntgenuntersuchung *(Kontrastmittelschluck)* bestätigt.

Der Pylorus wird durch operative Spaltung des Muskelrings (Pyloromyotomie, **Abb. 21.1**) erweitert. Der Magen wird dabei nicht eröffnet.

21.3 Entzündliche Erkrankungen

Burkhard Paetz

21.3.1 Ulkus

(D) *Das peptische Ulkus (peptisches Geschwür) kommt im Magen (Ulcus ventriculi) oder Zwölffingerdarm (Ulcus duodeni) vor. Ist die Schleimhaut nicht komplett zerstört, sondern nur oberflächlich verletzt, so spricht man von Erosion.*

Ursache

(M) *Das Bakterium Helicobacter pylori ist die Hauptursache von 95 % aller Ulcera duodeni und 80 % aller Ulcera ventriculi.*

Es handelt sich beim Ulkus um eine lokale *Infektion* der Magenschleimhaut. Die vermehrte *Magensäure* spielt dabei eine wesentliche Rolle. Sie wird im oberen Abschnitt des Magens (**Abb. 21.2**) gebildet. Die Ulkusentstehung ist Folge eines gestörten biologischen Gleich-

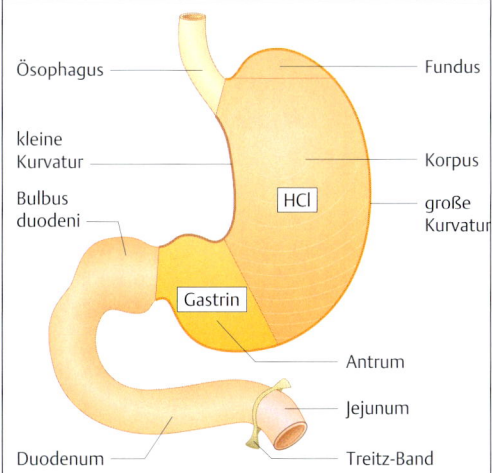

Ösophagus
kleine Kurvatur
Bulbus duodeni
Duodenum

Fundus
Korpus
HCl
große Kurvatur
Gastrin
Antrum
Jejunum
Treitz-Band

Abb. 21.2 Anatomie und Physiologie des Magens.
Die Salzsäure (HCl) wird in Fundus und Korpus gebildet, das Gastrin hingegen vorwiegend im Antrum.

21

Tabelle 21.1 Ulzerogene und protektive Faktoren des gastroduodenalen Ulkus

	Die wichtigsten ulzerogenen Faktoren	Die wichtigsten protektiven Faktoren
Schleimhaut	– Infektion mit Helicobacter pylori – Minderdurchblutung durch Arteriosklerose oder Embolien	– intakte, gut durchblutete Schleimhautoberfläche – ausreichende Schleimbildung
Magensaft	– vermehrte Bildung von Magensäure durch Stimulation des N. vagus, Gastrin- oder Histaminausschüttung – gallensäurehaltiger Reflux des Duodenalsaftes	– Neutralisation durch den alkalischen Duodenalsaft
endokrine Einflüsse	– Gastrin (Zollinger-Ellison-Syndrom) – Glukokortikoide – Hyperparathyreoidismus	– intakte hormonelle Rückkopplungsmechanismen zwischen Säurebildung, Gastrinausschüttung, Magenentleerung und Pankreassekretion
Medikamente	– Kortison – Schmerzmittel – Antirheumatika (NSAR)	– Antazida
Stress	– starke psychische Belastung, z. B. Beruf, Familie – starke körperliche Belastung, z. B. Operation, Polytrauma	– Ruhe und Entspannung
Ernährung/ Essgewohnheiten, Noxen	– unregelmäßige Mahlzeiten – Alkohol – Kaffee – Nikotin	– häufige kleine Mahlzeiten

gewichts zwischen *protektiven* (ulkusverhindernden) und *ulzerogenen* (ulkusbegünstigenden) Mechanismen (**Tab. 21.1**). Viele Medikamente schädigen die Magenschleimhaut. Die wichtigsten magenschädigenden Medikamente sind Kortison, Analgetika und Antirheumatika.

 Die Schleimhautschädigung des Magens kommt nicht durch den lokalen Kontakt mit einer Tablette zustande. Es handelt sich vielmehr um eine systemische Nebenwirkung der Präparate, die also auch bei intravenöser Gabe auftritt.

Symptome und Komplikationen

Leitsymptom des Ulkus ist der Oberbauchschmerz.

Der Oberbauchschmerz ist abhängig von der Nahrungsaufnahme. Für das Magenulkus typisch ist der Schmerz zu Beginn der Nahrungsaufnahme, für das Duodenalulkus der Nüchternschmerz zwischen den Mahlzeiten.

Diagnostik

Die Diagnose wird durch *Endoskopie* gestellt. Es erfolgt immer eine *Biopsie* zum Nachweis von Helicobacter pylori und zum Ausschluss eines Karzinoms.

Therapie

Die Behandlung des unkomplizierten gastroduodenalen Geschwürs ist primär immer konservativ. Man versucht, die „ulzerogenen" Faktoren auszuschalten:
– berufliche und familiäre Stressreduktion,
– gesunde und regelmäßige Ernährung,
– Verzicht auf Rauchen und Alkohol.

Zusätzlich wird medikamentös behandelt (Protonenpumpeninhibitoren = PPI). Bei nachgewiesenem Helicobacter pylori erfolgt zusätzlich eine antibiotische Behandlung (Näheres s. Innere Medizin).

Durch den Erfolg der medikamentösen Ulkusbehandlung hat die Chirurgie des gastroduodenalen Geschwürs massiv an Bedeutung verloren. Nur wenn eine mehrmonatige konsequente internistische Behandlung keinen Erfolg zeigt, ist eine operative Behandlung indiziert.

Grundsätzlich stehen 2 operative Strategien zur Verfügung:
– *Vagotomie*, d. h. Durchtrennung des säurestimulierenden Nervs ohne Magenresektion,
– *Magenresektion* (⅔-Resektion nach Billroth), d. h. Entfernung des gastrinbildenden Antrums (**Abb. 21.7**).

Da beim *Duodenalulkus* die vermehrte Säurebildung (Hyperazidität) ausgeschaltet werden muss, und es sich zudem meistens um jüngere Patienten handelt, wird man den Magen möglichst erhalten und die *Vagotomie* durchführen.

21

Beim *Magenulkus* ist die Säureproduktion oft normal (Normazidität) oder sogar verringert (Hypazidität). Bei den oft älteren Patienten scheinen lokale Wandschädi-gungen (Durchblutung) eine wesentliche Rolle zu spielen. Deshalb erfolgt hier bevorzugt die *Magenresektion*.

21.4 Ulkuskomplikationen

Burkhard Paetz

M *Die wichtigsten Komplikationen des gastro-duodenalen Ulkus sind Blutung, Perforation, Stenose und maligne Entartung.*

21.4.1 Ulkusblutung

Jedes Magen- oder Zwölffingerdarmgeschwür kann in das Lumen bluten. Die Ulcus-duodeni-Blutung ist gefährlicher, weil hier oft großkalibrige arterielle Gefäße arrodiert sind.

Symptome

Bei *chronischem* Blutverlust treten Symptome der Anämie auf:
- niedriger Hämoglobinwert,
- Blässe,
- Schwäche.

Bei *akuter* starker Blutung können Schockzeichen (hypovolämischer Schock) und Bluterbrechen (Hämatemesis) auftreten.

P **Beobachtung.** *Anhand der Farbe des Erbrochenen und des Stuhls können Rückschlüsse auf das Geschehen gezogen werden. Das Blut (Hämoglobin) wird während der Magen-Darm-Passage chemisch in Hämatin umgebaut und färbt den Stuhl schwarz. Man spricht von Teerstuhl (Meläna). Das erbrochene Blut ist bei starker arterieller Blutung hellrot. Bei längerer Verweildauer im Magen entsteht durch HCl-Einwirkung ebenfalls Hämatin, und das Erbrochene färbt sich dunkelbraun (Kaffeesatzerbrechen).*

Therapie

Medikamente. Immer werden die pharmakologischen Möglichkeiten der Ulkustherapie eingesetzt: insbesondere die hochwirksamen *Protonenpumpeninhibitoren* (PPI). Der Gerinnungsstatus wird kontrolliert und ggf. normalisiert.

Endoskopie. Bei jeder oberen gastrointestinalen Blutung (GI-Blutung) ist die Gastroduodenoskopie indiziert. Zur Beschreibung der Ulkusblutung ist die Klassifikation nach Forrest gebräuchlich (amerikanischer Arzt; Tab. 2). Die endoskopische Blutstillung erfolgt durch Unterspritzen der Schleimhaut mit einem Verödungsmittel (*Sklerosierung*) oder durch Anwendung von Laserstrahlen (*Laserkoagulation*) bzw. *Elektrokoagulation*. Gelingt die endoskopische Blutstillung nicht oder nicht zuverlässig, ist die Indikation zur Operation gegeben.

Operation. Vorrangiges Ziel der Operation ist die Blutstillung. Sie erfolgt durch Umstechung des blutenden Gefäßes (**Abb. 21.3**) nach Eröffnung des Magens (Gastrotomie) oder Duodenums (Duodenotomie).

Tabelle 21.2 Magen- und Duodenalulkus. Einteilung der Blutungsaktivität nach Forrest (1974)

Forrest-Stadium	Endoskopischer Befund
Stadium I	Zeichen der aktiven Blutung
Stadium I a	– spritzende arterielle Blutung
Stadium I b	– Sickerblutung
Stadium II	zum Stillstand gekommene frische Blutung
Stadium II a	– Ulkus mit sichtbarem Gefäßstumpf
Stadium II b	– Ulkus ohne sichtbaren Gefäßstumpf
Stadium III	keine Zeichen einer Blutung mehr nachweisbar

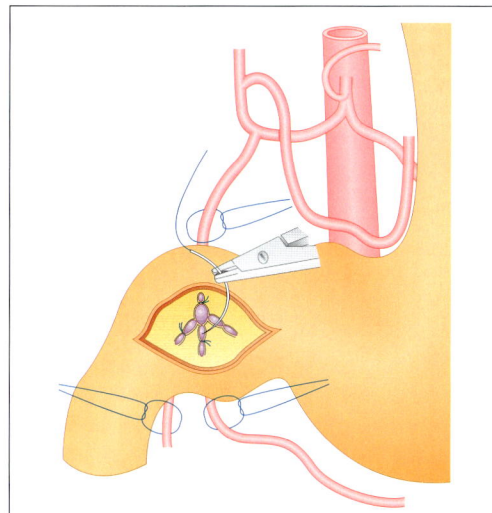

Abb. 21.3 Ulkusdurchstechung bei Duodenalblutung. Nach operativer Eröffnung des Bulbus duodeni wird das blutende Geschwür mit mehreren Nähten durchstochen. Die zuführenden Blutgefäße ober- und unterhalb des Duodenums werden zusätzlich ligiert.

21

21.4.2 Ulkusperforation

D *Bei einer Ulkusperforation ist das Ulkus so weit in die Tiefe gedrungen, dass die gesamte Magen- oder Duodenalwand zerstört wurde. Von Penetration spricht man, wenn der Ulkuskrater die Darmwand allmählich durchwandert und in benachbarte Organe eindringt.*

Symptome

Bei Perforation tritt ein plötzlicher Oberbauchschmerz mit Symptomen des akuten Abdomens auf (s. Kap. 10.5):
– brettharter Bauch (Abwehrspannung),
– Schock,
– Leukozytose.
Der Mageninhalt (Speise und Luft) breitet sich in der Bauchhöhle frei aus, Folge ist eine Peritonitis.

Diagnostik

Zur Diagnose ist wie bei jedem akuten Abdomen ein *CT* und/oder eine *Röntgenaufnahme im Stehen* indiziert („Abdomen leer im Stehen"). Ist ein lufthaltiges Hohlorgan wie der Magen frei perforiert, so kann die Luft aus dem Lumen in die freie Bauchhöhle austreten und ist als charakteristische *„Luftsichel"* unter dem Zwerchfell (rechts oder links) erkennbar (**Abb. 21.4**).

P **Lagerung.** *Kann der Patient wegen des zu schlechten Allgemeinzustands nicht im Stehen geröntgt werden, so wird die Abdomenleeraufnahme in Seitenlage angefertigt.*

M *Freie Luft im Abdomen ist beweisend für eine Magen- oder Darmperforation, wenn nicht in den Tagen zuvor eine Laparotomie oder Laparoskopie erfolgte.*

Therapie

Die Therapie der Ulkusperforation ist immer operativ (Notfall). Es erfolgt die Exzision des Ulkus mit Defektübernähung oder eine Magenresektion. Zum Ausschluss eines Magenkarzinoms geht das Präparat zur Histologie.

21.4.3 Magenausgangsstenose

D *Als Magenausgangsstenose (Pylorusstenose) bezeichnet man die Einengung des Magenausgangs durch Narbenbildung mit Schrumpfungsneigung nach chronisch rezidivierenden Ulzera.*

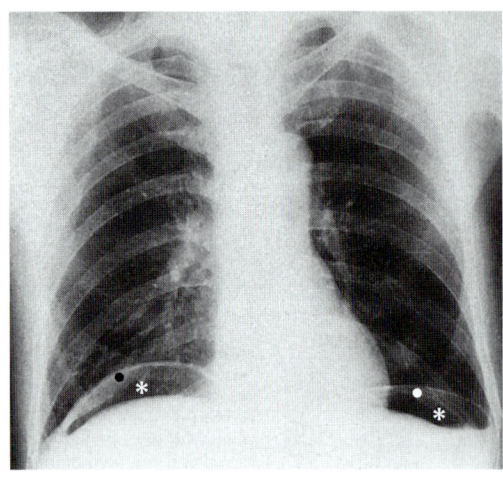

Abb. 21.4 Magenperforation. Bei der Magenperforation gelangt die Luft aus dem Magen in die Bauchhöhle. Beim stehenden Patienten sammelt sich die nun freie Luft (*) unter dem Zwerchfell (•), dem höchsten Punkt im Bauchraum, und ist dort im Röntgenbild erkennbar.

Symptome

Der Mageninhalt kann den Pförtner nicht mehr ausreichend passieren. Folge ist eine Ausweitung des Magens (prästenotische Dilatation) mit *Erbrechen nach Nahrungsaufnahme*. Wegen ungenügender Kalorienzufuhr resultieren *Abmagerung* und *Kräfteverfall*; bei erheblichem Magensaftverlust (HCl) droht die *metabolische Alkalose*.

Diagnostik

Die Diagnose wird durch Röntgendarstellung *(MDP)* und *Gastroskopie* gestellt. Differenzialdiagnostisch ist immer ein Magenkarzinom durch *Biopsie* und *Histologie* auszuschließen.

Therapie

Die narbige Stenose kann nur operativ behandelt werden. Möglichst wird die Enge reseziert (Billroth I oder II, **Abb. 21.7**). Ist die Resektion nicht möglich, so kann eine Umgehung der engen Stelle durch Gastroenterostomie (GE) erfolgen (**Abb. 14.4**).

21

21.5 Tumoren

Burkhard Paetz

Tumoren des Duodenums sind so selten, dass sie hier nicht behandelt werden. Die folgenden Ausführungen beziehen sich deshalb nur auf *Magen*geschwülste. Am Magen kommen gutartige und bösartige Tumoren vor. Die gutartigen Tumoren sind:
– Leiomyome,
– Neurinome,
– Lymphome,
– benigne Polypen.

An bösartigen Magentumoren unterscheidet man:
– Karzinom,
– Sarkom,
– malignes Lymphom.

Jedes länger bestehende Magengeschwür kann maligne entarten, also bösartig werden. Das Ulkus wird zum Karzinom.

 Jedes Magenulkus, das unter adäquater konservativer Behandlung innerhalb von 6 Wochen nicht abheilt, ist auf ein Magenkarzinom verdächtig. Es muss deshalb unbedingt eine Endoskopie mit Probeexzision und histologischer Abklärung erfolgen!

21.5.1 Magenkarzinom

D *Beim Magenkarzinom handelt es sich histologisch meist um ein Adenokarzinom.*

M *Die häufigste und wichtigste Magengeschwulst ist der Magenkrebs (**Abb. 21.5**). Da sich hinter jedem Magentumor ein Karzinom verbergen kann, sollte jeder Tumor im Magen operativ entfernt werden.*

Begünstigende Faktoren

Gewisse Faktoren begünstigen die Entstehung eines Magenkrebses, ohne dass sie damit als Ursache anzuschuldigen wären:
– chronisch-atrophische (anazide) Gastritis,
– perniziöse Anämie,
– intestinale Metaplasie,
– Magengeschwür,
– Zustand nach Magenresektion,
– Rauchen,
– Alkoholabusus.

Symptome

M *Es gibt keine typischen Frühsymptome beim Magenkarzinom.*

Macht ein Magenkrebs Beschwerden, ist es oft für eine Heilung schon zu spät. Schmerzen beim Magenkarzinom sind die Ausnahme.

Die bei fortgeschrittenem Tumorwachstum auftretenden Symptome sind uncharakteristisch:
– Missempfindungen im Oberbauch,
– Druckgefühl,
– Appetitmangel,
– Widerwillen gegen Fleisch,
– Aufstoßen,
– Gewichtsabnahme,
– Blutung (selten),
– Stenose mit Erbrechen (Spätsymptom!).

Metastasierung. Die *direkte* Tumorausbreitung geschieht durch infiltratives Wachstum in die Nachbarorgane (Retroperitoneum, Netz, Milzhilus, Bauchdecke).

21

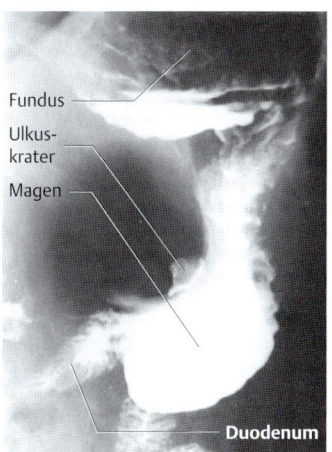
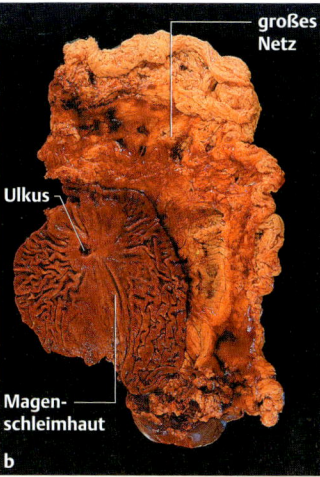

Fundus
Ulkus-krater
Magen
Duodenum

großes Netz
Ulkus
Magen-schleimhaut

a

b

Abb. 21.5 Ulcus ventriculi.
a Präoperative Röntgenaufnahme mit Ulkuskrater in der kleinen Kurvatur.
b Aufgeschnittenes Magenpräparat nach Gastrektomie mit dem Ulkus, das sich histologisch als Karzinom bestätigte.

Die *lymphogene* Ausbreitung erfolgt zunächst in die regionären Lymphknoten. Bei weiterer Ausbreitung sind typischerweise die supraklavikulären Lymphknoten über dem linken Schlüsselbein (sog. „Virchow-Drüse") befallen.

Die *hämatogene* Ausbreitung erfolgt, wie bei allen malignen Tumoren des Magen-Darm-Traktes, entsprechend dem venösen Abfluss über die Pfortader bevorzugt in die Leber.

Diagnostik

Beweisend für ein Karzinom ist nur die *Histologie*. Diese wird bei der Gastroskopie durch Probeexzision gewonnen. Zusätzliche präoperative Diagnostik zum Tumorstaging: *Endosonografie* zur Bestimmung der Tumorgröße (T-Kategorie), *Computertomografie* (Metastasen?), *Laparoskopie* zum Ausschluss einer Peritonealkarzinose (Inoperabilität).

Therapie

M *Die Behandlung des Magenkarzinoms ist grundsätzlich operativ. Eine Chemotherapie kann vor OP (neoadjuvant) und nach OP (adjuvant) bei Lymphknotenbefall die Überlebenszeit verlängern.*

Das Magenkarzinom wird fast immer so spät entdeckt, dass bereits Lymphknotenmetastasen vorliegen. Betreffen diese lediglich die regionären Lymphknoten (in unmittelbarer Nähe des Magens), so ist eine Heilung durch Operation mit Entfernung des Magens und seiner regionären Lymphknoten möglich. Ist jedoch ein Lymphknotenbefall einer entfernteren Region, z. B. „Virchow-Drüse", nachweisbar, ist der Tumor grundsätzlich nicht mehr komplett entfernbar.

Kurative Operation. Therapie der Wahl ist die totale Entfernung des Magens, die *Gastrektomie* (**Abb. 21.8**). Bei diesem Eingriff wird das große Netz grundsätzlich mit entfernt, um die häufig befallenen regionären Lymphknoten in diesem Bereich mit zu erfassen.

Palliative Operation. Handelt es sich um ein fortgeschrittenes Tumorwachstum mit Infiltration in die Nachbarorgane, ausgedehnter Lymphknotenmetastasierung oder Fernmetastasen (Leber), so ist eine Heilung nicht möglich. Macht der Primärtumor dem Patienten Beschwerden, so ist unter Umständen dennoch eine Operation indiziert, um die verbleibende Lebenszeit zu

erleichtern. So kann bei tumorbedingter Magenausgangsstenose die palliative *Gastroenterostomie (GE)* angezeigt sein.

W *Bei kleinen auf die Schleimhaut beschränkten Karzinomen (Frühkarzinom) scheint eine endoskopische Tumorentfernung genauso erfolgreich zu sein wie die offen-chirurgische Behandlung. Diese Erfahrungen kommen aus Japan, wo das Magenkarzinom viel häufiger ist als in Europa.*

B *Fallbeispiel Magenkarzinom:* Herr S. (69) aus Husum (Nordfriesland) fühlt sich in letzter Zeit nicht mehr so gut. Eigentlich hat er keine richtigen Schmerzen. Es ist eher ein dumpfer Druck im Oberbauch. Und er hat keinen Appetit mehr. Insbesondere Fleischgerichte kann er nicht mehr sehen. Ihm wird schon übel, wenn sie auf den Tisch kommen. Ja, an Gewicht hat er auch verloren. Und er fühlt sich total schlapp.
Die Anamnese stammt aus dem Jahre 1886. Den Kranken kennen Sie. Er hat den „Schimmelreiter" geschrieben. Unser Patient ist Theodor Storm (1817–1888), ein bedeutender Dichter. Er starb an einem Magenkarzinom. Kurz vor seinem Tode fasste er seine Beschwerden in einem Gedicht zusammen („Beginn des Endes"):

„Ein Punkt nur ist es, kaum ein Schmerz,
nur ein Gefühl empfunden eben;
und dennoch spricht es stets darein,
und dennoch stört es dich zu leben.
Wenn du es anderen klagen willst,
so kannst du´s nicht in Worte fassen.
Du sagst dir selber: "Es ist nichts!"
Und dennoch will es dich nicht lassen.
So seltsam fremd wird dir die Welt
und leis verlässt dich alles Hoffen,
bis du es endlich, endlich weißt,
dass dich des Todes Pfeil getroffen."

So wie Herrn Storm geht es vielen Patienten mit Magenkrebs. Die Beschwerden sind primär diskret und diffus. Vielleicht hätte man dem berühmten Dichter heute helfen können: Blutbilduntersuchung (Tumoranämie), Gastroskopie mit Biopsie (histologisch gesicherte Diagnose), Gastrektomie (operative Tumorentfernung).
Aber dieses Vorgehen war damals noch nicht möglich. Theodor Billroth hat zwar 7 Jahre vor Storms Tod in Wien die erste Magenresektion durchgeführt (1881), aber eine onkologisch orientierte Gastrektomie mit kurativer Zielsetzung war damals noch nicht möglich.

21.6 Operative Verfahren am Magen

Burkhard Paetz

21.6.1 Gastrotomie

D *Als Gastrotomie bezeichnet man die Schnitteröffnung des Magens.*

Die operative Gastrotomie wird vorgenommen, um ein blutendes Ulkus zu umstechen, einen gutartigen Tumor (Polyp) zu entfernen oder einen verschluckten Fremdkörper zu extrahieren. Der Magen wird dazu an der Vorderwand eröffnet und durch Naht wieder verschlossen.

21.6.2 Gastrostomie

D *Als Gastrostomie (äußere Magenfistel) bezeichnet man die Eröffnung des Magens, wobei die Öffnung als Magenfistel (Verbindung zwischen Magen und Körperoberfläche) erhalten bleibt.*

Die äußere Magenfistel wird heute als perkutane Sonde endoskopisch eingelegt (perkutane endoskopische Gastrostomie = PEG, s. Kap. 6.3).

P *PEG. Perkutane Sonden haben für den Patienten folgende Vorteile: Der Schluckakt wird nicht beeinträchtigt, die Irritationen und das Fremdkörpergefühl im Nasen-Rachen-Raum, die bei einer oralen oder nasalen Sondenlage entstehen, entfallen. Sie führen zu einer besseren Lebensqualität, da die perkutanen Sonden unter Kleidern verborgen werden können.*

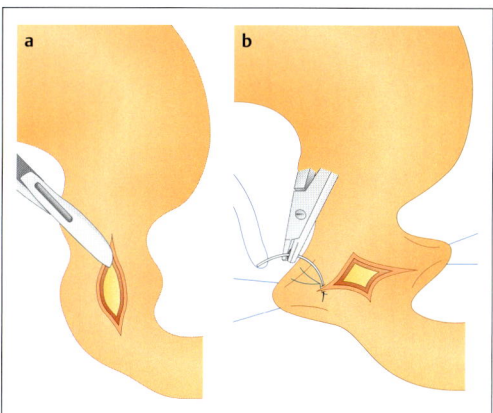

Abb. 21.6 Pyloroplastik. Erweiterung des Magenausgangs (inklusive der Schleimhaut).
a Durch Längseröffnung,
b und quere Vernähung.

21.6.3 Pyloroplastik

D *Als Pyloroplastik bezeichnet man die operative Erweiterung des Magenausgangs (Abb. 21.6).*

Bei funktionellen Entleerungsstörungen des Magens oder bei notwendiger Eröffnung des Magenausgangs zur Ulkusexzision oder Gefäßumstechung wird der Pylorus in Längsrichtung eröffnet und quer vernäht, um einer Stenosierung vorzubeugen (sog. Drainage-Operation). Im Vergleich: Bei der hypertrophen Pylorusstenose des Säuglings wird lediglich die Magenausgangsmuskulatur längsgespalten, *ohne* die Schleimhaut zu eröffnen (Abb. 21.1).

21.6.4 Gastroenterostomie

D *Als Gastroenterostomie (GE) bezeichnet man eine operativ geschaffene Verbindung zwischen Magen und Dünndarm (Abb. 14.4).*

Die GE dient als *palliative Umgehungsmaßnahme* bei einer sonst nicht zu behebenden Magenausgangsstenose, deren Ursache vorwiegend Karzinome sind. Eine Entfernung (Resektion) der Stenose bzw. des Tumors erfolgt nicht. Üblicherweise erfolgt eine vordere Gastroenterostomie. Eine hochgezogene Jejunumschlinge wird dabei mit der Magenvorderwand Seit-zu-Seit anastomosiert.

21.6.5 Billroth-I-Resektion

D *Als Billroth-I-Resektion (B I) bezeichnet man eine Magenresektion, bei der ⅔ des unteren Magenanteils, einschließlich Pylorus, entfernt werden. Zur Wiederherstellung des Speisewegs erfolgt eine Anastomose zwischen Magenstumpf und Duodenum (Gastroduodenostomie, Abb. 21.7 a).*

Ein umschriebener krankhafter Bezirk im Bereich des unteren Magens oder Bulbus duodeni (Ulkus, narbige Stenose) kann durch diese Technik entfernt werden. Der normale Passageweg vom Magen in das Duodenum bleibt erhalten.

W *Der Chirurg Theodor Billroth (1829–1894) hat 1881 in Wien die erste Magenresektion durchgeführt. Nach ihm sind die Verfahren der B-I- und B-II-Resektion benannt.*

21

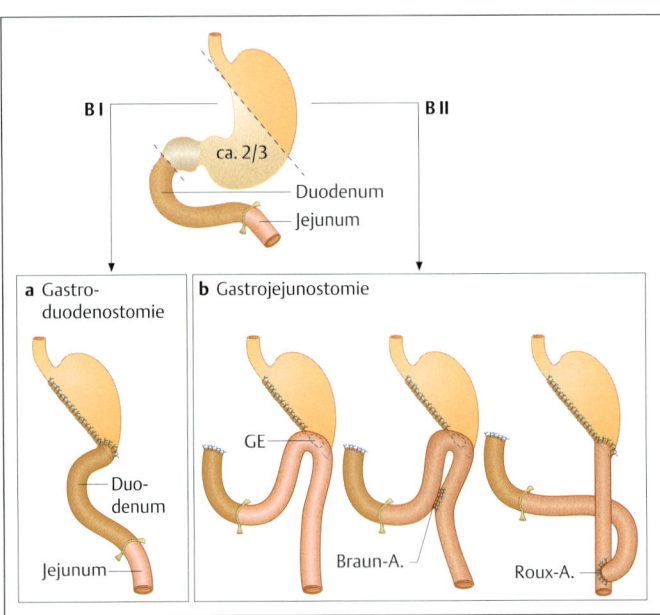

Abb. 21.7 Magenresektion nach Billroth.

a Beim B I wird der Magenrest mit dem Duodenum anastomosiert (Gastroduodenostomie).

b Beim B II wird der Magen mit einer Jejunumschlinge anastomosiert (Gastrojejunostomie). Die Verbindung erfolgt als einfache GE (links im Bild), besser aber mit zusätzlicher Braun-Anastomose (Mitte) oder über eine Roux-Anastomose (rechts).

21.6.6 Billroth-II-Resektion

D *Als Billroth-II-Resektion (B II) bezeichnet man eine Zweidrittelresektion des Magens (wie B I). Der Magenstumpf wird aber nicht wie beim B I mit dem Duodenum, sondern mit dem Jejunum anastomosiert (Gastrojejunostomie,* **Abb. 21.7 b***).*

Im Gegensatz zum B-I-Magen wird der normale Passageweg zwischen Magen und Zwölffingerdarm unterbrochen. Der proximale Anteil des Duodenums (Duodenalstumpf) wird blind verschlossen. Die Speisewegskontinuität wird durch eine Anastomose zwischen Magenstumpf und hochgezogener Jejunumschlinge hergestellt. Mehrere chirurgische Verfahren sind für diese Anastomose möglich.

M *Als es noch keine wirksamen Medikamente zur Säurehemmung gab, hatten die Magenresektionen nach Billroth einen großen Stellenwert in der chirurgischen Behandlung der Ulkuskrankheit. Heute sind die B-I- und B-II-Resektion sehr seltene Operationen, werden in Prüfungen aber noch gefragt.*

21.6.7 Kardiaresektion

D *Als Kardiaresektion bezeichnet man die Entfernung des Mageneingangs.*

Bei Ulzera oder kleinen Karzinomen des Mageneinganges wird lediglich der obere Magenanteil entfernt. Die Kontinuitätswiederherstellung erfolgt durch Anasto-

mose zwischen unterer Speiseröhre und Magenrest (*Ösophagogastrostomie*) meistens im Bereich des Magenantrums (*Ösophagoantrostomie*). Manchmal muss zusätzlich zur Bauchhöhle auch die Brusthöhle eröffnet werden, um die Resektion und Anastomose am unteren Ösophagus ausführen zu können. Es handelt sich dann um einen Zwei-Höhlen-Eingriff, eine *abdominothorakale Kardiaresektion*.

21.6.8 Gastrektomie

D *Als Gastrektomie bezeichnet man die Entfernung des gesamten Magens.*

Die Totalentfernung des Magens einschließlich des großen Netzes wird beim Magenkarzinom vorgenommen.

Verschiedene Möglichkeiten zur Wiederherstellung der Speisewegskontinuität stehen zur Verfügung:

– Das Duodenum wird wie bei der B-II-Resektion aus der Passage ausgeschaltet und der Duodenalstumpf verschlossen. Zur Kontinuitätswiederherstellung erfolgt eine Anastomose zwischen Ösophagus und Jejunum (*Ösophagojejunostomie,* **Abb. 21.8 a**). Dabei kann eine Art Ersatzmagen („Pouch", engl.: Beutel) aus Jejunum gebildet werden. Der Jejunumersatzmagen (**Abb. 21.8 b**) hat eine gewisse Reservoirfunktion und stellt heute das bevorzugte Rekonstruktionsverfahren nach Gastrektomie dar.

– Zwischen unterem Ösophagusende und Duodenum wird ein Stück Darm (Interponat) zur Defektüberbrückung eingenäht (Interposition, **Abb. 21.8 c**). Dieses

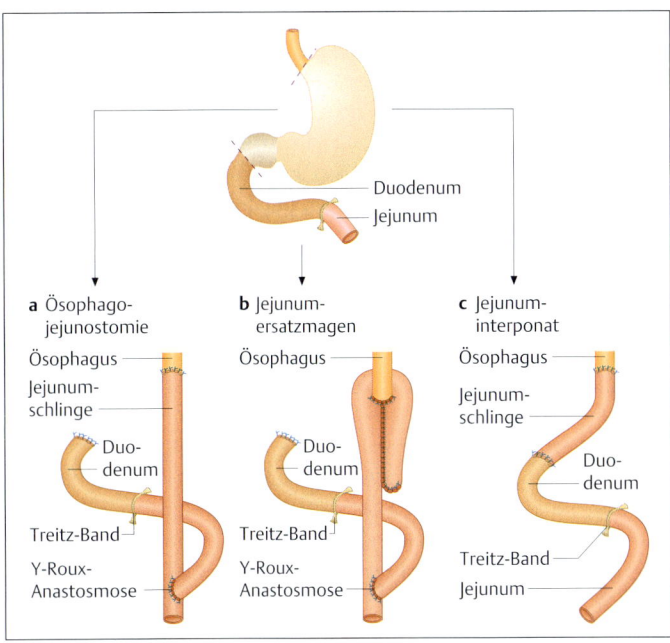

Abb. 21.8 Gastrektomie.
a Nachdem der Magen entfernt ist, wird eine Jejunumschlinge zum Ösophagus hochgezogen (Ösophagojejunostomie).
b Funktionell am besten geeignet ist die Dopplung des Dünndarmes zu einem Jejunumersatzmagen (Pouch).
c Das einfache Einsetzen eines gestielten Dünndarmsegments zwischen Ösophagus und Duodenum heißt Jejunuminterposition (OP nach Longmire).

kann aus Dünndarm (Jejunum) oder Dickdarm bestehen.

> **(M)** *Die Gastrektomie wegen Karzinom ist heute häufiger als die Magenresektionen nach Billroth.*

21.6.9 Vagotomie

> **(D)** *Als Vagotomie bezeichnet man die operative Durchtrennung der Nervenäste des N. vagus zur Reduktion der Magensäure.*

> **(W)** *Der N. vagus ist der 10. Hirnnerv und gehört zum parasympathischen Nervensystem. Im Bereich des Magens ist er wesentlich für die Salzsäureproduktion und die muskuläre Austreibungskraft des Magens (Peristaltik) verantwortlich.*

Die Indikation zur Vagotomie ist durch die Erfolge der medikamentösen Säurehemmung (Protonenpumpeninhibitoren = PPI) sehr selten geworden.

21.6.10 Gastric-Banding

> **(D)** *Als Gastric-Banding bezeichnet man die Einengung des Magens mit einem Kunststoffband zur Behandlung der pathologischen Adipositas.*

Das individuell adjustierbare Magenband wird laparoskopisch (minimal-invasiv) eingebracht (**Abb. 21.9**). Trotz nennenswerter Komplikationen (Magenslipping,

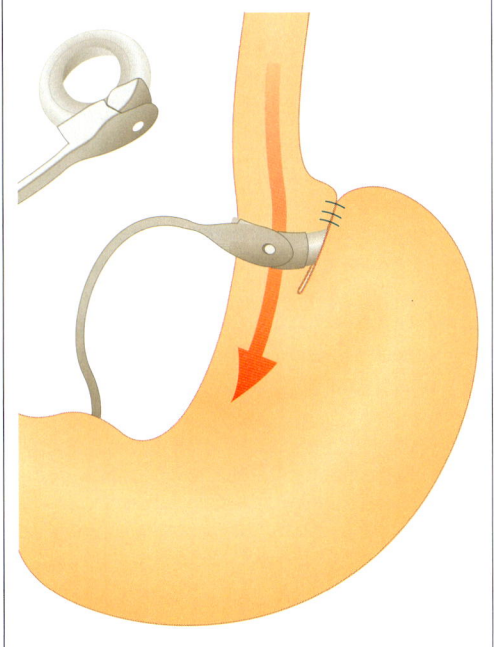

Abb. 21.9 Gastric-Banding. Das Magenband wird um den Mageneingang gelegt und soll krankhaftes Übergewicht beseitigen.

Pouchdilatation, Magenbandpenetration) erfreut sich der Eingriff in westlichen Ländern zunehmender Beliebtheit.

M *Die Indikation für ein Magenband sollte sehr restriktiv gestellt werden. Keinesfalls ist das Gastric-Banding eine Alternative zu ausgewogener Ernährung und körperlicher Aktivität.*

W *Konkurrierende Operationsverfahren am Magen zur Behandlung der morbiden Adipositas sind die Magenplastik und der Magenbypass.*

21.6.11 Folgezustände nach Magenoperationen

Als Spätfolge nach Magenresektionen gibt es gelegentlich uncharakteristische Verdauungsstörungen, die durch den „verkleinerten" Magen bedingt sein können: Druck- und Völlegefühl nach der Mahlzeit und Appetitmangel.

P *Ernährung. Wichtig ist es deshalb, den magenresezierten Patienten eine gesunde Ernährung mit mehreren kleinen, über den Tag verteilten Mahlzeiten anzubieten.*

Einige spezielle Folgezustände nach Magenoperationen sind definiert.

Dumping-Syndrom
Unter einem Dumping-Syndrom versteht man die beschleunigte Entleerung (Sturzentleerung) des Magens nach B-II-Resektion (dump, engl.: hineinplumpsen). Pathogenetisch spielt der kleine Magenrest und der fehlende Magenpförtner eine Rolle. Die Speise gelangt verfrüht in die abführende Jejunumschlinge, besonders bei einer weiten Anastomose. Folge ist eine unzureichende Verdauung speziell bei kohlenhydratreicher Mahlzeit.

M *Die Beschwerden mit Schweißausbruch, Blässe, Übelkeit, Kollaps und Blutzuckerschwankungen können schon ca. 30 Minuten nach dem Essen auftreten (Früh-Dumping) oder erst 2–3 Stunden nach der Mahlzeit (Spät-Dumping = postalimentäres Spätsyndrom).*

Therapie
P *Ernährung. Die Therapie besteht aus häufigen, kleinen, eiweißreichen Mahlzeiten und der Vermeidung von Kohlenhydraten.*

In schweren Fällen erfolgt eine operative Korrektur (Umwandlung des B-II-Magens in einen B-I-Magen, evtl. mit Interposition einer Jejunumschlinge).

Syndrom der zuführenden Schlinge
Unter dem Syndrom der zuführenden Schlinge versteht man die Ansammlung von Speiseresten und/oder Galle- und Pankreassekret mit bakterieller Besiedlung in der zuführenden Dünndarmschlinge nach B-II-Resektion (**Abb. 21.10**). Der zuführende Dünndarmschenkel (blind verschlossenes Duodenum) weitet sich aus und verursacht ein Völlegefühl im rechten Oberbauch (*Blindsacksyndrom*).

Therapie
Die Therapie erfolgt operativ durch die Umwandlung des B-II-Magens in einen B-I-Magen.

Syndrom der abführenden Schlinge.
Unter dem Syndrom der abführenden Schlinge versteht man eine Einengung des Dünndarms unterhalb der Magenoperation nach B-II-OP oder Gastrektomie. Die Stenose ist mechanisch bedingt durch Verwachsungen (Adhäsionen, Narben) oder Abknickung. Folge ist ein hoher Ileus mit Erbrechen.

Therapie
Zur Beseitigung des mechanischen Abflusshindernisses ist eine erneute Operation notwendig, bei der die Verwachsungen oder Knickbildungen beseitigt werden.

Agastrisches Syndrom
Nach ausgedehnten Magenresektionen, besonders nach totaler Magenentfernung (Gastrektomie), können sich durch Fehlen der Magenfermente und des Magensaftes Störungen der Verdauung (*Maldigestionssyndrom*) und

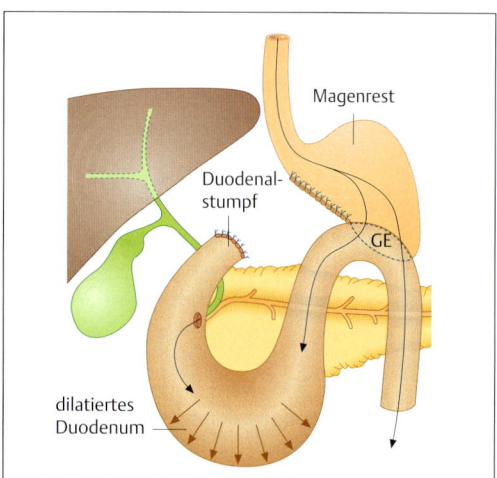

Abb. 21.10 Syndrom der zuführenden Schlinge beim B-II-Magen. Speisereste und/oder Galle- und Pankreassekret werden nicht in der vom Magen abführenden Schlinge weitertransportiert, sondern sammeln sich in der zuführenden Schlinge an.

21

der Speiseresorption *(Malresorptionssyndrom)* mit entsprechenden Folgezuständen ausbilden: Gewichtsabnahme, Vitaminmangelsyndrom.

 Alle gastrektomierten Patienten müssen mit dem Vitamin B_{12} substituiert werden.

W Das Vitamin B_{12} ist für die Reifung der Erythrozyten notwendig. Sein Mangel führt zum Krankheitsbild der perniziösen Anämie.

Das normalerweise mit der Nahrung aufgenommene Vitamin B_{12} (Extrinsic factor) kann im Dünndarm nur resorbiert werden, wenn eine spezielle, in der Magenschleimhaut gebildete Substanz (Intrinsic factor) vorhanden ist. Bei Gastrektomierten fehlt der Intrinsic factor. Die Vitamin-B_{12}-Substitution muss deshalb parenteral (unter Umgehung des Magen-Darm-Kanals) erfolgen. Üblicherweise wird eine Ampulle Vitamin B_{12} (Cytobion) etwa alle 3 Monate intramuskulär verabreicht.

P 21.7 Pflege von Menschen mit Magen-OP

Christiane Becker

Die operative Teil- oder Totalresektion des Magens beeinträchtigen den Patienten in seiner weiteren Lebensführung, insbesondere aufgrund der zum Teil sehr einschneidenden Folgezustände. Einschränkungen bei der Nahrungsaufnahme und Abnahme der Belastbarkeit sowie die schlechte Prognose eines Magenkarzinoms führen nicht selten zum sozialen Rückzug des Patienten. Neben der allgemeinen prä- und postoperativen Pflege gehört es zu den Aufgaben der Pflegenden, eine individuell abgestimmte Beratung einige Tage vor der Entlassung anzubieten.

21.7.1 Präoperative Pflege

Neben den allgemein notwendigen präoperativen Maßnahmen sind speziell vor einer Magenoperation folgende Maßnahmen zu berücksichtigen:
- Der Nahrungsabbau beginnt am Tag vor der Operation. Morgens erhält der Patient leichte Kost zum Frühstück, ab mittags ist nur noch flüssige Kost (Suppe, Tee) gestattet.
- Am Vortag der Operation erhält der Patient in manchen Kliniken einen Reinigungseinlauf, je nach Arztanordnung zusätzlich auch ein orales Abführmittel.
- Die Rasur erfolgt von der Axillarlinie bis einschließlich Schambehaarung. Wichtig ist eine sorgfältige Säuberung des Bauchnabels (**Abb. 21.11**).
- Sinnvoll ist das präoperative Einüben der En-bloc-Mobilisation (**Abb. 21.12**) und des postoperativen Atemtrainings zur Pneumonieprophylaxe.

21.7.2 Postoperative Pflege

Wurde eine Gastrektomie mit Resektion umliegender Organe durchgeführt, wird der Patient in den ersten Tagen auf der Intensivstation betreut. Folgende Schwerpunkte sind bei der Pflege des Patienten zu berücksichtigen:

Lagerung

Die Lagerung soll eine Entspannung der Bauchdecke und damit Schonung des Operationsgebietes erreichen (**Abb. 21.13**). Deshalb lagert man den Patienten mit leicht erhöhtem Oberkörper (ca. 30°) und angewinkelten Knien. Patienten, bei denen eine Gastrektomie durchgeführt wurde, benötigen in der ersten postoperativen Phase eine Spezialmatratze zur Dekubitusprophylaxe, wenn eine Frühmobilisation nicht möglich ist. Nach einer Teilresektion des Magens können die meisten Patienten am Abend des OP-Tages bzw. am 1. postoperativen Tag mobilisiert werden.

Drainagen/ Wundbehandlung

Das über die Zieldrainagen abgeleitete Sekret ist auf Menge und Aussehen zu beobachten. Beobachtungen wie Blutbeimengungen, Zunahme des Sekrets, plötzli-

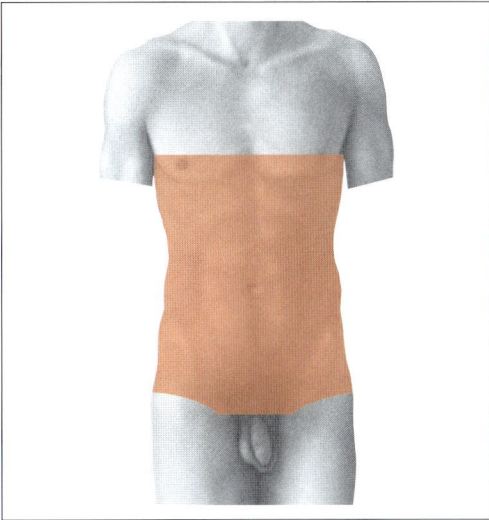

Abb. 21.11 Rasurschema bei Operationen im Abdomen.
Der farbig hervorgehobene Bereich zeigt an, wie weit die Haut bei Magenoperationen zu rasieren ist.

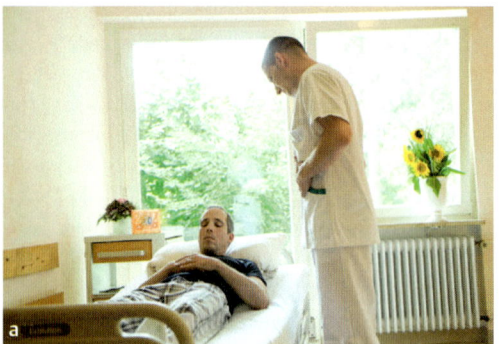

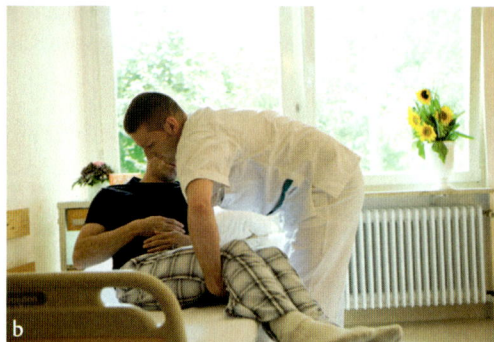

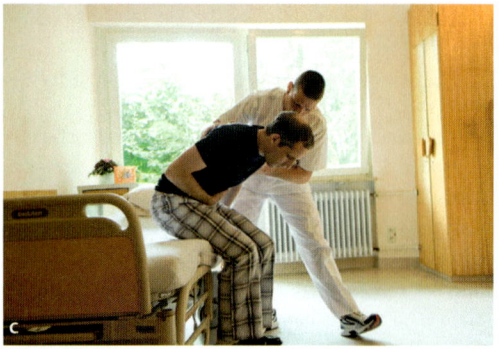

Abb. 21.12 Einüben der En-bloc-Mobilisation. Wird das postoperative Aufstehen präoperativ geübt, ist es postoperativ sofort anwendbar.
a Der Patient nimmt den Kopf auf die Brust, legt beide Hände flach auf den Bauch und hält die Bauchmuskulatur völlig entspannt.
b Der Pflegende richtet den Oberkörper des Patienten auf und schiebt dessen Beine über den Bettrand. Beim Sitzen am Bettrand behält der Patient seine Hände weiter auf dem Bauch.
c Der Patient richtet sich nun gerade auf und kommt ohne den Einsatz der Hände und Arme in den Stand. Beim Stehen und Laufen bleiben die Hände des Patienten auf dem Bauch.

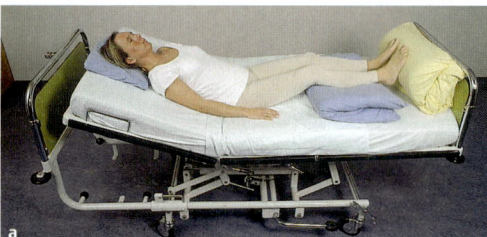

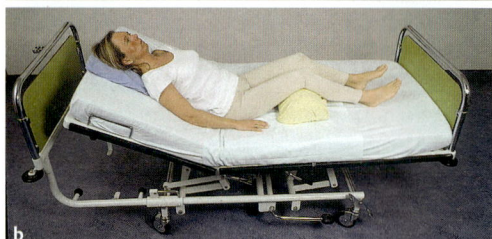

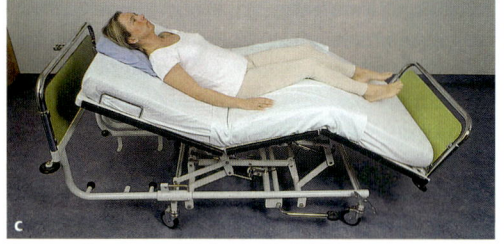

◄ **Abb. 21.13 Lagerung zur Bauchdeckenentspannung.** Die Bauchdeckenentspannung kann durch unterschiedliche Lagerungsmethoden erreicht werden. Generell wird der Oberkörper leicht hoch gelagert und die Knie angewinkelt.
a Kombinierte Lagerung: Die Unterschenkel werden mittels Lagerungskissen unterpolstert. Dies führt zur leichten Knieanwinkelung. Die Fersen sind zur Dekubitusprophylaxe frei gelagert. Ein Lagerungskissen am Fußende dient der Spitzfußprophylaxe.
b Einfache Lagerung: Mit einer Knierolle kann schnell und ohne großen Aufwand bauchdeckenentspannend gelagert werden.
c Einfache Lagerung: Die Knieanwinkelung wird über ein verstellbares Fußteil erreicht.

tungen hin. Liegen keine Komplikationen vor, werden die Zieldrainagen am 4.–5. postoperativen Tag vom Arzt gekürzt und am 8.–10. postoperativen Tag entfernt. Zum Nachweis der Anastomosendichtigkeit wird meistens ein Gastrografinschluck durchgeführt. Die Fäden werden ab dem 10. postoperativen Tag entfernt.

Magensonde

Die intraoperativ eingelegte Magensonde dient der Ableitung von Sekret und damit der Entlastung der Anastomosen. Nach einer Gastrektomie erfüllt die Magensonde auch die Funktion einer Schiene im Bereich der Anastomose zwischen Ösophagus und Jejunum.

ches Trübwerden des Sekrets sind sofort dem Arzt zu melden, denn diese Veränderungen deuten auf Komplikationen, wie Anastomoseninsuffizienz und Nachblu-

 An der im OP gut fixierten Sonde darf keinesfalls manipuliert werden. Ist die Sonde versehentlich

21

herausgerutscht, darf sie nicht wieder vorgeschoben oder gar neu gelegt werden, denn dadurch könnte die Anastomose perforieren. Stattdessen ist sofort der Arzt zu informieren.

Die Pflegenden beobachten das austretende Sekret auf Menge, Farbe, Geruch und Beimengungen. Diese Beobachtungen werden täglich protokolliert, dokumentiert und in die Flüssigkeitsbilanz einbezogen. Eine spezielle Nasenpflege ist einmal täglich durchzuführen, in dem Zusammenhang wird auch auf eine sichere Fixierung der Sonde geachtet. Nach Einsetzen der Darmtätigkeit und Nachweis der Anastomosendichtigkeit mittels Gastrografinschluck (nach Magenteilresektion üblicherweise am 3.–5. postoperativen Tag, nach Gastrektomie am 5.–7. postoperativen Tag) wird die Sonde entfernt.

Ernährung

Bis zum Beginn des Kostaufbaus wird der Patient parenteral ernährt. In Abhängigkeit von der Operationsart (nach Magenresektion am 4.–5. Tag und nach Gastrektomie meist ab 6.–7. Tag) darf der Patient (ggf. nach Gastrografinschluck) zunächst schluckweise Tee trinken. Die Flüssigkeitszufuhr wird am nächsten Tag gesteigert, am dritten Tag des Kostaufbaus erhält der Patient zusätzlich Zwieback und Haferschleim. Bei guter Verträglichkeit und einem komplikationslosen Verlauf erfolgt ein weiterer Nahrungsaufbau nach dem in der Klinik üblichen Schema. Nach 2 Wochen können auch gastrektomierte Patienten i.d.R. leichte Kost zu sich nehmen, allerdings ist dabei auf eine Verteilung der Nahrung auf 6–8 kleine Mahlzeiten zu achten.

21.7.3 Gesundheitsberatung

Bevor der Patient aus der Klinik entlassen wird, ist eine ausführliche Beratung anzubieten, evtl. gemeinsam mit einer Diätassistentin. Diese sollte an die individuelle Situation des Patienten und seiner Angehörigen angepasst sein. Unterstützend sollten dem Patienten Informationsmaterial sowie Hinweise zu Selbsthilfegruppen gegeben werden.

M *Eine Gastrektomie bedeutet einschneidende organische und physiologische Veränderungen und bei jedem Betroffenen unterschiedliche Ernährungsprobleme. Nach einer Magenteilresektion sind die Auswirkungen auf die Ernährung im Vergleich zur Totalresektion weniger stark ausgeprägt.*

Die Ernährungsempfehlungen sind flexibel zu handhaben und sollten auf die individuelle Situation abgestimmt werden. Dazu empfiehlt es sich, ein Ernährungs-

tagebuch oder ein Beschwerdeprotokoll zu führen. So kann der Patient individuelle Unverträglichkeiten herausfinden. Das Hauptproblem vieler Patienten mit Gastrektomie ist die ungewollte Gewichtsabnahme. Folgende Empfehlungen haben sich bewährt:

– Essen „nach der Uhr": Häufig ist zu beobachten, dass die Betroffenen kein Hungergefühl mehr entwickeln. Deshalb ist Essen nach einem festen Zeitplan günstig.
– Viele kleine Mahlzeiten: Da nach einer Gastrektomie die Reservoir-Funktion des Magens fehlt, werden nur noch kleine Mahlzeiten vertragen. Daher die Nahrungsmenge auf 6–10 kleine Portionen über den Tag verteilen.
– Langsam essen und gründlich kauen: Grober Speisebrei führt zu Unwohlsein und fördert eine Fehlverdauung. Langsames Essen kann eine akute Überdehnung des Dünndarms vermeiden. Wird die Nahrung gut mit Speichel vermischt, kann bereits die Amylase (Ptyalin) im Speichel stärkespaltend wirken.
– Zu kalte oder zu heiße Speisen meiden: Bisher hat der Magen Speisen und Getränke auf Körpertemperatur gebracht. Zu kalte oder heiße Speisen reizen den Darm und führen zu Unwohlsein und Durchfall.
– Ballaststoffreiche Lebensmittel meiden: Da nur kleine Mengen verzehrt werden können, sollte die Nahrung einen hohen Energiegehalt aufweisen. Ballaststoffreiche Nahrungsmittel füllen den Ersatzmagen ohne ausreichende Energiezufuhr schnell auf. Sie verursachen häufig Völlegefühl und Blähungen, die bei einer starken Dehnung zu Schmerzen führen.
– In kleinen Schlucken trinken: Meist sind 1,5 l/Tag Trinkflüssigkeit ausreichend, es sei denn, es besteht Durchfall oder Fieber. Geeignet sind Mineralwasser ohne Kohlensäure, Kräuter- oder Früchtetee und schwacher schwarzer Tee. Die Getränke sollten nicht zu den Mahlzeiten getrunken werden, sondern 15 Minuten vorher und spätestens 30 Minuten nachher.
– Verdauung medikamentös unterstützen: Nach einer totalen Gastrektomie bestehen häufig auch Einschränkungen der Funktion der Bauchspeicheldrüse. Dann müssen zusätzlich zu jeder Mahlzeit Pankreasenzyme (z.B. Kreon Granulat) eingenommen werden, um dem drohenden Gewichtsverlust entgegenzuwirken.
– MCT-Fette bevorzugen: Fette mit einem hohen Gehalt an mittelkettigen Fettsäuren, die vom Dünndarm besonders gut aufgenommen werden, eignen sich gut zur Gewichtssteigerung insbesondere bei deutlich gestörter Fettverdauung (Fettstühle). Diese Fette sind als Diätmargarine und Speiseöl im Handel erhältlich. Die Zufuhr von MCT-Fetten sollte langsam gesteigert werden.

21

– Vitamin B$_{12}$ substituieren: Nach einer Gastrektomie kommt es durch das Fehlen des Intrinsic factor zu einem Vitamin-B$_{12}$-Mangel. Deshalb muss Vitamin B$_{12}$ in Abständen von 4–12 Wochen i. m. (z. B. Cytobion) verabreicht werden. Nur so kann eine perniziöse Anämie verhindert werden.
– Nach dem Essen nicht hinlegen: Um einen Reflux zu vermeiden, sollte sich der Betroffene nach der Nahrungsaufnahme nicht flach hinlegen, sondern in Oberkörperhochlagerung ruhen (ca. 45°).
– Alkohol meiden, nicht rauchen.

21.7.4 Spezielle postoperative Syndrome

D *Beim **Dumping-Syndrom** liegt eine Kombination verschiedener Beschwerden im Magen-Darm-Trakt und im Kreislaufsystem vor. Unterschieden wird das Frühdumping, welches direkt nach der Mahlzeit auftritt vom Spätdumping, das sich 1–3 Stunden nach der Nahrungsaufnahme bemerkbar macht.*

Frühdumping

Die Nahrung, insbesondere flüssige Kost passiert den Ersatz- bzw. Restmagen schnell und gelangt ins Jejunum. Osmotisch bedingt strömt nun Flüssigkeit aus den Blutgefäßen ins Darmlumen mit der Folge eines Volumenmangels im Gefäßsystem. Zunächst leidet der Patient unter Übelkeit, kurz darauf kommt es zu Blutdruckabfall, Kaltschweißigkeit, Tachykardie und Kollapsneigung.

W *Der Betroffene kann einem Frühdumping entgegenwirken, indem er die Mahlzeiten über den Tag verteilt, auf osmotisch wirksame Lebensmittel wie salzige oder zuckerreiche Speisen verzichtet und erst 30–45 Minuten nach der Mahlzeit Flüssigkeit zuführt.*

Spätdumping

Aufgrund der schnellen Füllung des Dünndarms kommt es zu einer erhöhten Insulinfreisetzung. 1–3 Stunden später entwickelt sich eine Hypoglykämie mit Unruhe, Zittern, Schwäche und Heißhunger. Es kann ein hypoglykämischer Schock auftreten.

W *Zur Vorbeugung eines Spätdumping sollte der Patient schnell resorbierbare Kohlenhydrate meiden und keine reinen Kohlenhydratmahlzeiten zu sich nehmen. Das Mitführen von Traubenzucker zur Therapie einer Hypoglykämie ist zu empfehlen.*

Laktoseintoleranz

Bei einem zu schnellen Transport des Speisebreis kommt es zu einer unvollständigen Aufspaltung des Milchzuckers. Der Milchzucker verursacht in tieferen Darmabschnitten Beschwerden wie Blähungen, Durchfall und Schmerzen.

W *Produkte, die einen hohen Laktosegehalt aufweisen (Milchprodukte) sollten gemieden werden. Als Nebeneffekt kommt es dadurch zu einer verringerten Kalziumzufuhr, wodurch das Auftreten einer Osteoporose begünstigt werden kann. Dann sollten Kalziumpräparate verordnet werden.*

Syndrom der zuführenden Schlinge

Nahrungsreste und Verdauungssekrete sammeln sich beim B-II-Magen in der blind verschlossenen Schlinge und werden bakteriell besiedelt. Die Patienten leiden unter Druckgefühl im Oberbauch, welches nach Erbrechen nachlässt, sowie unter Durchfällen.

Syndrom der abführenden Schlinge

Eine Abflussbehinderung in der abführenden Schlinge führt zu massivem Erbrechen von Flüssigkeit, Galle und Nahrung. Zur Beseitigung des Abflusshindernisses (meist Narbenstränge) ist meist eine erneute Operation notwendig.

W *Nach einer Gastrektomie erschwert die Notwendigkeit häufiger Mahlzeiten unabhängig von den üblichen Pausenzeiten in den Betrieben oder im Büro oft die Aufnahme der vorher praktizierten beruflichen Tätigkeit. Ist die Tätigkeit mit einem hohen Maß an körperlicher Anstrengung verbunden, ist bei einem gastrektomierten Patienten unter Umständen eine Umschulung notwendig.*

21

22 Darm

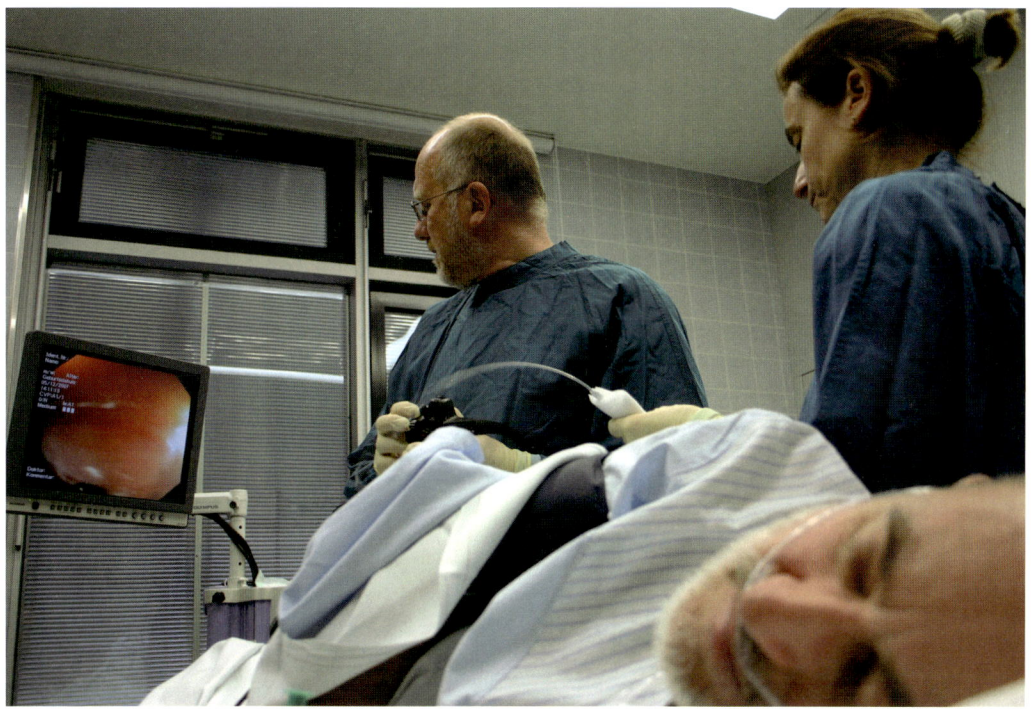

22

22.1 Untersuchungsmethoden

Burkhard Paetz

Klinische Befunde

Neben der rektal-digitalen Untersuchung sind anamnestische Daten wie Obstipation, Diarrhö und Meteorismus (Blähbauch) sowie Blut im Stuhl (griech. Meläna) richtungweisende Befunde.

M *Chemische Veränderungen des Blutfarbstoffes während der Darmpassage können den Stuhl schwarz erscheinen lassen (Teerstuhl), was ein Hinweis auf eine höher gelegene Blutungsquelle, z. B. im Magen, ist.*

Spezielle Diagnostik

Mit der Endoskopie kann man den Dünndarm von oben lediglich bis zum Duodenum einsehen *(Gastroduodeno-*

skopie). Von distal lässt sich der gesamte Dickdarm spiegeln *(Koloskopie).* Der dazwischen liegende Dünndarmabschnitt (Jejunum und Ileum) kann mit den herkömmlichen Endoskopen nicht erreicht werden. Es gibt für diesen Darmabschnitt zwar Methoden (sehr aufwändige Spezialendoskope oder die Kapselendoskopie), die aber noch nicht sehr verbreitet sind.

Röntgenologisch lässt sich der gesamte Dünndarm durch orale Kontrastmittelapplikation darstellen *(MDP mit Verfolgung).* Für die Röntgendarstellung des Dickdarms wird das Kontrastmittel transanal eingeführt *(Kolon-KE). CT* und *NMR* lösen die klassischen radiologischen Untersuchungsverfahren zunehmend ab.

Auf transanalem Wege lässt sich mit Ultraschall die Ausdehnung von Rektumtumoren beurteilen *(Endoso-*

nografie). Diese Untersuchung ist für die Frage wichtig, ob das Rektum reseziert (ohne Anus praeter) oder exstirpiert werden muss (mit Anus praeter). Die Einführung eines druckmessenden Ballons in den Schließmuskel erlaubt eine funktionelle Druckmessung des Sphink-

terapparates *(Sphinktermanometrie)*, was vor einer ileoanalen Pouch-Operation von Bedeutung ist.

Der *fäkale okkulte Bluttest* (FOBT) mit seinen speziellen Teststreifen erfasst minimale, nicht sichtbare („versteckte") Blutbeimengungen im Stuhl und wird im Rahmen der Krebsvorsorge eingesetzt.

22.2   Fehlbildungen

Burkhard Paetz

Häufig ist das *Duodenaldivertikel,* das als Zufallsbefund entdeckt wird und normalerweise keinen Krankheitswert besitzt.

Lageanomalien des Darms können durch embryonale *Malrotation* bedingt sein. Sie bedürfen nur bei Komplikationen (z. B. Ileus) einer Behandlung.

22.2.1 Analatresie

Ⓓ *Eine Analatresie ist ein angeborener Verschluss der Analöffnung (Atresie = Fehlen einer natürlichen Körperöffnung).*

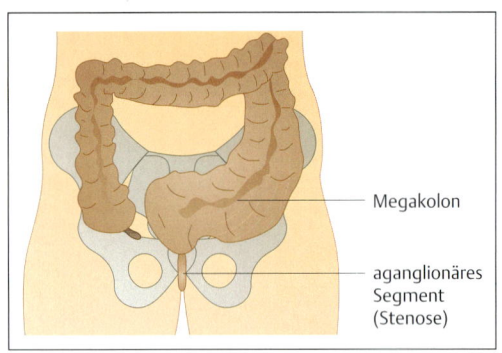

Diagnostik und Therapie
Beim Neugeborenen ist kein After sichtbar.

Zur Verhinderung eines Ileus ist die sofortige notfallmäßige Operation des Neugeborenen erforderlich. Oft lässt sich der natürliche Ausgang eröffnen, ansonsten muss ein Anus praeter angelegt werden.

22.2.2 Morbus Hirschsprung

Ⓓ *Als Morbus Hirschsprung bezeichnet man eine angeborene kurzstreckige Rektumstenose (***Abb. 22.1***, Hirschsprung: dänischer Arzt, 1830–1916). Der Dickdarm ist vor der Verengung krankhaft erweitert (Megakolon).*

Ursache
In dem enggestellten Rektumabschnitt fehlt das Nervengeflecht, das die normale Peristaltik regelt (aganglionäres Segment).

Symptome und Therapie
Proximal der Stenose staut sich der Dickdarm monströs auf (Megakolon, **Abb. 22.1** u. **Abb. 22.2**).

Die Behandlung erfolgt durch Resektion der Stenose. Bei starker Dilatation des Darms wird vorübergehend ein Anus praeter geschaffen und das enge Segment nach Normalisierung des Darmlumens reseziert.

Megakolon

aganglionäres Segment (Stenose)

Abb. 22.1 Morbus Hirschsprung. Angeborenes Megakolon.

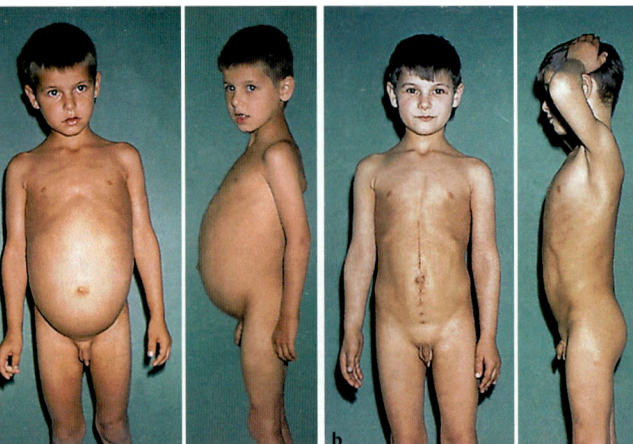

Abb. 22.2 Morbus Hirschsprung.
a Präoperative Auftreibung des Abdomens durch den dilatierten Dickdarm.
b Postoperativer Befund (derselbe Patient).

22

22.2.3 Invagination

D *Als Invagination bezeichnet man die teleskopartige Einstülpung eines Darmabschnittes in einen anderen. Sie kommt fast nur bei Kleinkindern vor.*

Ursache
Voraussetzung ist eine abnorme Beweglichkeit der Darmschlingen. Störungen der Peristaltik (Diarrhö, Abführmittel) begünstigen das Auftreten einer Invagination. Fast immer ist das terminale Ileum in das Zäkum und Colon ascendens eingeschoben (**Abb. 22.3**).

Symptome
Folge der Invagination ist eine Drosselung der Durchblutung im invaginierten Bereich, was ein Stauungsödem der Darmwand mit Blutaustritt in das Darmlumen verursacht.

M *Betroffen sind fast ausschließlich Säuglinge und Kinder bis zu 2 Jahren. Die Symptomatik beginnt dramatisch aus voller Gesundheit mit Erbrechen und heftigsten Leibschmerzen.*

Nach kurzfristiger Linderung entwickelt sich dann ein mechanischer Ileus. Häufig wird etwas blutiger Stuhl abgesetzt, der auch durch rektal-digitale Untersuchung erkannt werden kann.

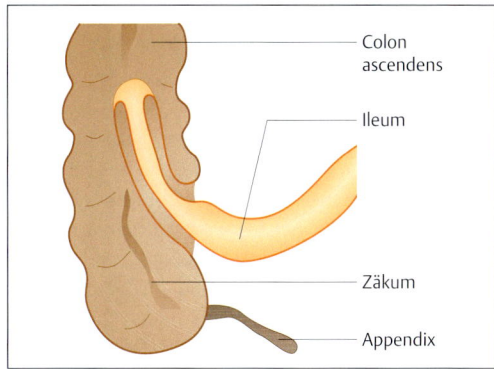

Abb. 22.3 Invagination. Das terminale Ileum ist in den aufsteigenden Dickdarm eingestülpt.

Diagnostik und Therapie
Nach orientierender Sonografie wird ein Kolon-Kontrasteinlauf (Kolon-KE) durchgeführt, der oftmals als endgültige Therapie wirkt. Bei der Untersuchung kommt es zur Druckerhöhung im Dickdarm, wobei das Invaginat häufig vollkommen zurückgedrängt werden kann *(Reposition)*. Hat der Kolon-KE keinen Erfolg, muss das Kind sofort operiert werden. Die Reposition erfolgt dann manuell durch den Chirurgen, bei stärkerer Ischämie muss der betroffene Darmabschnitt reseziert werden.

22.3 Entzündliche Erkrankungen
Burkhard Paetz

D *Eine Entzündung des Dünndarms wird als Enteritis, des Dickdarms als Kolitis und des Enddarms als Proktitis bezeichnet. Häufig sind mehrere Darmabschnitte befallen, so z. B. bei der Enterokolitis (Dünn- und Dickdarm).*

Eine Vielzahl von Krankheitsbildern ist beschrieben, die zum Teil durch definierte Erreger ausgelöst werden (z. B. Typhus, Amöbenruhr), teils als Begleitmanifestation generalisierter Virusinfekte ("grippaler Infekt") auftreten. Neben uncharakteristischen Entzündungszeichen (Fieber, Leukozytose, CRP-Erhöhung) sind Erbrechen, Durchfall und krampfartige Leibschmerzen typische Symptome. Hier sind nur die chirurgisch wichtigsten Entzündungen dargestellt.

22.3.1 Appendizitis

D *Eine Appendizitis ist eine Entzündung des Wurmfortsatzes (Appendix). In Laienkreisen* fälschlich als "Blinddarmentzündung" bezeichnet (Blinddarm = Zäkum).

Ursache
Wichtigster pathogenetischer Faktor ist die mechanische Obstruktion des Appendixlumens durch einen Kotstein (verhärteter Stuhlballen, **Abb. 22.4**).

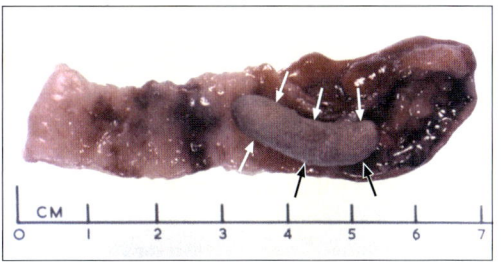

Abb. 22.4 Appendizits. Aufgeschnittener Wurmfortsatz mit einem Kotstein (Pfeile) als Ursache der Appendizits.

Die Appendizitis ist die häufigste aller akuten Abdominalerkrankungen (ca. 50 %).

Symptome

Die Appendizitis kann in jedem Alter auftreten, meistens jedoch vor dem 30. Lebensjahr. Typische Symptome sind *Schmerzen* im rechten Unterbauch (am sog. McBurney-Punkt, zwischen Nabel und vorderem oberen Darmbeinstachel, 1889 von dem amerikanischen Arzt McBurney beschrieben). Ferner treten *Übelkeit, Brechreiz* und *Temperaturdifferenz* rektal zu axillär ca. 1 °C auf (normalerweise ist die rektale Temperatur nur 0,5 °C höher). Darüber hinaus kommt es zur *Leukozytose* (im Frühstadium nicht obligatorisch).

W *Als Loslassschmerz bezeichnet man folgendes Symptom: Der Patient verspürt einen plötzlichen Schmerz im rechten(!) Unterbauch, wenn der Untersucher die zuvor im linken(!) Unterbauch eingedrückte Bauchdecke plötzlich loslässt. Der Loslassschmerz ist Zeichen einer peritonealen Reizung im rechten Unterbauch durch die Appendizitis.*

Diagnostik

Im Einzelfall können die Symptome äußerst unterschiedlich sein, was durch die variable anatomische Lage des Wurmfortsatzes erklärt wird. Die wichtigsten *differenzialdiagnostischen* Krankheitsbilder, die ähnliche Symptome hervorrufen, sind:

- Enteritis (Durchfall!),
- Harnleiterstein rechts,
- Harnwegsinfekt (pathologisches Urinsediment),
- gynäkologische Erkrankungen (Adnexitis rechts!).

P *Diagnostik. Obligatorische Untersuchungen, die bei Appendizitisverdacht vom Pflegepersonal in die Wege geleitet werden können, sind:*
- *Temperaturmessung axillär und rektal,*
- *kleines Blutbild,*
- *Urinsediment.*

Sonografisch ist die entzündlich geschwollene Appendix oft sichtbar. Für die Diagnosestellung ist aber der klinische Befund entscheidend. Die Anamnese erstreckt sich nur über einige Stunden, ein längerer Verlauf ist eher untypisch. Die Abdomenleeraufnahme ist zur Appendizitisdiagnostik nicht geeignet.

Komplikationen

Eine Appendizitis *kann* spontan ausheilen, wobei das entzündliche Infiltrat vom Körper resorbiert wird. Häufiger hingegen *perforiert* die Wand des Wurmfortsatzes, wenn nicht zuvor die Appendektomie vorgenommen

wird. Bei Durchbruch in die freie Bauchhöhle entsteht eine lebensbedrohliche *Peritonitis,* bei gedeckter Perforation bleibt die Eiterausdehnung auf den rechten Unterbauch beschränkt (perityphlitischer Abszess).

Therapie

Bei klinischem *Verdacht* auf eine Wurmfortsatzentzündung ist die Appendektomie indiziert (Abb. 22.5 u. Abb. 22.6). Dabei nimmt man bewusst in Kauf, dass die Diagnose präoperativ nicht mit letzter Sicherheit gestellt werden kann. Das Risiko des Zuwartens mit der Möglichkeit der Perforation und der Peritonitis liegt jedoch bei Weitem höher als die Gefahren des relativ kleinen operativen Eingriffs.

W *Ein konservativer Behandlungsversuch kommt nur in Ausnahmefällen in Frage (z. B. Frühschwangerschaft), wobei Bettruhe, Nahrungskarenz, Antibiotika und lokales Auflegen einer Eisblase verordnet werden.*

Konventionelle Appendektomie. Sie wird in Vollnarkose von einem Wechselschnitt oder pararektalen Schnitt vorgenommen (Abb. 3.13). Der meist fingerlange Wurmfortsatz wird an der Basis abgetragen, die entstehende Öffnung im Zäkum durch Tabaksbeutelnaht verschlossen (Abb. 22.6). Die eröffneten Schichten der Bauchwand werden einzeln von innen nach außen durch Naht verschlossen (Peritoneum, Faszie, subkutanes Fettgewebe, Haut). Die Hautnaht erfolgt mit nichtresorbierbarem Faden, die tieferen Schichten werden mit auflösbarem Material genäht. Der Eingriff dauert etwa 20 Minuten. Eine Drainage wird nicht eingelegt. War die Appendix hingegen perforiert („durchgebrochen"), so werden mindestens 2 Drainagen eingebracht. Eine liegt im Douglas-Raum (tiefster Punkt der Bauchhöhle), eine im Bereich der Absetzungsstelle des Wurm-

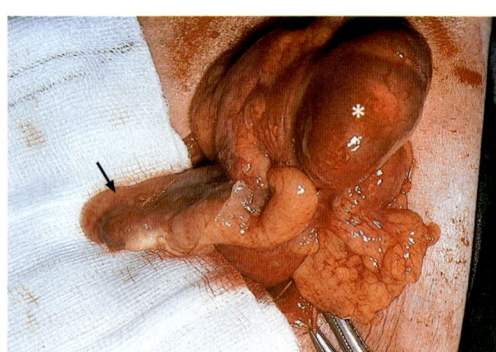

Abb. 22.5 Appendizitis. OP-Foto. Der entzündete Wurmfortsatz (Pfeil) liegt auf einer weißen Kompresse. Aus der Wunde hervorgequollen sind ebenfalls ein Teil des Dickdarms (*Zäkum) und inneres Fettgewebe.

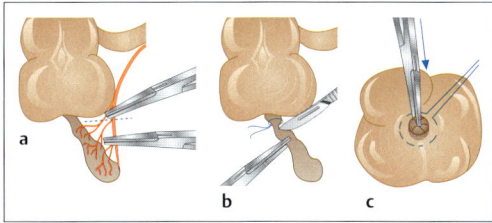

Abb. 22.6 Appendektomie.
a Durchtrennung der Blutgefäße.
b Abschneiden des Wurmfortsatzes an seiner Basis.
c Versenken des Appendixstumpfes in das Zäkum mit einer Pinzette. Verschluss des Darmes durch Anziehen der Tabaksbeutelnaht.

fortsatzes. Diese Abszessdrainagen werden mehrere Tage belassen, bis sie kein trübes Sekret mehr fördern.

> **P** **Ernährung.** *Bei nicht perforierter Appendizitis kann der orale Kostaufbau am ersten postoperativen Tag begonnen werden, sofern sich die Darmatonie normalisiert hat (Peristaltik, Windabgang).*

Laparoskopische Appendektomie. Der Wurmfortsatz kann auch laparoskopisch abgetragen werden. Da es sich bei der akuten Appendizitis um einen Notfalleingriff handelt, wird das offen-chirurgische Vorgehen in den meisten Kliniken bevorzugt.

22.3.2 Meckel-Divertikel

> **D** *Ein Meckel-Divertikel ist (als Rest des embryonalen Dotterganges) eine handschuhfingergroße Ausstülpung des Dünndarmes, meistens 60–100 cm proximal der Ileozäkalklappe, im Ileum lokalisiert (**Abb. 22.7**). Das Divertikel ist nach dem deutschen Anatom Meckel (1781–1833) benannt. Es findet sich bei 2 % aller Menschen.*

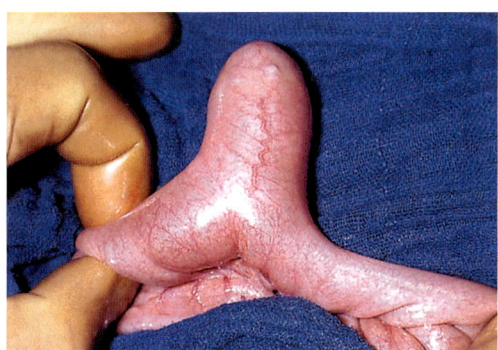

Abb. 22.7 Meckel-Divertikel. Blindsackartige Ausstülpung am unteren Dünndarm.

Symptome
Das Meckel-Divertikel macht üblicherweise während des gesamten Lebens keinerlei Beschwerden und hat deshalb keinen Krankheitswert. Seine Existenz wird meist zufällig erkannt (Laparotomie aus anderen Gründen). Das Divertikel kann jedoch Quelle mehrerer Komplikationen sein, die zu chirurgischem Eingreifen Anlass geben. Die häufigste Komplikation ist die *Blutung* in den Dünndarm (untere gastrointestinale Blutung, s. Kap. 10.3), die besonders bei Kindern auftritt. In diesen Fällen lässt sich in dem Meckel-Divertikel histologisch embryonal versprengte Magenschleimhaut nachweisen, was Ulzerationen und Blutung zur Folge hat. Die zweitwichtigste Komplikation ist die *Entzündung* des Divertikels, deren Entstehung und Symptomatik einer Appendizitis ähnelt.

Therapie
Das zufällig entdeckte, symptomlose Meckel-Divertikel braucht nicht entfernt zu werden. Ist es jedoch Quelle einer Darmblutung oder entzündlich verändert, so erfolgt die operative Abtragung.

22.3.3 Morbus Crohn

> **D** *Der Morbus Crohn ist eine entzündliche Darmerkrankung ungeklärter Ursache, die mit Stenosen und Fistelbildung zu benachbarten Organen einhergeht. Sie kann den gesamten Magen-Darm-Kanal befallen, tritt jedoch bevorzugt im unteren Dünndarm (terminales Ileum) in Erscheinung (**Abb. 22.8**). Die Erstbeschreibung erfolgte 1932 durch den amerikanischen Gastroenterologen B. B. Crohn. Die Erkrankung wird auch Ileitis terminalis oder Enteritis regionalis genannt.*

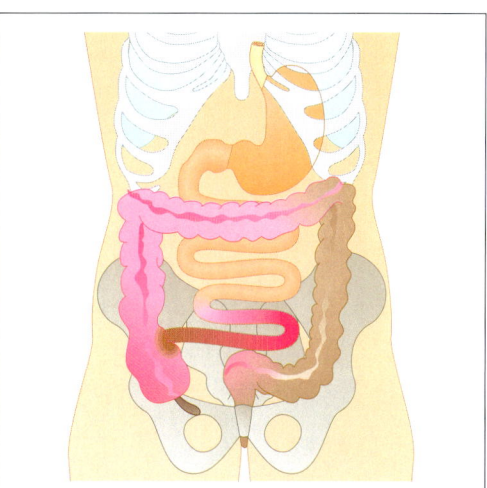

Abb. 22.8 Organbefall bei Morbus Crohn. Am häufigsten sind der untere Dünndarm, das rechte Hemikolon und das Sigma befallen.

Ursache und Symptome

Eine genetische Disposition mit sekundärer Immunreaktion auf Infektionen scheint die Ursache zu sein.

Die Krankheit kann akut mit *Schmerzen* im rechten Unterbauch (wie eine Appendizitis) einsetzen, jedoch auch chronisch und schubweise verlaufen. Krampfartige Bauchschmerzen und wässriger, *häufiger Stuhlgang* (3- bis 6-mal/Tag), oft mit blutigen Beimengungen, sind typisch. Die entzündlichen Darmveränderungen führen zum Wanddurchbruch mit der Ausbildung von Fistelgängen in benachbarte Hohlorgane (**Abb. 22.9**), z. B. andere Darmabschnitte, Harnblase, Vagina oder zur Haut *(enterokutane Fistel)*. Am häufigsten manifestieren sich die Fisteln in der Region des Afters *(Analfisteln)*, was gelegentlich erstes Symptom des Morbus Crohn ist und immer an diese Erkrankung denken lassen muss. Bei längerem Verlauf kommt es zu Gewichtsverlust und körperlicher Unterentwicklung durch ungenügende Nahrungsresorption (Malabsorption).

Diagnostik

Die entzündliche Verengung (Stenose) der betroffenen Darmsegmente mit Fistelbildung ist durch *MDP mit Verfolgung* zu erkennen, ein Dickdarmbefall durch *Kolon-KE* oder *Koloskopie*. *CT* oder *NMR* geben zusätzliche Informationen.

Therapie

Die Behandlung ist primär internistisch-konservativ (z. B. Azulfidine, Metronidazol, Immunsuppression, Antidiarrhoika, parenterale Ernährung). Chirurgische Maßnahmen sind indiziert, wenn die Erkrankung zu *Stenosen* (chronischer Ileus), *Perforation* (Peritonitis) oder *Fisteln* geführt hat. Die erkrankten Darmabschnitte werden reseziert (meistens *Ileozäkalresektion*) und durch End-zu-End-Naht vereinigt. Kurzstreckige Stenosen werden durch *Strikturoplastik* erweitert (**Abb. 22.20**).

22.3.4 Colitis ulcerosa

D *Eine Colitis ulcerosa ist eine unspezifische, geschwürige Entzündung des Dick- und Enddarms unklarer Genese. Nach Jahren entwickeln sich Epitheldysplasien, die eine Präkanzerose darstellen.*

Ursache und Diagnostik

Es handelt sich um einen Autoimmunmechanismus, wobei das ursächliche Antigen bisher nicht bekannt ist. Psychogene Faktoren scheinen ebenfalls von Bedeutung zu sein.

Kolon-KE und Koloskopie zeigen Ulzerationen, Pseudopolypen und den typischen Verlust der Haustrierung (**Abb. 22.10**).

Symptome

Die Krankheit beginnt akut oder schleichend, meistens zwischen dem 20. und 30. Lebensjahr.

M *Leitsymptom sind blutig-schleimige Durchfälle, wobei bis zu 40 Stuhlentleerungen am Tag vorkommen.*

Die Colitis ulcerosa beschränkt sich auf Kolon und Rektum, kann diese Abschnitte komplett erfassen oder auf umschriebene Darmsegmente begrenzt sein. Als Manifestation der Systemerkrankung werden Hautveränderungen, Gelenkschmerzen und Augenbeteiligung (z. B. Iritis) beobachtet.

Komplikationen

Typische Komplikationen sind:
- Blutung,
- Perforation,
- narbige Stenose,
- toxische Dickdarmerweiterung (Megakolon),
- maligne Entartung.

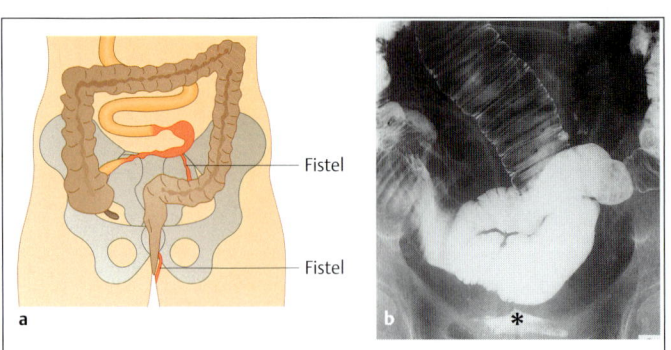

Abb. 22.9 Morbus Crohn.
a Typisch sind die entzündlichen Stenosen im terminalen Ileum mit Fistelbildung (hier Fistel zum Sigma und Analfistel).
b Bei der Kontrastmitteluntersuchung des Darmes füllt sich auch die Harnblase (*) über eine Fistel mit Kontrastmittel an.

Fistel

Fistel

a   b   *

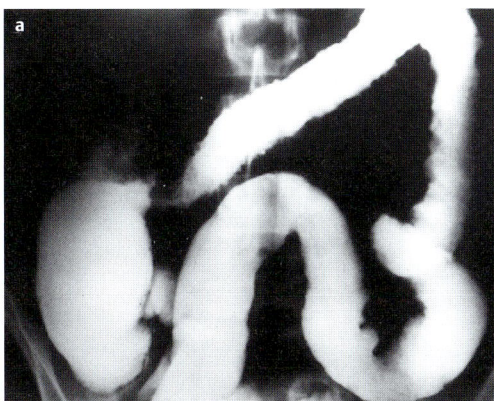

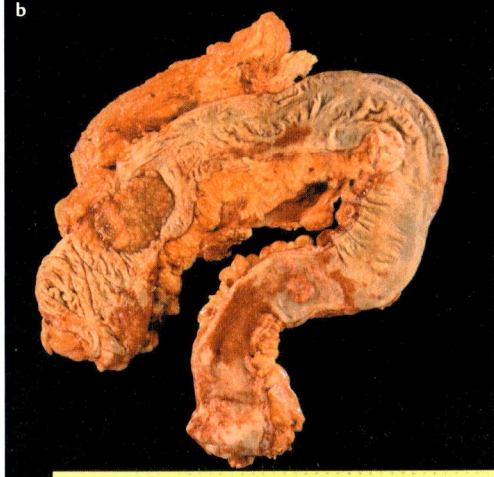

Abb. 22.10 Colitis ulcerosa.
a Im Röntgenbild ist die Wand des Dickdarmes unregelmäßig begrenzt, als Zeichen der Geschwürbildung. Haustrien fehlen.
b Der Blick in den aufgeschnittenen Dickdarm zeigt multiple Ulzerationen.

W *Wesentlich häufiger als beim Morbus Crohn ist bei Colitis ulcerosa nach mehrjähriger Krankheitsdauer mit der Entstehung von Dickdarmkarzinomen zu rechnen (Präkanzerose!).*

Therapie

Die konservative Behandlung ähnelt der des Morbus Crohn (s. d.). Im akuten Schub verlangt der durchfallbedingte Flüssigkeits- und Blutverlust eine entsprechende intravenöse Substitution. Unzureichender medikamentöser Therapieerfolg oder Komplikationen (Stenose, Perforation, toxisches Megakolon, Blutung, Karzinom) sind Indikationen zu operativem Vorgehen. Dabei wird der gesamte Dickdarm entfernt *(Kolektomie)*, bei Rektumbefall zusätzlich der Enddarm. Der Schließmuskel bleibt jedoch erhalten.

W *Die Rekonstruktion erfolgt bevorzugt durch einen ileoanalen Pouch (engl.: Beutel), der einem künstlich geschaffenen Reservoir aus Dünndarmwand entspricht (Abb. 22.23) und eine gewisse Kontinenz ermöglicht. Weniger gebräuchliche Alternativen zur Pouch-Operation sind die Ausleitung des Dünndarms als permanentes endständiges Ileostoma oder (bei erhaltenem Rektum) die Ileorektostomie.*

22.3.5 Divertikulitis

D *Divertikel sind bläschenartige Ausstülpungen. Ihr gehäuftes Auftreten am Dickdarm wird als Divertikulose bezeichnet (Abb. 22.11). Bei entzündlichen Veränderungen spricht man von Divertikulitis.*

Ursache

Dickdarmdivertikel werden mit zunehmendem Alter erworben und haben bei fehlenden Komplikationen keinerlei Krankheitswert. Bei 70-Jährigen sind z. B. in 80 % Kolondivertikel nachweisbar.

Ursächlich werden schlackenarme Kost, Obstipation und Bewegungsmangel verantwortlich gemacht. Wesentlicher Faktor für das Auftreten einer Entzündung in den erbsengroßen Divertikeln scheint der Kotstau zu sein.

Symptome und Komplikationen

Die Divertikulose macht keine Beschwerden. Bei Entzündung (Divertikulitis) tritt Fieber, Leukozytose, CRP-Erhöhung sowie ein lokaler Druckschmerz auf.

M *Weil die Divertikulitis fast immer das Sigma befällt, sind die Schmerzen im linken Unterbauch lokalisiert (ähnlich einer „linksseitigen" Appendizitis).*

Komplikationen sind Stenose („Divertikulitistumor"), Blutung und Perforation.

Diagnostik

Das klinische Bild wird durch die Sonografie und CT ergänzt.

M *Bei akuter Sigmadivertikulitis sind Kolonkontrasteinlauf oder Koloskopie wegen Perforationsgefahr kontraindiziert! Die Diagnostik erfolgt erst nach Abklingen der Entzündungszeichen (ca. 5 Tage).*

Therapie

Die Primärbehandlung ist konservativ und umfasst Bettruhe, Nahrungskarenz, Infusionsbehandlung und Antibiotika. Nach Abklingen der entzündlichen Erscheinungen soll schlackenreiche Kost zur Rezidivprophy-

22

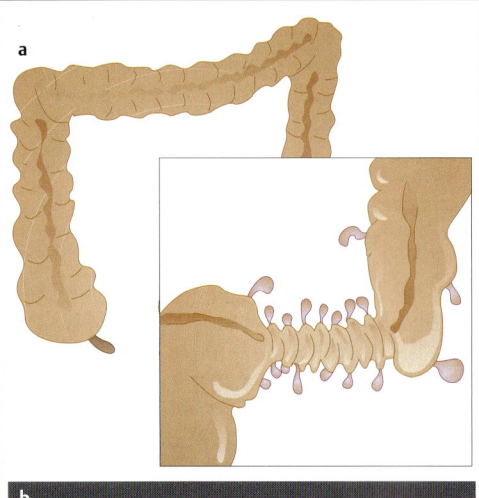

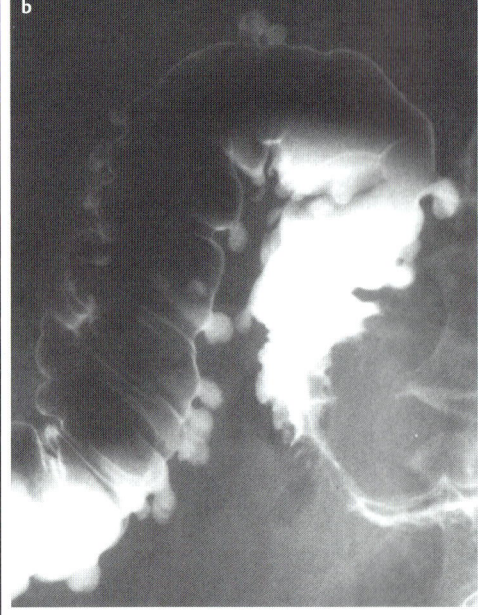

Abb. 22.11 Divertikulose.
a Die bläschenartigen Ausstülpungen finden sich bevorzugt im Colon sigmoideum.
b Röntgendarstellung (Kolon-KE) mit Divertikulose.

laxe gegessen werden. Stenosierung (Ileus), Blutung und Perforation erfordern die chirurgische Entfernung des erkrankten Darmabschnittes (Sigmaresektion).

Die (elektive) Sigmaresektion erfolgt in vielen Kliniken laparoskopisch (**Abb. 22.12**). Bei Sigmaperforation mit Peritonitis wird die offene zweizeitige Operation

bevorzugt (1. OP: Hartmann-Operation, 2. OP: Kontinuitätswiederherstellung, **Abb. 22.21**).

P **Ernährung.** *Ernährungsberatung ist für Patienten mit Sigmadivertikulitis besonders wichtig.*
Nach Abklingen der Entzündung sollten die Betroffenen zu Hause ballaststoffreiche und fettarme Nahrung bevorzugen, weil dadurch einem neuen Entzündungsschub vorgebeugt wird. Also Vollkornprodukte, Weizenkleie, Obst und Gemüse. Ferner sollten sie 2–3 Liter Wasser pro Tag trinken.

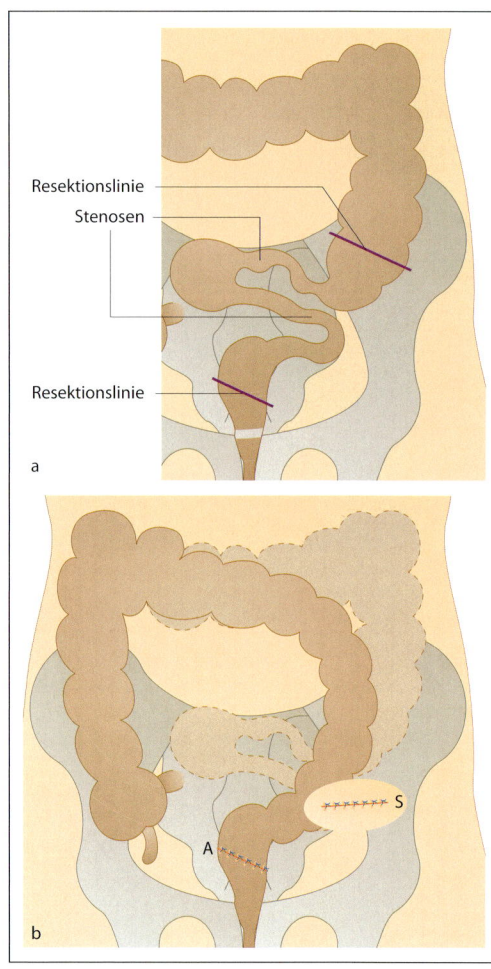

Abb. 22.12 Minimal-invasive Sigmaresektion.
a Ausgangsbefund mit Stenose und Divertikeln im Colon sigmoideum.
b Die End-zu-End-Anastomose (A) wurde laparoskopisch vorgenommen. Über den kleinen Hautschnitt (S) im linken Unterbauch wurde das Dickdarmresektat entfernt.

22

B **Fallbeispiel perforierte Sigmadivertikulitis:**
Herr Sigmar (74) hat in letzter Zeit gelegentlich Schmerzen im linken Unterbauch. Eigentlich neigt er zur Obstipation, in den letzten Tagen hatte er aber Durchfall. Heute, Freitag, haben die Schmerzen stark zugenommen. Seine Frau bringt ihn deshalb in die Klinik. Laborchemisch 12.000 Leukos, CRP erhöht, sonst nichts Auffälliges. Herr Sigmar wird zum Röntgen geschickt. Rö-Thorax und Röntgen-Leer-Aufnahme des Abdomens sind unauffällig. Die Sonografie des Abdomens zeigt ebenfalls keinen eindeutigen Befund, ist bei Adipositas und Meteorismus aber schlecht beurteilbar. Herr Sigmar wird internistisch stationär aufgenommen und erhält Antibiotika und Infusion. Am Samstag geht es Herrn Sigmar unverändert, am Sonntag ist keine Visite. Bei der Montagsvisite hat der Schmerz zugenommen, und es findet sich eine deutliche Abwehrspannung im linken Unterbauch. Der AIP schlägt eine Koloskopie oder einen Kolon-KE vor. Er wird vom Oberarzt belehrt, dass diese Untersuchungen kontraindiziert sind, wenn eine akute Divertikulitis im Raum steht.

Die Untersuchung der Wahl ist das CT. Das CT wird gemacht. Es findet sich eine Darmwandverdickung im linken Kolon und freie Luft im Bauch. Der AIP ruft den diensthabenden Chirurgen. Herr Sigmar wird noch am Montag laparotomiert. Der Dickdarm ist perforiert. Weil sich eine deutliche Bauchfellentzündung findet, geht der Chirurg auf Nummer sicher und verzichtet auf eine Anastomose. Das Risiko einer Nahtinsuffizienz ist ihm zu groß. Das perforierte Kolonsegment wird also entfernt und Herr Sigmar erhält einen künstlichen Darmausgang (AP). Obwohl Herr Sigmar über diese Möglichkeit präoperativ aufgeklärt wurde, ist er nach der Narkose sehr schockiert über den künstlichen Ausgang. Der weitere Verlauf ist normal. Er Sigmar gewinnt wieder Lebenskraft als er hört, dass in der Histologie kein Krebs ist und der künstliche Ausgang nach 3 Monaten zurückverlagert werden kann. Bei unserem Patienten bestand eine lebensbedrohliche Erkrankung, die durch eine zweizeitige Sigmaresektion behandelt wurde (Hartmann-OP, **Abb. 22.21**).

22.4 Gefäßerkrankungen des Darms

Burkhard Paetz

22.4.1 Mesenterialinfarkt

D Ein Mesenterialinfarkt ist der Verschluss der oberen Darmarterie mit Folge der Darmgangrän (**Abb. 22.13**). Man spricht auch vom akuten Mesenterialarterienverschluss.

Ursache
Durch *Embolie* oder *Thrombose* kann ein akuter Verschluss der oberen Darmarterie (A. mesenterica superior) auftreten. Folge ist eine Darmischämie. Die Gangrän umfasst im schwersten Fall den gesamten Dünndarm, bei noch vorhandener Restdurchblutung nur ein umschriebenes Darmsegment.

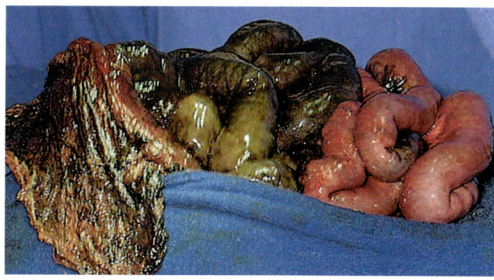

Abb. 22.13 **Mesenterialinfarkt.** Intraoperativer Befund bei Verschluss der oberen Darmarterie durch Embolie. Links im Bild das große Netz und irreversibel geschädigte Dünndarmschlingen (dunkel). Rechts im Bild noch durchbluteter Dünndarm.

Symptome und Diagnostik
Klinisch geht der akute Verschluss mit plötzlichen starken Bauchschmerzen einher *(akutes Abdomen)*. Typischerweise verringern sich die Beschwerden nach einigen Stunden vorübergehend *(freies Intervall)*, um nach ca. 12 Stunden bei nun ausgeprägter Darmnekrose an Intensität wieder zuzunehmen (3-Phasen-Verlauf des Mesenterialinfarktes). In der 3. Phase entspricht die Symptomatik einem paralytischen Ileus mit hoher Leukozytose, was auf die *Durchwanderungsperitonitis* zurückzuführen ist, die von den nekrotischen Darmabschnitten ausgeht. Die Diagnostik erfolgt durch CT-Angio, MR-Angio oder DSA.

Therapie
Nur die Frühoperation bietet Aussicht auf Erfolg. Bei embolischem Verschluss der A. mesenterica superior wird die Darmarterie embolektomiert *(Mesenterika-Embolektomie)*. Ischämische Darmabschnitte werden *reseziert*. Oftmals ist jedoch so viel Darm zerstört, dass eine Resektion nicht mehr infrage kommt. Dann muss der Eingriff als *Probelaparotomie* beendet werden, und der Patient verstirbt nach Stunden oder Tagen an der unvermeidlichen Peritonitis.

M Ohne Behandlung führt der Mesenterialinfarkt zum Tod im septisch-toxischen Schock aufgrund bakterieller Peritonitis. Von den operierten Patienten überleben 50 %.

22

22.4.2 Angiodysplasie

 Eine Angiodysplasie ist eine wenige Millimeter kleine Gefäßerweiterung (vaskuläre Ektasie).

Ursache und Symptome

Meistens ist die Erkrankung im Alter durch Gefäßdegeneration erworben. Es gibt aber auch angeborene Angiodysplasien.

Durch Arrosion oder Ruptur der krankhaft erweiterten Schleimhautgefäße im Dickdarm kann es zu einer Blutung in das Darmlumen kommen (untere gastrointestinale Blutung).

22.5 Tumoren

Burkhard Paetz

22.5.1 Dünndarmtumoren

Am Dünndarm sind gutartige und bösartige Geschwülste selten. Gelegentlich findet man Myome (**Abb. 22.14**), Lipome, Neurinome, Hämangiome und andere. Sie machen meistens keine Beschwerden, vereinzelt tritt eine Blutung oder ein Ileus auf.
Karzinoid. Der Tumor tritt bevorzugt am Dünndarm oder der Appendix auf. Das primär gutartige Karzinoid metastasiert nach Jahren in Lymphknoten und Leber, weshalb es zu den semimalignen Tumoren gerechnet wird. Symptome treten erst bei ausgedehnter Metasta-

Diagnostik und Therapie

Die Blutungslokalisation erfolgt durch Endoskopie und Angiografie (Mesenterikografie).

Therapeutische Maßnahmen sind Stillung der Blutung durch endoskopische *Elektrokoagulation* oder durch *Embolisierung*. Bei der Embolisierung werden über den Angiografiekatheter blutgefäßverstopfende Substanzen eingebracht. Gelingt die Blutstillung auf diesem Wege nicht, muss der blutende Darmabschnitt *reseziert* werden.

sierung auf. Das Karzinoid gehört zu den seltenen hormonaktiven Darmtumoren. Es produziert Serotonin, das u. a. eine charakteristische anfallsartige Gesichtsrötung (Flush) verursachen kann.

22.5.2 Kolorektales Adenom

 Ein kolorektales Adenom ist eine primär gutartige Schleimhautgeschwulst des Dickdarms oder Enddarms. Die kolorektalen Adenome sind die häufigsten Tumoren des Dick- und Enddarms. Mit zunehmendem Alter werden sie öfter gefunden.

M *Das kolorektale Adenom gilt als Präkanzerose, weil es häufig zum Karzinom entartet! Zur Früherkennung werden deshalb der fäkale okkulte Bluttest (ab 50 J.) und die Screening-Koloskopie (ab 55 J.) empfohlen.*

Ursache

Mit zunehmender Größe des Adenoms (ca. 3 cm) wird die Zellstruktur der bedeckenden Schleimhaut unregelmäßig, was man als *Epitheldysplasie* oder *Epithelatypie* bezeichnet. Die Zellen selbst sehen unter dem Mikroskop wie Krebszellen aus, weshalb man diesen Befund auch als „Carcinoma in situ" (Cis) beschreibt. Ein Karzinom liegt in diesem frühen Stadium jedoch noch nicht vor, weil die atypischen („malignen") Zellen noch keinen Anschluss an Lymph- und Gefäßbahnen gefunden haben und deshalb nicht metastasieren können. Infiltriert das atypische Zellwachstum hingegen in die submuköse Schicht, so ist die Möglichkeit der lymphogenen und hämatogenen Metastasierung gegeben. Aus dem kolorektalen Adenom ist dann ein Adenokarzinom geworden.

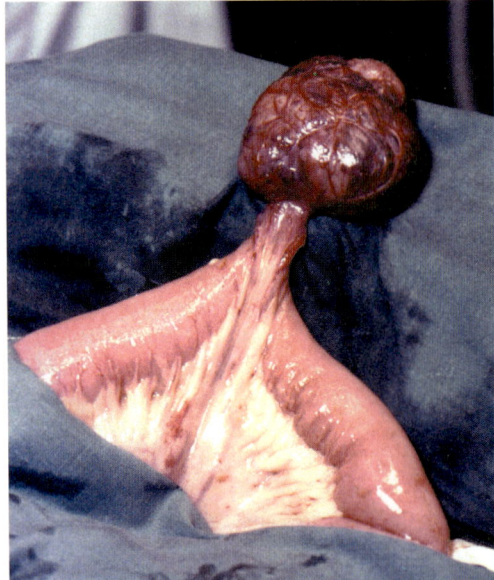

Abb. 22.14 Dünndarmtumor. Im Bild gutartige Geschwulst, die vorwiegend aus glatter Muskulatur (Leiomyom) besteht.

22

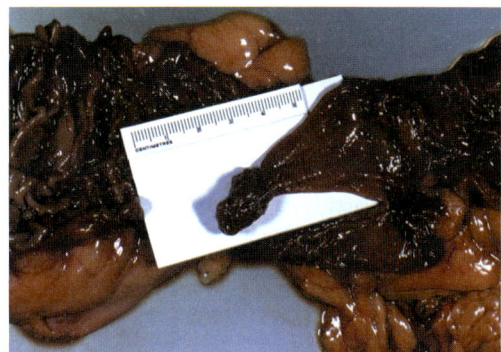

Abb. 22.15 **Kolonadenom.** Gutartiger gestielter Tumor (Polyp).

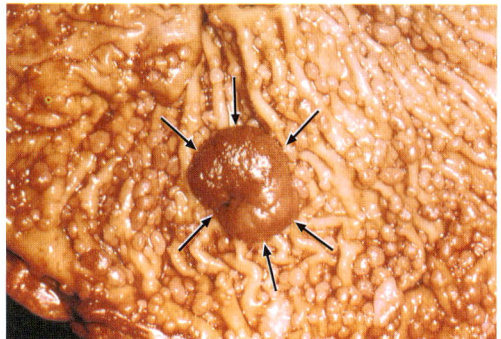

Abb. 22.16 **Familiäre adenomatöse Polyposis.** Im operativ entfernten und aufgeschnittenen Dickdarm sieht man unzählige kleine Polypen, von denen einer zu einem großen Karzinom (Pfeile) entartet ist.

 Wegen ihrer polypenartigen Vorwölbung in das Darmlumen werden die kolorektalen Adenome häufig als „Darmpolypen" bezeichnet (Abb. 22.15). Statt von einem gutartigen Polypen spricht man präziser vom Adenom (mit oder ohne Zellatypien), beim krebsig entarteten Polypen besser vom Karzinom, sofern die Submukosa infiltriert ist.

Symptome

Die kolorektalen Adenome machen normalerweise keine Beschwerden. Oberflächliche Erosionen können zu *Blutungen* führen.

Diagnostik

M *Die Screening-Koloskopie zur Krebsvorsorge hat den Sinn, asymptomatische Adenome zu erkennen und ggf. zu entfernen.*

Es dauert über 10 Jahre, bis neue Adenome entstehen können und so weit wachsen, dass sie zum Karzinom entarten. Deshalb wird die Screening-Koloskopie von den Kostenträgern nur alle 10 Jahre übernommen.

Therapie

Wegen des Risikos der malignen Entartung sollten alle kolorektalen Adenome entfernt werden. Kleinere Adenome (bis ca. 3 cm) können endoskopisch durch Schlingenabtragung geborgen werden, bei größeren Adenomen ist die operative Entfernung durch Laparotomie und Kolotomie erforderlich. Danach sollten Kontrolluntersuchungen durch Endoskopie in ca. jährlichen Abständen erfolgen.

W *Bei der seltenen Erbkrankheit der familiären adenomatösen Polyposis finden sich im gesamten Dickdarm Hunderte von Adenomen, die die Schleimhaut „wie ein Rasen" bedecken und schon in der Jugend zum Karzinom entarten (Abb. 22.16). Nur die rechtzeitige*

komplette Entfernung des Dickdarms (Proktokolektomie mit ileoanalem Pouch) kann der Krebsentstehung vorbeugen.

22.5.3 Kolorektales Karzinom

D *Das kolorektale Karzinom ist ein maligner Tumor des Dick- und Enddarms, meistens als Adeno-karzinom vom Drüsenepithel ausgehend. Es tritt gehäuft zwischen dem 50. und 70. Lebensjahr auf und ist bei Männern und Frauen die zweithäufigste Krebserkrankung in Deutschland (Tab. 14.4).*

Prognose

Das Kolonkarzinom hat von allen malignen Organkrebsen die beste Prognose. Die Dauerheilungsrate beträgt 60 %, bei fehlender Lymphknotenbeteiligung 80 %.

Ursache

Das *sporadische* kolorektale Karzinom (90 %) entsteht aus einem Adenom (Adenom-Karzinom-Sequenz). Beim *hereditären* Karzinom (5 %) ist die Neigung zum Dickdarmkrebs vererbt, wobei der Krebs ohne die Adenomvorstufe entsteht (hereditäres Nicht-Polypose-Kolonkarzinom = HNPCC). Die *familiäre adenomatöse Polyposis* ist eine spezielle Erbkrankheit, die immer (!), evtl. schon im Jugendalter zum Kolonkrebs führt.

Ferner gibt es Präkanzerosen, wie die *Colitis ulcerosa*, die ein erhöhtes Krebsrisiko darstellen.

Symptome

P **Stuhlgewohnheiten.** Als Frühsymptom gilt jede Veränderung der Stuhlgewohnheit (z. B. Obstipation, Meteorismus), was vom Patienten meist über Monate verkannt wird.

Spätere Symptome sind:
- *Blutung* in das Darmlumen,
- *Schmerzen*,
- *Stenose* (Ileus).

Schleichende (geringe) Blutverluste werden als chronische Anämie augenfällig. Sie sind ferner als *okkultes Blut im Stuhl* nachweisbar. Die *Tumormarker CEA* und *CA19.9* sind bei kolorektalen Karzinomen häufig (aber nicht immer) erhöht.

Metastasierung. Die Geschwulst kann in Nachbarorgane einbrechen, so z. B. das Rektumkarzinom in die Harnblase oder Vagina. Nach Überschreiten des peritonealen Serosaüberzugs entsteht eine Peritonealkarzinose.

Auf dem Lymphweg metastasiert das Kolonkarzinom in die regionären mesenterialen Lymphknoten und später in die retroperitonealen Drüsen. Das tiefsitzende Rektumkarzinom breitet sich lymphogen zusätzlich in seitliche und ventrale Richtung (Leistenlymphknoten) aus, weshalb seine Prognose schlechter ist als beim Dickdarmkrebs.

Entsprechend dem venösen Abfluss über die Pfortader finden sich hämatogene Fernmetastasen bevorzugt in der Leber (**Abb. 14.3**).

Vorsorge

M *Die gesetzlichen Krankenkassen übernehmen ab dem 50. Lebensjahr einmal pro Jahr die Durchführung eines Tests auf verstecktes Blut im Stuhl (fäkaler okkulter Bluttest = FOBT) in Verbindung mit einer ärztlichen Untersuchung zur Darmkrebsfrüherkennung. Seit 2002 bezahlen die Kassen alternativ dazu ab dem 56. Lebensjahr die Durchführung einer Vorsorge-Darmspiegelung sowie einer weiteren Darmspiegelung 10 Jahre später.*

Der kostengünstige *fäkale okkulte Bluttest* ist in der Lage, bei noch asymptomatischen Patienten auf einen Tumor hinzuweisen. Es ist jedoch zu betonen, dass dieser Test keinesfalls alle kolorektalen Karzinome erfasst, andererseits bei positivem Blutnachweis keinesfalls immer ein Karzinom die Blutungsquelle darstellt (andere Ursachen sind z. B. Adenome oder Divertikulitis).

Die *rektal-digitale Untersuchung* (Austastung des Rektums mit dem Finger) gehört ebenfalls zur Vorsorgeuntersuchung. Damit können jedoch nur etwa 30 % aller kolorektalen Karzinome erkannt werden.

Präoperative Diagnostik

Die *Koloskopie* mit Biopsie oder ein eindeutiger Befund im *Kolonkontrasteinlauf* reichen zur Diagnostik des Pri-

märtumors. Die *Sonografie* soll klären, ob Lebermetastasen oder ein Nierenstau vorliegen. Ein gestautes Nierenbecken spricht dafür, dass der Tumor den Harnleiter infiltriert hat.

Beim Rektumkarzinom gibt die *Endosonografie* (*EUS*, **Abb. 7.2**) Aufschluss über die Infiltrationstiefe. Ausgedehnte Rektumkarzinome erfordern bei der Frau präoperativ eine gynäkologische Untersuchung (Infiltration der Vagina) und beim Mann eine Zystoskopie (Infiltration in die Harnblase).

Therapie

Kolonkarzinom. Der befallene Dickdarmabschnitt wird mit seinem Lymphabflussgebiet en bloc reseziert (S. 340). Die Absetzungsränder werden durch End-zu-End-Anastomose vereinigt, wodurch auf einen künstlichen Darmausgang verzichtet werden kann.

W *Darmresektionen sind heute laparoskopisch möglich. Die Ergebnisse beim Kolonkarzinom werden jedoch kritisch beurteilt, weil es fraglich ist, ob alle Lymphknotenmetastasen entfernt werden.*

Rektumkarzinom. Bei dieser Tumorlokalisation stellt sich die für den Patienten bedeutsame Frage, ob der Sphinkterapparat erhalten werden kann. Tiefsitzende Karzinome (bis zu ca. 7 cm oberhalb des Anus) verlangen aus Radikalitätsgründen die *Rektumexstirpation* mit Entfernung des Kontinenzorganes, womit der Patient lebenslang einen endständigen Anus praeter trägt. Höhergelegene Malignome des Enddarms können wie ein Kolonkarzinom reseziert werden (*anteriore Resektion*, S. 339), wobei der Defekt durch Anastomose überbrückt wird und ein Anus praeter nicht erforderlich ist. Allenfalls wird vorübergehend (für einige Wochen) ein doppelläufiges Deviationsstoma angelegt, um die Anastomosenheilung in der Tiefe des kleinen Beckens zu sichern (vgl. Kap. 23.2).

W *Das kolorektale Karzinom sollte auch bei nachgewiesener Fernmetastasierung mit palliativer Zielsetzung operiert werden, um einer Blutung oder einem Ileus durch Tumorstenose vorzubeugen. Die Strahlentherapie kommt als palliative Maßnahme bei nicht operablen Rektumkarzinomen in Frage. Die vorübergehende Beseitigung einer Tumorstenose im Rektum ist auch durch Laserbehandlung möglich. In Kliniken mit entsprechender Ausrüstung kann auch eine intraoperative Bestrahlung (IORT, S. 209) des Lymphabflussgebietes erfolgen. Die Chemotherapie hat bei kolorektalen Karzinomen keine nennenswerte Bedeutung.*

22

22.6 Operative Verfahren am Darm

Burkhard Paetz

Wird der Darm eröffnet, um z. B. einen Fremdkörper oder ein Adenom zu entfernen, wird der Eingriff durch den Anhang „-tomie" gekennzeichnet. Enterotomie bedeutet also Dünndarmeröffnung, Kolotomie Dickdarmeröffnung. Eine Resektion findet nicht statt, die Inzision der Darmwand wird wieder vernäht.

Häufiger sind hingegen die Resektionen, bei denen ein Stück Darm entfernt und die Kontinuität durch Naht (Anastomose) wiederhergestellt wird. Die Bezeichnung einer solchen Anastomose umfasst die beiden vereinigten Darmabschnitte und den Anhang „-stomie" (Abb. 22.22).

22.6.1 Dünndarmresektion

D Als Dünndarmresektion bezeichnet man die Entfernung eines Dünndarmabschnittes. Zuführender und abführender Darmabschnitt werden durch eine End-zu-End-Anastomose aneinandergenäht (Abb. 22.17).

Häufige Indikation für eine Dünndarmresektion ist z. B. die Stenose bei Verwachsung (Ileus) oder Entzündung (M. Crohn), die Darmischämie oder auch der seltene Dünndarmtumor.

W Ohne Dünndarm ist eine ausreichende orale Ernährung nicht möglich. Müssen mehr als ⅔ des gut 4 m langen Dünndarms reseziert werden, so ist mit klinisch manifestem Stoffwechseldefizit zu rechnen.

22.6.2 Braun-Anastomose

D Die Braun-Anastomose ist eine Seit-zu-Seit-Anastomose zwischen 2 Jejunumschlingen (Abb. 22.18). Sie hat ihren Namen von dem deutschen Chirurgen H. B. Braun (1847–1911) und wird auch Fußpunktanastomose genannt.

Die Braun-Anastomose wird in Verbindung mit einigen Formen der Billroth-II-Resektion angewandt (Abb. 21.7) oder bei der Gastroenterostomie ohne Magenresektion (z. B. vordere GE). Über die Braun-Anastomose können Galle- und Pankreassaft direkt in den abführenden Dünndarm fließen, wodurch der unerwünschte Reflux in den Magen verhindert wird.

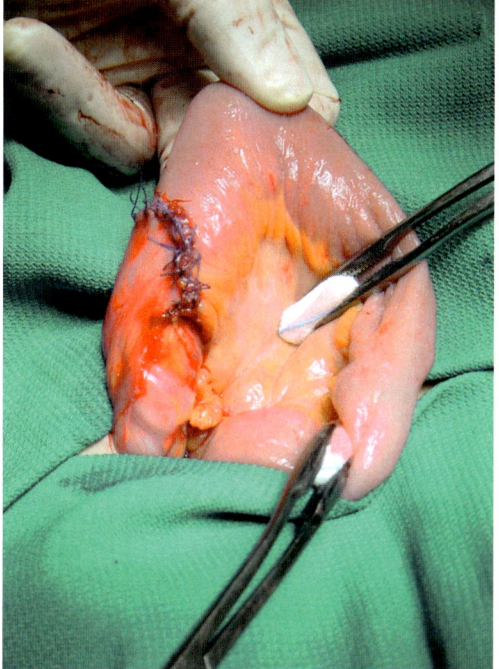

Abb. 22.17 Dünndarmresektion. Das OP-Foto zeigt eine handgenähte End-zu-End-Anastomose mit resorbierbaren Fäden.

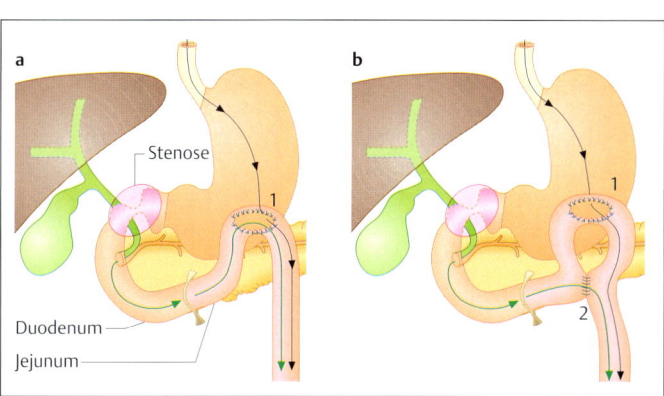

Abb. 22.18 Braun-Anastomose.
a Die pallitative Umgehung einer Stenose des Magenausgangs durch Gastroenterostomie = GE (1) hat den Nachteil, dass Galle- und Pankreassaft in den Magen fließen (Passage grün markiert).
b Die zusätzlich angelegte Braun-Anastomose (2) schafft für die Verdauungssekrete einen direkten Weg in den abführenden Dünndarm.

22

22.6.3 Roux-Anastomose

D *Die Roux-Anastomose ist eine End-zu-Seit-Anastomose zwischen 2 Jejunumschlingen* (**Abb. 22.19**). *Sie wurde von dem französischen Chirurgen César Roux 1893 beschrieben.*

Nach Durchtrennung des Jejunums kann der untere Schenkel nach oben mobilisiert und mit Ösophagus, Magen, Gallenblase, Pankreas oder anderen Organen verbunden werden, um Speise oder Sekret abzuleiten. Man nennt diesen vielfältig einsetzbaren Jejunumabschnitt auch „Roux-Schlinge" oder „ausgeschaltete Schlinge nach Roux". Der ursprüngliche obere Schenkel wird End-zu-Seit an die hochgezogene Roux-Schlinge anastomosiert. Dadurch entsteht eine Y-förmige Konfiguration der Jejunumabschnitte, die „Y-Anastomose nach Roux".

22.6.4 Strikturoplastik

D *Als Strikturoplastik bezeichnet man die darmerhaltende Erweiterung einer Dünndarmstenose (Striktur)* (**Abb. 22.20**).

Der Eingriff wird bei Morbus Crohn vorgenommen, wenn der stenosierte Dünndarmabschnitt nur kurz (ca. 1 cm) ist. Der wesentliche Vorteil liegt darin, dass der wertvolle Dünndarm erhalten wird, weil keine Resektion stattfindet. Bei Patienten mit Morbus Crohn ist

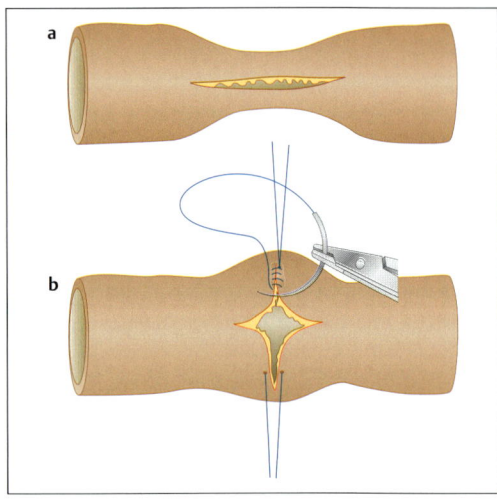

Abb. 22.20 Strikturoplastik. Durch Längsinzision und quere Vernähung der Darmwand lässt sich eine kurzstreckige Enge erweitern. Das Darmlumen wird dabei eröffnet. Der Eingriff ähnelt der Pyloroplastik am Magenausgang (vgl. **Abb. 21.6**).

die Dünndarmlänge von besonderer Bedeutung (Nahrungsresorption!), weshalb man mit chirurgischen Resektionen zurückhaltend ist.

W *Der Dickdarm (Kolon) misst etwa 1 m und dient der Stuhleindickung durch Wasserresorption. Der Enddarm (Rektum) ist etwa 16 cm lang. Kolon und Rektum sind nicht lebenswichtig.*

P **Stuhlgang.** *Nach Hemikolektomie ist die Stuhlkonsistenz verringert und die Entleerungsfrequenz auf 2–3/Tag erhöht. Eine Sigmaresektion hat keinen bedeutsamen Einfluss auf die Stuhlqualität. Nach Totalentfernung des Kolons (Kolektomie) ist der Stuhl wässrig (Dünndarminhalt), was einen nennenswerten Flüssigkeits- und Elektrolytverlust bedingt. Dieser ist durch adäquate Ernährung auszugleichen.*

22.6.5 Hartmann-Operation

D *Die Diskontinuitätsresektion des Kolons nach Henri Hartmann (Pariser Chirurg, 1860–1925) ist eine Laparotomie mit Resektion des Colon sigmoideum. Die Kontinuität wird nicht wieder hergestellt (keine Anastomose), sondern der zuführende Dickdarmanteil (Colon descendens) wird als endständiger Anus praeter ausgeleitet. Der abführende Schenkel (Rektum) bleibt in der Bauchhöhle und wird zugenäht („blind verschlossen").*

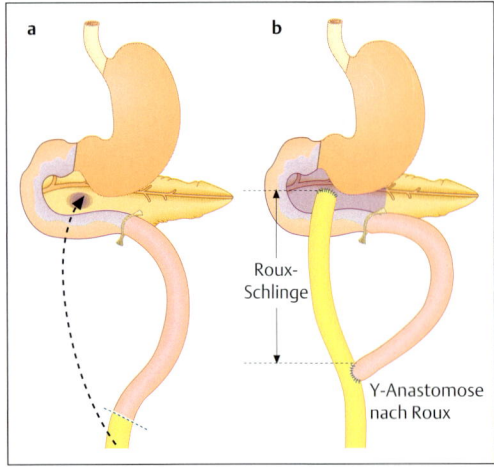

Abb. 22.19 Roux-Anastomose.
a Das Jejunum wird etwa 40 cm unterhalb des Duodenums durchtrennt.
b Der distale Dünndarmschenkel kann dann hochgezogen und mit einem anderen Hohlorgan anastomosiert werden (Beispiel: Pankreaskopfzyste).

Die Operation stellt als Notfalleingriff bei Peritonitis oder Ileus das sicherste Verfahren dar, weil eine primäre Anastomose des erkrankten Dickdarms vermieden wird. Nach Abheilung der Peritonitis kann einige Wo-

22

chen später in einer 2. Operation die Anastomosierung vorgenommen werden (Kontinuitätswiederherstellung bzw. Anus-praeter-Rückverlagerung).

Einzeitige Sigmaresektion. Dieses Vorgehen ist der Normalfall bei elektiven Eingriffen (**Abb. 22.22 e**). *1. Operation:* Sigmaresektion mit End-zu-End-Anastomosierung in gleicher Narkose.

Zweizeitige Sigmaresektion. Wenn der Darm entzündet (z. B. Peritonitis) oder die Kolonwand stark gedehnt ist (z. B. Ileusdarm), steigt das Risiko einer Nahtinsuffizienz an. Bei derartigen Notfalleingriffen wird eine primäre Darmnaht deshalb gemieden und statt einer Anastomose ein Anus praeter angelegt (**Abb. 22.21**). Dieses Vorgehen ist indiziert bei perforierter Sigmadivertikulitis bzw. perforiertem Sigmakarzinom (Peritonitis) und bei stenosierendem Sigmatumor (Ileus).
1. Operation: Sigmaresektion. Bei Peritonitis oder Ileus wird die primäre Anastomose vermieden, indem man das proximale Kolon als endständigen Anus praeter ausleitet. Der Rektumstumpf wird vorerst blind verschlossen *(Hartmann-Operation).*
2. Operation: Nach ca. 3 Monaten, wenn die Peritonitis abgeheilt ist, erfolgt die Rückverlagerung des Anus praeter mit gleichzeitiger End-zu-End-Anastomosierung an den Rektumstumpf (Kontinuitätswiederherstellung).

(M) *Dickdarmanastomosen sind insuffizienzgefährdeter als Dünndarmanastomosen!*

22.6.6 Dickdarmresektion

(D) *Als Dickdarmresektion bezeichnet man die Entfernung eines Dickdarmabschnittes. Zuführender und abführender Darmabschnitt werden durch eine End-zu-End-Anastomose aneinandergenäht.*

Häufigste Indikation für eine Dickdarmresektion ist das Kolonkarzinom. Die wichtigsten resezierenden und ektomierenden Verfahren sind in **Abb. 22.22** dargestellt.

(W) *Nach Kolonresektion wird üblicherweise eine Naht (Anastomose) zwischen den beiden Schnittflächen durchgeführt. Die Bezeichnung dieser Anastomose richtet*

sich nach den beiden vereinigten Darmabschnitten, z. B.: Nach Resektion der rechten Dickdarmhälfte (Hemikolektomie rechts) wird der verbliebene Dünndarm (Ileum) an das verbliebene Kolon (Transversum) genäht. Die Anastomose heißt deshalb Ileotransversostomie (**Abb. 22.22 b**).

22.6.7 Anteriore Rektumresektion

(D) *Als anteriore Rektumresektion bezeichnet man die Teilentfernung des Enddarms, wobei der Zugang als Laparotomie von vorn („anterior") erfolgt* (**Abb. 22.22 f**).

Es handelt sich um eine Defektüberbrückung durch Anastomose. Das Kontinenzorgan bleibt erhalten, der Patient hat keinen Anus praeter (allenfalls vorübergehend zur Entlastung der Anastomose).

22.6.8 Abdominoperineale Rektumexstirpation

(D) *Als abdominoperineale Rektumexstirpation bezeichnet man die Totalentfernung (Exstirpation = Amputation) des Enddarms inkl. Sphinkterapparat* (**Abb. 22.22 g**).

Die Operation beginnt mit einer Laparotomie („abdomino-"), wobei das Rektum von oben weitgehend freipräpariert wird. Danach wird der untere Enddarm von einem 2. Schnitt um den Anus (am Damm = „-perineal") ausgelöst.

(M) *Der Patient hat also 2 Wunden (am Bauch und sakral), außerdem lebenslang einen endständigen Anus praeter (Kolostomie).*

22.6.9 Sakroabdominale Rektumexstirpation

(D) *Als sakroabdominale Rektumexstirpation bezeichnet man die Totalentfernung (Exstirpation = Amputation) des Enddarms inkl. Sphinkterapparat* (**Abb. 22.22 g**).

22

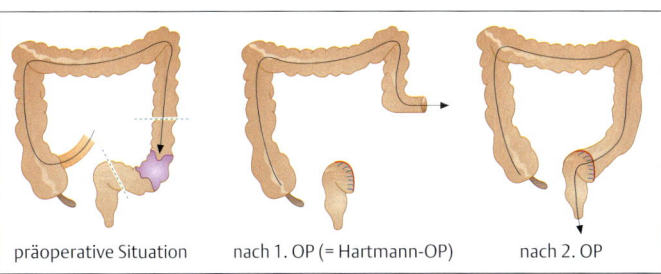

präoperative Situation   nach 1. OP (= Hartmann-OP)   nach 2. OP

Abb. 22.21 Zweizeitige Sigmaresektion. Beim Notfalleingriff (Peritonitis oder Ileus) erfolgt beim Ersteingriff lediglich die Resektion des erkrankten Darmabschnittes (= Krankheitsherd) mit Anlage eines Anus praeter (Hartmann-Operation). Die Anastomosierung der Darmabschnitte erfolgt einige Wochen später.

Die Einzeldarstellungen zeigen im linken Bild die Ausgangssituation, wobei der zu entfernende Darmabschnitt rosa eingefärbt ist.
Im rechten Bild ist der Endzustand nach Resektion mit fertiger Anastomose wiedergegeben.

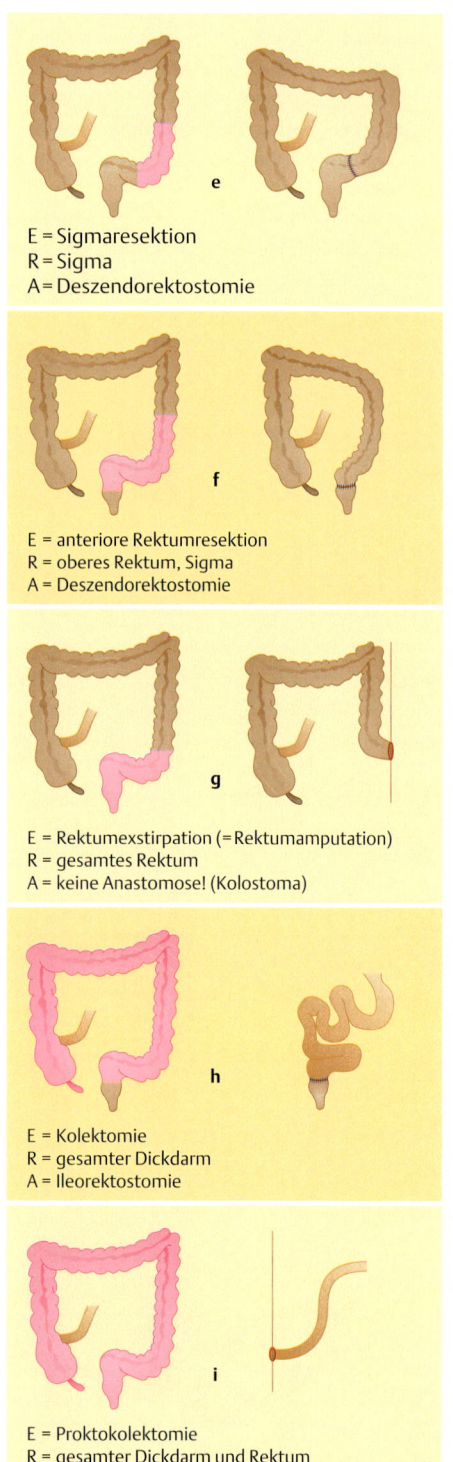

E = Sigmaresektion
R = Sigma
A = Deszendorektostomie

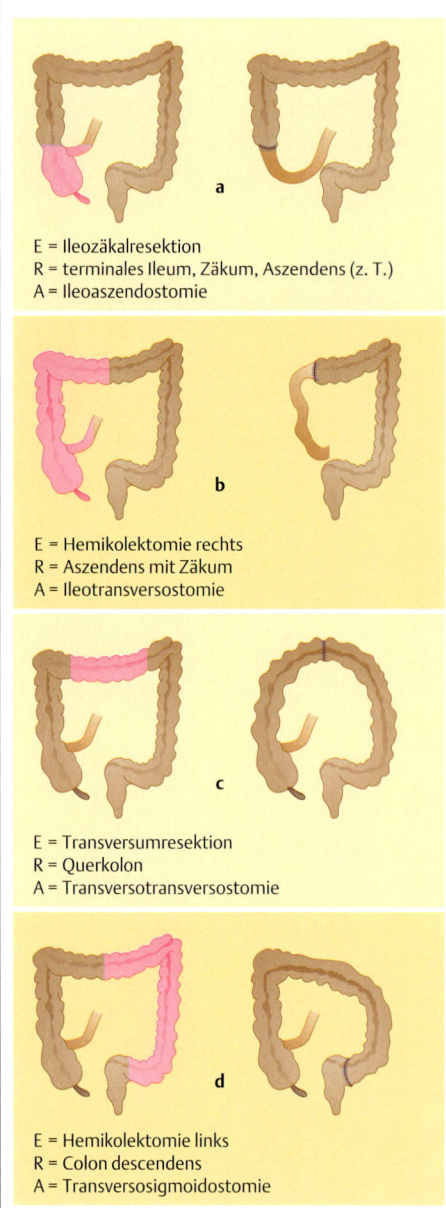

E = Ileozäkalresektion
R = terminales Ileum, Zäkum, Aszendens (z. T.)
A = Ileoaszendostomie

E = anteriore Rektumresektion
R = oberes Rektum, Sigma
A = Deszendorektostomie

E = Hemikolektomie rechts
R = Aszendens mit Zäkum
A = Ileotransversostomie

E = Rektumexstirpation (= Rektumamputation)
R = gesamtes Rektum
A = keine Anastomose! (Kolostoma)

E = Transversumresektion
R = Querkolon
A = Transversotransversostomie

E = Kolektomie
R = gesamter Dickdarm
A = Ileorektostomie

E = Hemikolektomie links
R = Colon descendens
A = Transversosigmoidostomie

E = Proktokolektomie
R = gesamter Dickdarm und Rektum
A = keine Anastomose (Ileostoma)

Abb. 22.22 Operative Verfahren an Kolon und Rektum. E: Bezeichnung des Eingriffs, R: Resektat (entfernter Darm), A: Bezeichnung der Anastomose.

22

Im Endergebnis entspricht der Eingriff der abdominoperinealen Rektumexstirpation. Die Reihenfolge des operativen Vorgehens ist lediglich umgekehrt. Man beginnt vom Damm aus mit der Lösung des Enddarms aus der Kreuzbeinhöhle („sakro-") und präpariert den Rest von abdominal.

22.6.10 Kontinenzerhaltende Proktokolektomie mit Ileum-Pouch

D *Die kontinenzerhaltende Proktokolektomie mit Ileum-Pouch ist eine Totalentfernung des gesamten Dickdarms, z. B. wegen Colitis ulcerosa oder familiärer adenomatöser Polyposis coli, bei der das Kontinenzorgan erhalten wird (Abb. 22.23).*

Man entfernt aus dem unteren Rektum („Prokto-") lediglich die Schleimhaut (Proktomukosektomie). Ein permanentes Ileostoma bleibt dem Patienten damit erspart. Aus dem terminalen Ileum wird ein künstliches Reservoir (Pouch = Beutel) geschaffen, das durch den intakten Sphinkter durchgezogen und mit der Analhaut vernäht wird (pouch-anale Anastomose).

Durch das Pouch-Reservoir lässt sich die Stuhlfrequenz auf ca. 6-mal täglich reduzieren. Vorübergehend wird immer ein doppelläufiges Ileostoma angelegt, um den Pouch bis zu seiner Abheilung von der Stuhlpassage auszuschalten. Die Ileostoma-Rückverlegung erfolgt nach 2–3 Monaten.

22.6.11 Transanale endoskopische Mikrochirurgie

D *Bei der transanalen endoskopischen Mikrochirurgie (TEM) handelt es sich um eine minimal-invasive Operation. Die Operation erfolgt durch ein am OP-Tisch*

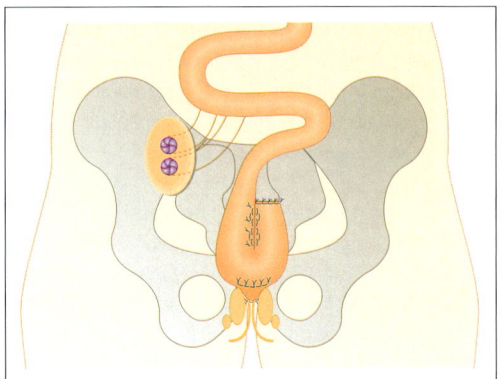

Abb. 22.23 Kontinenzerhaltende Proktokolektomie mit Ileum-Pouch. Das doppelläufige Ileostoma wird nach einigen Wochen zurückverlagert.

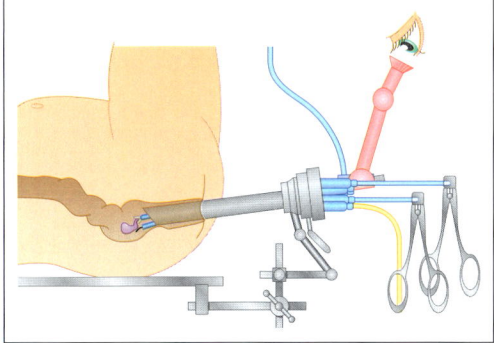

Abb. 22.24 Transanale endoskopische Mikrochirurgie. Durch das luftdicht im Enddarm platzierte Spezialinstrumentarium mit integrierten Scheren, Pinzetten, Nadelhalter, elektrischem Messer, Sauger und Beleuchtung lassen sich kleine Tumoren im unteren Rektum exzidieren.

fixiertes Rektoskop mit speziellen mikrochirurgischen Instrumenten unter Lupenvergrößerung (Abb. 22.24).

Auf diesem Wege lassen sich gutartige Adenome und kleine Karzinome (T1-Tumoren ohne Metastasen) im unteren Rektum exzidieren, wobei der Wanddefekt mit fortlaufender Naht verschlossen wird.

22.6.12 Palliative Umgehungsoperationen

D *Palliative Umgehungsoperationen sind bei stenosierenden inoperablen Malignomen gelegentlich erforderlich um die Stuhlpassage wiederherzustellen, ohne die Geschwulst zu resezieren.*

22

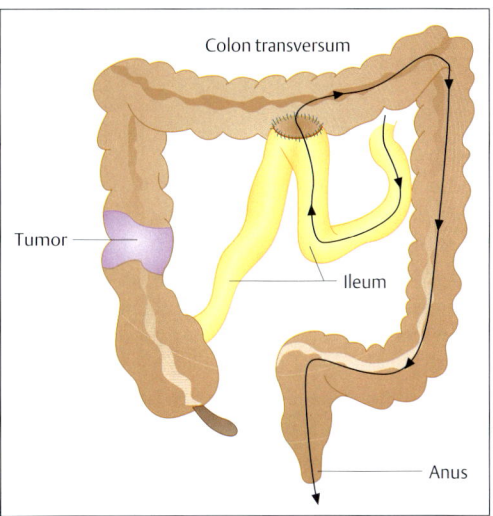

Abb. 22.25 Palliative Ileotransversostomie. Umgehungsoperation ohne Entfernung des stenosierenden Tumors.

Hier kann man einen proximal des Tumors gelegenen Darmabschnitt Seit-zu-Seit mit einem nachgeschalteten anastomosieren. Am Beispiel des Aszendenskarzi- noms würde die Ileotransversostomie einem derartigen „Bypass" entsprechen (**Abb. 22.25**).

22.7 Pflege von Menschen mit Darmoperationen

Wolfgang Kurz

Es gibt eine Vielzahl von Ursachen, die Darmoperationen notwendig machen. „Im Darm sitzt die Gesundheit." Dieses japanische Sprichwort verdeutlicht die Bedeutung des Darms für den Gesamtorganismus. Ob es sich um Fehlbildungen, entzündliche Erkrankungen oder Tumoren handelt, ihnen allen folgt eine hohe physische und psychische Belastung.

22.7.1 Präoperative Pflege

Neben den allgemeinen präoperativen Vorbereitungsmaßnahmen sind die folgenden Punkte zu beachten:

Psychosoziale Betreuung

Ein wichtiger pflegerischer Bestandteil ist die Wahrnehmung individuell geäußerter Ängste bezüglich einer veränderten Ausscheidung oder eventueller Weiterbehandlungen (Bestrahlung, Chemotherapie). Das aktive Zuhören und die damit verbundenen Grundhaltungen der nondirektiven Gesprächsführung (nach C. Rogers), Empathie, Akzeptanz sowie ein authentisches und kongruentes Auftreten unterstützen den Patienten in der Verarbeitung seiner Ängste.

Nahrungsabbau

Am Vortag der Operation erhält der Patient ein leichtes Frühstück, zum Mittagessen klare Brühe, Saft etc. Danach nur noch Tee und Wasser, ab 22 Uhr besteht Flüssigkeitskarenz.

Darmvorbereitung

Am Tag vor dem Eingriff muss der Darm vollständig gereinigt werden. Hierfür kommen abführende Lösungen zur Anwendung (z. B. Fleet, Endofalk). Diese werden je nach Art des Eingriffs und des Allgemeinzustands des Patienten vom Arzt angeordnet. Die abführenden Maßnahmen können u. U. schon 2 Tage vor der Operation eingeleitet werden.

Die Abführmaßnahme beginnt im Laufe des Vormittags, der Patient erhält den 1. von insgesamt 3 Litern der Lösung. Er sollte zügig trinken. Um eine optimale Wirkung zu erzielen, muss begleitend weitere Flüssigkeit (Wasser, Tee) getrunken werden. Das Verabreichen der Abführlösung kann bei Bedarf auch über eine Magensonde erfolgen.

M *Die Maßnahme war erfolgreich, wenn nur noch klare Flüssigkeit ausgeschieden wird.*

Während des Abführens muss auf mögliche Kreislaufschwankungen, allergische Reaktionen und Übelkeit geachtet werden.

Die orthograde Magen-Darm-Spülung (Spülung mit 10 l Flüssigkeit über eine Magensonde) kommt heute kaum noch zur Anwendung.

M *Das Abführen kann bei Patienten mit schlechter Konstitution zu vorübergehenden Kontinenzproblemen führen. Dieser Umstand sollte berücksichtigt werden.*

Rasur

Ziel der Haarentfernung ist die Minderung der postoperativen Wundinfektion. Bei jeder Rasur entstehen Mikroläsionen, die ein Infektionsrisiko darstellen. Deshalb sollte Folgendes beachtet werden:
- Die Rasur sollte nach Möglichkeit in unmittelbarer Zeitnähe zur Operation erfolgen (am Tag der Operation).
- Sie sollte mit einem Elektrorasierer durchgeführt werden, da dieser nachweislich weniger Hautschäden verursacht.
- Das Rasurgebiet sollte nach Art und Lokalisation des Eingriffes eingegrenzt werden. Bei Appendektomie vom Bauchnabel bis einschließlich der oberen Schambehaarung, beim Mann bis zur Peniswurzel. Bei großen Bauchoperationen von der Brustbeinspitze (Xiphoid) bis einschließlich der oberen Schambehaarung, beim Mann bis zur Peniswurzel. Bei sakralem Zugang erfolgt die Rasur im Radius von ca. 20 cm um den Anus (**Abb. 22.26**).

Einübung postoperativer Fertigkeiten

Das bauchdeckenschonende Aufstehen sowie die Anwendung einer Schmerzskala (z. B. numerische Schmerzskala) sind zur Erhöhung der postoperativen Compliance präoperativ einzuüben.

22

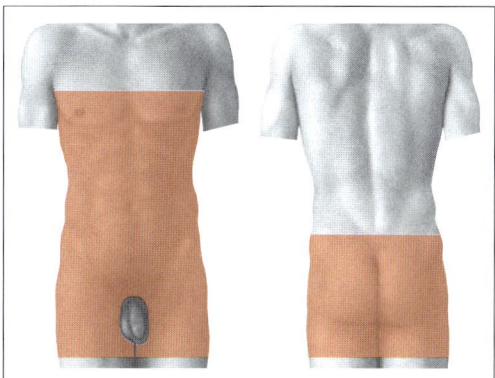

Abb. 22.26 Rasurschema bei Darmoperationen. Rechts bei sakralem Zugang.

22.7.2 Postoperative Pflege

Neben den allgemeinen postoperativen Maßnahmen sind die folgenden Punkte zu beachten.

Drainagen, Sonden

Die Beobachtung des Sekrets erfolgt auf:
– Menge,
– Aussehen,
– Beimischungen,
– Geruch,
– Konsistenz.

Die Beobachtung ist zu dokumentieren und dient der frühzeitigen Erkennung einer Anastomoseninsuffizienz und/oder einer inneren Blutung. Bei Spüldrainagen (z. B. Salemdrainage) muss eine Ein- und Ausfuhrbilanz der Spülflüssigkeit erfolgen. Es ist auf einen ungehinderten Sekretabfluss und aseptischen Umgang mit den Ableitungssystemen zu achten.

Wundgebiet

Da bei großen Laparotomiewunden die Gefahr des Platzbauches besteht, muss auf eine bauchdeckenentspannende Mobilisation und Lagerung (z. B. Knierolle) geachtet werden. Um weitere Spannungen auf die Wunde zu vermeiden, ist das Anpassen einer Bauchbinde manchmal sinnvoll.

Darmtätigkeit

Die Paralyse nach abdominellen Operationen ist eine normale Reaktion des Körpers. Sollte nach 3–4 Tagen die Darmtätigkeit nicht wieder einsetzen, wird ein mildes, orales Abführmittel verordnet.

Ⓜ *Manipulative Maßnahmen am Darm, wie das Legen eines Darmrohres oder das Verabreichen eines Klistiers, sind untersagt.*

Nahrungsaufbau

Das frühe Einsetzen der enteralen Ernährung (nach ca. 8–24 Stunden) verkürzt die Dauer der postoperativen Darmparalyse und hat keinen negativen Einfluss auf die Anastomosenheilung. Der Kostaufbau erfolgt dann langsam und stufenweise unter Berücksichtigung des Allgemeinbefindens des Patienten.

Entlassungsberatung

Bei der Entlassungsberatung soll der Patient über mögliche Veränderungen der Ausscheidung informiert werden.

Durch die eingeschränkte Flüssigkeitsresorption bei der Hemikolektomie links kommt es zu einer Erhöhung der Stuhlfrequenz auf 2–3 Stuhlausscheidungen am Tag.

Bei der Hemikolektomie rechts und bei der Sigmaresektion kommt es nur selten zu Veränderungen der Stuhlausscheidungen.

Bei der Kolektomie ist der Stuhlgang wässrig, elektrolytreich und durch die fehlende Rückresorption von Verdauungsenzymen auch hautreizend. Der Patient muss über den Ausgleich des Flüssigkeitsverlustes informiert werden. Da es durch den aggressiven Stuhlgang häufig zu Entzündungen im Analbereich kommen kann, sollte die Analregion unter Zuhilfenahme eines Spiegels gut beobachtet werden. Die Haut um den Anus muss mit protektiven Pflegemitteln (z. B. zinkhaltiger Salbe) versorgt werden. Weiterhin sollte der Patient künftig weiches und zusätzlich feuchtes Toilettenpapier verwenden.

Allgemein ist bei allen Eingriffen eine ergänzende Ernährungsberatung durch eine Diätassistentin zu empfehlen. Ebenso sollte der Patient regelmäßige Kontrolluntersuchungen durchführen lassen.

22.7.3 Pflege bei „Fast-Track"-Behandlung

Das Fast-Track-Behandlungskonzept, auch als Fast-Track-Rehabilitation bezeichnet, ist ein relativ neues Therapieverfahren, das bei kolorektalen Eingriffen immer häufiger zur Anwendung kommt. Es basiert, unabhängig vom operativ gewählten Zugang, auf Schmerzfreiheit, früher oraler Nahrungsaufnahme, früher Mobilisation und laxativer Therapie.

Postoperative Komplikationen (z. B. Ileuszustände) sollen vermieden und die körperliche Leistungsfähigkeit verbessert werden. Hierdurch soll eine frühzeitige Selbstständigkeit und Entlassung des Patienten ermöglicht werden.

Besonderheiten in der präoperativen Pflege sind:

22

343

– Der Patient erhält normale Nahrung und zusätzlich hochkalorische Zusatznahrung (z. B. 200 ml Biosorb Energie) bis zum Tag vor der Operation.

– Die Darmvorbereitung am präoperativen Tag erfolgt mit einer geringeren Menge an abführenden Lösungen (z. B. 2-mal 45 ml Dinatriumphosphat-Fleet), weitere Spüllösung ist im Normalfall nicht notwendig.

Besonderheiten in der postoperativen Pflege:

– Je nach Operationsdauer und -zeitpunkt erfolgt die erste Mobilisation Operationstag für mindestens 2-mal 2 Stunden, ab dem 1. postoperativen Tag für mindestens insgesamt 6 Stunden. Dadurch können postoperative Komplikationen vermieden werden.

– Überwachung der lokalen (PDA) oder opioiden Schmerzbehandlung (z. B. nach dem Expertenstandard Schmerzmanagement in der Pflege).

– Der Patient erhält ab dem 1. postoperativen Tag Wunschkost und zusätzlich hochkalorische Zusatznahrung (z. B. 200 ml Biosorb Energie), sowie ein Abführmittel (z. B. 3-mal 600 mg Magnesium-Diasporal). Dadurch wird eine intestinale Atonie verhindert, Stuhlgang wird meist am 2. postoperativen Tag abgesetzt.

– Durch die verkürzte stationäre Behandlung sollte die nachstationäre Versorgung frühzeitig geplant werden.

22

23 Enterostoma (Anus praeter)

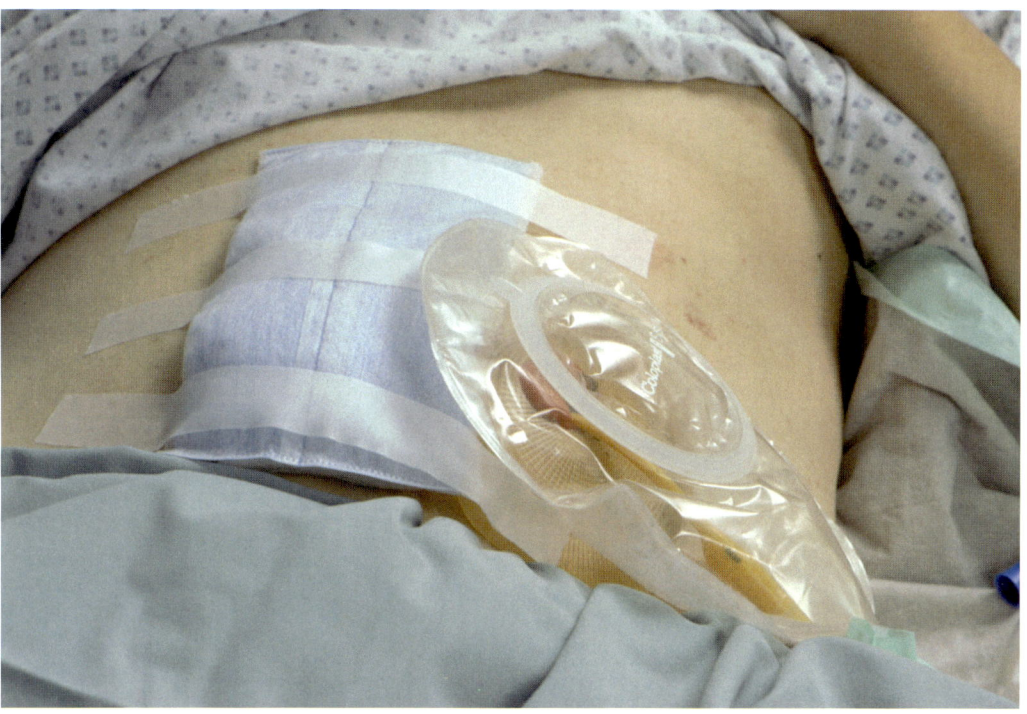

23

Das Stoma oder die Stomie (griech.: Mund, Mündung, Öffnung) ist eine operativ geschaffene offene Verbindung (Fistel) zwischen einem inneren Hohlorgan und der äußeren Haut. Die Stomata des Darms werden hier abgehandelt (**Tab. 23.1**), die Urostoma in Kap. 28.8.

23.1 Terminologie

Burkhard Paetz

D *Unter Enterostoma, auch Anus praeter (AP) genannt, versteht man die künstliche Ausleitung eines Darmabschnittes durch die Bauchdecke.*

W *Auch Verbindungen im Körperinneren werden als „Stomie" bezeichnet, insbesondere, wenn es sich um eine Anastomose handelt (innere Fistel), z. B. Gastroenterostomie (GE): Anastomose zwischen Magen und Dünndarm.*

Die Gastrostomie (PEG) und die Jejunumausleitung sind Ernährungsfisteln, wobei die Verbindung zur Haut über einen Katheter hergestellt wird. Die Stomata des unteren Dünndarms sowie des Dickdarms dienen der Stuhlableitung. Typische Ausleitungsstellen für einen AP finden Sie in **Abb. 23.1**.

M *Der Anus praeter naturalis (praeter, lat.: an etwas vorbei), oft als „Anus praeter" (AP) abgekürzt, ist ein Sammelbegriff für alle künstlichen Darmausgänge, der keinen Aufschluss über die Lokalisation des ausgeleiteten Darmabschnittes gibt.*

Abhängig von der Grunderkrankung wird ein künstlicher Darmausgang für eine befristete Zeitspanne (*tem-*

Tabelle 23.1 Enterostomien

Stomabezeichnung	Ausgeleitetes Organ	Stomalokalisation
Gastrostomie (PEG)	Magen*	linker Oberbauch
Jejunumfistel	oberer Dünndarm*	linker Oberbauch
Ileostomie**	unterer Dünndarm	rechter Unterbauch
Kolostomien**		
– Zäkostomie (Zäkalfistel)	Blinddarm	rechter Unterbauch
– Transversostomie	Querdarm	rechter oder linker Oberbauch
– Deszendostomie	absteigender Dickdarm	linker Mittelbauch
– Sigma-Kolostomie	S-Darm	linker Mittelbauch

* über Katheter   ** Sammelbegriff: „Anus praeter"

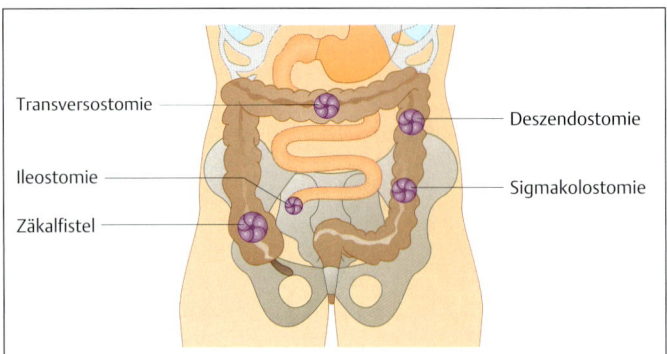

Abb. 23.1 Enterostoma.
Lokalisationen des Anus praeter.

poräres oder *passageres* Stoma) oder auf Lebensdauer (*permanentes* Stoma) angelegt. Nach Art der Ausleitung unterscheidet man ferner (**Abb. 23.2**):
- endständiges Stoma,
- doppelläufiges Stoma,
- Splitstoma.

Endständiges (= terminales) Stoma. In der Bauchhaut findet sich nur eine Öffnung. Diese entspricht dem Ende des von proximal kommenden, stuhlführenden Darms („zuführende Schlinge") und wird mit der Bauchhaut vernäht. Eine abführende Schlinge gibt es nicht, weil der distale Darm reseziert wurde.

Typische Indikation: permanenter Sigmaafter nach Rektumexstirpation wegen tiefsitzendem Enddarmkrebs.

Doppelläufiges Stoma. In der Bauchhaut sieht man 2 nebeneinanderliegende Darmöffnungen („Doppelflinte"). Bei der Operation wird der in seiner Kontinuität erhaltene Darm durch eine kleine, gesonderte Laparotomie vor die Bauchdecke verlagert. Das Zurückgleiten verhindert man durch Unterschieben eines sog. Reiters (**Abb. 23.4**), der mit der Haut vernäht wird. Dieser Reiter kann nach 10–14 Tagen entfernt werden, weil der Darm dann mit der Bauchdecke so fest verwachsen ist, dass er nicht mehr in die Bauchhöhle zurückgleitet. Der stuhlfördernde Abschnitt wird als zuführende Schlinge

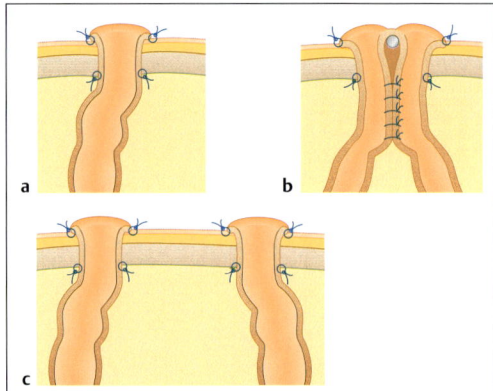

Abb. 23.2 Enterostoma. Möglichkeiten der künstlichen Darmausleitung:
a Endständiges Stoma.
b Doppelläufiges Stoma (mit noch liegendem Reiter).
c Splitstoma.

(zum Stoma führend) bezeichnet. Die abführende Schlinge entspricht dem ruhiggestellten, von der Stuhlpassage ausgeschalteten Darmabschnitt. Weil der Stuhl – bei erhaltener Darmkontinuität – lediglich umgeleitet wird, spricht man auch von *Deviationsstoma*. Dient die Umleitung dem vorübergehenden Schutz einer distal gelegenen Anastomose, ist der Begriff *protektives*

Stoma gebräuchlich. Aus operationstechnischen Gegebenheiten entspricht die zuführende Schlinge nicht immer der oberen Doppelflintenöffnung.

Typische Indikation: temporäres protektives Loop-Ileostoma zum Schutz einer tiefen Rektumanastomose oder eines ileoanalen Pouches. Die Ileostomarückverlegung erfolgt nach 2–3 Monaten.

23.2 Ileostoma

Burkhard Paetz

 Als Ileostoma bezeichnet man die Ausleitung des Dünndarms (Ileum) im rechten Unterbauch.

23.2.1 Endständiges Ileostoma

Der endständige Dünndarmausgang wird angelegt, wenn der gesamte Dickdarm und der Enddarm entfernt werden müssen (z. B. wegen Colitis ulcerosa oder familiärer adenomatöser Polyposis) und eine kontinenzerhaltende Operation mit einem ileoanalen Pouch nicht möglich ist. In diesen Fällen bleibt das Stoma lebenslang bestehen *(permanentes Ileostoma).*

 Hautschäden. Der kontinuierlich austretende Dünndarminhalt (pro Tag etwa 1 l) ist viel

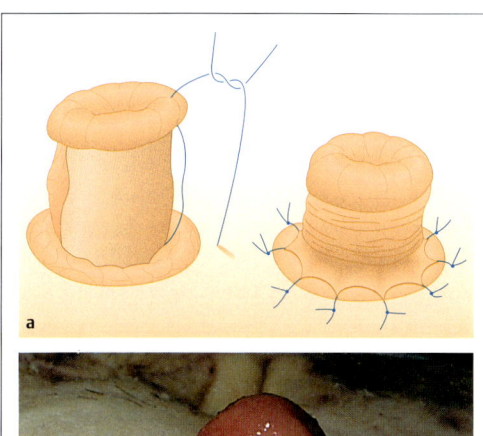
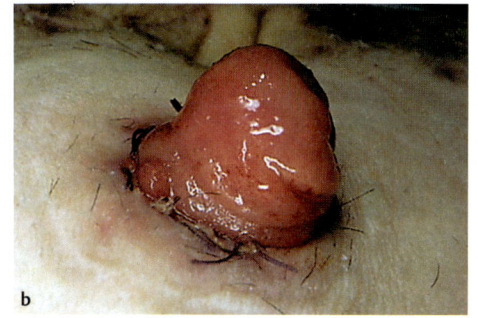

Abb. 23.3 Nippel-Ileostoma.
a Nahttechnik.
b Endständiger Dünndarmausgang mit ausgestülpter Schleimhaut (prominentes Ileostoma).

Splitstoma. Der Darm ist an 2 unterschiedlichen Stellen jeweils endständig ausgeleitet. Es gibt einen zuführenden und einen abführenden Schenkel. Der dazwischenliegende Darmabschnitt wurde reseziert, weil eine Anastomose nicht möglich oder zu gefährlich war. *Typische Indikation:* Darmresektion bei schwerer Peritonitis.

aggressiver als der Dickdarminhalt und führt bei längerem Hautkontakt zu erheblichen Hautschäden durch Mazeration.

Um die spätere Stomaversorgung zu erleichtern, wird das Stoma deshalb so eingenäht, dass es die Haut 3 cm überragt (*prominentes* Ileostoma oder *Nippel-Ileostoma,* **Abb. 23.3**). Das exakte Zuschneiden der Hautschutzplatte ist beim Ileostoma besonders wichtig (Kap. 23.4).

23.2.2 Kock-Tasche (Kock-Pouch)

Bei dieser kontinenten Form des endständigen Ileostomas werden vor dem Eintritt in die Bauchdecke 2 oder 3 Dünndarmschlingen zu einem Reservoir zusammengenäht. Die operative Anordnung der Schlingen bewirkt, dass sich das Stoma bei Füllung der Tasche wie ein Ventil schließt. Der Kock-Pouch (Kock: zeitgenössischer schwedischer Chirurg) entspricht damit einem kontinenten Stoma. Die Entleerung erfolgt durch Einführen eines Darmrohres.

23.2.3 Doppelläufiges Ileostoma (Loop-Ileostoma)

Es handelt sich um ein temporäres Dünndarmstoma. Über die vor die Bauchhaut gezogene Dünndarmschlinge (Loop) wird der Stuhl für begrenzte Zeit abgeleitet, bis eine tiefe koloanale Rektumanastomose oder ein ileoanaler Pouch abgeheilt ist. Die operative Beseitigung des Stomas (Ileostomarückverlegung) erfolgt 2–3 Monate später.

B *Fallbeispiel temporäres Loop-Ileostoma:*
Herr Ändre hat Darmkrebs. Der Krebs sitzt ziemlich tief unten, dicht am After. Es wurden viele Untersuchungen gemacht. „Der Tumor ist noch klein und hat keine Absiedlungen gesetzt", hat man ihm gesagt. „Wahrscheinlich können wir mit der Operation alles entfernen", hieß es im Krankenhaus. Mit der Krebsdiagnose hat

23

347

sich Herr Ändre einigermaßen abgefunden. Er hat ja ein „heilbares Stadium". Aber kriegt er einen künstlichen Ausgang? Das beunruhigt ihn jetzt am meisten. Am Tag vor der Operation wird vom Chefarzt der Enddarm gespiegelt (Rektoskopie). Der Tumor beginnt 10 cm oberhalb des Afters. „Es geht ohne künstlichen Darmausgang", sagt er und Herr Ändre freut sich. Dann kommt der Stationsarzt zur Aufklärung und redet was von einem „künstlichen Ausgang", einem „Deviationsstoma", was Herr Ändre unterschreiben soll. Herr Ändre ist sehr irritiert. Es sollte doch ohne gehen. Der Oberarzt muss erläutern: „Der Tumor selbst lässt sich unter Erhalt des Enddarmes resezieren, mit End-zu-End-Anastomose, ohne dauerhaften Anus praeter". Aber die Darmnaht (Anastomose) „so weit unten" heilt nicht so gut wie „weiter oben",

erfährt Herr Ändre. Deshalb muss die Stuhlpassage „für einige Wochen" von der Nahtstelle ferngehalten werden, also „umgeleitet" werden, bis die geheilt ist. „Ach so", denkt Herr Ändre, als die Tür aufgeht, und die Stomatherapeutin zum Anzeichnen der Stomalokalisation hereinkommt.

Fazit: Bei Herrn Ändre ist eine anteriore Rektumresektion mit tiefer koloanaler End-zu-End-Anastomose vorgesehen. Zum Schutz der Anastomose wird der Darminhalt für einige Wochen über ein doppelläufiges Ileostoma im rechten Unterbauch abgeleitet. Nach Rückverlagerung des Ileostomas 3 Monate später verbleiben ihm die beiden Narben (mediane Laparotomie zur Tumorentfernung und Narbe im rechten Unterbauch nach Ileostomarückverlagerung) und natürlich die Nachsorgeuntersuchungen.

23.3 Kolostoma

Burkhard Paetz

D Als Kolostoma bezeichnet man die Ausleitung des Dickdarms, meistens des Colon descendens oder des Colon sigmoideum.

23.3.1 Endständiges Kolostoma.

Das endständige Kolostoma ist die häufigste Form des Anus praeter überhaupt. Wichtigste Grunderkrankung ist das tiefsitzende Rektumkarzinom, das mitsamt dem Sphinkterapparat exstirpiert wurde. In diesem Fall handelt es sich um ein permanentes Stoma, weil der natürliche After bei der Operation geopfert werden musste (sakrale Narbe).

Nach einer Hartmann-Operation (S. 338) besteht ebenfalls ein endständiges Kolostoma. Dieses ist meistens ein temporäres Stoma, das operativ zurückverlagert werden kann (Kontinuitätswiederherstellung).

23.3.2 Doppelläufiges Kolostoma

Das doppelläufige Kolostoma (**Abb. 23.4**) wird meist als temporärer Anus praeter angelegt, um eine tiefer gelegene Anastomose vorübergehend zu schützen oder

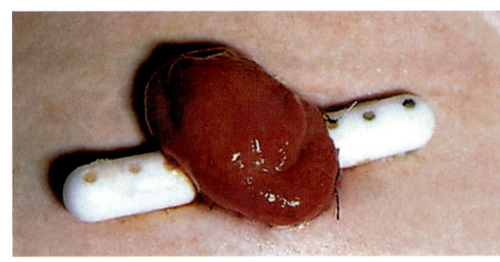

Abb. 23.4 Kolostoma. Doppelläufiger Anus praeter (Sigmaafter) mit noch liegendem Reiter.

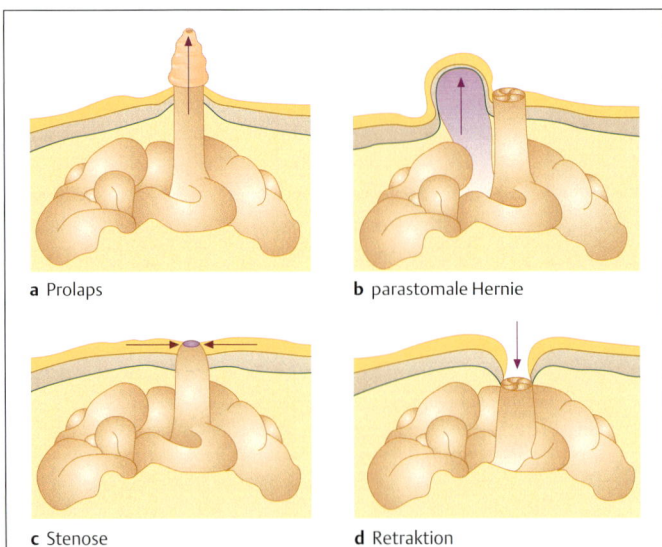

Abb. 23.5 Stomakomplikationen.
a Prolaps.
b Parastomale Hernie.
c Stenose.
d Retraktion.

a Prolaps

b parastomale Hernie

c Stenose

d Retraktion

23

einen gestauten Ileusdarm kurzfristig zu entlasten, bis die ursächliche Stenose reseziert werden kann. Selten ist das doppelläufige Kolostoma als Dauerlösung gedacht, so z. B. beim stenosierenden, nicht operablen Rektumkarzinom.

P 23.4 Pflege von Menschen mit einem Enterostoma

Birgitt Stark

Die Pflege, Betreuung und Beratung von Menschen, die einen künstlichen Darmausgang (Anus praeter naturalis) angelegt bekommen, stellen besondere Erfordernisse an die Pflegenden innerhalb des Pflegeprozesses dar. Grundsätzlich erwirbt man in der Ausbildung das Basiswissen zur Stomapflege. Die wachsenden Anforderungen in der Pflege von Stomaträgern machen jedoch eine spezielle Qualifikation (Ausbildung zum Stomatherapeuten bzw. zur Stomatherapeutin) notwendig.

Im Idealfall informiert, berät und schult die Stomatherapeutin den Patienten während des gesamten Klinikaufenthaltes. Die spezielle Pflegeanamnese, das Erstgespräch und die Stomamarkierung helfen dem Betroffenen sich mit der Thematik Stomaversorgung und -pflege auseinanderzusetzen. Im Gespräch können Ängste, Unwissenheit und die Sorge „wie geht es mit mir weiter?" sicherlich abgeschwächt werden. Durch die Anleitung zur Selbstversorgung sowie Patientenschulung (Patientenedukation) bekommt der Betroffene Sicherheit im Umgang mit dem Stoma. Das Selbstvertrauen und die Eigenständigkeit des betroffenen Menschen zu erhalten sind das Pflegeziel.

23.4.1 Stomalokalisation

Ein Stoma ist die Ausleitung des Dünndarms oder des Dickdarms über die Bauchdecke (Abb. 23.1). Es kann vorübergehend (temporär), oder schützend (protektiv) für den nachfolgenden Darmabschnitt, wie auch dauerhaft (permanent) angelegt werden. Grundsätzlich lassen sich alle Darmabschnitte doppelläufig oder endständig anlegen:

– Im rechten Unterbauch wird in der Regel der Dünndarm/Ileum (Ileostomie, doppelläufig oder endständig) ausgeleitet.
– Im rechten oder linken Oberbauch kann der Dickdarm/Colon transversum ausgeleitet werden (Transversostomie, meistens doppelläufig und nicht auf Dauer angelegt).
– Im linken Unterbauch wird der Dickdarm (Colon descendes oder Sigma) ausgeleitet. Die Lokalisation entspricht der klassischen, endständigen Kolostomie oder Sigmoidostomie.

Komplikationen
Die wichtigsten Stomakomplikationen zeigt Abb. 23.5.

23.4.2 Anlageformen

„doppelläufig"
Der Begriff *doppelläufig* kommt durch die Ausleitungsform des Darmes zustande. Es wird eine Darmschlinge über die Bauchdecke gezogen, eröffnet und oft zusätzlich mittels eines sogenannten Steges (Reiter, Loop) über die Haut fixiert, damit die Darmschlinge sich nicht wieder in den Bauch zurückziehen kann. Man sieht 2 Öffnungen auf der Bauchdecke. Aus einer Öffnung (oraler Schenkel, zuführender Schenkel) kommt der Stuhlgang, die andere Öffnung zeigt den stillgelegten Darmabschnitt (aboraler Schenkel) der zum operierten Gebiet führt und dort z. B. die neu geschaffene Darmnaht (Anastomose) schützt.

Die doppelläufige Ileostomie ist eine häufige Anlageform. Die Stuhlkonsistenz ist flüssig bis leicht breiig, da der komplette Dickdarm vorübergehend in seiner Funktion – Flüssigkeit zu resorbieren – ausgeschaltet ist.

Die Indikation dieser Stomaanlage wird in aller Regel durch das Rektumkarzinom (Mastdarmkrebs) gestellt. Bei der Rektumresektion (operative Entfernung des tumorbefallenen Mastdarmabschnittes) schützt die doppelläufige Ileostomie das operierte Gebiet, indem der Stuhl vorher abgeleitet wird. Eine ungestörte Ausheilung der neu geschaffenen Darmnaht ist somit gut gewährleistet.

 Dieses Stoma lässt sich zum späteren Zeitpunkt (meist ca. 3 Monate) ohne sehr großen operativen Aufwand wieder zurückverlegen.

„endständig"
Der Begriff *endständig* erklärt sich ebenfalls durch die Ausleitungsform des Darms. Hier ist nur 1 Öffnung auf der Bauchdecke sichtbar, d. h., der stuhlführende Darm ist ausgeleitet worden, der stillgelegte Darmabschnitt ist entweder entfernt oder blind verschlossen.

 „Endständig" hat nichts mit dem Begriff „endgültige Stomaanlage" zu tun.

23

Die endständige Kolostomie (Stomaanlage im linken Unterbauch) fördert meist breiigen bis festen Stuhlgang. Je nach Operationsart besteht die Möglichkeit, dieses Stoma wieder an das blind verschlossene Darmstück anzuschließen (z. B. Diskontinuitätsoperation nach Hartmann), allerdings in einer erneuten Operation nach circa einem ½ Jahr.

Bei der Rektumexstirpation (Entfernung des gesamten Mastdarms einschließlich After und Schließmuskelapparat) ist die endständige Kolostomie eine dauerhafte (permanente) Stomaanlage.

23.4.3 Präoperative Stomamarkierung

Zu den üblichen Operationsvorbereitungen gehört die Stomamarkierung mit zu der wichtigsten Maßnahme vor der Operation. Eine optimale Stomaanlage verhindert Komplikationen in der Versorgung des Stomas, vereinfacht die Stomapflege und erhöht die Akzeptanz des künstlichen Darmausganges erheblich.

In aller Regel zeichnet der dafür ausgebildete Stomatherapeut die Lage des zukünftigen Stomas an. Günstig ist es, wenn der Operateur bei der Markierung dabei sein kann. Alle folgenden Kriterien zur Stomamarkierung sind Richtlinien für den Anzeichner:

- Die Stomaart bestimmt die Lage (z. B. Ileostomie: rechter Unterbauch, Kolostomie: linker Unterbauch).
- In unterschiedlichen Positionen (Sitzen, Stehen, Bücken, Liegen) anzeichnen und Lage beurteilen.
- Fern von knöchernen Vorsprüngen (Beckenkamm, Rippenbögen) anzeichnen.
- Im Rektusmuskel (zur besseren Fixierung für den Darm bei der Ausleitung) anzeichnen.
- Das Stoma soll nicht über dem Genitalbereich liegen.
- Kleidungsgewohnheiten sollen berücksichtigt werden.
- Für den Patienten soll das Stoma einsehbar sein.

Die Individualität des Menschen und seine individuelle Körperform muss bei der Stomamarkierung besonders berücksichtigt werden. Daher erfolgt die Markierung in den verschiedenen Körperpositionen. Die Berücksichtigung der Kleidungsgewohnheiten gewährleistet, dass der angehende Stomaträger sich wie gewohnt kleiden kann, ohne dass die Stomaversorgung hindert.

(M) *Bei der Stomamarkierung müssen immer Kompromisse geschlossen werden; sie erfolgt ganz individuell und zugunsten des Patienten.*

23.4.4 Abführmaßnahmen

In den meisten Kliniken ist es (noch) üblich – auch wenn mittlerweile Studien gezeigt haben, dass dies keinen Vorteil bringt –, vor Eingriffen am Dickdarm eine mechanische Darmreinigung durchzuführen. Die Handhabung der präoperativen Darmreinigung wird unterschiedlich durchgeführt. Die Magen-Darm-Spülung (über eine gelegte Magensonde wird die Spülflüssigkeit verabreicht) wird aufgrund der kreislaufschonenden Abführmittel, wie z. B. Prepacol, oder Trinklösungen, wie Endofalk, Goletely, meist nicht mehr durchgeführt. Dies entspricht eher dem Standard in der Fast -Track-Chirurgie).

In der Regel ist der Beginn des Abführens 1 Tag vor der Operation ausreichend. Der Patient soll die Trinklösung zügig trinken (1 Liter in ca. 30 Minuten), nur so hat die Trinklösung ihren abführenden Effekt. Zusätzlich warme Kräutertees oder kohlensäurearmes Mineralwasser unterstützen die Darmreinigung positiv.

Für ältere Menschen ist das viele Trinken oft sehr mühsam und belastet sie sehr. Eine Kreislaufschwäche durch den schnellen Flüssigkeitsverlust über die häufigen Stuhlgänge und eine Elektrolytverschiebung durch das Ausschwemmen der Körpersalze, können die Abführmaßnahmen erschweren. Gerade hier muss engmaschig eine Kreislaufkontrolle durchgeführt werden, ggf. muss mit einer Infusionstherapie einer Kreislaufschwäche entgegengewirkt werden.

(M) *Die Abführmaßnahmen können beendet werden, wenn die Stuhlkonsistenz wässrig und klar („kamillenfarben") erscheint.*

23.4.5 Postoperative Stomapflege

In den ersten 2–3 Tagen nach der Operation beschränkt sich das pflegerische Handeln hauptsächlich auf die Inspektion und die Kontrolle der Funktion des Stomas. Die erste Versorgung des neu angelegten Stomas ist bereits im Operationssaal erfolgt. Zu kontrollieren und zu achten ist auf:

- Durchblutung der Schleimhaut,
- Stomaödem,
- Funktion des Stomas.

Durchblutung der Schleimhaut
Mögliches Aussehen der Stomaschleimhaut und die Ursachen:

- rosig bis rot, feucht glänzend: deutet auf eine vitale Schleimhaut hin,
- dunkelrot bis grau-schwarz, matt-trocken: eine Minderdurchblutung bis zum Absterben der Schleimhaut droht, der Arzt ist zu informieren,

– eine avitale Schleimhaut kann sich möglicherweise nur auf der Oberfläche des Stomas zeigen, in der Tiefe kann die Schleimhaut intakt sein; diese Oberflächennekrosen stoßen sich von alleine ab; die Beurteilung obliegt dem Chirurgen.

Stomaödem

 Unter einem Stomaödem versteht man eine Schwellung der Schleimhaut.

Ein leichtes Ödem ist in den ersten postoperativen Tagen häufig zu sehen und ist als normal zu bewerten. Im Regelfall bildet es sich wieder zurück. Ist die Schwellung sehr stark oder nimmt sogar zu, können mehrere Ursachen möglich sein:
– Die Halterung (Steg, Reiter, Loop) bei doppelläufigen Anlagen steht möglicherweise unter Spannung. Der Darm konnte evtl. nicht ausreichend locker in die Bauchdecke eingenäht werden. Eine vorzeitige Entfernung des Stegs führt zu einer Abschwellung des Ödems – vorausgesetzt, die Stomaanlage ist prominent (die Schleimhaut steht über dem Hautniveau) und es erfolgt das Einverständnis des Chirurgen.
– Die Durchtrittspforte (Faszienlücke) ist zu eng, mit der Folge eines gestörten venösen Abflusses. Die Faszienlücke lässt sich mit dem Finger (digitale Untersuchung) über die Öffnung des Stomas austasten. Das Ödem wird rückläufig, wenn das gesamte Bauchgewebe nach der Operation wieder entspannter, lockerer wird. Auch die Faszienlücke wird weicher, der venöse Rückfluss ist gesichert, das Ödem verliert sich.
– Der intraabdominelle Druck hat zugenommen, z. B. bei ausgedehntem Tumorbefall im Bauchraum. Hier kann das Stoma dauerhaft ödematös bleiben. Solange die Funktion des Stomas gewährleistet ist, ist das Ödem in diesem Fall nicht als Komplikation zu bewerten.

Funktion des Stomas

 Die Ausscheidung beim Ileostoma sollte sofort nach der Anlage des Stomas erfolgen, spätestens 24 Stunden nach der Operation.

Wenn keine Ausscheidung im Beutel sichtbar ist (meist gelb-grün-braunes, zähflüssig bis wässriges Sekret) muss gehandelt werden. Oft hilft schon ein Austasten des Stomas, um Verklebungen zu lösen und den Weg für die anstehende Ausscheidung frei zu machen. Das Einlegen eines kurzen Einmalkatheters (Charr 14 oder Charr 16) regt die Stuhlpassage an und die Darmgase können entweichen.

Bei doppelläufigen Ileostomien muss der Katheter in den oralen Schenkel (zuführenden, stuhlführenden Schenkel) eingeführt werden (meist die Öffnung, die zur Bauchnaht zeigt). Ein Klistier über den Katheter appliziert, hilft zusätzlich den Darm anzuregen. Die Durchführung obliegt dem behandelnden Arzt, kann aber an die Stomatherapeutin, oder eine dazu angeleiteten Pflegefachkraft delegiert werden.

Bei der Kolostomie kann es durchaus länger (2–3 Tage postoperativ) dauern, bis eine Ausscheidung erfolgt. Ein gutes Zeichen für eine beginnende Darmtätigkeit (Peristaltik) sind die Darmgase. Den Bauch auf Darmgeräusche abzuhören, gibt Auskunft über die beginnende Darmtätigkeit. Die obengenannten Maßnahmen sind auch bei dieser Stomaart anwendbar.

23.4.6 Postoperatives Versorgungssystem

Um Kontroll- und Behandlungsmaßnahmen am frisch angelegten Stoma zu bewältigen, bedarf es einer entsprechenden Stomaversorgung (**Abb. 23.6**). An ein postoperatives Versorgungssystem sind bestimmte Anforderungen gestellt:
– genügend großer, durchgehender Hautschutz (Haftfläche, die die umgebende Haut vor der Ausscheidung schützt), 70–100 mm Durchmesser,
– transparente Beutelfolie (zur besseren Einsicht auf das Stoma und auf die Ausscheidung),
– Zugang zum Stoma sollte gewährleistet sein, ohne die Versorgung von der Haut lösen zu müssen, wie z. B. bei einer einteiligen Versorgung (Hautschutz und Beutelfolie sind zu einem Beutelsystem verschweißt), das ein Behandlungsfenster als Zugang zum Stoma bietet, oder bei einem zweiteiligen System (Hautschutz und Beutel sind zwei separate Teile, die sich zusammenfügen lassen), bei dem sich der Beutel separat von der Hautschutzplatte (Basisplatte) abnehmen lässt und so einen Zugang zum Stoma ermöglicht,
– ein Ablaufstutzen am Beutel erleichtert die Entleerung des Beutelinhalts und bietet die Möglichkeit,

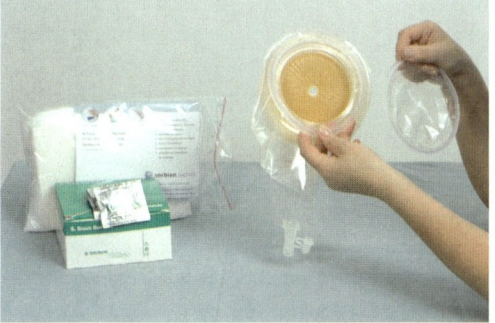

Abb. 23.6 Postoperatives Versorgungssystem.

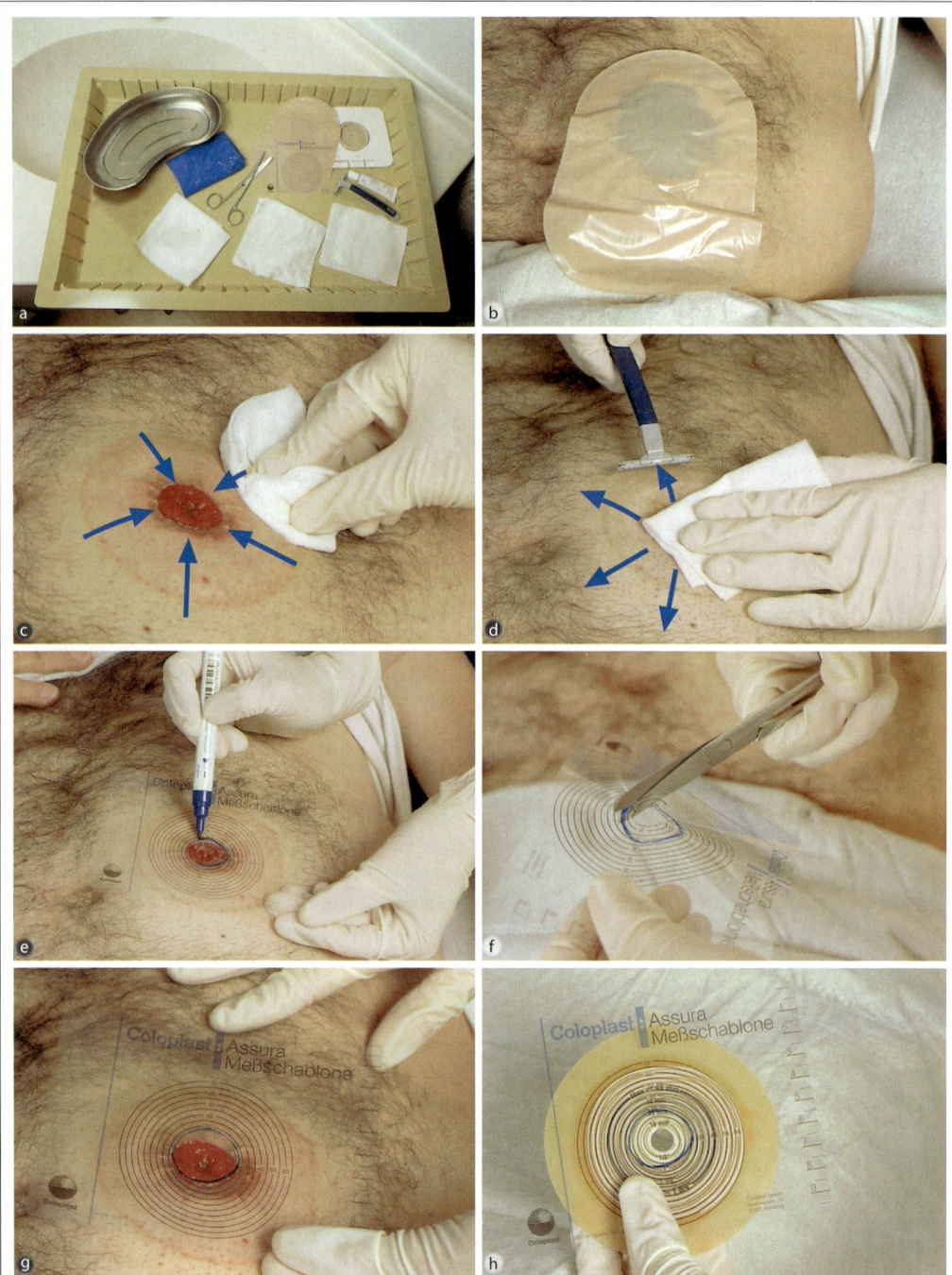

Abb. 23.7 Stomaversorgung.

a Zur guten Vorbereitung gehört das Bereitstellen der Materialien.

b Der Kolostomiebeutel vor dem Wechsel.

c Reinigung des Stomas mit feuchter Kompresse von außen nach innen.

d Rasur des Stomabereichs. Das Stoma wird zum Schutz mit einer Kompresse abgedeckt.

e Mithilfe einer Schablone wird die Größe des Stomas aufgezeichnet.

f Diese Schablone wird als Maß zum Ausschneiden aller folgenden Hautschutzplatten verwendet.

g Zur Kontrolle wird die Schablone nochmals angehalten. Die Aussparung darf nicht größer als das Stoma sein! (Gefahr der Hautreizung durch Kontakt mit Ausscheidungen)

h Die Schablone wird auf die Hautschutzplatte aufgelegt und ausgeschnitten.

23

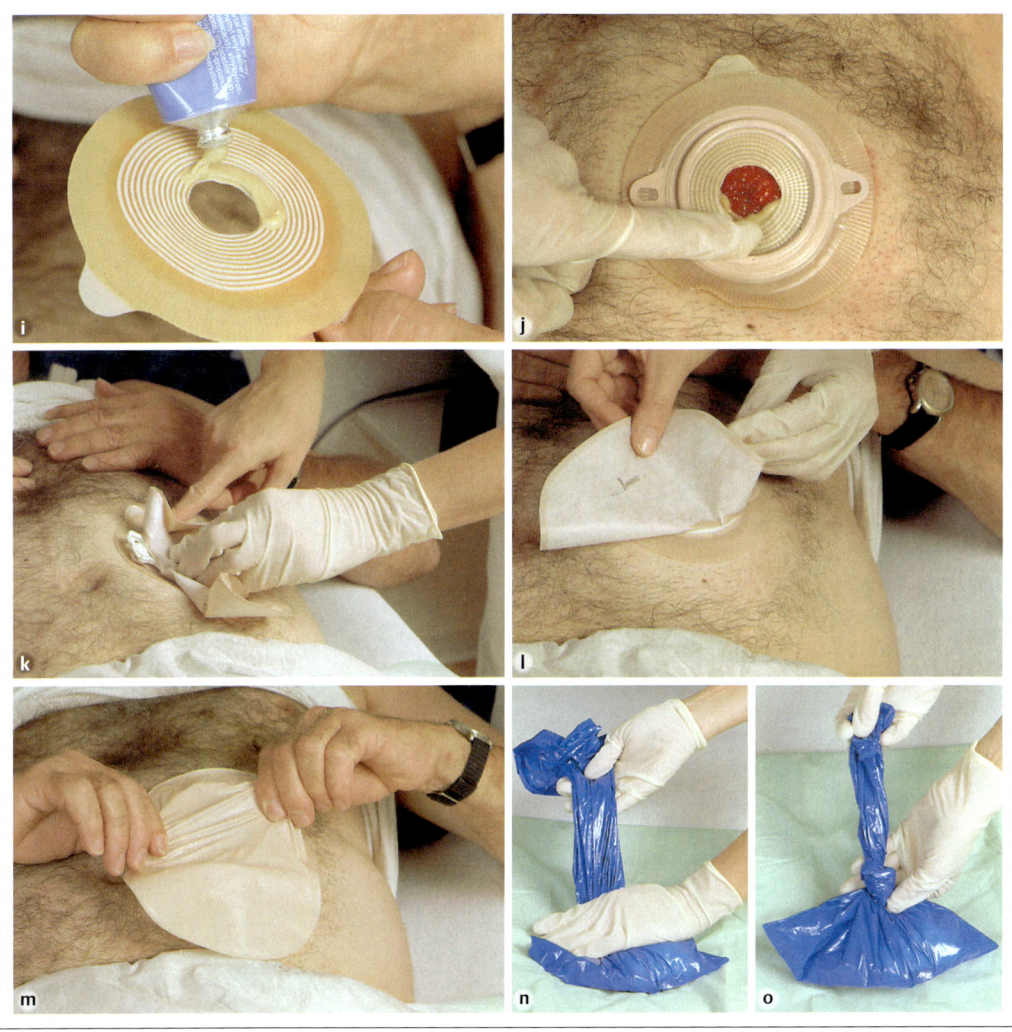

Abb. 23.7 Stomaversorgung (Fortsetzung).
i Die Hautschutzplatte wird, wenn nötig, am inneren Rand mit einer Hautschutzpaste versehen.
j Die Platte wird um das Stoma herum angebracht. Wichtig ist, dass die Haut rund um das Stoma abgedeckt ist.
k Nun wird der Beutel angebracht.
l Der korrekte Sitz wird kontrolliert.
m Der Patient kann prüfen, ob der Beutel richtig eingerastet ist.
n Die benutzten Materialien werden sofort nach Verwendung in einen Beutel abgeworfen, aus dem die Luft entfernt wird.
o Dann wird der Beutel verknotet und entsorgt.

zusätzlich einen Sekretbeutel anzuschließen, um eine größere Ausscheidungsmenge zu fassen.

Wechselmodus beim postoperativen Versorgungssystem

Bei einer intakten und dichten Versorgung ist der 1. Wechsel am 3. postoperativen Tag indiziert. Hierbei kann die parastomale Haut (Umgebung um die Stomaschleimhaut) mit beurteilt werden. Der nächste Versorgungswechsel findet dann statt, wenn (bei doppelläufigen Stomaanlagen) der Steg gezogen und auf eine dauerhafte (permanente) Stomaversorgung umgestellt wird. Dieser Zeitpunkt wird in der Fachliteratur unterschiedlich festgelegt. Da die Patienten insgesamt eine deutlich verkürzte Verweildauer im Krankenhaus haben, ist der 6.–7. postoperative Tag zur Entfernung des Stegs ein guter Mittelwert.

M *Der Wechsel der postoperativen Versorgung, gerade bei Stomata mit einem starren Steg, braucht etwas handwerkliches Geschick. Das Pflegepersonal sollte daher in innerbetrieblichen Fortbildungen durch einen Stomatherapeuten in die Abläufe einer postoperativen Stomaversorgung eingewiesen und geschult werden.*

In der postoperativen Phase kann der Patient je nach Gesundheits- und Allgemeinzustand schrittweise in die Versorgung des Stomas eingebunden werden. Vielen Patienten bereitet das „Anschauen" ihrer Stomaanlage Unbehagen. Das Stoma wird häufig als Wunde interpretiert und automatisch mit Schmerzen verbunden.

Zunächst lernt der Patient, wie er seinen Stomabeutel über der Toilette entleeren kann. Es gibt ihm die Eigenständigkeit, den Zeitpunkt des Toilettengangs, selbst zu bestimmen. Die Anleitung zum Beutelleeren und die mehrmalige Unterstützung dabei, geben ihm das Gefühl nicht sich selbst überlassen zu sein und helfen beim Umgang mit der neuen Situation.

Falls es der Zustand des Patienten noch nicht zulässt, dass er selbstständig den Beutel leert, kann auch ein diskretes Entleeren des Beutels am Bett vorgenommen werden. Mit einem sogenannten Entsorgungsbeutel (spezielle Müllbeutel für die Stomaversorgung) lässt sich z. B. ein gefüllter Ileostomiebeutel (in aller Regel ein Beutel mit einem wieder verschließbaren Auslass = Ausstreifbeutel) gut entleeren.

M *Nierenschalen oder andere Gefäße sind dafür ungeeignet, da der Inhalt des Beutels und das Aufnahmevolumen des Gefäßes oft unterschätzt werden!*

Vor der Benutzung wird der Boden des Entsorgungsbeutels innen mit Zellstoff oder Toilettenpapier bedeckt, über den gefüllten Ileostomiebeutel gezogen und dieser entleert. Diese Methode kann der Patient auch später beibehalten, wenn er keine Toilette in nächster Nähe hat. Die speziell hergestellten Müllbeutel können den Geruch lange zurückhalten.

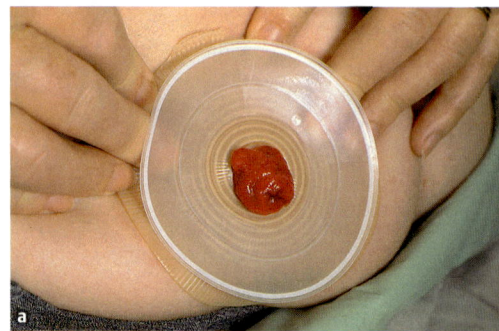

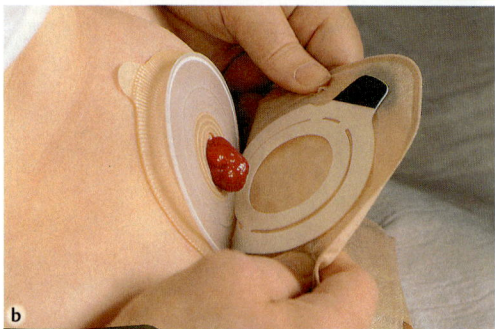

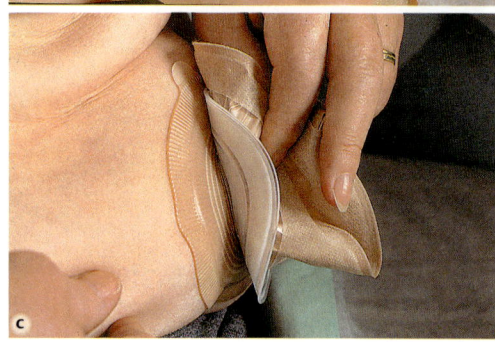

Abb. 23.8 Stomaversorgung. Bei der Anleitung zur selbstständigen Versorgung des Stomas muss auf die korrekt zugeschnittene Hautschutzplatte nochmals besonders hingewiesen werden.

23.4.7 Permanente Stomaversorgung

Bei der Umstellung auf eine dauerhafte Versorgung wird der Betroffene Schritt für Schritt in die selbstständige Versorgung seines Stomas eingewiesen, angeleitet und geschult. Eine große Hilfe für den Patienten ist es, wenn der nächste Angehörige mit angeleitet werden kann. Die Hilfe vom Ehepartner oder nächsten Angehörigen erleichtert das Erlernen der Selbstversorgung, zumindest in der ersten Zeit. Zu den wichtigsten Schulungsinhalten zählen:
– der tägliche Umgang mit dem Stoma und die selbstständige Versorgung des Stomas (**Abb. 23.8**),
– Erhalt der Dichtigkeit der Versorgung,
– Hautschutz,
– Diskretion bei der Stomaversorgung,
– Materialbeschaffung zu Hause (wie, was, wo?),

– kompetenter Ansprechpartner bei Komplikationen,
– Nachsorgetermine.
Die Anleitung und Beratung eines Stomapatienten erfordert viel Zeit während des kurzen Krankenhausaufenthaltes. Deshalb sind für die Patienten ein Anschlussheilverfahren (AHB) und/oder eine gute Nachsorge im häuslichen Bereich von großer Wichtigkeit. Dort kann der Umgang mit dem Stoma und das Wissen darüber gefestigt und noch mehr Sicherheit und Selbstständigkeit erlangt werden.

W *Empfehlenswert sind die Informationen der Selbsthilfegruppe der Deutschen ILCO e. V. (www.ilco.de).*

23

Die Pflegeüberleitung eines Stomapatienten beginnt im Versorgungsprozess bei der Aufnahme und endet mit der Entlassung aus der Klinik mit entsprechender Evaluation (Bewertung der Wirkungen von Maßnahmen oder Verfahren hinsichtlich vorher festgelegter Kriterien).

23.4.8 Ernährung

Essen mit Genuss ist lebenswichtig, elementar und trägt wesentlich zur Lebensqualität bei. Nach einem großen operativen Eingriff im Bereich des Magen-Darm-Taktes ist die Frage „was darf ich essen?" besonders wichtig!

In dem Therapiekonzept der Fast Track Chirurgie ist die absolute Nahrungskarenz in den ersten postoperativen Tagen nicht mehr aktuell! In Studien ist nachgewiesen, dass eine längere Nahrungskarenz die Darmatonie begünstigt! Deshalb dürfen die Patienten am OP-Tag abends schon schluckweise Tee trinken, und der Kostaufbau wird Tag für Tag gesteigert, vorausgesetzt der Patient verträgt die angebotene Nahrung!

(P) Präoperative Ernährungsberatung. *Eine Ernährungsberatung vor der anstehenden Operation ermöglicht das Verständnis für diese Vorgehensweise enorm. Der Patient weiß was auf ihn zukommt!*

Es ist keine besondere Diät bei einer Operation mit einem angelegten Stoma notwendig. Doch muss sich der Verdauungstrakt erst wieder an die angebotene Nahrung gewöhnen. Um den Darm nicht zu sehr zu belasten, wird anfänglich eine leicht verdauliche Kost empfohlen.

Lebensmittel mit wenig Ballaststoffen (z. B. Weißbrot, Nudeln, Reis, Pellkartoffeln) gedünstetes Gemüse, weißes Fleisch sind empfehlenswert, scharfe Gewürze, kohlensäurehaltige Getränke sollen gemieden werden. Verträgt der Patient diese Kost, kann langsam auf eine ballaststoffreichere Kost umgestellt werden. Gut gekaute Nahrungsmittel lassen sich im Darm leichter weiterverarbeiten, das gilt besonders für langfaserige und/oder schwerverdauliche Lebensmittel (z. B. Apfelsinen, Traubenkerne, Obstschalen, Pilze, Spargel, Bohnen).

(M) *Ileostomiepatienten können mit der richtigen Ernährung die Stuhlbeschaffenheit beeinflussen und die Gefahr der Hautirritation um das Stoma verringern. Je flüssiger die Ausscheidung ist, desto schneller ist die Haftfähigkeit des Hautschutzes erschöpft. Bei kompakterer Ausscheidung haftet die Versorgung besser auf der Haut und gibt somit mehr Sicherheit, und die Haut bleibt geschützt.*

Kartoffeln – in jeglicher Form zubereitet – helfen die Ausscheidung einzudicken! Somit verliert der Patient weniger Flüssigkeit über das Stoma. Den Flüssigkeitshaushalt in Balance zu halten ist mit einem Ileostoma oft sehr schwer, da sich viel flüssige Ausscheidung über das Stoma entleert (der Dickdarm, der sonst die Flüssigkeit dem Körper wieder zurückführt, fehlt). Eine orale Flüssigkeitszufuhr von 2–3 Liter über den Tag verteilt ist notwendig.

(M) *Eine rege Verdauung zur Nacht wird vermieden, wenn die Abendmahlzeit nicht zu spät eingenommen wird!*

23.4.9 Stomakomplikationen

Die häufigsten Komplikationen sind die unterschiedlichsten Formen von Hauterkrankungen unter der Stomaversorgung. Die Palette reicht von leichter Hautrötung bis hin zum allergischen Kontaktekzem. Die Ursachen dafür sind vielfältig und reichen von zu groß geschnittener Lochöffnung der Hautschutzplatte bis zur Unverträglichkeit des verwendeten Systems. Wichtig ist, dass der Betroffene weiß, an wen er sich bei Problemen wenden soll.

Oft lassen sich die Komplikationen mit einer kleinen Umstellung der Versorgung, oder einer exakt zugeschnittenen Lochöffnung oder mit einem zusätzlichen Hilfsmittel aus dem Angebot der Stomaversorgungsprodukte beheben.

Beim allergischen Kontaktekzem ist die Ursache nicht sofort erkennbar, die Behandlung langwieriger und nicht leicht in den Griff zu bekommen.

Eine häufige Ursache für eine Hautreizung bzw. Hautverletzung ist die zu groß geschnittene Lochöffnung der Hautschutzplatte. Die Ausscheidung umspült immer wieder die Haut, die eigentlich durch das Hautschutzmaterial geschützt werden sollte.

(M) *Durch Narbenschrumpfung verkleinert sich die Schleimhaut (das Stoma) nach der Operation. Die zuerst vorgegebene Lochöffnung ist nicht mehr passend.*

Auf die Veränderung der Stomagröße muss der Patient schon in der Klinik hingewiesen werden. Des Weiteren sollte in der Nachsorge das Stoma diesbezüglich kontrolliert und die Hautschutzplatte auf die exakte Lochöffnung angepasst werden.

Kompliktationen, die das Stoma und/oder den parastomalen Bereich betreffen und in aller Regel chirurgisch behoben werden, sind (**Abb. 23.5**):

23

– Stomavorfall (-prolaps), Ursache ist eine zu große Faszienlücke, die den Darm nach außen vorfallen lässt.

– Parastomaler Bruch (Hernie), Ursache: die bindegewebliche Struktur der Bauchdecke ist zu schwach, sodass sich der Darm im Bauchraum mehr Platz schafft und durch die Durchtrittspforte (Fasizienlücke) des Stomas drängt; starke Gewichtszunahme und z. B. chronischer Husten begünstigen die Zunahme des Innendruckes im Bauch, die Stomaöffnung bildet die Schwachstelle in der Bauchdecke und gibt nach!

– Stomaverengung (Stenose), Ursache: Der Durchmesser der Hautöffnung für den Darm ist zu klein gewählt worden (normal: ca. 25–30 mm) und die Haut bildet Granulationsgewebe; ständige Entzündungen oder Wundheilungsstörungen parastomal.

(M) Wenn die Funktion des Stomas massiv eingeschränkt und die Stomaversorgung nicht mehr gewährleistet ist, müssen diese Komplikationen durch eine erneute Operation behoben werden.

(P) **Zusammenfassung.** Hier sind die Grundsätze der Stomapflege vor allem mit Blick auf die postoperative Pflege beschrieben. Dabei muss berücksichtigt werden, dass es viele Möglichkeiten und Verfahrensweisen in der Stomapflege gibt, die regional und von Haus zu Haus unterschiedlich gehandhabt werden. Die schnellstmögliche Rehabilitation, die individuelle Pflege und Betreuung der Patienten sollten stets als Ziele im Vordergrund stehen.

24 Proktologische Krankheitsbilder

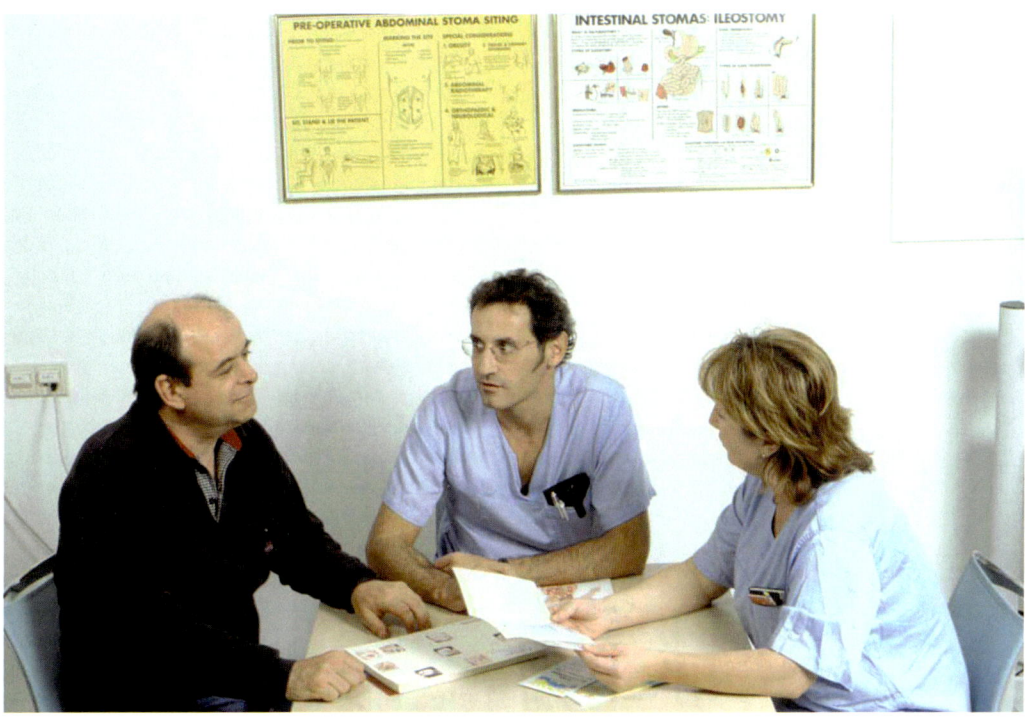

24.1 Untersuchungsmethoden

Burkhard Paetz

Für die große Zahl proktologischer Erkrankungen in der täglichen Praxis ist neben der *Anamnese* die klinische Untersuchung mit *Inspektion* und *rektal-digitaler Austastung* Standard. Ergänzend kommen die *Spiegelung* (Proktoskopie, Rektoskopie) und die transanale *Endoso-nografie* zum Einsatz. Bei Störungen der Kontinenz sind Spezialuntersuchungen wie anorektale *Manometrie* (Druckmessung), *Defäkografie* (radiologische Visualisierung der Stuhlentleerung) und *neurophysiologische* Funktionsanalysen indiziert.

24.2 Hämorrhoiden

Burkhard Paetz

D *Als Hämorrhoiden bezeichnet man die krankhafte Erweiterung des submukösen arteriovenösen Gefäßgeflechtes (Corpus cavernosum) im Analkanal. In Deutschland ist jeder 5. Erwachsene betroffen.*

Ursache

Es besteht eine angeborene Disposition (Bindegewebsschwäche). Obstipation, Schwangerschaft, sitzende Tätigkeit und lokale Infekte (Kryptitis, Proktitis) begünstigen die Entstehung.

 Merke Pflege Wissen Fallbeispiel 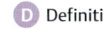 Definition

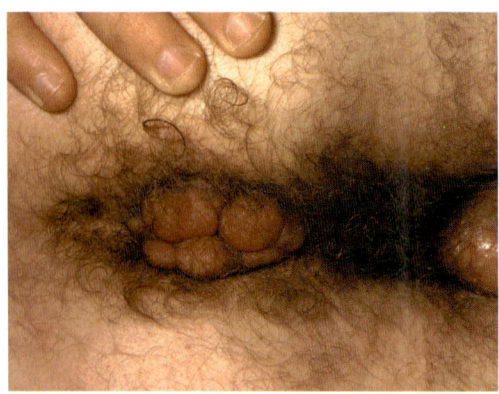

Abb. 24.1 Hämorrhoiden. Klinischer Befund Stadium III.

Symptome

Alle Hämorrhoiden entstehen *im* Analkanal und sind somit *innere* Hämorrhoiden. Der Begriff der „äußeren Hämorrhoiden" wird in Laienkreisen verwendet, wenn man den Befund von außen sieht. In diesem Fall haben die (inneren) Hämorrhoiden eine Größe erreicht, dass sie durch den Anus nach außen prolabieren (**Abb. 24.1**).

Ⓦ *Von den Hämorrhoiden abzugrenzen sind Befunde, die außerhalb des Analkanales entstehen:*
– *Perianalvenenthrombose: Thrombosierung der perianalen Venen, von außen als blauschwarzer Knoten erkennbar,*
– *Mariske: verdickte perianale Hautfalte, durch Vernarbung entstanden.*

Für Hämorrhoiden ist die Einteilung in 4 Schweregrade bzw. Stadien üblich (**Tab. 24.1**): Anfänglich sind Hämorrhoiden von außen nicht sichtbar und bereiten keine Schmerzen. Später äußern sie sich durch gelegentliche Blutauflagerung beim Stuhlgang (Stadium I) sowie Jucken. Mit Größenzunahme des varikösen Geflechtes prolabieren die Hämorrhoiden bei der Defäkation (Stadium II), reponieren jedoch meist spontan. Besteht der Hämorrhoidalprolaps längere Zeit (Stadium III), so resultiert eine massive ödematöse Anschwellung oder

Tabelle 24.1 Einteilung der Hämorrhoiden

Stadium	Symptome
Stadium I	gelegentliche Blutung, kein Prolabieren
Stadium II	Prolaps nur bei Defäkation (Pressen)
Stadium III	ständiger Prolaps, reponibel
Stadium IV	ständiger Prolaps, nicht reponibel (Einklemmung)

sogar die Einklemmung der vorgefallenen Knoten, was heftigste Schmerzen bereitet (Stadium IV, *inkarzerierter Hämorrhoidalknoten*).

Therapie

Abhängig vom Ausmaß (Stadium) der Erkrankung stehen mehrere Behandlungsverfahren zur Verfügung.

Salben und *Suppositorien* werden im Frühstadium eingesetzt (gelegentliche Blutung, Juckreiz, kein Prolaps). Eine *ballaststoffreiche Ernährung* (z. B. Weizenkleie) und reichlich Flüssigkeit sind empfehlenswert.

Kalt-feuchte *Verbände* mit Bettruhe sind beim Hämorrhoidalprolaps indiziert, damit eine Rückbildung des Ödems erzielt wird. Danach gelingt meist eine digitale Reposition.

Die Sklerosierungsbehandlung *(Verödung)* des kavernösen Gefäßgeflechtes durch Unterspritzen mit einer sklerosierenden Flüssigkeit kommt bei Hämorrhoiden infrage, die nicht oder nur gelegentlich prolabieren.

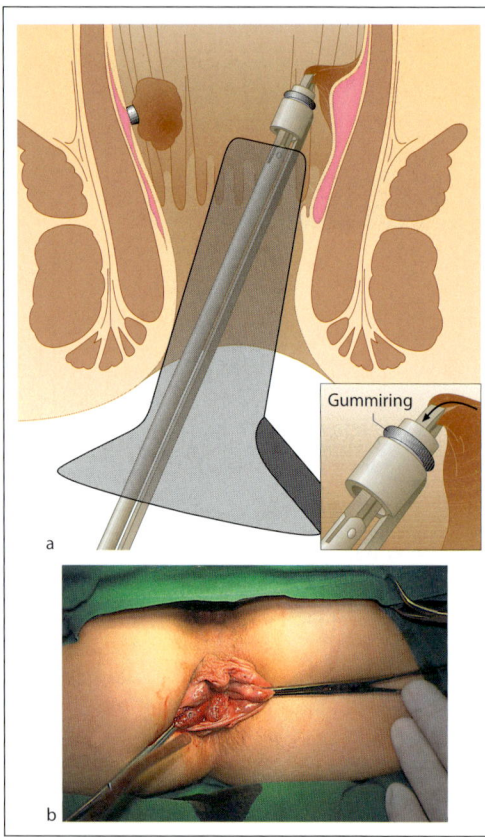

Abb. 24.2 Therapie der Hämorrhoiden.
a Gummiligatur: Nach Fassen und Anheben des Hämorrhoidalknotens wird der Gummiring mit dem speziellen Applikator an der Basis des Knotens abgesetzt.
b Hämorrhoidektomie: operative Entfernung der Hämorrhoidalknoten.

24

Die *Inzision* (Spaltung) in Lokalanästhesie ist bei akut thrombosierten Knoten hilfreich, wobei die „Enukleation" des thrombotischen Materials sofortige Schmerzlinderung bewirkt.

Die *Gummiligatur* (**Abb. 24.2 a**) wird um die Basis einzelner Knoten gelegt, die dadurch nekrotisch werden und nach ca. 1 Woche abfallen.

Die *Hämorrhoidektomie* (operative Entfernung, **Abb. 24.2 b**) ist bei ausgedehntem Befund, wie rezidivierendem Prolaps oder Inkarzeration, indiziert. In Vollnarkose werden die zuführenden Arterien unterbunden und die Hämorrhoidalknoten abgetragen. Die Wunden werden nur teilweise verschlossen (sekundäre Wundheilung durch Granulation). Lokalinfekte gibt es hier praktisch nie.

Die *Stapler-Hämorrhoidektomie* ist ein Verfahren (Longo 1995), bei dem die Hämorrhoiden mit einem endoluminären Klammerapparat (Stapler) zirkulär ausgestanzt werden.

Komplikationen
Typische postoperative Komplikationen sind Harnverhalt und Nachblutung.

(P) **Darmentleerung.** *Die Vorbereitung des Patienten für eine Hämorrhoidenoperation erfolgt wie zu einer Rektoskopie (Klysma). Die komplette Säuberung des Dickdarms ist nicht erforderlich.*
Wundbehandlung. *Nach der Operation wird ein mildes Laxans oral verabreicht (z. B. Agiolax), um einen weichen Stuhlgang zu erzielen. Ein Sitzbad nach jedem Stuhlgang ist reinigend, wohltuend und heilungsfördernd (vgl. Kap. 24.6).*

24.3 Analfissur

Burkhard Paetz

(D) *Unter einer Analfissur versteht man einen schlecht heilenden Einriss in der Schleimhaut des Analringes (Abb. 24.3).*

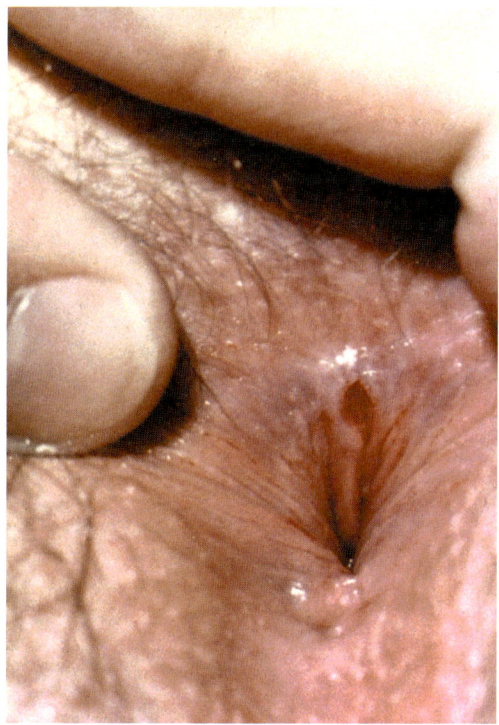

Abb. 24.3 Analfissur. Frischer Schleimhauteinriss vor dem After bei 12 Uhr.

Symptome und Therapie
Die Stuhlpassage verursacht einen brennenden Schmerz und gelegentlich leichten Blutabgang. Der Sphinktertonus ist krampfhaft erhöht.

Bei der *akuten* Fissur führen Maßnahmen zur Stuhlregulierung und lokale Auflagen (Kap. 24.6.2) innerhalb weniger Tage zur Abheilung. Wird die Fissur *chronisch*, versucht man, den krankhaft erhöhten Sphinktertonus zu reduzieren. Dazu erhält der Patient einen Analdehner. Nur wenn konsequent eingesetzte konservative Maßnahmen nicht zur Heilung führen, ist eine operative Behandlung angezeigt: *Exzision* der Fistel und Einkerbung des Spinktermuskels in seinem unteren Teil (*Sphinkteromyotomie*). Die Kontinenz wird dadurch nicht beeinträchtigt.

(B) **Fallbeispiel Analfissur:** *Gestern beim Stuhlgang tat es extrem weh, direkt am After. Und heute morgen wieder. Und es brennt danach wie Feuer. Herr Fesser hat öfters harten Stuhlgang. Nun hat er Angst vor dem nächsten. Am Toilettenpapier war etwas Blut. „Sind es Hämorrhoiden? Oder habe ich Darmkrebs?", fragt sich Herr Fesser. Der Hausarzt schaut sich die Sache an. Hämorrhoiden sieht er nicht. Eine rektal-digitale Untersuchung gelingt nicht, weil Herr Fesser den Schließmuskel vor Schmerz zu stark zusammenkneift. „Ich schicke sie zu einem Proktologen", lautet die Empfehlung. Der Enddarm-Spezialist sieht einen Schleimhauteinriss am After an typischer Stelle vorne, Richtung Skrotum. „Wir müssen erstmal was gegen die Schmerzen tun", sagt er. „Der Schmerz verstärkt den Krampf vom Schließmuskel und umgekehrt. Der Teufelskreis muss durch-*

24

brochen werden, sonst heilt das nicht ab". Herr Fesser erhält eine Salbe mit einem örtlichen Betäubungsmittel und Vlieskompressen zum direkten Auflegen. „Harter Stuhlgang ist ganz schlecht, Sie müssen den Stuhl etwas weicher halten", heißt es weiter. Herr Fesser soll ein mildes Laxans einnehmen und in einer Woche wiederkommen. Da sind die Schmerzen schon deutlich besser, sodass der Proktologe den Enddarm spiegeln kann und eine Drucksonde einführt, um die Manometrie durchzuführen.

„Ihr Schließmuskel ist chronisch verkrampft" muss Herr Fesser hören und wird über den Gebrauch eines Analdehners aufgeklärt. Nach weiteren 6 Wochen konsequenter Therapie mit feuchter Analhygiene, Salben, Vlieskompressen und zarter Analdehnung ist die Fissur komplett abgeheilt. Eine Operation ist Herrn Fesser damit erspart geblieben. Eine Stuhlregulierung zur Verhinderung von zu hartem Stuhlgang muss jedoch weiterhin erfolgen.

24.4 Analfistel, Analabszess

Burkhard Paetz

D *Fisteln im Analbereich sind die Folge von Stau und Entzündung der Proktodealdrüsen, die in den Schleimhautfalten (Krypten) des Darmlumens gelegen sind (**Abb. 24.4**). Breitet sich eine solche „Kryptitis" in das Weichteilgewebe aus, so entsteht ein periproktitischer Abszess. Erreicht dieser die perianale Haut, spricht man auch vom perianalen Abszess.*

Symptome

Man erkennt beim perianalen Abszess neben dem After eine gerötete, äußerst schmerzhafte Schwellung (**Abb. 24.5**). Häufig perforiert ein solcher Abszess spontan, wodurch eine *Analfistel* entsteht (**Abb. 24.6**). Sie verbindet den Analkanal mit der perianalen Haut und durchquert in ihrem Verlauf häufig die Sphinktermuskulatur (transsphinktäre Fistel). Bei hoher Mündung in den Mastdarm spricht man von *Rektalfistel.*

W *Analfisteln treten gehäuft bei Morbus Crohn auf.*

Therapie

Eine Heilung gelingt nur durch operative Exzision des Fistelgewebes, wobei man die Wunde wegen des besseren Sekretabflusses offen lässt. Sie heilt in Tagen bis Wochen durch Granulation, was durch Kamille-Sitzbäder

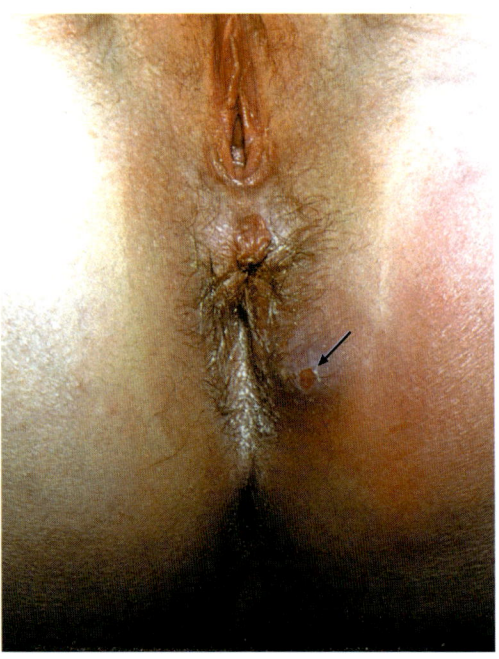

Abb. 24.5 Perianaler Abszess. Der Abszess äußert sich durch schmerzhafte Schwellung neben dem After, hier kurz vor der Perforation (Pfeil).

Abb. 24.4 Anorektale Fisteln und Abszesse.

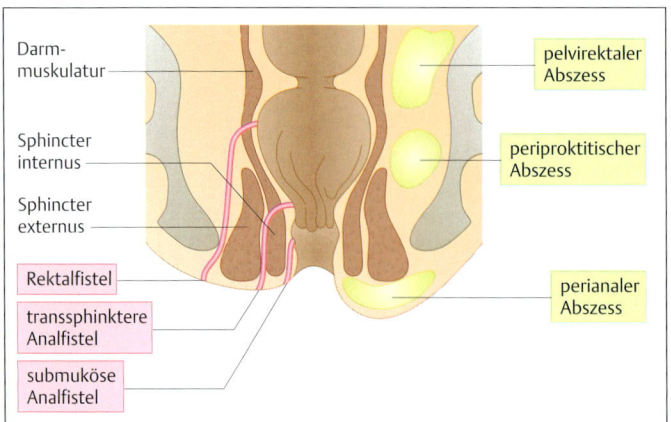

Darmmuskulatur

pelvirektaler Abszess

Sphincter internus

periproktitischer Abszess

Sphincter externus

Rektalfistel

transsphinktere Analfistel

submuköse Analfistel

perianaler Abszess

24

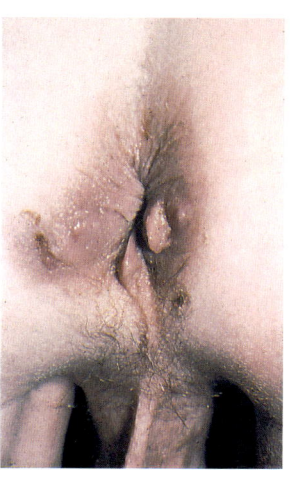

Abb. 24.6 Analfistel. Man sieht im Bild links und unterhalb des Anus je eine perianale Fistelöffnung bei einem Patienten mit Morbus Crohn.

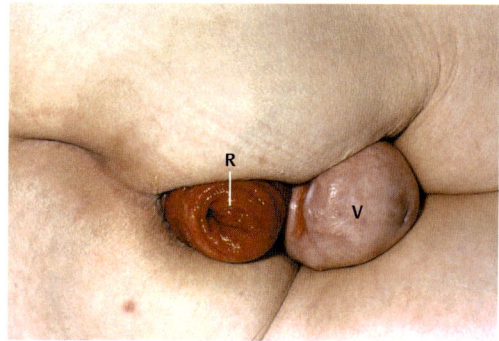

Abb. 24.7 Rektumprolaps. Bei schwerer Beckenboden-insuffizienz kann sowohl das Rektum (R) als auch die Vagina (V) vorfallen.

gefördert wird. Rezidive sind allerdings nicht selten. Beim Abszess wird lediglich inzidiert (Schmerzbeseiti-gung) und die Fistelsanierung in einer späteren Opera-tion nachgeholt.

24.4.1 Analprolaps

D *Als Analprolaps bezeichnet man den Vorfall der Analschleimhaut. In schweren Fällen kann sich die gesamte Rektumschleimhaut ausstülpen (Rektumprolaps).*

24.5 Steißbeinfistel

Burkhard Paetz

D *Eine Steißbeinfistel (Pilonidalfistel, Pilonidalsinus) ist eine präsakrale Weichteilfistel.*

Ursache

Es handelt sich um eine angeborene, gutartige Dermoid-zyste. Andererseits scheinen auch mechanische Fakto-ren von Bedeutung zu sein, die das Eindringen von Ober-flächenepithel und Haarschäften in das Subkutange-webe bewirken.

Symptome

Über dem Kreuz- und Steißbein findet man eine ju-ckende, gerötete, abszessähnliche Schwellung, die typi-scherweise kleine fistelnde Öffnungen zeigt (Abb. 24.8).

Therapie

Das gesamte entzündlich veränderte Gebiet wird ovalär exzidiert und offen gelassen. Unter feuchten Verbänden verschließt sich der Defekt durch Granulation. Die Rezi-divrate liegt bei ca. 30 %.

Ursache und Therapie

Ursächlich kommen eine Muskelschwäche des Becken-bodens (Abb. 24.7) sowie Obstipation und Diarrhö in Frage.

In leichten Fällen kann die digitale Reposition und Stuhlregulierung genügen. Andernfalls muss die Wand des Enddarmes durch Laparoskopie operativ fixiert werden.

24

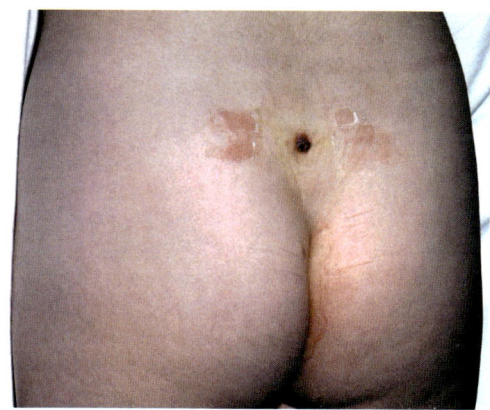

Abb. 24.8 Pilonidalfistel. Lokalisation der Fistelöffnung über dem Steißbein.

Ⓟ 24.6 Hautpflege bei Menschen mit proktologischen Erkrankungen

Birgitt Stark

Den Weg zum Proktologen finden Menschen mit Analerkrankungen oder Stuhlkontinenzstörungen meist erst dann, wenn der Leidensdruck sehr hoch ist. Die vielfältigen Erkrankungen in diesem sensiblen Bereich sind mit Verschwiegenheit, Tabuisierung und Scham behaftet.

Im Volksmund werden die unterschiedlichsten Analerkrankungen oft pauschal unter der Rubrik „Hämorrhoidenerkrankung" geführt. Viele Betroffene gehen erst dann zum Proktologen, wenn die Beschwerden wie ständiger Juckreiz, Brennen, Schmerzen oder gar Blutabgang, nicht mehr mit den üblichen Hausmitteln (z. B. Salben und Zäpfchen, Sitzbäder) in den Griff zu bekommen sind.

Einen großen Stellenwert nimmt die Hauptpflege ein, die hier exemplarisch für Hämorrhoiden, die Analfissur und das Analekzem beschrieben wird.

24.6.1 Hämorrhoiden

Hämorrhoiden sind ein arteriovenöses Gefäßpolster mit bindegeweblicher Struktur. Diese Schwellkörper sind mit für die Feinkontinenz verantwortlich. Sie sitzen oberhalb der Linea dentata und bilden den Übergang zur Mastdarmschleimhaut.

Die Vergrößerung der Hämorrhoiden und die Verlagerung nach außen (Prolaps) stellen den Krankheitswert dar. Sie lässt sich in verschiedene Stadien einteilen. Die Ursachen können z. B. Stuhlregulationsstörungen (Opstipation, Diarrhö), Fehlverhalten bei der Defäkation oder die dauerhafte Einnahme von Laxanzien (Abführmittel) sein.

Die Beschwerden bei vergrößerten Hämorrhoiden äußern sich in Jucken, Brennen oder Nässen im Analbereich teils mit frischem, hellrotem Blutabgang.

Es gibt konservative und chirurgische Therapien zur Behandlung des Hämorrhoidalleidens. Zur konservativen Therapie gehört unter anderem die Behandlung der erkrankten Analhaut z. B. durch eine Verbesserung der Analhygiene.

Das Jucken und Brennen in der Analregion kommt daher, dass bei einer Vergrößerung des Hämorrhoidalpolsters die Schließfunktion des Afters meist eingeschränkt ist. Dadurch kann Darmsekret auf die Analhaut fließen. Das Sekret oder auch Stuhlpartikel bleiben auf der empfindlichen Analhaut liegen und verursachen so eine Rötung der Analhaut, ein Jucken und Brennen, bis hin zum Fremdkörpergefühl am After.

Häufiges Reinigen der Analregion mildert das Jucken und Brennen meist nur für kurze Zeit. Die sensible Analhaut verliert durch die häufige mechanische Reinigung den natürlichen Säureschutz-Fettfilm, die Haut trocknet aus und wird empfindlicher und ungeschützter gegen das aggressive Sekret. Die darin beinhalteten Darmbakterien können leichter in die Haut eindringen (die Haut ist durch die Nässe aufgeweicht) und die Beschwerden auslösen.

Ⓟ **Analhygiene.** *Die beste Analhygiene ist die feuchte Reinigung der Analregion mit lauwarmem Wasser ohne Seife oder Duschgel (Bidet, Duschbad). Feuchtes Toilettenpapier enthält viele Zusatzstoffe, auf die die Haut allergisch reagieren kann, wirkt entfettend und ist hier nicht empfehlenswert. Ungeeignet sind auch unkomfortables Toilettenpapier („zu hartes Papier") oder Intimwaschlotionen, Intimsprays usw.*

Zum Schutz der erkrankten Haut eigenen sich unsterile, weiche Vlieskompressen (10 × 10 cm) um das Darmsekret oder die Stuhlpartikel aufzufangen. Eine einzelne Kompresse wird leicht angefeuchtet oder trocken, je nach Zustand der Analhaut, direkt an den After eingelegt. Die Wirkung dieser einfachen Maßnahme liegt darin, dass das Sekret nicht mehr direkt mit der Haut in Kontakt kommen kann und diese schädigt. Außerdem mildert eine leicht angefeuchtete Kompresse durch die Verdunstungskälte die Beschwerden. Das Vliesmaterial der Kompresse ist angenehm weich und so gut hautverträglich.

Das Bedürfnis, die Analregion mit einer Salbe zu pflegen, ist verständlich. Wie bei allen Hautpflegeprodukten gibt es hier auch ein vielfältiges Angebot. Es ist daher sorgfältig mit dem behandelnden Arzt abzuklären, welches Produkt momentan in Frage kommt.

Zu unterscheiden sind Salben die einen therapeutischen Zweck erfüllen sollen und in den After eingeführt werden oder pflegende Produkte die auf die Analhaut aufgetragen werden.

24.6.2 Analfissur

Eine Analfissur (Fissura ani) ist ein schmerzhafter Einriss der Analhaut (**Abb. 24.3**). Es stellt sich als spindelförmiges Ulkus im Analkanal dar. Es gibt eine akute und eine chronische Form der Analfissur.

Bei der akuten Form ist meist die Passage des harten Stuhlgangs für den Einriss der Haut verantwortlich. Symptomatisch verspürt man bei der Defäkation einen krampfartigen, stechenden Schmerz mit lang anhaltendem Brennen nach dem Stuhlgang. Blutauflagerungen auf dem Stuhlgang oder bei der Reinigung des Afters auf dem Toilettenpapier sind möglich.

Die Therapie beginnt mit der Stuhlregulation. Für die Schmerzminderung ist eine Salbe mit dem Zusatz eines Lokalanästhetikums (Wirkstoff: Cinchocain oder Lidocain) hilfreich (therapeutischer Zweck!). Die feuchte Analhygiene in Verbindung mit den Vlieskompressen unterstützt den Heilungsprozess.

Bei der chronischen Analfissur bestehen die beschriebenen Symptome seit einem längeren Zeitraum. Durch den ständigen Entzündungszustand verliert die Analhaut ihre Elastizität. Der Schleimhauteinriss wird mit Bindegewebe am Rand umbaut, verdickt und kann so schlecht abheilen.

Des Weiteren verhindert ein zu hoher Muskeltonus (innerer Schließmuskelring) eine ausreichende Blutversorgung. Die Minderdurchblutung des Gewebes beeinträchtigt die Wundheilung der Fissur. Heilungsunterstützend wirken das konsequente Training mittels Analdehner und eine Salbe, die den Schließmuskel entspannt.

Die Indikation zur operativen Therapie ist dann gegeben, wenn eine chronische Fissur nach 3 Monaten konservativer Therapie nicht abheilt.

Zur Ausheilung der Operationswunde kommen die gleichen pflegerischen Maßnahmen, wie schon beschrieben, zur Anwendung.

24.6.3 Analekzem

D *Unter einem Analekzem versteht man die akut- oder chronisch-entzündliche Reaktion der Perianalhaut (After und die analen Hautumgebung) bzw. der endodermalen Auskleidung des Analkanals.*

Das Analekzem ist die häufigste Begleiterscheinung der unterschiedlichen Analerkrankungen. Es gibt viele Formen: von zarter Rötung des Afters der perianalen Hautumgebung, bis hin zu großflächiger, verletzter Hautareale.

Die Grunderkrankung muss zuerst diagnostiziert und behandelt werden.

M *Die feuchte Analhygiene ist obligat. Die Verwendung der oben beschriebenen Vlieskompressen ist empfehlenswert.*

Das erkrankte Hautareal braucht eine spezielle Hautpflege. Am besten ist ein pflegendes W/O-Salben-Präparat (W/O = Wasser in Öl), welches der Haut Feuchtigkeit spendet, aber auch für die Rückfettung der Haut sorgt, wie z. B.:
– Bepanthen Salbe (Wirkstoff: Dexpanthenol, Salbengrundlage: Lanolin),
– Linola Fett (Wirkstoff: ungesättigte Fettsäuren – Linolsäure, 65 % Fettgehalt)

Bei einem ausgedehnten Analekzem kann vorübergehend auch die Abdeckung der Haut mit zinkhaltigen Salbenpräparaten vonnöten sein. Sie sollen die Haut vor dem Sekret aus dem After schützen, gleichzeitig Sekret bindend wirken, wie z. B.:
– weiche Zinkpaste (Wirkstoff: Zinkoxid),
– Mytosil N Salbe (Wirkstoff: Zinkoxid 27 %, Wollwachs, Lebertran, Methylsalicylat, weißes Vaseline, Wasser, Pelargoniumöl),
– d-line ZincCream (Wirkstoff: Zinkoxid, Aloe Vera, Ceramid, Glycerin, Panthenol, Urea, Vitamin-Komplex usw.).

M *Zinkhaltige Salbenpräparate sind nicht zur dauerhaften Pflege der Analregion gedacht.*

Zur Prophylaxe eines Analekzems z. B. bei einer bestehenden Stuhlinkontinenz gibt es auch so genannte Barriereschutzcrems, die die Haut vorbeugend vor der Ausscheidung schützen. Sie bilden einen Film auf der Haut – dadurch wird die Haut weniger angegriffen, z. B.:
– Schutzcreme Fa. Coloplast (pH Wert 5,5, enthält Silikonbestandteile und Gycerol),
– Chiron Schutzcreme (ph-neutrale, fettfreie Schutzcreme),
– 3M Cavilon Langzeit-Hautschutz-Creme (bietet lang anhaltenden Schutz und spendet der Haut Feuchtigkeit).

Diese Barriereschutzcrems sind besonders zu empfehlen, wenn das Tragen von Windeleinlagen oder -hosen notwendig wird!

Eine weitere Form des Analekzems kann sich durch die Besiedlung der erkrankten Region mit Pilzsporen ergeben (Analmykose). Im feucht-warmen Milieu der Analregion können sich Pilze sehr schnell vermehren und die erkrankte Haut sekundär besiedeln. Es zeigt sich eine rote, nässende Fläche, teils mit Bläschenbildung, der Rand zur gesunden Haut ist schuppig aufgeworfen.

M *Eine lokale Anwendung von entsprechenden Antimykotika (Salben, Cremes, Lösungen, Gels) sind bei diesem Befund notwendig.*

24

25 Leber und Gallenwegsystem

25.1 Untersuchungsmethoden

Burkhard Paetz

Die transkutane *Sonografie* ist die Methode der Wahl, um Steine in der Gallenblase nachzuweisen. Steine im Gallengang sind besser durch *Endo-Sonografie* oder *MR-Cholangiografie* zu erkennen. Die spezielle *Labordiagnostik* umfasst Gamma-GT, AP, ALT, Bilirubin, Lipase.

25.2 Entzündliche Erkrankungen der Leber

Burkhard Paetz

M *Die meisten Erkrankungen der Leber fallen in den Fachbereich der Inneren Medizin (Hepatitis, Fettleber, Zirrhose, Stoffwechselerkrankungen).*

25.2.1 Leberabszess

D *Ein Leberabszess ist eine abgekapselte eitrige Entzündung in der Leber.*

 Merke Pflege Wissen 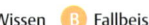 Fallbeispiel Definition

Ursache

Die Eitererreger gelangen über den Gallengang oder auf dem Blutweg zur Leber. Die bakterielle Infektion der Gallenwege (Cholangitis) ist also häufige Ursache. Die hämatogene Streuung erfolgt bevorzugt aus dem Pfortaderquellgebiet (z. B. phlegmonöse Appendizitis, zerfallende Darmkarzinome, Typhus, Nabelschnurinfekt des Neugeborenen). Außerhalb Europas ist der Leberabszess häufig durch eine Amöbenruhr verursacht (Amöbenabszess).

Symptome und Diagnostik

Das schwere Krankheitsbild ist durch Fieber, Schüttelfrost und septischen Verlauf gekennzeichnet. Der Ikterus ist meist gering, Schmerzen im rechten Oberbauch treten nur bei Leberschwellung auf.

Die intrahepatische Raumforderung ist sonografisch und im CT erkennbar.

Therapie

Unter sonografischer Kontrolle kann eine Punktion des Abszesses erfolgen. Diese ermöglicht einen präzisen Erregernachweis, gestattet ferner bei kleineren Abszessen die mehrtägige Spülung über eine durch die Punktionsnadel eingebrachte Drainage. Hochdosierte Antibiotika, entsprechend dem Antibiogramm, sind immer erforderlich. Gelingt mit der Spülbehandlung keine Ausheilung, so muss die *operative Ausräumung* mit Einlegen von *Drainagen* erfolgen.

W *Die Finnen des Hundebandwurms können vom Darm über die Pfortader zur Leber gelangen und dort zystische Raumforderungen verursachen; man spricht dann von einer Echinokokkose.*

25.3 Entzündliche Erkrankungen des Gallenwegsystems

Burkhard Paetz

25.3.1 Gallenblasensteine

D *Als Cholelithiasis bezeichnet man das Vorhandensein eines oder mehrerer Gallensteine. Befinden sich diese in der Gallenblase, handelt es sich um eine Cholezystolithiasis, bei Steinen im Gallengang (Ductus choledochus) um eine Choledocholithiasis* (**Abb. 25.1**).

Ursache

Wichtige lithogene Faktoren sind Veränderungen in der Zusammensetzung der Gallenflüssigkeit sowie Störungen des Galletransportes. Dadurch fallen wasserunlösliche Substanzen wie Cholesterin oder Bilirubin als kleinste Kristalle aus, die sich bei Größenzunahme zum Gallenstein entwickeln. Eingedickte, zähflüssige Galle (ohne Konkremente) bezeichnet man als *Sludge*.

M *Gallensteine entstehen in der Gallenblase* (**Abb. 25.2**). *Über den Ductus cysticus können sie in den Ductus choledochus gelangen.*

Gallensteine sind sehr häufig. In Deutschland sind von den über 70-Jährigen 70 % Gallensteinträger. Frauen sind doppelt so oft betroffen wie Männer. Neben Alter und Geschlecht gelten als disponierende Faktoren z. B.:

– Adipositas,
– Schwangerschaft,
– Hypercholesterinämie,
– Diabetes mellitus.

25

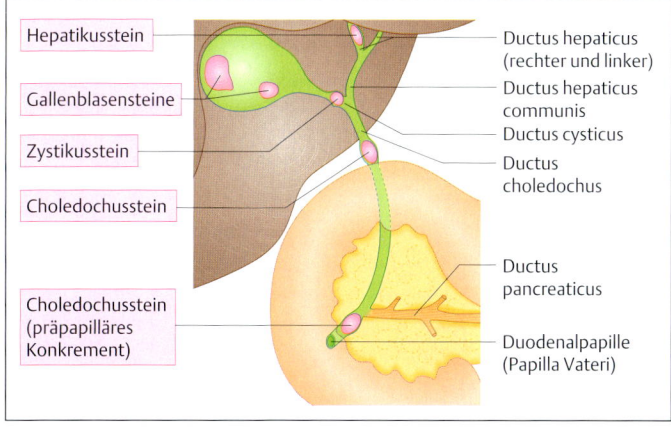

Abb. 25.1 Gallensteine. Typische Lokalisationen von Gallensteinen.

- Hepatikusstein
- Gallenblasensteine
- Zystikusstein
- Choledochusstein
- Choledochusstein (präpapilläres Konkrement)
- Ductus hepaticus (rechter und linker)
- Ductus hepaticus communis
- Ductus cysticus
- Ductus choledochus
- Ductus pancreaticus
- Duodenalpapille (Papilla Vateri)

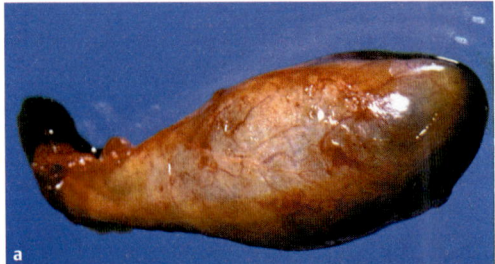

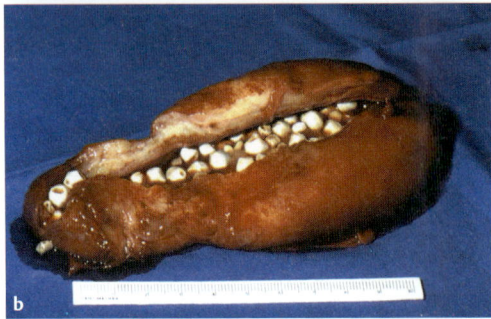

Abb. 25.2 Gallensteine.
a Entfernte Gallenblase.
b Aufgeschnittene Gallenblase mit multiplen Steinen.

Ⓦ Die typische Gallensteinpatientin ist im englischen Sprachgebrauch anschaulich durch 4 „f" gekennzeichnet: „female, forty, fatty, fertile".

Steinzusammensetzung. Die wichtigsten Bestandteile eines Gallensteins sind Cholesterin, Pigment (Bilirubin) und Kalksalze (**Abb. 25.3**). Nur kalkhaltige Gallensteine stellen sich in der Abdomenleeraufnahme als röntgendichte „schattengebende" Konkremente dar.

Symptome

Ⓜ Die meisten Gallensteine sind klinisch „stumm", machen also keine Beschwerden. Deshalb ist nicht jeder Gallensteinträger auch ein Gallensteinkranker. Kommt es jedoch zur Steineinklemmung im Bereich des

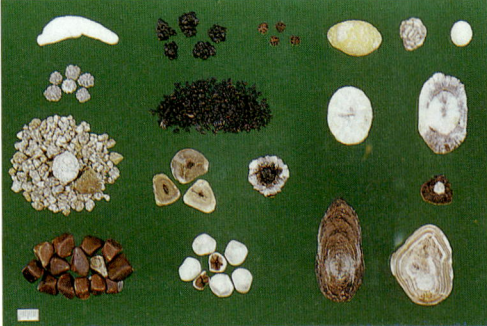

Abb. 25.3 Gallensteine. Sammelsurium einiger Steine von unterschiedlichen Patienten.

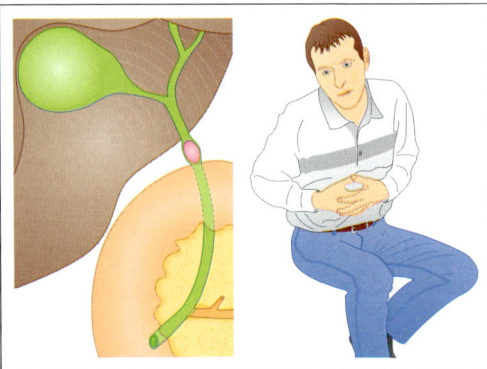

Abb. 25.4 Gallenkolik. Die durch den Stein verursachte Kolik schwindet nach Lösung der Einklemmung.

Ductus cysticus oder Ductus choledochus, so entsteht eine Gallenkolik (**Abb. 25.4**). Häufig ist eine üppige, fettreiche Mahlzeit vorausgegangen, wodurch sich die Gallenblase kontrahiert und die Steineinklemmung begünstigt wird. Die Gallenkolik geht mit krampfartigen Schmerzen im rechten Oberbauch einher, die zur rechten Schulter ausstrahlen können. Häufig sind Übelkeit und Erbrechen.

Therapie

Die akute Gallenkolik wird durch parenterale Gabe eines Spasmolytikums (z.B. Buscopan) sowie Nahrungskarenz und Bettruhe behandelt.

Der asymptomatische Stein bedarf keiner Behandlung.

Der symptomatische Stein hingegen muss behandelt werden, um Steinkomplikationen vorzubeugen (**Tab. 25.1**). Bezüglich der operativen Eingriffe s. S. 374 ff.

Laparoskopische Cholezystektomie. Die operative Entfernung der Gallenblase auf endoskopischem Weg wurde erstmals 1986 durchgeführt und ist heute die Methode der Wahl zur Behandlung der symptomatischen Cholezystolithiasis (**Abb. 25.5**). Weil die Gallenblase als Entstehungsort der Steine bei diesem Verfahren definitiv beseitigt wird, ist ein Rezidiv ausgeschlossen.

Ⓜ Heute werden 95 % aller Gallenblasenentfernungen laparoskopisch vorgenommen. Die „minimalinvasive" laparoskopische Cholezystektomie ist mit 200.000 Eingriffen pro Jahr in Deutschland die Standardtherapie des symptomatischen Gallenblasensteins.

Konventionelle Cholezystektomie. Die „offene" operative Entfernung der steintragenden Gallenblase mittels Laparotomie wurde erstmals 1882 durchgeführt. Sie galt in der Behandlung des Gallensteinleidens über 100 Jahre als „Goldstandard", an dem sich alternative Therapieverfahren messen mussten. Heute wird die Indikation zur konventionellen Cholezystektomie nur

25

Tabelle 25.1 Behandlung der symptomatischen Cholezystolithiasis. Limitierende Faktoren für die Anwendung der unterschiedlichen Therapieverfahren bei Gallenblasensteinen

	Laparoskopische Cholezystektomie	Konventionelle Cholezystektomie	Medikamentöse Litholyse (oral)
Steinzahl	keine Einschränkung	keine Einschränkung	limitiert
Steingröße	kaum Einschränkung	keine Einschränkung	bis 0,5 cm
Steinzusammensetzung	keine Einschränkung	keine Einschränkung	nur Cholesterinsteine
Steinverkalkung	keine Einschränkung	keine Einschränkung	nicht möglich
verschlossener Ductus cysticus	keine Einschränkung	keine Einschränkung	nicht möglich
nichtkontraktile Gallenblase	keine Einschränkung	keine Einschränkung	nicht möglich
Rezidivrate nach 5 Jahren	0 %	0 %	50 %

noch gesehen, wenn Kontraindikationen zum laparoskopischen Vorgehen bestehen (meistens akute Cholezystitis).

Medikamentöse Litholyse (orale Steinauflösung). Unter günstigen Bedingungen können kleinere, nicht kalkhaltige Gallensteine in 1- bis 2-jähriger Behandlungsdauer durch die Einnahme von Gallensäuren in Tablettenform aufgelöst werden. Weil der Ort der Steinentstehung (Gallenblase) nicht entfernt wird, sind Steinrezidive häufig. Kommt nur bei inoperablen Patienten in Frage.

25.3.2 Gallengangssteine

Wenn Steine aus der Gallenblase in den Ductus choledochus gelangen, kann ein Verschlussikterus entstehen. Die *Diagnostik* gelingt durch Endosonografie oder MR-Cholangiografie.

Therapie

Heute bevorzugt man ein kombiniertes zweizeitiges endoskopisch-chirurgisches Vorgehen. Zuerst Extraktion der Steine aus dem Gallengang. Dazu wird eine ERC (endoskopische retrograde Cholangiografie) durchgeführt (Ablauf ähnlich einer Gastroskopie, Narkose nicht erforderlich), wobei der Gallengang mit den Steinen radiologisch dargestellt wird. In gleicher Sitzung erfolgt die *endoskopische Papillotomie* mit Extraktion der Steine aus dem Gallengang. Einige Tage später folgt die operative Entfernung der Gallenblase durch *laparoskopische Cholezystektomie.*

 Aktuelle Informationen zum Thema Gallensteine: www.dgvs.de

25.3.3 Cholezystitis und Cholangitis

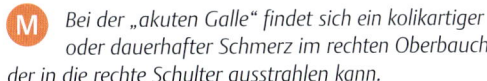 *Eine Cholezystitis bezeichnet die Entzündung der Gallenblase; sie ist Folge einer Cholezystolithiasis. Bei entzündlicher Beteiligung der Gallenwege spricht man von Cholangitis.*

Symptome

Die Entzündung kann akut oder chronisch verlaufen.

M *Bei der „akuten Galle" findet sich ein kolikartiger oder dauerhafter Schmerz im rechten Oberbauch, der in die rechte Schulter ausstrahlen kann.*

Weitere Symptome sind Fieber, Schüttelfrost, Leukozytose und CRP-Erhöhung. Bei Verschluss des Ductus cysticus (durch Stein oder entzündliches Ödem) ist die Gallenblase massiv gestaut und palpabel, was man als *Hydrops* bezeichnet. Ist der Hydrops bakteriell infiziert, spricht man vom *Gallenblasenempyem.* Der Ikterus ist hingegen nur zu erwarten, wenn auch der Abfluss im Ductus choledochus behindert ist (Stein oder Cholangitis). Beim chronischen Verlauf kommt es zu ähnlichen Symptomen, die lediglich weniger heftig ausgeprägt sind.

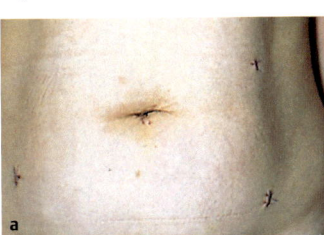
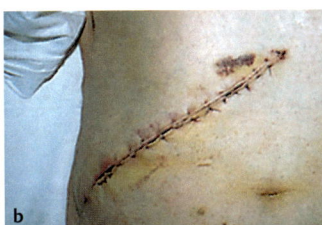

Abb. 25.5 Narben nach Gallenblasenoperation.
a Nach laparoskopischer Cholezystektomie (5. Tag).
b Nach konventioneller Cholezystektomie (5. Tag).

25

Therapie

Die Primärbehandlung der akuten Cholezystitis ist konservativ:

– Nahrungskarenz,
– Magensonde,
– Infusion,
– Spasmolytika,
– Antibiotika.

Später erfolgt die endgültige Sanierung durch Cholezystektomie.

B **Fallbeispiel akute Cholezystitis:** *Frau Gahl (48) aus Oldenburg macht eine Kohlfahrt mit ihrem Bridgeclub. Dabei gibt es schon tagsüber einige Schnäpse. Abends wird dann Kohl und Pinkel gegessen. Beim Nachtisch (Rote Grütze, gehört obligatorisch dazu) verspürt Frau Gahl plötzlich einen starken krampfartigen Schmerz im rechten Oberbauch, der ihr „den ganzen Leib" zusammenschnürt und viel schlimmer ist als damals, wo sie das Magengeschwür hatte. Es hört nicht auf und kommt immer wieder, sodass sie im Sitzen kollabiert. „Ich kann nicht mehr", stöhnt sie, „holt einen Arzt". Da alle getrunken haben, fährt Frau Gahl in Begleitung von 3 Bridgedamen mit dem Taxi ins Städtische Krankenhaus. Das Labor ist unauffällig, CRP ein bisschen erhöht, Leberwerte und Lipase normal. Noch am Abend erfolgt eine Oberbauchsonografie. „Alles voller Steine" murmelt der Radiologe. Auch ein „Abdomen leer" wird gemacht, keine freie Luft. „Die akute Galle soll auf Station 5" hört Frau Gahl jemanden rufen. Damit ist offenbar sie gemeint. „Infusion, Buscopan und Diclofenac" wird verordnet. „Bis morgen nüchtern lassen", heißt es ferner. Am nächsten Morgen ist Frau Gahl ausgenüchtert und beschwerdefrei. Wegen der Ulkusanamnese wird eine Gastroskopie durchgeführt, die unauffällig ist. Danach darf sie sogar frühstücken und will nach Hause. Die Ärzte erklären ihr aber, dass es besser wäre, die Gallenblase bald, also innerhalb der nächsten Tage zu entfernen. Ohne OP würde es bei 70 % zu erneuten Koliken oder Entzündungen innerhalb von 2 Jahren kommen, und viele Patienten müssten dann als Notfall operiert werden, was gefährlicher sei als „jetzt" bei Frau Gahl. Am Folgetag steht Frau Gahl als „MIC-Galle" auf dem OP-Programm. Wir halten fest: Pinkel ist eine sehr fetthaltige Wurst, die man nur in Teilen Norddeutschlands kennt, eine „Reizmahlzeit" für die Gallenblase. Jede (reichliche) protein- und fetthaltige Nahrung führt zu einer maximalen Kontraktion der Gallenblase. Steine in der Gallenblase werden mit der Galleflüssigkeit ausgetrieben und können im Gallenblasengang hängenbleiben. Dadurch entsteht der plötzliche Schmerz, die Kolik. Die frühelektive laparoskopische Cholezystektomie innerhalb von 3 Tagen nach Diagnosestellung ist die Therapie der Wahl bei der akuten Cholezystitis.*

25.3.4 Verschlussikterus

 Ein Verschlussikterus ist ein Symptom, das durch viele Krankheitsbilder verursacht werden kann. Gemeinsamer Nenner ist der gestörte Galleabfluss aus der Leber (Cholestase).

Ursache

Die Cholestase kann intrahepatische Ursachen haben (z. B. Nebenwirkungen einiger Medikamente). Meistens liegt jedoch eine extrahepatische (mechanische) Behinderung des Galleflusses zugrunde.

Die wichtigsten Ursachen des extrahepatischen Verschlussikterus sind:

– Gallenstein (im Choledochus),
– Cholangitis (entzündliche Schwellung und Galleeindickung),
– narbige Stenose (des Choledochus oder der Papille),
– Tumoren (z. B. an Ductus hepaticus, Choledochus, Pankreaskopf).

Symptome

Der Verschlussikterus kann mit oder ohne Schmerzen einhergehen. Weil der Blutfarbstoff Bilirubin nicht mit der Galle in den Darm ausgeschieden wird, staut er sich im Blut (Gelbsucht = Ikterus, **Abb. 25.6**). Im Darm fehlt das Pigment, der Stuhl entfärbt sich (heller = *acholischer Stuhl*). Weil die Niere einen Teil des Bilirubins ausscheidet, wird der *Urin dunkel.* Der *Juckreiz* (Pruritus) ist Folge der vermehrten Gallensäureeinlagerung in der Haut.

Diagnostik

Laborchemisch ist der Verschlussikterus durch Hyperbilirubinämie und Anstieg der sog. Cholestaseenzyme (z. B. alkalische Phosphatase, Gamma-GT) gekennzeichnet. Der Nachweis der Verschlusslokalisation erfolgt durch Sonografie, CT, NMR oder ERC (Kap. 7.2).

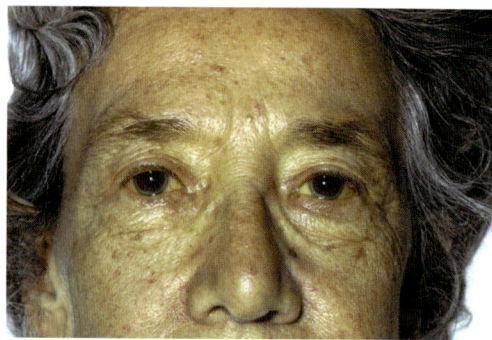

Abb. 25.6 Ikterus. Die Gelbsucht sieht man besonders deutlich an der Bindehaut der Augen.

25

Therapie

Nach Ausschluss anderer Gelbsuchtformen (z. B. Hepatitis, Hämolyse) wird der extrahepatische mechanische Verschlussikterus endoskopisch oder chirurgisch behandelt. Bei *Gallengangssteinen* geht das Konkrement nach endoskopischer Papillenspaltung meist spontan über den Darmkanal ab. Ansonsten muss der Stein zertrümmert und/oder endoskopisch entfernt werden. Führen endoskopische Maßnahmen nicht zum Ziel, wird der Stein chirurgisch entfernt (Choledochusrevision). Die Gallenblase als Produktionsstätte der Steine muss auch bei primär endoskopischer Behandlung operativ entfernt werden (Cholezystektomie).

Bei *inoperablen Tumoren* kann eine endoskopisch eingeführte Drainage (**Abb. 6.12**) den Gallefluss vom Ductus choledochus zum Duodenum wiederherstellen und so den Ikterus und quälenden Juckreiz für die meist kurze Überlebenszeit lindern. Alternativ kommt als operative Maßnahme eine biliodigestive Anastomose in Frage (S. 376).

25.3.5 Gallenblasenperforation

D *Die chronische steinbedingte Cholezystitis kann zur Perforation der Gallenblase führen. Bei freier Perforation in die Bauchhöhle entsteht eine gallige Peritonitis. Bei freier Perforation in das Duodenum können auch größere Gallensteine (ca. 3 cm) in die Stuhlpassage gelangen. Bleibt ein solches Konkrement im Darm hängen, meist im Ileum, so entsteht der Gallensteinileus.*

Symptome

Die vielfältige Symptomatik kann sich als plötzlicher Schmerz (akutes Abdomen) oder als fast schmerzfreier mechanischer Ileus äußern.

Therapie

Die Behandlung ist immer operativ (Cholezystektomie). Beim Gallensteinileus wird lediglich das obstruierende Konkrement aus dem Dünndarm entfernt.

W *Die biliäre Pankreatitis (Bauchspeicheldrüsenentzündung) ist durch einen präpapillären Choledochusstein verursacht, der den Pankreasausführungsgang blockiert, was zur lebensbedrohlichen Pankreatitis führen kann (Kap. 26.2).*

25.4 Portale Hypertension

Burkhard Paetz

D *Als portale Hypertension (Pfortaderhochdruck) bezeichnet man den erhöhten Blutdruck in der V. portae als Folge einer Abflussbehinderung des Pfortaderblutes.*

Ursache

Die portale Hypertension ist eine Folgeerkrankung bzw. ein Symptom, für das mehrere ursächliche Faktoren infrage kommen. Diese teilt man üblicherweise nach ihrer Lokalisation in Bezug zur Leber ein (**Abb. 25.7**). Von diesen Ursachen ist in Europa der intrahepatische Block durch Leberzirrhose die bedeutendste.

Prähepatischer Block. Die Abflussbehinderung liegt vor der Leber, also im Bereich der Pfortader selbst, z. B.: Pfortaderthrombose, Einengung der Pfortader durch Tumoren von außen (z. B. Lymphknotenmetastasen in der Leberpforte, Gallenwegstumoren).

Intrahepatischer Block. Die Abflussbehinderung ist durch krankhafte Veränderungen des Leberparenchyms bedingt, z. B.: Leberzirrhose, Lebermetastasen, primäre Lebertumoren.

Posthepatischer Block. Die Passage des Blutes durch Pfortader und Leber selbst ist frei, die Abflussbehinderung ist hinter der Leber lokalisiert, also im Bereich der Lebervenen oder des Zuflusses zum rechten Herzen,

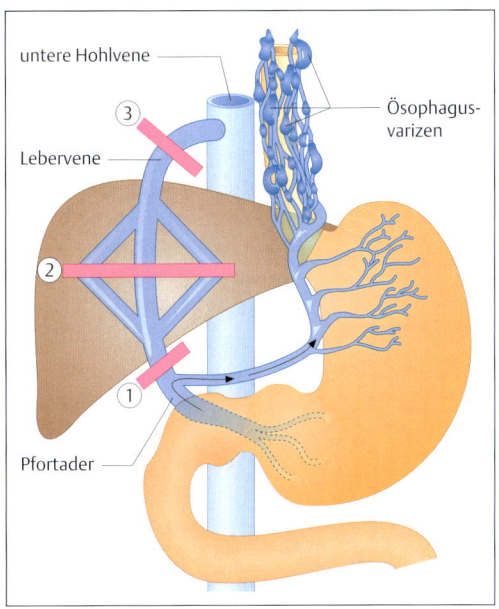

Abb. 25.7 Portale Hypertension. Lokalisation der Flussbehinderungen im Pfortaderverlauf (Balken): 1: prähepatischer Block, 2: intrahepatischer Block, 3: posthepatischer Block. Umgehungskreislauf über die Magen- und Ösophagusvenen.

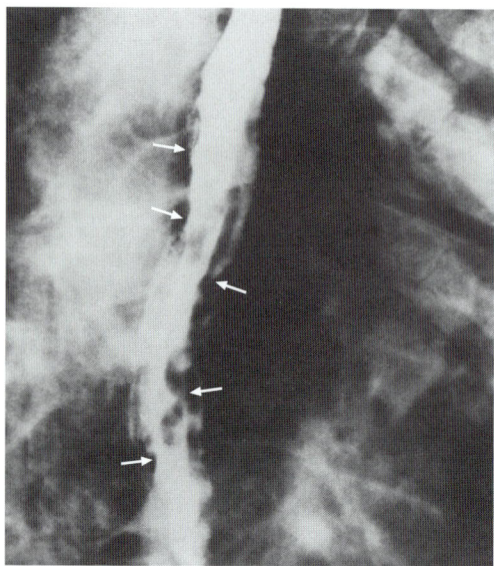

Abb. 25.8 Ösophagusvarizen. Kontrastmitteldarstellung der Speiseröhre. Die Varizen wölben sich in das Lumen vor und stellen sich als unregelmäßige Kontrastmittelaussparungen dar (Pfeile).

z. B.: angeborener oder erworbener Verschluss der Lebervenen (Budd-Chiari-Syndrom).

M *Die portale Hypertension ist in ca. 90 % der Fälle durch eine Leberzirrhose verursacht. Häufigste Ursache der Leberzirrhose in Europa ist der chronische Alkoholabusus.*

Symptome

Die Abflussbehinderung im Bereich der Leber führt zum Druckanstieg in der Pfortader und ihren venösen Zuflüssen. Das Blut versucht, unter Umgehung der Leber über andere Gefäßverbindungen (Kollateralen) zum rechten Herzen zu gelangen. Dieser Umgehungskreislauf führt in erster Linie über die Venen des Ösophagus und Magenfundus. Infolge des vermehrten Blutdurchflusses schwillt das Kaliber dieser Venen massiv an. So entstehen die *Ösophagusvarizen* (Abb. 25.8) und Varizen des Magenfundus bei portaler Hypertension.

M *Bedeutendste Folge der portalen Hypertension sind die Ösophagusvarizen, deren Ruptur zur lebensbedrohlichen Blutung führt.*

Die portale Stauung führt ferner zur *Milzvergrößerung* (Stauungsmilz) und *Aszites* (seröse Flüssigkeit in der Bauchhöhle). Auch die Bildung der Blutgerinnungsfaktoren ist häufig beeinträchtigt (niedriger Quick-Wert). Weitere Zeichen der Leberzirrhose können hinzukommen (s. Innere Medizin).

Therapie

Solange die Ösophagusvarizen nicht geblutet haben, ist die Behandlung rein konservativ-internistisch (Aszitesausschwemmung, Leberschutztherapie usw.).

25.4.1 Ösophagusvarizenblutung

D *Eine Ösophagusvarizenblutung ist eine lebensbedrohliche Blutung aus gestauten Venen der Ösophagusschleimhaut bei portaler Hypertension.*

Symptome

M *Die Ösophagusvarizenblutung tritt als massives Bluterbrechen mit hypovolämischem Schock in Erscheinung.*

Häufig kommt es zur Aspiration mit nachfolgender Pneumonie. 10 % aller oberen Gastrointestinalblutungen (vgl. Kap. 10.3) sind Ösophagusvarizenblutungen.

Prognose

Die Letalität beträgt 20 %, wenn der Patient zum ersten Mal blutet. Bei Rezidivblutung steigt die Letalität auf 50 %.

Therapie

Zur Behandlung stehen endoskopische, medikamentöse, radiologisch-interventionelle und chirurgische Verfahren zur Verfügung.

Bei Aufnahme des Patienten wird primär die Therapie des hämorrhagischen Schocks (Infusion, Transfusion, Substitution von Gerinnungsfaktoren) eingeleitet. Danach erfolgt die spezifische Behandlung der Ösophagusvarizenblutung.

M *Es wird immer eine sofortige Notfallendoskopie durchgeführt. Sie dient nicht nur der Diagnosesicherung, sondern ermöglicht in 90 % der Fälle eine zumindest vorübergehende Blutstillung. Dennoch kommt es bei jedem 2. Patienten langfristig zu einer Rezidivblutung.*

Endoskopische Sklerosierung. Die Blutstillung wird durch Einspritzen eines Verödungsmittels in die Schleimhaut des Ösophagus erreicht. Die Sklerosierung (Verödung) kann mehrfach wiederholt werden.
Endoskopische Gummibandligatur. Die Ösophagusvarizen werden mit einem endoskopisch eingebrachten Gummiband abgebunden, wodurch sie vernarben sollen und nicht mehr bluten.
Medikamente. Neben der endoskopischen Blutstillung werden vasoaktive Substanzen intravenös zur *Drucksenkung im Pfortaderkreislauf* verabreicht. Gebräuch-

liche Präparate sind Betablocker und Nitrate sowie Somatostatin.

Ballontamponade. Führt die endoskopische Blutstillung nicht zum Erfolg, so wird eine *Sengstaken-Sonde* gelegt (Abb. 6.5, S. 78). Damit wird die Blutungsregion in der Speiseröhre mechanisch komprimiert („geblockt").

P *Sonden. Wegen der Gefahr von Druckschäden an der Ösophaguswand darf die Sonde nicht länger als 12 Stunden geblockt sein. Zur Entblockung zieht man die Luft aus dem Ösophagusballon mit einer Spritze ab, lässt die Sonde jedoch vorsichtshalber noch einige Stunden in der Speiseröhre liegen, damit sie im Falle einer erneuten Blutung sofort wieder aufgeblasen werden kann.*

Nach Entfernen der Sonde erfolgt eine Kontrollendoskopie, ggf. mit nochmaliger Sklerosierung.

Transjugulärer intrahepatischer portosystemischer Stent-Shunt (TIPSS, Abb. 25.9). Bei diesem endovaskulären Verfahren wird durch Punktion über einen Katheter von außen ein Drahtgitterzylinder (Stent) in die Blutgefäße der Leber eingebracht. Der Stent erweitert die Blutgefäßverbindung zwischen Pfortader und Lebervenen. Dadurch wird die portale Hypertension bei intrahepatischem Block (z. B. Leberzirrhose) vermindert. Vorteil der Methode ist die geringe Invasivität (keine Operation, keine Narkose).

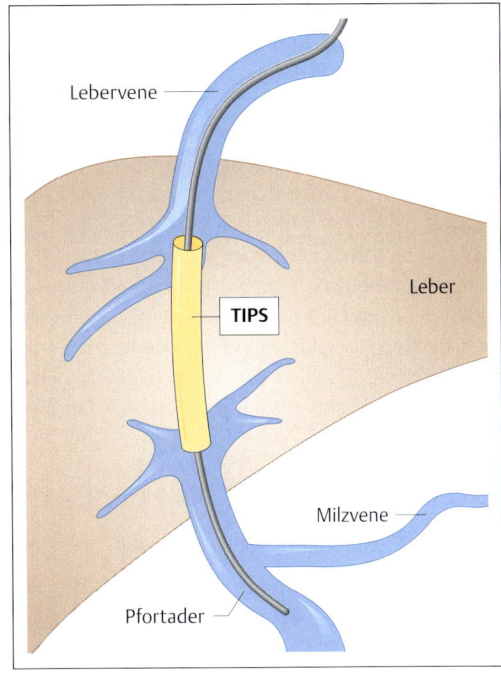

Abb. 25.9 TIPSS bei portaler Hypertension. Wenn die Leber bei Leberzirrhose das Blut von den Darmvenen nicht mehr durchlässt, kann ein Stent in der Leber den Blutfluss zum Herzen verbessern und die Symptome des Pfortaderhochdrucks mindern.

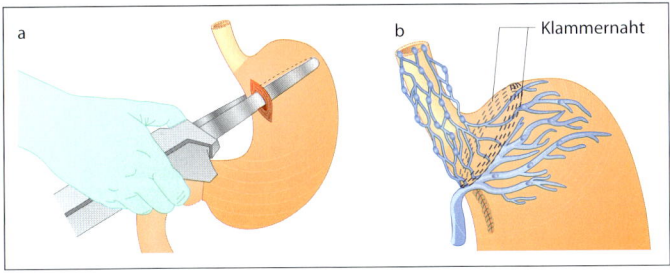

Abb. 25.10 Sperroperation bei Ösophagusvarizenblutung.
a Nach Eröffnung des Magens werden die zur Blutungsstelle in der Speiseröhre ziehenden Venen in der Magenwand mit einem Klammernahtinstrument verschlossen.
b Die Klammernahtreihe versperrt den Blutzufluss vom Magen zu den Ösophagusvarizen.

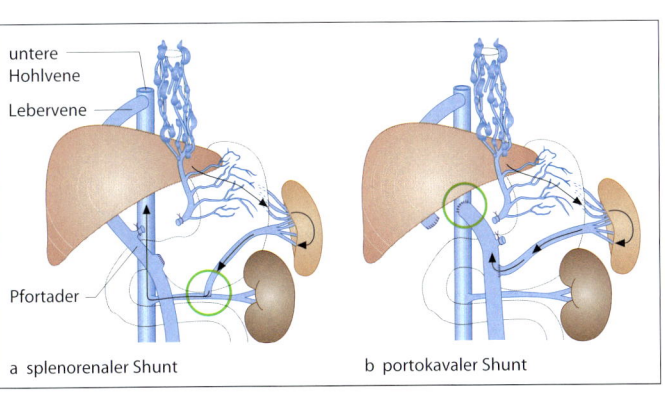

Abb. 25.11 Shuntoperationen bei portaler Hypertension.
a Splenorenaler Shunt nach Warren: Das Blut aus dem Pfortadersystem wird über eine operativ geschaffene Anastomose zwischen Milzvene und linker Nierenvene in die untere Hohlvene abgeleitet.
b Portokavaler Shunt: Das Pfortaderblut fließt über eine Anastomose direkt in die untere Hohlvene. Die Leber wird dann nur über die (nicht eingezeichnete) A. hepatica mit Blut versorgt, was ausreichend ist.

25

Sperroperation. Ist mit den bisherigen Maßnahmen keine Blutstillung zu erreichen, so kommt eine operative *Devaskularisation* in Frage. Die zum Ösophagus ziehenden Venen werden in Höhe des Magenfundus mit einem Klammernahtinstrument verschlossen (**Abb. 25.10**). Damit ist der Zufluss zu den Ösophagusvarizen „gesperrt". Die Maßnahme ist nur als Notfalleingriff bei anders nicht stillbarer Blutung indiziert. Der Pfortaderhochdruck wird nicht beseitigt.

Shunt-Operation. Die gebräuchlichsten operativen Verfahren zur Senkung des erhöhten Pfortaderdrucks zeigt **Abb. 25.11**. Gemeinsames Prinzip aller Shunt-Operationen ist die Schaffung einer Kurzschlussverbindung (Shunt oder Anastomose) zwischen dem Pfortadersys-

tem (erhöhter Druck) und der unteren Hohlvene (niedriger Druck). Nach der Druckentlastung kollabieren die gestauten Ösophagusvarizen, wodurch sich das Rupturrisiko (Blutung) erheblich vermindert. Shunt-Operationen kommen nur in Frage, wenn der Patient mindestens ein Blutungsereignis hinter sich hat. Zur Prophylaxe werden diese Eingriffe *nicht* durchgeführt, möglichst auch nicht *während* einer Ösophagusvarizenblutung („Not-Shunt").

Lebertransplantation. Einzige kausale Therapie der Ösophagusvarizenblutung. Die Indikation kann bei therapieresistenten Rezidivblutungen gegeben sein.

25.5 Verletzungen der Leber

Burkhard Paetz

Ursache

Die häufigste Verletzung ist die *Leberruptur* beim stumpfen Bauchtrauma (**Abb. 25.12**). Selten sind Spontanrupturen (z. B. beim Leberadenom).

Symptome

Das klinische Bild entspricht einem *akuten Abdomen*. Die Blutung in die freie Bauchhöhle führt zu einer peritonealen Reizung mit Abwehrspannung der Bauchdecke sowie paralytischem Ileus (keine Peristaltik). Abhängig vom Ausmaß des inneren Blutverlustes (bis zu 2 l und mehr!) stellt sich rasch ein *hypovolämischer Schock* mit Tachykardie, Blutdruckabfall und Sinken des Hämoglobinwertes ein.

Therapie

Wichtigste Erstmaßnahme ist die sofortige *Schockbehandlung* durch Transfusionen und Infusionen. Das Blut in der freien Bauchhöhle wird durch Sonografie oder/und CT nachgewiesen. Bestätigt sich die intraabdominelle Blutung, so muss die sofortige *Laparotomie* erfolgen. Die Risse der Leber werden mit dickem, resorbierbarem Faden vernäht. Nur in Ausnahmefällen ist eine Leberresektion erforderlich. Bei ausgedehnten Parenchymverletzungen kann eine komprimierende Tamponade durch Bauchtücher erfolgen („Leber-Packing"). Die Tücher werden nach 3 Tagen durch Relaparotomie entfernt. Immer werden mehrere dicklumige Ableitungsdrainagen eingelegt.

P **Beobachtung.** *Die exakte postoperative Dokumentation der Drainagenfördermenge sowie der Kreislaufparameter ist wegen der Nachblutungsgefahr von besonderer Wichtigkeit!*

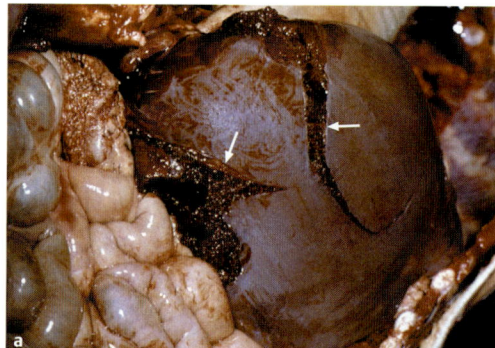
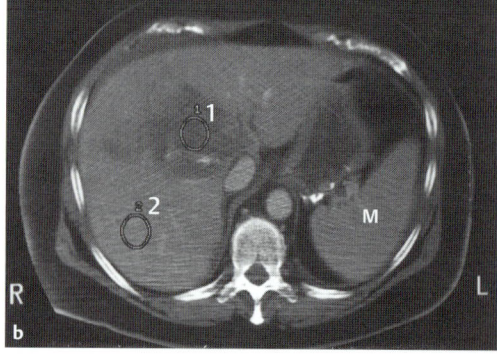

Abb. 25.12 Leberruptur.
a Einriss der Leberkapsel (Pfeil), links im Bild Dünndarm.
b CT des Abdomens, 1: Hämatom, 2: normales Lebergewebe, M: Milz.

25

25.6 Tumoren

Burkhard Paetz

25.6.1 Gutartige Lebertumoren

Hierzu gehören die angeborenen harmlosen *Leberzysten*, deren multiples Auftreten als *Zystenleber* bezeichnet wird. Häufig finden sich Hämangiome und Adenome, die im Sonogramm und CT wie eine Metastase aussehen können.

Therapie

Eine Behandlung ist bei benignen Lebergeschwülsten in der Regel nicht erforderlich.

25.6.2 Bösartige Lebertumoren

 Unter den bösartigen Lebertumoren unterscheidet man primäre und sekundäre Lebermalignome.

Ursache

Die primären Lebertumoren haben ihren Ursprung im Leberparenchym. Hierzu gehört das *Leberkarzinom*, das fast immer auf dem Boden einer Zirrhose entsteht.

Die sekundären Lebermalignome bestehen nicht aus Lebergewebe, sondern entsprechen hämatogenen Fernmetastasen anderer Organkrebse, bevorzugt aus dem Magen-Darm-Kanal (venöser Abfluss über die Pfortader). Die Prognose ist schlecht.

 Der häufigste maligne Lebertumor ist die Lebermetastase!

Symptome und Diagnostik

Bei den Lebermalignomen kommt es erst im fortgeschrittenen Stadium zu Symptomen. Dazu gehören Druckgefühl und Schmerzen im rechten Oberbauch, Gewichtsverlust und Ikterus.

Die Abklärung erfolgt durch Sonografie, CT, NMR und Angiografie.

Therapie

Das primäre *Leberkarzinom* wird möglichst operativ reseziert. Dazu kann die halbe Leber (Hemihepatektomie) oder mehr entfernt werden. Mit 20 % des Organs kann man durchaus überleben. In Ausnahmefällen kann eine Lebertransplantation vorgenommen werden. Oft ist der Befund jedoch so ausgedehnt, dass eine chirurgische Behandlung nicht mehr infrage kommt. Dann ist eine systemische Chemotherapie angezeigt, evtl. auch die lokoregionäre Leberperfusion (vgl. Kap. 14, S. 210).

Lebermetastasen werden nur in Ausnahmefällen chirurgisch entfernt, wenn auch der Primärtumor potenziell kurativ resezierbar ist. Ansonsten erfolgt auch hier eine Behandlung mit Zytostatika.

25.6.3 Lebertransplantation

1963 erfolgte die weltweit erste Lebertransplantation (LTx). In Deutschland werden pro Jahr ca. 1000 Lebertransplantationen durchgeführt.

Indikation

Wenn konservative Maßnahmen aussichtslos sind, kann eine LTx angezeigt sein, z. B. bei angeborenen metabolischen Störungen, bei fortgeschrittener Leberzirrhose, bei primären und sekundären Lebertumoren, bei akutem Leberversagen (Pilzvergiftung).

 Der Spenderorganmangel ist derzeit das Hauptproblem der klinischen Transplantation. 20 % der potenziellen Empfänger sterben auf der Warteliste.

Die klassische LTx erfolgt mit der explantierten Leber eines hirntoten Menschen. Wegen der Organmangelsituation haben sich folgende Methoden etabliert.

Splitlebertransplantation. Aufteilung der Spenderleber in 2 Teile und Verpflanzung auf 2 unterschiedliche Empfänger.

Lebendspende. Verpflanzung eines Teiles der Leber (typischerweise des linken Leberlappens) von einem gesunden lebenden Menschen auf einen anderen Menschen. Die Lebendspende ist nur erlaubt, wenn sonst kein geeignetes Organ zur Verfügung steht und wenn Spender und Empfänger miteinander verwandt sind oder sich in besonderer persönlicher Verbundenheit nahestehen.

25.6.4 Tumoren des Gallenwegsystems

Tumoren der Gallenblase und Gallenwege sind insgesamt selten, meistens jedoch bösartig. In ca. 80 % sind sie mit Gallensteinen vergesellschaftet, weshalb die Lithiasis als wesentlicher pathogenetischer Faktor angesehen wird.

Die Prognose ist schlecht, weil die Karzinome sehr früh in die Leber einbrechen.

25

W *Die lebernahen Karzinome der Gallenwege werden nach dem Erstbeschreiber Klatskin-Tumoren genannt.*

Therapie

Nach Möglichkeit erfolgt die operative Tumorentfernung. Meistens kommen lediglich palliative Eingriffe zur Beseitigung des Verschlussikterus in Frage: Offenhalten der Gallenwege durch innere Drainage oder Stent (**Abb. 6.12**), ansonsten biliodigestive Anastomose (s. u.).

25.7 Operative Verfahren am Gallenwegsystem

Burkhard Paetz

25.7.1 Laparoskopische Cholezystektomie

D *Unter der laparoskopischen Cholezystektomie versteht man die endoskopische Totalentfernung der Gallenblase (**Abb. 25.13**).*

Der Eingriff erfolgt wie bei einer normalen konventionellen Cholezystektomie in Vollnarkose und Rückenlage.

W *Zu Anfang füllt man die Bauchhöhle über eine Punktionsnadel mit Kohlendioxid (Pneumoperitoneum), um genügend Übersicht und Bewegungsraum für die einzubringenden Spezialinstrumente zu haben. Dann wird die Optik (Video-Endoskop) durch den Nabel eingestochen. Über 3 kleine Zusatzinzisionen werden die chirurgischen Instrumente in die Bauchhöhle eingeführt. Gallenblasengang (Ductus cysticus) und die daneben verlaufende Arterie (A. cystica) werden zwischen Metallclips durchtrennt. Danach lässt sich die Gallenblase von der Leber ablösen und durch ein 2 cm dickes Rohr im Nabel herausziehen. Wenn die gefüllte Gallenblase nicht durch das Rohr hindurchpasst, muss vor der Extraktion Flüssigkeit abpunktiert werden und/oder eine Zerquetschung größerer Steine in der Bauchhöhle erfolgen. Eine Drainage wird nicht eingelegt.*

Nach laparoskopischer Cholezystektomie bleiben lediglich 3 je 1 cm lange Narben sichtbar (**Abb. 25.5**). Die größte Inzision für den 2 cm dicken Trokar liegt in der Nabelgrube und ist deshalb nicht als Narbe erkennbar.

P *Ernährung. Die Patienten dürfen schon am Abend der Operation aufstehen, Tee trinken und zur Toilette gehen. Am Folgetag können sie leichte Kost zu sich nehmen. Die Entlassung erfolgt nach ca. 4 Tagen.*

Konversion. Wenn bei einer laparoskopischen Operation Schwierigkeiten oder Komplikationen auftreten, die endoskopisch nicht beherrschbar sind (z. B. Blutung), so muss der Eingriff als „offene" Operation mit Eröffnung der Bauchhöhle fortgeführt werden. Den Wechsel von der geplanten laparoskopischen Cholezystekto-mie zur offenen konventionellen Operation in gleicher Narkose bezeichnet man als „Umsteigen" oder Konversion. Die Patienten werden vorher über diese Möglichkeit aufgeklärt.

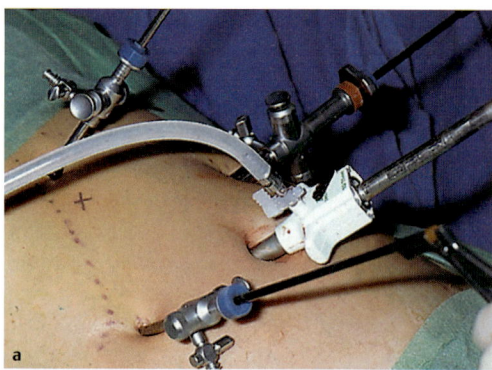

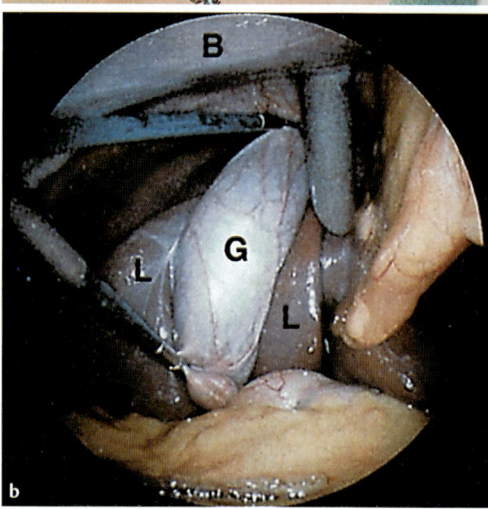

Abb. 25.13 Laparoskopische Cholezystektomie.
Operationsfotos.
a Blick von rechts auf den Bauch. Rechter Rippenbogen mit Farbpunkten markiert. Die 4 Arbeitsinstrumente sind durch die Bauchdecke in die Bauchhöhle eingeführt. Die Extraktionshülse mit dem weißen Aufsatz steckt im Nabel.
b Blick durch das Video-Endoskop in die Bauchhöhle. Die Gallenblase (G) wird von 2 Fasszangen gehalten, dahinter die Leber (L), Bauchdecke (B) von innen.

25

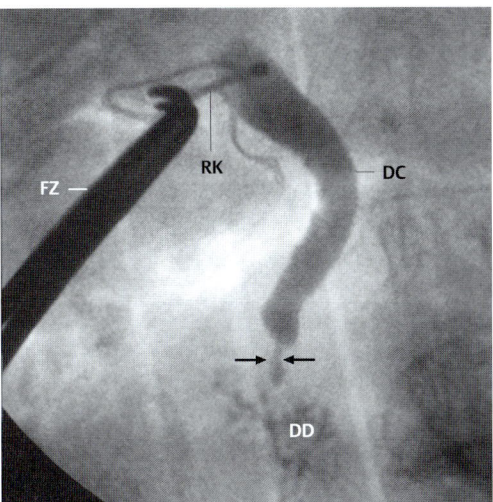

Abb. 25.14 Intraoperative Choledochografie. Eine Fasszange (FZ) hält die Röntgenkanüle (RK). Der Ductus choledochus (DC) füllt sich mit Kontrastmittel, welches in das Duodenum (DD) abfließt. Die Engstellung (Pfeil) entspricht einem Stein im Gallengang (präpapilläres Konkrement).

25.7.2 Konventionelle Cholezystektomie

D *Als konventionelle Cholezystektomie bezeichnet man die Totalentfernung der Gallenblase durch offene Operation (Laparotomie).*

Der Zugang erfolgt über einen Rippenbogenrandschnitt rechts oder eine senkrechte Inzision im rechten Oberbauch von etwa 10 cm Länge (**Abb. 3.13** u. **Abb. 25.5**). Ductus cysticus und A. cystica werden mit einem Faden ligiert oder mit einem Metallclip verschlossen und dann durchtrennt. Nach konventioneller Entfernung der Gallenblase wird in den meisten Kliniken eine Zieldrainage in den Operationsbereich eingelegt.

Wenn die präoperative Diagnostik einen Steinbefall des Ductus choledochus nicht zweifelsfrei ausschließen kann, wird intraoperativ eine Röntgendarstellung der Gallenwege (**Abb. 25.14**) oder die Spiegelung des Gallengangs (Choledochoskopie) vorgenommen.

25.7.3 Choledochusrevision

D *Als Choledochusrevision bezeichnet man die Eröffnung und „Revision" des Gallenganges zur Steinausräumung.*

Die Choledochusrevision erfolgt im Anschluss an die konventionelle Cholezystektomie, wenn sich auch im Gallengang Konkremente befinden. Dazu wird der Ductus choledochus unterhalb des durchtrennten Ductus cysticus („Zystikusstumpf") über 2 cm eröffnet. Mit geeigneten Löffeln und Zangen lassen sich die Steine aus dem Gallengang entfernen. Die Choledochotomie wird nach Einlegen einer T-Drainage (vgl. Kap. 6.4) zugenäht. Zusätzlich liegt eine Zieldrainage (**Abb. 25.15**).

25.7.4 Papillotomie

D *Als Papillotomie bezeichnet man die Spaltung der Vater-Papille (Sphinktermuskel des Gallengangs).*

Bei Verengung (Papillenstenose) muss die Papille erweitert werden. Bevorzugtes Vorgehen ist die *endoskopische Papillotomie* (Ablauf ähnlich einer Gastroskopie),

25

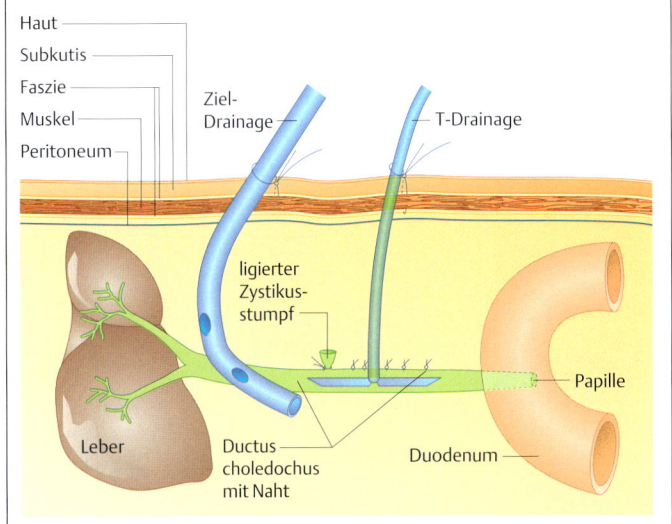

Abb. 25.15 Choledochusrevision. Schematischer Längsschnitt durch den Gallengang (liegender Patient). Postoperativer Zustand nach offener Cholezystektomie und Gallengangsöffnung mit Drainagen.

Haut
Subkutis
Faszie
Muskel
Peritoneum
Ziel-Drainage
T-Drainage
ligierter Zystikusstumpf
Papille
Leber
Ductus choledochus mit Naht
Duodenum

wobei der Papillenmuskel unter Sicht geschlitzt wird und präpapilläre Konkremente aus dem Ductus choledochus entfernt werden können (endoskopische Steinextraktion). Bei dem chirurgischen Vorgehen (Laparotomie) erfolgt die Papillenspaltung nach Eröffnung des Zwölffingerdarms *(transduodenale Papillotomie)*.

25.7.5 Biliodigestive Anastomose

D *Die Bezeichnung biliodigestive Anastomose ist ein Sammelbegriff für chirurgische Anastomosen zwischen Gallensystem („bilio") und dem („digestiven") Magen-Darm-Kanal.*

Bei einem Verschlussikterus durch maligne Tumoren (z. B. Pankreaskopfkarzinom oder Gallengangskarzinom) versucht man, eine palliative Umleitung des Galleflusses für die verbleibende Lebenszeit zu erreichen. Dazu wird heute das nichtoperative Einbringen einer *inneren Drainage* oder eines Stent auf endoskopisch-transpapillärem oder perkutan-transhepatischem Weg bevorzugt. Die operative Schaffung einer biliodigestiven Anastomose ist deshalb nur noch selten erforderlich. Ein Beispiel (Cholezystojejunostomie) findet sich in **Abb. 14.4.**

25.7.6 Folgezustände nach Operationen am Gallenwegsystem

Die Leber bildet pro Tag etwa 1 Liter Galleflüssigkeit, die auf ihrem Weg zum Duodenum zum Teil in der Gallenblase gespeichert und eingedickt wird. Damit entspricht die Gallenblase einem Reservoir (ca. 50 ml). Diese Speicherfunktion entfällt nach einer Cholezystektomie. Der Gallefluss erfolgt dann mehr oder minder kontinuierlich, was klinisch jedoch keine nennenswerten Nachteile mit sich bringt.

Postcholezystektomie-Syndrom. Dies ist ein Sammelbegriff für unterschiedlichste Oberbauchbeschwerden, die nach einer Cholezystektomie beobachtet werden. Hierzu gehören uncharakteristische Symptome wie Schmerzen, Speiseunverträglichkeit, Übelkeit, Unwohlsein. Diese Symptome sind keinesfalls immer durch den operativen Eingriff bedingt (z. B. Residualstein, zu langer Zystikusstumpf), sondern häufig durch operationsunabhängige Leiden verursacht (z. B. Gastritis, Ulkus, Cholangitis, Dickdarmerkrankung). Eine differenzierte Diagnostik ist also immer erforderlich.

P 25.8 Pflege von Menschen mit Gallen-OP

Christiane Becker

Die meisten Cholezystektomien erfolgen heute laparoskopisch (**Abb. 25.13**).

25.8.1 Präoperative Pflege

Da bei ca. 5 % der Fälle der Eingriff in eine offene chirurgische Operation ausgedehnt werden muss, erfolgt die Vorbereitung wie für eine konventionelle Bauchoperation:
– vorderen Rumpfbereich von Brustwarzen bis Schambehaarung rasieren,
– Nahrungsabbau,
– am Tag vor der Operation Klistier verabreichen.

25.8.2 Postoperative Pflege bei laparoskopischer Cholezystektomie

Es werden lediglich 4 kleine Bauchschnitte gesetzt und keine Drainagen eingelegt. So ist der Wundschmerz gering, der Patient insgesamt weniger beeinträchtigt und kann i. d. R. 4 Tage nach dem Eingriff das Krankenhaus verlassen. Folgende pflegerische Maßnahmen werden durchgeführt:
– erste Mobilisation am Abend des Operationstages,
– am Operationsabend schluckweise Tee, am 1. postoperativen Tag leichte Kost,
– erster Verbandwechsel am 2. postoperativen Tag,
– Fadenentfernung am 7. postoperativen Tag.

P *Viele Patienten klagen nach einem laparoskopischen Eingriff über Nacken- und Schulterschmerzen, was auf das Einbringen von Kohlendioxid in die Bauchhöhle zurückzuführen ist. Lindernd wirken Nacken- und Schultermassagen (Physiotherapie).*

25.8.3 Postoperative Pflege bei konventioneller Cholezystektomie

Die Gallenblase wird im Rahmen einer Laparotomie entfernt. Befinden sich Steine im Gallengang, erfolgt anschließend eine Choledochusrevision. Bei diesem Eingriff werden Drainagen eingelegt. Neben den allgemein

25

üblichen postoperativen Pflege- und Überwachungsmaßnahmen sind einige Besonderheiten zu beachten:

- Frühmobilisation am Abend des Operationstages,
- bauchdeckenentspannende Lagerung,
- Entfernung der Magensonde am 1. oder 2. postoperativen Tag,
- Wundversorgung,
- Überwachung der Darmtätigkeit (nach 3–4 Tagen ohne spontane Stuhlentleerung ein Klistier verabreichen),
- Kostaufbau – am 1. postoperativen Tag schluckweise Tee, danach Nahrungsaufbau,
- Drainagenversorgung (Ziel- und T-Drainage).

T-Drainage

Sie hat die Aufgabe, den Abfluss der Galle bei postoperativen Schwellungen im Bereich der Papilla Vateri zu gewährleisten. Um einen ungehinderten Abfluss gewährleisten zu können, wird der Sekretbeutel unterhalb des Patientenniveaus am Bett befestigt. Die Sekretmenge liegt an den ersten 1–3 Tagen bei ca. 1000 ml täglich. Je mehr der Papillenbereich abschwillt, desto weniger

Sekret wird gefördert. Dann kann am 4.–5. Tag der Sekretbeutel schrittweise höher gehängt werden, um den physiologischen Galleabfluss in das Duodenum zu steigern.

Verträgt der Patient diese Maßnahme gut und bleibt beschwerdefrei, wird mittels Cholangiografie (KM in die T-Drainage) der freie Galleabfluss kontrolliert. Anschließend entfernt der Arzt die Drainage, i.d.R. nachdem der Sekretbeutel nochmals für kurze Zeit unter Patientenniveau befestigt wurde, um ein Austreten von Galle nach dem Ziehen der Drainage zu verhindern. Der anschließend aufgebrachte Verband wird auf Austritt von Galle und Nachblutungen kontrolliert.

Zieldrainage

Sie liegt im Wundgebiet. Erfolgte keine Choledochusrevision, wird sie am 3.–4. postoperativen Tag gezogen, ansonsten meist erst 1–2 Tage nach dem Entfernen des T-Drains. So ist gewährleistet, dass die austretende Galle nach Entfernung der T-Drainage über die Zieldrainage abfließen kann.

26 Pankreas und Milz

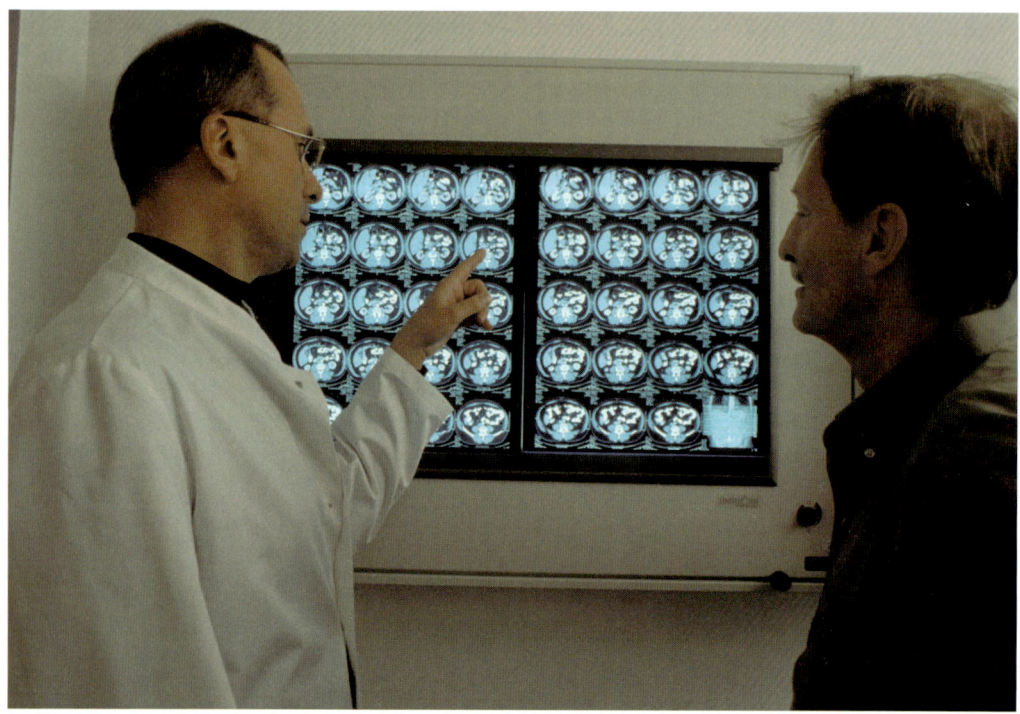

26.1 Untersuchungsmethoden

Burkhard Paetz

Laborchemische Untersuchungen. Die Bestimmung von *Lipase* in Serum und Urin ist der wichtigste diagnostische Parameter bei Pankreaserkrankungen, da dieses Enzym nur in der Bauchspeicheldrüse gebildet wird. Zur Routine gehören ferner kleines Blutbild, GGT, AP, Bilirubin, CRP und Blutzucker.

(M) *Der Diabetes mellitus (Zuckerkrankheit) ist die wichtigste Erkrankung des Pankreas (s. Innere Medizin).*

Pankreasfunktionstests. Zur Untersuchung der *exokrinen* Leistung der Bauchspeicheldrüse bei *chronischer* Pankreatitis stehen diverse Verfahren zur Verfügung, z. B. der Sekretin-Pankreozymin-Test, der Pancreolauryl-Test und die Chymotrypsinbestimmung im Stuhl; zur Untersuchung der *endokrinen* Leistung z. B. der Glukosetoleranztest (Näheres s. Innere Medizin).

Bildgebende Verfahren. Für das Pankreas besonders geeignet sind die (perkutane) *Sonografie, Endosonografie* (EUS), *CT* und *MR-Cholangio-Pankreatikografie* (MRCP). Die invasive *ERCP* (**Abb. 7.9**) wird heute nur noch eingesetzt, wenn gleichzeitig eine therapeutische Maßnahme geplant ist (z. B. Steinextraktion durch endoskopische Papillotomie).

 Merke Pflege Wissen Fallbeispiel Definition

26.2 Entzündliche Erkrankungen

Burkhard Paetz

26.2.1 Akute Pankreatitis

 Die akute Pankreatitis ist eine akute Entzündung der Bauchspeicheldrüse.

Ursache
Zu den möglichen Ursachen einer akuten Pankreatitis gehören:
- Alkoholabusus (toxische Schädigung),
- Gallensteine (Abflussbehinderung durch präpapilläres Konkrement = biliäre Pankreatitis) sind mit je 40 % die häufigsten Ursachen für die Entstehung einer Pankreatitis,
- in 20 % ist die Ursache unklar, man spricht dann von einer *idiopathischen Pankreatitis.*

Die auslösenden Ursachen führen zur Zellschädigung. Dies hat eine Freisetzung und Aktivierung der Pankreasenzyme zur Folge. Durch die eiweißspaltenden Enzyme kommt es zur „Selbstandauung" (Autodigestion, Autolyse) des Organs.

 Häufig tritt die akute Bauchspeicheldrüsenentzündung nach einem voluminösen Essen mit exzessivem Alkoholgenuss auf.

Symptome

 Starke, gürtelförmige Oberbauchschmerzen, die in den Rücken ausstrahlen, sind das Leitsymptom der akuten Pankreatitis!

Ferner finden sich:
- Übelkeit, Erbrechen,
- geblähter Bauch mit Bauchdeckenspannung („Gummibauch"),
- verminderte Darmgeräusche bis hin zum paralytischen Ileus,
- evtl. Fieber,
- Ikterus,
- Labor: deutliche Erhöhung der Lipase- und Amylasewerte in Serum und Urin, allgemeine Entzündungszeichen (Leukozytose, CRP).

Bei biliärer Pankreatitis (Gallengangsstein als Ursache) ist die Notfallendoskopie mit Extraktion des Gallensteines indiziert (endoskopische Papillotomie).

Komplikationen
Nekrotisierende Pankreatitis. Zu Beginn einer Pankreatitis ist das Organ lediglich entzündlich geschwollen *(ödematöse Pankreatitis).* In diesem Stadium ist eine vollständige Heilung ohne Funktionseinbuße möglich. Bei fortschreitender Erkrankung kommt es jedoch zu einer hochgradigen Schädigung der Zellmembranen, wodurch zunehmend Verdauungsenzyme in das umgebende retroperitoneale Gewebe gelangen. Dadurch verstärken sich die Vorgänge der „Selbstandauung" des Organs, die im schwersten Fall zur vollständigen Nekrose der Bauchspeicheldrüse führen können (**Abb. 26.1**)! Im Retroperitoneum kann sich die Gewebezerstörung in Form von *„Nekrosestraßen"* bis zu den benachbarten Organen (z. B. Niere) ausbreiten.

Die nekrotisierende Pankreatitis ist eine lebensgefährliche Erkrankung. Die Letalität liegt bei ca. 30 %!

Weitere Komplikationen können sein:
- Kreislaufschock mit akutem Nierenversagen, Gerinnungsstörung und Multiorganversagen,
- Sepsis, Abszessbildung,
- Bildung von Pseudozysten.

Beobachtung. Es besteht die Gefahr der Entwicklung eines Volumenmangelschocks, da große Volumina durch ödematöse Veränderungen im Pankreas und seiner Umgebung sowie durch die entzündliche Vasodilatation verloren gehen. Deshalb sind engmaschige Kreislaufkontrollen notwendig.

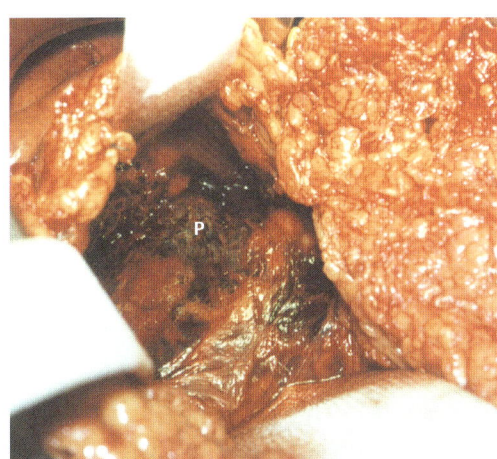

Abb. 26.1 Nekrotisierende Pankreatits. Operationsfoto: abgestorbenes Pankreasgewebe (**P**) in der Tiefe, rechts im Bild das große Netz (Omentum majus).

Therapie

Konservative Therapiemaßnahmen. Die Primärbehandlung der akuten Pankreatitis ist konservativ und bezweckt die *„Ruhigstellung" des Pankreas* durch Nahrungskarenz, Magensonde, parenterale Ernährung über Kavakatheter. Zusätzlich werden Analgetika und Magensäurehemmer verabreicht. Bei biliärer Pankreatitis (Gefahr der aufsteigenden Cholangitis) werden Antibiotika gegeben.

(M) *Zur rechtzeitigen Erkennung einer bedrohlichen Verschlechterung sind neben der Lipase und Amylase folgende Laborparameter von Bedeutung:*
- *Blutzucker (endokrine Pankreasinsuffizienz),*
- *Blutgase (respiratorische Insuffizienz),*
- *Kreatinin (Niereninsuffizienz),*
- *Kalzium (Hypokalziämie).*

(W) *Kalzium bindet sich an nekrotisches Pankreasgewebe. Deshalb ist die Hypokalzämie ein prognostisch ungünstiges Zeichen.*

Die leichte Bauchspeicheldrüsenentzündung (*ödematöse* Pankreatitis) wird auf Normalstation behandelt. Bei Komplikationen (insbesondere *nekrotisierende* Pankreatitis) ist die Verlegung auf Intensivstation erforderlich!

Chirurgische Therapiemaßnahmen. Invasive Maßnahmen sind bei biliärer Pankreatitis und Komplikationen indiziert. Bei einer biliären Pankreatitis mit nachgewiesenen Steinen im Ductus choledochus oder Ductus pancreaticus erfolgt die sofortige *endoskopische Papillotomie* zur Beseitigung der ursächlichen präpapillären Konkremente.

Bei ausgedehnter *retroperitonealer Nekrose* mit peritonitischen Zeichen (Abwehrspannung, toxische Komplikationen) erfolgt die Laparotomie mit Ausräumung des zerstörten und verflüssigten retroperitonealen Gewebes *(Nekrosektomie)*. Intraoperaitv wird die Bauchhöhle ausgiebig gespült (Lavage) und mit dicklumigen Kunststoffkathetern drainiert. Über die Drains kann die Bauchhöhle auch postoperativ mit Ringer-Lösung gespült werden (ca. 10 l pro Tag), was eine weitere Nekrosen- und Toxinausschwemmung bewirken soll. Wenn die Autolyse weiter voranschreitet, muss die operative Nekrosektomie jedoch mehrmals durchgeführt werden.

(W) *Ist schon beim ersten Eingriff absehbar, dass mehrere Operationen erforderlich sein werden, spricht man von einer programmierten Lavage oder Etappenlavage.*

26.2.2 Chronische Pankreatitis

(D) *Eine chronische Pankreatitis ist eine fortschreitende entzündliche Pankreaserkrankung, die über Jahre und Jahrzehnte in Schüben oder kontinuierlich verläuft. Folge ist eine zunehmende Pankreasinsuffizienz.*

Ursache

In 80 % der Fälle liegt ein chronischer *Alkoholabusus* vor.

Bei Kindern und Jugendlichen führt die *Mukoviszidose* zu diesem schweren Krankheitsbild.

Symptome

Insgesamt ähneln die Symptome der akuten Pankreatitis, sind aber weniger dramatisch.

Typisch ist ein rezidivierender schubweiser Verlauf, wobei das Pankreasgewebe mehr und mehr zerstört wird. Nach Jahren ist das Organ so weit aufgebraucht, dass es seine Funktion nicht mehr erfüllen kann.

(M) *Leitsymptom ist der oft nach dem Essen auftretende rezidivierende Oberbauchschmerz, evtl. mit Ausstrahlung in den Rücken. Die Schmerzen dauern oft Stunden bis Tage an.*

Die *exokrine Insuffizienz* mit unzureichender Sekretion der Verdauungsenzyme in das Duodenum führt zu *Maldigestion* und *Malabsorption*. Weil die Nahrung nicht vollständig aufgeschlüsselt werden kann, magern die Patienten hochgradig ab.

Die *endokrine Insuffizienz* äußert sich als *Diabetes mellitus*, wenn die Inselzellen nicht mehr genügend Insulin produzieren.

Diagnostik

Im akuten Schub findet sich im Serum und Urin eine Erhöhung der *Lipase-* und *Amylasewerte*. Der Nachweis der Pankreasinsuffizienz erfolgt über spezielle Funktionstests (s. Innere Medizin).

Das Ausmaß der Organschädigung ist wie bei der akuten Pankreatitis mittels *Sonografie, EUS, CT* oder *NMR* feststellbar.

Komplikationen

Im Spätverlauf (Monate bis Jahre) entwickeln sich häufig Pankreaspseudozysten, Abszessbildungen oder eine Stenose von Pankreas- oder Gallengang.

Therapie

Konservative Therapiemaßnahmen. Sie zielen neben der Schmerzbekämpfung auf eine Substitution der exokrinen und endokrinen Pankreasfunktion:

- Frische Schübe einer chronisch-rezidivierenden Pankreatitis behandelt man konservativ wie eine akute Bauchspeicheldrüsenentzündung.
- Nach Abklingen der Symptomatik erfolgt der schrittweise orale Nahrungsaufbau mit fettarmer Pankreasdiät.
- Bei exokriner Pankreasinsuffizienz müssen Pankreasenzyme oral substituiert werden.
- Bei endokriner Insuffizienz (Diabetes mellitus) ist eine Insulinmedikation erforderlich.
- Zur Verhütung eines erneuten Rezidivs ist ein Verzicht auf jeglichen Alkoholkonsum von größter Bedeutung!

Chirurgische Therapiemaßnahmen. Sie kommen bei therapieresistenten Schmerzen, Ikterus oder Tumorverdacht in Frage.

Liegt ein Sekretstau vor (häufig bei Pseudozysten), muss der Ausführungsgang entlastet werden. Dies geschieht endoskopisch oder durch operative Eröffnung des Pankreasganges und Anastomosierung mit einer Jejunumschlinge (**Abb. 22.19**).

In seltenen Fällen muss ein Teil der Bauchspeicheldrüse oder auch das ganze Organ entfernt werden (Pankreasresektion bzw. Pankreatektomie).

B *Fallbeispiel chronische Pankreatitis: Herr Panke (44) lebt in schwierigen sozialen Verhältnissen und ist chronischer Alkoholiker. Er war schon öfters wegen seiner chronischen Pankreatitis stationär. Jetzt hat er wieder Schmerzen im mittleren Oberbauch, die nach hinten in den Rücken strahlen. Er ist schlank, gehfähig, sieht nicht richtig krank aus, wirkt nur verbraucht. Bei der klinischen Untersuchung findet sich ein leichter Druckschmerz oberhalb des Nabels, Resistenzen sind nicht tastbar. Im Labor sind nur ALT, AST, AP und GGT etwas erhöht. Sonografisch sieht man Verkalkungen und mehrere Zysten in der Bauchspeicheldrüse. Es folgt eine durch Endosonografie gestützte Feinnadelpunktion der Zysten. Die Histologie ergibt keinen Hinweis auf ein Pankreaskarzinom. Herr Panke wird nach 4 Tagen deutlich gebessert entlassen. Nach 3 Monaten ist er wieder da, die gleichen Schmerzen, aber zusätzlich hat er Ikterus. Wieder erfolgt eine Sonografie durch die Haut und eine Endosonografie aus dem Zwölffingerdarm. Gallenblase und Gallengang sind steinfrei. Aber der Gallengang (Ductus choledochus) ist gestaut. Ursache ist eine narbige Enge im Bereich der gemeinsamen Mündung von Gallengang und Pankreasgang ins Duodenum, eine typische Folge der chronischen Bauchspeicheldrüsenentzündung. Das ist eine Indikation für die ERCP, bei der vom Duodenum unter* Röntgendurchleuchtung Kontrastmittel in den Gallengang und Pankreasgang eingespritzt wird. In gleicher Untersuchung wurde bei Herrn Panke ein kleiner Katheter in die verengte Papille eingelegt, um den Abfluss für Galle und Pankreassekret in das Duodenum zu verbessern. Nach einer Woche wird Herr Panke schmerzfrei und ohne Ikterus entlassen. Aber die innere Drainage wird nicht lange halten. Sie kann verstopfen oder verrutschen. Herr Panke wird wieder kommen. Und sein Pankreas wird immer weiter zerstört. Weil sich seine Lebenssituation nicht ändert und er weiter trinken wird.

26.2.3 Pseudozysten

D *Pseudozysten sind flüssigkeits- oder nekrosegefüllte Hohlräume im Pankreasgewebe. Man spricht auch von „unechten" Zysten, da ihnen im Gegensatz zu „echten" Zysten ein inneres Epithel fehlt.*

Ursache

Pseudozysten entstehen durch Sekretstau infolge der Verlegung einzelner Drüsenausführungsgänge. Ursächlich zugrunde liegt eine Teilnekrose des Pankreas bei akuter oder chronischer Pankreatitis. Gelegentlich treten sie auch posttraumatisch (stumpfes Bauchtrauma) auf.

W *Echte Zysten sind angeborene Fehlbildungen.*

Symptome und Diagnostik

Die Pseudozysten können Kindskopfgröße erreichen und machen sich dann durch *mechanische Verdrängungserscheinungen* bemerkbar (Druckgefühl im Oberbauch, Schmerzen, Behinderung der Nahrungspassage, tastbare Resistenz).

Zu den diagnostischen Maßnahmen gehören Sonografie, CT, NMR oder ERCP.

Therapie

Größere Zysten, die Beschwerden bereiten, werden durch die Haut punktiert und drainiert (sonografisch- oder CT-gesteuerte Drainage).

Wenn die perkutane Drainage misslingt, wird die Pseudozyste operativ eröffnet und mit einer Jejunumschlinge anastomosiert (*Zystojejunostomie*, **Abb. 22.19**), womit ein Sekretabfluss gewährleistet ist. Der Eingriff entspricht somit einer inneren Drainage. Nur selten ist eine Pankreasteilentfernung (Resektion) erforderlich.

26

26.3 Tumoren

Burkhard Paetz

Geschwülste des Pankreas können vom exokrinen Drüsengewebe oder von den endokrinen Inselzellen ausgehen. Der häufigste und wichtigste Tumor ist das Pankreaskarzinom, das vom exokrinen Drüsenepithel entspringt (Adenokarzinom) und keine Hormone bildet. Die hormonbildenden endokrinen Tumoren sind dagegen sehr selten.

26.3.1 Pankreaskarzinom

 D *Das Pankreaskarzinom ist eine bösartige Geschwulst der Bauchspeicheldrüse, und ist am häufigsten im Pankreaskopf lokalisiert.*

Symptome

Die Beschwerden sind uncharakteristisch und treten erst bei fortgeschrittenem Tumorwachstum auf, weshalb das Pankreaskarzinom häufig erst spät diagnostiziert wird!

Ein *Verschlussikterus* ohne Schmerz („schmerzloser Ikterus") kann ein Frühsymptom sein. Er kommt durch die Kompression des Gallengangs zustande, wenn das Karzinom im Pankreaskopf oder im Bereich der Duodenalpapille (Papillenkarzinom) lokalisiert ist.

Symptome sind wie bei chronischer Pankreatitis: dumpfer Oberbauchschmerz, Appetitmangel, Gewichtsverlust, Übelkeit.

Rückenschmerzen sprechen für Tumorinfiltration in das Retroperitoneum, was meist Inoperabilität bedeutet.

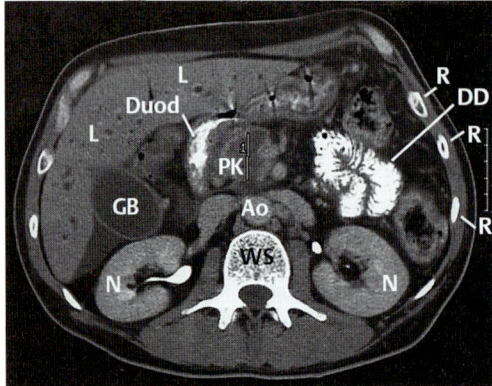

Abb. 26.2 Pankreaskarzinom. Das CT zeigt den durch Tumor vergrößerten Pankreaskopf: PK: Pankreaskopf, L: Leber, GB: Gallenblase, Duod: Duodenum (mit Kontrastmittel gefüllt), DD: Dünndarm (mit Kontrastmittel gefüllt), Ao: Aorta, N: Nieren, WS: Wirbelsäule, R: Rippen.

 M *Beim „schmerzlosen Ikterus" muss man immer an ein Pankreaskopf- oder Gallengangskarzinom denken!*

Diagnostik

Zur Diagnostik gehören Sonografie und CT (**Abb. 26.2**), evtl. NMR und ERCP. Zur Verlaufsdiagnostik ist die Bestimmung der Tumormarker CA 19-9 und CA 125 von Bedeutung.

Therapie

Wenn keine Lymphknotenmetastasen nachweisbar sind, was intraoperativ durch Schnellschnitt-Histologie abzuklären ist, wird das Karzinom in kurativer Zielsetzung operativ entfernt *(Whipple-Operation).*

Die meisten Pankreaskarzinome sind zum Zeitpunkt der Diagnosestellung jedoch bereits inoperabel! Nur in 10 % der Fälle kann das Karzinom vollständig entfernt werden.

Als palliative Maßnahme kommt beim tumorbedingten Verschlussikterus die endoskopische Einlage eines Stents oder Drains in den Ductus choledochus (**Abb. 6.12**) oder eine biliodigestive Anastomose in Frage. Bei Duodenalstenose wird die Möglichkeit der oralen Ernährung durch eine Gastroenterostomie erhalten (**Abb. 14.4**).

W *Die Chemotherapie beim Pankreaskarzinom hat bisher unbefriedigende Ergebnisse.*

Häufigkeit und Prognose

Das Pankreaskarzinom macht 3 % aller Karzinome aus. Der Häufigkeitsgipfel liegt zwischen 50. und 60. Lebensjahr.

Beim unbehandelten Pankreaskarzinom beträgt die durchschnittliche Krankheitsdauer von den ersten Symptomen bis zum Tod nur 9 Monate. Die 5-Jahres-Überlebensrate aller Karzinome beträgt nur 5 %.

M *Das Pankreaskarzinom hat eine ausgesprochen schlechte Prognose, weil es früh in die umgebenden Lymphknoten metastasiert und klinisch erst spät erkannt wird.*

26.3.2 Endokrine Pankreastumoren

D *Die wichtigsten hormonbildenden Geschwülste der Bauchspeicheldrüse sind das Insulinom und das Gastrinom. Es gibt noch weitere endokrine Pankreastumoren. Alle sind selten.*

Insulinom

D *Das Insulinom ist ein Insulin bildender Tumor, der von den Inselzellen des Pankreas ausgeht.*
Das Insulinom kommt als (gutartiges) Adenom und als (bösartiges) Karzinom vor.

Symptome und Diagnostik

Als Folge der Hypoglykämie finden sich Schweißausbrüche, Heißhunger, Tremor und evtl. Bewusstlosigkeit (Synkope).

Typisch sind erniedrigte Blutzuckerwerte (Hypoglykämie) bei erhöhten Insulinwerten (Hyperinsulinismus).

Therapie

Akut hilft die intravenöse Glukosegabe, die hypoglykämischen Symptome verschwinden schlagartig.

Zur definitiven Behandlung ist die Tumorentfernung durch Enukleation (Ausschälung) oder Pankreasresektion erforderlich.

Gastrinom

D *Das Gastrinom ist ein Gastrin bildender Tumor, der von den endokrinen Zellen des Pankreas ausgeht.*
In 50 % zeigt er ein malignes Wachstum. Man spricht auch von Zollinger-Ellison-Syndrom.

Ursache und Symptome

Normalerweise wird das Hormon Gastrin vorwiegend im Magen gebildet (**Abb. 21.2**). Es stimuliert die Sekretion der Magensäure. Bei exzessiver Gastrinüberschwemmung des Organismus ist daher die Säurebildung im Magen maximal stimuliert.

Es kommt zu rezidivierenden, therapieresistenten Geschwüren im Magen und Duodenum.

Therapie

Bis zur Operation wird die Magensäurebildung medikamentös gehemmt.

Die definitive kausale Therapie erfolgt durch Exzision oder Resektion des tumortragenden Pankreasanteils.

26.4 Operative Verfahren am Pankreas

Burkhard Paetz

Die Inzision erfolgt als mediane Oberbauchlaparotomie oder als Oberbauchquerschnitt. Fast immer werden eine oder mehrere Drainagen in die freie Bauchhöhle oder das Retroperitoneum eingelegt.

26.4.1 Umgehungsoperationen

D *Umgehungsoperationen dienen der Schaffung eines palliativen Bypasses bei inoperablen, stenosierenden Geschwülsten.*

Diese Eingriffe kommen beim fortgeschrittenen Pankreaskopfkarzinom als Palliativmaßnahme in Frage (**Abb. 14.4**). Beispiele sind: biliodigestive Anastomose bei Verschlussikterus (vgl. Kap. 25) oder Gastroenterostomie bei Magenausgangsstenose (vgl. Kap. 21).

26.4.2 Drainageoperation

D *Bei der Drainageoperation wird eine Anastomose zwischen Pankreasgangsystem und dem Magen-Darm-Trakt (pankreatikodigestive Anastomose) angelegt. Eine Pankreasresektion erfolgt nicht.*

Beispiel für eine Drainageoperation ist die Zystojejunostomie, die Ableitung einer Pankreaszyste durch innere Drainage über eine Jejunumschlinge (**Abb. 22.19**).

26.4.3 Pankreasschwanzresektion

D *Als Pankreasschwanzresektion bezeichnet man die Entfernung des (links gelegenen) Pankreasschwanzes und Pankreaskörpers. Man spricht daher auch von Pankreas-Linksresektion.*

Bei diesem Eingriff bleibt der Pankreaskopf mit dem Duodenum erhalten. Aus technischen Gründen (enge anatomische Beziehung) wird die Milz meistens mit entfernt (**Abb. 26.3**). Postoperativ entsteht keine wesentliche endokrine oder exokrine Insuffizienz.

26

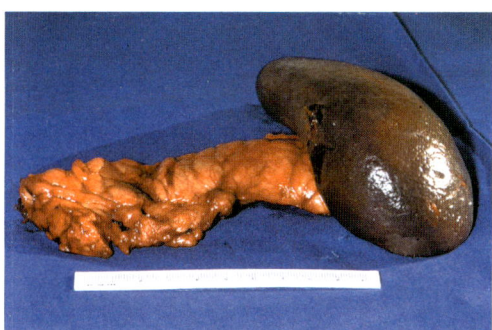

Abb. 26.3 Pankreas-Linksresektion. Entfernte Bauchspeicheldrüse mit anhängender Milz.

26.4.4 Duodenumerhaltende Pankreatektomie

D *Als duodenumerhaltende Pankreatektomie bezeichnet man die Entfernung des Pankreas bis auf einen kleinen Rest am Duodenum.*

Im Gegensatz zur Whipple-Operation wird der Ductus choledochus mit seiner Einmündung in das Duodenum erhalten. Ob ein postoperativer Diabetes mellitus auftritt, hängt von der Menge des verbleibenden Pankreasgewebes ab.

26.4.5 Partielle Duodenopankreatektomie

D *Bei der partiellen Duodenopankreatektomie (Whipple-Operation) erfolgt die Entfernung des Pankreaskopfes (Rechtsresektion) inklusive Duodenum, Gallengang, Gallenblase und ⅔ des Magens (**Abb. 26.4**).*

W *Diese Operation gehört zu den größten Bauchoperationen überhaupt. Sie ist benannt nach dem amerikanischen Chirurgen Allen Whipple (1881–1963), der diese Operationstechnik 1935 erstmals anwandte.*

Pankreasschwanz und Milz bleiben bei diesem Eingriff erhalten. Um das Verdauungssekret des Pankreasschwanzes abzuleiten, muss dieser mit dem Dünndarm

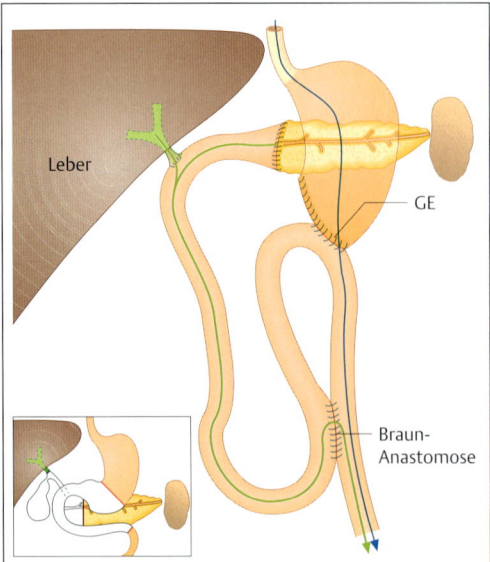

Abb. 26.4 Partielle Duodenopankreatektomie (Whipple-Operation). Entfernte Organe im Inset ohne Färbung. Die Kontinuitätswiederherstellung erfolgt durch Anastomosierung von Pankreasrest, Ductus hepaticus und Magen an eine Jejunumschlinge.

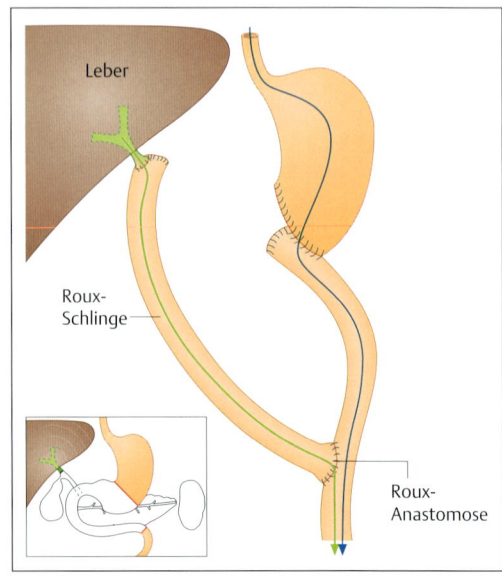

Abb. 26.5 Totale Duodenopankreatektomie. Entfernte Organe im Inset ohne Färbung. Von den verschiedenen Rekonstruktionsmöglichkeiten wurde hier die Anastomosierung mithilfe einer Roux-Schlinge gewählt.

anastomosiert werden. Der verbleibende Pankreasschwanz reicht meist aus, um einen Diabetes mellitus und eine exokrine Insuffizienz zu verhindern.

26.4.6 Totale Duodenopankreatektomie

D *Zur totalen Duodenopankreatektomie gehört die totale Entfernung des Pankreas inklusive Duodenum, Gallengang, Gallenblase, ⅔ des Magens und Milz (**Abb. 26.5**).*

Der Eingriff wird beim Pankreaskarzinom vorgenommen, wenn dadurch eine endgültige Heilung erreichbar scheint.

Die Beeinträchtigung der Nahrungsaufschlüsselung durch das fehlende Verdauungssekret ist durch orale Enzymsubstitution weitgehend ausgleichbar.

Die Totalentfernung der Bauchspeicheldrüse ist ein komplikationsträchtiger Eingriff, der zum vollständigen Verlust der exokrinen und endokrinen Funktion führt. Folge ist ein lebenslanger insulinpflichtiger Diabetes mellitus.

26.4.7 Nekrosektomie

D *Als Nekrosektomie bezeichnet man die Ausräumung nekrotischer Pankreasanteile bei nekrotisierender Pankreatitis.*

Bei der nekrotisierenden Pankreatitis sind die Organgrenzen durch die Gewebeautolyse kaum noch erkennbar. Es kann deshalb keine anatomisch definierte Resektion erfolgen. Man entfernt lediglich die verflüssigten Bezirke, wobei Teile der Bauchspeicheldrüse erhalten werden. Es werden immer mehrere Drainagen eingelegt, über die postoperativ eine Spülung erfolgen kann. Ob nach einer Nekrosektomie ein Diabetes mellitus entsteht, hängt vom Ausmaß der Organzerstörung ab.

26.4.8 Pankreasersatz

D *Als Pankreasersatz bezeichnet man die Transplantation homologen Pankreasgewebes oder die Implantation maschineller Insulinpumpen zur Behandlung des Diabetes mellitus.*

Ziel des Pankreasersatzes ist die Verbesserung der Lebensqualität und Minderung diabetischer Spätkomplikationen bei Zuckerkranken. Alle Verfahren werden bisher nur an wenigen Kliniken durchgeführt.
Nieren-Pankreas-Transplantation. Im Spätstadium der Zuckerkrankheit droht dem Patienten die Dialysepflichtigkeit durch terminale Niereninsuffizienz (diabetische Nephropathie). In geeigneten Fällen ist die simultane Transplantation von Niere und Pankreas indiziert.

Die alleinige Pankreastransplantation ist selten indiziert.
Inselzelltransplantation. Pankreaszellen werden in örtlicher Betäubung über die Pfortader in die Leber eingeschwemmt, wo sie sich festsetzen und ihre insulinproduzierende Funktion aufnehmen. Wegen des Mangels an menschlichen Spenderorganen werden auch Langerhans-Zellen vom Schwein und humane Stammzellen eingesetzt.
Maschinelle Insulinpumpe. Implantation eines insulinabgebenden künstlichen Gerätes, das über einen glukoseabhängigen Sensor im Blut gesteuert wird.
Die wichtigste Aufgabe der Bauchspeicheldrüse ist die Produktion von Insulin in den Langerhans-Inseln *(endokrine Funktion)*. Je mehr Pankreasgewebe entfernt wurde, desto größer ist die Gefahr eines Insulinmangels und damit einer Hyperglykämie (Diabetes mellitus).

P *Blutzuckerkontrolle. Nach jeder Pankreasoperation ist deshalb eine engmaschige Blutzuckerkontrolle und bei Werten über 300 mg % eine Substitution mit Altinsulin erforderlich.*

Nach partieller Resektion normalisiert sich der Blutzucker innerhalb von Tagen bis Wochen. Nach Pankreatektomie entsteht immer ein lebenslanger insulinpflichtiger Diabetes mellitus.

P 26.5 Pflege von Menschen mit Pankreas-OP

Wolfgang Kurz

Die perioperativen Schwerpunkte der Pflege richten sich, neben dem individuellen Befinden des Patienten, nach dem Ausmaß der Resektion des Pankreas. Gerade bei der operativen Behandlung der Bauchspeicheldrüse ist die interdisziplinäre Zusammenarbeit wichtig. Pflegende nehmen hier eine besondere Rolle ein.

26.5.1 Präoperative Pflege

Neben den allgemeinen präoperativen Vorbereitungsmaßnahmen sind die folgenden Punkte zu beachten.

Psychosoziale Betreuung
Erkrankungen, die zu einer Pankreasoperation führen, sind meist schwerwiegend und verändern somit das gesamte Leben des Patienten. Folgende Punkte sind bei der psychosozialen Betreuung zu beachten:
– Was denkt der Patient über seine Erkrankung, über sein zukünftiges Leben und mögliche Einschränkungen?

– Welche Gefühle hat der Patient? Ist es Angst, Trauer oder Wut?
– Wie verhält sich der Patient? Isoliert er sich oder sammelt er Informationen über seine Situation?
Die Betreuung richtet sich nach der individuellen Situation des Patienten. So kann ein Gespräch zur Verarbeitung von Ängsten notwendig sein, in einem anderen Fall ist es ein Informationsgespräch oder aber das verständnisvolle Unterstützen beim Ausagieren von Wut.

Nahrungsabbau
Wird durch die eingeschränkte Funktion bzw. den eingeschränkten Abfluss des Pankreas keine präoperative Nahrungskarenz verordnet, erfolgt der Nahrungsabbau folgendermaßen:
Am Vorabend der Operation erhält der Patient ein leichtes Abendbrot, danach nur noch Flüssigkeit. Ab 22 Uhr Flüssigkeitskarenz.

Darmvorbereitung

Zur Vermeidung einer intraoperativen Stuhlentleerung wird ein Klistier am Operationstag verabreicht. Eine Darmspülung ist nicht notwendig.

Rasur

Ziel der Haarentfernung ist die Minderung der postoperativen Wundinfektion. Da die Rasur selbst mit dem Setzen von Mikroläsionen verbunden ist und diese ein Infektionsrisiko darstellen, sollte folgendes beachtet werden:

– Die Rasur sollte nach Möglichkeit in unmittelbarer Zeitnähe zur Operation erfolgen (am Tag der Operation).
– Sie sollte mit einem Elektrorasierer durchgeführt werden, da dieser nachweislich weniger Hautschäden verursacht.
– Rasurgebiet: Von der Brustbeinspitze (Xiphoid) bis einschließlich der oberen Schambehaarung, beim Mann bis zur Peniswurzel.

Einübung postoperativer Fertigkeiten

Neben dem bauchdeckenschonenden Aufstehen und der Anwendung einer Schmerzskala, können je nach Eingriff das Einüben der Blutzuckermessung und die Selbstinjektion von Insulin sinnvoll sein.

26.5.2 Postoperative Pflege

Postoperativ wird der Patient mindestens einen Tag auf der Intensivstation betreut. Neben den allgemeinen postoperativen Maßnahmen sind die folgenden Punkte zu beachten:

Drainagen (easyflow) und Sonden

Die Beobachtung des Sekretes auf Menge, Aussehen, Beimischungen, Geruch und Konsistenz ist zu dokumentieren und dient der frühzeitigen Erkennung einer Anastomoseninsuffizienz und/oder einer inneren Blutung. Gegebenenfalls werden Amylase und Lipase im Drainagensekret bestimmt. Es ist auf einen ungehinderten Sekretabfluss und aseptischen Umgang mit den Ableitungssystemen zu achten.

Wundgebiet

Postoperativ ist der Wundverband auf Nachblutungen zu beobachten. Am 2. postoperativen Tag erfolgt bei komplikationslosem Verlauf der aseptische Verbandwechsel durch den Arzt. Im weiteren Verlauf wird die Wunde auf Entzündungszeichen beobachtet.

Lagerung und Mobilisation

Der Patient sollte mit leicht erhöhtem Oberkörper in Rückenlage gelagert werden. Ab dem 1. postoperativen Tag kann dann ein regelmäßiger Lagewechsel zwischen 30° rechts, 30° links und Rückenlage durchgeführt werden. Die Mobilisation ist ab dem 1. postoperativen Tag möglich.

Blutzuckerkontrolle

Nach jeder Pankreasoperation ist eine engmaschige Kontrolle des Blutzuckerspiegels erforderlich und evtl. zur Korrektur die Gabe von Altinsulin notwendig. Der Blutzuckerspiegel normalisiert sich in der Regel nach einer Whipple-Operation oder einer Pankreaslinksresektion nach einiger Zeit wieder. Nach der Pankreatektomie bleibt der Patient lebenslang insulinpflichtiger Diabetiker.

Nahrungsaufbau

Der orale bzw. enterale Nahrungsaufbau hängt von der Art der Operation und dem Befinden des Patienten ab.

Bei Anastomosen kann die enterale Ernährung über eine Sonde erfolgen, die distal der Anastomose liegt.

Bei parenteraler Ernährung ist, neben den allgemeinen Grundsätzen der Infusionstherapie, folgendes zu beachten:

– Mehrkammerbeutel müssen vor der Verabreichung vorschriftsmäßig gemischt werden,
– hochosmolare Lösungen (>800 mosm/l) sollten nur über einen zentralvenösen Zugang infundiert werden,
– zusätzliche Flüssigkeitsverluste müssen ersetzt werden (z. B. bei Fieber, Drainagen, Durchfall, Erbrechen, Magensonde)

Unterstützung der supportiven Therapie

Ziel der supportiven Therapie ist die Erhaltung oder Verbesserung der Lebensqualität. Hierbei sollten Pflegende gezielt nach belastenden Symptomen wie dem Erschöpfungssyndrom, Juckreiz, Diarrhö, Obstipation usw. fragen bzw. beobachten und dementsprechende Interventionen planen.

M *Musste die Milz mit entfernt werden, entstehen Veränderungen in der Infektabwehr, und durch die Erhöhung der Thrombozyten kann es zu einer gesteigerten Thromboseneigung kommen.*

26.5.3 Entlassungsberatung

Schwerpunkt Ernährung

Bei Pankreatektomie oder längerer Pankreasgangobstruktion sind die Besonderheiten einer endokrinen und exokrinen Pankreasinsuffizienz zu beachten:

- bei einer exokrinen Pankreasinsuffizienz ist auf eine ausreichende Gabe von Pankreasenzymen zu achten, z. B. durch Pankreon Granulat,
- Verteilung der Nahrung auf 6–8 kleine Mahlzeiten täglich,
- Alkoholkarenz,
- keine Gabe (mikro-)verkapselter Präparate (die Magen-Darm-Passage ist beschleunigt und die Wirksubstanz wird erst zu spät freigesetzt),
- fettarme Kost, da die Fettresorption beeinträchtigt ist,
- vitamin- und proteinreiche Ernährung,
- Substitution der fettlöslichen Vitamine und von Vitamin B$_{12}$, z. B. durch i. m. Injektion einer Ampulle Adek Falk monatlich und einer Ampulle Cytobion 1000 alle 4 Monate,

- Diabetes-Diät, hierbei sollte zur Deckung des Kalorienbedarfs auf einen erhöhten Kohlenhydratanteil bei vermindertem Fettanteil in der Nahrung geachtet werden.

M *Bei Pankreatektomie ist neben der Insulinproduktion auch die Produktion des Glukagons ausgefallen. Folge: Labiler Stoffwechsel = Gefahr der Hypoglykämie.*

Darüber hinaus gibt es keine spezifischen Ernährungsempfehlungen. Der Patient sollte aber angehalten werden über seine Ernährung Buch zu führen, damit er selbst sehr schnell feststellen kann, was er verträgt und was nicht.

Weitere Empfehlungen

Pankreasoperationen beeinflussen, wie schon erwähnt, das tägliche Leben erheblich. Dem Patienten sollte deshalb der Kontakt zu einer Selbsthilfegruppe empfohlen werden z. B. die Arbeitsgemeinschaft der Pankreatektomierten (www.adp-dormagen.de).

26.6 Chirurgische Erkrankungen der Milz

Burkhard Paetz

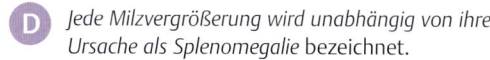 **D** *Jede Milzvergrößerung wird unabhängig von ihrer Ursache als Splenomegalie bezeichnet.*

Der totale Milzverlust hat für den Patienten im Allgemeinen keine spürbaren Folgen. Es ist jedoch erwiesen, dass Patienten ohne Milz ein erhöhtes Risiko für schwere bakterielle Infektionen haben. Ursache ist die fehlende immunologische Abwehrfunktion der Milz.

W *In seltenen Fällen (ca. 1 %), vorwiegend bei Kindern, kommt es nach Splenektomie jedoch zu schwersten bakteriellen Infektionen, die man als OPSI-Syndrom (overwhelming postsplenectomy infection syndrome) bezeichnet.*

Aus diesem Grund wird vor geplanter Splenektomie eine *Impfung* gefordert (Pneumokokken-, Meningokokken- und Haemophilus-Vakzine). Bei notfallmäßiger Splenektomie wegen Milzruptur werden die Patienten nach der Operation immunisiert. Eine Auffrischungsimpfung nach einigen Jahren (abhängig von Alter und Antikörpertiter) wird empfohlen. Experten fordern einen entsprechenden Notfallausweis, der sich bisher nicht durchgesetzt hat.

P *Beratung. Splenektomierte Patienten sollten über die Notwendigkeit der Impfung und Verhaltensmaßregeln im Infektionsfall informiert werden.*

26.6.1 Verletzungen der Milz

 M *Die Milzruptur ist die häufigste intraabdominelle Verletzung beim stumpfen Bauchtrauma.*

Einzeitige Milzruptur. Wenn die Milzkapsel zum Zeitpunkt der Gewalteinwirkung zerreißt, kommt es *sofort* zur Blutung in die Bauchhöhle.

Zweizeitige Milzruptur. Nicht selten wird die Milz durch das Trauma jedoch nur „gequetscht", wobei die umgebende Kapsel vorerst standhält (**Abb. 26.6**). Der Patient ist dann vorübergehend beschwerdefrei (freies Intervall). Sonografisch zeigt sich der Befund eines subkapsulären Milzhämatoms. Nach Tagen (bis zu 2 Wochen) kann die Kapsel dann plötzlich einreißen. Der lebensbedrohliche Blutverlust erfolgt dann „aus heiterem Himmel".

 M *Der Milzriss kann Tage nach dem ursächlichen Trauma erfolgen (zweizeitige Milzruptur)!*

26

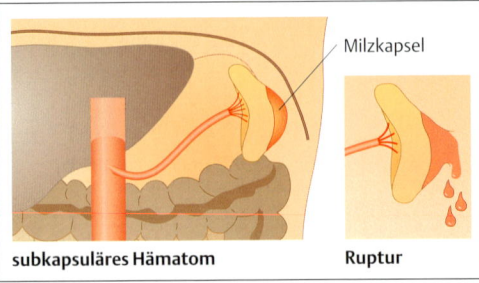

subkapsuläres Hämatom   **Ruptur**

Abb. 26.6 Zweizeitige Milzruptur. Bei Verletzung der Milz mit Einblutung innerhalb der Organkapsel besteht die Gefahr einer späteren spontanen Zerreißung.

Symptome

Die Symptome einer Milzruptur sind:
- hypovolämischer Schock mit Tachykardie,
- Blutdruckabfall,
- Abwehrspannung der Bauchdecke,
- Zunahme des Bauchumfangs.

Diagnostik und Therapie

Vorrangig ist eine Sonografie oder ein CT des Abdomens zum Nachweis bzw. Ausschluss freier Flüssigkeit (Blut) im Bauch.

 Nach Möglichkeit wird die verletzte Milz erhalten, insbesondere bei Kindern.

Kleine Risse werden koaguliert, genäht oder mit Fibrin geklebt. Auch eine Resektion der verletzten Bezirke ist möglich *(Hemisplenektomie)*. Häufig muss jedoch die ganze Milz entfernt werden *(Splenektomie, Abb. 26.7)*.

Nach Milzoperationen wird immer eine Blutungsdrainage eingelegt. Sie kann nach 2 Tagen gezogen werden, wenn sie nichts mehr fördert.

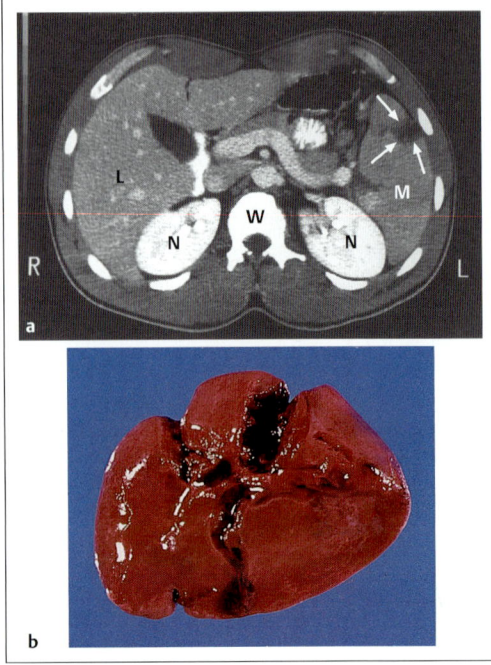

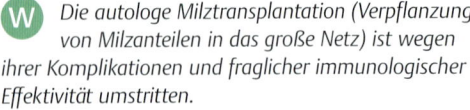

Abb. 26.7 Milzruptur.
a Einriss der Milz (Pfeile) im CT; M: Milz, L: Leber, N: Nieren, W: Wirbelkörper.
b Foto der chirurgisch entfernten Milz mit Einrissen der Kapsel.

 Die autologe Milztransplantation (Verpflanzung von Milzanteilen in das große Netz) ist wegen ihrer Komplikationen und fraglicher immunologischer Effektivität umstritten.

27 Nebenniere

Burkhard Paetz

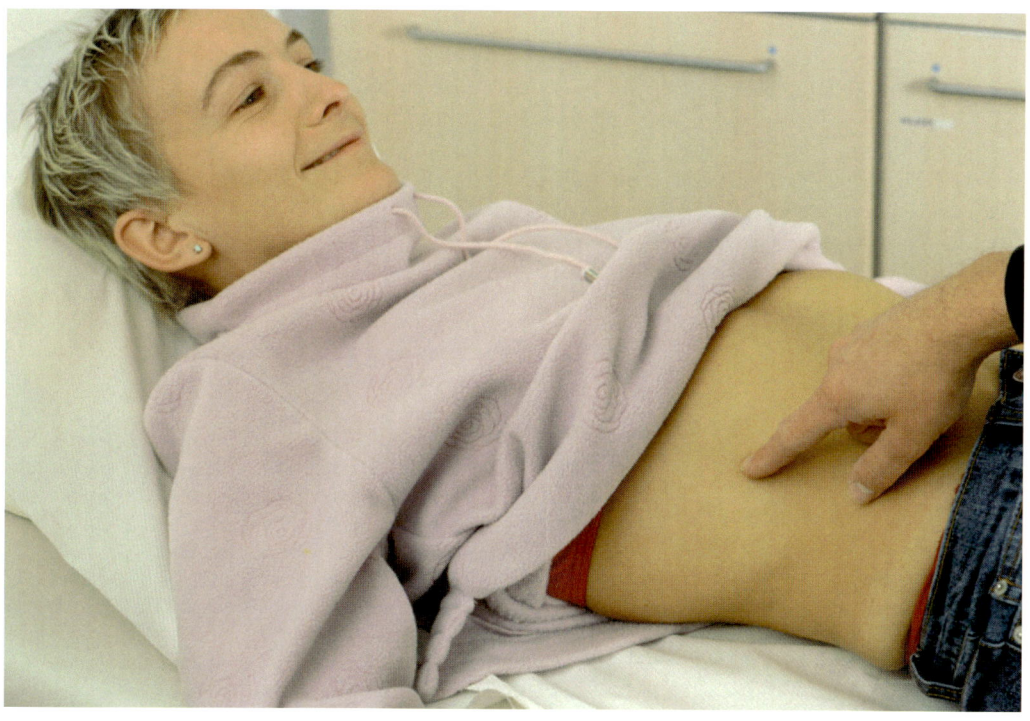

27.1 Funktionsstörungen · 390

Ⓜ *Die Nebennieren gehören zu den lebenswichtigen Organen, weil ein Leben ohne Glukokortikoide nicht möglich ist.*

Das *Nebennierenmark* bildet die Katecholamine Adrenalin und Noradrenalin. Die *Nebennierenrinde* bildet die Glukokortikoide (Kortisol, Kortison), ferner die Mineralokortikoide (z. B. Aldosteron) und die Androgene (z. B. Testosteron). Für eine ausreichende Hormonsynthese sind etwa 10 % des Nebennierengewebes ausreichend.

Inzidentalom

Dieser Begriff wurde eingeführt, weil moderne bildgebende Diagnostik (CT, MRT, Sonografie) häufig Tumoren erkennen lässt, die keine klinische Symptomatik machen und die man sonst nicht entdeckt hätte. Es handelt sich also um einen Zufallsbefund. Diese zufällig entdeckten Tumoren sind am häufigsten in der Nebenniere und in der Hypophyse lokalisiert.

Ⓓ *Ein Inzidentalom ist ein zufällig durch bildgebende Verfahren diagnostizierter nicht hormonproduzierender Tumor. Das Inzidentalom ist der häufigste Tumor der Nebenniere.*

Bei diesen Tumoren ist unklar, was dahinter steckt. Deshalb wird eine differenzierte endokrinologische Abklärung empfohlen und bei größeren Tumoren (ab 5 cm) die operative Entfernung (Adrenalektomie) wegen des Risikos der Bösartigkeit.

Ⓜ Merke Ⓟ Pflege Ⓦ Wissen Ⓑ Fallbeispiel Ⓓ Definition

27.1 Funktionsstörungen

Es können hier nur die wichtigsten Krankheitsbilder kurz skizziert werden (Näheres s. Innere Medizin).

27.1.1 Überfunktion

Cushing-Syndrom
Es besteht ein erhöhter Kortisolspiegel (Hyperkortizismus) durch exogene (iatrogene) Medikamentenzufuhr, Überfunktion im Hypothalamus, paraneoplastische Tumoraktivität (z. B. Bronchialkarzinom), Hypophysenvorderlappenadenom oder Nebennierenrindentumor (Adenom oder Karzinom).

Leitsymptome sind Stammfettsucht, Vollmondgesicht und Hypertonus (**Abb. 27.1**).

Conn-Syndrom
Es besteht ein erhöhter Aldosteronspiegel durch Adenom, Karzinom oder Hyperplasie der Nebennierenrinde.

Leitsymptome sind Hypokaliämie, Muskelschwäche und Hypertonus.

Adrenogenitales Syndrom (AGS)
Es besteht ein erhöhter Androgenspiegel durch angeborenen Enzymdefekt oder erworben durch Nebennierenrindentumor.

Leitsymptome sind Vermännlichung der Frau (Virilisierung) oder verfrühte Geschlechtsreife des Mannes (Pseudopubertas praecox).

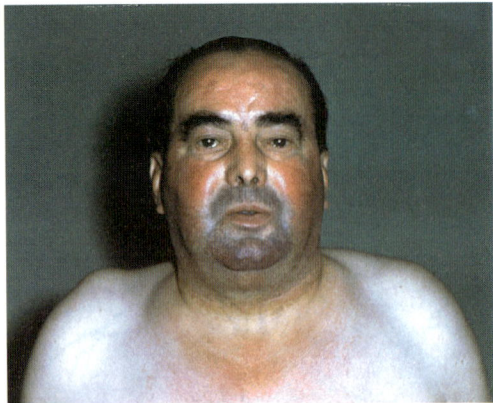

Abb. 27.1 Cushing-Syndrom. Häufigste Form der Nebennierenüberfunktion. Stammfettsucht und Vollmondgesicht.

Phäochromozytom
Es besteht ein erhöhter Katecholaminspiegel (Adrenalin und Noradrenalin) durch gutartigen oder bösartigen Nebennierenmarktumor verursacht.

Leitsymptome sind Hypertonus, Kopfschmerzen, Schwitzen und Herzbeschwerden.

 Nur jeder 1000. Patient mit Bluthochdruck hat ein Phäochromozytom.

M *Das in der Nebenniere gebildete Hormon Adrenalin wird als „Stresshormon" bezeichnet. Es steigert den Herzschlag und den Blutdruck. Bei Reanimationen wird Adrenalin (Suprarenin) zur Kreislaufaktivierung eingesetzt (Kap. 12.4).*

B ***Fallbeispiel Phäochromozytom:*** *Die Lehrerin Frau Drück (35) hat schon seit Jahren hohen Blutdruck. Der wird mit Medikamenten behandelt. Bei den meisten Patienten mit Hypertonie ist die Ursache unklar. Man spricht dann von „idiopathischer" oder „essenzieller" Hypertonie, hat sie im Internet gelesen. Vor 1 Jahr war Frau Drück bei einem Angiologen, der die Nierenarterien mit Ultraschall (Farbduplex) untersucht hat. „Verengungen der Nierenarterie können über hormonelle Regelkreise Bluthochdruck verursachen", wurde ihr gesagt, „insbesondere bei jüngeren Menschen, das ist zwar selten, sollte aber ausgeschlossen werden". Wurde es auch. „Nierenarterien o. B.", steht im Befund. Seit einem Jahr lässt sich der Blutdruck nicht mehr gut einstellen. Frau Drück misst ihn täglich 3-mal selbst. Er schwankt sehr stark und erreicht zeitweilig systolische Werte von 200 mmHg (hypertensive Krise). Sie führt ein Blutdruckprotokoll. „Ich habe auch ständig Kopfschmerzen, schwitze ganz oft und mein Herz rast immer öfter" sagt Frau Drück zu ihrem Hausarzt. Der ist besorgt und runzelt die Stirn. „Vielleicht doch ein Phäo", murmelt er. „Wir müssen das weiter abklären". Eine Sonografie des Abdomens ergibt keinen richtungsweisenden Befund, aber im CT sieht man einen 2 cm großen Tumor in der linken Nebenniere. Frau Drück lässt den Befund an sich selbst schicken. Da steht was von „Inzidentalom" und „Phäochromozytom". Frau Drück recherchiert im Internet. Inzidentalome sind die häufigsten Tumoren in der Nebenniere, meistens harmlose gutartige Adenome. Aber das mit dem „Phäo..." ist ihr zu kompliziert. Der Hausarzt veranlasst eine aufwändige endokrinologische Untersuchung.*
Frau Drück hat ein Phäochromozytom. Bei der Operation wird die betroffene linke Nebenniere komplett entfernt (Adrenalektomie). Der Tumor ist gutartig. Frau Drück ist geheilt, braucht keine Blutdruckmedikamente mehr. Bei Menschen mit Bluthochdruck ist die Trias Kopfschmerzen,

27

Schwitzen und Tachykardie typisch für ein Phäochromozytom. Das Phäochromozytom ist eine seltene Ursache für Bluthochdruck, die chirurgisch komplett geheilt werden kann.

Therapie bei Überfunktion

Chirurgische Therapie. Eingriffe an den Nebennieren kommen in Frage, wenn eine Überfunktion besteht, die durch ein Adenom, ein Karzinom oder eine Hyperplasie verursacht ist. Der Hautschnitt liegt entweder seitlich in der Flanke (retroperitonealer Zugang) oder im Bereich der Bauchdecke (transperitonealer Zugang). Die Laparotomie bietet gegenüber dem Flankenschnitt den Vorteil, dass beide Nebennieren und eventuelle Metastasen überprüft werden können. Das ist insofern von Vorteil, als Nebennierentumoren in 10 % beidseitig auftreten.

Bei gutartigen Veränderungen kann die Nebenniere minimal-invasiv endoskopisch entfernt werden.

Ziel der operativen Behandlung ist die Entfernung des krankhaften, hormonbildenden Bezirkes. Zur Verfügung stehen die *Enukleation*, z. B. bei gutartigen Adenomen, und die *Adrenalektomie* (Totalentfernung einer Nebenniere).

(P) *Medikamente.* Die beidseitige Adrenalektomie erfordert eine lebenslange Hormonsubstitution, wobei bereits perioperativ engmaschige Kontrollen erforderlich sind.

27.1.2 Unterfunktion

Morbus Addison

Es besteht ein verminderter Kortisol- und Aldosteronspiegel (Nebennierenrindeninsuffizienz), wobei verschiedenste Ursachen in Frage kommen.

Leitsymptome sind Adynamie und Hyperpigmentation der Haut.

27

28 Niere und Harnwege

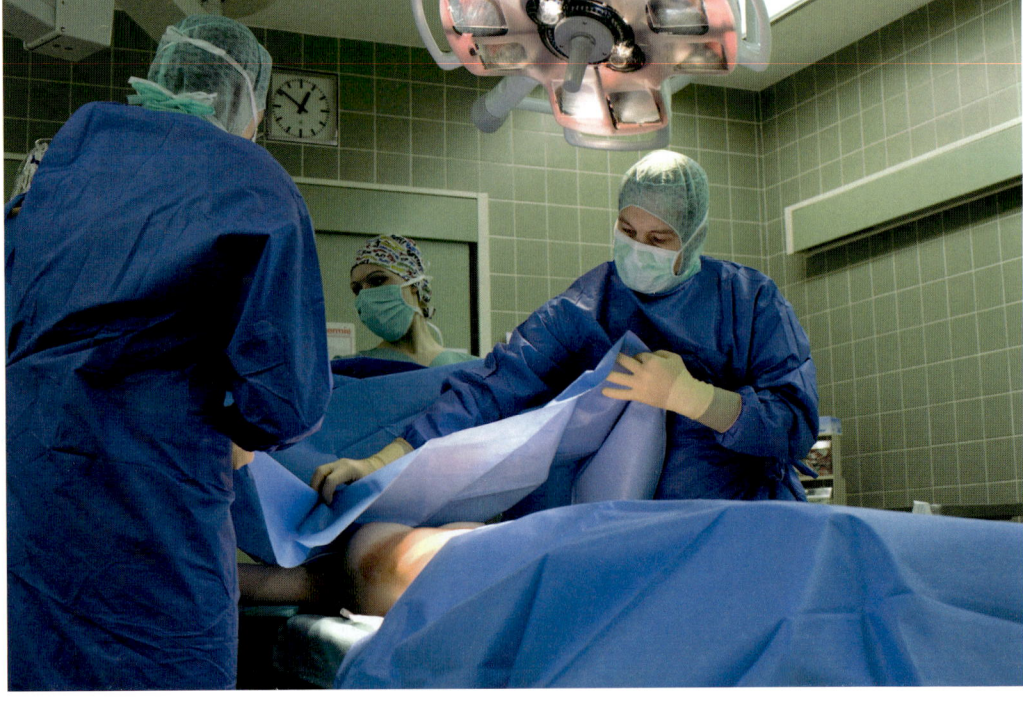

28.1 Fehlbildungen der Niere

Burkhard Paetz

(M) *Angeborene Fehlbildungen betreffen die Niere häufiger als andere Organe. Etwa ein Drittel aller menschlichen Missbildungen entfällt auf die Urogenitalorgane.*

Die meisten Anomalien (**Abb. 28.1**) werden als Zufallsbefund entdeckt und haben keinen Krankheitswert. Führt eine Missbildung allerdings zur Harnabflussstörung oder besteht ein vesikoureteraler Reflux (Zurückfließen des Urins von der Blase zur Niere), kann es zu verschiedenen Komplikationen (aufsteigende Infektion, Steinbildung) oder gar zur irreversiblen Schädigung der

Niere kommen. Diese Fälle sind dann behandlungsbedürftig.

Nierenaplasie (Nierenagenesie)
Hierunter versteht man das völlige Fehlen einer Niere. Solange das kontralaterale Organ normal arbeitet, ergibt sich keine funktionelle Einbuße.

Nierenhypoplasie
Bei der Nierenhypoplasie ist eine Niere anlagebedingt erheblich verkleinert.

M Merke **P** Pflege **W** Wissen **B** Fallbeispiel **D** Definition

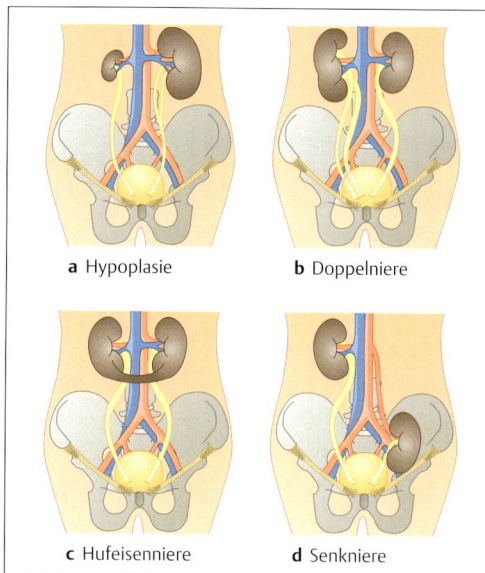

Abb. 28.1 Fehlbildungen der Niere.
a Rechts (im Bild links) Hypoplasie, links Spaltureter (Ureter fissus).
b Rechts Doppelniere mit Doppelureter.
c Hufeisenniere.
d Senkniere.

Hufeisenniere

Bei der Hufeisenniere stehen die rechte und linke Niere in ihrem unteren Bereich miteinander in Verbindung (Verschmelzungsanomalie).

Nierenektopie

Ist eine Niere an anormaler Stelle gelegen, spricht man von *Ektopie*. Eine wichtige Ektopie ist die *Beckenniere*, die durch mechanische Beeinträchtigung zum Geburtshindernis werden kann.

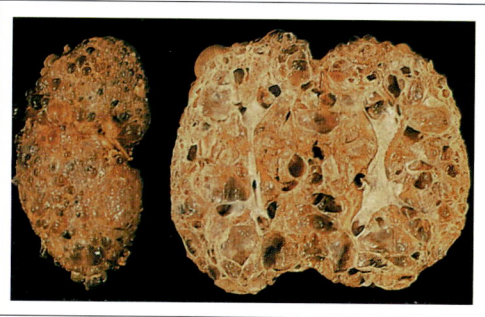

Abb. 28.2 Zystenniere. Links ganze Niere, rechts aufgeschnittenes Operationspräparat. Das Nierengewebe ist durch die zahlreichen Zysten komplett zerstört.

Nimmt eine Niere lageunabhängig verschiedene Positionen ein, so wird dies als *Wander-* oder *Senkniere* (Nephroptose) bezeichnet.

Nierenzysten

Nierenzysten treten meist vereinzelt (solitär) auf und sind symptomlos.

Zystennieren

Bei dieser *erblich* bedingten Missbildung ist das Nierenparenchym beidseitig von multiplen Zysten durchsetzt (Abb. 28.2). Im Laufe des Lebens nehmen die Zysten an Größe zu, wodurch der Anteil an funktionsfähigem Nierengewebe abnimmt (Druckatrophie). Folge ist eine *Niereninsuffizienz*.

Therapie

Eine Heilung ist nicht möglich, man muss sich auf eine symptomatische Therapie der Niereninsuffizienz beschränken. Eine Verhinderung der Dialysepflichtigkeit ist nur durch *Transplantation* möglich.

28.2 Fehlbildungen der Harnwege

Burkhard Paetz

Doppelbildungen

Doppelbildungen kommen meist im Bereich der Harnleiter vor *(Doppelureter)*. Ist ein Harnleiter nur in seinem oberen Anteil doppelt angelegt (gespalten) und verschmilzt vor der Blase zu einem einzigen Strang (Abb. 28.3), so spricht man von einem *Ureter fissus (gespaltener Ureter)*.

Subpelvine Stenose

Angeborene Stenosen können an jeder Stelle der ableitenden Harnwege auftreten. Am häufigsten ist die Verengung am Übergang zwischen Nierenbecken und Harnleiter (*subpelvine Stenose*, Abb. 28.3).

Komplikationen und Therapie

Durch *Harnstau* kommt es zur Aufweitung der Niere und des Nierenbeckens (*Hydronephrose* bis hin zur Sackniere mit Parenchymschwund). Ist die Verengung im Bereich des unteren Harnleiters lokalisiert, so weitet sich auch dieser monströs auf (*Megaureter*).

Die Therapie besteht in der operativen Umgestaltung des Nierenbeckens (Nierenbeckenplastik, s. operative Verfahren, S. 409).

Vesikoureteraler Reflux

Unter einem vesikoureteralen Reflux versteht man den Rückfluss von Blasenharn in den Ureter oder das Nie-

28

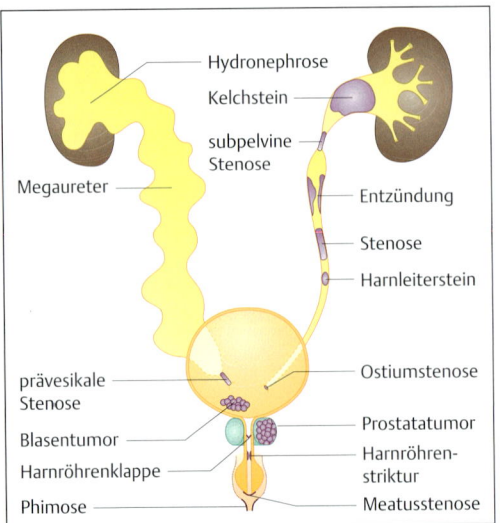

Abb. 28.3 Harnabflussstörungen. Mechanische Hindernisse, die eine aufsteigende Infektion begünstigen.

renbeckenkelchsystem. Ursache ist ein inkompletter Antirefluxmechanismus im Bereich der Mündungsstelle des Ureters in die Blase.

Komplikationen und Therapie
Der krankhafte Urinreflux führt zur Druckschädigung der Niere mit aszendierenden *Infekten* und endet langfristig in der *Niereninsuffizienz*.

28.3 Entzündliche Erkrankungen
Burkhard Paetz

D *Man unterscheidet die meist harmlosen Infekte der unteren Harnwege Zystitis (Blasenentzündung) und Urethritis (Harnröhrenentzündung) von der schwerwiegenden Entzündung der oberen Harnwege, der Pyelonephritis (Nierenbecken- und Nierenentzündung).*

W *Eine isolierte Entzündung des Nierenbeckens (Pyelitis) gibt es nicht. Bei jeder Pyelitis ist das Nierengewebe mit betroffen (Nephritis), weshalb der Begriff Pyelonephritis verwendet werden sollte.*

Im Gegensatz zur Pyelonephritis ist die *Glomerulonephritis* keine bakterielle Infektion, sondern eine immunologisch ausgelöste Nierenerkrankung, die immer beidseitig auftritt (Näheres s. Innere Medizin).

Pathophysiologie
Harnwegsinfektionen entstehen praktisch immer durch *aszendierende* (aufsteigende) Infektionen. Die Bakterien gelangen über die Harnröhre in die Harnblase. Norma-

Als therapeutische Maßnahme führt man eine *Antirefluxplastik* durch: Der unterste Harnleiterabschnitt wird über einige Zentimeter direkt unter die Blasenschleimhaut verlegt. Dadurch wird er bei zunehmendem Blasenfüllungsdruck wie ein Ventil zugedrückt.

Harnröhrenklappen
Ein häufiges Abflusshindernis bei männlichen Neugeborenen sind Harnröhrenklappen im Bereich der Prostata (**Abb. 28.3**).

Komplikationen und Therapie
Harnröhrenklappen können schon intrauterin zu beidseitigen *Harnstauungsnieren* führen.

Die Therapie besteht in der transurethralen Resektion.

Meatusstenose
Eine Meatusstenose ist eine angeborene Engstellung der äußeren Harnröhre (**Abb. 28.3**).

Komplikationen und Therapie
Die Meatusstenose behindert den Harnfluss und kann *Harnstau* und *Infektionen* verursachen.

Man führt deshalb die operative Schlitzung (Meatotomie) durch.

lerweise ist die äußere Harnröhre keimbesiedelt, die Harnblase jedoch steril. Die spülende Wirkung des Urinflusses wirkt einer Keimaszension entgegen.

M *Harnwegsinfektionen sind bei Frauen weitaus häufiger als bei Männern, weil die weibliche Harnröhre kürzer ist.*

Begünstigende Faktoren
Zu den begünstigenden Faktoren einer Harnwegsinfektion zählen:
- Kälte,
- Nässe,
- Menstruation,
- Kohabitation (Geschlechtsverkehr),
- mechanisches Abflusshindernis (Harnröhrenstrikturen, Prostataadenome, Harnsteine, Tumoren, Fehlbildungen); in diesen Fällen ist eine Ausheilung des

Infektes nur möglich, wenn zuvor das urologische Grundleiden beseitigt wurde,
- Harnblasenkatheter (oder andere transurethrale Manipulationen) können zum iatrogenen (durch den Arzt verursachten) Harnwegsinfekt führen,
- chronische Erkrankungen mit herabgesetzter Immunabwehr (Diabetes mellitus, AIDS).

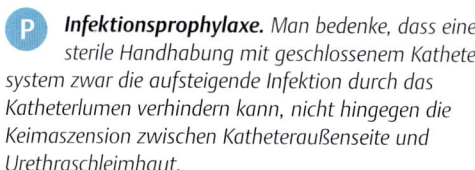 **Infektionsprophylaxe.** *Man bedenke, dass eine sterile Handhabung mit geschlossenem Kathetersystem zwar die aufsteigende Infektion durch das Katheterlumen verhindern kann, nicht hingegen die Keimaszension zwischen Katheteraußenseite und Urethraschleimhaut.*

Zystitis
Die Harnblasenentzündung kann akut und chronisch verlaufen.

Symptome
Die typischen Symptome sind:
- ständiger Harndrang,
- häufiges Wasserlassen (Pollakisurie),
- Schmerzen bei der Miktion (Dysurie),
- Bakteriurie.

Durch die entzündliche Schleimhautschädigung gelangen geringe Blutmengen in den Harn, die üblicherweise nur mit dem Mikroskop erkennbar sind *(Mikrohämaturie)*, gelegentlich färben sie aber auch den Urin blutig *(Makrohämaturie)*.

 Die Zystitis führt nicht zu Fieber. Eine Temperaturerhöhung spricht für eine Beteiligung der oberen Harnwege, also eine Pyelonephritis.

Pyelonephritis
Bei jeder Zystitis (besonders bei vesikorenalem Reflux oder einer Harnabflussstörung) besteht die Gefahr, dass die Keimaszension über die Ureteren das Nierenbecken und das Nierengewebe erreicht. Man spricht auch

von „Urosepsis". Die Pyelonephritis kann einseitig oder beidseitig auftreten.

Symptome
Es handelt sich um ein *schweres Krankheitsbild*:
- hohes Fieber mit Schüttelfrost,
- reduziertes Allgemeinbefinden,
- Druckschmerz im betroffenen Nierenlager mit gelegentlichen Koliken (auch ohne Steine),
- Leukozytose, CRP-Erhöhung,
- pathologisches Urinsediment (massenhaft Bakterien und Leukozyten).

Komplikationen
Die akute Pyelonephritis kann folgenlos ausheilen. Durchbricht allerdings der bakterielle Infekt die Nierenkapsel, entsteht ein *paranephritischer Abszess*.

Der Übergang in einen chronisch-rezidivierenden Verlauf ist nicht selten. Dieser birgt die Gefahr, dass das Nierengewebe zunehmend zerstört wird und eine *pyelonephritische Schrumpfniere* mit Niereninsuffizienz und Hypertonus entsteht.

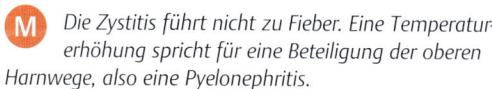 *Die chronische Pyelonephritis ist eine der häufigsten Ursachen des terminalen Nierenversagens (Dialysepflichtigkeit).*

Therapie
Die Behandlung eines Harnwegsinfektes stützt sich auf folgende Prinzipien:
- Steigerung der Diurese (viel trinken, Urinausscheidung sollte über 2,5 l/Tag liegen),
- Antibiotika (harngängiges Mittel entsprechend dem Antibiogramm),
- Sanierung prädisponierender Faktoren (Beseitigung von Harnsteinen, Prostatahypertrophie, Tumoren oder Anomalien),
- lokale Wärmezufuhr (Bettflasche),
- bei Schmerzen oder Koliken werden zusätzliche Spasmolytika und Analgetika verabreicht.

28.4 Harnsteine
Burkhard Paetz

Harnsteine werden in Nieren und ableitenden Harnwegen gebildet. Man spricht auch von Urolithiasis (lithos = Stein).

Das Harnsteinleiden ist so häufig wie der Diabetes mellitus (etwa 8 % der deutschen Bevölkerung).

Ursache
Die Steinbildung geht von kleinsten kristallinen Ausfällungen aus, die vorwiegend im Nierengewebe entstehen und von dort in das Nierenbecken gelangen. Durch weitere Kristallanlagerung nimmt das Konkrement an Größe zu und kann durch die daraus resultierende Harnabflussstörung Symptome verursachen. Neben seltenen genetischen Ursachen (1 %) sind Infektionen (7 %)

und v. a. Ernährungsfehler (über 80 %) ursächlich beteiligt , z. B. bei Gicht (Harnsäurestein).

Steinzusammensetzung. Abhängig von der Ursache kommt es zu unterschiedlichen Steinzusammensetzungen:

- Kalziumoxalatstein (60 %),
- Kalziumphosphatstein (20 %),
- Harnsäurestein (15 %),
- Mischformen.

Lokalisation

Harnsteine können an jeder Stelle der Urogenitalorgane lokalisiert sein (**Abb. 28.4**). Je nach Lokalisation unterscheidet man:

- Nierenbeckenstein (**Abb. 28.5**): der Harnstein bleibt im Nierenbecken und kann dessen Hohlraum weitgehend ausfüllen (Ausgussstein),
- Kelchstein,
- Harnleiterstein (**Abb. 28.7**),

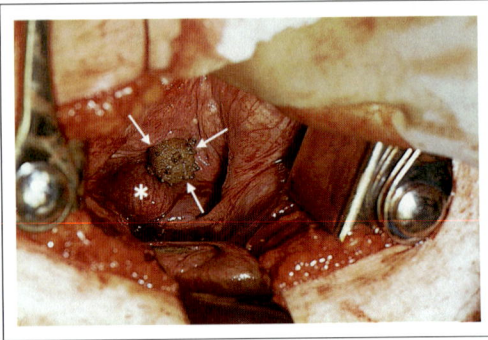

Abb. 28.6 Blasenstein. Blick in die operativ eröffnete Harnblase mit einem Blasenstein (Pfeile), der vor der vergrößerten Prostata (*) liegt.

- Blasenstein: Er kann sich bei Blasenentleerungsstörungen mit Restharnbildung und Harnwegsinfekt bilden (**Abb. 28.6**),
- Harnröhrenstein.

> **W** *Vom Harnstein abzugrenzen ist die Verkalkung des Nierenparenchyms (Nephrokalzinose).*

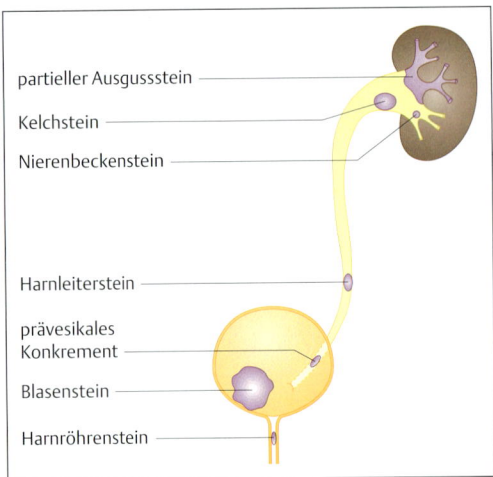

partieller Ausgussstein
Kelchstein
Nierenbeckenstein
Harnleiterstein
prävesikales Konkrement
Blasenstein
Harnröhrenstein

Abb. 28.4 Harnsteine. Häufige Lokalisationen.

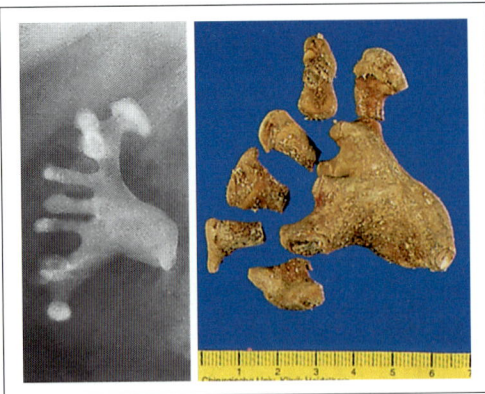

Abb. 28.5 Nierenbeckenstein. Ausgussstein des Nierenbeckens. Röntgenbild und Operationspräparat.

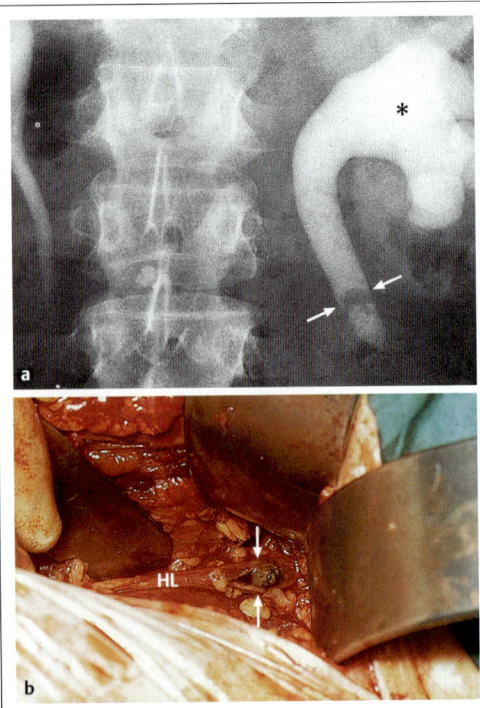

Abb. 28.7 Ureterstein.

a Das Urogramm zeigt den erbsgroßen Harnleiterstein (Pfeile) als Kontrastmittelaussparung. Das Nierenbecken (*) ist gestaut.

b Operative Steinentfernung bei demselben Patienten. Der Harnleiter (HL) ist über dem Stein (Pfeil) eröffnet (Ureterotomie).

Symptome

Die meisten Harnsteine gehen spontan ab, ohne vom Patienten bemerkt zu werden.

Größere Konkremente im Nierenbecken oder in der Harnblase sind oft über Jahre asymptomatisch („stumme Steine") oder verursachen lediglich uncharakteristische Beschwerden.

(M) *Leitsymptom des Harnsteinleidens ist die Steinkolik (oft „Nierenkolik" genannt) mit Mikrohämaturie (Urinsediment).*

Typisch sind *krampf-* oder *wehenartige Schmerzen.* Sie entstehen durch die Muskelperistaltik des Ureters, der das Hindernis weiterzutreiben versucht. Die Beschwerden treten praktisch nur dann auf, wenn ein Konkrement im Harnleiter einklemmt. Dabei gilt die Regel, dass die Beschwerden umso größer sind, je kleiner der Stein ist.

Die Schmerzen strahlen in typischer Weise aus:
– Der *hoch sitzende* Harnleiterstein projiziert den Schmerz in die Lendenregion.
– Für das *tief sitzende* (prävesikale) Konkrement ist eine Schmerzausstrahlung in das Genitale und den gleichseitigen Oberschenkel charakteristisch.

(W) *Die Steinkolik kann als akutes Abdomen in Erscheinung treten, wobei die rechtsseitige Symptomatik differenzialdiagnostisch an eine Cholezystitis oder Appendizitis denken lassen muss.*

Komplikationen

Wenn das steinbedingte Abflusshindernis über Wochen besteht, droht die Entwicklung einer *aszendierenden Infektion* (Pyelonephritis) oder einer Nierenschädigung infolge des Harnstaus *(Hydronephrose).*

Diagnostik

Richtungweisend sind die Anamnese und die typischen *kolikartigen Schmerzen.* Folgende Untersuchungen sind üblich.

Urinsediment. Die *Mikrohämaturie* ist verdächtig auf einen Harnstein.

Erforderliche Blutuntersuchungen. Kreatinin, Kalzium, Harnsäure.

Spezielle Diagnostik. In der *Sonografie* lässt sich eine Erweiterung des Nierenbeckens als Zeichen der Stauung durch einen Harnleiterstein darstellen. Im *CT* oder mit dem intravenösen Urogramm *(i. v. Pyelogramm)* der ableitenden Harnwege gelingt die Lokalisation eines Harnleitersteines (Abb. 28.7). Der Stein zeigt sich als Kontrastmittelaussparung oder durch Ureterstau (Kalibersprung proximal des Steins).

(W) *In der Abdomenleeraufnahme werden nur kalziumhaltige Steine (ca. 70 %) sichtbar, reine Harnsäuresteine hingegen nicht.*

Therapie

Die Steinkolik erfordert die sofortige Gabe eines *Spasmolytikums* (z. B. Buscopan). Lokale Wärmezufuhr (z. B. Wärmflasche, Heizkissen) wirkt ebenfalls günstig.

Bei kleinen Uretersteinen wird man primär immer versuchen, durch *konservative* Maßnahmen *(„saufen und laufen")* einen Spontanabgang zu erreichen:
– *reichliche Flüssigkeitszufuhr* („Spüleffekt"), wobei die tägliche Urinmenge über 1,5 l/Tag liegen sollte,
– *Spasmolytika* als Zusatz zur Infusion oder als Suppositorium,
– *Mobilisationsmaßnahmen* (viel laufen und hüpfen), wodurch der Steinabgang gefördert wird.

(P) *Beobachtung.* Der mit dem Urin ausgeschiedene *Stein muss durch Filtern des Harns geborgen werden, damit er chemisch analysiert werden kann. Das Wissen um die Steinzusammensetzung ist von entscheidender Bedeutung für spätere diätetische oder medikamentöse Maßnahmen zur Rezidivprophylaxe.*

Für nicht spontan abgangsfähige Steine stehen verschiedene Behandlungsmethoden zur Verfügung (Abb. 28.8):
– extrakorporale Stoßwellenlithotripsie (ESWL),
– transurethrale Steinbehandlung,
– perkutane Nephrolitholapaxie (PNL oder PCNL),
– operative Steinentfernung,
– orale Litholyse.

Extrakorporale Stoßwellenlithotripsie (ESWL). Das Verfahren (Abb. 28.8a) wird seit 1980 am Menschen angewendet. Die aufwendige Apparatur heißt *Nierenlithotripter* und ermöglicht eine berührungslose Steinzertrümmerung (Lithotripsie) durch Stoßwellenzufuhr von außen (extrakorporal). Eine Narkose ist selten erforderlich, eine Prämedikation und Verabreichung von Analgetikum, Sedativum oder Spasmolytikum während der Prozedur ist in der Regel ausreichend.

(W) *Stoßwellen verhalten sich physikalisch ähnlich wie Ultraschallwellen. Sie werden extrakorporal erzeugt. Bei modernen Geräten liegt der Patient auf einem Behandlungstisch, in den der Stoßwellengenerator eingebaut ist. Die Wellen werden durch die Haut in den Körper eingeleitet und treffen in ihrem Brennpunkt den zu zertrümmernden Stein. Die Positionierung des Konkrementes in diesen Brennpunkt erfolgt mithilfe einer zweidimensionalen Röntgen- und Ultraschallortung.*

28

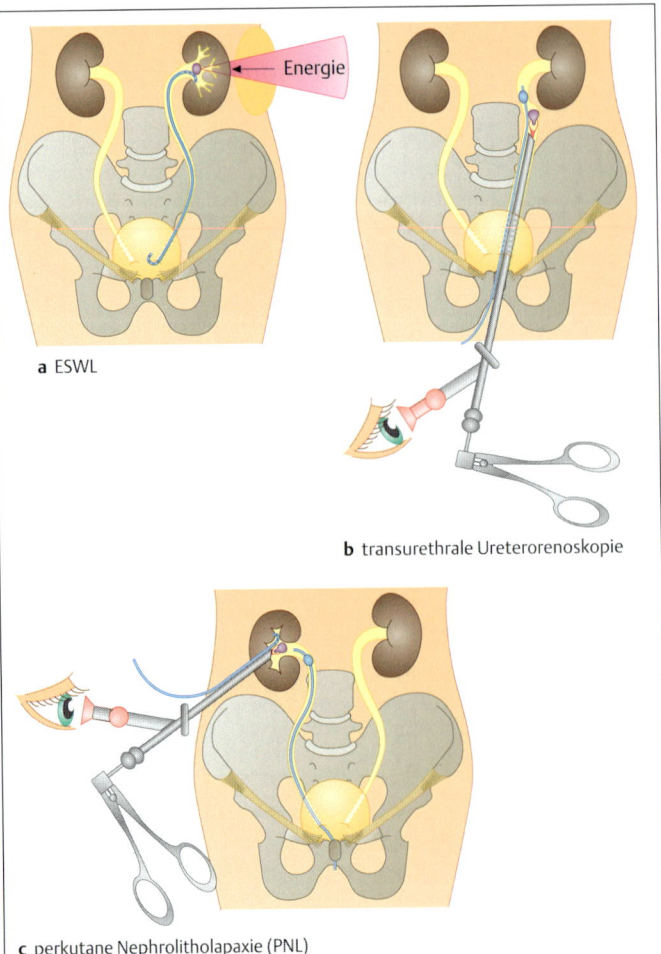

a ESWL

b transurethrale Ureterorenoskopie

c perkutane Nephrolitholapaxie (PNL)

Abb. 28.8 Invasive Verfahren zur Harnsteinbehandlung.

a ESWL: Der Stein befindet sich im Fokus der Stoßwellen.

b Transurethrale Ureterorenoskopie: Steinzertrümmerung und Extraktion mit dem über die Harnröhre eingeführten Instrumentarium unter Sicht.

c Perkutane Nephrolitholapaxie (PNL): Das Instrumentarium wird durch die Haut in das Nierenbecken eingebracht, womit eine Steinentfernung unter optischer Kontrolle möglich ist.

Klinische Anwendung: Für die meisten spontan nicht abgangsfähigen Steine bis gut 1 cm Größe ist die ESWL das Standardverfahren. Nachteilig ist, dass komplette Steinfreiheit oft erst nach wiederholter Durchführung (mehrere Sitzungen) erzielt wird, was für den Patienten mit längeren Schmerzen verbunden ist. Außerdem sind einige Steinzusammensetzungen (z.B. Zystinsteine) der ESWL nicht zugänglich.

(P) ***Patientenvorbereitung.*** *Am Vortag müssen blähende Speisen und kohlesäurehaltige Getränke gemieden werden. Die Patienten kommen am Tag des Eingriffes nüchtern zur Behandlung.*

(P) ***Überwachung.*** *Nach der ESWL verweilen die Patienten bei komplikationslosem Verlauf noch für ca. 2–4 Stunden zur Überwachung insbesondere von Puls, Blutdruck sowie der Urinausscheidung (Menge und Beimengungen). Der Urin muss weiter wegen dem Nachweis abgehender Konkremente gefiltert werden.*

Transurethrale Steinbehandlung. Über Harnröhre und Blase lassen sich starre oder flexible Endoskope bis in Harnleiter und Nierenbecken vorschieben (Ureterorenoskopie, **Abb. 28.8 b**). Die Steine werden direkt gefasst und mit Körbchen oder kleinen Zangen entfernt. Wenn nötig, kann auch über den transurethralen Zugang eine mechanische Zertrümmerung von Harnleitersteinen erfolgen. Abhängig von der über das Endoskop zugeführten Energie spricht man Laser-, Ultraschall-, pneumatischer oder elektrohydraulischer Lithotripsie.

Klinische Anwendung: Besonders kleinere, tief sitzende Harnleitersteine (prävesikal) lassen sich über den transurethralen Zugang direkt oder nach Zertrümmerung vor Ort entfernen.

Perkutane Nephrolitholapaxie (PNL oder PCNL). Es handelt sich um die Steinentfernung durch die Haut im Flankenbereich. Über eine Punktion der Haut ist das Nierenbecken sondierbar und endoskopisch einsehbar (Nephroskopie, **Abb. 28.8 c**).

Klinische Anwendung: Mit geeigneten Instrumenten können über diesen Zugang in Lokalanästhesie Steine im Nierenbecken und oberen Harnwegssystem zertrümmert und entfernt werden. Dieses Verfahren ist auch für größere Steine geeignet, unabhängig von der chemischen Steinzusammensetzung.

Operative Steinentfernung (offene Operation). Die offene Operation zur Steinentfernung kommt durch die technische Weiterentwicklung der letzten Jahre nur noch ausnahmsweise zur Anwendung (unter 5% der Steinbehandlungen), z. B. bei der *Ureterotomie* (operative Eröffnung des Harnleiters, Abb. 28.7) zur Anwendung.

(W) Unter *Sectio alta (Zystotomie)* versteht man die operative Eröffnung der Harnblase, früher weit verbreitet zur Entfernung von Harnblasensteinen („*Steinschnitt*", Abb. 28.21).

Orale Litholyse (medikamentöse Steinauflösung). Bei der oralen Litholyse wird versucht durch Alkalisierung des Harns eine Steinauflösung zu bewirken. Dazu wird ein entsprechendes Medikament (enthält Bikarbonat oder Citrat) oral eingenommen.

Klinische Anwendung: Lediglich reine Harnsäuresteine lassen sich durch diese Methode auflösen. Bei kalziumhaltigen Konkrementen kommt die Urinalkalisierung nicht in Frage. Weil Harnsäuresteine oft auch Kalziumanteile enthalten, kann ein primäres „Knacken" des Steins mit ESWL und anschließender medikamentöser Auflösung sinnvoll sein.

Rezidivprophylaxe

(M) Die wichtigste Maßnahme zur Verhinderung eines Rezidivsteines ist die Harnverdünnung (Dilution).

Der Patient muss also reichlich trinken, sodass die Harnmenge mindestens 1,5 l/Tag beträgt. Regelmäßige aktive körperliche Bewegung ist empfehlenswert.

Da Harnwegsinfekte zur Steinbildung prädisponieren, sollten sie baldmöglichst und konsequent behandelt werden.

(W) Diätetische und medikamentöse Maßnahmen richten sich nach der Steinanalyse. Beispielsweise sollte bei Harnsäuresteinen tierisches Eiweiß (Purin) gemieden und/oder eine Allopurinol-Therapie begonnen werden. Näheres siehe www.dge.de (Deutsche Gesellschaft für Ernährung e. V.

(B) *Fallbeispiel Harnblasenstein: Herr Steiner (74) muss häufig Wasser lassen. Auch nachts steht er deshalb mehrmals auf. Seit 2 Wochen ist der Urin manchmal etwas blutig, und es tut weh beim Wasserlassen. Er geht deshalb zum Urologen. Bei der digitalen Austastung des Enddarms ist die Prostata vergrößert. Im Urinsediment finden sich massenweise rote Blutkörperchen. Die Blutwerte sind alle normal, insbesondere das PSA, welches typischerweise bei Krebs erhöht ist. Die Nieren zeigen sich in der Sonografie unauffällig, und die Harnleiter sind nicht gestaut. Die Harnblase ist aber massiv gestaut mit 1 l Restharn. Bei der Endosonografie durch den Enddarm sieht der Urologe die deutlich vergrößerte Prostata und einen 3 cm großen Stein in der Blase. Die Behandlung erfolgt transurethral mit örtlicher Betäubung der Harnröhre. Der große Stein in der Harnblase wird mechanisch zertrümmert, sodass die Konkremente durch die Harnröhre entfernt werden können. In gleicher Sitzung wird der harnröhrennahe Teil der vergrößerte Prostata „ausgehobelt" (TUR, s. Kap. 29.2). Für 2 Tage bleibt ein 3-lumiger Spülkatheter in der Blase, der die Harnröhre schient und die Blutreste aus der Blase spült. Die Histologie der Prostata ist gutartig, die Steinanalyse ergibt einen Kalziumoxalat-Stein.*
Eine Hämaturie ist immer verdächtig auf Nieren- oder Blasenkrebs. Bei Herrn Steiner führte die Prostatahyperplasie zu einer mechanischen Harnabflussstörung mit Überlaufblase, was eine typische Ursache für die Harnsteinbildung ist. Harnsteine aus Kalziumoxalat sind die häufigsten, aufgrund der multifaktoriellen Genese auch die kompliziertesten, was eine diätetische oder pharmakologische Rezidivprophylaxe erschwert. Auf eine medikamentöse Therapie wird bei Herrn Steiner verzichtet, weil die vergrößerte Prostata als wesentliche Ursache der Steinbildung jetzt beseitigt ist.

28

28.5 Tumoren

Burkhard Paetz

Gut- und bösartige Geschwülste kommen in allen Abschnitten des Harnsystems vor. Sie sind meist in der Niere oder Harnblase lokalisiert, seltener in Nierenbecken oder Harnleiter.

Symptome

Allen Geschwülsten des Harnsystems ist gemeinsam, dass sie durch *Hämaturie* auffällig werden können. Während Nierenzellkarzinome erst in fortgeschrittenen Stadien durch Befall des Nierenbeckens bluten, ist die Hämaturie ein Leitsymptom der Urothelkarzinome

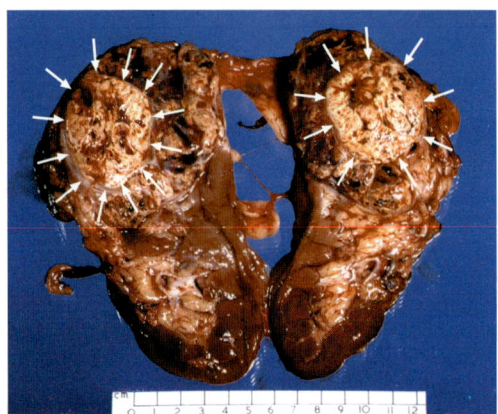

Abb. 28.9 Nierenzellkarzinom. In der aufgeschnittenen Niere sieht man den rundlichen Krebstumor (Pfeile).

(Harnleiter, Nierenbecken, Blase). Natürlich gibt es auch Geschwülste, die sich nicht durch Hämaturie verraten.

(M) *Die schmerzlose Hämaturie gilt als Leitsymptom aller Tumoren der Blase und ableitenden Harnwege.*

28.5.1 Nierenzellkarzinom

(D) *Beim Nierenzellkarzinom handelt es sich um ein malignes Adenokarzinom der Niere (Abb. 28.9). Die frühere Bezeichnung war Hypernephrom. Maligne Tumoren der Niere machen 1 % aller Malignome aus.*

Symptome
Aufgrund der Verbreitung der Sonografie werden mehr als die Hälfte der Nierentumoren als Zufallsbefund entdeckt. Symptome treten erst in fortgeschrittenen Stadien auf:
– schmerzlose Makrohämaturie,
– Leistungsknick,
– lumbales Druckgefühl,
– Gewichtsverlust.

Diagnostik

(M) *Das Nierenzellkarzinom metastasiert besonders in Leber, Lunge, Knochen und Gehirn.*

Zur präoperativen Diagnostik (lokale Tumorgröße, Metastasenausschluss) werden verschiedene Untersuchungsmethoden eingesetzt.

Durch *Sonogramm, NMR* oder *CT* erfasst man retroperitoneale Lymphknoten, Lebermetastasen oder eine Invasion in Nachbarstrukturen. Zum Ausschluss von Lungenmetastasen wird stets eine Röntgenaufnahme oder ein CT des Thorax angefertigt.

Bei fortgeschrittenen Tumoren sind eine *Skelettszintigrafie* sowie ein *Schädel-CT* zur Metastasensuche indiziert.

Therapie
Bei Tumoren bis etwa 4 cm Größe wird der Krebs organerhaltend operiert. Es erfolgt also eine *Nierenteilresektion*, keine komplette Entfernung der erkrankten Niere (Nephrektomie). Die tumorspezifische 5-Jahres-Überlebensrate liegt bei 90 %. Bei fortgeschrittenen Tumoren erfolgt die operative Entfernung der befallenen Niere inklusive Nebenniere, Fettkapsel und regionalen Lymphknoten (*Tumornephrektomie*).

28.5.2 Wilms-Tumor

(D) *Ein Wilms-Tumor ist ein maligner embryonaler Mischtumor der Niere (Adenomyosarkom). Benannt nach dem Heidelberger Chirurgen Max Wilms (1867–1918).*

(M) *Der Wilms-Tumor ist der häufigste Abdominaltumor des Kindes.*

Symptome
Die Geschwulst wird meist erst dann erkannt, wenn sie bei den Kindern von außen sicht- oder tastbar ist (**Abb. 28.10**). Typisch sind Bauchtumor, Schmerzen, Hämaturie und Fieber.

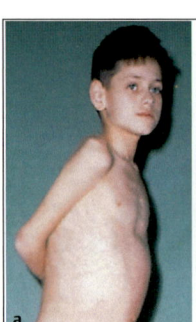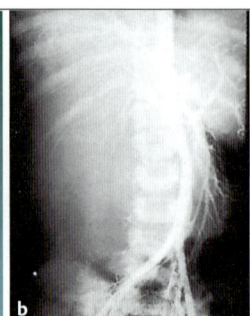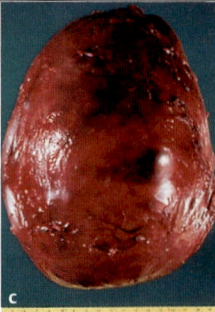

Abb. 28.10 Wilms-Tumor.
a Klinischer Aspekt mit tastbarem Tumor der rechten Niere (7-jähriger Junge).
b Angiografie. Verdrängung der Aorta zur Gegenseite.
c Operationspräparat der entfernten rechten Niere.

Therapie und Prognose

Die Niere wird operativ entfernt *(Nephrektomie)*. Zusätzlich führt man eine Chemotherapie durch, weil der Wilms-Tumor im Gegensatz zum Nierenzellkarzinom des Erwachsenen gut auf diese Behandlung anspricht.

Durch die Kombination von Operation und Chemotherapie hat sich die Prognose des Wilms-Tumors deutlich verbessert. Man erreicht heute in 80 % der Fälle eine vollständige Heilung.

28.5.3 Harnblasenkarzinom

 Das Harnblasenkarzinom ist ein maligner Tumor der Blasenschleimhaut mit vorwiegend (80 %) oberflächlichem Wachstum ohne Infiltration der Blasenmuskulatur.

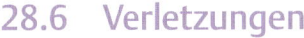 *Früher wurden die nicht in die Blasenmuskulatur infiltrierenden Zottengeschwülste („Blasenpolypen") als Papillom bezeichnet. Es handelt sich aber um oberflächlich wachsende, hochdifferenzierte Blasenkarzinome, weshalb der Begriff heute nicht mehr gebräuchlich ist.*

Symptome und Diagnostik

 Frühsymptom ist die zeitweilige Makrohämaturie.

Wenn der Tumor in die Blasenwand eingewachsen ist, oder eine bakterielle Superinfektion der Blase erfolgt ist, können Symptome einer Zystitis hinzukommen.

Die Diagnose eines Blasenkarzinoms wird endoskopisch (Zystoskopie mit Biopsie) gestellt.

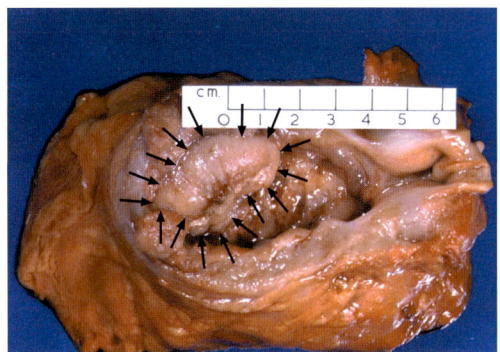

Abb. 28.11 Harnblasenkarzinom. Die entfernte Harnblase ist aufgeschnitten und zeigt das infiltrierende Karzinom.

Therapie und Prognose

Die Therapie richtet sich nach dem Tumorstadium. *Oberflächliche Blasenkarzinome* werden durch *transurethrale Elektroresektion (TUR)* unter Erhaltung der Harnblase entfernt. Zur Rezidivprophylaxe können Chemotherapeutika oder Immuntherapeutika (z. B. der Tuberkulose-Impfstoff BCG) in die Blase eingebracht (instilliert) werden.

Bei *Infiltration in die Blasenmuskulatur* ist die komplette Entfernung der Harnblase (*Zystektomie*, **Abb. 28.11**) einschließlich der benachbarten Lymphknoten (Lymphadenektomie) erforderlich. Beide Ureteren werden oberhalb der Blase durchtrennt. Für die postoperative Harnableitung stehen verschiedene Möglichkeiten zur Verfügung (s. Harnableitungsverfahren Kap. 28.8 u. 28.9). Abhängig vom Tumorstadium kommt eine zusätzliche systemische Chemotherapie in Frage.

Das infiltrierende Blasenkarzinom gehört zu den malignen Geschwülsten mit ungünstigster Prognose.

28

28.6 Verletzungen

Burkhard Paetz

Im Rahmen von Mehrfachverletzungen (Polytrauma) kommt es häufig zu einer Mitverletzung der Urogenitalorgane. Meist handelt es sich um geschlossene Verletzungen, offene Verletzungen (Messerstich o. ä.) sind eher selten.

 Beim Polytrauma muss immer eine Verletzung der Urogenitalorgane ausgeschlossen werden.

28.6.1 Nierenverletzung

Ursache

Die Niere kann bei kräftiger Gewalteinwirkung auf das Abdomen oder den Thorax traumatisch geschädigt werden (z. B. *stumpfes Bauchtrauma*). Auch bei Frakturen der unteren Rippen ist eine Beteiligung der Niere nicht selten.

Typische Verletzungsfolgen sind (**Abb. 28.12**):

Nierenkontusion. Dies ist die häufigste Nierenverletzung. Es handelt sich um eine Nierenprellung. Die das Organ umschließende Kapsel bleibt dabei unversehrt. Gelegentlich bildet sich innerhalb der Kapsel ein Bluterguss, was man als subkapsuläres Hämatom bezeichnet.

Nierenruptur. Hier ist die Nierenkapsel eingerissen. Dabei kann lediglich ein kleiner Kapselriss vorliegen, ein Nierenpol abreißen oder das gesamte Organ zerfetzt sein.

Nierenstielabriss. Bei dieser seltenen Verletzung ist es zum Abriss der Nierengefäße gekommen.

> **W** *Die Crush-Niere (engl.: Zerquetschung) ist nicht Resultat einer direkten Nierenverletzung, sondern Folge ausgedehnter Weichteilprellungen an Extremitäten und Körperstamm. Insbesondere bei stärkerer Muskelverletzung gelangen Muskelabbaustoffe (z. B. Myoglobin) in Blutbahn und Nierentubuli, wodurch diese verstopfen. Dies führt, zusammen mit der schockbedingten Minderperfusion (Polytrauma), oft zum akuten Nierenversagen.*

Symptome

Die typischen Symptome einer Nierenverletzung sind:
- Flankenschmerz mit klopfempfindlichem Nierenlager,
- Hämaturie,
- reflektorisch kann eine vorübergehende Darmlähmung entstehen (paralytischer Ileus).

> **W** *Die retroperitoneale Lokalisation der Nieren verhindert eine Blutung in die freie Bauchhöhle, weshalb ein hämorrhagischer Kreislaufkollaps im Vergleich zu Milz- oder Leberverletzungen selten ist.*

Diagnostik und Therapie

Die Diagnose erfolgt durch Sonografie und CT.

Die Therapie richtet sich nach dem Verletzungsausmaß.

Nierenkontusion. Hier wird konservativ behandelt (Bettruhe, viel Flüssigkeit). Meist schwinden Schmerzen und Hämaturie innerhalb weniger Tage.

> **P** *Beobachtung. Auch bei der Niere sind zweizeitige Rupturen (s. Milz, Kap. 26.6) beschrieben, weshalb eine engmaschige Verlaufsbeobachtung erforderlich ist (Blutdruck, Puls, Urinausscheidung, Blutbild, Urinsediment).*

Kapsel-, Nierenrupturen. Diese Verletzungen erfordern fast immer eine operative Behandlung. Vorrangiges Ziel ist die Erhaltung der Niere als funktionsfähiges Organ. Kleinere Rupturen können übernäht werden, bei lokalisierten Parenchymzerfetzungen führt man eine Nierenteilentfernung durch.

> **M** *Die Nephrektomie kommt nur in Frage, wenn die intakte Funktion der kontralateralen Niere nachgewiesen wurde und eine organerhaltende Operation nicht möglich ist.*

28.6.2 Blasenverletzung

Ursache

Im Gegensatz zu den sehr seltenen Harnleiterverletzungen wird eine traumatische Schädigung der Harnblase häufiger beobachtet.

Zur Blasenverletzung kommt es durch komprimierende Gewalt auf die gefüllte Blase, die dadurch zerreißt (*Blasenruptur*). Auslösender Mechanismus ist das stumpfe Bauchtrauma. Meist finden sich gleichzeitig schwere Beckenfrakturen oder eine Symphysensprengung.

> **M** *Bei schweren Beckenfrakturen muss immer eine Blasenruptur ausgeschlossen werden.*

Typische Verletzungsfolgen sind:
- *Extraperitoneale Blasenruptur:* Die Blase reißt in ihren unteren Anteilen. Der Urin kann sich dann im kleinen Becken ausbreiten, fließt aber nicht in die Bauchhöhle.
- *Intraperitoneale Blasenruptur:* Das Organ reißt im Bereich des Blasendaches, wobei auch das Peritoneum eröffnet wird. Blut und Urin haben freien Zugang zur Bauchhöhle, was klinisch als peritonitische Reizung in Erscheinung tritt.

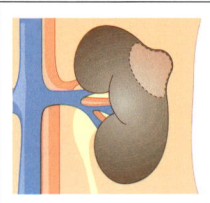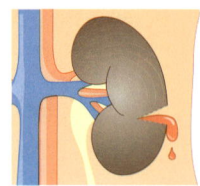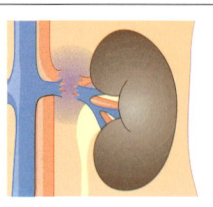

a Nierenkontusion mit subkapsulärem Hämatom

b Nierenruptur

c Nierenstielabriss

Abb. 28.12 Nierenverletzung. Unterschiedliche Verletzungen der Niere durch stumpfes Bauchtrauma.

Symptome und Diagnostik

Die Spontanmiktion ist meist nicht möglich. Oft kommt es zu schmerzhafter Makrohämaturie oder Blutaustritt aus der Urethra.

Die Blasenruptur wird durch Kontrastmittelfüllung der Blase diagnostiziert.

Therapie

Jede Blasenruptur muss operativ übernäht werden. Danach wird der Urin kontinuierlich über einen Blasenkatheter abgeleitet, bis die Nahtstelle verheilt ist (ca. 10 Tage).

(P) **Blasenkatheter.** *In den ersten postoperativen Tagen nach einer Blasenruptur darf der Katheter niemals abgeklemmt werden, weil die Füllung der Blase mit Urin zur Druckbelastung der Naht mit der Gefahr einer Nahtinsuffizienz führt.*

28.6.3 Harnröhrenverletzung

Ursache

Traumatische Verletzungen der Harnröhre sind selten. Der *Harnröhrenabriss* oberhalb des Beckenbodens findet sich fast nur in Kombination mit einer Beckenfraktur oder Symphysensprengung. Die Urethraverletzung unterhalb des Beckenbodens entsteht dagegen durch ein "Straddle-Trauma" (engl.: Beine spreizen), d. h. eine stumpfe Gewalteinwirkung auf die Dammregion.

Symptome

Typische Symptome einer Harnröhrenverletzung sind:
- *schmerzhafter Harnverhalt* bei krampfartigem Harndrang; eine Spontanmiktion gelingt nicht, weil die Kontinuität der Harnröhre unterbrochen ist,
- häufig tritt *Blut aus der Harnröhre.*

(P) **Blasenkatheter.** *Bei Verdacht auf einen Urethraabriss sollte prinzipiell keine Katheterisierung durchgeführt werden! Sie kann zu weiteren Verletzungen und einer Infektion (Beckenbodenphlegmone) führen.*

Diagnostik und Therapie

Die Diagnosesicherung erfolgt durch Kontrastmittelgabe über einen nur in die äußere Harnröhrenöffnung eingeleiteten Katheter.

Die Verletzungsstelle wird operativ freigelegt und über einen transurethralen Katheter, der als Schienung dient, vernäht. Der Katheter bleibt für 2–3 Wochen liegen. Bei geringfügigen Läsionen (ohne Kontinuitätsunterbrechung) ist eine Harnableitung (ohne Operation) für ca. 2 Wochen ausreichend.

Als Spätfolge finden sich häufig *narbige Strikturen* (s. u.).

28.7 Harnröhrenstriktur

Burkhard Paetz

(D) *Als Harnröhrenstriktur bezeichnet man eine erworbene narbige Verengung im Bereich der Urethra.*

Ursache

Häufigste Ursache ist heute die narbige Schrumpfung nach längerer Einlage (Tage bis Wochen) eines transurethralen Katheters.

(P) **Blasenkatheter.** *Besonders beim bewusstlosen oder narkotisierten Patienten, der keine Schmerzen spürt, muss die Sondierung mit größter Vorsicht geschehen. Keinesfalls darf Gewalt angewendet werden, wenn beim Kathetern ein elastischer Widerstand auftritt. Andernfalls können Schleimhauteinrisse resultieren, die bei Verheilung schrumpfen und zur Striktur führen können.*

Symptome

Typische Symptome einer Harnröhrenstriktur sind:
- *veränderter Harnstrahl:* er ist dünn, oft gedreht oder geteilt,
- Miktion kann schmerzhaft sein *(Dysurie)*,
- durch die Dysurie wird die Blase nicht vollständig geleert *(Restharn)*, was Infektionen begünstigt,
- in schweren Fällen kann es zum *Harnverhalt* bis hin zur Überlaufblase mit Harnstau kommen.

Diagnostik und Therapie

Eine Sicherung der Diagnose gelingt durch *Urinflussmessung* (Uroflow), *Endoskopie* und *Röntgendarstellung* (Urethrografie).

Die Striktur wird durch ein in die Harnröhre eingeführtes Instrument, welches mit einem kleinen Messer versehen ist, unter endoskopischer Sicht gespalten *(Urethrotomie interna)*. In schweren Fällen kann eine offene plastische Operation angezeigt sein.

(W) *Die früher gebräuchliche Bougierung der Striktur mit Sonden von ansteigendem Kaliber ist weniger geeignet, weil es dadurch zu Schleimhauteinrissen kommt, die bei Vernarbung schrumpfen und zum Rezidiv führen.*

28

28.8 Harnableitungsverfahren (Urostoma)

Burkhard Paetz

Man unterscheidet verschiedene Verfahren:
- inkontinente Harnableitungsverfahren (feuchtes oder nasses Stoma),
- kontinente Harnableitungsverfahren.

Als dauerhafte Harnableitung werden kontinente Reservoire bevorzugt.

W *Unter Stoma versteht man eine künstlich geschaffene Verbindung zwischen einem Hohlorgan und der äußeren Haut (s. Enterostoma, Kap. 23). Über ein Urostoma wird Harn nach außen über eine unnatürliche Öffnung abgeleitet.*

28.8.1 Inkontinente Harnableitung

Zystostomie

D *Als Zystostomie bezeichnet man die suprapubische Harnableitung mittels Katheter (Abb. 6.1).*

Klinische Anwendung: sehr gebräuchlich, wenn die Harnableitung nur für einige Tage erforderlich ist, z. B. perioperativ.

Nephrostomie

D *Als Nephrostomie bezeichnet man eine äußere Nierenfistel (Urostoma), bei der ein transkutan eingelegter Katheter den Urin vom Nierenbecken nach außen in einen Auffangbeutel leitet (Abb. 6.1).*

Klinische Anwendung: zur Harnsteinbehandlung (vorübergehend) oder bei inoperablen Tumoren (dauerhaft).

Ileum-Conduit

D *Ein Ileum-Conduit ist ein Urostoma mit Einpflanzung der Harnleiter in ein ausgeschaltetes Stück Dünndarm (Ileum), das man dann als Conduit (französisch: Röhre, Rinne) bezeichnet (Abb. 28.13). Man spricht auch von Bricker-Blase (Erstbeschreiber Bricker, 1950).*

Beim Ileum-Conduit münden beide Harnleiter in ein ca. 15 cm langes Stück Dünndarm, das unter Erhaltung seiner Gefäßversorgung reseziert wurde. Das Darminterponat verbindet die Ureteren mit der äußeren Haut. Eine Reservoirfunktion hat das Darmsegment nicht, der Urin fließt permanent in einen Stomabeutel („feuchtes Stoma").

Klinische Anwendung: nach Zystektomie wegen Blasenkarzinom.

Kolon-Conduit

D *Ein Kolon-Conduit ist ein Urostoma mit Einpflanzung der Harnleiter in ein ausgeschaltetes Stück Dickdarm (Abb. 28.14).*

Klinische Anwendung: nach Zystektomie wegen Blasenkarzinom.

Ureterokutaneostomie

D *Die Ureter-Hautfistel (Ureterokutaneostomie) ist ein Urostoma mit Ausleitung des Harnleiters nach außen in die Bauchhaut (Abb. 28.15).*

Klinische Anwendung: bei inoperablem Tumor im kleinen Becken (kaum noch gebräuchlich).

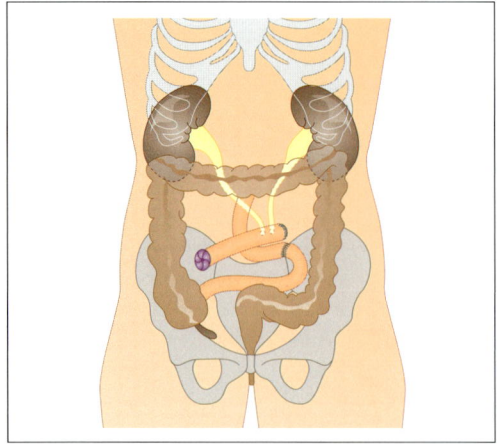

Abb. 28.13 Ileum-Conduit. Harnausleitung über ein Dünndarmsegment.

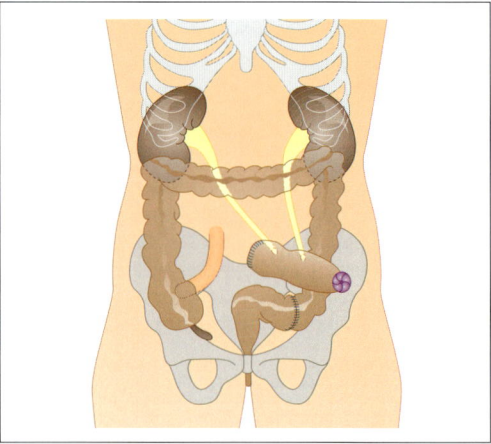

Abb. 28.14 Colon-Conduit. Harnausleitung über ein Dickdarmsegment.

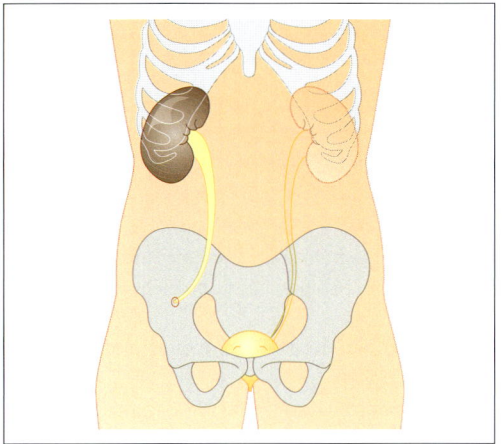

Abb. 28.15 Ureterostoma. Der rechte Harnleiter ist als Urostoma in die Bauchhaut eingenäht.

28.8.2 Kontinente Harnableitung

Neoblase

Ⓓ *Als Neoblase bezeichnet man den Harnblasenersatz aus Darm mit Anschluss an die Harnröhre* (Abb. 28.16).

Die künstliche Harnblase wird durch Zusammenfalten eines aufgeschnittenen Darmsegments gebildet und hat Reservoirfunktion. Der künstliche Beutel wird zwischen die beiden Harnleiter und die Harnröhre anastomosiert. Die Miktion erfolgt also auf natürlichem Wege (ohne Urostoma). Bei Männern kann die Kontinenz weitgehend erhalten werden. Die Neoblase stellt derzeit den idealen Blasenersatz mit Erhalt der Miktion

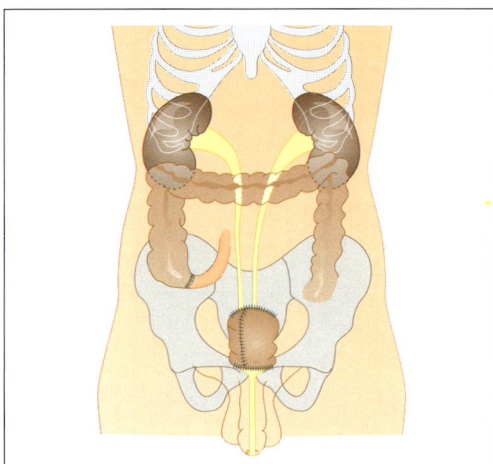

Abb. 28.16 Neoblase. Der aus Darm (hier Ileozäkalregion) geformte Blasenersatz wird zwischen die beiden Harnleiter und die Harnröhre anastomosiert. Die Miktion erfolgt auf natürlichem Wege.

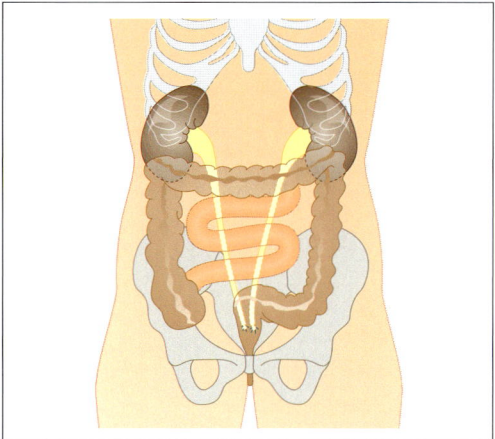

Abb. 28.17 Ureterosigmoideostomie nach Coffey. Bei der Coffey-Operation fließt der Urin mit dem Stuhl über den Enddarm ab.

auf natürlichem Wege bei ungestörtem „body image" dar.

Klinische Anwendung: bestes Verfahren nach Zystektomie wegen Blasenkarzinom.

Ⓜ *Der Blasenersatz (Neoblase) mit Miktion durch die Harnröhre ist weltweit die Harnableitungsmethode der Wahl.*

Ⓦ *Bei Frauen ist das Verfahren seltener anwendbar, weil mit dem kurzen weiblichen Harnröhrenstumpf (der zudem aus Radikalitätsgründen oft komplett entfernt werden muss) keine Kontinenz erreicht werden kann.*

Ureterosigmoideostomie nach Coffey

Ⓓ *Eine Ureterosigmoideostomie bezeichnet die Einpflanzung der Ureteren in das Colon sigmoideum nach Zystektomie* (Abb. 28.17; Erstbeschreiber: Coffey 1923).

Nach einer Harnblasenentfernung können die Harnleiter in den Dickdarm eingepflanzt werden. Bei der Coffey-Operation fließt der Urin mit dem Stuhl über den Enddarm ab, womit eine Kontinenz bei erhaltenem Analsphinkter möglich ist.

Klinische Anwendung: nach Zystektomie wegen Blasenkarzinom. Die Coffey-Operation stellt insbesondere bei Frauen und Kindern (Neoblase nicht möglich) eine alternative Form der kontinenten Harnableitung dar.

Kock-Pouch

Ⓓ *Ein Kock-Pouch ist ein Urostoma mit Einpflanzung der Ureteren in einen Pouch (engl.: Beutel, Tasche) mit Ausleitung über die Bauchhaut bzw. den Nabel* (Abb. 28.18; Erstbeschreiber: N. G. Kock 1982).

28

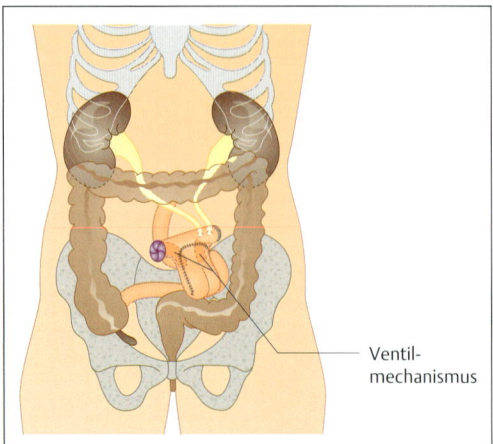

Ventil-
mechanismus

Abb. 28.18 Kock-Pouch. Kontinentes katheterisierbares Urostoma, hier in der Nabelgrube ausgeleitet.

Der Pouch wird (wie die Neoblase) durch Zusammenfalten eines aufgeschnittenen Darmsegmentes gebildet. Er hat Reservoirfunktion und kann durch einen operativ geschaffenen Ventilmechanismus im Bauchdeckenniveau eine Kontinenz erreichen. Eine externe Beutelversorgung ist nicht erforderlich. Aus kosmetischen Grün-

den wird das Stoma bevorzugt durch den Nabel ausgeleitet.

> **(P) Patientenanleitung.** Die Patienten entleeren nach Anleitung selbst die Darmersatzblase durch intermittierendes Einführen eines Katheters durch das Stoma.

Klinische Anwendung: Der Kock-Pouch kommt nach Entfernung eines Blasenkarzinoms zum Einsatz, wenn die Schaffung einer Neoblase nicht möglich ist.

Bewertung der Harnableitungsverfahren beim Blasenkarzinom

Von allen Harnableitungsverfahren kommt die *Neoblase* dem präoperativen Zustand am nächsten. Bei 40 % der Patienten ist die Anlage einer Neoblase aus verschiedenen Gründen nicht möglich. Für 30 % der Patienten bleibt ein *Conduit* die bewährte Harnableitungsmethode. Die kontinente Harnableitung mit katheterisierbarem Stoma wird bei 10 % der Patienten durchgeführt. Die Verwendung analsphinkter-kontrollierter Reservoire (Coffey-OP) stößt auf geringe Akzeptanz. Die Ureter-Hautfistel ist nur noch bei Patienten indiziert, die eine Zystektomie tolerieren, denen aber eine Darmresektion nicht zugemutet werden kann.

(P) 28.9 Pflege von Menschen mit einem Urostoma

Kerstin Pechmann

28.9.1 Katheterpflege

Patienten mit einer akuten oder chronischen Blasenentleerungsstörung (z. B. Prostatavergrößerung, Unfall) sowie zur Erleichterung der postoperativen Pflege oder zur Überwachung der Urinproduktion Schwerkranker benötigen eine Harnableitung. Für die Ableitung des Urins aus der Harnblase stehen der Harnröhrenblasenkatheter (transurethraler Dauerkatheter - DK) und der Bauchdeckenblasenkatheter (suprapubische Blasenkatheter – SBK, **Abb. 28.19**) zur Verfügung.

Beide Methoden haben Risiken und Komplikationsmöglichkeiten. Auch bei korrekter Katheteranlagetechnik, Verwendung eines geschlossenen Harnableitungssystems und trotz sorgfältiger pflegerischer Maßnahmen lassen sich Harnwegsinfektionen nicht vermeiden. Die Wahrscheinlichkeit des Neuauftretens von Bakterien im Urin steigt proportional mit der Liegedauer des Katheters. Sie liegt bei durch die Harnröhre katheterisierten Patienten zwischen 3 und 10 % pro Liegetag des Katheters, nach 30 Tagen sind bei der Mehrheit der Patienten Bakterien im Urin nachzuweisen. Mit jedem Ka-

theterwechsel sollte deshalb erneut der Grund zur Fortführung der Katheterdrainage überprüft werden.

Die Liegedauer eines Blasenverweilkatheters hängt von den Materialeigenschaften des Katheters und anderen Faktoren wie Urinausscheidung, Infektion, Verkrustungsneigung und Verschmutzung ab. Es werden für den DK bis zu 3 Wochen (Silikon) und für den SBK (Katheterstärke 12 Charr.) 4–8 Wochen angegeben. Blasenverweilkatheter sollten nicht mehr routinemäßig, son-

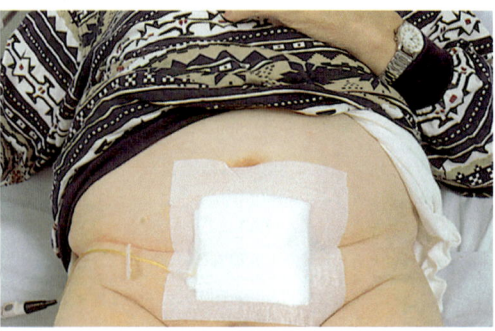

Abb. 28.19 Suprapubischer Blasenkatheter (SBK). Steriler Verband eines SBK.

28

dern bei Bedarf nach individuellen Gesichtspunkten gewechselt werden. Ein Katheter muss nicht gewechselt werden, solange ein freier Urinabfluss und klarer Urin gewährleistet sind, keine lokalen oder systemischen Infektionen vorliegen und Patienten beschwerdefrei sind. Im Rahmen der täglichen Hygiene sollte der äußere Katheteranteil vorsichtig mit Wasser und Seife oder Wasserstoff-Superoxid (3 %) gereinigt werden, die Dammregion mit Wasser und Seife.

 Vor und nach jeder Manipulation am Katheter oder Drainagesystem muss eine Händedesinfektion erfolgen.

Geschlossene Harnableitungssysteme mit Ablassvorrichtung dienen der Minderung von aufsteigenden Infektionen. Eine Tropfkammer und ein Klappenventil verhindern dabei den Urinrückfluss aus dem Auffangbeutel. Auch bei der Verwendung von solchen Systemen sollte der Urinauffangbeutel immer unterhalb des Blasenniveaus befestigt werden, um den Harnabfluss zu sichern.

 Urinauffangbeutel immer unterhalb des Blasenniveaus befestigen.

Die Harnverdünnung durch Steigerung der täglichen Trinkmenge auf 2–3 Liter kann beim Verweilkatheter durch den resultierenden Spüleffekt zu einer Verminderung der Keime und der Verkrustungen führen. Regelmäßige Blasenspülungen von außen sollten nur in Ausnahmefällen durchgeführt werden. Sie begünstigen die Entstehung von Harnwegsinfektionen. Eine Keimreduktion bei vorhandener Infektion kann hierdurch keineswegs erzielt werden. Auch Verkrustungen lassen sich so nicht vermeiden.

 Trüber, übel riechender Urin, Fieber oder grippeähnliche Symptome, Schmerzen in Flanke oder Unterbauch sowie mangelhafter oder fehlender Urinabfluss deuten immer auf eine schwere Infektion (Urosepsis) hin.

28.9.2 Nephrostomiekatheter

Nephrostomiekatheter werden transkutan in das Nierenbecken eingelegt, und der Urin läuft nach außen in einen Auffangbeutel.

 Nephrostomiekatheter dürfen wegen der Gefahr von Überdruck im Nierenbecken oder einem Harnaufstau ins Nierengewebe niemals abgeklemmt werden.

Die Austrittsstelle des Katheters befindet sich am Rücken des Patienten und muss besonders gut fixiert werden.

28.9.3 Urostomaversorgung (Urinableitung auf der Haut)

Zwei Methoden der Harnableitung sind die Ureter-Haut-Fistel und das Conduit. Sie besitzen eine Gemeinsamkeit: der Urin wird über die Harnleiter direkt oder über ein zwischengeschaltetes Darmsegment an die Körperoberfläche geleitet und dort in einem Beutel aufgefangen. Die Stelle, an der der Urin aus der Bauchdecke ausgeleitet wird, nennt man Stoma. Diese Verfahren werden als Blasenersatz mit Kontinenzverlust bezeichnet. Der Urinabgang kann nicht mehr willkürlich kontrolliert werden. Für jeden, der mit der Situation konfrontiert wird, ein Stoma angelegt zu bekommen, bedeutet dies erst einmal einen tiefen Einschnitt in das gewohnte Leben. Stomatherapeuten, Pflegekräfte und Hersteller von Versorgungsartikel stehen in ständigem Austausch miteinander. So kann Betroffenen ein Umfeld geschaffen werden, in dem sie sich sicher fühlen und jederzeit Hilfe in Anspruch nehmen können. Vor der Operation sollte ein ausführliches Gespräch mit dem Patienten erfolgen, bei dem alle offenen Fragen und Bedenken geklärt werden.

Markierung der Stomaanlage

Wichtig vor der Operation ist die Markierung der Position für die zukünftige Stomaanlage. Hier sollte im Vorfeld sichergestellt sein, dass das Stoma an einer möglichst optimalen Stelle angelegt wird und somit später einfach und komplikationsfrei versorgt werden kann. Die Markierung erfolgt durch den Operateur und/oder die Pflegefachkraft in Zusammenarbeit mit dem Betroffenen in ungestörter Atmosphäre in einem Raum mit guten Lichtverhältnissen. Hierbei empfiehlt sich die Verwendung eines wasserfesten Stiftes. Ein Stuhl und eine Liegefläche müssen vorhanden sein. Der zukünftige Stomaträger sollte seine gewohnte Kleidung tragen. Je nach geplanter Operation wird das Stoma im rechten oder linken Unterbauch angelegt.

Allgemeine Merkmale zur optimalen Markierung sind:
– Das Stoma soll im geraden Bauchmuskel (Musculus rectus abdominis) liegen.
– Der Betroffene muss das Stoma sehen können.
– Das Stoma sollte in ausreichendem Abstand zu knöchernen Vorsprüngen (Rippenbogen, Beckenkamm, Symphyse) liegen.

28

– Narben, Falten, Nabel, Intimregion, Taille und Be-
strahlungsfelder müssen berücksichtigt werden.
– Die Markierung sollte möglichst unterhalb der Taille
sein.
– Die Kleidungsgewohnheiten des Betroffenen sollten
berücksichtigt werden.
– Das Stoma und die Versorgungsartikel benötigen
möglichst eine ebene Fläche von ca. 10 × 10 cm.
– Die Markierung muss im Sitzen, Stehen und Liegen
erfolgen!

Zusätzlich werden bei der Markierung der Stomaanlage
patientenbezogene Kriterien einbezogen. Körpergröße
und -umfang, Sehvermögen, manuelle Einschränkungen (z. B. Gicht, Rheuma, Amputation), Mobilität (z. B.
bettlägerig, Rollstuhlfahrer), Beruf und Hobby (sitzend
oder stehend) spielen hierbei eine wichtige Rolle.

Präoperative Vorbereitung

Auf die allgemeinen Regeln der präoperativen Vorbereitung soll hier nicht näher eingegangen werden. Alle
Operationen am Darm erfordern eine gründliche Darmvorbereitung und einen schrittweisen Kostabbau.

(M) *Bei Patienten mit Niereninsuffizienz und
Darmpassagestörungen sind Trinklösungen
kontraindiziert.*

Postoperative Pflege eines Stomas

Intraoperativ werden die Ureteren mit Harnleiterschienen versorgt. So wird die Anastomosennaht in den ersten Tagen geschont. Die Ureterenkatheter werden so gekürzt, dass sie ca. 10–15 cm aus dem Conduit herausra-
gen. Zur Überprüfung der Harnförderung ist es ratsam
ein Unterscheidungsmerkmal (z. B. rechter Ureterkatheter schräg anschneiden) zu etablieren.

Die Durchführung des Versorgungswechsels ist vor
der ersten Flüssigkeitsaufnahme am Morgen sinnvoll,
weil dann ein etwas geringerer Harnfluss erwartet werden kann. Über Nacht sorgt die Verbindung mit einem
Nachtbeutel dafür, dass der Urostomiebeutel in horizontaler Körperhaltung leer bleibt.

(M) *Die wichtigsten Kriterien für das Intaktbleiben
der Haut sind eine gut sitzende Versorgung und
die richtige Reinigung und Pflege der Haut.*

Der gefüllte Beutel bzw. die Trägerplatte wird vorsichtig
von oben nach unten und niemals ruckartig abgezogen.
Um den natürlichen Säure- und Fettfilm der Haut nicht
zu zerstören, wird die Reinigung mit Wasser und einer
milden Seife oder speziellen Reinigungstüchern vorgenommen. Wundbenzin, Desinfektionsmittel u. Ä. zer-

stören den Schutzmantel der Haut und wirken stark
austrocknend. Zum Reinigen der Haut werden folgende
Materialien benötigt:
– 2 Vlieskompressen mit warmem Wasser und einer
pH-neutralen Seife bzw. Waschlotion,
– 2 feuchte Vlieskompressen zum Nachwischen,
– 2 trockene Vlieskompressen zum Trockentupfen.

Die Reinigung erfolgt in kreisförmigen Bewegungen von
innen nach außen. Nach der Reinigung mit Seife wird
mit klarem Wasser nachgewischt. Das Stoma und die
umgebende Haut werden dann mit einem weichen Frot-
teetuch getrocknet. Weiterhin eignen sich zur Reinigung z. B. Einmalwaschlappen oder Vlieskompressen.
Nicht geeignet sind Zellstoff oder Schwämme.

Rückfettende Reinigungslotionen können die Beutel-
haftung beeinträchtigen und sollten deshalb nicht eingesetzt werden. Fetthaltige Cremes, Salben oder Öle keinesfalls im Stomabereich verwenden. Es sollte darauf
geachtet werden, dass die Umgebung des Stomas haar-
frei ist, denn auch bei vorsichtigem Ablösen der Beutel
werden die Härchen leicht mit herausgezogen, was zu
Entzündungen (Follikulitis) führen kann. Außerdem beeinträchtigt starker Haarwuchs die Haftung der Beutel.
Befinden sich um das Stoma herum Haare, so sollten
diese regelmäßig entfernt werden. Hierzu eignet sich
sehr gut ein elektrischer Rasierapparat. Bei der Nassra-
sur kann es zu kleinen Schnittverletzungen kommen,
welche die spätere Versorgung behindern. Enthaa-
rungscremes sollten wegen einer möglichen Allergisie-
rung nicht verwendet werden. Narben oder Falten im
Stomabereich können bei der Versorgung Schwierigkeiten bereiten. Bei leichten Unebenheiten kann mit einteiligen Stomabeuteln oder einem flexiblen zweiteiligen
System eine gute Abdichtung erreicht werden, da sich
das flexible Hautschutzmaterial den Hautunebenheiten
anpasst. Ist dies nicht möglich, so können die Vertiefun-
gen mit einer Hautschutzpaste oder dem Einsatz von
konvexen Versorgungssystemen ausgeglichen werden.

Besonderheiten des Urostomas

Menschen mit künstlicher Harnableitung haben mit
häufig wiederkehrenden Harnwegsinfektionen zu
kämpfen. Auch Steinbildung bedingt durch Infektionen
und Abflussbehinderung ist ein häufiges Problem. Urostomiepatienten sollten unbedingt auf eine Trinkmenge
von ca. 3 Litern achten (entspricht einer Harnausscheidung von mindestens 1,5 Litern pro Tag), um Keimvermehrung und Steinbildung entgegenzuwirken. Der
pH-Wert des Urins muss zwischen 5,5 und 6 liegen, alkalischer Urin begünstigt die Steinbildung.

28.10 Operative Verfahren an Niere und Harnwegen

Burkhard Paetz

Die Schnittführung ist vom Zielort abhängig. Niere und oberen Harnleiter erreicht man bevorzugt von einer seitlich-hinten gelegenen Inzision am Oberrand der 11. oder 12. Rippe (z. B. Flankenschnitt, Lumbodorsalschnitt), wobei die Bauchhöhle nicht eröffnet wird. Zur Freilegung des unteren Harnleiters erfolgt ein Pararektalschnitt oder Wechselschnitt im Mittel- oder Unterbauch. Für Operationen an der Harnblase ist der mediane Unterbauchschnitt oder Pfannenstiel-Schnitt gebräuchlich (vgl. **Abb. 3.13**).

In das Operationsgebiet werden meist 1 oder 2 Drainagen eingelegt, ein zusätzlicher Harnblasenkatheter bei transurethralen Eingriffen sowie Blasen- und Prostataoperationen. Einige Eingriffe verlangen außerdem einen Ureterenkatheter (Splint) oder eine äußere Nierenfistel (vgl. Kap. 6.2).

28.10.1 Eingriffe an der Niere

Pyelotomie

 Eine Pyelotomie ist die operative Eröffnung des Nierenbeckens (Pyelon), meist zur Steinentfernung (dann Pyelolithotomie genannt).

Nierenbeckenplastik

 Als Nierenbeckenplastik bezeichnet man die operative Umgestaltung des Nierenbeckens bei subpelviner Stenose.

Man reseziert die unmittelbar unterhalb des Nierenbeckens (subpelvin) gelegene Harnleiterenge (**Abb. 28.3**) inklusive eines Anteils des Nierenbeckens, um danach durch geeignete Nahtanordnung eine möglichst breite Verbindung zwischen Nierenbecken und Ureter herzustellen.

Polresektion

 Als Polresektion bezeichnet man die Entfernung des oberen oder unteren Nierenpols.

Die Polresektion ist ein organerhaltender Eingriff, der bei gutartigen Tumoren, kleinen hochdifferenzierten Karzinomen, Nierenverletzung oder infizierten Kelchsteinen vorgenommen wird. Die Resektionsstelle wird mit resorbierbaren Fäden vernäht, evtl. zusätzlich mit Fibrinkleber abgedichtet.

Nephrektomie

 Eine Nephrektomie ist die Totalentfernung einer Niere.

Die Nephrektomie kann bei gutartigen Erkrankungen indiziert sein (z. B. pyelonephritische Schrumpfniere, Nierentuberkulose, schwere traumatische Zerreißung). In diesen Fällen erfolgt der Zugang üblicherweise von retroperitoneal. Liegt hingegen ein Nierenkrebs vor, so wird das Organ oft transperitoneal freigelegt (Tumornephrektomie), wobei auch die gleichseitige Nebenniere und regionale Lymphknoten entfernt werden.

Nierentransplantation

 Als Nierentransplantation bezeichnet man die Verpflanzung einer Niere bei irreversibler terminaler Niereninsuffizienz.

Die Niere wird unter Belassung der funktionslosen Organe ins kontralaterale *Becken* transplantiert (**Abb. 28.20**). Diese anatomisch anormale Lage hat den Vorteil der leichteren Gefäßanastomosierung sowie den kürzeren Weg zur Harnblase.

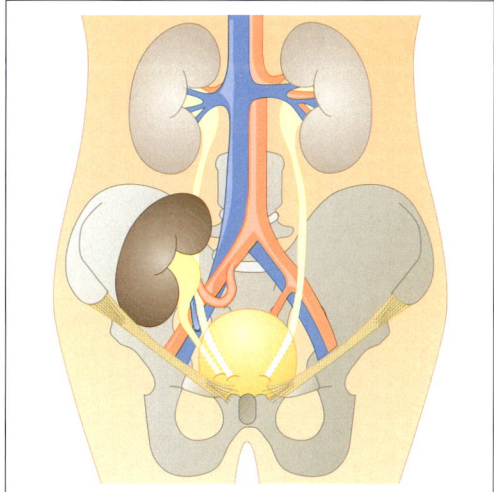

Abb. 28.20 Nierentransplantation. Das Transplantat liegt im Becken in der Fossa iliaca. Die Blutversorgung erfolgt über Anastomosen mit den Beckengefäßen, die Urinausscheidung über eine Ureteroneozystostomie (Harnleiter-Neueinpflanzung in die Blase). Die funktionslosen Nieren bleiben im Körper.

28

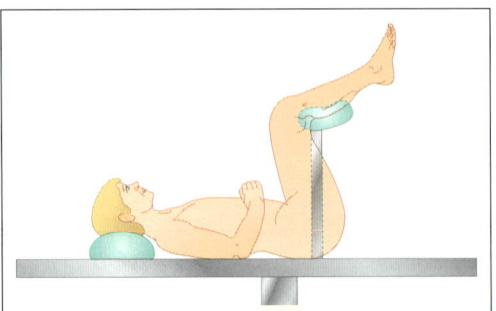

Abb. 28.21 Steinschnittlage. Diese Lagerung des Patienten ermöglicht urologische, gynäkologische und proktologische Eingriffe.

Indikation und Prognose

Die häufigsten Indikationen sind:

– Glomerulonephritis (60 %),
– Pyelonephritis (15 %),
– Zystennieren (5 %).

Es müssen die Voraussetzungen gegeben sein, dass der Empfänger nach der Transplantation von der Dialyse unabhängig ist und rehabilitiert werden kann. Nach 1 Jahr sind 90 % der Transplantatnieren funktionsfähig, nach 5 Jahren 70 %. Jede 5. Nierentransplantation in Deutschland ist eine Lebendspende.

 Eine Nierentransplantation ist etwa so teuer wie ein Jahr Dialyse.

28.10.2 Eingriffe an den Harnwegen

Ureterotomie

D *Eine Ureterotomie ist die operative Eröffnung des Harnleiters, meist zur Steinentfernung* (**Ureterolithotomie, Abb. 27.7**).

Sectio alta

D *Als Sectio alta (Zystostomie) bezeichnet man die operative Eröffnung der Harnblase. Sie war früher weit verbreitet zur Entfernung von Harnblasensteinen* („Steinschnitt").

W *Der Steinschnitt gehört zu den ältesten Operationen überhaupt. Er wurde nachweislich schon vor 3000 Jahren in Babylon vorgenommen. Im Mittelalter gehörte der Steinschnitt zu den am häufigsten durchgeführten Operationen, der allerdings nicht von Ärzten, sondern von spezialisierten „Steinschneidern" ausgeführt*

wurde. Eine Narkose gab es damals noch nicht. Der Patient befand sich in Rückenlage, wobei die Beine entsprechend der heutigen gynäkologischen Lagerung angewinkelt waren. Bis heute hat sich für diese Lagerung die Bezeichnung „Steinschnittlage" gehalten (**Abb. 28.21**).

Urethrotomia interna

 Als Urethrotomia interna bezeichnet man die innere (endoskopische) Harnröhrenschlitzung bei Harnröhrenstriktur.

Ureteroneozystostomie

D *Als Ureteroneozystostomie bezeichnet man die Harnleiterneueinpflanzung in die Blase.*

Dieser Eingriff ist zwangsweise mit der Nierentransplantation kombiniert (**Abb. 28.20**), kommt aber auch nach Blasenresektion oder bei Harnleitermündungsstenosen zur Anwendung.

Antirefluxplastik

D *Als Antirefluxplastik bezeichnet man die submuköse Verlagerung des harnblasennahen Ureteranteils, um einen unphysiologischen Harnrückfluss zu beheben.*

Der krankhafte Urinreflux von der Blase in die Ureteren führt zur Druckschädigung der Niere mit aszendierenden Infekten und endet langfristig in der Niereninsuffizienz. Das Prinzip der verschiedenen Operationsmethoden besteht darin, den untersten Harnleiterabschnitt über einige Zentimeter direkt unter die Blasenschleimhaut (submukös) zu verlegen, sodass er bei zunehmendem Blasenfüllungsdruck wie ein Ventil zugedrückt wird (bezüglich der Antirefluxplastik am Ösophagus: s. bei Fundoplikation, Kap. 20.6).

Zystektomie

D *Als Zystektomie bezeichnet man die Totalentfernung der Harnblase beim muskelinfiltrierenden Blasenkarzinom.*

Der Eingriff wird beim Blasenkarzinom durchgeführt, wenn der Tumor die Blasenmuskulatur befallen hat. Mit der Harnblase werden auch Prostata und Samenblasen (bzw. Uterus und Vaginalvorderwand) sowie regionale Lymphknoten entfernt. Beide Ureteren werden oberhalb der Blase durchtrennt (für die Harnableitung nach Zystektomie s. Harnableitungsverfahren, Kap. 28.8, S. 404 ff).

P 28.11 Pflege von Menschen mit urologischen Operationen

Kerstin Pechmann

Die Urologie bietet ein breites Spektrum an Operationsverfahren. Dementsprechend sind Umfang und Aufwand der prä- und postoperativen Pflegemaßnahmen sehr unterschiedlich. Einige typisch urologische Pflegemaßnahmen werden nachfolgend hervorgehoben.

28.11.1 Präoperative Pflege

Nahrungsabbau und Darmentleerung
In der Regel dürfen Patienten vor urologischen Eingriffen bis zum Vorabend der Operation die übliche Kost zu sich nehmen. Am Abend wird dann ballaststoffarmes Essen angeboten. Bei großen Eingriffen mit Darmbeteiligung wird dieser über mindestens 2 Tage gründlich vorbereitet. Der Kostabbau beginnt mit Flüssigernährung (Suppe, Schleim usw.) und endet am Tag vor der Operation mit Tee.

 Bei Operationen ohne Darmbeteiligung ist eine Entleerung mittels Klysma ausreichend.

Operationen bei denen ein oder mehrere Darmsegmente aus dem Verdauungstrakt ausgeschaltet werden, bedürfen einer Darmentleerung mittels Trinkspüllösung oder orthograden Magen-Darm-Spülung.

 Bei Patienten mit Niereninsuffizienz und Darmpassagestörungen sind Trinklösungen kontraindiziert.

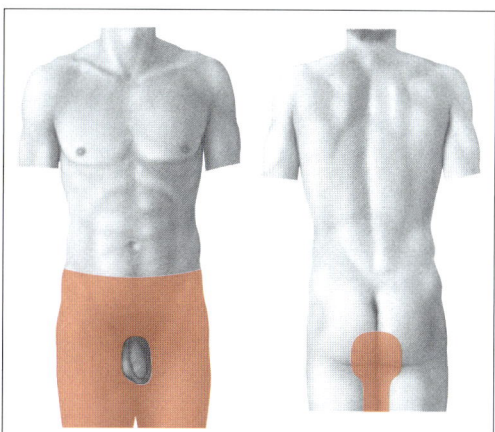

Abb. 28.22 Rasurschema bei urologischen Operationen mit transurethralem Zugang.

Rasur des Operationsgebietes
Die Ausdehnung der zu rasierenden Fläche hängt vom operativen Zugangsweg ab. So wird z. B. bei transurethralen Eingriffen der komplette Genitalbereich und die Innenseite der Oberschenkel (**Abb. 28.22**), bei medianem Unterbauchschnitt von Nabelhöhe bis einschließlich Schambereich, bei Mittelbauchschnitt von etwa 1 Hand breit über dem Nabel bis einschließlich der Schambehaarung, und bei Flankenschnitt die Flanke der betroffenen Körperseite bis zur Wirbelsäule sowie Unterbauch einschließlich Genitalbereich, rasiert. Die Rasur sollte möglichst kurz vor der Operation und sehr vorsichtig erfolgen. Hautverletzungen sind zu vermeiden.

28.11.2 Postperative Pflege

Postoperative Überwachung
Neben der allgemeinen postoperativen Überwachung steht nach urologischen Eingriffen die Überwachung von Urinableitungen (z. B. transurethraler oder suprapubischer Harnblasenkatheter, Nephrostomiedrain, Ureterkatheter und Urostomabeutel), Sekretion aus Wunddrainagen, Diurese und ZVD im Vordergrund.

 Alle Ableitungen, insbesondere die von Nieren und Harnwegsystem müssen kontinuierlich auf ihre Durchgängigkeit überprüft werden. Blutkoagel und Konkremente können zu Rückstau führen.

Postoperatives Fieber nach urologischen Eingriffen erfordert immer ein Handeln, um septischen Komplikationen (Urosepsis) vorzubeugen. Ausfuhrmengen sind regelmäßig zu kontrollieren und geben Aufschluss über den Harnfluss. Sie sind gegenüber der Einfuhr zu bilanzieren. Wird keine Ausfuhr über die Ableitsysteme registriert, sind zuerst andere Ursachen wie Abknickung oder Abklemmung auszuschließen. Im Falle der Verstopfung von Urinableitungen kann nach ärztlicher Anweisung unter aseptischen Bedingungen vorsichtig angespült werden.

 Außer bei Harnblasenkatheter sind zum Anspülen nur geringe Flüssigkeitsmengen (z. B. 3 ml bei Harnleiterschienen) erlaubt.

Bei Operationen am Harnwegsystem kann es in den ersten Tagen zu undichten Nahtstellen kommen, aus denen

28

411

Urin sickern kann. Der austretende Harn wird über die liegenden Drainagen abgeleitet und kann somit bemerkt werden. Urinbeimengungen lassen sich durch Harnstoffbestimmung im Sekret beweisen. Der Urin wird hinsichtlich seiner Farbe beobachtet. Eine makroskopische Hämaturie kann auf eine Nachblutung deuten. Bei transurethralen Eingriffen an Blase und Prostata sind allerdings in der postoperativen Frühphase verstärkt Blutbeimengungen zu beobachten und normal. Hier ist Dauerblasenspülung, um Verstopfen der Urinableitung zu vermeiden, angebracht.

Lagerung

Nach Operationen am männlichen Genital ist eine Hochlagerung des Skrotums auf ein Hodenbänkchen sinnvoll. Eine die Operationswunde entlastende Lagerung ist auch bei urologischen Patienten angezeigt (Abb. 28.23).

Drainagebeutel und Harnableitungen sollten möglichst so befestigt werden, dass eine größtmögliche Bewegungsfreiheit erzielt wird.

Mobilisation

Die Mobilisation sollte so früh wie möglich einsetzen. Dabei immer mit kleinen Schritten beginnen. Zuerst das Setzen an die Bettkante, dann ein paar Schritte in Begleitung einer Pflegekraft.

Durch die Vielfalt der Ableitungen nach urologischen Operationen ist besonderes Augenmerk auf alle Harnablaufbeutel zu legen.

M *Harnablaufbeutel sollten spannungsfrei und stets unterhalb des Blasenniveaus mitgeführt werden. So verhindert man Diskonnektion und Rücklauf.*

Nahrungsaufbau

Nach kleinen Eingriffen, die in Periduralanästhesie durchgeführt wurden (z. B. transurethrale Operationen), können Patienten bereits am Abend wieder Flüs-

sigkeit zu sich nehmen. Nach allen größeren Operationen wird am ersten postoperativen Tag der Flüssigkeitshaushalt per Infusion substituiert. Parallel kann bei extraperitonealen Eingriffen schluckweise Tee angeboten werden. Bei erfolgreicher Abführung (meist um den 3. postoperativen Tag) sollen die Patienten 2,5 Liter trinken und können leichte Kost, ab dem darauf folgenden Tag Normalkost erhalten. Bei Operationen mit Eröffnung der Bauchhöhle (transperitoneale Eingriffe) erfolgt der Kostaufbau 1–2 Tage später.

Wurde für die Harnableitung ein Darmsegment reseziert (Anlage von Conduit, Pouch, Neoblase), so muss mit dem Kostaufbau bis zum Abheilen der Darmanastomose (5–7 Tage) gewartet werden.

Menschen mit künstlicher Harnableitung haben mit häufig wiederkehrenden Harnwegsinfektionen zu kämpfen. Auch Steinbildung bedingt durch Infektionen und Abflussbehinderung ist ein häufiges Problem. Urostomiepatienten sollten unbedingt auf eine Trinkmenge von ca. 3 Litern achten (entspricht einer Harnausscheidung von mindestens 1,5 Litern pro Tag), um Keimvermehrung und Steinbildung entgegenzuwirken. Der pH-Wert des Urins muss zwischen 5,5 und 6 liegen, alkalischer Urin begünstigt die Steinbildung.

Je nach Problematik ist die Ansäuerung (zur Infektreduktion und bei Infektsteinen aus Magnesium-Ammonium-Phosphat) bzw. Alkalisierung des Harns (Einsatz bei Harnsäuresteinen) zur Steigerung der Harnsäurelöslichkeit indiziert. In manchen Fällen darf keine Ansäuerung durchgeführt werden (z. B. bei Nierenfunktionseinschränkungen). Ansäuernd wirken schwarzer Tee, Kaffee, Nierentee, Preiselbeersaft, tierische Nahrungsmittel und Johannisbeersaft. Alkalisch wirken Zitrussäfte, Fruchtsäfte und pflanzliche Nahrungsmittel.

Wundbehandlung

In der Regel werden Teilfäden bzw. Teilklammern am 7.–10. postoperativen Tag und Restfäden bzw. Restklammern am 10.–14. Tag nach der Operation entfernt. Das Ziehen der Drainagen erfolgt meist nach 48 Stunden. Beobachtet man eine Urinfistel, so muss bis zum Sistieren des Urinflusses aus der Drainage gewartet werden. Das Entfernen von Drainagen und Kathetern nach Operationen ist eine ärztliche Tätigkeit. Der Zeitpunkt wird dabei individuell festgelegt. Suprapubische Katheter werden erst nach restharnfreier spontaner Harnblasenentleerung entfernt. Dazu wird der Katheter abgeklemmt und nur kurzfristig zur Restharnmengenbestimmung nach Spontanmiktion geöffnet.

M *Nephrostomiekatheter dürfen wegen der Gefahr von Überdruck im Nierenbecken oder einem Harnaufstau ins Nierengewebe niemals abgeklemmt werden.*

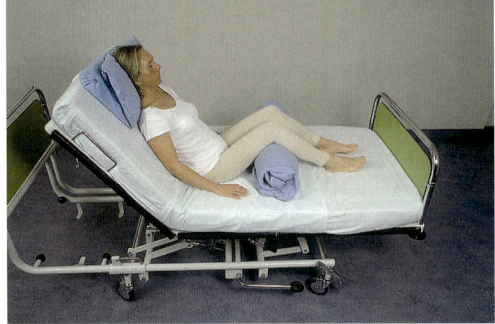

Abb. 28.23 Postoperative Lagerung. Klappmesserstellung bei Ureteroneozystostomie.

Nach Blasenersatzoperationen werden die liegenden Ureterschienen täglich angespült. Bei Anlage von Neoblasen oder Pouch muss die Darmersatzblase vorsichtig gespült werden, um den vom Darm produzierten Schleim zu entfernen.

Ausgeleitete Ureterenkatheter werden am liegenden Harnblasenkatheter oder am Oberschenkel mittels Pflaster befestigt. Alle Maßnahmen müssen unter aseptischen Bedingungen erfolgen, um aufsteigende Harnwegsinfektionen zu vermeiden.

28.11.3 Nachbetreuung

Werden Patienten mit Harnableitungssystemen in die ambulante Nachbetreuung entlassen, so müssen sie oder eine Bezugsperson in die Beobachtung und Versorgung (z. B. Beutelwechsel) eingewiesen werden. Bei liegenden Harnableitungen ist auch weiterhin auf eine ausreichende Flüssigkeitszufuhr zu achten. Die Diurese sollte 2–2,5 Liter am Tag betragen. Nur so kann Harnwegsinfekten, Inkrustationen und Steinbildung vorgebeugt werden.

 Patienten mit Niereninsuffizienz und Trinkmengenbeschränkung sind hierbei ausgenommen.

Nach manchen urologischen Operationen mit erforderlicher Harnableitung über Harnblasenkatheter kann eine vorübergehende Stressharninkontinenz auftreten. Die Betroffenen müssen davon Kenntnis haben und über entsprechende Inkontinenzhilfsmittel verfügen und deren Anwendung beherrschen. Bei begonnener Beckenbodengymnastik ist diese nach Entlassung weiterzuführen.

Patienten mit Urostoma

Patienten mit Anlage eines Urostomas sollten zur Entlassung mit der Versorgung ihres Stomas vertraut sein. Schon im Vorfeld wird bei der Markierung der zukünftigen Stomaanlage auf eine optimale Stelle geachtet. Dies ermöglicht eine einfache und komplikationsfreie Versorgung. Speziell ausgebildete Stomatherapeuten können hier hilfreich zur Seite stehen.

Beutelwechsel

Urostomieträger sollten ihre Versorgung möglichst vor der ersten Flüssigkeitsaufnahme wechseln, da zu diesem Zeitpunkt die Nierentätigkeit noch nicht zu stark angeregt ist. Nützlich ist es, wenn die Versorgung des Stomas dort durchgeführt wird, wo eine Waschgelegenheit, Ablagemöglichkeiten, eine Toilette, eine Liege- oder Sitzgelegenheit und evtl. ein Spiegel in Bauchhöhe vorhanden sind. Notfalls kann der Beutelwechsel jedoch in jeder Toilette mit Waschbecken durchgeführt werden. Alle notwendigen Versorgungs- und Pflegeutensilien (Kompressen oder Reinigungstücher, Schablone, Schere, neues Versorgungssystem, Entsorgungsbeutel) sollten vor dem Entfernen der gebrauchten Versorgung bereitgelegt werden.

Moderne Stomabeutel sind mit einer weichen, hautsympathischen Vliesumhüllung ausgestattet. Dadurch wird Schweißbildung zwischen Haut und Beutelfolie verhindert und die Haut kann atmen.

Wichtig für den guten Sitz des Systems und den Schutz der Haut ist die Wahl der richtigen Lochgröße. Das Hautschutzmaterial sollte das Stoma eng umschließen, damit kein Urin auf die Haut gelangen kann. Bei Stomata, die nicht rund sind, ist eine genaue Anpassung nur durch Ausschneiden der individuellen Stomaform aus dem Hautschutz zu erreichen. Zum Ausschneiden eignet sich am besten eine gebogene Schere.

Eine praktische Hilfe beim Messen der Stomagröße ist die Maßschablone. Besonders in den ersten Wochen und Monaten nach der Operation verändert das Stoma seine Größe, es wird meist kleiner. Aus diesem Grund ist gerade am Anfang eine regelmäßige Kontrolle des Stomadurchmessers wichtig.

Beim Anlegen der Versorgung sollte darauf geachtet werden, dass ein kleines Luftpolster im Beutel ist. So wird vermieden, dass die Innenflächen der Beutelfolie zusammenhaften.

 Mehr Informationen zur Pflege von Menschen mit einem Urostoma finden Sie in Kap. 28.9

28

29 Männliches Genitale

Burkhard Paetz

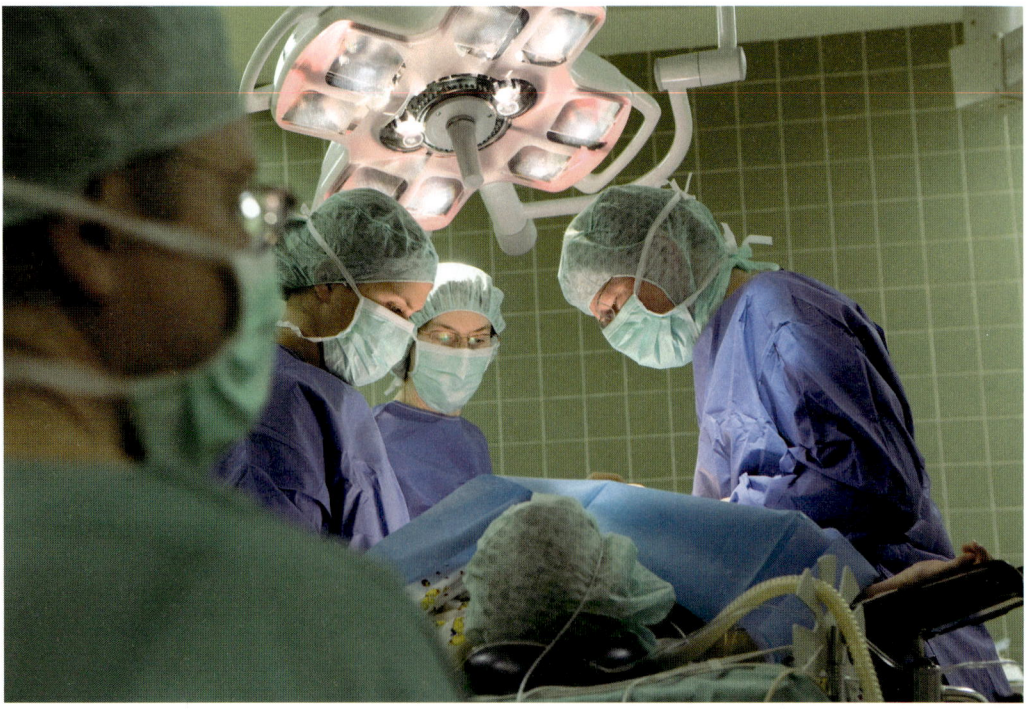

29

Es werden nur die Erkrankungen mit chirurgischer Relevanz dargestellt. Weibliches Genitale s. Frauenheilkunde.

29.1 Fehlbildungen

Zwei von 100 Neugeborenen zeigen angeborene Missbildungen. In einem Drittel der Fälle handelt es sich um Fehlbildungen der Urogenitalorgane. Die häufigsten Missbildungen der männlichen Geschlechtsorgane sind:
– Phimose (Penis),
– Hypo-, Epispadie (Harnröhre),
– Blasenekstrophie (Blase),
– Retentio testis (Hoden).

29.1.1 Phimose

D Als Phimose (Vorhautverengung) bezeichnet man eine angeborene Enge des äußeren Vorhautringes. Die Vorhaut kann nicht über die Glans penis zurückgezogen werden.

Ursache
Bei Geburt ist die Vorhaut (Präputium) normalerweise mit der Eichel (Glans penis) verbacken. Diese Verklebung löst sich spontan innerhalb des 1. Lebensjahres, seltener nach 2–3 Jahren. Nur wenn die Verklebung bestehen bleibt, handelt es sich um eine Phimose.

M Merke **P** Pflege **W** Wissen **B** Fallbeispiel **D** Definition

Eine Phimose ist bis max. zum 3. Lebensjahr physiologisch.

Symptome

Die wichtigsten Symptome einer Phimose sind:
- Behinderung des Harnabflusses; bei hochgradiger Einengung der Vorhaut kann dies schon im 1. Lebensjahr auftreten (abgeschwächter Harnstrahl des Säuglings),
- lokale Entzündungen (z. B. Balanitis = Entzündung der Eichel),
- im späteren Leben Schmerzen beim Geschlechtsverkehr (Kohabitation).

Therapie

Wenn sich die Vorhaut bis zum Ende des 3. Lebensjahres nicht spontan von der Eichel gelöst hat, erfolgt die operative Vorhautentfernung durch kreisförmiges Absetzen der Vorhaut unterhalb der Eichel (*Zirkumzision*, „Beschneidung", Abb. 29.1). Nur wenn die Phimose den Urinabfluss behindert, wird sie schon zu einem früheren Zeitpunkt operiert.

Als alternative Behandlung wurde früher empfohlen, die Verklebung mit einer feinen Knopfsonde zu lösen. Hierbei besteht jedoch die Gefahr, dass kleine Schleimhauteinrisse auftreten, was zu Entzündungen und narbiger Schrumpfung führen kann.

 Einige Volksstämme (z. B. in Ägypten oder bei den Juden) führen die Zirkumzision seit Jahrtausenden als rituelle „Beschneidung" bei allen Knaben durch. Wahrscheinlich liegen dieser Sitte hygienische Überlegungen zugrunde.

Komplikationen

Die wichtigsten Komplikationen einer Phimose sind:
- Harnverhalt,
- Steine unter der Vorhaut (Präputialsteine); das eingedickte Sekret verkrustet und bildet Steine,
- Paraphimose.

29.1.2 Paraphimose

Als Paraphimose bezeichnet man die ödematöse Schwellung der hinter die Eichel zurückgestreiften Vorhaut. Die Paraphimose wird wegen des Aussehens auch „spanischer Kragen" genannt.

Ursache

Die Paraphimose kann als Komplikation einer Phimose auftreten, sie wird jedoch auch bei Erwachsenen (häufig bei Trägern eines *Dauerkatheters*) beobachtet. Im Gegensatz zur Phimose lässt sich bei diesen Patienten die Vorhaut hinter die Glans penis zurückstreifen.

Beobachtung. Bei Dauerkatheterträgern muss darauf geachtet werden, dass die Vorhaut nicht hinter die Eichel zurückgleitet.

Symptome

Wegen der relativen Enge, die wie ein Schnürring wirkt, bleibt die Vorhaut hinter der Eichel. Dadurch wird der venöse Abfluss unterbrochen, während der arterielle Zufluss bestehen bleibt. Es kommt zur Ausbildung eines schmerzhaften Ödems von Vorhaut und Eichel (Abb. 29.2). Der dicke, ödematöse Ring kann sich spontan nicht mehr zurückbilden.

Therapie

Die Paraphimose muss baldmöglichst reponiert werden.

Zur Reposition komprimiert man Vorhaut und Eichel mit den Fingerkuppen über einige Minuten, bis sich

29

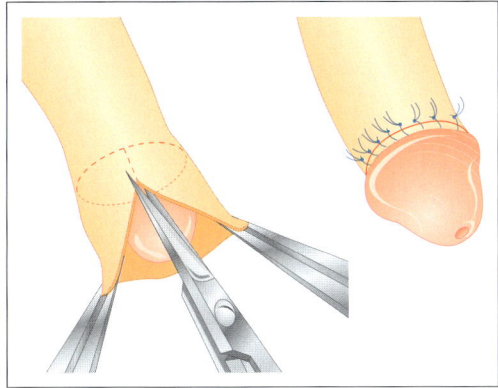

Abb. 29.1 Zirkumzision bei Phimose. Die verengte Vorhaut wird spätestens vor der Einschulung beseitigt.

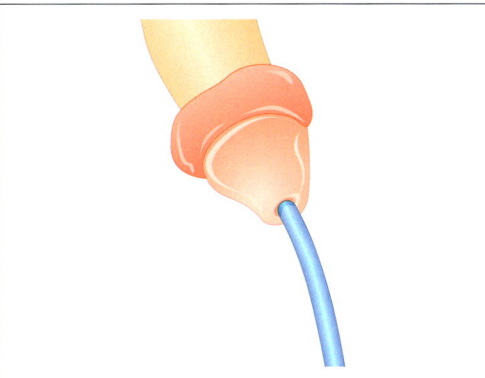

Abb. 29.2 Paraphimose. Das Ödem der retrahierten Vorhaut entwickelt sich bevorzugt bei Dauerkatheterträgern.

das Ödem zurückgebildet hat und die Vorhaut über die Eichel vorgezogen werden kann. Kühle Umschläge können die Reposition unterstützen. Zur endgültigen Sanierung ist oft die Zirkumzision nötig.

29.1.3 Hypospadie

D *Als Hypospadie bezeichnet man eine angeborene Fehlbildung der Harnröhre, die eine nach unten offene Rinne bildet (untere Harnröhrenspalte). Bei dieser Fehlbildung der männlichen Harnröhre (Urethra) mündet die Harnröhre vor der Eichel an der Penisunterseite (Abb. 29.3).*

W *Eine Hypospadie kann verschieden ausgeprägt sein:*
– *glanduläre Form: die Öffnung liegt noch im Bereich der Eichel (leichteste Form),*
– *skrotale Hypospadie: in diesen Extremfällen ist das Skrotum ähnlich den großen Schamlippen der Frau gespalten (schwerste Form).*

Symptome und Therapie
Die *Miktion* kann durch eine Verengung der Harnröhre beeinträchtigt sein, was Restharnbildung und Harnwegsinfekte zur Folge hat (T.-Abb. b). Häufig ist auch der Penis nach unten gekrümmt, bedingt durch einen bindegewebigen Strang (Chorda) anstelle der Harnröhre. Diese Krümmung wird bei der Erektion stärker und erschwert oder verhindert später den normalen Geschlechtsverkehr.

Die operative Korrektur durch plastische Rekonstruktion sollte zwischen dem 3. und 6. Lebensjahr erfolgen, spätestens vor der Einschulung.

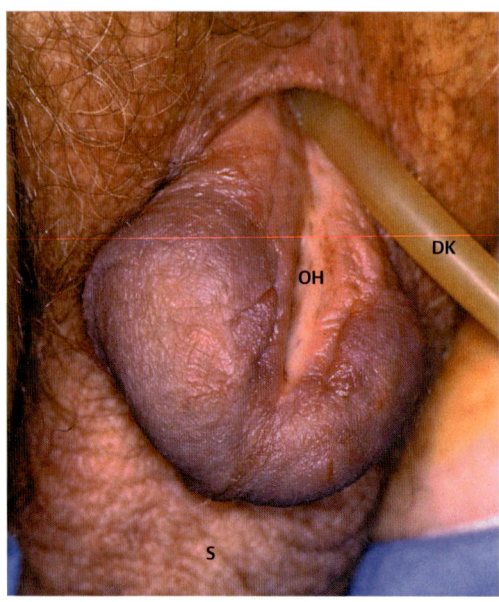

Abb. 29.4 Epispadie. Bei der oberen Harnröhrenspalte (OH) ist die Urethra am Penisrücken offen, Harnableitung über Dauerkatheter (DK), S: Skrotum.

29.1.4 Epispadie

D *Bei einer Epispadie liegt die Harnröhre am Penisrücken rinnenförmig offen (obere Harnröhrenspalte, Abb. 29.4).*

Symptome
Bei einer Spaltbildung bis in den Blasensphinkter (häufig fehlt die Anlage des Blasenschließmuskels) resultiert eine Harninkontinenz. Darüber hinaus bestehen fließende Übergänge zur Spaltblase.

Therapie
Vor der Einschulung wird der Defekt durch operative plastische Neubildung der Harnröhre behandelt. Bei defektem Blasenschließapparat muss eine Harnumleitung in den Dickdarm oder eine andere Form der Harnableitung ermöglicht werden (Urostoma, Kap. 28.8).

29.1.5 Blasenekstrophie

D *Als Blasenekstrophie (Spaltblase) bezeichnet man die mediane spaltförmige Öffnung in der Harnblasenvorderwand und der vorderen Bauchwand. Die Blase steht mit der Außenwelt in Verbindung.*

Ursache
Die Spaltblase ist Ausdruck einer Bauchspalte und immer mit Epispadie und klaffender Symphyse gepaart. Im Durchschnitt findet sich diese Fehlbildung einmal

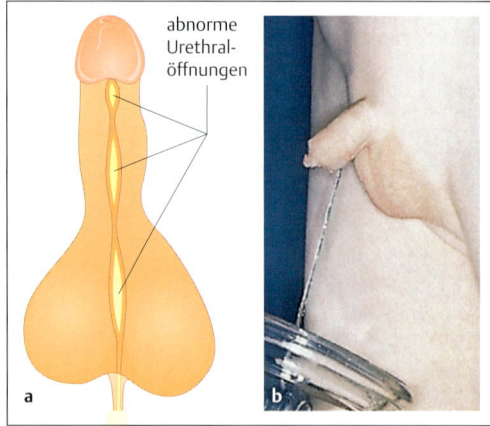

Abb. 29.3 Hypospadie.
a Je nach Schweregrad mündet die Harnröhre in unterschiedlicher Entfernung vor der Eichelspitze.
b Urinaustritt an der Unterseite des Penis.

unter 10.000 Neugeborenen. Jungen sind deutlich häufiger betroffen als Mädchen.

Symptome und Therapie

Die ständige Benetzung mit Urin (Inkontinenz) führt zu Hautekzem und aufsteigendem Harnwegsinfekt (Pyelonephritis), was vor Erreichen des Erwachsenenalters zum Tode führen kann, falls keine Behandlung erfolgt.

Wenn eine Rekonstruktion der normalen Anatomie nicht möglich ist, muss eine Harnumleitung erfolgen (z. B. über eine Uretersigmoideostomie).

29.1.6 Retentio testis

D *Als Retentio testis bezeichnet man eine angeborene Störung des Descensus testis, wobei ein oder beide Hoden außerhalb des Skrotums liegen. Man spricht auch von Lageanomalie des Hodens, Hodenhochstand oder Kryptorchismus (griech.: verborgener Hoden).*

W *Die Hoden (Testes) bilden sich beim Embryo in der Nähe der Nieren (**Abb. 29.5**). Von dort wandern sie normalerweise retroperitoneal nach unten (Descensus testis). Bei der Geburt sind 96 % der Hoden im Hodensack angekommen, am Ende des 1. Lebensjahres 99 %.*

Lokalisationen

Wenn man die Keimdrüsen beim einjährigen Knaben nicht im Skrotum tasten kann, handelt es sich um einen Hodenhochstand (Retentio testis).

Der Hoden kann an verschiedenen Positionen liegen (Abb. 29.5):

- *Leistenhoden:* der Hoden ist im Leistenkanal stecken geblieben (häufigste Form),
- *Bauchhoden:* der Hoden liegt noch im Bauchraum,
- *Pendelhoden* (Wanderhoden): der Hoden kann ohne Zug in das Skrotalfach verlagert werden, dort verbleibt er einige Zeit und pendelt nur gelegentlich in den Leistenkanal zurück,
- *Gleithoden:* der Hoden gleitet nach kurzer Lage im Hodensack durch seinen zu kurzen Samenstrang sofort wieder in den Leistenkanal zurück.

Symptome

Die Reifung der Samenzellen (Spermiogenese) erfolgt nur dann ungestört, wenn der Hoden im Skrotalfach liegt. Offenbar ist die etwas kühlere Temperatur im

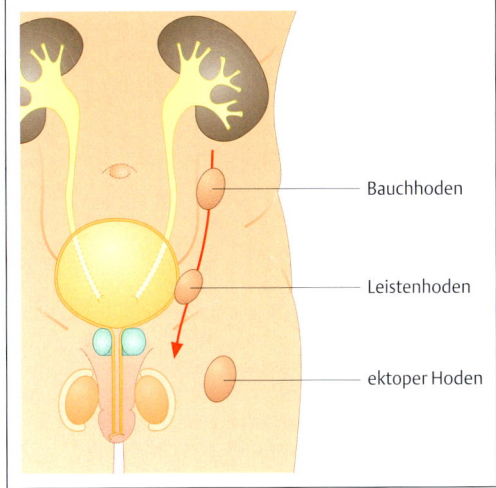

Abb. 29.5 Retentio testis. Auf seinem embryonalen Weg von der Nierengegend zum Skrotum kann der Hoden in anormaler Position liegen bleiben.

Skrotum Voraussetzung für eine normale Hodenentwicklung.

Bleibt die männliche Keimdrüse über das 2. Lebensjahr hinaus außerhalb des Hodensackes, so ist später mit Fertilitätsstörungen und gehäufter Entwicklung von Hodentumoren zu rechnen.

M *Um Fertilitätsstörungen zu verhindern, muss jede Lageanomalie des Hodens nach dem 1. Lebensjahr behandelt werden.*

Therapie

Hormonbehandlung. Sind ein oder beide Hoden am Ende des 1. Lebensjahres nicht im Skrotum tastbar, so wird über einige Wochen eine Hormonbehandlung durchgeführt (Gonadotropin). Bei Erfolglosigkeit wird nach 3 Monaten eine 2. Hormonbehandlung angeschlossen.

Operative Therapie. Führt auch die zweite Hormonkur nicht zum Abstieg der Gonaden (Keimdrüsen) in das Skrotalfach, so wird der Hoden durch eine Operation an seine normale Stelle verlagert und dort fixiert *(Orchidopexie)*. Der Eingriff sollte vor dem 2. Geburtstag erfolgen, weil bei einer späteren Korrektur bereits irreversible Schäden vorliegen.

29

29.2 Erkrankungen der Prostata

Im Bereich der Prostata sind chirurgisch besonders 2 Erkrankungen von Bedeutung:
– benigne Prostatahyperplasie,
– Prostatakarzinom.

Beide Erkrankungen sind sehr häufig und betreffen v. a. ältere Männer (ca. ab 60. Lebensjahr).

29.2.1 Prostatahyperplasie

D *Als Prostatahyperplasie bezeichnet man eine gutartige Vergrößerung der Vorsteherdrüse durch Wucherung des Drüsengewebes (Adenom,* **Abb. 29.6***). Man spricht auch von Prostatahypertrophie oder benigner Prostatahyperplasie (BPH).*

Ursache

Die Vorsteherdrüse unterliegt den Einflüssen der Geschlechtshormone Testosteron und Östrogen. Man vermutet als Ursache der benignen Prostatavergrößerung einen Abfall der Testosteronproduktion (altersbedingt) bei anhaltender Östrogenproduktion.

M *Die Prostatahyperplasie betrifft ca. 50 % aller Männer über 60 Jahre und stellt die häufigste Form der männlichen Blasenentleerungsstörung dar.*

Symptome

Es kommt besonders im Bereich der Harnröhre (paraurethral) zu einer Vergrößerung des Drüsengewebes. Dies engt die Harnröhre ein, sodass klinisch Zeichen einer Harnabflussstörung im Vordergrund stehen:
– Der Harnstrahl wird dünner und schwächer.
– Die Miktionszeit ist deutlich verlängert.

– Die Patienten empfinden gehäuften Harndrang, entleeren jedoch jeweils nur geringe Urinmengen *(Pollakisurie).*
– Die Blase kann aufgrund der Abflussbehinderung nicht vollständig entleert werden, es bildet sich *Restharn.*
– Die Muskelstränge der Blasenwand verdicken sich allmählich, weil das Hohlorgan den Urin ständig gegen erhöhten Abflusswiderstand austreiben muss. Endoskopisch erinnern diese hypertrophierten Muskelzüge an vorspringende „Balken" eines Deckengewölbes, man spricht deshalb von einer *Balkenblase.*
– Bei maximaler Blasenfüllung verliert der Patient unwillkürlich tropfenweise Urin, ist also inkontinent *(Überlaufblase* oder *Überlaufinkontinenz).*

Komplikationen

Die wichtigsten Komplikationen sind:
– akuter Harnverhalt,
– Harnwegsinfekt,
– Harnrückstauung bis in die Nieren mit der Gefahr der Nierenschädigung.

Diagnostik

Die Diagnose einer Prostatavergrößerung kann mit dem Finger bei der *rektal-digitalen Untersuchung* gestellt werden. Zur weiteren Abklärung wird eine *Sonografie* durchgeführt (durch die Bauchhaut und transrektal). Damit lässt sich auch der Restharn quantifizieren.

Zur Messung des Harnstrahls dient die *Uroflowmetrie* (Normalwert maximales Sekundenvolumen 20–50 ml).

Die endoskopische Untersuchung *(Urethrozystoskopie)* ermöglicht den Ausschluss einer Harnröhrenstriktur oder Sphinktersklerose (Blasenschließmuskelstarre) als mögliche Ursache der Beschwerden.

Therapie

In leichten Fällen können *pflanzliche Präparate* eine subjektive Besserung bewirken. Ist die Drüse hingegen derart vergrößert, dass eine Harnabflussbehinderung besteht, so wird der harnröhrennahe Anteil der Prostata durch *transurethrale Resektion* (TUR) mit dem elektrischen Messer entfernt (**Abb. 29.7**). Die Drüsenkapsel bleibt dabei erhalten. Die TUR wird in Laienkreisen als „Aushobeln" oder „Ausschälen" bezeichnet.

Bei großen Adenomen ist eine offene Operation *(Adenomektomie)* erforderlich.

Adenomektomie (Prostatektomie). Der Zugang erfolgt über einen Unterbauchmittelschnitt, wobei man

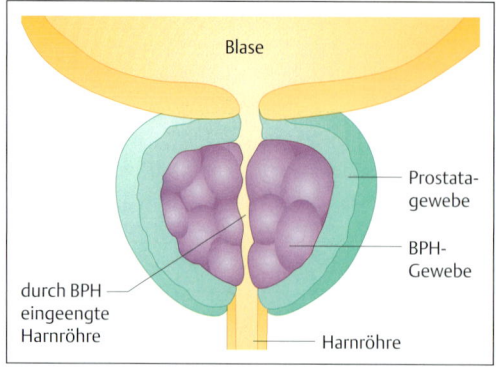

Abb. 29.6 Benigne Prostatahyperplasie (BPH). Die gutartige Vergrößerung der Vorsteherdrüse engt die Harnröhre ein.

Blase

Prostatagewebe

BPH-Gewebe

durch BPH eingeengte Harnröhre

Harnröhre

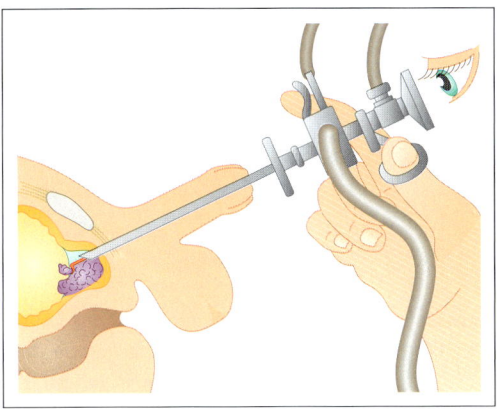

Abb. 29.7 Elektroresektion der Prostata. Mit dem durch die Harnröhre eingeführten Resektoskop wird das Drüsengewebe unter Sicht elektrisch abgetragen (TUR = transurethrale Resektion).

über die eröffnete Harnblase (transvesikal) oder oberhalb des Schambeins (retropubisch) zur Prostata gelangt (**Abb. 29.8**). Prostatakapsel und Samenblasen werden belassen.

P *Katheter und Drainagen. Es wird ein dreilumiger transurethraler Blasenkatheter (Spülkatheter) eingelegt. Er dient der Schienung und während der ersten 2–3 postoperativen Tage zur Blasenspülung mit physiologischer Kochsalz- oder Ringerlösung. Damit wird verhindert, dass sich durch die postoperativ anhaltende Hämaturie Blutkoagel in der Blase bilden können, die dann zu einer Blasentamponade führen können. Während der Spüldauer muss regelmäßig die Spülmenge bilanziert und das Aussehen der Spülflüssigkeit beurteilt werden. Die prävesikalen Drains können meist nach 2 Tagen gezogen werden.*

29.2.2 Prostatakarzinom

D *Das Prostatakarzinom ist als maligner Tumor der Vorsteherdrüse die häufigste Krebserkrankung des Mannes (Tab. 14.4).*

Symptome

Im Anfangsstadium ist das Prostatakarzinom weitgehend symptomlos.

Es entsteht häufig (80 %) im dorsalen Bereich der Prostata, also harnröhrenfern. Deshalb kommt es erst sehr spät zu *Harnabflussstörungen* (im Gegensatz zur Prostatahyperplasie). Betroffen sind überwiegend Männer zwischen 50 und 75 Jahren.

Knochenschmerzen oder *pathologische Frakturen* können Erstsymptome der Erkrankung sein, da das Prostatakarzinom früh hämatogen in das Skelettsystem metastasiert (besonders Lendenwirbelsäule und Becken).

Diagnostik

Die *Tumormarker* PSA (prostataspezifisches Antigen) und die saure Prostataphosphatase (PAP) werden in der Vorsteherdrüse gebildet und sind beim Karzinom im Serum fast immer erhöht.

M *Der PSA-Wert im Blut ist zur Früherkennung des Prostatakarzinoms das beste Verfahren und wesentlich aussagekräftiger als die rektal-digitale Untersuchung.*

Bei der *rektal-digitalen* Untersuchung tastet man eine höckrige und derbe Vorsteherdrüse nur bei größeren Tumoren. Deshalb muss bei erhöhtem PSA-Wert eine *histologische* Abklärung erfolgen. Dazu wird das Organ vom Lumen des Enddarms (transrektal) unter endosonografischer Kontrolle mit einer Nadel punktiert *(Nadelbiopsie, Stanzbiopsie* oder „*Prostatastanze*").

Therapie

Die Behandlung des Prostatakarzinoms hängt wesentlich von der individuellen Konstellation ab, insbesondere vom Alter des Patienten, dem Tumorstadium und dem Differenzierungsgrad der Tumorzellen. Eine kurative OP mit dauerhafter Heilung ist nur möglich, solange das Tumorwachstum die Prostatakapsel nicht durchbrochen und keine Metastasen gesetzt hat.

29

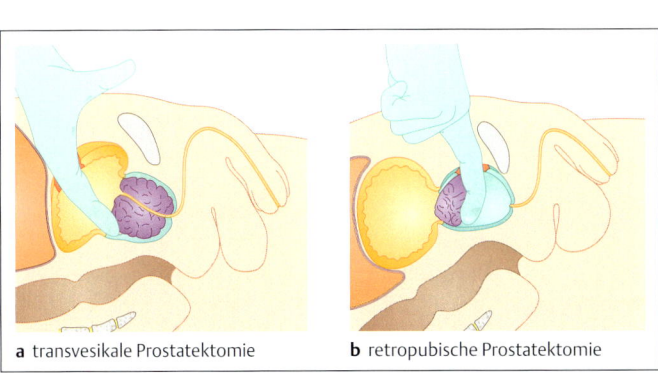

a transvesikale Prostatektomie   **b** retropubische Prostatektomie

Abb. 29.8 Adenomektomie der Prostata.
a Transvesikaler Zugang.
b Retropubischer Zugang.

Therapie bei auf die Prostata beschränktem Karzinom ohne Metastasen:

Radikale Prostatektomie. Die Entfernung der gesamten Prostata inklusive Samenblasen und iliakalen Lymphknoten ist das Standardverfahren mit echter Chance auf Heilung. Der operative Zugang zur Prostata erfolgt *suprapubisch* (medianer Schnitt zwischen Nabel und Schambein), *laparoskopisch* (mehrere kleine Inzisionen im Unterbauch) oder *perineal* (durch den Damm). Die Harnröhre muss nach radikaler Prostatektomie durch End-zu-End-Naht (vesikourethrale Anastomose) wiederhergestellt werden. Postoperativ bleibt über die Hälfte der Patienten harnkontinent.

> **P** *Katheter.* Zur Entlastung der Harnröhrenanastomose wird nach radikaler Prostatektomie bei allen Verfahren ein transurethraler Katheter eingelegt. Dieser verbleibt mehrere Tage. Vor der Katheterentfernung wird die Dichtigkeit der Naht radiologisch durch ein Zystogramm über den liegenden Katheter gesichert.

> **M** *Nach kompletter Tumorentfernung durch radikale Prostatektomie sinkt der PSA-Wert auf 0. Ein erneuter PSA-Anstieg spricht für ein Tumorrezidiv.*

Therapie bei lokal inoperablem oder metastasierendem Karzinom:

Orchiektomie. Das Wachstum des Prostatakarzinoms wird durch die körpereigenen Androgene gefördert (hormonabhängiges Wachstum). Die Entfernung beider Hoden (operative Kastration) schaltet die wesentliche Produktionsstätte der männlichen Geschlechtshormone aus und reduziert dadurch den Wachstumsreiz für das Prostatakarzinom.

> **W** *Die einseitige Orchiektomie bezeichnet man als Semikastration, die zweiseitige als Kastration. Der Eingriff erfolgt von einem Leistenschnitt (wie bei einem Leistenbruch) oder von einem Skrotalschnitt aus. Die beidseitige Orchiektomie hat Infertilität und Impotenz zur Folge.*

Hormonbehandlung. Durch geeignete Medikamente (Östrogene, LH-RH-Analoga, Antiandrogene) wird die Wirkung der körpereigenen Androgene weitgehend ausgeschaltet (*medikamentöse Kastration*).

> **M** *Hormonbehandlung oder Orchiektomie ist das Verfahren der Wahl bei lokal inoperablem oder metastasierendem Krebs der Vorsteherdrüse.*

Sonstige Therapiemöglichkeiten:

Strahlentherapie. Die Bestrahlung der Prostata kann durch die Haut „von außen" oder durch Einstechen kleiner radioaktiver Stäbchen (Seeds) „von innen" erfolgen (Brachytherapie).

Chemotherapie. Zytostatika haben beim Prostatakarzinom nur geringe Bedeutung.

Palliative transurethrale Resektion (TUR). Ist die Harnröhre bei fortgeschrittenem Tumorwachstum hochgradig stenosiert und lässt sich die Geschwulst nicht radikal entfernen, so sollte die palliative Elektroresektion (TUR, **Abb. 29.7**) erfolgen. Ansonsten muss ein suprapubischer Blasenkatheter zur Harnableitung für den Rest des Lebens gelegt werden.

29.3 Erkrankungen der Hodenregion

Im Kindesalter kann es zur *Hodentorsion* kommen, die ähnliche Symptome zeigt wie die Entzündung des Nebenhodens *(Epididymitis)*. *Tumoröse Hodenveränderungen* sind meist maligne, können aber auch von angeborenen, gutartigen Veränderungen herrühren *(Hydrozele, Varikozele)*.

29.3.1 Hodentorsion

> **D** *Eine Hodentorsion ist eine Stieldrehung des Hodens bei abnormer Beweglichkeit im Skrotum.*

Ursache

Die Hodentorsion kommt fast nur bei Kindern und Jugendlichen vor. Die Keimdrüse dreht sich um die Achse des Samenstranges, wobei die versorgenden Gefäße abgeschnürt werden (Strangulation). Folge ist eine Nekrose des Hodens (**Abb. 29.9**), womit das Organ funktionsunfähig wird.

Symptome

Die Hodentorsion ereignet sich meist während körperlicher Aktivität (z. B. Spiel oder Sport) und geht mit plötzlich auftretenden starken Schmerzen einher. Bei der Untersuchung ist der Hoden geschwollen und extrem druckempfindlich.

Diagnostik

Die Hodentorsion kann im klinischen Bild einer Nebenhodenentzündung (s. u.) ähneln. Wegen der unterschiedlichen Therapie ist die Differenzialdiagnose wichtig. Die *Sonografie* ermöglicht die Diagnose.

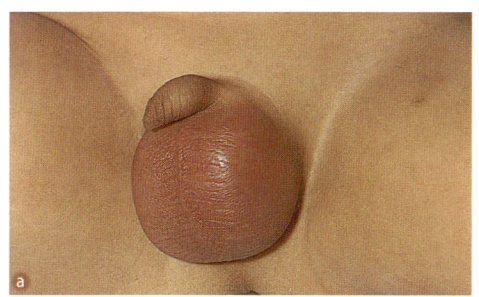

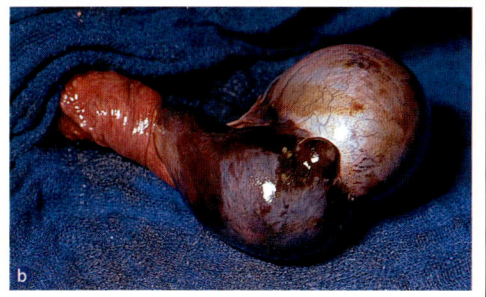

Abb. 29.9 Hodentorsion.
a Äußerer Aspekt bei Hodentorsion links.
b Nekrotischer, irreversibel geschädigter Hoden
(intraoperativ).

Therapie
Nach der Detorsion wird der Hoden mit Nähten an der Skrotalwand fixiert (Orchidopexie).

 Der stielgedrehte (torquierte) Hoden kann nur gerettet werden, wenn er innerhalb von 6 Stunden operiert wird (chirurgischer Notfall).

29.3.2 Nebenhodenentzündung

D *Die Nebenhodenentzündung (Epididymitis) ist eine meist einseitige Infektion des Nebenhodens.*

Ursache und Symptome
Die Entzündung entsteht durch Keimfortleitung von einer Harnröhrenentzündung, Prostatitis (durch Dauerkatheter) oder nach urologischen Eingriffen (z. B. Zystoskopie, Prostataoperation).
   Die wichtigsten Symptome sind:
– starke lokale Schmerzen,
– Schwellung und Rötung der betroffenen Skrotal-
   hälfte,
– hohes Fieber.
Der oft plötzliche Beginn kann zur Verwechslung mit einer Hodentorsion (s. o.) Anlass geben. Im Kindesalter ist die Entzündung eher selten.

Therapie
Die Behandlung ist konservativ. Es wird *Bettruhe* verordnet. Das Skrotum wird mit einem Hodenbänkchen hoch gelagert. Feuchte Umschläge wirken schmerzlindernd. Es werden Antibiotika gegeben.

29.3.3 Hodentumoren

Hodengeschwülste sind in 95 % der Fälle maligne. Bei jungen Männern zwischen dem 20. und 40. Lebensjahr ist der Hodentumor der häufigste maligne Tumor. Man unterscheidet die *Seminome* von den *Nicht-Seminomen*.
   Jede unklare Hodenschwellung ist bis zum Beweis des Gegenteils als bösartig anzusehen – im Zweifel sind Probefreilegung und histologische Untersuchung erforderlich.

W *Bei einem Hodenhochstand wird auch nach der operativen Sanierung (Orchidopexie) 40-mal häufiger eine maligne Entartung beobachtet als beim normal deszendierten Hoden.*

Symptome
Der Hodenkrebs bereitet wenig Beschwerden und wird deshalb erst spät entdeckt. Typisch ist eine derb-harte schmerzlose *Schwellung* der Keimdrüse. Einige Hodentumoren produzieren Tumormarker, die zur Diagnostik und postoperativen Verlaufskontrolle Bedeutung haben.

W *Zu den Tumormarkern gehören das α-Fetoprotein (AFP) und das β-Human-Chorion-Gonadotropin (β-HCG), die plazentare alkalische Phosphatase (PLAP) und die Laktatdehydrogenase (LDH).*

Metastasierung. Die Tumoren metastasieren rasch in das Retroperitoneum (Lymphknoten neben der Aorta) und hämatogen bevorzugt in Lunge und Leber. Insgesamt sind bei ca. 50 % der Patienten zum Zeitpunkt der Diagnosestellung bereits Metastasen nachzuweisen.

Therapie
Die malignen Hodentumoren sind eine Domäne der modernen Chemotherapie. Dennoch muss der tumoröse Hoden operativ entfernt werden (Orchiektomie, Semikastration).
Seminom. Nach der Semikastration erfolgt eine *Strahlentherapie* des Retroperitoneums und eine zusätzliche *Chemotherapie* ab Tumorstadium II a.
Nicht-Seminom. Oft ist schon vor der Semikastration eine primäre Chemotherapie indiziert. Nach der Hodenentfernung weitere Chemotherapie. Verbliebene Residualtumoren werden durch CT und PET diagnostiziert

29

und *operativ* entfernt (z. B. *retroperitoneale Lymphadenektomie*).

Prognose

Die Chemotherapie mit Cisplatin und anderen Zytostatika hat die Prognose massiv verbessert. 80 % aller Patienten mit Hodenkrebs werden geheilt, unabhängig vom Tumorstadium.

 Unter www.urologie.de finden sich aktuelle Informationen zum Hoden- und Prostatakarzinom.

29.3.4 Hydrozele

D *Als Hydrozele („Wasserbruch") bezeichnet man eine angeborene oder erworbene seröse Flüssigkeitsansammlung im Hodensack.*

Symptome und Diagnostik

Es zeigt sich eine schmerzlose, glatt begrenzte, prall elastische Hodenschwellung im Verlauf des Samenstranges.

Differenzialdiagnostisch sind ein Hodentumor und ein Leistenbruch auszuschließen, was mit der *Sonografie* möglich ist.

W *Das Skrotum wird mit einer hellen Leuchte durchstrahlt (Diaphanoskopie), wobei die wasserhaltige Hydrozele das Licht weitgehend durchlässt (leuchtet rötlich), der solide Hodentumor hingegen nicht.*

Therapie

Die Entleerung durch Punktion führt fast immer zum Rezidiv. Eine Heilung muss deshalb operativ erfolgen, wobei die Wand der Hydrozele abgetragen und umgestülpt wird *(Operation nach Winkelmann).*

29.3.5 Varikozele

D *Als Varikozele bezeichnet man die krampfaderartige Erweiterung des Venengeflechts (Plexus pampiniformis) im Hodensack.*

Ursache

Ursache der Varikozele ist ein gestörter Blutrückfluss über die Hodenvene (V. testicularis) bei insuffizienten Venenklappen. Dadurch kann ein retrograder Blutstrom (von oben nach unten) entstehen, der durch hydrostatischen Druck zu einer venösen Stauung im Plexus pampiniformis und Hoden führt.

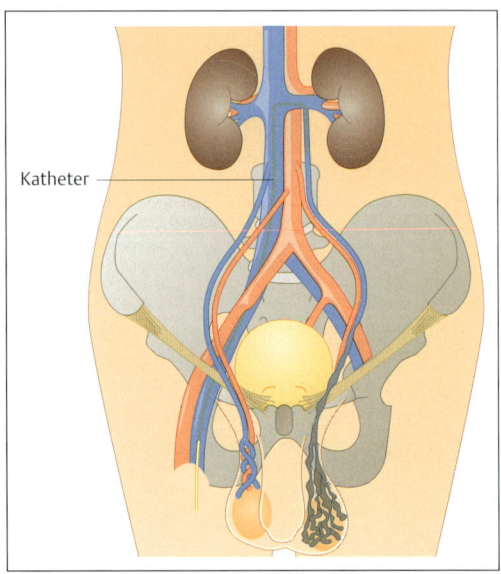

Abb. 29.10 Sklerosierungstherapie der Varikozele. Nach Punktion der rechten Leistenvene wird unter Röntgendurchleuchtung ein Katheter durch die V. cava und linke Nierenvene bis in die linke Hodenvene (V. testicularis) vorgeschoben. Dort wird ein Verödungsmittel in die Hodenvene injiziert, wodurch das Gefäß verklebt.

Symptome

Die Varikozele tritt in 90 % linksseitig auf, was mit der rechtwinkligen (ungünstigen) Einmündung der linken Hodenvene in die Nierenvene erklärt wird.

Die Veränderung ist als weiches „wurmartiges" *Venenkonvolut im Verlauf des Samenstranges* sicht- und tastbar. Gelegentlich wird über *ziehende* Schmerzen im Hoden geklagt.

Häufig findet sich eine Schädigung der Samenzellen (Störung der Motilität) und Verringerung ihrer Zahl (Oligospermie) mit *Infertilität.* Die Ursache liegt in einer durch den Blutstrom bedingten unphysiologischen Temperaturerhöhung im Skrotum, was die Spermienreifung beeinträchtigt.

M *Eine Varikozele kann zur Infertilität führen.*

Therapie

Heute wird die ambulant durchführbare *Sklerosierung* der varikozelenspeisenden Vene bevorzugt (**Abb. 29.10**). Durch die Verödung der Hodenvene wird der hydrostatische Druck auf den Plexus pampiniformis und Hoden vermindert. Die Spermienqualität bessert sich innerhalb einiger Monate. Alternativ kann die Hodenvene *operativ* unterbunden werden.

29.3.6 Sterilisation

Beim Mann erfolgt die Sterilisation durch die *Vasektomie*, die beidseitige operative Unterbrechung des Samenleiters (Vas deferens). In örtlicher Betäubung werden die beiden Samenleiter über 2 kleine Schnitte am Hodensack aufgesucht und ca. 2 cm des Samenstranges reseziert.

Auf den männlichen Hormonhaushalt hat die Vasektomie keinen Einfluss. Die Infertilität ist dauerhaft.

W *Nur in Einzelfällen kann die Vasektomie durch aufwendige mikrochirurgische Anastomosierung des Samenleiters rückgängig gemacht werden (Refertilitätsoperation). Gleiches gilt für die Tubensterilisation der Frau.*

B **Fallbeispiel Sterilisation des Mannes:** *Frau Sparm ist genervt. „Du weißt ja gar nicht wie das ist mit der ständigen Migräne und den ganzen Problemen ...“ schreit sie ihren Mann an. „Das kommt alles nur von der Pille“. Frau Sparm ist 39 und hat 3 Kinder mit ihrem Ehemann Lutz (46). Seit 5 Jahren nimmt sie ein orales Kontrazeptivum und fühlt sich seitdem unwohl. Natürlich ist es nicht immer so schlimm wie heute, aber sie kommt damit nicht zurecht. Sie ist etwas übergewichtig und hatte in der letzten Schwangerschaft eine Venenentzündung. „Du kannst doch auch was machen“, bittet sie ihn – schon etwas versöhnlicher. „Ich vertrage die Pille nicht und mein Thromboserisiko wird dadurch massiv erhöht – und eine Spirale will ich nicht“. Herr Sparm sagt nichts und denkt darüber nach. Dann fragt er seinen Hausarzt. „Es ist nur ein kleiner Eingriff in örtlicher Betäubung, geht ambulant“, heißt es. „Eine viel kleinere OP als die Eileiterdurchtrennung bei einer Frau“, fährt der Hausarzt fort, „und alles funktioniert danach wie vorher, nur der Samenerguss ist weg“. Lutz Sparm erzählt davon in seinem Kegelklub. Alle lachen ihn aus. Aber Lutz lässt sich eine Vasektomie machen. Und er bereut es nicht. Denn die Partnerschaft hat in jeder Hinsicht gewonnen, weil sich seine Frau besser fühlt.*

29

30 Hernien

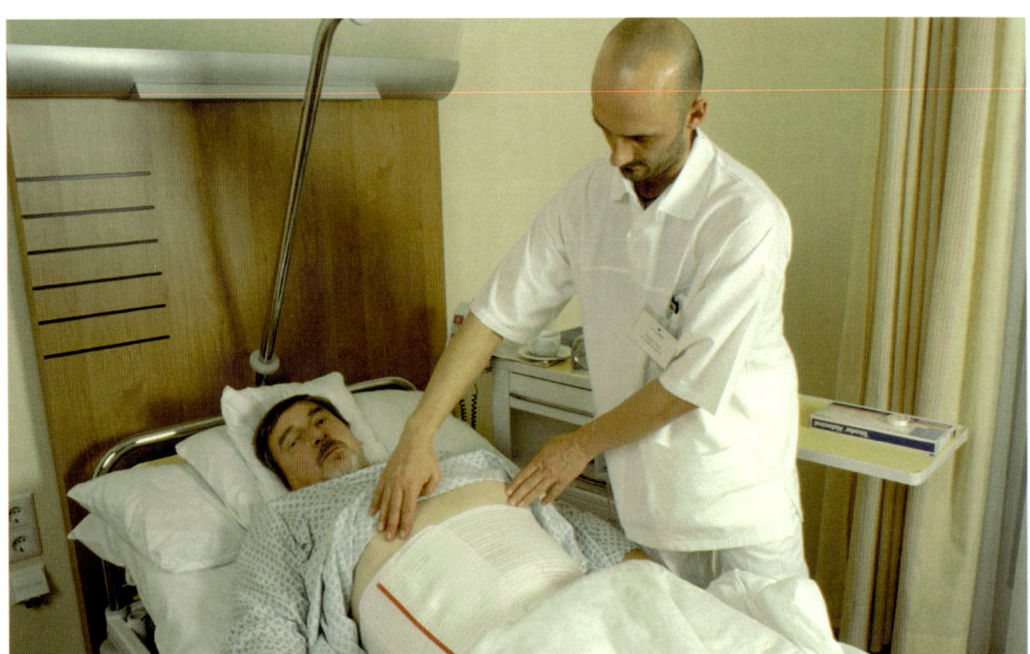

30.1 Allgemeines

Burkhard Paetz

D *Eine Hernie (griech.: hernos = Knospe) ist ein Weichteilbruch (Eingeweidebruch). Dies ist eine pathologische Ausstülpung des Bauchfelles (Peritoneum), in dem sich Bauchorgane finden (meist großes Netz, Fettanhängsel des Darmes oder Darmanteile).*

M *Eine Hernie besteht aus (Abb. 30.1):*
- *Bruchpforte (Muskel-Faszien-Lücke),*
- *Bruchsack (immer Peritoneum),*
- *Bruchinhalt (abdominelle Organe).*

Bruchpforte. Sie entspricht einer *Lücke in der Muskel- oder Faszienschicht* der Bauchwand, durch die sich der Bruch nach außen drängt. Meist handelt es sich um eine bereits bestehende Schwachstelle, an der die Bauchwand von anatomischen Strukturen durchquert wird. Zum Beispiel ist die Bruchpforte der indirekten Leistenhernie der Leistenkanal, in dem der Samenstrang verläuft. Eine Bruchpforte kann sich aber auch im Bereich von Operationsnarben (Narbenhernie) oder im Rahmen eines Traumas bilden.

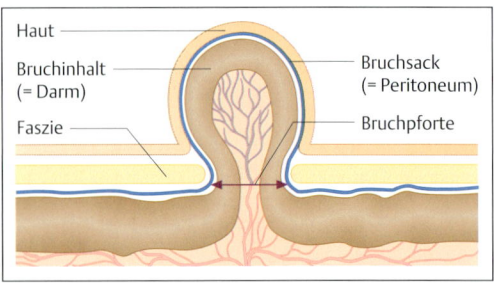

Abb. 30.1 Hernie. Der peritoneale Bruchsack stülpt sich durch die Bruchpforte in das Unterhautfettgewebe. Bruchinhalt ist hier eine Darmschlinge.

M Merke **P** Pflege **W** Wissen **B** Fallbeispiel **D** Definition

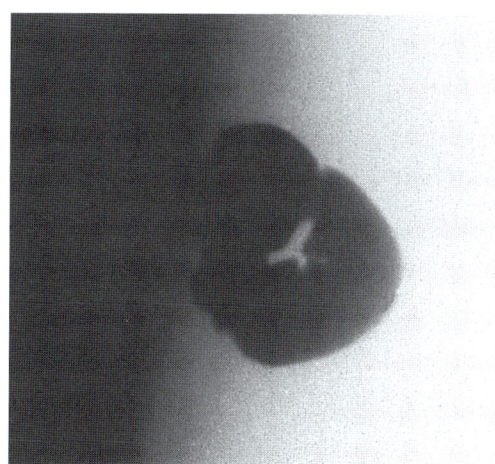

Abb. 30.2 Weichteilbruch. Hernie der vorderen Bauchwand. Kontrastmittelgefüllter Dünndarm als Bruchinhalt (Röntgenbild).

Bruchsack. Der Bruchsack aller Weichteilhernien besteht aus parietalem (wandständigem) Peritoneum. Die Ausstülpung des Bauchfells umschließt den Bruchinhalt. Im Bereich der Bruchpforte steht der Bruchsackhals in offener Verbindung mit der Bauchhöhle. Zur Außenwelt hin ist der Bruchsack von Unterhautfettgewebe und Haut bedeckt. Diese Schichten werden als Bruchhülle zusammengefasst.

Bruchinhalt. Lageverschiebliche Organe in der Nähe der Bruchpforte können durch diese in den Bruchsack schlüpfen und bilden dann den Bruchinhalt. Meist besteht dieser lediglich aus einem Fettzipfel, der vom großen Netz oder einem lipomatösen Anhängsel des Dickdarms (Appendix epiploica) stammt. Seltener, aber bedeutsamer ist es, wenn sich im Bruchsack Darm befindet (Abb. 30.2), weil dann die Stuhlpassage gestört sein kann.

Auch andere Organe können den Bruchinhalt bilden: bei Leisten- oder Schenkelhernien beispielsweise ein Ovar, der Wurmfortsatz oder Anteile der Harnblase.

Einteilung der Hernien

Weichteilbrüche können eingeteilt werden nach:
– Ursache,
– Lokalisation der Bruchlücke,
– Möglichkeit der Reposition.

Hernienursache. Man unterscheidet angeborene und erworbene Hernien.

Angeborene Hernie: Bruchpforte und Bruchsack sind schon bei der Geburt vorhanden. Diese Situation findet sich bei einigen (nicht allen) indirekten Leistenhernien, Nabel- oder Zwerchfellbrüchen.

Erworbene Hernie: Es kommt infolge einer anlagebedingten Bindegewebsschwäche zum Nachgeben des Stützgewebes (Muskel und Faszie). Begünstigt wird die Bildung der Hernie durch schweres Heben oder starkes Pressen.

Lokalisation der Bruchlücke. Man unterteilt äußere und innere Hernien.

Äußere Hernie: Die Bruchpforte liegt im Bereich der äußeren Bauchwand. Die meisten Brüche sind äußere Hernien.

Innere Hernie: Der Bruch ist von außen nicht sicht- oder tastbar (z. B.: Zwerchfellbrüche, Hernien in Lücken der Darmwurzel).

Reposition. Man unterscheidet reponible, irreponible und eingeklemmte Hernien.

Reponible Hernie: Die meisten Hernien sind nur zeitweilig von Bruchinhalt gefüllt. Die Vorwölbung kann spontan oder durch sanften Druck von außen verschwinden.

Irreponible Hernie: Wenn der Bruchinhalt im Verhältnis zur Bruchpforte zu voluminös wird (z. B. durch ödematöse Schwellung oder Stuhlfüllung einer Darmschlinge), kann die Hernie nicht zurückgedrängt werden.

Eingeklemmte (inkarzerierte) Hernie: Ist die Bruchpforte so eng, dass sie den Bruchinhalt wie einen Schnürring abquetscht (einklemmt), so kommt es zur Durchblutungsstörung der im Bruchsack enthaltenen Organe (Abb. 30.3).

(M) *Wenn der Darm eingeklemmt ist, kann eine inkarzerierte Hernie zu schwerwiegenden Komplikationen führen (s. u.).*

Sonderformen. Seltene Sonderformen der Hernie sind die Littré-Hernie und die Gleithernie.

Littré-Hernie oder „Darmwandbruch": Dieser Bruch kann bei kleiner Bruchpforte auftreten, wenn nur eine Seite des Darmrohres im Bruchsack einklemmt (Abb. 30.3 b). Die gegenüberliegende Darmwand bleibt außerhalb der Bruchpforte. Die Stuhlpassage ist nicht blockiert (kein Ileus), dennoch kann es zur Gangrän des inkarzerierten Darmabschnittes mit nachfolgender Peritonitis kommen.

Gleithernie: Eine Gleithernie (Abb. 30.3 c) liegt vor, wenn ein Organ derart in den Bruchsack „gleitet", dass es einen Teil der Bruchsackwand bildet.

Ursache

Während angeborene Hernien durch einen unvollständigen Schluss der Bauchdecken bedingt sind (z. B. Nabelschnurbruch, Zwerchfellhernie), ist die Ursache aller erworbenen Hernien eine *Bindegewebsschwäche* oder *erhöhter intraabdomineller Druck.* Dadurch kommt es an Stellen verminderter Bauchwandfestigkeit zur Ausbildung eines Weichteilbruches. Deshalb gelten als begünstigende Faktoren:

30

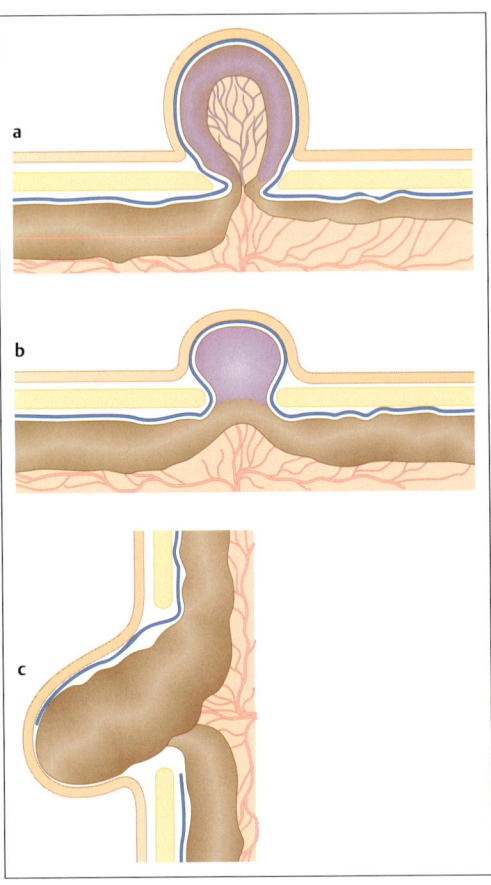

Abb. 30.3 Hernien.
a Inkarzerierte Hernie. Der Bruchinhalt (hier Darm) ist in der engen Bruchpforte eingeklemmt. Folge ist eine Unterbrechung der Stuhlpassage sowie eine Gangrän der eingeklemmten Schlinge durch Strangulation der versorgenden Blutgefäße.
b Littré-Hernie. Die Darmwand ist nur partiell inkarzeriert.
c Gleitbruch. Der Bruchsack ist allseits vom Peritoneum ausgekleidet. Teilweise bilden vorgefallene innere Organe die Wand des Brucksacks.

– akute oder chronische intraabdominelle Druckerhöhungen, z. B. bei schwerer körperlicher Arbeit, Spielen von Blasinstrumenten, chronischem Husten oder Obstipation,
– Patienten mit Laparotomienarbe nach einer Bauchoperation,
– intraabdominelle Volumenerhöhungen, z. B. Schwangerschaft, Aszites oder Tumoren.

Symptome

Typische Symptome einer Hernie sind:
– Die Patienten bemerken im Bereich der Bruchlücke eine *schmerzlose Schwellung*, die auf äußeren Druck verschwindet.

– Klassischerweise tritt die lokale Schwellung *beim Husten* oder *Niesen* (intraabdominelle Druckerhöhung) stärker hervor.
– Eventuell berichtet der Patient über *leichte ziehende Schmerzen* bei Bewegung, Stuhlgang oder körperlicher Belastung.
– Manchmal treten *Bauchschmerzen* oder *Verdauungsstörungen* auf.

Diagnostik

Die Diagnose einer *äußeren* Hernie kann meist durch die klinische Untersuchung gestellt werden: Im Bereich der Bruchlücke ist eine Schwellung tastbar, die durch leichten Druck in den Bauchraum verlagert werden kann. Bei unklarem Befund lässt sich eine Schwellung durch Husten oder Pressen provozieren. Zur Objektivierung ist die Sonografie geeignet.

Innere Hernien sind von außen nicht sicht- oder tastbar. Hier ist eine Diagnose nur durch Röntgenaufnahmen, NMR, CT oder Laparoskopie möglich.

Komplikationen

Die häufigste und gefährlichste Komplikation einer jeden Hernie ist die *Brucheinklemmung (Inkarzeration)*. Durch die Einklemmung kommt es zu Durchblutungsstörungen der im Bruchsack enthaltenen Organen (Abb. 30.3).

Besonders schwerwiegend ist die Situation, wenn Darm eingeklemmt ist. Die Stuhlpassage ist dann unterbrochen, was einen Darmverschluss *(mechanischer Ileus)* zur Folge hat.

Ferner nimmt die Darmwand durch die Ischämie Schaden. Schlimmstenfalls kommt es zur *Nekrose (Gangrän) der inkarzerierten Schlinge*, womit diese für Bakterien durchlässig wird. Die Darmkeime gelangen dann in die freie Bauchhöhle und es entsteht eine Bauchfellentzündung *(Durchwanderungsperitonitis)*.

 Folgende Symptome sprechen für eine inkarzerierte Hernie:
– *druckschmerzhafte, irreponible Bruchvorwölbung,*
– *lokale Entzündungszeichen: Rötung, Schwellung, Überwärmung,*
– *Zeichen des mechanischen Ileus: Erbrechen, Stuhl- und Windverhalt, abdominelle Schmerzen, Meteorismus, Hyperperistaltik,*
– *Zeichen der Peritonitis: Abwehrspannung, Fieber, evtl. Schockzustand.*

Allgemeine Therapierichtlinien

 Bei jeder Hernie besteht die Gefahr der Einklemmung.

Das Letalitätsrisiko einer nicht behandelten Hernie durch Inkarzeration ist weitaus größer als das der (prophylaktischen) Hernienoperation. Deshalb sollte jeder Bruch operativ beseitigt werden!

W *Ein Bruchband als Alternative zur Operation kann eine Einklemmung nicht sicher verhindern und führt häufig zu Hautschäden. Diese Behandlungsmethode ist nicht mehr zeitgemäß.*

Operationsprinzip. Abhängig von der Möglichkeit der Reposition gibt es unterschiedliche Operationsprinzipien.

Reponible Hernien: Der Eingriff erfolgt elektiv zu einem Wahlzeitpunkt. Der Bruchinhalt wird reponiert, wozu meist eine Eröffnung des Bruchsackes (Herniotomie) erforderlich ist. Danach wird die Bruchpforte durch Naht verschlossen (Hernioplastik).

Irreponible Hernien: Wenn keine Zeichen der Einklemmung (Inkarzeration) bestehen, kann die nicht reponible Hernie ebenfalls zu einem Wahlzeitpunkt operiert werden (kein Notfall).

Inkarzerierte Hernien: Sie sollen nicht reponiert werden. Bei diesen besteht die Gefahr, dass man den Bruch mitsamt dem zum Schnürring verengten peritonealen Bruchsackhals in die Bauchhöhle versenkt (Reposition „en bloc", **Abb. 30.4**). Der Bruch ist dann von außen

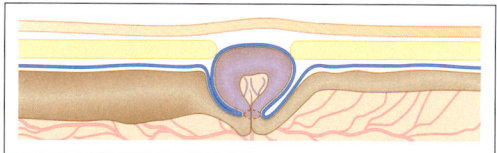

Abb. 30.4 Reposition en bloc. Bei der Reposition einer inkarzerierten Hernie besteht immer die Gefahr einer „Scheinreposition", womit die Einklemmung nicht beseitigt wird.

nicht mehr tastbar, die Strangulation wurde jedoch nicht beseitigt („Scheinreposition"). Bei inkarzerierten Hernien kann jede Stunde des Zuwartens zur Gangrän mit Folge einer lebensbedrohlichen Peritonitis führen! Je früher operiert wird, desto größer ist die Chance, dass sich der eingeklemmte Darm nach Lösung aus der Bruchpforte erholt und erhalten werden kann. Ist die inkarzerierte Darmschlinge hingegen bereits schwarzgangränös, so muss der Eingriff zur Laparotomie erweitert und der ischämische Darmabschnitt reseziert werden.

M *Die eingeklemmte Hernie muss als Notfall sofort operiert werden, um den ischämischen Schaden am Bruchinhalt möglichst gering zu halten! Es gilt der alte Merksatz für Chirurgen: „Über einem eingeklemmten Bruch darf die Sonne weder auf- noch untergehen."*

30.2 Spezielle Hernien

Burkhard Paetz

Nach der Lokalisation der Hernie unterscheidet man (**Abb. 30.5**):
– Leistenhernie (Hernia inguinalis),
– Schenkelhernie (Hernia femoralis),
– Nabelhernie (Hernia umbilicalis),
– Nabelschnurhernie (Omphalozele),
– epigastrische Hernie,
– Rektusdiastase,
– Narbenhernie,
– Zwerchfellhernie.

M *Etwa 75 % aller Hernien sind Leistenbrüche, 10 % Narbenhernien, 5 % Nabelbrüche und 5 % anderer Lokalisation.*

30.2.1 Leistenhernie

D *Als Leistenhernie (Hernia inguinalis) bezeichnet man einen Weichteilbruch mit Bruchpforte oberhalb des Leistenbandes.*

M *Die Leistenhernie ist der häufigste Bruch des Menschen (**Abb. 30.6**).*

Lokalisation der Bruchpforte

Je nach Lokalisation der Bruchpforte spricht man von *indirekten* oder *direkten* Leistenhernien. Die Bezeichnung richtet sich nach der Lage der Bruchpforte zu den epigastrischen Gefäßen. Die Leistenhernie kann angeboren oder erworben sein. Das männliche Geschlecht ist mit 10 : 1 bevorzugt betroffen.

Indirekte Leistenhernie. Die Bruchpforte liegt *lateral* des Gefäßstranges. Der Bruch tritt durch den schräg verlaufenden Leistenkanal (mit dem Samenstrang) nach außen. Man bezeichnet ihn deswegen als „indirekt". Er ist *meist angeboren* (kann aber auch erworben sein), weil der Bruchsack als peritoneale Ausstülpung oft schon bei der Geburt vorhanden ist (Folge des Hodendeszensus).

Direkte Leistenhernie. Wenn die Bruchpforte medial der epigastrischen Gefäße liegt, gelangt der Bruch unter Umgehung des Leistenkanals durch die dort

30

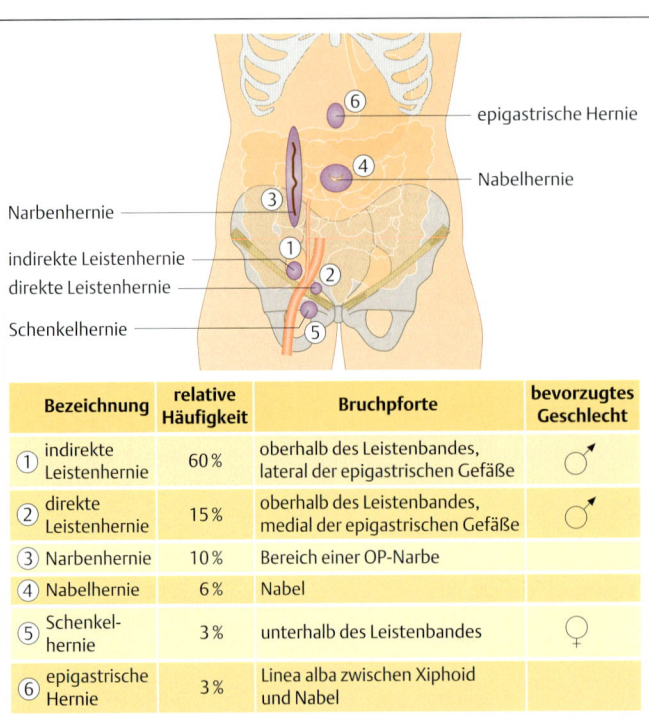

Abb. 30.5 **Hernien.** Lokalisation der wichtigsten Weichteilbrüche.

Narbenhernie
indirekte Leistenhernie
direkte Leistenhernie
Schenkelhernie

epigastrische Hernie
Nabelhernie

	Bezeichnung	relative Häufigkeit	Bruchpforte	bevorzugtes Geschlecht
1	indirekte Leistenhernie	60 %	oberhalb des Leistenbandes, lateral der epigastrischen Gefäße	♂
2	direkte Leistenhernie	15 %	oberhalb des Leistenbandes, medial der epigastrischen Gefäße	♂
3	Narbenhernie	10 %	Bereich einer OP-Narbe	
4	Nabelhernie	6 %	Nabel	
5	Schenkel-hernie	3 %	unterhalb des Leistenbandes	♀
6	epigastrische Hernie	3 %	Linea alba zwischen Xiphoid und Nabel	

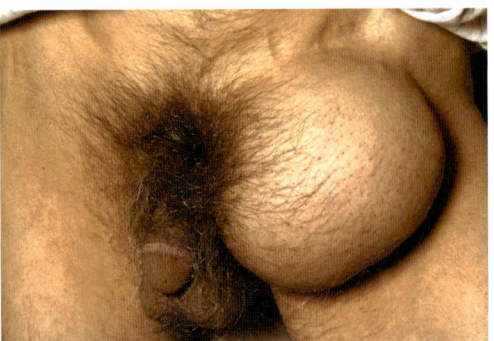

Abb. 30.6 **Leistenhernie.** Ungewöhnlich großer Leistenbruch links.

recht dünne Bauchdecke direkt nach außen. Diese Form der Leistenhernie ist *immer erworben* und befällt meist ältere Männer (Bindegewebsschwäche).

W *Sonderform der Leistenhernie: Bei Vorwölbung des Bruchsackes in das Skrotum spricht man von einer Skrotalhernie.*

M *Es gelten die Merksätze:*
MED: Mediale Hernien sind immer **e**rworben und **d**irekt.
LIA: Laterale Hernien sind **i**ndirekt und meist **a**ngeboren.

Therapie

Wegen der Gefahr der Einklemmung besteht auch bei komplikationslosen Leistenhernien grundsätzlich eine Operationsindikation. Diese kann (je nach Methode) meistens in Lokalanästhesie und ambulant durchgeführt werden. Es konkurrieren eine Vielzahl von OP-Methoden.

M *Die Leistenhernien-OP ist einer der häufigsten chirurgischen Eingriffe in Deutschland.*

Offene Nahtverfahren ohne Netz. *Prinzip:* Hautschnitt im Leistenbereich. Direkter Verschluss der Bruchpforte durch Nähte. Lokalanästhesie möglich.
Ein gebräuchliches Verfahren ist die *Shouldice-Operation*: Hier wird eine Doppelung der Fascia transversalis durchgeführt.

W *Edoardo Bassini (italienischer Chirurg 1844–1924) hat 1887 die erste OP-Methode für den Leistenbruch beschrieben (Bassini-Operation). Das Verfahren ist veraltet.*

Offene Netzimplantation. *Prinzip:* Hautschnitt im Leistenbereich. Diese Techniken verzichten auf einen direkten Nahtverschluss. Die Bruchpforte wird stattdessen durch die Implantation eines resorbierbaren oder nicht resorbierbaren Kunststoffnetzes abgedeckt.

30

Lokalanästhesie meistens möglich. Anwendung beson-
ders bei *Rezidivhernien*. Gebräuchliche Verfahren sind:
- OP nach Lichtenstein,
- OP nach Wantz oder nach Stoppa.
- Plug Repair (Implantation eines Kunststoffhütchens
  auf den Bruchsack mit zusätzlichem Netz darüber).

Laparoskopische Netzimplantation. *Prinzip:* kein
Leistenschnitt, sondern nur Punktionslöcher für die
endoskopischen Instrumente in der vorderen Bauchhaut (minimal-invasive Chirurgie). Auch diese Techniken verzichten auf einen direkten Nahtverschluss. Die
Bruchpforte wird mit einem Kunststoffnetz spannungsfrei verschlossen. Das Netz wird auf endoskopischem
Wege mit Metallklammern oder Fibrinkleber an der
vorderen Bauchwand fixiert. Eine Vollnarkose ist erforderlich.
Gebräuchliche Verfahren sind:
- *TEP* (total extraperitoneale Prothesenimplantation),
- *TAPP* (transabdominelle präperitoneale Prothesenimplantation).

**Bewertung der Operationsmethoden beim Leisten-
bruch.** Die offene OP ohne Implantation von Kunststoff
ist der Standard für den Primäreingriff bei jüngeren
Menschen (bis ca. 45 J.). Die laparoskopischen Verfahren mit Netzeinbringung sind weltweit auf dem Vor-
marsch und stellen bei älteren Patienten und Rezidiv-
eingriffen das Verfahren der Wahl dar.

P **Beobachtung.** *Vereinzelt beobachtet man
postoperativ eine leichte Hoden- oder Skrotalschwellung. Diese entsteht durch die Einengung der
Bruchpforte. Immer ist jedoch der Arzt zu informieren,
weil bei zu enger Bruchpforte eine operative Erweiterung
erfolgen muss, um den Hoden vor dauerhaften Schäden
(Hodenatrophie) zu bewahren.*

Komplikationen
Diese sind insgesamt gesehen recht selten:
- Einengung oder Verletzung des Samenstranges und/
  oder der versorgenden Gefäße können *Fertilitätsstörungen* oder *Hodenatrophie* zur Folge haben.
- Verletzung von Gefäßen mit der Gefahr der *Nachblutung.*
- *Nervenschädigungen* können zu chronischen Leisten-
  schmerzen oder Sensibilitätsstörungen führen.
- Die häufigste Spätkomplikation ist das *Hernien-
  rezidiv* (zwischen 1 % und 7 %).

B **Fallbeispiel inkarzerierte Leistenhernie:** *Herr
Bruch (54) ist etwas adipös und hat seit mehreren
Wochen eine Schwellung im Bereich der rechten Leiste
bemerkt, die an Größe in den letzten Tagen etwas zugenommen hat. Seit einem Tag sind zusätzlich Schmerzen
sowie eine deutliche Rötung hinzugetreten. Ferner hat
Herr Bruch wiederholt erbrochen. Durch den Hausarzt
wurde der Patient unter der Diagnose einer „eingeklemmten" Leistenhernie stationär eingewiesen. In der
Klinik erfolgte der Versuch einer manuellen Reposition, die
erst nach wiederholten Versuchen gelang. Herr Bruch
wurde zur Beobachtung und späteren elektiven Operation
stationär aufgenommen. Einige Stunden später klagte er
über zunehmende Bauchschmerzen und Übelkeit. Bei
der klinischen Untersuchung fand sich eine deutliche
Abwehrspannung der Bauchmuskeln. Der Stationsarzt
hörte bei der Auskultation mit seinem Stethoskop eine
„hochgestellte Peristaltik", also eine verstärkte Darm-
motorik, wie bei einem mechanischen Ileus. Es wurde die
Indikation zur sofortigen Operation gestellt. Es zeigte sich,
dass eine Reposition en bloc vorlag. Der inkarzerierte
Dünndarm erholte sich intraoperativ schnell, sodass eine
Darmresektion nicht erforderlich war.*

30.2.2 Schenkelhernie

D *Eine Schenkelhernie (Hernia femoralis) ist eine
Hernie mit Bruchpforte unterhalb des Leistenbandes, an der Durchtrittstelle der Femoralgefäße.*

Ursache und Therapie
Dieser Weichteilbruch ist immer *erworben* und betrifft
häufiger das weibliche Geschlecht (4 : 1).
Die Therapie besteht im operativen Verschluss der
Bruchlücke durch die *McVay-Operation*.

30.2.3 Nabelhernie

D *Eine Nabelhernie (Hernia umbilicalis) ist ein
angeborener oder erworbener Bruch im Bereich
des Nabels (Umbilikus), oft auch unmittelbar daneben
(paraumbilikale Hernie).*

Therapie
Der kleine Nabelbruch des Säuglings bildet sich in 90 %
der Fälle innerhalb des 1. Lebensjahres spontan zurück.
Er wird deshalb nicht operiert, sondern mit einem
Nabelpflaster reponiert gehalten.
Bei Einklemmung und älteren Patienten erfolgt ein
operativer Bruchpfortenverschluss, wobei die Nabel-
grube aus kosmetischen Gründen erhalten wird.

30.2.4 Nabelschnurhernie

D *Eine Nabelschnurhernie (Omphalozele) ist ein
Eingeweideprolaps des Neugeborenen (Abb. 30.7).
Der Bruchsack besteht aus Peritoneum, aus einer dünnen
Schicht von Nabelschnurgewebe und aus Amnionepithel.*

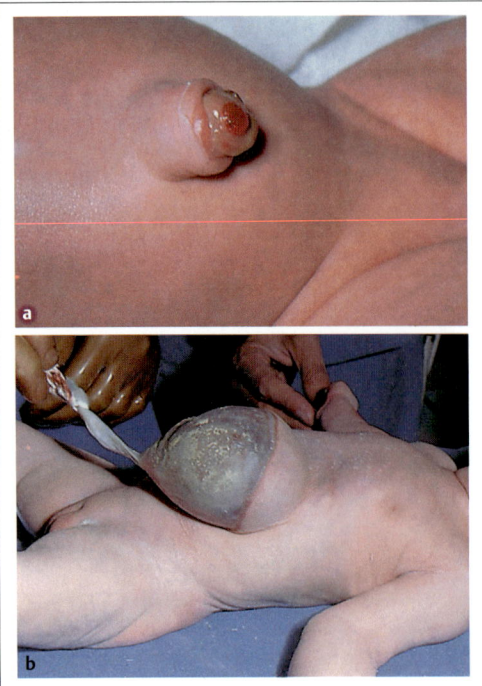

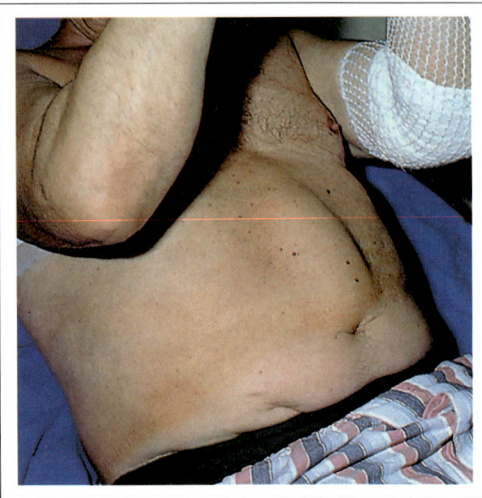

Abb. 30.8 **Rektusdiastase.** Der Bauchdeckenbruch wird bei Anspannung der Bauchmuskeln sichtbar.

Therapie

Die Therapie besteht im operativen Bruchpfortenverschluss durch Einzelknopfnähte.

30.2.6 Rektusdiastase

D *Als Rektusdiastase bezeichnet man das erworbene Auseinanderweichen (Diastase) der beiden geraden Bauchmuskeln (Musculi recti) oberhalb des Nabels oder über die gesamte Länge (Abb. 30.8).*

Therapie

Wegen der sehr großen Bruchpforte gibt es keine Einklemmung, allenfalls Beschwerden bei körperlicher Arbeit. Therapeutisch ist Bauchmuskeltraining zu empfehlen, eine Behandlung (Leibbinde) ist nur in Ausnahmefällen erforderlich, eine Operation (Faszienraffung) nur selten indiziert.

30.2.7 Narbenhernie

D *Eine Narbenhernie ist ein Bruch im Bereich einer alten Operationsnarbe (Abb. 30.9).*

Ursache

Die Faszienschicht ist für die Festigkeit einer Laparotomienarbe von entscheidender Bedeutung. Die Narbenhernie entsteht, wenn die beim schichtweisen Bauchdeckenverschluss vernähten Faszienränder später (nach Wochen bis Monaten) auseinanderweichen.

Narbenhernien finden sich gehäuft bei zu früher mechanischer Beanspruchung (schwere körperliche Arbeit vor Ablauf der 3-Monats-Frist) und bei Diabetikern.

Abb. 30.7 **Nabelschnurhernie.**
a Kleine Omphalozele, 10 Tage alter Säugling.
b Große Omphalozele, 2 Tage alter Säugling.

Nach außen ist der Bruchsack nicht von Haut umgeben (deshalb kein echter Bruch).

Therapie

Bei der Nabelschnurhernie besteht eine große Rupturgefahr des Bruchsackes. Nicht selten geschieht dies intrauterin oder bei der Geburt, die im Bruchsack enthaltenen Organe (Darm, evtl. Leber) liegen dann frei. Wegen der Rupturgefahr muss baldmöglichst eine plastische operative Deckung der Bruchpforte erfolgen. Bis zur Operation muss der Bruchsack zur Verhinderung einer Infektion steril eingepackt werden (z. B. steriler Plastiksack).

W *Fehlt der Bruchsack von vornherein, so handelt es sich um eine Gastroschisis. Hier liegt ein Teil der Abdominalorgane, meist der gesamte Darmkanal, außerhalb der Bauchhöhle.*

30.2.5 Epigastrische Hernie

D *Eine epigastrische Hernie ist ein erworbener Bruch in der senkrecht verlaufenden Mittellinie (Linea alba) zwischen Schwertfortsatz und Nabel (Epigastrium = Oberbauch).*

30

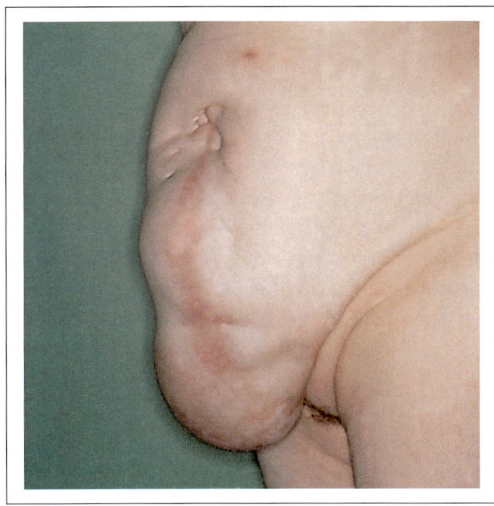

Abb. 30.9 Narbenhernie. Weichteilbruch im Bereich einer alten Narbe nach medianer Laparotomie.

W *Öffnet sich die Faszienschicht einer Laparotomie-wunde schon in den ersten postoperativen Tagen, so reißen auch die anderen Schichten mit auf. Es handelt sich dann um einen Platzbauch oder eine subkutane Dehiszenz (Abb. 8.4 u. 8.5).*

Therapie

Offene OP. Bei kleinen Hernien erfolgt der Verschluss durch erneute operative *Fasziennaht* oder *Fasziendop-pelung*. Bei größeren Hernien hat sich dieses Verfahren nicht bewährt, weil die Nähte zu stark unter Spannung stehen. Da ist es besser, die Bruchpforte mit einem synthetisch hergestellten Kunststoffnetz zu verschließen. Am gebräuchlichsten ist Polypropylen, ein nicht resorbierbares alloplastisches Material. Je nach Position der Netzprothese unterscheidet man 3 Verfahren (**Abb. 30.10**). Die retromuskuläre Netzplastik *(Sublay-Technik)* hat derzeit die besten Ergebnisse.

Laparoskopische Technik. Der Zugang zur Bauchhöhle erfolgt über einige 1 cm kleine Inzisionen. In diese werden Metallhülsen (Trokare) eingebracht, über die eine Netzprothese vom Inneren der Bauchhöhle unter den Bauchmuskeln zum Verschluss der Hernie fixiert wird.

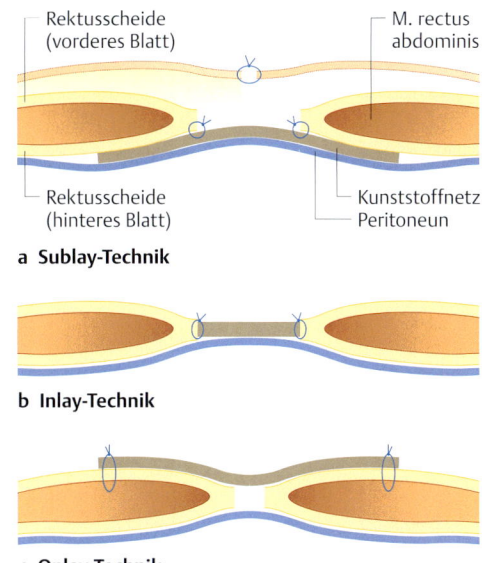

a Sublay-Technik

b Inlay-Technik

c Onlay-Technik

Abb. 30.10 Therapie von Narbenhernien. Die Bruchpforte wird mit einem Kunststoffnetz verschlossen. Dieses kann hinter (a), zwischen (b) oder vor (c) die geraden Bauchmuskeln platziert werden.

30.2.8 Zwerchfellhernie

D *Eine Zwerchfellhernie ist ein angeborener oder traumatisch erworbener Bruch von Abdominal-organen in den Thorax durch eine Zwerchfelllücke (innere Hernie).*

Häufigkeit und Therapie

Abgesehen von den relativ häufigen Hiatushernien (Kap. 20.2.4) sind Zwerchfellhernien selten.

Bei Beschwerden erfolgt eine operative Korrektur von abdominal oder thorakal.

W *Eine angeborene Zwerchfellhernie kann wegen der Verdrängung der Thoraxorgane Minuten bis Stunden nach der Geburt zu Atemnot und Zyanose führen. Es handelt sich um einen chirurgischen Notfall, der sofort operiert werden muss!*

30

P 30.3 Pflege von Menschen mit Hernien-OP

Christiane Becker

Die Hernien können verschiedene Größen haben. So schränken kleinere Hernien den Patienten kaum ein, haben sie „Kindskopfgröße" sind die Patienten stark in ihrer Selbstständigkeit beeinträchtigt. Bei einer inkarzerierten Hernie muss sofort operiert werden.

30.3.1 Präoperative Pflege

Exemplarisch für eine Leisten- und Schenkelhernie gelten folgende präoperative Maßnahmen:
- Rasur ab 10 cm oberhalb des Bauchnabels, Schambehaarung bis zur Oberschenkelmitte am Operationstag,
- flüssige Kost am Vortag der Operation,
- Laxanziengabe oder Reinigungseinlauf am Abend vor der OP.

30.3.2 Postoperative Pflege

Grundsätzlich besteht nach einer operativen Versorgung ein hohes Rezidivrisiko. Pflegerelevante Maßnahmen sind Lagerung, Wundversorgung, Kostaufbau, Mobilisation und Rezidivprophylaxe.

Lagerung. Sowohl zur Schmerzreduktion als auch zur Entlastung der Bauchdecke wird der Patient mit leicht erhöhtem Oberkörper und Unterstützung der Beine bauchdeckenentlastend gelagert. Ein auf ärztliche Anordnung im Wundbereich aufgelegter Sandsack kann einem Hämatom entgegenwirken. Zur Verhinderung einer häufig auftretenden Skrotalschwellung, wird das Skrotum auf ein Hodenbänkchen gelagert oder ein Suspensorium angelegt.

M *Liegt bereits eine Schwellung vor, ist der Arzt zu informieren. Eine zu enge Bruchpforte kann zu Durchblutungsstörungen der Hoden und damit zur Hodenatrophie führen.*

Wundversorgung. Eine eingelegte Redondrainage wird meist am 2. postoperativen Tag gezogen. Die Fäden oder Klammern werden am 6.–10. Tag entfernt. Da der Patient ambulant operiert oder schon früher entlassen wird, erfolgt dies häufig durch den Hausarzt.

Kostaufbau. Der Patient bekommt i. d. R. am 1. postoperativen Tag leichte Kost. Wurde aufgrund einer Inkarzeration ein Darmteil reseziert, wird mit dem Kostaufbau bis zum Einsetzen der Darmperistaltik gewartet.

Mobilisation. Am Abend des Operationstages, bzw. 6–8 Stunden nach der Operation, kann der Patient meist schon mobilisiert werden. Bei hohem Rezidivrisiko wird mit der Mobilisation länger gewartet (je nach ärztlicher Anordnung).

W *Bewegungen, die den intraabdominellen Druck erhöhen, erhöhen auch das Rezidivrisiko. Leiten Sie daher den Patienten an, beim Husten oder Niesen mit der Hand Gegendruck auf die Wunde auszuüben. Leiten Sie eine Obstipationsprophylaxe ein, um ein Pressen beim Stuhlgang zu reduzieren.*

Entlassungsberatung. Der Patient ist darüber zu informieren, dass er sich in den ersten Wochen körperlich nicht schwer belasten sollte. Nach ca. 2 Wochen sind leichte körperliche Anstrengungen wie gelegentliches Heben und Tragen von Gewichten unter 10 kg, Schwimmen und Wandern erlaubt. Je nach beruflicher Tätigkeit ist auch die Aufnahme der Arbeit erst nach Ablauf dieser Frist wieder möglich. Sportarten, die mit einer mittleren bis schweren körperlichen Belastung einhergehen (Joggen, Fahrrad fahren), sollten erst nach 2–3 Wochen wieder aufgenommen werden.

31 Erkrankungen der Venen

Burkhard Paetz

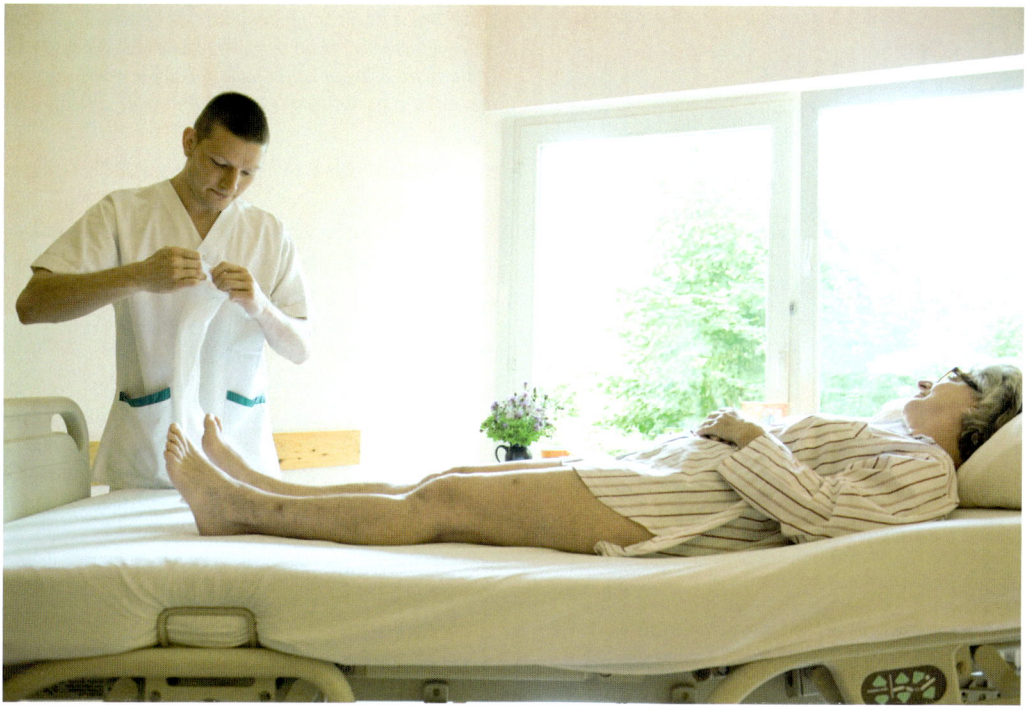

31

Die Venen der Extremitäten sind mit *Venenklappen* ausgestattet, die wie ein Ventil wirken. Dadurch kann das Blut normalerweise nur von distal nach proximal in Richtung Herz fließen.

Die Venen am Bein erkranken häufiger als die am Arm, weil die Beinvenen einer größeren Belastung durch die Schwerkraft ausgesetzt sind.

Am wichtigsten für den Blutrückstrom im Bein sind die *tiefen* Venen (Femoralvene, Popliteavene), die im In-neren neben den Arterien liegen. Die *oberflächlichen* Venen (V. saphena magna und V. saphena parva) liegen im Subkutangewebe. Die Verbindungsvenen zwischen tiefem und oberflächlichem Venensystem bezeichnet man als *Perforatorvenen*, weil sie die Muskelfaszie durchqueren (perforieren). Auch die Perforatorvenen haben Venenklappen, damit das Blut in ihnen nur von außen nach innen fließt (Abb. 31.1).

31.1 Varikosis

D Als Varikosis bezeichnet man die krankhafte *Erweiterung des oberflächlichen Venensystems am Bein. Man spricht auch von Krampfadern oder Varizen.*

Ursache

Voraussetzung für eine Varikosis sind insuffiziente (schlussunfähige) Venenklappen. Bei funktionslosem Klappenapparat strömt das Blut in den betroffenen Venen in falscher Richtung (Abb. 31.1), d. h. in der V. saphena nach unten (der Schwerkraft folgend) statt nach oben. Folge ist ein Blutstau in der V. saphena magna, der zur sichtbaren Venenerweiterung führt (Abb. 31.2). Bei einer Insuffizienz der Perforatorvenen fließt das Blut in ihnen nach außen statt nach innen.

M Merke **P** Pflege **W** Wissen **B** Fallbeispiel **D** Definition

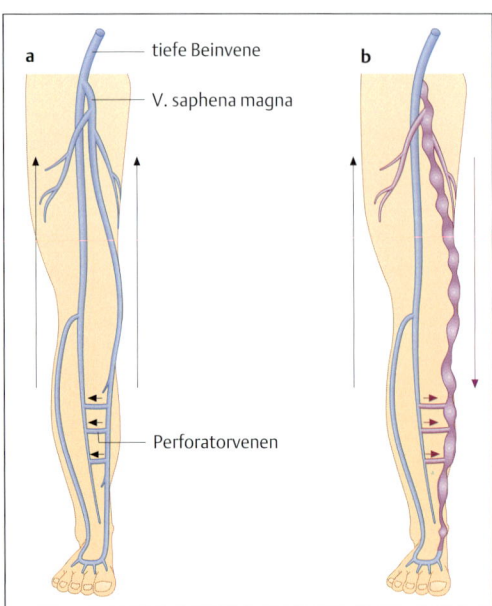

Abb. 31.1 Varikosis.
a Normalerweise fließt das Blut in der subkutanen V. saphena magna von unten nach oben, wobei ein Teil über Verbindungsgefäße (Perforatorvenen) von außen nach innen in das tiefe Venensystem strömt.
b Bei typischer Varikosis sind die Venenklappen in der V. saphena magna und den Perforatorvenen defekt, sodass sich der Blutstrom in diesen Gefäßen umkehrt. Folge ist ein Blutstau in der V. saphena magna mit chronisch venöser Insuffizienz.

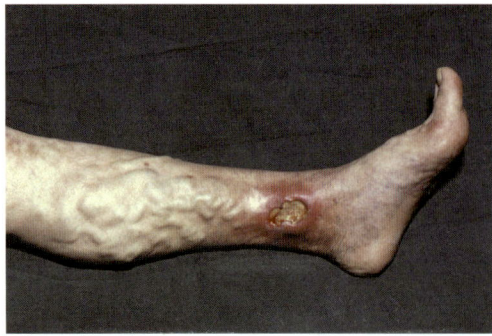

Abb. 31.2 Varikosis. Krampfadererkrankung der V. saphena magna (Stamm- und Seitenastvarikosis) mit Ulcus cruris.

Ursache der primären Varikosis ist eine anlagebedingte Bindegewebsschwäche, wobei Adipositas, Bewegungsmangel und frühere Schwangerschaft begünstigende Faktoren sind. Frauen sind deutlich häufiger betroffen als Männer.

W *Die sekundäre oder postthrombotische Varikosis ist eine weitaus seltenere Varikosisform. Hier ist eine tiefe Venenthrombose Ursache der Varizen. Das oberflächliche Venensystem fungiert als Umgehungskreislauf*

(Kollateralgefäß), was zu einer stärkeren Beanspruchung und Dilatation der V. saphena mit Klappeninsuffizienz führt.

Symptome

M *Meist ist die V. saphena magna betroffen, die vom Innenknöchel an der Medialseite des Beines zur Leiste zieht. Seltener ist die V. saphena parva erweitert, die dorsal vom Außenknöchel zur Kniekehle verläuft.*

Eine Varikosis kann in verschiedenen Ausprägungen vorliegen:
– *Stammvarikosis:* variköse Erweiterung des Hauptstammes der gesamten V. saphena magna (oder parva),
– *Seitenastvarikosis:* Erweiterung größerer klappeninsuffizienter Abzweigungen,
– *Perforatorinsuffizienz:* Erweiterung der Verbindungsvenen zwischen tiefem und oberflächlichem Venensystem,
– *Besenreiservarizen:* kleine, nur wenige Millimeter messende Venenerweiterungen (haben lediglich kosmetische Bedeutung).
Die Beschwerden können auch bei ausgeprägter Stammvarikosis fehlen oder nur gering sein:
– die erweiterte Vene ist als geschlängeltes Gefäß unter der Haut sicht- und tastbar,
– gelegentliches *Schweregefühl* und *Schmerzen* in den Beinen,

W *Der Begriff „Krampfader" leitet sich von mittelhochdeutsch „krumme Ader" ab, nicht vom krampfartigen Schmerz.*

Diagnostik
Die Klappeninsuffizienz der oberflächlichen Venen wie auch die Durchgängigkeit der tiefen Venen wird durch *Farbduplexsonografie* oder *Phlebografie* objektiviert (**Abb. 31.3**).

Komplikationen
Blutstau und Druckbelastung in der V. saphena begünstigen verschiedene Folgeschäden, die man als *chronisch-venöse Insuffizienz* zusammenfasst:
– Stauungsödem am Innenknöchel,
– Venenentzündung (Thrombophlebitis),
– Hautatrophie mit Pigmentstörung,
– Ulcus cruris (**Abb. 31.2**).

M *Das Ulcus cruris (Unterschenkelgeschwür = „offenes Bein") ist die schwerste Komplikation der Varikosis.*

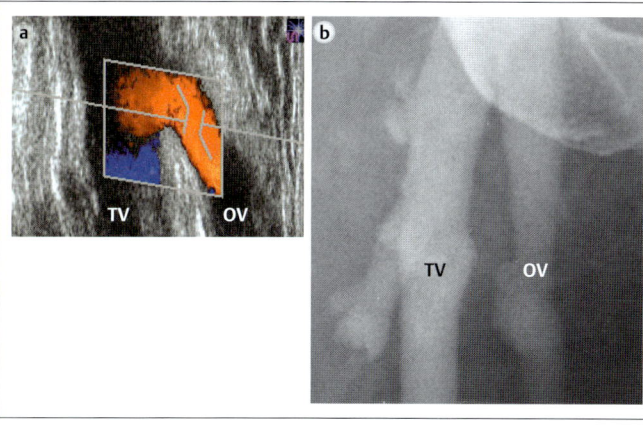

Abb. 31.3 Diagnostik bei Varikosis.
Krankhafter Rückfluss des Blutes vom
tiefen Venensystem (TV) in das oberflächliche Venensystem (OV), hier in die
V. saphena magna in der Leiste.
a Duplexsonografie
b Phlebografie.

Das venöse (durch Varizen bedingte) Ulcus cruris ist unmittelbar oberhalb des Innenknöchels lokalisiert, wo
der hydrostatische Druck in der klappeninsuffizienten
V. saphena magna am größten ist.

W *Ein Ulcus cruris kann auch durch arterielle
Verschlusskrankheit oder eine diabetische
Mikroangiopathie bedingt sein.*

Konservative Therapie
Konservativ therapeutische Maßnahmen sind:
– Vermeidung von begünstigenden Faktoren
  (Adipositas, viel Stehen),
– Kompressionsbehandlung (Kompressionsverband,
  Kompressionsstrümpfe oder -strumpfhosen, **Abb.
  31.4**).

P **Beratung.** *Für Patienten mit Varizen gilt die 3 S,
3 L-Regel:*
– *„**S**itzen und **S**tehen ist **s**chlecht,*
– *lieber **l**aufen und **l**iegen.“*

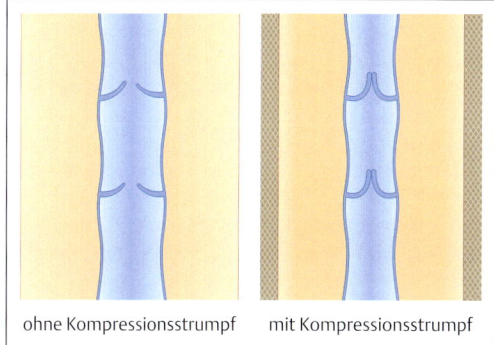

ohne Kompressionsstrumpf   mit Kompressionsstrumpf

Abb. 31.4 Varikosis. Unter Kompression sind die Venenklappen wieder schlussfähig.

Operative Therapie

W *Die Vena saphena magna ist ein kostbares körpereigenes „Ersatzteil“, das in der rekonstruktiven
Arterienchirurgie z. B. für einen aortokoronaren oder
femoropoplitealen Bypass Verwendung findet. Deshalb
werden bei der Krampfaderoperation gesunde Venen-
anteile erhalten und nur die varikösen (für einen Bypass
nicht verwertbaren Bezirke) entfernt.*

M *Eingriffe an Krampfadern müssen laut Gesetzgeber
ambulant durchgeführt werden (vgl. Kap. 2).*

Krampfaderoperationen gehören zu den häufigsten
Operationen überhaupt. Deshalb hat die Industrie erhebliches Interesse an der Neuentwicklung von alternativen Methoden, die mit den Argumenten von besseren
kosmetischen Ergebnissen und kürzerer Arbeitsunfähigkeit um die Gunst der Patienten (und Ärzte) werben.
Es gibt aber kein Verfahren, das für alle Patienten das
Beste ist. Derzeit sind folgende Behandlungsmethoden
aktuell.

M *Der Venenverlauf wird vor der Operation am
stehenden Patienten unter duplexsonografischer
Kontrolle auf der Haut des Patienten angezeichnet, um die
intraoperative Auffindung zu erleichtern.*

Babcock-Operation. Auch als Venenstripping oder
Venenexhairese (**Abb. 31.5**) bezeichnet. Klassisches Operationsverfahren bei Varikosis. Der erkrankte Teil der
V. saphena magna (bzw. parva) wird auf eine spezielle
Plastik- oder Metallsonde aufgefädelt, wozu ein kleiner
Schnitt in der Leistenfalte und ein weiterer am Unterschenkel erforderlich sind. Dann wird die Sonde mitsamt der Vene durch das Unterhautfettgewebe herausgezogen („gestrippt“).

31

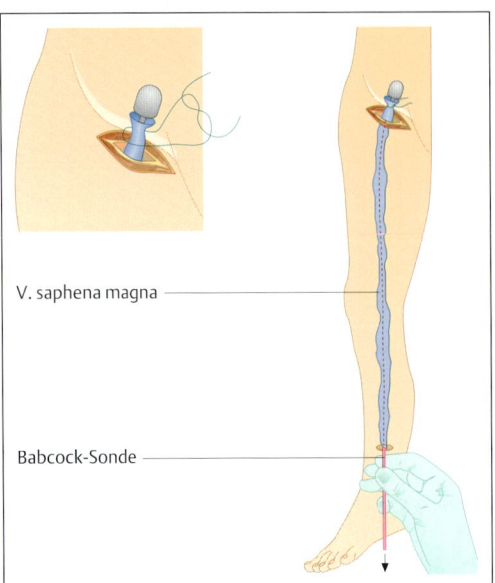

V. saphena magna

Babcock-Sonde

Abb. 31.5 Venenstripping nach Babcock. Die V. saphena magna wird auf eine Sonde aufgefädelt, an deren Kopf verknotet und dann herausgezogen.

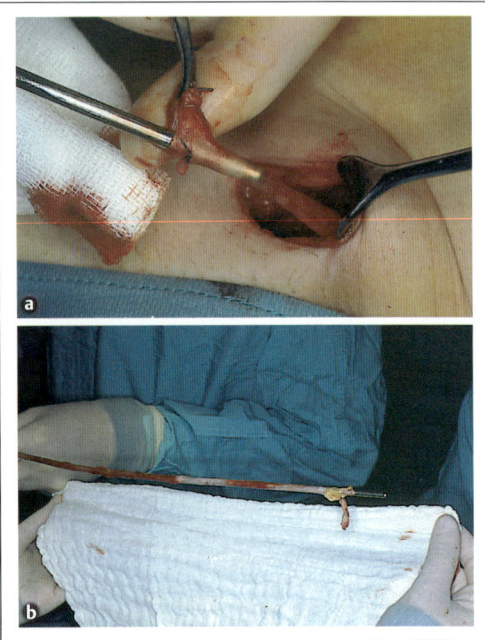

Abb. 31.6 Kryostripping.
a Über den Leistenschnitt wird die Kryosonde in die Vene eingeführt und bis zum Unterschenkel vorgeschoben.
b Nach dem Herausziehen der Sonde („Stripping") haftet die gesamte V. saphena auf der Sonde.

Kryostripping. Prinzip wie bei der Babcock-Operation. Die Vene wird durch lokale Vereisung an einer Metallsonde fixiert (Abb. 31.6). Deshalb ist eine distale Inzision am Unterschenkel nicht erforderlich, was kosmetische Vorteile hat.

Endovenöse Stammvenenbehandlung. Nach Punktion der erkrankten V. saphena magna unterhalb des Knies wird eine spezielle Sonde unter sonografischer Kontrolle (Farbduplex) bis zur Leiste vorgeschoben. Beim langsamen Zurückziehen der Sonde wird über die Sondenspitze Energie in Form von Laserstrahlen oder Radiowellen abgegeben, wodurch die Vene thrombosiert und vernarbt. Funktionell ist die Stammvene damit verschlossen, auch wenn sie nicht entfernt (gestrippt) wurde. Ein Schnitt in der Leiste erfolgt nicht.

Perforatordissektion. Durchtrennung insuffizienter Perforatorvenen. Diese erfolgt durch einen Hautschnitt über dem Perforator oder bei schlechten Hautverhältnissen (Ulkus cruris) endoskopisch (*endoskopische Perforatordissektion*).

CHIVA-Methode. Die Operationsmethode kommt aus Frankreich (CHIVA = cure conservatrice et hémodynamique de l'insuffisance veineuse en ambulatoire). Seitenäste der Vena saphena werden ligiert, um den venösen Blutstrom umzuleiten. Der Hauptstamm der insuffizienten Vene wird *nicht* gestrippt.

Verödung. Die perkutane Injektion eines flüssigen Sklerosierungsmittels (Äthoxysklerol) in die variköse

Vene ist für kleinere Venenerweiterungen (z. B. Seitenastvarikosis, Besenreiser) geeignet.

Schaumsklerosierung. Das Verfahren entspricht der Verödung. Das flüssige Verödungsmittel wird mit Luftblasen aufgeschäumt und dann in die erweiterte Vene injiziert.

Transkutane Laserbehandlung. Besenreiservarizen können aus kosmetischer Indikation durch Laserapplikation durch die Haut beseitigt werden. Eine Venenpunktion erfolgt nicht.

P *Postoperative Kontrollen.* Im OP wird ein Kompressionsverband angelegt. Klagt der Venenoperierte postoperativ über Beschwerden im operierten Bein, so ist abzuklären, ob dies nicht durch einen zu fest sitzenden Verband verursacht ist. Deshalb muss der Arzt verständigt und der Verband evtl. gelockert bzw. neu angelegt werden. Varizenpatienten werden üblicherweise am 1. postoperativen Tag zu einer Kontrolluntersuchung einbestellt (klinischer Befund, evtl. Verbandwechsel, Antithrombosespritze). Zu Hause muss der Patient einen individuell angemessenen Kompressionsstrumpf (Klasse 2) je nach Befund für 2–4 Wochen tragen.

W *Infos zu Fragen von Patienten zu Venenoperationen finden Sie unter www.gefaesszentrum-bremen.de*

31

31.2 Oberflächliche Thrombophlebitis

D *Als oberflächliche Thrombophlebitis bezeichnet man den thrombotischen Verschluss oberflächlicher Venen im Unterhautfettgewebe mit lokaler Entzündung. Man spricht auch von oberflächlicher Venenthrombose oder Venenentzündung.*

Ursache

M *Die Thrombophlebitis entsteht bevorzugt bei Krampfader-Patienten in den oberflächlichen varikös erweiterten Beinvenen.*

Weitere Risikofaktoren sind:
– hohes Alter,
– Übergewicht,
– Immobilisation,
– Schwangerschaft,
– orale Kontrazeptiva.

P *Beobachtung.* Der venöse Verweilkatheter am Arm kann ebenfalls zu einer Venenreizung führen (Abb. 31.7). Über die Punktionsstelle in der Haut ist eine Infektion möglich (bakterielle Thrombophlebitis).

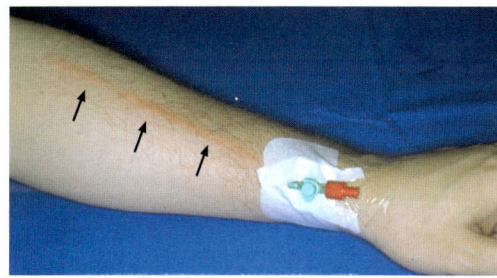

Abb. 31.7 Thrombophlebitis. Oberflächlicher, geröteter Venenstrang nach Infusionsbehandlung.

Symptome und Diagnostik
Die betroffene subkutane Vene ist als geröteter, derber und druckempfindlicher Strang sicht- und tastbar. Darüber hinaus findet sich eine lokale Schwellung über der betroffenen Vene.

M *Bei der oberflächlichen Thrombophlebitis findet sich nur eine lokale Schwellung (nie der ganzen Extremität), weil die für den Blutabstrom entscheidenden tiefen Venen offen sind.*

Die *Duplexsonografie* zeigt das Ausmaß der oberflächlichen Thrombosierung und klärt, ob das tiefe Venensystem betroffen ist.

Therapie
Die oberflächliche Venenentzündung hat fast immer einen *gutartigen* Verlauf und heilt im Allgemeinen ohne nennenswerte Dauerfolgen ab.

P *Lokale Behandlung.* Lokale Salbenbehandlung (z. B. Hirudoid, Thrombophob, Hepathrombin) und ein Kompressionsverband sind meistens ausreichend.

Zusätzlich kann ein Antiphlogistikum (z. B. Diclophenac mit antientzündlicher und analgetischer Wirkung) verabreicht werden.
Antikoagulation. Bei drohender Ausdehnung auf das tiefe Venensystem oder speziellen Risikofaktoren ist eine Blutverdünnung (1–3 Wochen) mit niedermolekularem Heparin indiziert.

M *Die betroffene Extremität wird nicht ruhig gestellt und dem Patienten wird keine Bettruhe verordnet, weil jede Immobilisierung das Fortschreiten der lokalen Thrombosierung und die Entstehung einer tiefen Thrombose begünstigt.*

Komplikationen
Die Thrombose im oberflächlichen Venensystem kann auf das tiefe Venensystem übergreifen, insbesondere bei einer Thrombophlebitis der proximalen V. saphena magna in der Leiste. Um einer Lungenembolie vorzubeugen, ist in diesen Fällen die Durchtrennung der V. saphena magna in der Leiste *(Crossektomie)* indiziert.

31.3 Tiefe Venenthrombose (TVT)

D *Die tiefe Venenthrombose (tiefe Phlebothrombose) ist ein thrombotischer Verschluss der tiefen Venen mit der Gefahr einer Lungenembolie.*

Tab. 31.1 zeigt die klinischen Unterschiede zwischen oberflächlicher und tiefer Venenthrombose.

Ursache
Ein wesentlicher Risikofaktor ist *jeder chirurgische Eingriff*, weshalb in der Chirurgie vorbeugende Maßnahmen erforderlich sind (Kap. 8.2). Zusätzliche begünstigende Faktoren sind:
– Immobilisation (Gipsverband!),

31

Tabelle 31.1 Klinische Unterschiede zwischen oberflächlicher und tiefer Venenthrombose am Bein

Oberflächliche Thrombophlebitis	Tiefe Venenthrombose
– lokale Schwellung (über V. saphena magna)	– diffuse Schwellung (Umfangsdifferenz)
– strangförmige Rötung (V. saphena magna)	– keine Rötung, evtl. diffuse Blaufärbung
– lokalisierter Schmerz (über V. saphena magna)	– diffuser Schmerz in der Wadenmuskulatur
– lokale Überwärmung (über V. saphena magna)	– keine Überwärmung
– Risiko der Lungenembolie: gering	– Risiko der Lungenembolie: erheblich

– langes Sitzen („Reisethrombose"),
– Adipositas,
– Schwangerschaft,
– orale Kontrazeptiva.

 Jeder chirurgische Eingriff ist ein Risikofaktor für eine tiefe Venenthrombose.

Die TVT entsteht bereits intraoperativ, wird jedoch (wenn überhaupt) erst 5–10 Tage später klinisch erkennbar. Viele tiefe Venenthrombosen bleiben unerkannt, weil nur ein kleiner Teil des Venensystems verschlossen ist und deshalb keine Symptome auftreten.

Es gibt angeborene und erworbene *genetische* Veränderungen, die das Risiko einer Thromboseentstehung erhöhen. Bei jüngeren Patienten (unter 60 Jahren) oder Rezidivthrombosen sollten entsprechende Labortests *(Thrombophiliediagnostik)* erfolgen.

 *Die APC-Resistenz (Resistenz gegen **a**ktiviertes **P**rotein **C**) ist die häufigste genetisch determinierte Gerinnungsstörung in Europa. Sie betrifft 7 % der Normalbevölkerung. Das Thromboserisiko ist 10-fach erhöht.*

Symptome
Die tiefe Venenthrombose betrifft fast ausschließlich die untere Extremität *(Becken-Bein-Venenthrombose)*. Es finden sich im betroffenen Bein folgende klinische Zeichen (Abb. 31.8):
– diffuse *Schwellung* der betroffenen Extremität (Umfangsdifferenz zur Gegenseite),
– evtl. Schmerzen (insbesondere in der Wadenmuskulatur),
– evtl. *leichte Blaufärbung* (Zyanose).

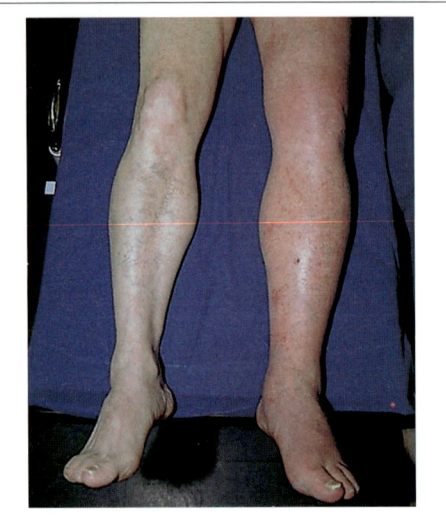

Abb. 31.8 Tiefe Venenthrombose. Schwellung und Blaufärbung des linken Beines.

 Leitsymptom der tiefen Beinvenenthrombose ist die Schwellung des gesamten Beines.

 Das Paget-von-Schroetter-Syndrom bezeichnet eine tiefe Venenthrombose am Arm (V. axillaris). Sie ist wesentlich seltener als die Venenthrombose am Bein.

Diagnostik
Labor. Die Bestimmung der D-Dimere im Blut ist richtungsweisend. D-Dimere sind erhöht, wenn sich im Körper Blutgerinnsel bilden, also bei einer Thrombose, aber auch nach Operationen und bei einigen anderen Zuständen.

 Bei normalen D-Dimeren ist eine Venenthrombose praktisch ausgeschlossen. Die Blutabnahme sollte bei einem Patienten mit Thromboseverdacht deshalb unverzüglich erfolgen.

Spezielle Diagnostik. Die Ultraschalldiagnostik (Duplexsonografie) ist das Verfahren der Wahl zur Untersuchung der Beinvenen. Ergänzend kann eine Röntgendarstellung der Venen mit Kontrastmittel (Phlebografie, Abb. 31.9) indiziert sein.

Komplikationen
Lungenembolie. Bei Ablösung der Thromben aus den Bein- oder Beckenvenen kann das mit dem Blutstrom fortgeschwemmte Gerinnsel (Embolus) über das rechte Herz in die Lungenarterien gelangen (Tab. 31.2). Eine Lungenembolie kann auftreten, ohne dass Symptome einer tiefen Venenthrombose erkennbar sind (Näheres zur Lungenembolie s. Kap. 32.3).

31

Tabelle 31.2 Venöse und arterielle Thromboembolie. Entstehungsort der ursächlichen Thrombose, Weg des abgelösten Thrombus (= Embolus) und Manifestation der Embolie sind unterschiedlich

	Lokalisation (= Entstehung) der Thrombose	Weg des Embolus	Lokalisation der Embolie
venöse Thromboembolie	tiefe Bein- und Beckenvenen (z. B. intraoperativ oder postoperativ)	V. cava inferior → rechtes Herz kleiner Kreislauf	Lungenarterie (z. B. rechte und linke A. pulmonalis) Folge: Lungenembolie
arterielle Thromboembolie	linkes Herz (z. B. Vorhofflimmern oder Herzklappenersatz)	Aorta → periphere Arterien großer Kreislauf	periphere Arterien (z. B. Bein, Darm, Gehirn) Folge: arterielle Embolie

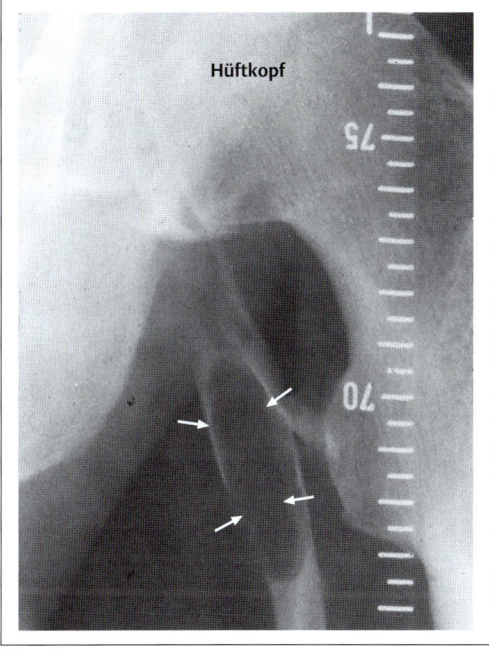

Hüftkopf

Abb. 31.9 Tiefe Venenthrombose. Das Gerinnsel zeigt sich in der Phlebografie als ovaläre Kontrastmittelaussparung (Pfeile).

M *Das Risiko einer Lungenembolie ist in den ersten Tagen der Thrombose am größten und nach einigen Wochen nicht mehr vorhanden.*

Postthrombotisches Syndrom (PTS). Der dauerhafte Verschluss der tiefen Venen einer unteren Extremität führt zu einer chronischen venösen Abflussbehinderung mit schmerzhafter *Schwellneigung* des Beines und *Hautatrophie*. Als Spätkomplikation (nach 5–20 Jahren) kann sich ein *Unterschenkelgeschwür* (Ulcus cruris) entwickeln.

Konservative Therapie

Die tiefe Venenthrombose wird überwiegend *konservativ* behandelt. Nur in Ausnahmefällen ist eine medika-mentöse *Lysebehandlung* oder chirurgische *Thrombektomie* indiziert (s. u.).

P **Behandlungsgrundsätze.** *Die konservative Behandlung der tiefen Venenthrombose hat sich in den letzten Jahren grundsätzlich geändert. Insbesondere ist die früher verordnete Bettruhe nicht mehr zeitgemäß. Eine stationäre Behandlung ist im Regelfall nicht erforderlich.*

Antikoagulation. Immer erfolgt eine sofortige Antikoagulation, heute bevorzugt durch subkutane Injektion von *niedermolekularem Heparin*. Eine Kontrolle des PTT-Wertes zur Dosisfindung ist nicht erforderlich. Niedermolekulare Heparine sind keine einheitliche Substanzgruppe. Einige Präparate müssen gewichtsadaptiert dosiert werden, andere nicht (vgl. Kap. 8.2). Sofort nach Diagnosestellung wird mit der Einnahme von Marcumar-Tabletten begonnen. Die Heparinbehandlung wird fortgeführt, bis durch das Marcumar eine wirksame Gerinnungshemmung erreicht ist (INR und Quick-Wert im therapeutischen Bereich).

Die *Dauer der Marcumarbehandlung* hängt von der Thromboselokalisation ab. Bei isolierter Unterschenkelvenenthrombose reichen 3 Monate, bei Mehretagenthrombose (Becken- und Beinvenenthrombose) wird Marcumar für 12 Monate verordnet.

W *Vielerorts wird noch die intravenöse Antikoagulation mit unfraktioniertem Heparin über eine Perfusorspritze durchgeführt. Bei dieser Behandlung muss die ausreichende Dosierung („Vollheparinisierung") durch engmaschige PTT-Kontrollen (mehrmals täglich) überprüft werden.*

Kompressionsbehandlung. Zur Beschleunigung des venösen Blutstromes und zur Verringerung der Schwellung wird das betroffene Bein mit einem *Kompressionsverband* versehen. Erst nach Abschwellung des Beines (dauert 3–5 Tage) wird ein *Kompressionsstrumpf* (Klasse 2) bestellt, dessen Größe für jeden Patienten individuell

31

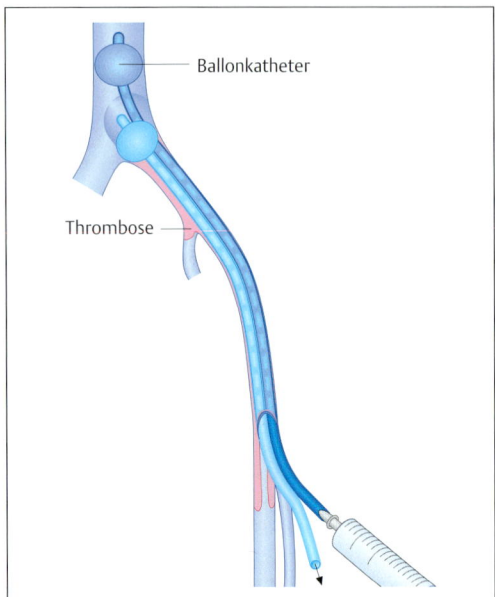

Abb. 31.10 Beckenvenenthrombektomie. Über einen Leistenschnitt wird zunächst ein Ballonkatheter in die untere Hohlvene vorgeschoben, der dort nach Entfaltung als Embolieschutz dient. Mit einem zweiten kleineren Ballonkatheter wird das Thrombusmaterial aus der Vene gezogen.

ausgemessen wird (durch das Sanitätshaus). Der Kompressionsstrumpf sollte langfristig, bei schweren Thrombosen lebenslang, getragen werden.

Mobilisation. Die früher verordnete mehrtägige *Bettruhe* bei der tiefen Venenthrombose ist *veraltet*. Das betroffene Bein sollte jedoch *hoch gelagert* werden, wenn der Patient im Bett ist (Braun-Schiene o. Ä.).

M *Die Immobilisierung (Bettruhe) fördert die Ausweitung der Gerinnselbildung (Appositionsthrombose), wodurch die Gefahr einer Lungenembolie zunimmt.*

P *Mobilisation. Die sofortige Mobilisierung kann unter folgenden Voraussetzungen erfolgen:*
– *Patient ist antikoaguliert!*
– *Patient hat Kompressionsverband oder Kompressionsstrumpf!*

Medikamentöse Lysebehandlung

Die Auflösung der Gerinnsel mit Medikamenten (Streptokinase, Urokinase) hat sich bei der Venenthrombose nicht bewährt und wird kaum noch durchgeführt.

Chirurgische Thrombektomie

Die *venöse Thrombektomie* kommt bei jüngeren Menschen in Frage, insbesondere bei isolierter frischer Beckenvenenthrombose (nicht älter als 1 Woche). Von einem Leistenschnitt aus werden die Thromben in Vollnarkose entfernt (**Abb. 31.10**).

W *Die Phlegmasia coerulea ist ein akuter thrombotischer Verschluss sämtlicher Beinvenen mit der Folge einer zusätzlichen arteriellen Minderdurchblutung. Schon nach wenigen Stunden droht eine irreversible Ischämie des Beines. Die Amputation kann nur durch die sofortige venöse Thrombektomie verhindert werden (innerhalb von 6 Stunden)!*

M *Unabhängig von der erfolgten Behandlung erhalten alle Patienten nach einer TVT für 3–12 Monate Marcumar (abhängig von der Thromboselokalisation) und lebenslang einen Kompressionsstrumpf, der möglichst häufig getragen werden sollte.*

B *Fallbeispiel Venenthrombose: Frau Tromm kommt zurück vom Urlaub in Spanien. Die Autofahrt war anstrengend, viele Staus. Der linke Unterschenkel spannt und schmerzt ein wenig. „Wahrscheinlich habe ich ungünstig gesessen und die Muskeln sind verspannt", denkt sie. Nach 3 Tagen ist es nicht besser, der linke Unterschenkel ist auch etwas geschwollen. Frau Tromm geht zum Arzt. Beim Betasten der Wade tut es weh, auch als der Arzt ihre Wadenmuskeln anspannt (durch Dorsalflexion des Fußes). „Schon verdächtig auf Thrombose", sagt er. Die Arzthelferin nimmt Blut ab. Die D-Dimere sind 3fach erhöht, was für eine Thrombose spricht. Frau Tromm erhält sofort eine subkutane Injektion mit einem niedermolekularen Heparin in therapeutischer Dosierung. Ihr Bein wird gewickelt (Kompressionsverband) und sie erhält eine Überweisung für eine Ultraschalluntersuchung (farbkodierte Duplexsonografie der Beinvenen), die noch am gleichen Tag erfolgt. Es bestätigt sich eine Thrombose in einigen Unterschenkelvenen und in der Vena poplitea links. „Wahrscheinlich kommt es von dem langen Sitzen im Auto", sagt der Arzt. „Manche sprechen auch von Reisethrombose oder Economy-Class-Syndrom, wenn die Thrombose nach einem längeren Flug auftritt", erklärt er. „Wenn sonst keine Risikofaktoren bestehen, muss nicht grundsätzlich vor jeder längeren Reise Heparin gespritzt werden. Viel wichtiger ist häufiges Bewegen der Wadenmuskeln und ausreichende Flüssigkeitszufuhr". Frau Tromm wird für 3 Monate Marcumar einnehmen mit einem INR-Zielwert zwischen 2 und 3. Sie beginnt heute mit 4 Tabletten, muss selber überlappend für 5 Tage Heparin spritzen, bis der INR-Wert über 2 liegt. Im Sanitätshaus erhält sie einen Oberschenkelkompressionsstrumpf, den sie zumindest in den ersten 3 Monaten konsequent tragen muss.*

31

32 Erkrankungen der Arterien

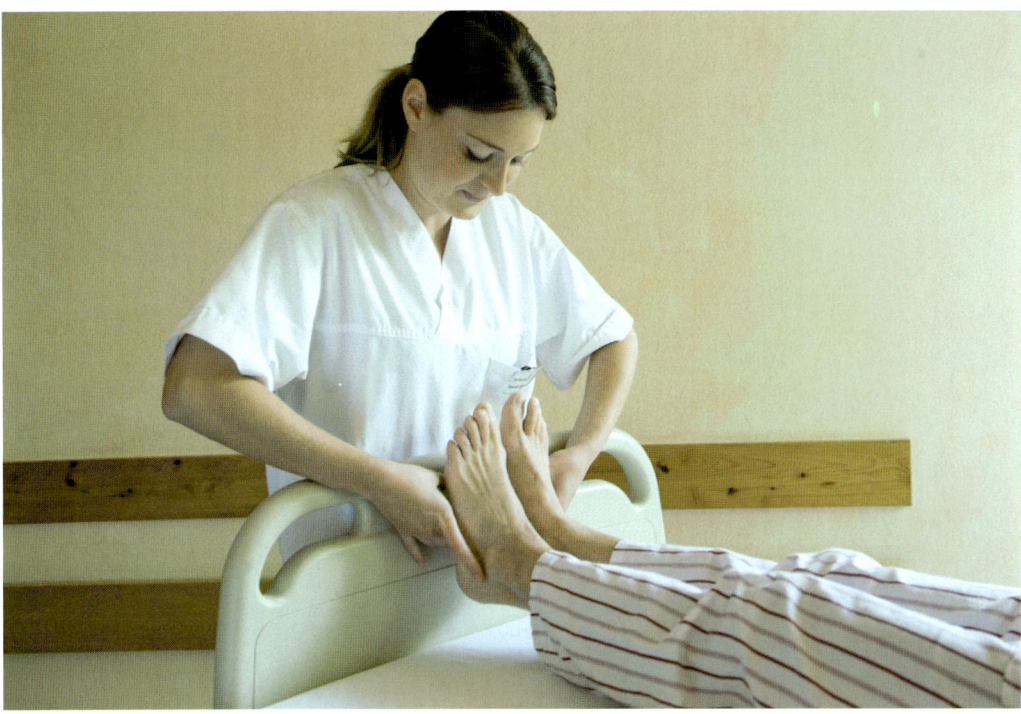

32

32.1   Untersuchungsmethoden

Burkhard Paetz

Einfache klinische Untersuchungen wie Palpation und Auskultation ermöglichen eine gute Orientierung über den Pulsstatus des Patienten (Abb. 32.1).

Spezielle apparative Verfahren zur Untersuchung der Blut-Strömungsverhältnisse sind die *Doppler-Sonografie* und die *Farbduplexsonografie* (Kap. 7.2). Bei der *Oszillografie* werden die pulssynchronen Volumenveränderungen in den Arterien mithilfe von Blutdruckmanschetten und Pulssensoren grafisch dargestellt.

Zunehmende Bedeutung gewinnt die 3-dimensionale Darstellung der Arterien im Computertomogramm *(CT-Angio)* oder in der Kernspintomografie *(MR-Angio)*. Die invasive Katheterangiografie *(DSA)* kombiniert Diagnostik und Therapie, wenn der Katheter zur Gefäßdilatation (PTA) oder Implantation eines Stents verwendet wird.

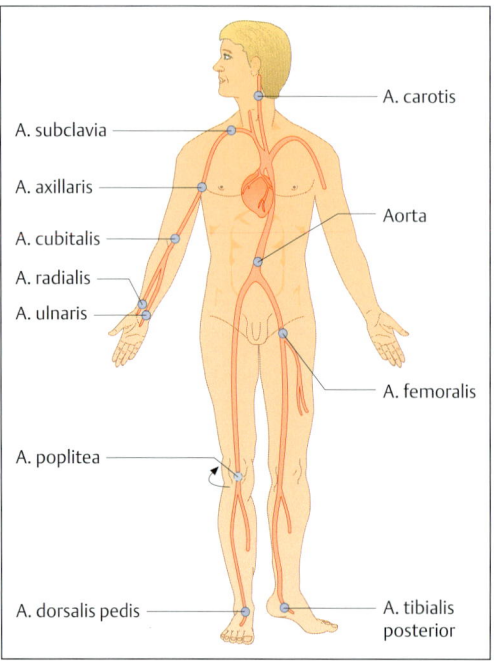

A. carotis

A. subclavia

A. axillaris

Aorta

A. cubitalis

A. radialis

A. ulnaris

A. femoralis

A. poplitea

A. dorsalis pedis

A. tibialis posterior

Abb. 32.1 Pulsstatus. Die wichtigsten tastbaren arteriellen Pulse.

32.2 Akute Arterienverschlüsse

Burkhard Paetz

Ursache und Lokalisation

Embolie (50 %) und *Thrombose* (50 %) können zu einem akuten arteriellen Verschluss führen.

Meistens betrifft der akute Verschluss die A. femoralis (Oberschenkelarterie), seltener die A. brachialis (Oberarmarterie), die Mesenterialarterie (Darm) oder die Nierenarterie.

Symptome

Der akute Verschluss einer Arterie führt zur akuten Ischämie.

M *Die tolerable Ischämiezeit bei akutem arteriellem Verschluss beträgt für das Bein maximal 6 Stunden, danach ist mit irreversiblen Schäden zu rechnen (oft Amputation erforderlich!).*

P *Beobachtung. Jeder plötzliche Extremitäten-schmerz ist verdächtig auf eine akute arterielle Ischämie durch Embolie oder Thrombose.*
Für die typischen Symptome gilt der Merksatz: „6 × P":
– Pain = Schmerz,
– Pulseless = fehlender Puls,
– Paleness = Blässe (und Kälte),

– Paresthesia = Gefühlsverlust,
– Paralyse = Bewegungsverlust,
– Prostration = Kreislaufversagen (selten).

Therapie

P *Notfallmaßnahmen. Wichtigste Sofortmaßnahmen bei akutem arteriellem Extremitätenverschluss:*
– Arm oder Bein tief lagern (bessere Blutversorgung),
– Extremität in Watte wickeln (geringerer Wärmeverlust),
– intravenöse Heparinisierung nach Arztanordnung (ca. 5000 I. E., soll Appositionsthromben verhindern).

Die Wiederherstellung der arteriellen Durchblutung (Revaskularisation) muss bei kompletter Ischämie innerhalb von 6 Stunden erfolgen!

M *Der akute arterielle Gefäßverschluss ist ein chirurgischer Notfall.*

32

32.2.1 Embolie

D *Als Embolie bezeichnet man die Verstopfung eines Blutgefäßes durch einen Embolus. Ein Embolus ist ein mit dem Blutstrom verschleppter Thrombus.*

Ursache und Therapie

Voraussetzung für eine Embolie ist eine Streuquelle, aus der das thrombotische Material stammt und bei Ausschwemmung in den Kreislauf zum Embolus wird. Der wichtigste Ursprung für Embolien des großen Kreislaufs ist das linke Herz.

Folgende Veränderungen können zu Thrombenbildung im linken Herzen führen, sodass eine embolische Streuung in das arterielle System erfolgen kann:

– absolute Arrhythmie mit Vorhofflimmern (häufigste Ursache), führt zu Thrombenbildung im linken Vorhof,
– Mitralklappenfehler (besonders Mitralstenose),
– künstlicher Herzklappenersatz,
– narbige Wandveränderungen nach Myokardinfarkt,
– Herzwandaneurysma.

M *Häufigste Ursache der arteriellen Embolie ist die absolute Arrhythmie mit Vorhofflimmern.*

Die Therapie bei einer Embolie erfolgt operativ durch die Entfernung des Embolus (*Embolektomie*).

32.2.2 Thrombose

D *Als Thrombose bezeichnet man einen akuten Gefäßverschluss, der durch eine lokale Gerinnselbildung (Thrombus) entsteht. Der Thrombus verbleibt im Gegensatz zur Embolie an Ort und Stelle, wird also nicht mit dem Blutstrom abgeschwemmt.*

Ursache und Therapie

Voraussetzung ist ein vorbestehender *Gefäßschaden* (Arteriosklerose) oder eine *thrombogene Gefäßinnenfläche* (z. B. Thrombose nach einer Bypassoperation = Bypassverschluss).

Bei einer arteriellen Thrombose erfolgt die Therapie möglichst durch eine medikamentöse Gerinnselauflösung (*Katheterlyse*).

M *Die Thrombose in einer Arterie führt zur akuten Ischämie. Völlig anders sind die Verhältnisse bei einer Thrombose im Venensystem: Hier resultiert eine Beinschwellung mit der Gefahr einer Lungenembolie (Tab. 31.2).*

32.2.3 Spezielle Krankheitsbilder

Femoralisembolie

D *Eine Femoralisembolie ist ein akuter Verschluss der Oberschenkelarterie durch einen Embolus.*

M *Die Femoralisembolie ist der häufigste akute Arterienverschluss des Menschen.*

Symptome

Die Zeichen der *akuten Ischämie* (s. o.) sind mehr oder weniger deutlich ausgeprägt. In der Leiste ist der Puls meist noch tastbar, weiter distal finden sich keine Pulse mehr.

Diagnostik

Klinische Untersuchung (Pulsverlust), *EKG* (absolute Arrhythmie?) und *Duplexsonografie* reichen für die Diagnose und Operationsindikation. Eine Angiografie ist bei typischem Befund nicht erforderlich.

Therapie

Die *Embolektomie* erfolgt über einen Leistenschnitt mit einem Ballonkatheter (Fogarty-Katheter) in Lokalanästhesie (**Abb. 32.2**). Nach erfolgreicher Rekanalisation ist der periphere Puls sofort tastbar.

W *Als Leriche-Syndrom (Pariser Chirurg, 1879–1955) bezeichnet man den Verschluss der Aortenbifurkation. Folge ist eine Ischämie beider Beine.*

B ***Fallbeispiel Femoralisembolie:*** *Frau Embde (76) hat Herzrhythmusstörungen und einen Schrittmacher. Eigentlich kommt sie gut zurecht. Heute Morgen um 6 Uhr wird sie wach, weil das rechte Bein weh tut. Es ist auch ganz kalt und blass und sie kann kaum auftreten. Sie ruft den Notdienst und kommt in die Klinik. Man fragt sie nach vorbestehenden Gehbeschwerden im Sinne einer Schaufensterkrankheit. „Ich konnte bis gestern problemlos über eine Stunde spazieren gehen" sagt Frau Embde, „der Schmerz kam heute Morgen ganz plötzlich innerhalb von Minuten". Der Ambulanzarzt untersucht die Beine. „Links sind alle Pulse tastbar", stellt er fest, „rechts aber nur der Leistenpuls". Das klinische Bild mit bekannten kardialen Rhythmusstörungen (Streuquelle für die Embolie), plötzlicher Ischämie und erhaltenen Pulsen am gegenseitigen gesunden Bein (keine vorbestehende AVK) ist nahezu beweisend für die arterielle Embolie. Bei der Duplexsonografie sieht man den Gefäßverschluss in der Femoralisgabel rechts. „Die Diagnose ist eindeutig, wir brauchen keine Angiografie, die würde nur kostbare Zeit kosten", heißt es. Frau Embde wird zur Femoralisembolektomie in Lokalanästhesie im OP angemeldet. Der OP-Koordinator weiß, dass eine arterielle Embolie ein Notfall*

32

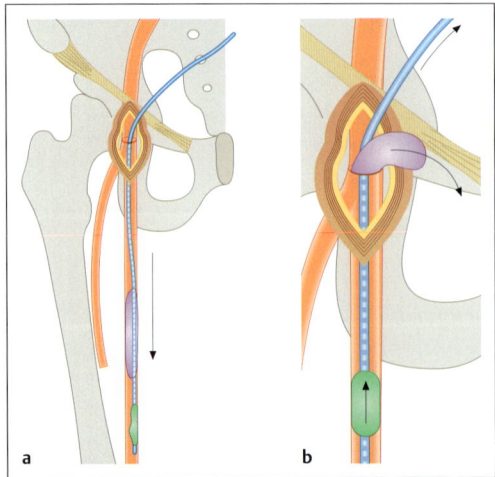

Abb. 32.2 Femoralisembolektomie.
a Von einem Schnitt in der Leiste mit Eröffnung der Arterie wird der Fogarty-Katheter mit nicht aufgeblasenem Ballon an dem Gerinnsel vorbei geschoben.
b Nach Füllung des Gummiballons wird der Katheter zurückgezogen. Der Embolus quillt aus der Arterienöffnung.

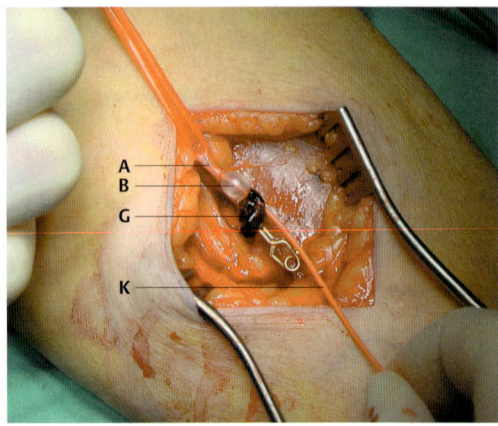

Abb. 32.3 Brachialisembolektomie. Der Katheter (K) mit seinem Ballon (B) am Ende zieht das Gerinnsel (G) aus der Oberarmarterie (A).

ist wie eine arterielle Blutung und stoppt den nächsten freien OP-Saal, in dem eine Schenkelhalsfraktur geplant war. Eine Stunde später ist das Gerinnsel aus der Oberschenkelarterie entfernt. Frau Embde kann das Bein wieder schmerzfrei bewegen und die Fußpulse rechts sind tastbar. Frau Embde muss dauerhaft Marcumar zur Blutverdünnung einnehmen, um weitere embolische Ereignisse möglichst zu verhindern.

Brachialisembolie

 Eine Brachialisembolie ist ein akuter Verschluss der Oberarmarterie durch einen Embolus.

Symptome

Der Radialispuls ist nicht tastbar (Vergleich mit der Gegenseite!).

Oft verspürt der Patient nur geringe Schmerzen, weil die Kollateralen am Arm besser ausgebildet sind als am Bein.

Therapie

Die *Embolektomie* erfolgt über einen kleinen Schnitt in der Ellenbeuge mit einem Ballonkatheter (Fogarty-Katheter) in Lokalanästhesie (**Abb. 32.3**). Nach erfolgreicher Rekanalisation ist der Radialispuls sofort tastbar.

Mesenterialarterienverschluss

Ein Mesenterialarterienverschluss (Mesenterialinfarkt) ist ein Verschluss der Darmarterien mit der Folge der Darmgangrän.

Symptome und Komplikationen

Durch Embolie oder Thrombose kann ein akuter Verschluss der oberen Darmarterie (A. mesenterica superior) auftreten. Folge ist eine Darmischämie *(Mesenterialinfarkt)*. Die Ischämie führt zur Darmgangrän, welche im schwersten Fall den gesamten Dünn- und Dickdarm, bei noch vorhandener Restdurchblutung nur ein umschriebenes Darmsegment (meist Dünndarm) betrifft (**Abb. 22.13**).

Typisch ist der sog. *3-Phasen-Verlauf:*
– *1. Phase* (1.–6. Stunde): plötzliche, akute *Bauchschmerzen.*
– *2. Phase* (bis zu 12 Stunden): Die Beschwerden verringern sich *(freies Intervall)*, allerdings ist der Patient in einem schlechten Allgemeinzustand.
– *3. Phase* (12 Stunden): Die Symptomatik entspricht einem *paralytischen Ileus* mit hoher Leukozytose, was auf die Durchwanderungsperitonitis zurückzuführen ist, die von den nekrotischen Darmabschnitten ausgeht.

Ohne Behandlung folgt der Tod im septisch-toxischen Schock aufgrund bakterieller Peritonitis.

Therapie

Nur die Frühoperation bietet Aussicht auf Erfolg. Bei embolischem Verschluss der A. mesenterica superior wird die Darmarterie embolektomiert *(Mesenterica-Embolektomie)*. Ischämische Darmabschnitte werden reseziert.

Oftmals ist jedoch so viel Darm zerstört, dass eine Resektion nicht mehr infrage kommt. Dann muss der Eingriff als *Probelaparotomie* beendet werden, und der Patient verstirbt nach Stunden oder Tagen an der unvermeidlichen Peritonitis.

32

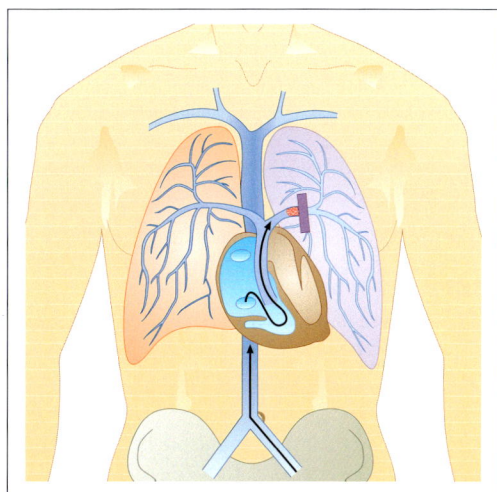

Abb. 32.4 Lungenembolie. Das Blutgerinnsel gelangt von den Beinvenen über das rechte Herz in die Lungenarterie.

Lungenembolie

D *Eine Lungenembolie ist ein partieller oder totaler Verschluss der Lungenarterien durch einen Embolus aus den Beinvenen (Abb. 32.4).*

M *Eine Lungenembolie kann nach jeder Operation oder jeder Vollnarkose auftreten (Häufigkeit 1 : 1000), aber auch bei nichtchirurgischen Patienten!*

Ursache

Die Lungenembolie ist Folge einer tiefen Venenthrombose im Becken-, Oberschenkel- oder Wadenbereich (vgl. Kap. 31). Über die V. cava inferior gelangt der Embolus in das rechte Herz und in die Lungenstrombahn (Tab. 31.2).

Symptome

Insgesamt ähnelt das Bild einem Myokardinfarkt:
- akuter thorakaler Schmerz mit Atemnot,
- Zyanose,
- Tachykardie,
- Blutdruckabfall.

Meist strömen nur kleine Emboli in die Lungenstrombahn, wodurch nur periphere Arterien verschlossen werden. Die Beschwerden können dann gering sein (Tachykardie, leichte Dyspnoe) und sich innerhalb weniger Tage zurückbilden.

M *Das klinische Bild einer Lungenembolie ähnelt dem eines Herzinfarktes.*

Komplikationen

Wird ein größerer Teil der pulmonalen Strombahn oder gar der gesamte Truncus pulmonalis versperrt, so resultiert eine *fulminante Lungenembolie* (fulmen, lateinisch: Blitz), die „wie ein Blitz aus heiterem Himmel" zum Tode innerhalb weniger Minuten führen kann (Rechtsherzversagen).

Diagnostik

Normale *D-Dimere* im Blut schließen eine Lungenembolie praktisch aus. Die *Blutgasanalyse* zeigt das Ausmaß der respiratorischen Insuffizienz. Zum Ausschluss eines Myokardinfarktes werden die *Herzenzyme* bestimmt und ein *EKG* geschrieben. Die bildgebenden Verfahren der Wahl sind *CT* oder *MR*, wobei eine Darstellung der Lungenarterien auch im *Ultraschall* (transthorakal oder transösophageal) möglich ist. Die *Duplexsonografie der Beinvenen* erfolgt zum Ausschluss bzw. Beweis der ursächlichen Venenthrombose.

M *Typischer Zeitpunkt für das Auftreten einer Lungenembolie ist die Phase nach der Mobilisation des Patienten, etwa am 2.–5. postoperativen Tag.*

Therapie

Therapie der Wahl ist die *medikamentöse Lyse* über einen zentralvenösen Zugang. In leichten Fällen ist die therapeutische *Vollheparinisierung* (PTT-gesteuert) und die *Sauerstoffgabe* über eine O_2-Sonde ausreichend. Bei Herz-Kreislauf-Versagen muss eine Reanimation erfolgen. Nur bei schwerster kardiopulmonaler Beeinträchtigung, wenn eine Lyse zu lange dauern würde, ist die operative Embolektomie indiziert *(Trendelenburg-Operation)*.

Prophylaxe

Nach einer Lungenembolie wird für 12 Monate *Marcumar* verordnet.

Luftembolie

D *Als Luftembolie bezeichnet man den partiellen oder totalen Verschluss der Lungenarterien durch Luftblasen im Venensystem.*

Ursache

Luft kann nur in das Kreislaufsystem gelangen, wenn eine offene Verbindung zwischen einer Vene und der Außenwelt besteht. Die Luft strömt über das rechte Herz in die Lungenarterien.

M *Die intravenöse Insufflation einer Luftmenge von mehr als 0,4 ml pro Kilogramm Körpergewicht und pro Minute ist tödlich. Das sind 28 ml Luft bei einer 70 kg*

32

schweren Person, was in etwa der Füllmenge eines Infusionsbesteckes entspricht.

Die Gefahr einer Luftembolie ist am größten bei diskonnektiertem Kavakatheter (ZVK), wenn der ZVD niedrig ist (Sogwirkung durch den ZVK!).

Bei Diskonnektion eines Infusionsschlauches an einer peripheren Venenverweilkanüle ist die Gefahr einer Luftembolie hingegen gering, weil kein Unterdruck im Venensystem herrscht (dies sieht man daran, dass Blut aus der diskonnektierten Kanüle austritt). Die versehentliche Insufflation von 1 oder 2 Luftblasen im Infusionsschlauch hat keine ernsthaften Konsequenzen.

P *Luftembolie.* Beim Hantieren an Infusionssystemen besteht die Gefahr, dass Luft in das Venensystem gelangt. Dies muss wegen der Möglichkeit einer Luftembolie unbedingt vermieden werden!

Symptome und Therapie
Die Symptome sind ähnlich wie bei einer Lungenembolie (s. o.).

In schweren Fällen erfolgt eine Herzpunktion bzw. ein Rechtsherzkatheter oder eine Reanimation.

P *Wechsel von Infusionssystemen.* Zur Verhinderung einer Luftembolie sollten Infusionssysteme an einem Kavakatheter nur in Oberkörpertieflage des Patienten gewechselt werden (erhöht den ZVD).

32.2.4 Operative Verfahren

Embolektomie
D *Eine Embolektomie ist die operative Entfernung eines Embolus aus einer Arterie.*

Die Embolektomie erfolgt mit einem speziellen Ballonkatheter (Fogarty-Katheter). Die Länge des Fogarty-Katheters ermöglicht es, auch Emboliematerial fernab der Inzisionsstelle zu erreichen *(Fernembolektomie).*

M *Zur Rezidivprophylaxe ist bei arterieller Embolie im Rahmen einer absoluten Arrhythmie eine lebenslange Antikoagulation mit Marcumar nötig* (**Tab. 32.5**).

Thrombektomie
D *Eine Thrombektomie ist die operative Entfernung eines Thrombus aus einem Blutgefäß oder einem Bypass.*

Die technische Durchführung entspricht der Embolektomie.

Katheterlyse
D *Als Katheterlyse bezeichnet man die medikamentöse Auflösung eines Gerinnsels über einen in der Arterie liegenden Katheter.*

Der Angiografiekatheter wird unter Röntgendurchleuchtung bis zum Thrombus vorgeschoben. Dann wird das Medikament (z. B. Urokinase, rt-PA) von einer Perfusorspritze über mehrere Stunden bis Tage injiziert. Nach erfolgreicher Thrombolyse ist die ursächliche Stenose im arteriellen Gefäß angiografisch erkennbar und kann durch Ballondilatation (PTA) oder operativ (Bypass) beseitigt werden.

M *Die Katheterlyse erfordert eine Überwachung auf Intensivstation.*

32.3 Chronische Arterienverschlüsse

Burkhard Paetz

32.3.1 Arteriosklerose
D *Die Arteriosklerose (Gefäßverkalkung) ist eine degenerative Verschleißerkrankung der Arterien mit zunehmender Verengung des inneren Lumens. Die Arteriosklerose ist die häufigste Ursache einer sich über Jahre entwickelnden arteriellen Verschlusskrankheit (AVK). Bei Manifestation an den Arterien der unteren Extremitäten spricht man von peripherer arterieller Verschlusskrankheit (pAVK).*

Ursache
Es handelt sich um eine Systemerkrankung, die alle arteriellen Gefäße mehr oder weniger stark schädigt.

Die genaue Ursache ist nicht bekannt. Neben einer erblichen Komponente sind insbesondere die vaskulären Risikofaktoren von Bedeutung.

Risikofaktoren. Mit zunehmendem Alter finden sich bei jedem Menschen gewisse arteriosklerotische Gefäßveränderungen. Zusätzliche Risikofaktoren (**Tab. 32.1**) können die Progredienz dieser Erkrankung aber erheblich beschleunigen.

Liegen mehrere Risikofaktoren vor (z. B. ein rauchender Diabetiker), so ist das Arterioskleroserisiko deutlich erhöht!

32

Tabelle 32.1 Risikofaktoren der Arteriosklerose – aufgelistet nach ihrer Bedeutung

Bedeutung der Risikofaktoren	Risikofaktoren
1. Ordnung	– Nikotinabusus – arterielle Hypertonie – erhöhte Blutfettwerte – Diabetes mellitus
2. Ordnung	– Adipositas – Bewegungsmangel – Stress und psychosoziale Faktoren – genetische Disposition (Männer, Infarkte in der Familie)

Lokalisation und Symptome

Arteriosklerotische Stenosen oder Verschlüsse betreffen bevorzugt die in Tab. 32.2 genannten Gefäße.

Die *Stadieneinteilung der pAVK* (untere Extremität) richtet sich ausschließlich nach dem klinischen Beschwerdebild (Tab. 32.3).

Tabelle 32.2 Lokalisation und Komplikationen der Arteriosklerose

Lokalisation	Komplikation
– Koronargefäße	– Herzinfarkt
– Oberschenkel und Beckenarterien	– Schaufensterkrankheit, „Raucherbein"
– Karotiden	– Schlaganfall
– Darmarterien	– Mesenterialinfarkt
– Nierenarterien	– renovaskuläre Hypertonie
– Bauchaorta	– Bauchaortenaneurysma

AVK Stadium I. Weil sich arteriosklerotische Stenosen langsam entwickeln, hat der Organismus Zeit, die drohende Ischämie durch Bildung von Kollateralen (Umgehungskreislauf) zu kompensieren. Deshalb sind Patienten in diesem Stadium der pAVK häufig *beschwerdefrei,*

Tabelle 32.3 Klinische Symptomatik der AVK

Stadium	Symptome
Stadium I	keine Beschwerden (asymptomatisch)
Stadium II	Gehstreckenbegrenzung (= Claudicatio intermittens)
Stadium IIa	Gehstrecke über 200 m
Stadium IIb	Gehstrecke unter 200 m
Stadium III	Ruheschmerzen
Stadium IV	Ulkus, Nekrose (= Gangrän)

auch wenn kein Puls tastbar und die Becken- oder Oberschenkelarterie komplett verschlossen ist.

AVK Stadium II. Ist das Kollateralnetz unzureichend, so treten bei körperlicher Anstrengung Beschwerden in der entsprechenden Extremität auf. Typisch ist der Wadenschmerz beim Gehen, der das Weiterlaufen beeinträchtigt (*Claudicatio intermittens* = zeitweiliges Hinken) oder den Patienten sogar zu gelegentlichem Stehenbleiben zwingt („Schaufensterkrankheit"). Als „schmerzfreie Gehstrecke" bezeichnet man die Distanz, die der Patient auf ebenem Boden ohne schmerzbedingte Pause normal gehen kann.

AVK Stadium III. Bei weiterer Verschlimmerung der pAVK treten die Schmerzen nicht nur bei Belastung, sondern auch in Ruhe auf *(Ruheschmerz).*

AVK Stadium IV. Bei dieser schwersten Form der pAVK ist die Durchblutung so gering, dass das körpereigene Gewebe abstirbt. Die ischämisch bedingte *Gewebenekrose* tritt bevorzugt im Bereich der Fußzehen auf, wo die Sauerstoffversorgung naturgemäß am geringsten ist (Abb. 32.5). Die Nekrose tritt als Ulkus oder als Gangrän in Erscheinung.

Komplikationen

Bei der pAVK besteht immer die Gefahr der irreversiblen Minderdurchblutung. Bei Fortschreiten der Arteriosklerose kann es zur Gangränbildung kommen (Abb. 32.5 u. Abb. 32.6).

32

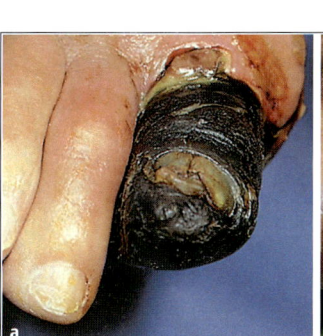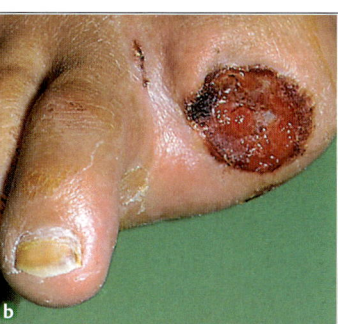

Abb. 32.5 AVK Stadium IV.
a Nekrose der Großzehe vor Bypass-Operation.
b Granulierende Wunde 2 Wochen nach Grenzzonenamputation (derselbe Patient).

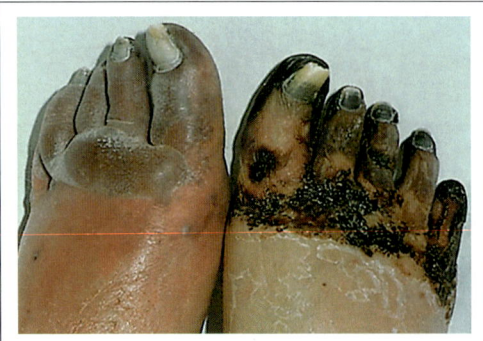

Abb. 32.6 AVK Stadium IV. Feuchte Gangrän mit Infektzeichen am linken Fuß, trockene Gangrän am rechten Fuß.

Hier unterscheidet man:
- *trockene* (= nicht infizierte) *Gangrän:* Die Zehen erhalten durch Austrocknung ein mumifiziertes Aussehen (schwarze Verfärbung),
- *feuchte* (= bakteriell infizierte) *Gangrän:* Hier hat die Zersetzung der Nekrose durch Fäulnisbakterien begonnen, dies führt zu einem übelriechenden, jauchigen Zerfall.

Ⓜ *Bei der feuchten Gangrän besteht die Gefahr eines aufsteigenden Infektes (Phlegmone), was zum Extremitätenverlust oder zur Sepsis führen kann.*

Therapie
Konservative Therapie. Insbesondere bei AVK im Stadium I und II sind konservative Maßnahmen meistens ausreichend:
- Ausschaltung der arteriosklerosebegünstigenden Risikofaktoren (**Tab. 32.1**),
- Gehtraining (täglich 1–2 Stunden, Pause bei Schmerzbeginn, dann weiter),
- durchblutungsfördernde Medikamente.

Operative Therapie. Insbesondere bei AVK im Stadium III und IV sind invasive Maßnahmen indiziert. Je nach Befund kommen *interventionelle Katheterverfahren* oder *gefäßrekonstruktive Operationen* zum Einsatz (s. u.).

Therapie bei feuchter Gangrän. Die Behandlung verläuft nach Möglichkeit in 3 Schritten:
- *1. Infektsanierung:* Durch lokale Wundbehandlung und systemische Antibiotikagabe muss die feuchte Gangrän in eine trockene umgewandelt werden.
- *2. Revaskularisierung:* Durch interventionelle Maßnahmen oder eine gefäßchirurgische Operation wird eine Eröffnung des stenosierten Gefäßes angestrebt.
- *3. Amputation:* Die Amputation des nekrotischen Gewebes, die bei peripherer Gangrän möglichst im

Sinne einer Grenzzonenamputation (s. u.) erfolgen sollte, wird erst ca. 10 Tage später vorgenommen, wenn die Durchblutung der Extremität für eine Heilung ausreichend ist und sich die Nekrose demarkiert (abgegrenzt) hat.

Ⓟ *Beratung. Grundsätzlich gilt für alle Patienten mit ischämiebedrohtem Bein (pAVK Stadium III oder IV):*
- *Bein nicht hochlagern,*
- *bei pAVK Stadium IV keine Fußbäder, da Feuchtigkeit die Entwicklung einer feuchten Gangrän begünstigt,*
- *kein Kompressionsverband (Bein nicht wickeln),*
- *kein Antithromboemboliestrumpf (ATS),*
- *bei AVK-Patienten im Stadium I und II aber routinemäßige perioperative Thromboseprophylaxe mit ATS.*

32.3.2 Spezielle Krankheitsbilder

Karotisstenose
Ⓓ *Die Karotisstenose ist eine arteriosklerotische Stenose am Abgang der A. carotis interna.*

Symptome
Von dem stenosierenden Material in der inneren Halsschlagader (**Abb. 32.7**) können sich kleine Partikel ablösen und in das Gehirn embolisieren. Dadurch entstehen reversible oder irreversible neurologische Halbseitensymptome.

Ⓜ *Wegen der Pyramidenbahnkreuzung im Gehirn betreffen die Lähmungen die Gegenseite, z. B. kommt es bei einer rechtsseitigen Karotisstenose zu embolischen Verschlüssen in der rechten Hirnhemisphäre mit Lähmungen der linken Körperhälfte.*

Typisch ist die flüchtige (Sekunden bis Minuten andauernde) *kontralaterale* Lähmung, die man als *TIA* bezeichnet (transitorische ischämische Attacke).

Streut die Mikroembolie in die Netzhaut, so resultiert ein meist kurzfristiger Visusverlust des *gleichseitigen* Auges (*Amaurosis fugax*).

Komplikationen
Bilden sich die neurologischen Ausfälle nicht zurück, handelt es sich um einen Schlaganfall (*Apoplex*).

Ⓜ *Eine frühe Behandlung des Schlaganfalls auf einer Spezialstation (Stroke Unit) verbessert die Überlebenschancen und führt zu einer Verringerung des neurologischen Defizits.*

32

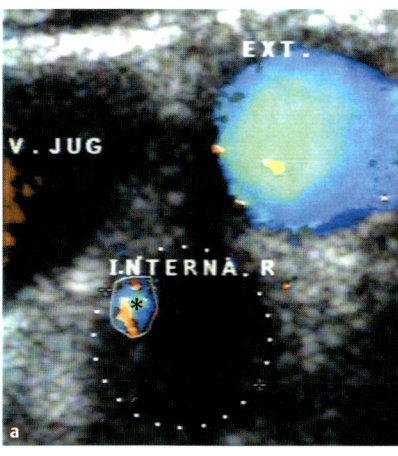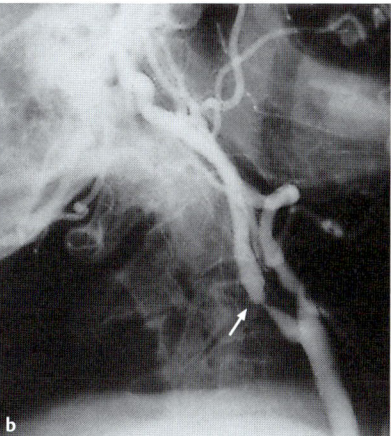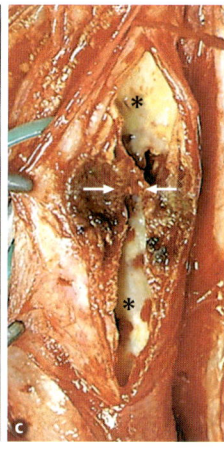

Abb. 32.7 Karotisstenose.
a Duplexsonografie. Von der A. carotis interna ist nur der kleine farbige Bereich (*) durchblutet.
   Der Querschnitt der Halsschlagader ist mit Punkten umrandet.
b Angiografie. Einengung (Pfeil) der inneren Halsschlagader.
c OP-Foto. Aufgeschnittene Halsschlagader (*) mit der hochgradigen Stenose (Pfeile).
   Von der zerklüfteten Innenfläche nehmen die Embolien ihren Ausgang in das Gehirn.

Therapie

Bei neurologischer Symptomatik oder hochgradiger Stenose ist die operative Ausschälung *(Karotis-TEA)* oder eine PTA mit *Stent* indiziert.

Subclavian-Steal-Syndrom

D Als *Subclavian-Steal-Syndrom* bezeichnet man den Verschluss der A. subclavia an ihrem Abgang mit retrograder Blutversorgung des gleichseitigen Armes über die Vertebralarterie.

Symptome

Bei einem Verschluss der A. subclavia erfolgt die Blutversorgung des gleichseitigen Armes über das Gehirn (**Abb. 32.8**). Besonders bei Muskeltätigkeit des betroffenen Armes (stärkerer Blutfluss) wird dem Gehirn durch den Umgehungskreislauf über die Vertebralarterie Blut entzogen (Steal-Syndrom oder Anzapfsyndrom). Dies führt zu *reversiblen neurologischen Symptomen* (z. B. Schwindel).

Therapie

Bei Beschwerden erfolgt die Ballondilatation (PTA), evtl. mit Stentimplantation. Wegen zu starker Verkalkung gelingt diese manchmal nicht. Dann ist eine operative Rekonstruktion des Blutweges durch *Subclavia-Transposition* (Einnähen der A. subclavia in die A. carotis communis) oder einen *Karotis-Subclavia-Bypass* indiziert.

Thoracic-outlet-Syndrom

D Als *Thoracic-outlet-Syndrom* bezeichnet man eine Kompression der Arterie, Vene oder Nerv an der Stelle, wo diese Strukturen den knöchernen Thorax verlassen (obere Brustkorbenge).

32

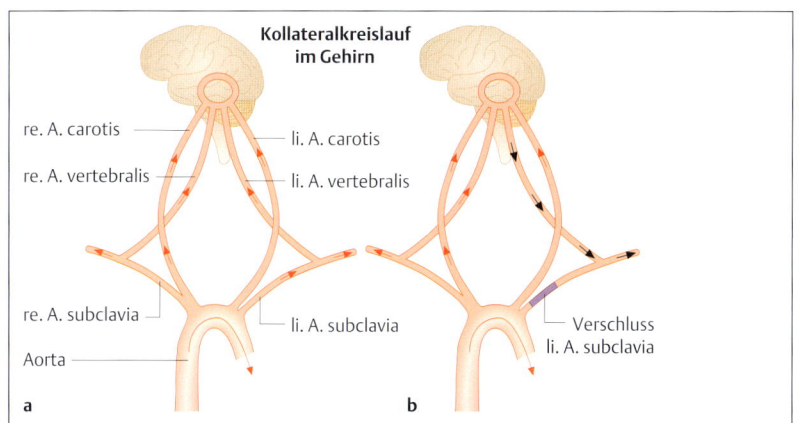

Kollateralkreislauf
im Gehirn

re. A. carotis · li. A. carotis
re. A. vertebralis · li. A. vertebralis
re. A. subclavia · li. A. subclavia
Aorta

Verschluss
li. A. subclavia

a · b

Abb. 32.8 Subclavian-Steal-Syndrom.
a Normalerweise wird das Gehirn durch 4 Arterien versorgt, die im Schädel über einen Kollateralkreislauf in Verbindung stehen.
b Bei Verschluss einer A. subclavia erfolgt die Blutversorgung des gleichseitigen Armes indirekt über den Gehirnkreislauf, wobei die gleichseitige A. vertebralis retrograd durchströmt wird.

Ursache und Symptome

Ursächlich ist eine *anatomische Enge* zwischen 1. Rippe und Schlüsselbein oder eine *Halsrippe* (Abb. 15.5).

Die wichtigsten Symptome sind Parästhesien und Durchblutungsstörungen am Arm bei bestimmten Bewegungen im Schultergelenk.

Therapie

Nur bei erheblichen Beschwerden erfolgt eine operative Korrektur (Halsrippenentfernung, Resektion der 1. Rippe).

Nierenarterienstenose

D *Als Nierenarterienstenose bezeichnet man eine Verengung der Nierenarterie durch Arteriosklerose (ältere Menschen), seltener durch fibromuskuläre Dysplasie (jüngere Menschen).*

Symptome und Therapie

Über den Renin-Angiotensin-Aldosteron-Mechanismus führt eine Nierenarterienstenose zum *Bluthochdruck* (renovaskuläre Hypertonie). Harnvolumen und Kreatininwert sind selbst bei völligem Ausfall einer Niere normal, sofern das kontralaterale Organ funktionsfähig ist.

Eine Nierenarterienstenose kann dilatiert (PTA oder Stent) oder operativ korrigiert werden (aortorenaler Bypass, Abb. 32.9).

AVK vom Beckentyp

D *Als AVK vom Beckentyp bezeichnet man Durchblutungsstörungen der Beckenarterien, fast immer durch Stenosen oder Arterienverschluss im Rahmen der Arteriosklerose bedingt.*

Symptome und Therapie

Der *Pulsstatus* ergibt bereits in der Leiste einen abgeschwächten oder fehlenden Puls. *Schmerzen* im Bein nach längerem Gehen (je nach Stadium der AVK, s. Tab. 32.3).

Kurzstreckige Stenosen und Verschlüsse können interventionell behandelt werden (*PTA* oder *Stent*). Operative Therapiemöglichkeiten (Abb. 32.10) sind die Ausschälplastik *(Becken-TEA)* oder die Implantation einer Kunststoffprothese *(Bypass)*.

AVK vom Oberschenkeltyp

D *Als AVK vom Oberschenkeltyp bezeichnet man eine Durchblutungsstörung der A. femoralis.*

Symptome und Therapie

Unterhalb der Leiste sind keine Pulse tastbar. Typisch ist der *Wadenschmerz* beim Gehen, der zum *Stehenbleiben* zwingt (Schaufensterkrankheit = Claudicatio intermittens = pAVK Stadium II).

Bei ausreichender Gehstrecke ist keine invasive Behandlung erforderlich. Gehtraining und Abbau der Risikofaktoren (Nikotinkarenz, Blutdruckeinstellung) sind geeignete Maßnahmen. Bei erheblichem Leidensdruck oder amputationsbedrohter Extremität (AVK Stadium III oder IV) sind interventionelle oder operative Maßnahmen indiziert.

Perkutane transluminale Angioplastie (PTA). Kurzstreckige Stenosen werden mit dem Katheter dilatiert.

Profundaplastik. Ausschälung der tiefen Oberschenkelarterie an ihrem Abgang, mit oder ohne Kunststoffpatch (Abb. 32.11).

Femoropoplitealer Bypass. Die Umleitung überbrückt den Verschluss der A. femoralis. Der Bypass beginnt an der Femoralisgabel und endet ober- oder unterhalb des Kniegelenks (Abb. 32.11). Bypassmaterial ist entweder die V. saphena magna (Venenbypass) oder Kunststoff (Kunststoffbypass).

Femorokruraler Bypass. Ist auch die A. poplitea verschlossen, wird der Bypass an eine der 3 Unterschenkel-

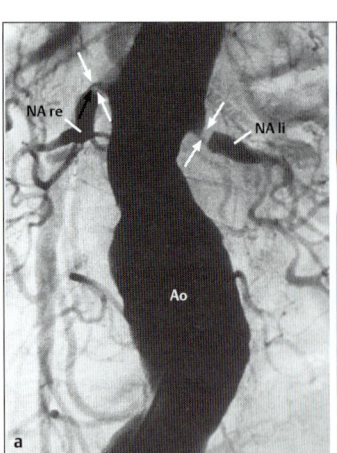
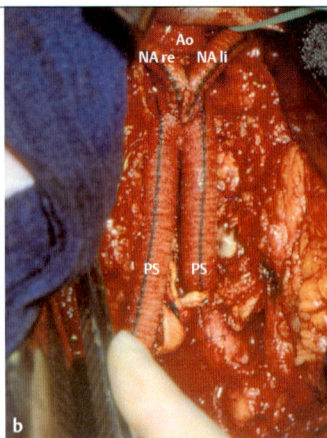

Abb. 32.9 Nierenarterienstenose beidseits.

a Angiografie vor OP, NA re: Nierenarterie rechts, NA li: Nierenarterie links, Pfeile: Nierenarterienstenosen, Ao: erweiterte Aorta (Aneurysma).

b Intraoperativer Befund nach Rekonstruktion (aortobiliakales Interponat mit Nierenarterien-Reimplantation beidseits), NA re: Bypass zur Nierenarterie rechts, NA li: Bypass zur Nierenarterie links, Ao: Aorta oberhalb der Nierenarterien, PS: Prothesenschenkel zu beiden Beckenarterien.

32

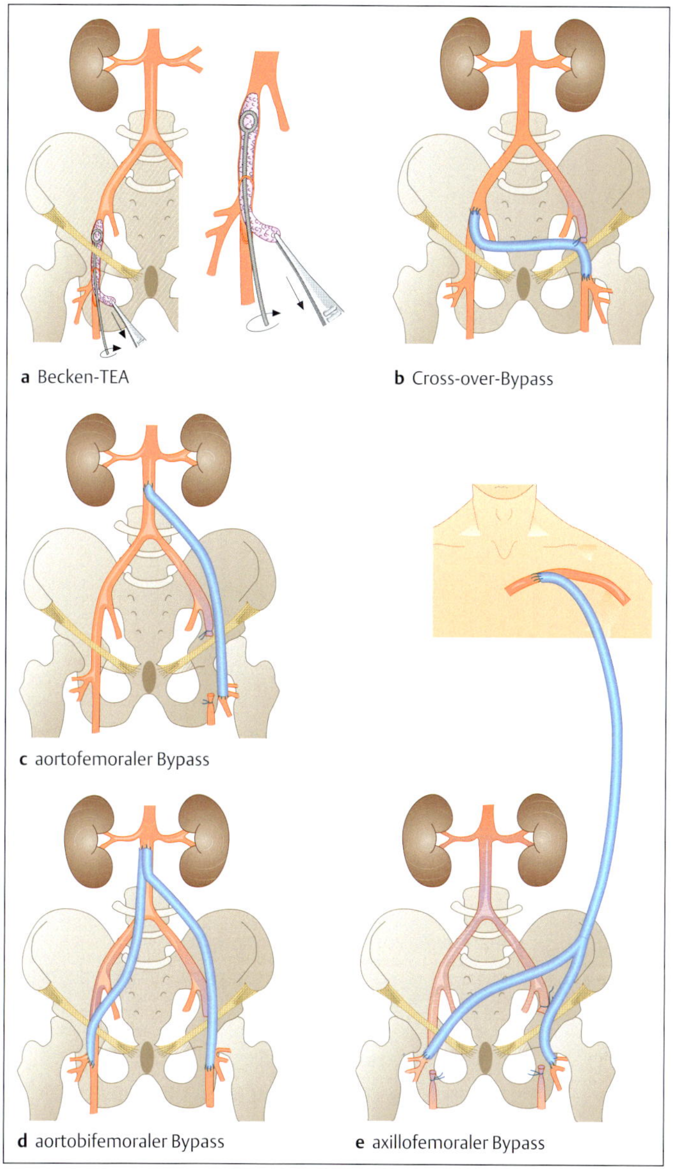

Abb. 32.10 Operative Verfahren bei Beckenarterienverschluss.
a Retrograde Becken-TEA.
b Iliakofemoraler Cross-over-Bypass.
c Unilateraler aortofemoraler Bypass (hier mit Anschluss an die A. femoralis profunda = aortoprofundaler Bypass).
d Aortobifemoraler Bypass (Bifurkationsbypass = Y-Prothese).
e Axillofemoraler Bypass.

a Becken-TEA

b Cross-over-Bypass

c aortofemoraler Bypass

d aortobifemoraler Bypass

e axillofemoraler Bypass

arterien anastomosiert („krural" von lateinisch: crus = Unterschenkel). Als Bypassmaterial wird die V. saphena magna bevorzugt (Venenbypass, **Abb. 32.12**).

Die V. saphena magna besitzt Venenklappen, die das Blut nur in eine Richtung strömen lassen. Für den peripheren Venenbypass gibt es deshalb 2 Varianten:

– *In-situ-Bypass:* Die V. saphena magna bleibt in ihrer anatomischen Umgebung („in situ" = an Ort und Stelle). Da das arterielle Blut (anders als zuvor das venöse Blut) von oben nach unten fließen soll, werden die Venenklappen mit einem Valvulotom beseitigt.

– *Umkehrbypass:* Die V. saphena magna wird entnommen und in umgekehrter Position (oben und unten vertauscht) als Bypass eingesetzt. Das arterielle Blut fließt dann in der gleichen Richtung an den Venenklappen vorbei wie zuvor das venöse Blut.

32.3.3 Operative Verfahren

Interventionelle Katheterverfahren

Grundsätzliches Prinzip der verschiedenen Verfahren ist der perkutane Zugang in Lokalanästhesie (Arterienpunktion) und die Beseitigung des Gefäßproblems mit speziellen Kathetern unter Röntgendurchleuchtung (**Tab. 32.4** u. **Abb. 32.13**).

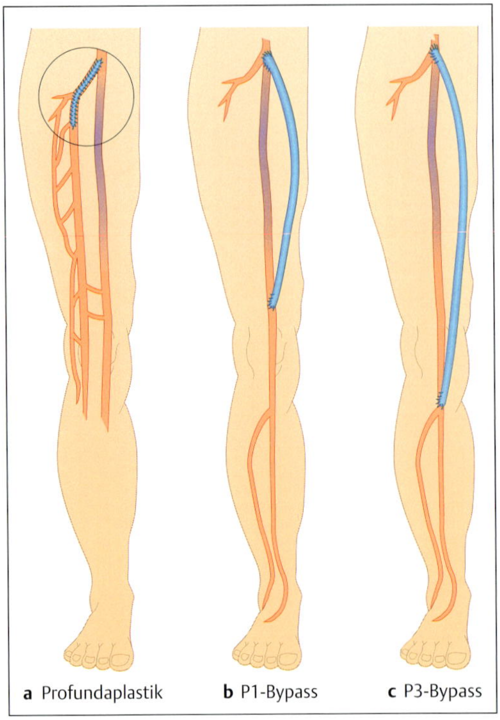

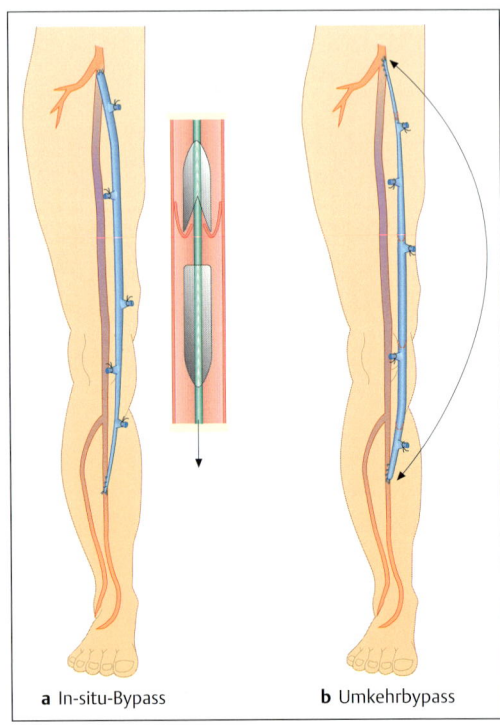

a Profundaplastik   **b** P1-Bypass   **c** P3-Bypass

a In-situ-Bypass   **b** Umkehrbypass

Abb. 32.11 Operative Verfahren bei Oberschenkelarterien-verschluss.
a Profundaplastik (Verschluss der Arteriotomie hier mit einem Kunststoff-Patch).
b Femoropoplitealer Bypass oberhalb des Knies.
c Femoropoplitealer Bypass kniegelenksüberschreitend.

Abb. 32.12 Femorokruraler Venenbypass.
a In-situ-Bypass. Die Venenklappen müssen mit einem Valvulotom zerstört werden.
b Umkehrbypass. Die V. saphena magna wird in umgekehrter Position als Bypass eingesetzt. Eine Klappenzerstörung ist nicht notwendig.

Tabelle 32.4 Interventionelle Katheterverfahren zur Behandlung von Gefäßerkrankungen

Verfahren	Erläuterung
perkutane lokale Thrombolyse	medikamentöse Gerinnselauflösung über einen im Thrombus platzierten Katheter
Aspirationsembolektomie	Absaugen eines Blutgerinnsels über einen perkutan eingebrachten Katheter
perkutane transluminale Angioplastie (PTA)	Ballondilatation von Gefäßstenosen
perkutane transluminale koronare Angioplastie (PTCA)	Ballondilatation von Herzkranzgefäßen
perkutane transluminare renale Angioplastie (PTRA)	Ballondilatation von Nierenarterien
Rekanalisation mit Rotationskatheter	Auffräsen einer exzentrischen Gefäßstenose
Stent-Implantation	Aufdehnen und Aufhalten einer Gefäßstenose durch eine innere Gefäßstütze (Endoprothese aus Metall)
transjugulärer intrahepatischer portosystemischer Stent-Shunt (TIPSS)	Erweiterung des Pfortadersystems in der Leber bei portaler Hypertension
Katheterembolisation	therapeutischer Verschluss einer Arterie durch Einbringen embolisierender Substanzen zur Blutstillung

32

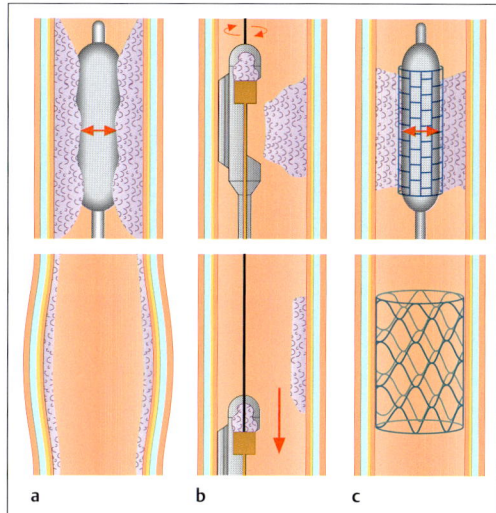

Abb. 32.13 Katheterverfahren. Interventionelle Katheterverfahren zur Behandlung der AVK.
a PTA (Ballondilatation).
b Auffräsen einer Verengung (Atherektomie).
c Dilatation und innere Gefäßstütze (Stent-Implantation).

W *Der Begriff „interventionell" (von intervenieren = eingreifen) kennzeichnet die therapeutische Zielsetzung der Kathetermaßnahme (im Gegensatz zur diagnostischen Angiografie).*

Perkutane transluminale Angioplastie (PTA). Das wichtigste interventionelle Therapieverfahren ist die PTA *(Ballondilatation)*. Von der Leistenarterie wird nach Punktion (perkutan) ein Katheter im Gefäß (transluminal) bis zur Gefäßverengung (Stenose) vorgeschoben. Dort wird durch Füllung des Ballons eine Aufdeh-

nung der Arterie (Angioplastie) erreicht. Ideale Indikation ist die kurzstreckige Arterienverengung.

Stent-Implantation. Um den Dilatationserfolg zu sichern, kann zum Aufhalten der Gefäßwand ein Metallgitter (Stent = Gefäßstütze) eingelegt werden (**Abb. 32.14**). Der Stent lässt sich ebenfalls von der Leiste über einen Katheter in die Arterie einführen.

Thrombendarteriektomie (TEA)

D *Die Thrombendarteriektomie ist ein Desobliterationsverfahren, bei dem arteriosklerotisches stenosierendes Material aus einer Arterie entfernt wird (Ausschälplastik).*

Im Gegensatz zu einem frischen Embolus oder Thrombus können arteriosklerotische Plaques nicht mit dem Ballonkatheter gelöst werden, weil sie zu hart, oft verkalkt und mit der Gefäßwand fest verwachsen sind (chronische AVK).

Prinzip

Das stenosierende Material wird nach Eröffnung der Arterie (Arteriotomie) mit speziellen Metallgeräten (Spatel, Ringstripper) „ausgeschält" (**Abb. 32.15** u. **Abb. 32.16**).

Wird die Arterie nach TEA nicht durch fortlaufende Naht direkt verschlossen, sondern ein „Flicken" (engl.: patch) eingenäht, so spricht man von *Patch-Plastik* oder *Streifen-Plastik*. Der Patch wird aus der V. saphena magna gewonnen oder besteht aus Kunststoff (z. B. Dacron-Patch).

Klinische Anwendung

Die wichtigsten Einsatzgebiete der Thrombendarteriektomie sind:

32

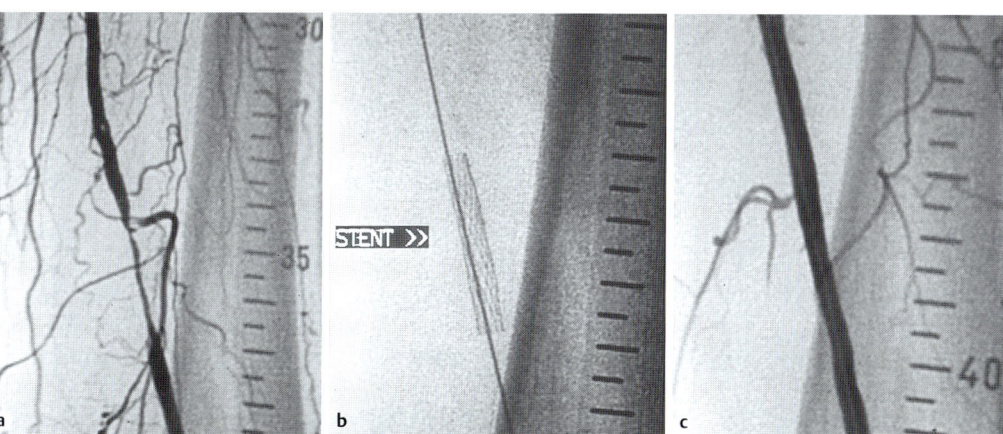

Abb. 32.14 Stent-Implantation.
a Die Angiografie zeigt eine Stenose der A. femoralis.
b Nach PTA liegt der Stent im ehemaligen Stenosebereich.
c Kontrollangiografie.

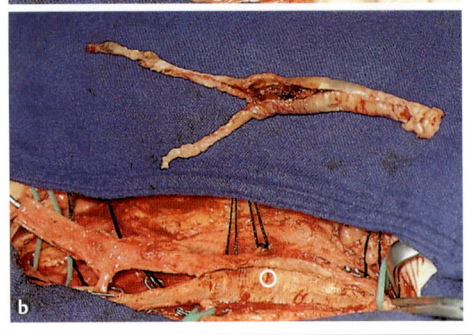

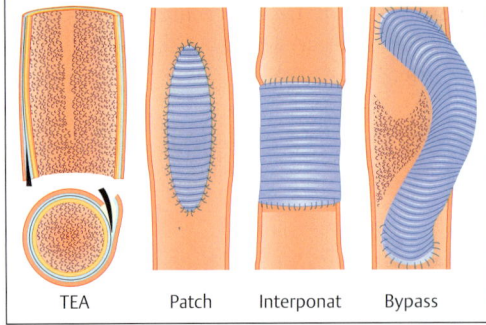

Abb. 32.15 Thrombendarteriektomie.
a Operative Ausschälung eines arteriosklerotischen Verschlusses (*) im Leistenbereich.
b Blick in die Femoralarterie (○) nach Thrombendarteriektomie (unten), Operationspräparat (oben).

Bypass

D *Als Bypass bezeichnet man die Umgehung
eines erkrankten Gefäßabschnittes durch die
Parallelschaltung eines Umleitungsgefäßes (Abb. 32.16).*

Prinzip

Üblicherweise liegt der Bypass direkt neben dem Gefäß,
das er überbrücken soll, wobei die erkrankte (verschlossene) Arterie im Körper belassen wird. Wird die Prothese an anderer Stelle implantiert (z. B. subkutan), so
spricht man von einem *extraanatomischen Bypass* (z. B.
axillofemoraler Bypass, **Abb. 32.10**). Postoperativ ist
häufig eine medikamentöse Nachbehandlung nötig
(**Tab. 32.5**).

Material

Am Bein wird als Material die *V. saphena magna* bevorzugt *(Venenbypass)*, weil Kunststoffprothesen postoperativ häufiger thrombosieren (Bypassverschluss). Bei
größeren Gefäßen (Aorta, Beckenarterien) ist das Ver-
schlussrisiko weniger vom Bypassmaterial abhängig,
sodass in dieser Körperregion Kunststoffprothesen
implantiert werden.

Extraanatomische Bypässe sind immer aus Kunststoff, weil dieser den mechanischen Belastungen unter
der Haut besser standhält als eine Vene.

Klinische Anwendung

Bypassoperationen werden an nahezu allen Stellen des
arteriellen Systems angewendet, um die Strombahn
bei arteriosklerotischen Stenosen und Verschlüssen
wiederherzustellen. Voraussetzung für jede Bypassoperation ist allerdings ein ausreichender Blutfluss in die
nachgeschaltete Körperregion.

W *Sind beispielsweise alle 3 Unterschenkelarterien
verschlossen, hat es keinen Sinn, einen femoropoplitealen Bypass zur Umgehung der verschlossenen
Femoralarterie anzulegen, weil dieser Bypass keine
Durchblutungsverbesserung in der Peripherie bringen
würde. (Es hat auch keinen Sinn, ein verengtes Wasserrohr
zu erweitern, wenn der nachgeschaltete Wasserhahn
nicht aufgeht.)*

M *Die Bezeichnung der Bypassoperation lässt erkennen, an welche Gefäße der Bypass angeschlossen
wird. Beispielsweise beginnt der femoropopliteale Bypass
an der Femoralarterie und endet an der A. poplitea.*

Sympathektomie

D *Als Sympathektomie bezeichnet man die Unterbrechung des Grenzstranges (N. sympathicus).*

Abb. 32.16 Operative Verfahren bei AVK. Ausschälung
(TEA), Streifenplastik (Patch), Zwischenschalten einer Prothese (Interponat) und Umgehungsgefäß (Bypass) sind die
wichtigsten arteriellen Operationen.

TEA   Patch   Interponat   Bypass

– Karotis-TEA,
– Becken-TEA,
– Femoralis-TEA.

W *Die Profundaplastik ist eine TEA der tiefen Oberschenkelarterie mit oder ohne Patchverschluss.*

Interponat

D *Unter einem Interponat versteht man die Überbrückung eines Gefäßdefektes durch Zwischenschalten (Interponieren) eines Ersatzgefäßes (Abb. 32.16).*

Tabelle 32.5 Medikamentöse Antikoagulation nach Eingriffen am Herz und Gefäßsystem

Eingriff	Beispiel	Medikation
Herzklappenersatz	industrielle Prothese	Marcumar lebenslang
Herzklappenersatz	Bioprothese	keine poststationäre Dauerbehandlung
koronarer Bypass	Mammaria-Bypass, aortokoronarer Bypass	ASS* lebenslang
interventionelle Katheterverfahren	Ballondilatation (PTA, PTCA), Stent	ASS* lebenslang
alle Ausschälplastiken	Karotis-TEA, Profundaplastik	ASS* lebenslang
Bypass oberhalb des Leistenbandes	aortofemoraler Bypass	ASS* lebenslang
Bypass unterhalb des Leistenbandes	femoropoplitealer Bypass, femorokruraler Bypass	ASS oder Marcumar lebenslang
arterielle Embolektomie	nach Femoralisembolie bei absoluter Arrhythmie	Marcumar lebenslang
venöse Thrombektomie	nach tiefer Becken-Bein-Venenthrombose	Marcumar für 1 Jahr

* ASS (Acetylsalicylsäure) ist ein Thrombozytenaggregationshemmer, Präparate: z. B. Aspirin, Godamed

Durch die Sympathektomie wird eine Weitstellung der kleinsten Arterien, eine Senkung des peripheren Gefäßwiderstandes und eine Erhöhung der Hautdurchblutung erreicht.

Lumbale Sympathektomie. Unterbrechung der sympathischen Nervenversorgung in Höhe L2 bis L4. Der Eingriff erfolgte früher als offene Operation. Heute wird der Grenzstrang durch *CT-gesteuerte Punktion* (Abb. 32.17) verödet.

Thorakale Sympathektomie. Unterbrechung der sympathischen Nervenversorgung für die obere Extremität. Dieser Eingriff wird *thorakoskopisch* (Endoskopie der Pleurahöhle) oder CT-gesteuert vorgenommen.

Potenzielle Indikationen der Sympathektomie sind:
– *pAVK Stadium III* und *IV*, wenn keine gefäßrekonstruktiven Maßnahmen durchgeführt werden können (lumbale Sympathektomie); man erhofft sich eine (geringe) Verbesserung der Blutversorgung für ein amputationsgefährdetes Bein,
– *Morbus Raynaud* (seltene Form der Durchblutungsstörung in den Händen: thorakale Sympathektomie).

– *extreme Schweißbildung* (Hyperhidrosis: thorakale Sympathektomie).

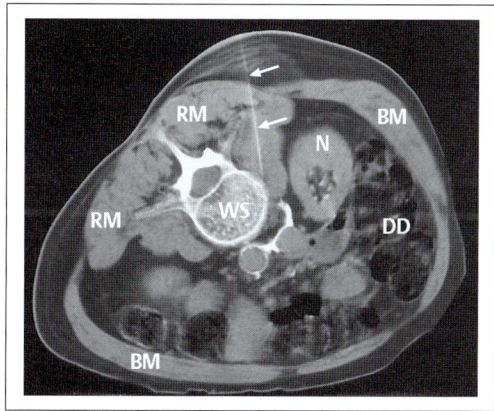

Abb. 32.17 Lumbale Sympathektomie. CT-gesteuerte Sympathektomie. Der nicht sichtbare N. sympathicus liegt neben der Wirbelsäule. Pfeile: Nadel zur Verödung des Grenzstranges, WS: Wirbelsäule, RM: Rückenmuskulatur, BM: Bauchmuskulatur, N: Niere, DD: Dünndarm.

32.4 Amputationen

Burkhard Paetz

 Eine Amputation ist eine Gliedmaßenabsetzung.

 Die pAVK Stadium IV (sog. „Raucherbein") ist die häufigste Indikation für eine Amputation.

Die Amputation kommt nur in Frage, wenn eine Erhaltung der Extremität mit allen zur Verfügung stehenden Mitteln nicht möglich ist. Je nach Amputationshöhe unterscheidet man:
– Oberschenkelamputation (Ablatio femoris),

– Amputation im Kniegelenk (Exartikulation),
– Amputation im proximalen Unterschenkel (Ablatio cruris),
– Grenzzonenamputation: Abtragung einer peripheren Nekrose (Gangrän) im Zehen- oder Fußbereich. Die Absetzungslinie liegt in Höhe der Demarkations-linie (Grenze zwischen noch durchblutetem und gangränösem Gewebe).

> **W** *Im Gegensatz zu den anderen Amputations-lokalisationen wird bei der Grenzzonenamputation die Wunde nicht durch Naht verschlossen. Sie bleibt offen und heilt sekundär durch Granulation (Abb. 32.5).*

P 32.5 Pflege von Menschen mit Amputation

Susanne Werschmöller

Für alle Patienten ist eine Amputation ein einschneidender Eingriff, der das zukünftige Leben verändert. Patienten, bei denen eine Amputation als zeitlich geplanter Eingriff erfolgt, können sich vorab mit der Situation auseinandersetzen. In manchen Fällen erhoffen sie sich sogar eine Verbesserung der Lebensumstände durch die Amputation der erkrankten Gliedmaßen.

32.5.1 Operationsvorbereitung

Patienten mit Beinamputation können schon vor der Operation den Umgang mit Unterarmgehstützen lernen. Dazu wird ihnen ein präoperatives Training angeboten. Der gezielte Aufbau von Muskelgruppen erleichtert die vermehrte Beanspruchung und vermeidet Muskelkater.

In einem Beratungsgespräch können Informationen zum Verlauf der Behandlung und zur Prothesenversorgung gegeben werden. Vorab können auch schon Kontakte zu sozialen Diensten geknüpft werden, wenn es um die Klärung von Fragen in beruflicher oder finanzieller Hinsicht geht. Auch Gespräche mit einem Patienten in einer vergleichbaren Situation können ermutigen und motivieren.

32.5.2 Postoperative Maßnahmen

Zur Gewährleistung eines komplikationslosen Genesungsverlaufs stehen folgende speziellen Schwerpunkte im Vordergrund:
– Überwachung auf Nachblutungen,
– Lagerung des amputierten Stumpfes,
– Unterstützung bei den ATL und Mobilisation,
– Wundbehandlung,
– Wickeln des Stumpfes,
– besondere Stumpfhygiene,
– Schmerzbehandlung,
– Prothesenversorgung.

Überwachung auf Nachblutungen
Die Durchtrennung aller Blutgefäße im betroffenen Bereich bedingt eine hohe Nachblutungsgefahr. Der Verband und die Drainagen sind gezielt zu kontrollieren. Wegen der Verstopfungsgefahr der Saugdrainagen ist die Sogkontrolle besonders wichtig.

Lagerung des Stumpfes
Die spezielle Lagerung des Amputationsstumpfes hat 2 Schwerpunkte:
– Entlasten des Wundgebietes,
– Vermeiden von Kontrakturen.
Intraoperativ werden Blut- und Lymphgefäße durchtrennt, sodass postoperativ die Weichteile anschwellen können. Um diesem Wundödem vorzubeugen, wird das Stumpfende in den ersten 24 Stunden auf ein kleines Kissen und hoch gelagert. Bei ausgedehnten Schwellungen wird der Stumpf noch länger stundenweise 30° hoch gelagert.

Kontrakturen entstehen vorwiegend im benachbarten Gelenk. Sie behindern die schon eingeschränkte Beweglichkeit und die prothetische Versorgung. Beugekontrakturen in der Hüfte (nach Oberschenkelamputationen) und im Knie (nach Unterschenkelamputationen) erschweren das Aufrichten des Oberkörpers und die Gewichtsübernahme auf die Prothese. Deshalb wird das betroffene Körperteil *gestreckt* gelagert.
Lagerung bei Oberschenkelamputation. Im Liegen wird das Hüftgelenk in Nullstellung, der Stumpf flach und gestreckt gelagert. Die korrekte Lagerung des Stumpfes wird im Rollstuhl durch entsprechende Hilfsmittel gewährleistet. Der Patient sollte nur kurzzeitig am Bettrand sitzen. Zur Streckung des Stumpfes ist es möglich, dass der Patient zeitweise auf dem Bauch liegt.
Lagerung bei Unterschenkelamputation. Eine zusätzliche Streckung des Unterschenkelstumpfes kann erreicht werden, wenn der Stumpf mit einem Sandsäckchen beschwert wird.
Lagerung bei Fingeramputationen. Der Fingerstumpf wird geschient und befindet sich damit kontinuierlich in der Streckstellung.

Unterstützung bei den ATL und Mobilisation

Eine frühzeitige Mobilisation am 1. oder 2. postoperativen Tag verringert das Dekubitusrisiko sowie die Gefahr einer Thrombose oder Pneumonie und stabilisiert den Kreislauf. Es kann sinnvoll sein, die Mobilisation mit anderen pflegerischen Maßnahmen zu verbinden, je nach Zustand des Patienten.

Ein Patient mit einer Amputation an den oberen Extremitäten benötigt Hilfe bei der Körperpflege und beim Essen. Ein Patient mit einer Amputation der unteren Extremitäten benötigt Hilfe bei der Veränderung seiner Körperlage. Unterstützt von 2 Pflegepersonen wird der Patient für kurze Zeit aufgerichtet und vor das Bett gestellt. Ausmaß und Dauer der Mobilisation hängen von mehreren Faktoren ab, z. B.:

- Einschränkung des Patienten,
- Schmerzsituation,
- körperliche Verfassung.

P *Rollstuhl. Eine Dauerversorgung mit einem Rollstuhl wird nicht angestrebt. Die Unbeweglichkeit und Bewegungseinschränkung im Hüft- und Kniegelenk wird dadurch gefördert und ein späteres Gehen evtl. unmöglich gemacht.*

Physiotherapie. Die Beeinträchtigung von Körperschema und Gleichgewicht ist erheblich und sollte schon frühzeitig mit einer täglichen speziellen Bewegungsschule durch Physiotherapeuten behandelt werden. Mobilisation und physiotherapeutische Behandlung werden nach Absprache im therapeutischen Team erweitert und intensiviert.

Ergotherapie. Verluste von oberen Extremitäten verlangen eine Hilfsmittelberatung durch Ergotherapeuten, um die Greif- und Haltefunktion des verlorenen Körperteils auszugleichen.

Wundbehandlung

Das Pflegeziel ist eine ungestörte Wundheilung mit einer reizlosen weichen Narbe. Eine Wundheilungsstörung hätte die Verzögerung der Rehabilitation und Versorgung mit einer Prothese zur Folge.

Verbandwechsel. Den Zeitpunkt des ersten Verbandwechsels bestimmt der Arzt. Er erfolgt unter den bekannten aseptischen Bedingungen. Der Patient sieht beim ersten Verbandwechsel auch das erste Mal seinen Amputationsstumpf. Das kann für ihn sehr belastend sein. Hier benötigt er die einfühlsame Unterstützung durch die Pflegeperson.

Grenzzonenamputation. Eine Besonderheit stellt die sog. Grenzzonenamputation bei pAVK dar. Die Amputation im Zehen- oder Fußbereich erfolgt als Gangränabtragung im Übergang zwischen noch durchblutetem

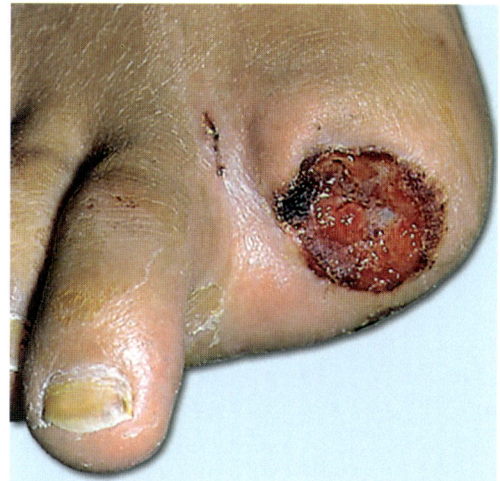

Abb. 32.18 Grenzzonenamputation. Zwei Wochen nach einer Grenzzonenamputation granuliert die Wunde.

und gangränösem Gewebe. Die Wunde wird nicht durch eine Naht verschlossen, sondern heilt sekundär durch Granulation (**Abb. 32.18**). Art und Häufigkeit des Verbandwechsels bestimmt der behandelnde Arzt.

Wickeln des Stumpfs

Um den venösen und lymphatischen Rückstrom zu unterstützen und den Stumpf prothesengerecht, d. h. konisch, zu formen, wird der Stumpf gewickelt. Die Gestaltung und Intensität beim Wickeln bestimmt der Arzt.

Um Abschnürungen zu vermeiden, wird mit Kurzzugbinden in Achtertouren gewickelt. Begonnen wird an der Stumpfspitze, weiter wird mit abnehmendem Druck zum Körper hin gewickelt. Der diagonale Zug bestimmt die Formung des Stumpfes. Zur besseren Fixierung und um das Verrutschen zu vermeiden, wird das nächste höhere Gelenk mit eingebunden (**Abb. 32.19**). An Stellen mit geringer Weichteildeckung oder Knochenvorsprüngen sollten Stumpfkissen aus Schaumgummi oder Rollenwatte eingewickelt werden.

P *Wickeln des Stumpfes. Die Binde darf nicht zu straff angelegt werden, um einem druckbedingten Schwund der Stumpfmuskulatur vorzubeugen. Beim Wickeln des Oberschenkelstumpfes muss darauf geachtet werden, dass der Stumpf in Streckstellung gewickelt wird. Deshalb ist es empfehlenswert, den Stumpf im Stehen zu wickeln.*

Der Stumpf wird so lange gewickelt, bis er vollständig abgeschwollen ist. Wenn der Patient das Wickeln erlernt hat, kann er dessen Durchführung selbst übernehmen.

32

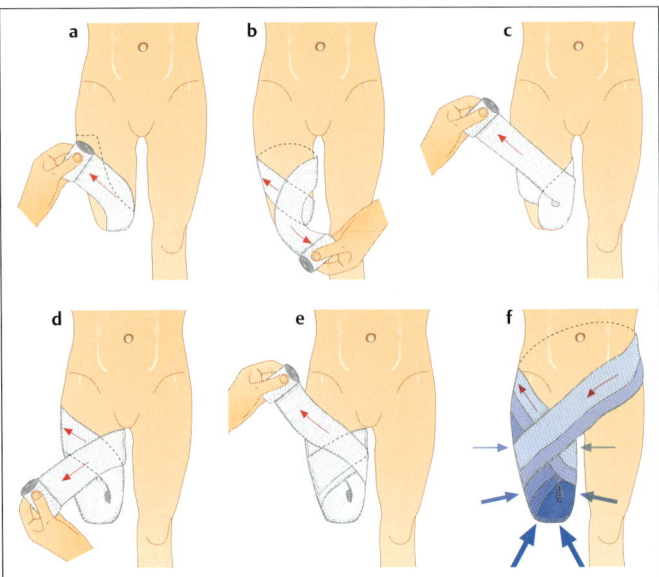

Abb. 32.19 Wickeln des Stumpfes nach Oberschenkelamputation. Um den venösen und lymphatischen Rückstrom zu unterstützen und den Stumpf prothesengerecht konisch zu formen, wird er elastisch gewickelt. Die Wickelung erfolgt in Achtertouren, der Druck der Binde nimmt nach proximal ab.

 Nach Oberschenkel- und Unterschenkelamputation werden die Fäden frühestens nach 3 Wochen entfernt!

Stumpfhygiene

Beim täglichen Wickeln muss der Stumpf sorgfältig von der Pflegeperson inspiziert werden. Sie achtet dabei auf die Stumpfhaut, die Hautdurchblutung und die Narbe. Veränderungen im Narbenbereich, Druckstellen oder Hautreizungen können zu einer verzögerten Prothesenanpassung und zu einer Immobilität des Patienten führen und sollten verhindert werden.

Zur sorgfältigen Hautpflege gehört das tägliche kurze Waschen mit warmem Wasser und einer milden Seife. Die Haut darf nicht aufgeweicht werden. Nach der Stumpfwaschung muss dieser sehr sorgfältig abgetrocknet werden. Neigt ein Patient zu starker Schweißabsonderung, kann der Stumpf durch Abwaschungen oder Stumpfbäder mit Salbeitee behandelt werden.

Selbstständigkeit. *Ein Handspiegel hilft dem Patienten seinen Stumpf besser zu sehen. Nach einer behutsamen Anleitung kann er selbstständig die Haut am Stumpf auf Veränderungen beobachten.*

Abhärtungsmaßnahmen. Nach abgeschlossener Wundheilung kann mit Abhärtungsmaßnahmen begonnen werden, damit die Stumpfhaut weniger empfindlich gegenüber mechanischen Reizen und den Druckbelastungen durch die Prothese ist. Der Patient wird über die Bedeutung dieser Maßnahmen aufgeklärt und frühzeitig in die Durchführung einbezogen:

– nach dem Waschen kräftig abfrottieren,
– die Stumpfhaut nach dem Waschen weich bürsten,
– Luft und Licht einwirken lassen,
– durchblutungsfördernde kaltwarme Wechselbäder,
– Narbenpflege mit pH-neutraler Salbe,
– Stumpfbewegungen in Materialien wie Sand, Erbsen oder spezieller Knetmasse.

Schmerzbehandlung

Nach der Amputation kommt es in den ersten postoperativen Tagen zu den üblichen Wundschmerzen, die durch den großen Eingriff und die Traumatisierung des Gewebes bedingt sind. Maßnahmen zur Analgesie werden nach ärztlicher Anweisung durchgeführt. Das Schmerzmittel muss rechtzeitig verabreicht werden, um dem Patienten unnötige Schmerzen zu ersparen. Ein enger Kontakt zum Patienten und eine gute Beobachtungsgabe werden dabei von den Pflegepersonen erwartet. Auch im Hinblick auf den Phantomschmerz ist der frühzeitige Therapiebeginn entscheidend für den Erfolg.

Prothesenversorgung

Prothesen *sind ein Ersatz für das amputierte Körperteil und dienen neben dem optischen Ausgleich der Wiederherstellung der Steh-, Geh- und Greiffähigkeit.*

Hand-, Arm- und Beinprothesen sind meist mit Gelenkvorrichtungen und der Möglichkeit zur Bewegung ausgestattet.

Prothesenarten

Nach der abgeschlossenen Wundheilung wird der Patient mit einer Übungsprothese versorgt und kann erste Geh- oder Greifübungen ausführen. Die individuelle Versorgung mit einer Prothese wird der Amputationsart sowie den Bedürfnissen und Möglichkeiten des Patienten angepasst. Über die Art des Prothesenaufbaus entscheiden z. B. das Alter und die Beweglichkeit.

Oberschenkelprothesen. Um ein möglichst normales Gangbild zu erreichen, sind die Prothesen mit Kniegelenken und Prothesenfuß versehen.

Armprothesen. Hier gibt es sogenannte Schmuckprothesen, die in Form und Farbe gut angepasst sind, aber keine Funktion übernehmen können. Eigenkraftprothesen übertragen die Bewegungen des Schultergürtels auf die Mechanik der Prothese. Myoelektrische Fremdkraftprothesen erfordern eine hohe Kooperation des Betroffenen. Willkürliche Muskelkontraktionen, verstärkt durch einen batteriebetriebenen Motor, ermöglichen z. B. das Öffnen und Schließen der Prothesenhand.

Prothesenanpassung

6–12 Monate nach der Amputation hat der Stumpf seine endgültige Form. Dann kann vom Orthopädiemechaniker eine individuelle Dauerprothese angepasst werden.

Liner

Mittlerweile gibt es eine Vielzahl verschiedener sog. Liner. Dies sind fertige polsternde Überzüge für den Stumpf. Sie verbessern den Sitz in der Prothese und beugen somit Druckstellen und Scheuerstellen vor.

Entlassungsberatung

Wenn die Wundheilung abgeschlossen und der Patient mit einer Übungs- oder Testprothese versorgt ist, wird er in einer ambulanten oder teilstationären Rehabilitationseinrichtung auf die Belastungen und Anforderungen seines Alltags vorbereitet. Der Umfang und die Möglichkeiten der Maßnahmen zur Rehabilitation orientieren sich am Alter und am Ausmaß der Einschränkungen. Besondere Trainingsprogramme verbessern die Greiffunktion bzw. die Steh- und Gehfähigkeit, leiten an zum Stufensteigen, Gehen auf unebenem Gelände und Überwinden von Hindernissen. Vor allem jüngeren Menschen wird Anleitung zur sportlichen Betätigung mit Prothese gegeben. Sie bieten die Möglichkeit, sich positiv mit der Situation auseinanderzusetzen und sich zu beweisen. Ist eine Weiterbeschäftigung im Beruf nicht möglich, müssen Maßnahmen der Berufsfindung und Umschulung eingeleitet werden. Sie erfolgen in Abstimmung mit dem Arbeitsamt oder bei Berufsunfällen mit den Berufsgenossenschaften und Berufsförderungswerken.

32.6 Aneurysmen

Burkhard Paetz

D *Ein Aneurysma ist eine umschriebene krankhafte Erweiterung eines Blutgefäßes. Pathoanatomisch unterscheidet man 3 Formen (**Abb. 32.20**):*
- *echtes Aneurysma,*
- *falsches Aneurysma,*
- *dissezierendes Aneurysma.*

Echtes Aneurysma (Aneurysma verum)

D *Bei einem echten Aneurysma ist die gesamte Gefäßwand mit allen 3 Schichten (Intima, Media, Adventitia) vorgewölbt.*

Ursache und Lokalisation

Ursache des echten Aneurysmas ist die Arteriosklerose. Die häufigsten Lokalisationen sind:
- untere Hauptschlagader: *Bauchaortenaneurysma,*
- Beckenarterie (A. iliaca): *Beckenarterienaneurysma,*
- Kniekehlenarterie (A. poplitea): *Poplitealaneurysma.*

Falsches Aneurysma (Aneurysma spurium, Aneurysma falsum)

D *Beim falschen Aneurysma sind die 3 Schichten der Gefäßwand nicht vorgewölbt. Das falsche Aneurysma wird nicht von „echter" Gefäßwand, sondern von einer „falschen" Bindegewebskapsel begrenzt.*

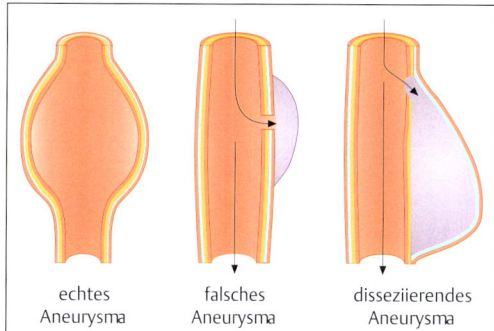

echtes Aneurysma | falsches Aneurysma | dissezierendes Aneurysma

Abb. 32.20 Aneurysmen. Pathoanatomische Einteilung.

Ursache und Lokalisation

Voraussetzung ist ein Defekt in der Gefäßwand, aus dem Blut nach außen neben das Gefäß austreten kann.

Häufige Ursachen und Lokalisationen sind:

- *Punktionsaneurysma* nach Arterienpunktion in der Leiste (z. B. Herzkatheter),
- *Anastomosenaneurysma* (ausgerissene Gefäßnaht, am häufigsten ebenfalls in der Leiste, z. B. nach aorto-femoralem Bypass),
- traumatisches thorakales Aortenaneurysma (Aortenruptur durch Unfall, Abb. 18.13).

Disseziierendes Aneurysma (Aneurysma dissecans)

D *Beim disseziierenden Aneurysma ist die innere Gefäßwand (Intima) durch arteriosklerotische Schädigung eingerissen, während die äußere Schicht (Adventitia) noch standhält. Dadurch kann sich das Blut innerhalb der Gefäßwand (in der Media) vorwühlen und die einzelnen Schichten auseinandertrennen (disseziieren). Im Bereich der Dissektion gibt es 2 nebeneinandergelegene Gefäßlumina (echtes und falsches Lumen).*

Ursache und Lokalisation

Ursache des disseziierenden Aneurysmas ist die Arteriosklerose oder eine angeborene Bindegewebserkrankung. Die Dissektion ist viel seltener als Verschlüsse oder sonstige Aneurysmen.

Die häufigste Lokalisation ist die *Aortendissektion* im Bereich der Brusthauptschlagader.

32.6.1 Spezielle Krankheitsbilder

Bauchaortenaneurysma (BAA)

D *Als Bauchaortenaneurysma bezeichnet man die Erweiterung der infrarenalen Bauchaorta (echtes Aneurysma). Die Ausdehnung beginnt typischerweise unterhalb des Nierenarterienabgangs (infrarenal) und kann bis in die Beckenetage reichen.*

Ursache und Symptome

Das Bauchaortenaneurysma (BAA) ist eine Erkrankung des älteren Menschen mit generalisierter Arteriosklerose.

Das BAA macht über viele Jahre keine Beschwerden und wird meist zufällig anlässlich einer sonografischen Untersuchung des Abdomens entdeckt (asymptomatisches BAA).

M *Das infrarenale Bauchaortenaneurysma ist 10-mal häufiger als alle anderen Aneurysmalokalisationen zusammen.*

Komplikationen

Die Gefahr des Bauchaortenaneurysmas besteht in dem plötzlichen Platzen *(Ruptur)* der erweiterten Hauptschlagader, was ohne jede Vorwarnung erfolgen kann.

M *Die Aneurysmaruptur geht mit starken Bauch- oder Rückenschmerzen einher und führt zum hämorrhagischen Schock durch starken inneren Blutverlust. Die Letalität bei Ruptur des Aortenaneurysmas beträgt 90 %.*

Diagnostik und Therapie

Die Diagnose erfolgt *klinisch* (tastbarer pulsierender Tumor oberhalb des Nabels) und durch *Sonografie* oder *Computertomografie.*

Wegen der lebensbedrohlichen Rupturgefahr sollten auch asymptomatische Bauchaortenaneurysmen über 5 cm Durchmesser operiert werden. Abhängig vom Einzelfall kommen die folgenden Verfahren zur Anwendung.

Minimal-invasive Operation. Ein *Endograft* wird ohne Bauchschnitt von der Leiste aus über einen Katheter unter Röntgendurchleuchtung in das Aneurysma vorgeschoben (**Abb. 32.21**). Das Metallgitter des Endografts (Stent) klemmt sich in der Hauptschlagader fest. Die am Stent fixierte blutdichte Gefäßprothese (Graft) schaltet das Aneurysma vom Blutstrom aus, womit die Rupturgefahr gebannt ist.

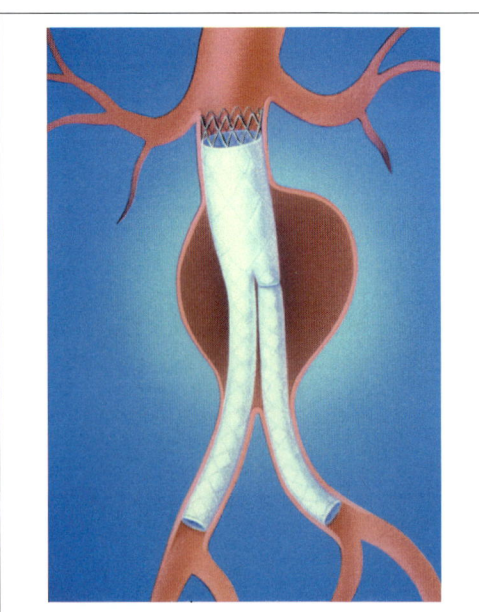

Abb. 32.21 Infrarenales Bauchaortenaneurysma. Therapie mit einem Endograft. Die Gefäßprothese ist am Stent fixiert und wird in die Aorta eingeklemmt.

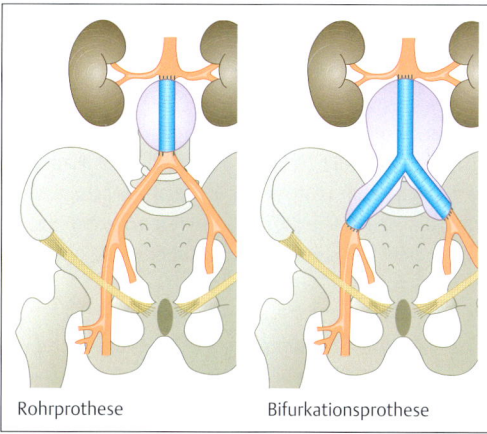

Rohrprothese   Bifurkationsprothese

Abb. 32.22 Infrarenales Bauchaortenaneurysma (BAA). Behandlung durch Interposition einer Rohrprothese (Tube) oder einer Bifurkationsprothese (Y-Prothese). Präoperative Aneurysmaausdehnung violett.

Konventionelle offene Operation. Das Aneurysma wird nach medianer Laparotomie durch eine Kunststoffprothese ersetzt (**Abb. 32.22** u. **Abb. 32.23**).

Popliteaaneurysma

D *Beim Popliteaaneurysma handelt es sich um eine Erweiterung der Kniekehlenarterie (echtes Aneurysma).*

Symptome und Komplikationen

Die Erweiterung selbst macht kaum Beschwerden.

Als Folge der Blutverwirbelungen (Turbulenz) setzen sich an der Aneurysmawand Blutgerinnsel (Thromben) ab (**Abb. 32.24**). Diese können sich lösen (Embolie) und

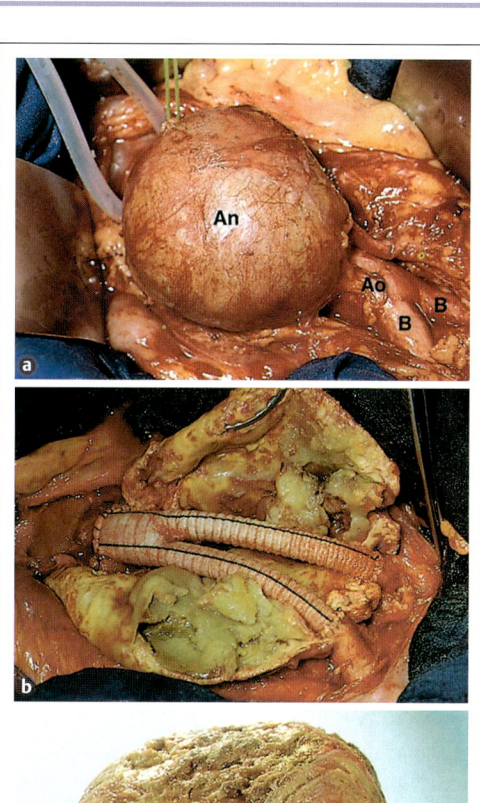

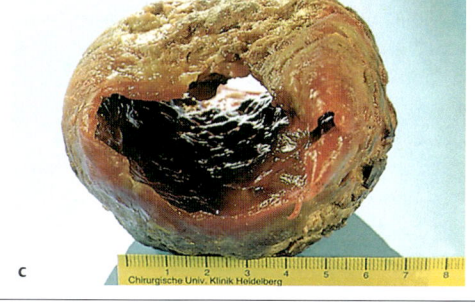

Abb. 32.23 Infrarenales Bauchaortenaneurysma.
a Intraoperativer Befund nach Eröffnung der Bauchhöhle. Aneurysma (An) mit 10 cm Durchmesser, Ao: Aorta, B: Beckenarterien (A. iliaca communis).
b Der Aneurysmasack ist eröffnet. Zwischen Aorta und Beckenarterien wurde eine Bifurkationsprothese aus Dacron eingenäht.
c Thrombusmaterial aus dem Aneurysma. Das zentrale Loch entspricht dem Lumen für den Blutfluss.

in die Unterschenkelarterien abschwemmen, was zur akuten Ischämie führen kann.

Diagnostik und Therapie

Die Diagnose wird durch Sonografie und CT gestellt.

Das Aneurysma wird durch ein *femoropopliteales Veneninterponat* vom Blutstrom ausgeschaltet.

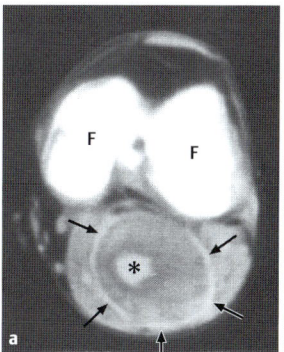
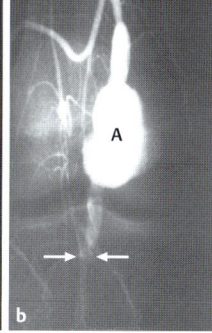

Abb. 32.24 Popliteaaneurysma.
a Computertomogramm. Das Aneurysma (Pfeile) zeigt zirkuläre wandständige Thromben (dunkel) und das schmale durchblutete Restlumen (hell *), F: Femurknochen.
b Angiografie. Unterhalb des Aneurysmas (A) ist der Blutabstrom durch abgelöste Thromben verstopft (Pfeile).

32

32.7 Arteriovenöse Fisteln

Burkhard Paetz

D *Bei einer arteriovenösen Fistel (AV-Fistel) handelt es sich um eine pathologische Kurzschlussverbindung (Shunt) zwischen arteriellem und venösem System.*

Ursache

Die meisten AV-Fisteln entstehen durch ein *perforierendes Trauma* (diagnostische Punktion, Schnitt, Schuss, Stich), wenn sowohl Arterie als auch Vene verletzt wurden. Seltener sind *angeborene* AV-Fisteln.

Symptome und Komplikationen

Fisteln stellen sich als *pulsierende Tumoren* dar. Bei der Auskultation findet man ein typisches Maschinengeräusch.

Durch den starken Blutfluss in der Fistel (Shuntvolumen) kommt es zur Steigerung des Herzzeitvolumens mit entsprechender kardialer Belastung.

Therapie

Die Therapie der arteriovenösen Fistel besteht in der Kurzschlussbeseitigung durch operative Korrektur (Nahtverschluss der Fistel).

Dialyseshunts

D *Ein Dialyseshunt ist eine operativ geschaffene AV-Fistel zum Zwecke der Hämodialyse.*

Lokalisation

Dialyseshunts werden bevorzugt am distalen Unterarm angelegt. Nur bei unzureichenden Gefäßverhältnissen kommen Ellenbeuge, Oberarm oder auch das Bein für die Fistelanlage in Frage.

M *Bei Dialysepatienten sollen Blutentnahmen nur aus Handrückenvenen vorgenommen werden, um die wertvollen Venen des Unterarmes und der Ellenbeuge für operative Shuntanlagen zu schonen.*

Cimino-Fistel. Es handelt sich um den häufigsten Dialyseshunt (**Abb. 32.25**). Eine oberflächliche Hautvene wird durchtrennt und mit der A. radialis anastomosiert. Durch den arteriellen Zufluss weitet sich die abführende Vene massiv auf, sodass sie zur Hämodialyse punktiert werden kann.

P *Blutdruckmessung. Am shunttragenden Arm darf niemals Blutdruck gemessen werden (Gefahr der Shuntthrombosierung).*

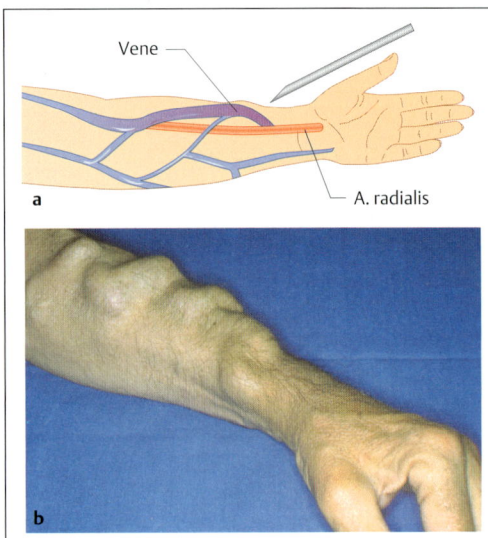

Abb. 32.25 Cimino-Fistel am Unterarm.
a Operative Anastomose zwischen A. radialis und einer oberflächlichen Hautvene. Die Vene wird bei der Hämodialyse punktiert.
b Klinisches Bild 10 Jahre nach Shuntanlage.

33 Orthopädie und Unfallchirurgie (allgemeiner Teil)

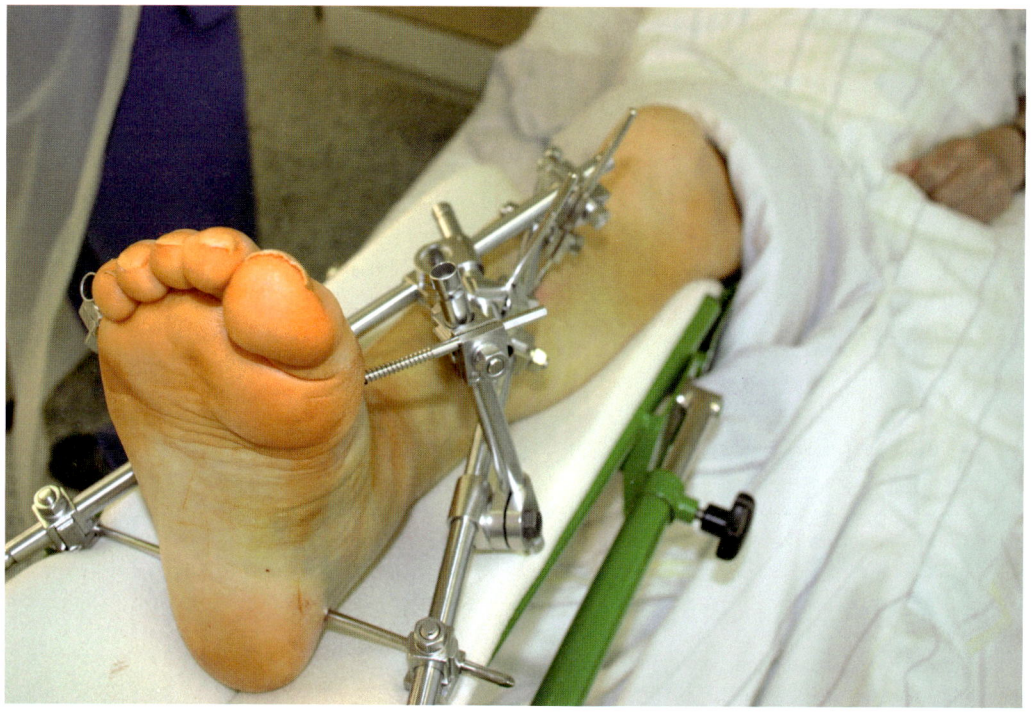

33

Die Fachgebiete Orthopädie und Unfallchirurgie sind seit 2005 zu einem Spezialfach zusammengefasst worden. Beide Gebiete weisen auch für die Belange der Pflege viele Gemeinsamkeiten auf.

33.1 Anatomie und Physiologie

Hanns-Edgar Hoffart, Burkhard Paetz

33.1.1 Knochen und Gelenke

Das *Knochenskelett* wird aufgebaut aus den Röhrenknochen, den sog. Plattknochen (z. B. Schulterblatt) und den Wirbeln.

Röhrenknochen

Bei Röhrenknochen (**Abb. 33.1**) heißt die Knochenröhre *Diaphyse* und wird durch eine harte, belastungsstabile Knochenrinde *(Kortikalis)* gebildet. An beiden Enden geht die Diaphyse in die *Metaphyse* über. Die gelenkbildenden Anteile der Röhrenknochen nennt man *Epiphyse*, diese wird an der sog. *Epiphysenlinie* (ehemalige

 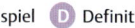

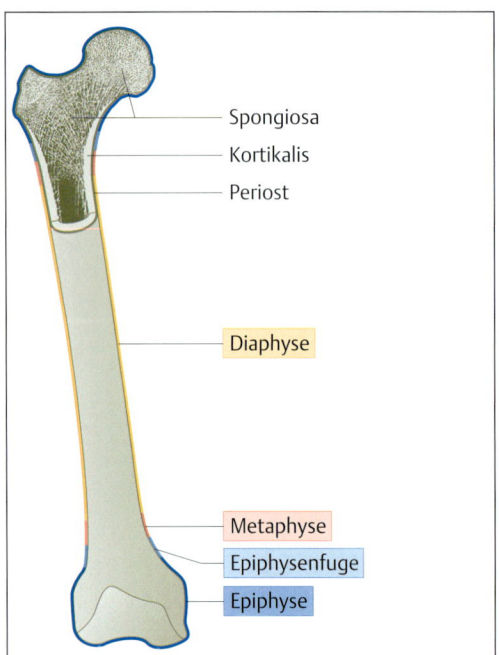

Abb. 33.1 Röhrenknochen. Anatomie eines Röhrenknochens am Beispiel des Femurs (Oberschenkelknochen).

Epiphysenfuge) von der Metaphyse abgegrenzt. Das Längenwachstum der Röhrenknochen findet an der *Epiphysenfuge* statt.

Die Knochenrinde ist umgeben von dem *Periost* (Knochenhaut), das sehr schmerzempfindlich ist. Das Periost dient den Sehnen und Bändern sowie der Muskulatur als Ansatzpunkt.

Unter der stabilen Kortikalis liegt die *Spongiosa*, die aus feinen Knochenbälkchen besteht. Der Zwischenraum der Knochenbälkchen ist mit Knochenmark aufgefüllt und somit wesentlicher Bestandteil des blutbildenden Organes.

Gelenke

D *Unter einem Gelenk versteht man eine bewegliche Verbindung zwischen 2 oder mehreren Knochen. Diarthrosen (freie Gelenke) sind Gelenke mit Gelenkhöhle und Gelenkspalt, dazu gehören alle Extremitätengelenke. Synarthrosen sind gelenkige Verbindungen ohne Gelenkhöhle und ohne Formschluss der Gelenkpartner mit geringer Bewegungsfähigkeit (Iliosakralgelenk, Symphysenfuge). Sie sind elastisch verformbar und somit in der Lage, innere Organe zu schützen.*

Die Extremitätengelenke (Diarthrosen) werden von den Epiphysen der Röhrenknochen gebildet. Die Gelenkflächen sind von glattem Hyalinknorpel überzogen und von einer doppelten Gelenkkapsel umhüllt. Die innere Gelenkkapsel (Tunica synovialis) produziert Gelenkschmiere (Synovia), wodurch die Gleitfähigkeit des Gelenkknorpels verbessert wird. Die darüberliegende Gelenkkapsel besteht aus Bindegewebsfasern und stabilisiert das Gelenk. Im Röntgenbild ist der Gelenkknorpel nicht zu erkennen, er stellt sich als Gelenkspalt dar.

Man unterscheidet *knochengeführte* Gelenke (Hüftgelenk), *bandgeführte* Gelenke (z. B. Kniegelenk) und *muskelgeführte* Gelenke (z. B. Schultergelenk). Wird die Bewegungsfähigkeit eines Gelenkes überfordert, kommt es zur Gelenkverrenkung (Luxation).

33.1.2 Neutral-Null-Methode

Die Gelenkfunktionen werden international nach der Neutral-Null-Methode untersucht und dokumentiert.

M *Die Neutral-Null-Stellung entspricht der Körperhaltung, die ein gesunder Mensch im aufrechten Stand mit hängenden Armen und nach vorn gerichteten Daumen sowie parallel stehenden Füßen einnimmt.*

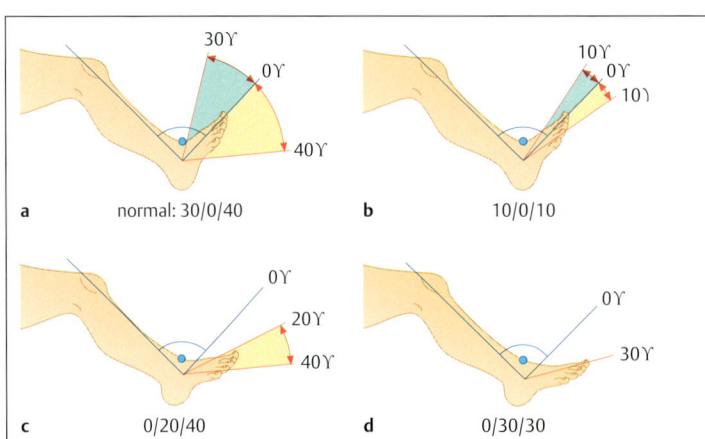

Abb. 33.2 Neutral-Null-Methode. Beispiel für das Heben und Senken des Fußes im oberen Sprunggelenk (OSG). Im Stand bilden Unterschenkel und Fuß einen rechten Winkel. Dieser entspricht der Nullstellung, von der aus die Messung erfolgt.
a Normalerweise ist eine Fußhebung im OSG um 30° möglich, eine Fußsenkung um 40°.
b Fußhebung und Fußsenkung sind auf je 10° beschränkt.
c Der Fuß ist nur zwischen 20°- und 40°-Plantarflexion beweglich und kann nicht bis zur Nullstellung angehoben werden.
d Einsteifung in 30°-Spitzfußstellung.

33

Messung

Von der Nullstellung aus wird der bei einer Gelenkbewegung durchlaufene Winkel abgelesen und unter Aufrundung auf die nächste Fünferstelle notiert (**Abb. 33.2**). Die Protokollierung erfolgt immer mit 3 Zahlen: Im Normalfall wird die Null zwischen die beiden Zahlen für die Anfangs- und Endstellung eingesetzt, da üblicherweise die Gelenke über die Nullstellung hinaus in 2 Richtungen zu bewegen sind:

– Die 1. Zahl beschreibt immer die vom Körper *weg führende* Bewegung (also Extension, Abduktion, Außenrotation und Retroversion).

– Die 2. Zahl entspricht normalerweise der *Nullstellung*.

– Die 3. Zahl beschreibt die zum Körper *hin führende* Bewegung.

Kann ein Gelenk jedoch nur in eine Richtung bewegt werden, z. B. bei einer Kontraktur, so steht die Null am Anfang (oder am Ende), um anzuzeigen, dass die Nullstellung nicht erreicht werden kann. Bei völliger Gelenkversteifung (Ankylose) werden hinter (oder vor) der Null gleiche Zahlen eingesetzt.

33.2 Allgemeines zu Gelenkerkrankungen

Hanns-Edgar Hoffart, Burkhard Paetz

33.2.1 Arthrose

D *Eine Arthrose (Gelenkverschleiß) entsteht auf dem Boden eines Missverhältnisses zwischen Belastungsfähigkeit eines Gelenkes und dessen individueller Belastung.*

Ursache

Bei den *primären* Arthrosen (**Abb. 33.3**) ist die Ursache für den Gelenkverschleiß nicht bekannt. Häufig findet man jedoch minderwertige Knorpelqualität oder eine unphysiologische *Gelenküberlastung* als prädisponierende Faktoren.

Wenn angeborene oder erworbene Knochendeformierungen (z. B. nach Unfällen) vorhanden sind, spricht man von *sekundärer* Arthrose.

M *Physiologische Belastung und Bewegung vermindert das Arthroserisiko, da der nicht durchblutete Gelenkknorpel durch die eingepresste Gelenkflüssigkeit bei der Bewegung ernährt wird.*

Bei *übermäßiger* oder *unphysiologischer* Belastung kommt es zunächst zu einer Auffaserung und Zerrüttung des hyalinen Knorpels, der dann zunehmend fragmentiert und wie Korn zwischen Mühlsteinen zermahlen wird. Knorpelteilchen und Knochentrümmer bezeichnet man als *Detritus*. Dieser bewirkt eine Entzündung der Gelenkschleimhaut mit Ergussbildung, Schwellung und Überwärmung des Gelenkes. In diesem Stadium spricht man von einer „aktivierten Arthrose" oder auch von einer unspezifischen „Arthritis". In den arthritischen Schüben verursachen Arthrosen besonders starke Beschwerden.

Ist der Knorpelbelag der Gelenke erst einmal aufgebraucht, entwickelt sich eine zunehmende Verknöcherung der Gelenkoberfläche, die sog. *Sklerose*. Das Gelenk steift mehr und mehr ein, es kommt zu weiteren Knorpelaufbrüchen, Defekten und zunehmender *Gelenkdestruktion*.

Symptome

In der Frühphase besteht *Anlaufschmerz* bei Beginn einer Bewegung. In diesem Stadium lassen die Schmerzen bei gleichmäßiger Bewegung nach. Später entwickelt sich ständiger *Belastungsschmerz*, in der Spätphase auch *Ruheschmerz*.

Diagnostik

Im Röntgenbild (**Abb. 33.4**) zeigt sich der Aufbrauch des Gelenkknorpels als *Gelenkspaltverschmälerung*. Die ungleiche Druckverteilung im Gelenk führt zu *Knochen-*

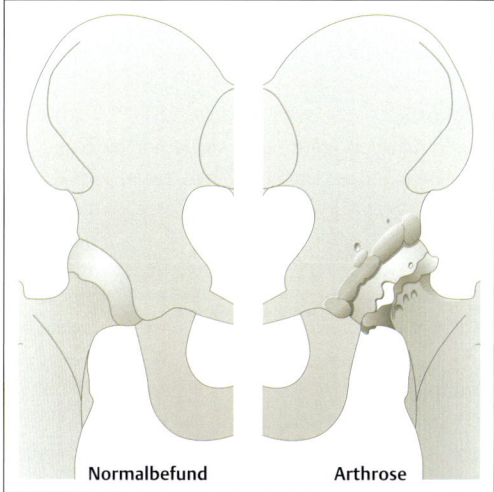

Normalbefund   Arthrose

Abb. 33.3 Arthrose. Degenerative Gelenkveränderungen am Beispiel der Hüftgelenksarthrose.

33

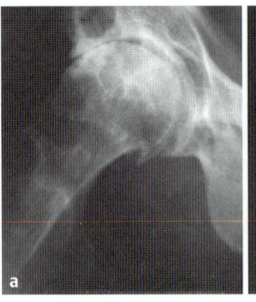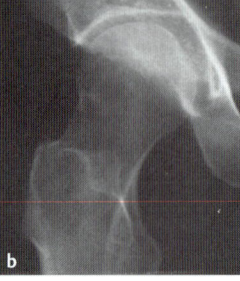

Abb. 33.4 Arthrose.
a Röntgenbild einer Hüftgelenksarthrose.
b Normales Hüftgelenk zum Vergleich.

anbauten und die Verknöcherung der Gelenkfläche zu einer *subchondralen Sklerosierung.*

> **W** *Schwere des Röntgenbefundes und klinischer Befund stimmen häufig nicht überein.*

Therapie prädisponierender Faktoren

Es erfolgt eine *medikamentöse* Therapie und funktionelle *Physiotherapie* in der Frühphase. Zu den therapeutischen Maßnahmen zählen:
– Gewichtsreduktion,
– Bewegung,
– Aufbau der Muskulatur zur besseren Gelenkführung,
– Gabe von Chondroprotektiva (Medikamente zum Knorpelschutz),
– Verbesserung des Knorpelstoffwechsels durch Magnetwellenbehandlungen und PST (pulsierende Signalwellen-Therapie).

Die operative Korrektur erfolgt bei erheblichen Achsenfehlstellungen.

Operative Therapie

Gelenkerhaltende Operationen. Bei schweren Achsenfehlern (unphysiologischer Gelenkwinkel) ist bei jungen Patienten eine *Korrekturosteotomie* sinnvoll, um die unphysiologische Gelenkbelastung auszugleichen.

> **D** *Bei der Korrekturosteotomie wird der Winkel zwischen Knochenlängsachse und Gelenkfläche durch eine Operation verändert (Entfernung eines Knochenkeiles).*

Beispiele für eine Korrekturosteotomie sind die *Tibiakopfumstellung* bei Varus-Arthrose (O-Bein), die *intertrochantäre Femur-Osteotomie* bei Coxa valga (X-Bein) und die *Beckenosteotomie* bei Hüftpfannendysplasie.

> **W** *Bei umschriebenen Knorpeldefekten und jungen Patienten kann eine Knorpeltransplantation indiziert sein.*

Gelenkersetzende Operationen. Die Implantation eines künstlichen Gelenkes (*Endoprothese*, s. u.) kommt bei älteren Patienten infrage. Beispiele für Gelenkersatzoperationen sind die zahlenmäßig im Vordergrund stehenden Endoprothesen an *Hüftgelenk* und *Kniegelenk*, seltener am Schulter-, Ellenbogen oder Sprunggelenk.

33.2.2 Kontusion und Distorsion

> **D** *Bei der Kontusion (Prellung) wirkt ein direktes Trauma (Schlag, Stoß, Aufprall) als Druck auf das Gelenk ein. Eine Zugbeanspruchung des Bandapparates findet nicht statt.*
> *Bei der Distorsion (Zerrung, Dehnung, Überdehnung, Verstauchung) wirkt ein indirektes Trauma als Biegungs- oder Drehkraft auf die Gelenkkapsel und Bänder, woraus eine Dehnung des elastischen Bandapparates resultiert. Bei einer Überdehnung (= starke Zerrung) des Bandapparates kann es zu Zerreißungen einzelner Bindegewebsfasern kommen. Die Kontinuität der Gelenkbänder bleibt aber erhalten (kein Bänderriss!).*

Symptome

Am häufigsten betroffen sind Handgelenk, Sprunggelenk, Knie und Halswirbelsäule (HWS-Schleudertrauma). Die wichtigsten Symptome sind:
– schmerzbedingte Bewegungseinschränkung,
– lokale Schwellung,
– Weichteilhämatom,
– evtl. bildet sich ein traumatischer Gelenkerguss (insbesondere am Knie).

> **M** *Ein frisch überdehntes Band ist häufig schmerzhafter als ein gerissenes!*

Diagnostik

Eine Verdachtsdiagnose lässt sich schon aufgrund der Symptome und des Unfallherganges stellen, wenn röntgenologisch eine Fraktur ausgeschlossen wurde.

> **M** *Die durch eine Kontusion oder Distorsion bedingten Veränderungen sind im Röntgenbild nicht sichtbar.*

Therapie

Der Schmerz entsteht durch die Weichteilschwellung (Gewebsspannung). Dementsprechend wirken schmerzlindernd:

– Hochlagern der Extremität,
– kühlende Verbände,
– körperliche Schonung,
– kurzzeitige Ruhigstellung zur Schmerzausschaltung.

P *Lagerung. Bei starken Schmerzen und erheblicher Schwellung ist die vorübergehende Ruhigstellung durch eine Schiene bei Hochlagerung und lokaler Kühlung notwendig.*

33.2.3 Bandruptur

D *Bei einer Bandruptur (Ligamentruptur, Bänderriss) ist der Unfallhergang ähnlich dem bei der Distorsion. Das Trauma ist allerdings größer, sodass nicht nur einzelne Fasern einreißen, sondern das Band komplett rupturiert.*

Lokalisation und Symptome

Zumeist erfolgt der Riss im ligamentären Anteil. Man spricht daher von *intraligamentärer Ruptur*. Weil Bänder sehr stabil sind (oft fester als Knochen), kann der knöcherne Bandansatz ausreißen, wobei das Band selbst intakt bleibt. Dies nennt man einen *knöchernen Bandausriss* oder *Abrissfraktur* (Bandruptur mit knöchernem Fragment).

Wie bei einer Prellung oder Zerrung finden sich lokal *Schmerzen* und ein *Hämatom*.

Diagnostik

Wenn die übliche Röntgenaufnahme in 2 Ebenen keine Fraktur zeigt, wird bei Verdacht auf Bandruptur eine sog. *gehaltene Aufnahme* durchgeführt. Oftmals kann auch die *Gelenksonografie* diagnostisch weiterführen.

M *Wesentliches Merkmal der Bandruptur ist eine unphysiologische vermehrte Beweglichkeit des Gelenkes (z. B. Talusvorschub bei Außenbandruptur des oberen Sprunggelenkes Abb. 34.72).*

Therapie

Nach nicht verheilten Bandrupturen kann sich eine dauernde Gelenkinstabilität entwickeln. Bei jungen, sportlich aktiven Patienten sollte die Möglichkeit der operativen Bandrekonstruktion gegenüber der konservativen Behandlung in Erwägung gezogen werden.

Zu beachten ist, dass die Bandnaht nur zu einer Adaptierung der Bandenden führt. Eine nennenswerte Festigkeit kommt dadurch primär nicht zustande. Die endgültige Stabilität wird erst nach Abschluss der körpereigenen Heilungsvorgänge erreicht, was ca. 6 Wochen benötigt.

W *Knöcherne Bandausrisse sind prognostisch und therapeutisch günstiger. Zum einen heilt Knochen (wegen der stärkeren Durchblutung) besser als ein Band, zum anderen kann ein knöchernes Fragment osteosynthetisch versorgt werden, womit sofortige Übungsstabilität erreicht wird.*

Spezielle Bandrupturen

Näheres finden Sie in folgenden Kapiteln:
– *Schultereckgelenkverrenkung:* s. Kap. 34.2.5,
– *Skidaumen:* s. Kap. 34.2.16,
– *Kniebandrupturen:* s. Kap. 34.11.2,
– *Malleolarbandruptur:* s. Kap. 34.13.2.

33.2.4 Luxation

D *Die Luxation (Verrenkung) ist eine schwere Gelenkverletzung, wobei die knorpeligen gelenkbildenden Flächen den Kontakt zueinander vollständig verloren haben. Die Gelenkkapsel und die stabilisierenden Bänder sind häufig zerrissen (Abb. 33.5).*

Spezielle Luxationsformen

Habituelle Luxation. Mehrfach wiederkehrende (rezidivierende) Luxationen im gleichen Gelenk ohne adäquates Trauma. Man spricht daher auch von gewohn-

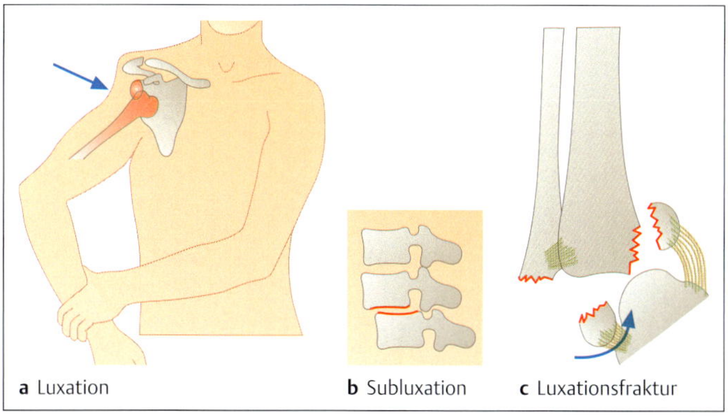

33

Abb. 33.5 Luxationsformen
a Schultergelenk, Delle über der Gelenkpfanne.
b Wirbelsäule.
c Sprunggelenk.

a Luxation   **b** Subluxation   **c** Luxationsfraktur

heitsmäßiger Verrenkung. Ursache der Verrenkungsneigung ist eine angeborene Gelenkfehlbildung (Dysplasie) oder eine verletzungsbedingte Beeinträchtigung der Gelenkanatomie. Die habituelle Luxation betrifft besonders den Oberarm und die Kniescheibe.

Subluxation (unvollständige Verrenkung). Im Gegensatz zur Luxation haben die gelenkbildenden Flächen noch unvollständigen Kontakt (**Abb. 33.5**).

Luxationsfraktur (Verrenkungsbruch). Gleichzeitiges Bestehen einer Verrenkung und einer Fraktur am gleichen Gelenk (**Abb. 33.5**).

Spezielle Luxationen

Näheres finden Sie in folgenden Kapiteln:
– *Schultereckgelenkverrenkung:* s. Kap. 34.2.5,
– *Schulterluxation:* s. Kap. 34.2.3,
– *Subluxation des Radiusköpfchens:* s. Kap. 34.2.11,
– *Hüftluxation:* s. 34.8.2.

33.2.5 Gelenkerguss

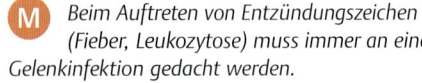 Als Gelenkerguss bezeichnet man eine krankhaft vermehrte Flüssigkeitsansammlung im Gelenkinneren. Klinische Bedeutung hat der Gelenkerguss v. a. am Knie.

Ursache

Generell gibt es 3 mögliche Ursachen eines Gelenkergusses:
– *Degenerative Gelenkveränderungen* führen zum serösen Gelenkerguss. Ursache ist die von der Gelenkinnenhaut (Synovialis) vermehrt produzierte Gelenkflüssigkeit (Synovia). Der Erguss ist daher wasserklar und steril.
– *Traumatisch* bedingt sind blutige Gelenkergüsse (Hämarthros).
– *Eitrige Gelenkentzündungen* sind die Folge eines bakteriell infizierten Gelenkergusses (selten).

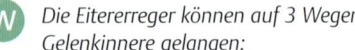 Die Eitererreger können auf 3 Wegen in das Gelenkinnere gelangen:
– *direkt von außen* bei offener Gelenkverletzung oder iatrogen (griech.: vom Arzt verursacht) durch unsterile Punktion und insbesondere Injektionen, Arthroskopie oder Arthrotomie (operative Eröffnung eines Gelenkes),
– *durch Einbruch des Eiters* in das Gelenk bei benachbarter Knocheninfektion (Osteomyelitis),
– *hämatogen* (auf dem Blutweg) von einer Streuquelle an anderer Körperstelle ausgehend (Sepsis).

Symptome

Die wichtigsten Symptome eines Gelenkergusses sind:
– Schwellung,
– Schmerz,
– Bewegungseinschränkung,
– bei Gelenkerguss am Knie „tanzende Patella": Die Kniescheibe wird durch den Erguss von ihrer Unterlage abgehoben, sodass sie sich mit dem Finger hoch- und runterdrücken lässt.

M *Beim Auftreten von Entzündungszeichen (Fieber, Leukozytose) muss immer an eine Gelenkinfektion gedacht werden.*

Diagnostik

Primäre diagnostische Maßnahme ist die *Sonografie*. Bei unklarer Ursache erfolgt eine *Gelenkpunktion*. Die makroskopische Betrachtung des Punktats lässt Rückschlüsse auf die Ursache zu. Die weitere Abklärung erfolgt durch Bakteriologie und rheumatologische Spezialuntersuchungen.

Therapie

Die Therapie richtet sich nach der jeweiligen Ergussursache (**Tab. 33.1**).

Tabelle 33.1 Ursache und Therapie des Gelenkergusses

	Seröser Erguss	Blutiger Erguss (= Hämarthros)	Eitriger Erguss (= Gelenkempyem)
Ursache	– degenerative Knorpelschäden (Arthrose) – degenerative Meniskopathie – rheumatoide Erkrankungen	Trauma	bakterielle Infektion
Ergussfarbe	klar-gelb	rot	schmutzig-grau
Therapie	– Entlastungspunktion – Gelenkruhigstellung – Behandlung des Grundleidens	– röntgenologischer Frakturausschluss – Arthroskopie zur präzisen Diagnostik – operative Sanierung je nach Verletzung	– chirurgische Eröffnung mit Entfernung des Eiters und Drainage – Gelenkspülung (Spül-Saug-Drainage) – absolute Gelenkruhigstellung – hoch dosierte intravenöse Antibiotikagabe nach Antibiogramm

Zur Gelenkruhigstellung verwendet man eine Schiene. Am Knie eine Oberschenkel-L-Schiene oder eine dorsale Tutorschiene (**Abb. 33.20**).

P *Verband. Die Schiene muss zur täglichen Kontrolle des Lokalbefundes abgewickelt werden.*

M *Bei frischen Gelenkverletzungen darf wegen der drohenden Schwellung durch Erguss niemals ein zirkulärer Gips angelegt werden!*

33.2.6 Bursitis

D *Die Bursitis (Schleimbeutelentzündung) ist ein steriler Reizzustand oder eine eitrige Entzündung eines Schleimbeutels (Bursa = Schleimbeutel).*

Ursache

Der menschliche Körper ist mit über 40 Schleimbeuteln ausgestattet, deren Aufgabe in der Reibungsminderung an gelenknahen Strukturen besteht. Klinisch am wichtigsten sind folgende 2 Schleimbeutel:
– Bursa olecrani
  (an der Ellenbogenstreckseite, **Abb. 33.6**),
– Bursa praepatellaris (unterhalb der Kniescheibe).
Durch ständige mechanische Irritation oder nach einem Kontusionstrauma (Prellung) kann eine Bursitis als chronischer oder akuter Reizzustand auftreten. Eine bakterielle Entzündung liegt daher meist nicht vor.

Symptome

Der Schleimbeutel ist schmerzhaft angeschwollen und als pralle Schwellung unter der Haut zu tasten (kein Gelenkerguss!).

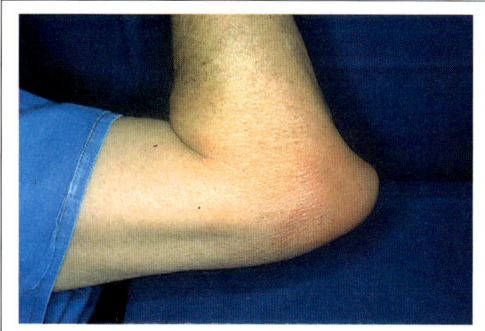

Abb. 33.6 Bursitis olecrani. Typischer Befund einer Schleimbeutelentzündung am Ellbogen.

Therapie

P *Verband. Die chronische Bursitis wird mit einem antiphlogistischen Salbenverband und einer Schiene für einige Tage ruhiggestellt (Oberarmschiene bei Bursitis olecrani, dorsale Tutorschiene bei Bursitis praepatellaris).*

Antibiotika sind nur bei Zeichen der bakteriellen Entzündung angezeigt. Zur endgültigen Sanierung der chronischen Bursitis ist oft die Schleimbeutelentfernung *(Bursektomie)* erforderlich. Der Eingriff wird aber erst vorgenommen, wenn die entzündlichen Reizerscheinungen abgeklungen sind.

33.3 Allgemeines zu Frakturen

Hanns-Edgar Hoffart, Burkhard Paetz

D *Ein Knochenbruch (Fraktur) entsteht durch direkte oder indirekte Gewalteinwirkung. Dabei wird die Elastizitätsgrenze des Knochens überschritten. Die Bruchstücke (Fragmente) werden durch den Bruchspalt (Frakturlinie) getrennt.*

M *Zur Diagnose einer Fraktur ist immer eine Röntgenaufnahme in 2 Ebenen erforderlich!*

Symptome und Diagnostik

Man unterscheidet *sichere* Frakturzeichen, die die Diagnose eines Knochenbruchs auch ohne Röntgenaufnahme beweisen, und *unsichere* Frakturzeichen, die zwar den Verdacht einer Fraktur nahelegen, jedoch auch durch eine Prellung verursacht sein können (**Tab. 33.2**).

Tabelle 33.2 Frakturzeichen

Unsichere Frakturzeichen	Sichere Frakturzeichen
– Schmerzen	– abnorme Beweglichkeit
– Schwellung	– Knochenreiben (Krepitation)
– Bluterguss	– Fehlstellung
– Bewegungseinschränkung	– sichtbare Knochenteile bei offenen Frakturen

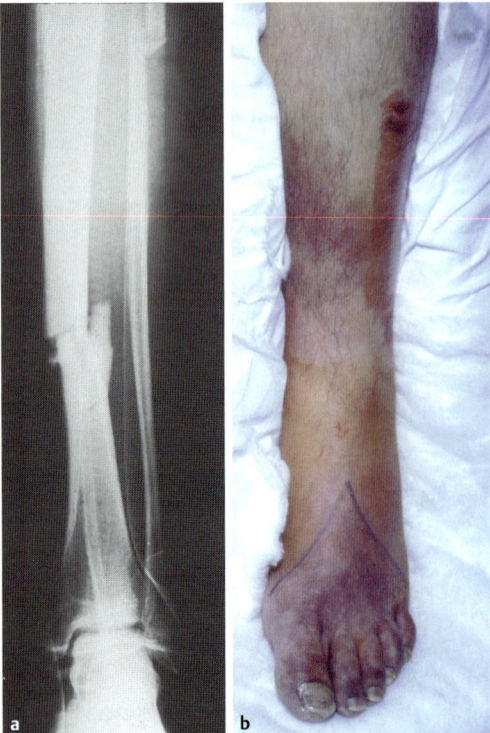

Abb. 33.7 Begleitverletzungen.
a Röntgenbild einer Unterschenkelfraktur.
b Klinischer Aspekt mit Ischämie des Vorfußes.

Komplikationen

Bei den Frakturen kann es zu folgenden Komplikationen kommen:
– Begleitverletzungen,
– Blutverlust.

Begleitverletzungen. Bei jedem Knochenbruch kann umliegendes Gewebe mitverletzt sein (**Abb. 33.7**). Das gilt besonders für Haut, Muskeln, Sehnen, Nerven (z. B. des N. radialis bei der Oberarmfraktur) und Gefäße (z. B. Verletzung der A. poplitea bei Frakturen im Knie-bereich). Zur Untersuchung gehört deshalb neben der obligaten Röntgenaufnahme immer die klinische Über-prüfung der motorischen Funktion, der lokalen Sensibi-lität sowie des Pulsstatus.

 Bei jeder frischen Fraktur wird die „DMS" geprüft: Durchblutung, Motorik, Sensibilität.

Blutverlust. Jeder Knochenbruch führt zu einer Blu-tung im Frakturbereich. In Körperregionen mit dicker Weichteilhülle kann der Blutverlust erhebliche Aus-maße annehmen, weil die Zahl der zerrissenen Blutge-fäße groß ist und mehr Raum zur Hämatomausbreitung zur Verfügung steht (**Abb. 33.8**).

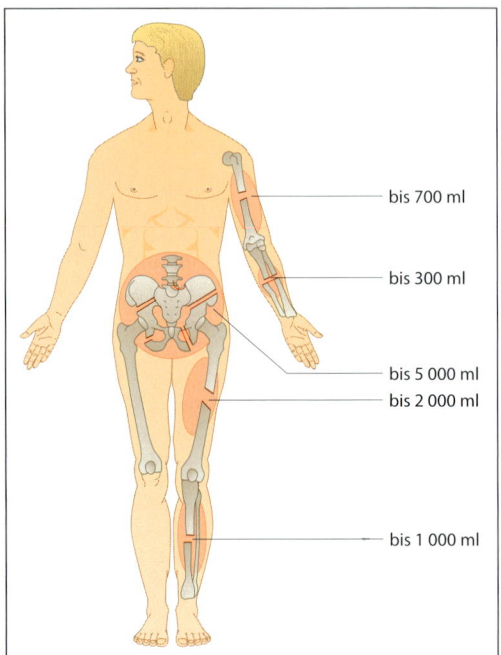

Abb. 33.8 Blutverlust bei geschlossenen Frakturen.
Insbesondere Frakturen im Beckenbereich können zu einer erheblichen inneren Blutung führen.

 Mit einem hohen Blutverlust ist besonders bei folgenden Frakturen zu rechnen:
– *Frakturen im Beckenbereich,*
– *Lendenwirbelfrakturen (retroperitoneale Hämatomausbreitung),*
– *Oberschenkelbrüche.*

P *Beobachtung. Ein Blutverlust von 1–2 Litern kann zum Kreislaufschock führen! Deshalb sind eine engmaschige Puls- und Blutdruckkontrolle, eine Hämoglobinbestimmung und ggf. eine intravenöse Volumensubstitution erforderlich.*

33.3.1 Frakturklassifikation

Knochenbrüche können nach verschiedenen Gesichts-punkten eingeteilt werden:
– Art der Gewalteinwirkung,
– Anzahl der Fragmente,
– Verlauf der Frakturlinie,
– Dislokationsform,
– Hautbeteiligung.

Art der Gewalteinwirkung

Nach der Art der Gewalteinwirkung unterscheidet man das direkte vom indirekten Trauma.
Direktes Trauma. Es handelt sich um Schlag-, Stoß-, Tritt- oder Schussverletzungen, bei denen die Gewalt

33

direkt auf den Knochen einwirkt. Der Knochen bricht an der Einwirkungsstelle.

Indirektes Trauma. Die Gewalt wirkt indirekt auf den Knochen ein. Indirekte Traumen sind Biegung, Drehung (= Torsion), Stauchung (= Kompression), Zug- oder Scherkräfte.

Frakturen ohne adäquates Trauma

Pathologische Fraktur. Der Knochen bricht anlässlich eines Bagatelltraumas an einer krankhaft geschwächten Stelle, z. B. im Bereich einer Knochengeschwulst (Sarkom oder Knochenmetastase).

Spontanfraktur. Es handelt sich um einen Knochenbruch ohne akutes Trauma durch chronische Belastung, z. B. Fraktur eines Mittelfußknochens bei Hoch- und Weitspringern oder Marathonläufern (auch *Ermüdungsfraktur* genannt).

Osteoporotische Fraktur. Es handelt sich um eine Spontanfraktur (meist Wirbelkörper) infolge des Verlustes von Knochensubstanz (Alterssteoporose, lang dauernde Kortisontherapie etc.).

Anzahl der Fragmente

Je nach Anzahl der Bruchfragmente unterscheidet man:
– *einfacher Bruch:* Fraktur besteht aus 2 Fragmenten,
– *Mehrfragmentbruch:* Fraktur besteht aus mehreren Bruchstücken,
– *Trümmerfraktur:* es finden sich sehr viele kleine Bruchstücke,
– *Stückfraktur:* Knochen ist an 2 Stellen gebrochen (Doppelbruch), wobei sich zwischen beiden Frakturlinien ein größeres intaktes Bruchstück befindet; diese Form der Fraktur findet man häufig bei Rippenfrakturen.

Verlauf der Frakturlinie

Je nach dem Verlauf der Frakturlinie spricht man von Querfraktur, Längsfraktur, Schrägfraktur, Spiralfraktur, T-Fraktur und Y-Fraktur.

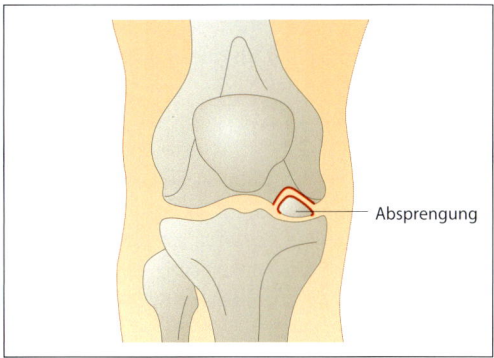

Abb. 33.9 Flake fracture. Kleine Absprengung aus Knorpel oder Knochen im Bereich einer Gelenkfläche.

Spezielle Frakturformen

Fissur. Als Fissur bezeichnet man eine traumatisch bedingte Spaltbildung im Knochen („Sprung") ohne vollständige Knochendurchtrennung. Sie tritt häufig am Schädeldach auf.

Flake fracture. Es handelt sich um eine kleine Absprengung (flake, engl.: Flocke, Schuppe) im Bereich einer Gelenkfläche (**Abb. 33.9**), meistens im Knie- oder Sprunggelenk, die ohne Behandlung zu schweren Gelenkschäden (Arthrose) führen kann. Die Therapie erfolgt durch operative Wiederanheftung (Refixierung durch Fibrinklebung, resorbierbare Stifte oder Schrauben).

Dislokationsform

 Unter einer Dislokation versteht man eine Verschiebung der Bruchstücke.

Man unterscheidet Brüche *ohne* Dislokation und *mit* Dislokation (**Abb. 33.10**):
– *Seitenverschiebung:* Verlagerung eines Bruchstücks zur Seite unter Stufenbildung (gabelförmig versetzt),
– *Verlängerung/Verkürzung:* Knochenfragmente sind in der Längsachse verschoben,
– *Stauchung:* Fragmente sind ineinander verschoben,

Abb. 33.10 Dislokationsformen bei Frakturen.

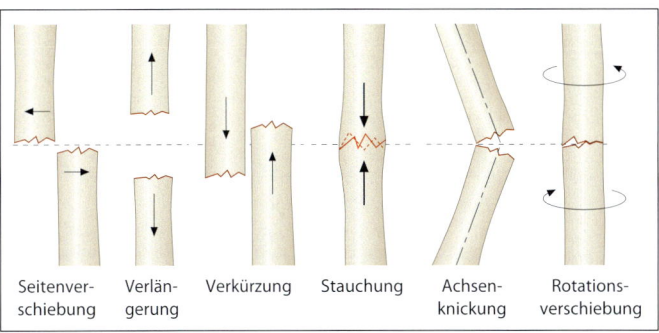

| Seitenver-schiebung | Verlän-gerung | Verkürzung | Stauchung | Achsen-knickung | Rotations-verschiebung |

33

– *Achsenknickung:* Knochenachse ist durch „Knickung" der Frakturstücke verändert,
– *Rotationsverschiebung:* Knochenfragmente sind gegeneinander verdreht.

Hautbeteiligung

– *Geschlossene Fraktur:* Haut im Bruchbereich ist unverletzt,
– *offene Fraktur:* Haut ist durch ein direktes Trauma von außen oder durch Anspießung von innen eröffnet; offene Frakturen werden in 3 Schweregrade eingeteilt (**Abb. 33.11**):
  – *offene Fraktur 1. Grades:* Durchspießung der Haut von innen, ohne erhebliche Weichteilschädigung,
  – *offene Fraktur 2. Grades:* Hautdurchtrennung von außen, ohne erhebliche Weichteilschädigung,
  – *offene Fraktur 3. Grades:* ausgedehnte Eröffnung der Fraktur mit massiver Weichteilschädigung (Muskeln, Sehnen, Gefäße, Nerven).

W *Oberflächliche Hautschädigungen wie Schürfungen und Prellungen sind keine offenen Frakturen.*

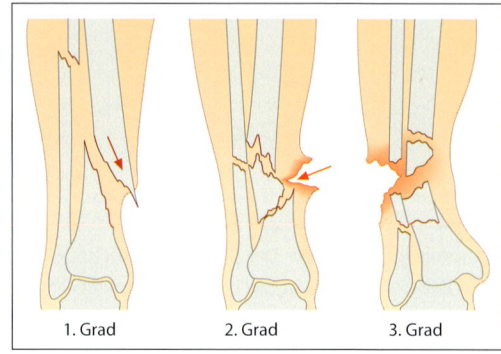

Abb. 33.11 Schweregrade der offenen Fraktur.

Die offene Fraktur bedeutet Infektionsgefahr, weil Bakterien von außen in die Wunde und den Knochen eindringen können. Es besteht die Gefahr eines Knocheninfektes (Osteomyelitis). Deshalb werden offene Frakturen möglichst frühzeitig (innerhalb von 6 Stunden) operativ versorgt und ein Antibiotikum verabreicht!

M *Die offene Fraktur ist ein chirurgischer Notfall und muss zur Infektvermeidung frühzeitig operativ versorgt werden.*

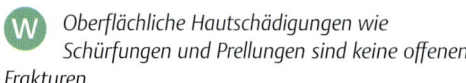

33.4 Frakturheilung

Hanns-Edgar Hoffart, Burkhard Paetz

Bestimmte Zellen des Knochens (Osteoblasten) sowie manche Bindegewebszellen sind in der Lage, stabiles voll belastbares Knochengewebe neu zu bilden. Man unterscheidet die primäre und die sekundäre Frakturheilung.

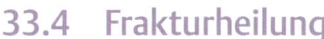

33.4.1 Primäre und sekundäre Frakturheilung

Primäre Frakturheilung
Voraussetzung. Die Bruchenden stehen in anatomischer Stellung fugenlos adaptiert (**Abb. 33.12**). Diese Situation ist außer bei unvollständigen Brüchen (Grünholzfraktur, Fissur) nur gegeben, wenn die Fragmente durch eine stabile operative Osteosynthese ideal reponiert und ruhiggestellt sind.
Heilungsablauf. Der Bruchspalt wird direkt von Knochenzellen (Osteoblasten) überbrückt. Eine sichtbare Kallusbildung findet nicht statt.

M *Die primäre Frakturheilung tritt meist nur nach einer Osteosynthese auf. Kallus wird kaum gebildet.*

Sekundäre Frakturheilung
Voraussetzung. Die Bruchenden sind nicht fugenlos adaptiert, es besteht ein größerer Frakturspalt, wie es bei konservativen Behandlungsmethoden oft der Fall ist (**Abb. 33.12**).

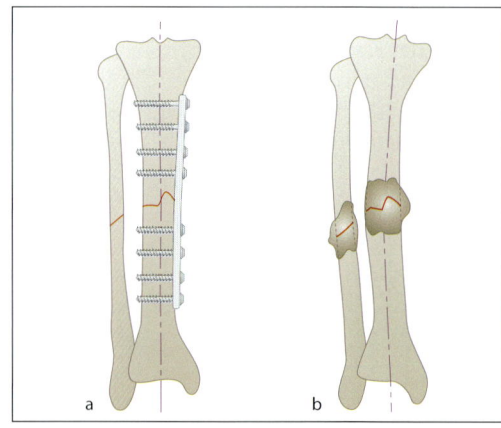

Abb. 33.12 Frakturheilung.
a Primäre Knochenheilung: Mit einer stabilen Osteosynthese erreicht man Knochenheilung in idealer Stellung ohne Kallusbildung.
b Sekundäre Knochenheilung: Bei konservativer Behandlung resultiert eine Kallusbildung durch Bewegungsruhe.

Heilungsablauf. In den Frakturspalt sprießen vom umgebenden Weichteilgewebe kleine Blutgefäße ein, aus denen Bindegewebszellen austreten. Diese Gewebszellen wandeln den Bluterguss (Frakturhämatom), der den Bruchspalt und seine Umgebung ausfüllt, in Bindegewebe um.

Diese anfangs noch weiche Verbindung der Bruchenden nennt man *Kallus* (Kallus = Narbe, Schwiele). Erst im Laufe von Wochen wird der Kallus durch Kalkeinlagerung hart und belastungsfähig. Die sekundäre Knochenheilung ist dann abgeschlossen.

 Die sekundäre Frakturheilung tritt nach konservativer Therapie auf. Dabei wird Kallus gebildet.

33.4.2 Heilungsdauer

Die Heilungsdauer eines Knochens hängt wesentlich von der Bruchlokalisation (Durchblutung!) und dem Alter des Patienten ab (bei Kindern kürzere Heilungsdauer). Bei konservativer Behandlung gelten die in **Abb. 33.13** genannten Knochenheilungszeiten. Die operative Frakturbehandlung verkürzt die Heilungsdauer nicht grundsätzlich, allerdings führt sie oft zu einem besseren funktionellen Endergebnis. Wenn die natürliche Heilungsdauer eines Knochens dem Patienten nicht zugemutet werden kann, muss eine belastungsstabile Osteosynthese erfolgen (z. B. Schenkelhalsfraktur bei alten Menschen).

 Es gilt folgende Faustregel: Knochenheilungsdauer bei Erwachsenen 6–12 Wochen (oben 6, unten 12); bei Kindern die Hälfte.

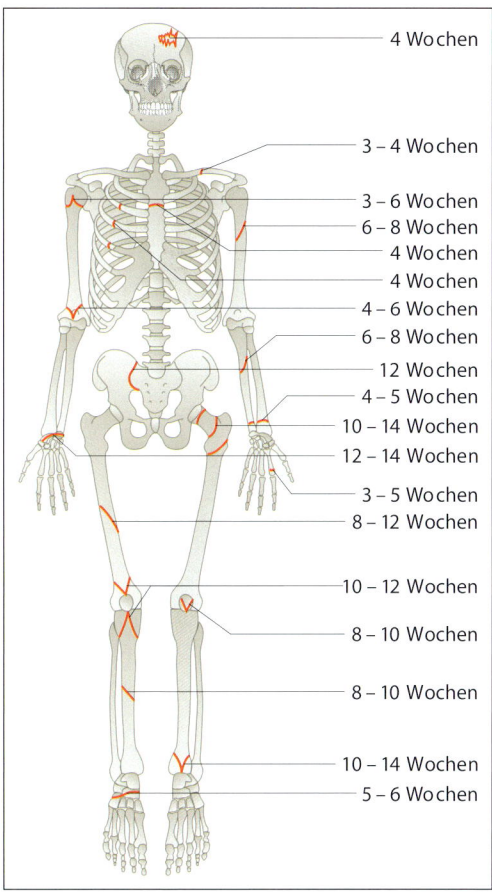

4 Wochen
3 – 4 Wochen
3 – 6 Wochen
6 – 8 Wochen
4 Wochen
4 Wochen
4 – 6 Wochen
6 – 8 Wochen
12 Wochen
4 – 5 Wochen
10 – 14 Wochen
12 – 14 Wochen
3 – 5 Wochen
8 – 12 Wochen
10 – 12 Wochen
8 – 10 Wochen
8 – 10 Wochen
10 – 14 Wochen
5 – 6 Wochen

Abb. 33.13 Heilungsdauer. Die Heilungsdauer von Knochenbrüchen bei Erwachsenen.

33

33.5 Störungen der Frakturheilung

Hanns-Edgar Hoffart, Burkhard Paetz

Eine ungestörte Frakturheilung ist nur unter folgenden Voraussetzungen möglich:
– ausreichende Durchblutung,
– ununterbrochene Ruhigstellung,
– enger Kontakt der Fragmente,
– Infektionsfreiheit.
Sind diese Voraussetzungen nicht gewährleistet, kann es zu Störungen der Frakturheilung kommen.

33.5.1 Pseudarthrose

D *Eine Pseudarthrose ist eine bewegliche bindegewebige Verbindung im Frakturspalt. Man spricht daher auch von Falschgelenk.*

Ursache

Ursachen für eine Pseudarthrose sind mechanische Faktoren und eine mangelhafte Durchblutung:
– mechanische Faktoren:
  – ungenügende Ruhigstellung der Fraktur,
  – Weichteileinklemmung im Bruchspalt,
  – großer Knochendefekt,
  – weit klaffender Bruchspalt.
– mangelhafte Durchblutung:
  – bei gestörter Vaskularisation infolge ausgedehnter Weichteildefekte,
  – bei Infektionen.
  Wird die Frakturheilung durch Faktoren dieser Art gestört, kommt es nicht zur knöchernen Durchbauung

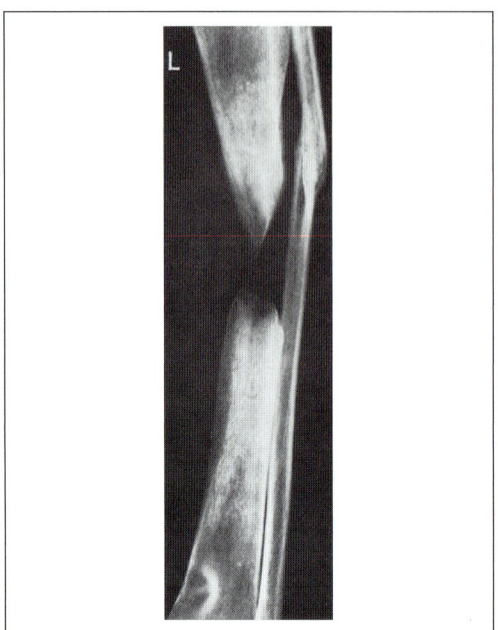

Abb. 33.14 Pseudarthrose. Röntgenbild des Unterschenkels. Die Bruchstücke des Schienbeines wachsen nicht zusammen.

des Frakturspaltes („Nonunion"), stattdessen bildet sich eine bindegewebige Überbrückung.

Symptome und Diagnostik

Es findet sich eine schmerzfreie krankhafte Beweglichkeit im Frakturbereich.

Röntgenologisch ist keine knöcherne Durchbauung der Fraktur nachweisbar (**Abb. 33.14**).

Therapie

Die Therapie erfolgt durch eine operative Behandlung z. B. durch „Dekortikation" (lokale Entfernung der Kortikalis) zur „Anfrischung" der Fraktur, anschließend Osteosynthese mit Spongiosaplastik.

M *Die Prophylaxe einer Pseudarthrose erfolgt durch absolute Ruhigstellung, Erhaltung der Vaskularisation und Vermeidung von Infektionen.*

33.5.2 Osteomyelitis

D *Eine Osteomyelitis ist eine bakterielle, eitrige Entzündung des Knochenmarks (Knochenmarksentzündung). Erreger sind meist Staphylokokken. Die Infektion des Knochens allgemein nennt man Osteitis.*

Ursache

Die Bakterien können direkt oder auf dem Blutweg in das Knochenmark gelangen:

– *Exogene Osteomyelitis:* Die Bakterien gelangen durch den Frakturspalt in den Knochen. Besonders gefährdet sind offene Frakturen und osteosynthetisch versorgte Frakturen.

– *Endogene/hämatogene Osteomyelitis:* Eine bakterielle Infektion an anderer Körperstelle ist Ursache der Osteomyelitis. Die Keime gelangen über die Blutbahn in das Knochenmark.

Symptome

Die typischen Symptome einer Osteomyelitis sind:

– lokale Entzündungszeichen (Rötung, Schwellung, Schmerz, Überwärmung),

– Fieber,

– laborchemisch erhöhte Entzündungsparameter (Leukozytose, CRP-Erhöhung),

– evtl. sezernierende Hautfisteln im entzündeten Bereich (besonders bei chronischer Osteomyelitis).

P *Isolierung. Patienten mit einer Osteomyelitis sind septisch und müssen von Patienten mit aseptischen Wunden isoliert werden.*

Diagnostik

Röntgenologisch sind bei einer Osteomyelitis erst 2–3 Wochen nach der Infektion Veränderungen erkennbar. Bei der Knochenszintigrafie findet sich eine Mehrspeicherung der radioaktiven Substanzen in der betroffenen Region.

Therapie

Therapeutische Maßnahmen sind die *operative Ausräumung* des Infektionsherdes und das Einlegen einer *Spül-Saug-Drainage* (**Abb. 6.7**). Wenn die Fraktur schon stabil verheilt ist, wird das Osteosynthesematerial entfernt. Ist die Fraktur noch nicht stabil verheilt, wird das infizierte Metall ebenfalls entfernt und ein Therapiewechsel mit Fixateur externe durchgeführt. Entsprechend der bakteriellen Austestung (Antibiogramm) werden Antibiotika in hoher Dosierung verabreicht.

P *Spül-Saug-Drainage. Die Spülzufuhr läuft kontinuierlich mit z. B. 2000 ml Spüllösung (Ringer-Lösung) über 24 Stunden. Ist die Spülgeschwindigkeit ungleichmäßig, neigt das System zum Verstopfen. Deshalb ist das Drainagesystem 3-mal täglich auf Durchgängigkeit zu überprüfen. Hierzu lässt man eine bestimmte Spülmenge einlaufen, die bei ungehindertem Durchgang des Systems innerhalb kurzer Zeit in der Sekretauffangflasche erscheint. Die Spülflüssigkeit wird bilanziert und außerdem auf Aussehen und Beimengungen hin beobachtet. In regelmäßigen Intervallen ist die Sogwirkung abzulesen.*

33.5.3 Sacck-Dystrophie

D *Bei der Sudeck-Dystrophie handelt es sich um eine komplexe schmerzhafte Funktionsstörung nach einer Extremitätenverletzung. Man bezeichnet das Krankheitsbild auch als Sudeck-Syndrom oder als komplexes regionales Schmerzsyndrom (CRPS).*

W *Dystrophie bedeutet „Fehlernährung". Dystrophische Störungen sind somit Gewebszerstörungen, die aufgrund vaskulärer, neurogener oder stoffwechselbedingter Veränderungen entstanden sind.*

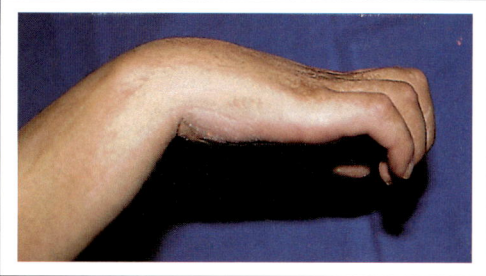

Abb. 33.15 Volkmann-Kontraktur. Posttraumatische ischämische Kontraktur nach komplexer Ellenbogenverletzung mit ausgeprägter Beugefehlstellung (Klauenhand).

Ursache

Die Ursache ist noch ungeklärt, man vermutet eine neurovaskuläre Fehlregulation. Bevorzugt kommt es nach wiederholten Repositionsversuchen gelenknaher Frakturen (besonders distaler Radius) zur Entwicklung einer Sudeck-Dystrophie.

Symptome und Therapie

Die Erkrankung wird in 3 Stadien eingeteilt (Tab. 33.3). Eine Heilung der Sudeck-Dystrophie ist nur in den ersten beiden Stadien möglich

33.5.4 Ischämische Kontrakturen

D *Als ischämische Kontrakturen bezeichnet man Weichteilverkürzungen (besonders der Muskeln) aufgrund von Mangeldurchblutung und Nervenschädigung durch einengende Gipse, ausgedehnte Hämatome, Ödeme oder Fremdmaterial. Als Folge der Ischämie wird die Muskulatur nekrotisch und durch narbiges Gewebe ersetzt, was zur Muskelkontraktur führt.*

M *Häufigste Lokalisation ischämischer Kontrakturen sind Unterarm und Unterschenkel.*

Volkmann-Kontraktur

D *Als Volkmann-Kontraktur bezeichnet man eine Beugefehlstellung („Klauenhand") des Handgelenkes als Folge einer ischämischen Kontraktur im Rahmen von Frakturen und Luxationen im Ellenbogenbereich (Abb. 33.15).*

Ursache und Symptome

Die Schädigung der Arterien und der den Unterarm versorgenden Nerven führt zu entsprechenden muskulären und neurologischen Ausfallserscheinungen. Diese äußern sich durch folgende Symptome:

– akut einsetzender, sich rasch steigernder, bohrender Schmerz,
– das Gewebe ist steinhart und sehr druckempfindlich,
– die Bewegung ist eingeschränkt.

Therapie

Therapeutische Maßnahmen bei einer Volkmann-Kontraktur sind die Entfernung einengender Gipsverbände und evtl. eine operative Sanierung durch Faszienspaltung.

33

Tabelle 33.3 Sudeck-Dystrophie

Stadium	Symptome	Therapie
Stadium I (2–8 Wochen nach Trauma)	– Ruhe- und Bewegungsschmerz – Haut glänzend und geschwollen	– Analgetika – Physiotherapie
Stadium II (8 Wochen bis 1 Jahr nach Trauma)	– Haut schwillt ab – Schmerzen lassen nach – Schrumpfung der Weichteile – Muskelatrophie – Bewegungsschmerz	– Physiotherapie – entzündungshemmende Medikamente – durchblutungsfördernde Medikamente
Stadium III (Endstadium)	– keine Schmerzen – hochgradige Atrophie mit Versteifung und Gebrauchsunfähigkeit	– keine therapeutischen Möglichkeiten – evtl. plastische Chirurgie

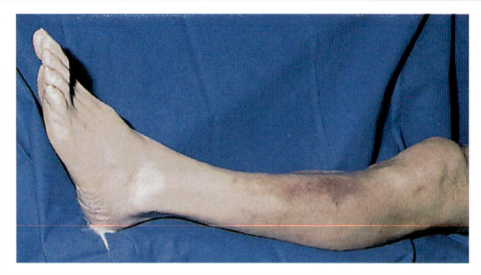

Abb. 33.16 Tibialis-anterior-Syndrom. Ischämische Blaufärbung über dem vorderen Schienbeinmuskel (Kompartment-Syndrom).

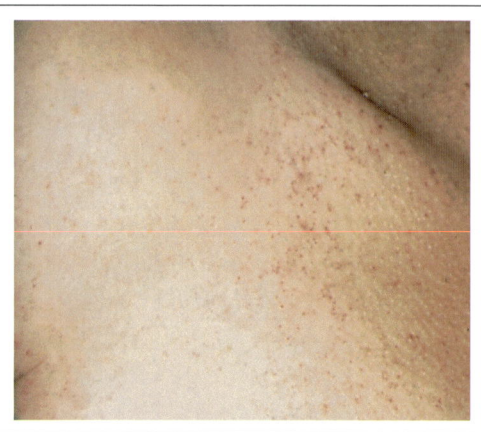

Abb. 33.17 Fettembolie. Typischer Hautbefund mit punkt-förmigen Einblutungen (Petechien). Abgebildet ist die Region unter dem rechten Schlüsselbein.

Kompartmentsyndrom

D *Als Kompartmentsyndrom bezeichnet man eine Muskelschwellung im Unterschenkel durch lokale Ischämie infolge massiver Drucksteigerung in den Muskellogen (**Abb. 33.16**). Man spricht auch vom Tibialis-anterior-Syndrom.*

Ursache

Im Unterschenkel sind die Muskeln von sehr straffen Muskelfaszien umgeben. Kommt es nun z. B. im Rahmen einer Unterschenkelfraktur zum Hämatom im Bereich der Muskulatur, so führt dies zu einer enormen Druck-steigerung. Die Folge ist eine Kompression der lokalen Gefäße, die eine lokale Minderdurchblutung nach sich zieht.

Symptome und Therapie

Typische Symptome des Kompartmentsyndroms sind:
– Druckschmerz und Schwellung des vorderen Schien-beinmuskels,
– später Zehen- und Fußheberschwäche (Folge: Schä-digung N. peronaeus).

Das Kompartmentsyndrom ist ein chirurgischer Notfall. Eine Muskelschädigung ist nur durch die frühzeitige Faszienspaltung zu verhindern.

33.5.5 Fettembolie

D *Als Fettembolie bezeichnet man das Eindringen von Fetttröpfchen in die Blutbahn, was zum Verschluss kleiner Blutgefäße in verschiedenen Organen, besonders in der Lunge führt.*

Ursache

Häufigste Ursache ist ein schweres Trauma mit multi-plen Frakturen und ausgedehnten Weichteilschäden (z. B. nach Verkehrsunfall). Die damit verbundene Fett-gewebszerstörung kann zur Ausschwemmung von Fett-tröpfchen führen.

Symptome

Die Symptomatik richtet sich nach dem betroffenen Organ und kann von kurzfristigen, voll reversiblen Symptomen bis hin zum plötzlichen Tod reichen.
– *Lunge* (am häufigsten betroffen): Tachykardie, Dys-pnoe bis hin zur respiratorischen Insuffizienz, atem-abhängiger Thoraxschmerz, evtl. Zeichen der Rechts-herzbelastung; insgesamt ähnelt das klinische Bild dem einer Lungenembolie,
– *Gehirn:* Erregungszustände, Verwirrtheit, Somno-lenz, Sopor bis hin zum Koma,
– *Haut:* petechiale Blutungen (**Abb. 33.17**).

Therapie

Die wichtigsten therapeutischen Maßnahmen sind: Schockbekämpfung, Sauerstoffgabe, Gabe von Heparin, bei schwerer respiratorischer Insuffizienz die Intuba-tion.

M *Die Prophylaxe der Fettembolie besteht in der frühzeitigen Osteosynthese zur Stabilisierung der Frakturen und rascheren Mobilisierung des Patienten.*

33.6 Konservative Frakturbehandlung

Hanns-Edgar Hoffart, Burkhard Paetz

Prinzipiell gliedert sich eine Frakturbehandlung in 3 Schritte: Reposition, Retention, Rehabilitation.

Reposition (Einrichten). Dislozierte Frakturen werden durch manuellen Zug und Druck auf die Extremität eingerichtet *(geschlossene Reposition)*. Gelingt die Reposition von außen nicht, so muss die Einrichtung des verschobenen Bruches durch operative Freilegung des Knochens erfolgen *(offene Reposition)*. Generell muss eine notwendige Reposition so früh wie möglich und unter Schmerzausschaltung (Leitungsanästhesie, Bruchspaltanästhesie, Kurznarkose) erfolgen!

Retention (Ruhigstellung). Nach der Reposition müssen die Fragmente des eingerichteten Bruches bis zur knöchernen Heilung unverrückbar fixiert werden. An konservativen Methoden stehen der *Gipsverband* und die *Extensionsbehandlung* zur Verfügung. Operativ lässt sich eine Fraktur durch verschiedene *Osteosyntheseverfahren* fixieren.

Rehabilitation (Wiederherstellung). Die Rehabilitationsmaßnahmen beginnen schon während der Ruhigstellungsphase mit intensiver physiotherapeutischer Übungsbehandlung und sofortiger aktiver Bewegung aller nicht verletzten Extremitäten *(frühfunktionelle Behandlung)*. Dies dient der Verhütung von Muskelatrophien und Gelenkversteifungen.

33.6.1 Gipsbehandlung

Grundsätzlich soll der Gipsverband die beiden der Fraktur benachbarten Gelenke mit ruhig stellen. Bei einem Unterschenkelbruch muss der Gips also sowohl über das Knie als auch über das Sprunggelenk hinausgehen (sog. Oberschenkelgips). Allerdings gibt es von dieser Regel mehrere Ausnahmen (z. B. Unterarmgips bei Speichenbruch, Unterschenkelgips bei Knöchelbruch).

P *Funktionsstellung. Die immobilisierten Gelenke fixiert man in Funktionsstellung (Gebrauchsstellung), um eine Gebrauchsfähigkeit im Gips möglichst wenig einzuschränken (z. B. Ellenbogen 90° gebeugt, Finger leicht gebeugt) und die ungünstigen Folgen einer möglichen Versteifung gering zu halten.*

Besonders beim Sprunggelenk besteht die Gefahr der „Spitzfußstellung", deshalb wird das Sprunggelenk grundsätzlich in der Neutral-Null-Stellung (Abb. 33.2) eingegipst, d. h. der Fuß muss im rechten Winkel zur Unterschenkelachse stehen.

Bei jeder *frischen* Verletzung muss damit gerechnet werden, dass der traumatisierte Bereich innerhalb der folgenden Stunden oder Tage durch zunehmende Weichteilschwellung (Bluterguss) anschwillt. Deshalb gilt die Regel: kein zirkulärer Gips bei frischen Verletzungen und kein zirkulärer Verband unter dem Gips! Es könnte sonst zu Durchblutungsstörungen kommen.

M *Bei frischen Verletzungen darf niemals ein zirkulärer Gipsverband angelegt werden.*

Der Gipsverband stellt eine unnachgiebige Hülle für die Extremität dar und kann schwere Druckschäden (**Abb. 33.18**) oder Durchblutungsstörungen durch Kompression verursachen! Aus diesem Grunde werden *bei frischen Verletzungen nur Gipsschienen* angelegt. Falls man sich trotzdem für einen zirkulären Gips entscheidet, muss dieser unbedingt gespalten, das heißt auf der ganzen Länge „bis auf den letzten Faden" aufgeschnitten werden.

P *Polsterung. Unabhängig von der Art des Gipsverbandes sind Knochenvorsprünge wegen der Gefahr von Drucknekrosen mit Filzstückchen zu polstern (z. B. Oberarmkondylen, Fibulaköpfchen, Knöchel, Ferse).*

Die Patienten müssen angewiesen werden, die eingegipste Extremität möglichst *hoch zu lagern* (geringere Schwellungsneigung) und lokal zu kühlen. Bei stärkeren Schmerzen, Durchblutungsstörungen (kalte oder gefühllose Finger bzw. Zehen) oder Stauungszeichen (geschwollene Finger oder Zehen) sollen sie sofort den behandelnden Arzt informieren. In diesem Fall ist der Gipsverband zu eng geworden und muss neu angelegt werden.

P *Schmerz. Generell gilt: „Ein klagender Patient mit Gips hat immer recht". Nach der Schmerzursache muss gefahndet werden.*

Unabhängig von den genannten Symptomen muss nach Anlegen eines jeden Gipses 24 Stunden später eine ärztliche Kontrolle von Durchblutung, Motorik und Sensibilität (DMS) erfolgen! Nach dem Anlegen eines Gipsverbandes sollte immer eine Röntgenkontrolle in 2 Ebenen erfolgen.

Bei einem Gipsverband an der unteren Extremität darf die medikamentöse *Thromboseprophylaxe* (Kap. 8.2) und bei offenen Begleitverletzungen (Schürfung,

33

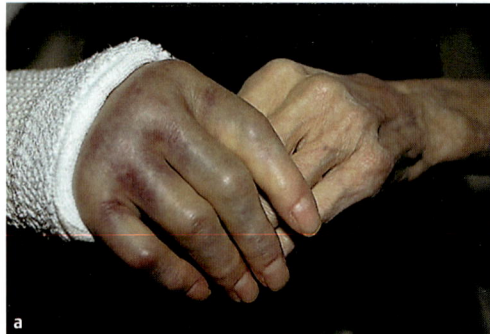

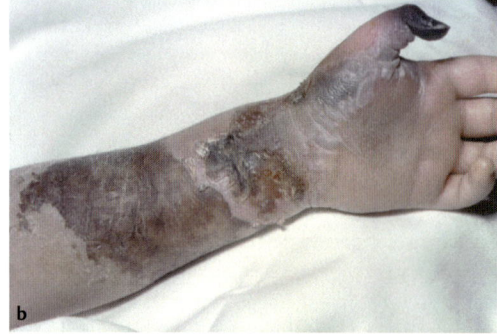

Abb. 33.18 Schäden durch Gipsverbände.
a Fingerschwellung durch zu engen Gipsverband. 3 Tage nach Oberarmgipsschiene. Die Gipskontrolle nach 24 Stunden war nicht erfolgt.
b Druckgangrän durch zu engen Gipsverband.

Risswunde etc.) die *Tetanusprophylaxe* (Kap. 5.4.1) nicht vergessen werden.

Gipsverbände der oberen Extremität

Bei frischen Verletzungen wird eine volare oder dorsale Gipsschiene angelegt. Ob die Finger frei bleiben, hängt von der Frakturlokalisation ab.

> **M** *Generell wird bei frischen Verletzungen eine Gipsschiene angelegt. Ist die Verletzung alt oder der Frakturbereich abgeschwollen, wird die Schiene durch einen zirkulären Gips ersetzt (Abb. 33.19).*

Unterarm-Gipsschiene/Unterarmgips. Bei frischen Verletzungen der Finger und des Handgelenks (z. B. Radiusfraktur).
Kahnbeingips. Bei Kahnbeinfraktur nach Abschwellung. Gips muss Daumen- und Zeigefingergrundgelenk einschließen.
Oberarmgipsschiene/Oberarmgips. Bei Verletzungen im Bereich Ellenbogengelenk und Unterarm, Schleimbeutelentzündung im Ellenbogengelenk (Bursitis olecrani) oder Sehnenscheidenentzündung (Tendovaginitis).

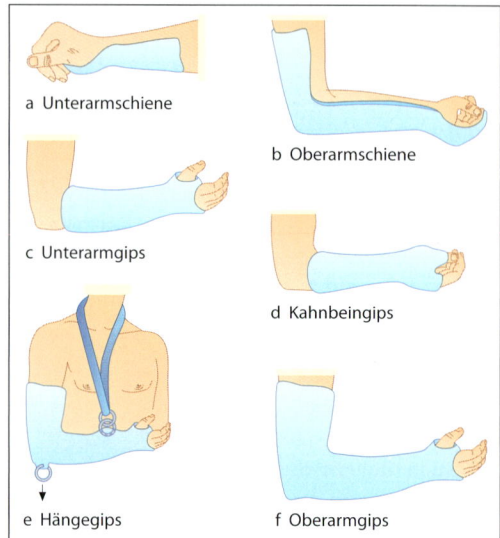

Abb. 33.19 Gipsverbände der oberen Extremität. Beispiele.

Hängegips (Hanging cast). Bei Oberarmschaftfrakturen mit Fehlstellung durch Verkürzung, nach Abschwellung. Sonderform des Oberarmgipses mit Extension der Oberarmschaftfraktur (Humerusfraktur) durch Gewicht.

Gipsverbände der unteren Extremität

> **M** *Bei frischen Verletzungen wird eine Gipsschiene angelegt, die nach Abschwellung durch einen Liegegips ersetzt wird. Wenn eine Teilbelastung der Fraktur möglich ist, wandelt man den Liegegips in einen Gehgips um (Abb. 33.20).*

Unterschenkelgipsschiene. Bei frischen Verletzungen im Bereich des Sprunggelenkes und am Fuß. Dorsal angewickelter L-förmiger Gipsstreifen (L-Schiene). Keine Belastung erlaubt.
Oberschenkelgipsschiene. Bei frischen Verletzungen im Bereich von Oberschenkel, Knie oder Unterschenkel.
Unterschenkel-/Oberschenkelliegegips. Bei älteren Verletzungen nach Abschwellung. Zirkulärer Gips als Ersatz der entsprechenden Gipsschiene.

> **P** *Mobilisation. Die Bezeichnung Liegegips besagt nicht, dass der Patient stete Bettruhe einhalten soll. Aufstehen mithilfe von Gehstützen ist nach ärztlicher Anordnung durchaus erlaubt, doch darf das eingegipste Bein nicht belastet werden.*

Gehgips. Diese Gipsform wird bei Verletzungen am Unter- bzw. Oberschenkel eingesetzt, wenn Teilbelastung erlaubt ist. Der Gehgips entsteht durch Umwand-

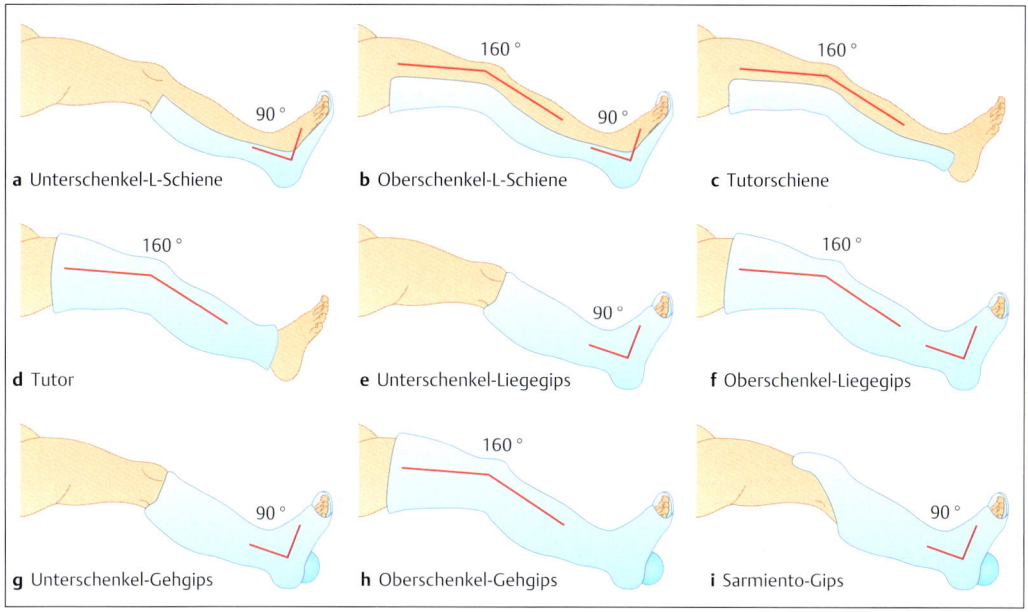

Abb. 33.20 Gipsverbände der unteren Extremität. Beispiele.

lung eines Liegegipses. Wegen der Belastung wird die Sohle verstärkt, eine Gehhilfe (Gehstollen, Gehrolle) eingegipst oder ein abnehmbarer Gehschuh angeschnallt. Der Patient kann jetzt auftreten und abrollen.

Tutorschiene. Dient zur Ruhigstellung des Kniegelenks bei einer Weichteilverletzung mit Ergussbildung. Dorsal angewickelter Gipsstreifen vom Knöchel bis zur Leiste. Sprunggelenk bleibt frei beweglich, der Patient kann Schuhe anziehen und darf das Bein voll belasten.

Tutor. Wie Tutorschiene vom Knöchel bis zur Leiste, aber zirkulär. Zur Ruhigstellung des Kniegelenks, wenn keine Ergussgefahr mehr besteht und die Verletzung eine Vollbelastung möglich macht.

Sarmiento-Gips. Eine Sonderform des Unterschenkelgipses, die eine frühfunktionelle Behandlung erlaubt. Durch Anmodellieren des oberen Gipsabschlusses an Schienbeinkopf und Kniescheibe wird Rotationsstabilität im Knie erreicht und ein Teil des Körpergewichtes auf den Gips übertragen, Der Gips wirkt so ähnlich einem Gehapparat und entlastet die Fraktur.

W *Die Behandlungstechnik nach Sarmiento sieht folgendermaßen aus: Bei geschlossener Unterschenkelschaftfraktur primär nur 2 Wochen Oberschenkelliegegips anlegen. Dann Einsatz eines Sarmiento-Unterschenkelgehgipses mit zunehmender Belastung. Anstatt des Gipses kann ein Brace (Sarmiento-Brace-Technik) verwendet werden (brace, engl.: Stütze; im Sinne von industriell gefertigten Kunststoffmanschetten).*

33.6.2 Extensionsbehandlung

D *Extension bedeutet „Streckverband", denn bei diesem Verfahren wird die Ruhigstellung der Fraktur durch permanenten Zug auf die Bruchstücke erreicht.*

Als *vorübergehende* Maßnahme (für die Nacht oder über das Wochenende) bis zur Operation hat die Extensionsbehandlung in manchen Kliniken noch eine gewisse Bedeutung bei Schenkelhalsfrakturen und pertrochantären Femurfrakturen.

M *Wegen der langen Immobilisationsdauer wird die Extensionsbehandlung heute kaum noch zur endgültigen Therapie einer Fraktur angewendet.*

Als Angriffspunkt für die Zugkraft dient ein Metallstift (Kirschner-Draht), der in örtlicher Betäubung quer durch das distale Bruchstück des gebrochenen Knochens gebohrt wird. Die Extension kann auch weiter peripher an einem unverletzten Knochen angebracht werden, z. B. im Bereich des Tibiakopfes bei Oberschenkelfraktur. In diesem Falle wird der Zug über die Bänder des Kniegelenks auf die Fraktur übertragen.

Die Zugkraft greift über einen Bügel an dem eingeschlagenen Metallstift an. An einem Rollenzug wird ein dem jeweiligen Muskelzug angepasstes Gewicht (je nach Extensionsform 5–15 % des Körpergewichtes) befestigt. Die Zugrichtung verläuft immer in Verlängerung

33

der Längsachse des proximalen Knochenfragmentes. Als Gegengewicht dient das Körpergewicht (**Abb. 33.21**).

Spezielle Extensionsformen

Crutchfieldextension. Wird bei Luxationen und Frakturen im Bereich der Halswirbelsäule (**Abb. 34.43**) eingesetzt.

Pflasterzugextension. Anwendung bei Oberschenkelschaftfrakturen des Kindes bis zum 7. Lebensjahr (**Abb. 34.59**).

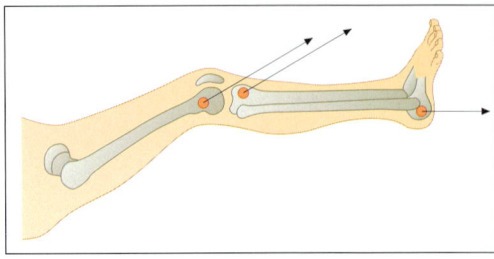

Abb. 33.21 Extensionsbehandlung. Mögliche Stellen zum Einbringen des Kirschner-Drahtes sind: Oberschenkel suprakondylär, Schienbeinkopf, Fersenbein. Man beachte, dass die Zugrichtung immer in Verlängerung des proximalen Knochenfragmentes erfolgen muss.

P 33.7 Pflege von Menschen mit Extensionsbehandlung

Susanne Werschmöller

Die Extensionsbehandlung ist mit Bettlägerigkeit und Immobilität verbunden. Der Umfang der pflegerischen Unterstützung ist individuell festzulegen und sollte dem Patienten ein gewisses Maß an Selbstständigkeit ermöglichen.

Pflegerische Hilfe benötigt der Patient bei der Körperpflege, beim An- und Auskleiden, bei der Nahrungsaufnahme und bei den Ausscheidungen.

33.7.1 Lagerung

Für den Aufbau einer Extension wird ein Bett benötigt, bei dem das Fußende hoch gestellt werden kann, damit das Körpergewicht des Patienten als Gegenzug wirkt. Das frakturierte Bein wird auf eine Lagerungs-

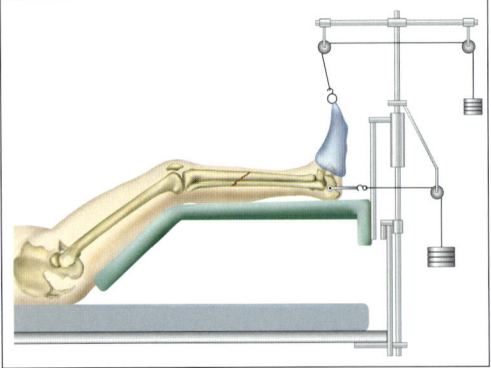

Abb. 33.22 Extensionsbehandlung. Zur Spitzfußprophylaxe wird der Fuß mit einem Schlauchverband versehen. Der Fuß wird anschließend mithilfe des Extensionsgestänges in 90°-Stellung fixiert.

schiene oder ein Kissen gelagert. Weitere Kissen oder Polster dienen dem unverletzten Bein als Halt. Die Pflegeperson achtet darauf, dass die verletzte Extremität achsengerecht gelagert ist.

Das Fibulaköpfchen muss zur Verhinderung einer Peroneuslähmung druckfrei gelagert sein. Die Fersen werden hohl gelagert, eine Spitzfußprophylaxe ist durchzuführen (**Abb. 33.22**).

Bettwäschewechsel. Das Wechseln der Bettwäsche bei Extension der unteren Extremität erfordert 2–3 Pflegepersonen. Beim Anheben des Patienten hat eine Pflegeperson darauf zu achten, dass der Patient und die Lagerungsschiene gleichzeitig angehoben werden.

33.7.2 Extensionsgestänge

Über variable Extensionsgestänge, die am Fußende des Bettes befestigt sind, wird ein Seilzug über Rollen mit Gewichten belastet. Das Zuggewicht wird vom behandelnden Arzt angegeben und beträgt ca. 10–15 % des Körpergewichts des Patienten.

Überprüfung des Extensionsaufbaus. Die Gewichte müssen frei hängen. Die Zugschnüre dürfen nicht durch die Bettdecke belastet werden. Eine am Extensionsgestänge angebrachte Horizontalstange kann die Bettdecke halten.

Beförderung. Bei der Beförderung des Patienten (z. B. zur Röntgenuntersuchung) muss das Gewicht gehalten werden, damit es nicht gegen das Bettende schlägt. Abschließend wird jeweils die Position des Seilzugs und der Extensionsgewichte kontrolliert.

33

33.7.3 Pflegerische Überwachung

Die Pflegeperson kontrolliert in regelmäßigen Abständen Durchblutung, Sensibilität und Beweglichkeit der Zehen bzw. Finger. Sie verabreicht die angeordneten Schmerzmittel und überprüft deren Wirksamkeit. Weiterhin kontrolliert die Pflegeperson die Haut und die Durchtrittsstellen der Extensionsnägel. Die Durchtrittsstellen der Extensionsnägel werden auf Entzündungszeichen beobachtet. Das kann bei der täglichen Wundversorgung geschehen.

Die Haut wird auf Spannungsblasen inspiziert. Sie können aufgrund von Schwellungen oder drohenden Perforationen der Haut durch Bruchfragmente auftreten.

M *Frakturen und Operationen an den unteren Extremitäten haben ein besonders hohes Thromboserisiko. Näheres zur Thromboembolieprophylaxe finden Sie in Kap. 8.2.*

33.8 Operative Frakturbehandlung

Hanns-Edgar Hoffart, Burkhard Paetz

D *Die operative Frakturbehandlung erfolgt durch Osteosynthese, was „Knochenzusammensetzung" bedeutet. Man versteht hierunter die operative Reposition und Fixation einer Fraktur.*

Verwendet werden bei operativen Frakturbehandlungen *Drähte, Schrauben, Nägel, Platten* und der *Fixateur externe.* In der Regel werden diese Materialien nach Abschluss der Frakturheilung (3 Wochen bis 2 Jahre) im Rahmen eines Zweiteingriffes wieder entfernt *(Metallentfernung = ME)*. Kleinere Knochenfragmente können allerdings auch mit Stiften (Pins) aus resorbierbarem Material fixiert werden.

Bei manchen Frakturen muss statt eines Osteosyntheseverfahrens ein Gelenkersatz durchgeführt werden. Hierfür verwendet man *Endoprothesen*. Diese werden nicht entfernt und verbleiben für immer im Körper.

W *Anfänglich gab es nur wenige erfolgreiche Osteosyntheseverfahren, z. B. die Marknagelung nach Küntscher (1950). Erst nach Gründung der Arbeitsgemeinschaft für Osteosynthesefragen (AO) in der Schweiz 1958 nahm die operative Traumatologie ihren rasanten Aufschwung.*

Ziele des Osteosyntheseverfahrens sind:
- stabile Osteosynthese,
- anatomische Reposition, besonders bei Gelenkfrakturen,
- gewebeschonende Operationstechnik (Erhaltung der Blutzirkulation),
- frühzeitige aktive, schmerzfreie Mobilisation der frakturierten Körperregion.

Die Indikation zur Osteosynthese ist vom Einzelfall abhängig. Fast immer operativ versorgt werden:
- offene Frakturen,
- Frakturen mit Gelenkbeteiligung,
- dislozierte Frakturen, die sich nicht geschlossen reponieren lassen,
- Frakturen mit begleitenden Nerven-/Gefäßverletzungen,
- Frakturen bei Polytrauma zur Pflegeerleichterung,
- Oberschenkelfrakturen bei Erwachsenen,
- Pseudarthrosen.

Entscheidet man sich zur operativen Primärversorgung, sollte diese innerhalb der ersten 6–8 Stunden erfolgen. Sind mehr als 8 Stunden seit dem Unfall vergangen, muss mit der Operation abgewartet werden, bis das Frakturhämatom resorbiert und die Weichteilschwellung abgeklungen ist. Das dauert 3–5 Tage. Bis dahin wird die Fraktur in einer Gipsschiene gelagert oder extendiert.

M *Postoperativ muss immer eine Röntgenkontrolle in 2 Ebenen angefertigt werden!*

In **Tab. 33.4** werden die Vor- und Nachteile der konservativen und der operativen Frakturbehandlung zusammengefasst dargestellt.

33.8.1 Stabilität einer Osteosynthese

Die postoperative Frakturstabilität hängt vom Osteosyntheseverfahren ab. Man unterscheidet *lagerungsstabile, übungsstabile* und *belastungsstabile* Frakturen.

Lagerungsstabile Osteosynthese. Der operierte Frakturbereich darf nicht bewegt werden und wird deshalb in einer Gipsschiene ruhig gestellt.

Übungsstabile Osteosynthese. Der Patient darf die operierte Extremität frei bewegen, jedoch nicht belasten. Wenn die Drainagen nach 2 Tagen entfernt sind, kann sofort mit der Physiotherapie begonnen werden.

33

Tabelle 33.4 Vor- und Nachteile konservativer und operativer Frakturbehandlung

	Gipsbehandlung	Extension	Osteosynthese
Reposition	nicht exakt möglich	nicht exakt möglich	anatomisch korrekte Reposition
Ruhigstellung	absolute Ruhigstellung nicht möglich	absolute Ruhigstellung nicht möglich	absolute Ruhigstellung
Mobilisation	mithilfe von Gehstützen meist früh möglich	keine Mobilisation möglich, Patient ist bettlägerig	Frühmobilisation an Gehstützen oder Vollbelastung meist früh möglich
Infektionsrisiko	keines, da Fraktur geschlossen bleibt	gering, nur im Bereich der Nageldurchtrittsstelle	Infektion des gesamten Knochens möglich
Weichteilkontrolle	nicht möglich	gut möglich	gut möglich (besonders wichtig bei offenen Frakturen)
Thromboserisiko	bei Gips an unteren Extremitäten erheblich	aufgrund der Bettlägerigkeit erheblich	bei Frühmobilisation gering
spezielle Vorteile	meist ambulante Therapie möglich	keine Sekundärverletzungen durch Muskelzug	– oft keine Gipsbehandlung nötig – Fraktur ist früh übungsstabil
spezielle Nachteile	– Druckschäden durch schlecht gepolsterten Gips – bei langer Gipsbehandlung Muskelatrophien und Gelenkversteifungen	– Druckschäden durch schlechte Lagerung; bei zu hohem Zug Gefahr der Frakturdislokation – Gefahr Achsenfehlstellung/Spitzfuß bei falscher Lagerung – Komplikationen durch Bettlägerigkeit	– Narkoserisiko – meist zweiter Eingriff zur Entfernung des Osteosynthesematerials nötig – Gefahr der Metalllockerung – Gefahr der intraoperativen Schädigung anatomischer Strukturen

Belastungsstabile Osteosynthese. Manche Frakturen sind postoperativ sofort voll belastbar. Dazu gehören die hüftgelenksnahen Femurfrakturen (TEP, Gamma-Nagel) und die Marknagelosteosynthesen des Ober- und Unterschenkels.

P *Mobilisation.* *Die Entscheidung über die Übungs- oder Belastungsstabilität einer operierten Fraktur fällt der Arzt, wenn er die postoperativ angefertigten Röntgenbilder gesehen hat. Vorher darf keinesfalls mit der Bewegungsaufnahme begonnen werden!*

33.8.2 Osteosyntheseverfahren

Alle OP-Techniken bewirken entweder eine reine *Schienung* der Fraktur oder eine zusätzliche Druckausübung auf den Bruchspalt, was die Heilung begünstigt *(interfragmentäre Kompression)*.

Die wichtigsten Osteosyntheseverfahren sind im Folgenden dargestellt.

Spickdrahtosteosynthese
Anwendung: distale Radiusfraktur, Brüche an Hand und Fuß (**Abb. 33.23**).
Technik: Nach Reposition des Fragmentes werden 2–3 Kirschner-Drähte unter Röntgendurchleuchtung mit-

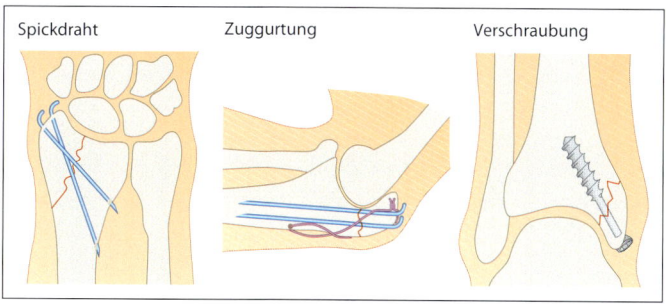

Abb. 33.23 Osteosyntheseverfahren (I). Operative Fixierung bei kleineren Bruchstücken.

hilfe einer Bohrmaschine durch die Haut eingedreht, wobei die Metallstifte das Bruchstück an den übrigen Knochen „anspicken". Eine Kompression auf den Bruchspalt ist nicht möglich. Die Drähte verhindern lediglich ein Abgleiten des Fragmentes (Dislokation) nach erfolgreicher Reposition.

Stabilität: nicht übungsstabil, Gipsruhigstellung bis zum Abschluss der Knochenheilung erforderlich.

Zuggurtung

Anwendung: Ellenbogen (Olekranonfraktur), Kniescheibe (Abb. 33.23).

Technik: Zwei parallele Spickdrähte verhindern das Abrutschen der Fragmente. Dann wird eine im Knochen und an den Kirschner-Drähten fixierte Drahtschlaufe in Achterform unter Spannung angezogen („gegurtet"), wodurch die Fraktur unter Kompression gerät.

Stabilität: übungsstabil.

Verschraubung (Schraubenosteosynthese)

Anwendung: ohne zusätzliche Plattenosteosynthese nur bei kleinen Fragmenten (z. B. Innenknöchel, Abb. 33.23).

Technik: Durch das Eindrehen von Schrauben, die den Frakturspalt überqueren, werden die Fragmente zusammengepresst und fixiert.

Stabilität: meistens übungsstabil.

Marknagel

Anwendung: Oberschenkel- und Unterschenkelschaftfraktur im mittleren Drittel (Abb. 33.24).

Technik: Ein kräftiges Metallrohr wird in das Knochenmark eines Röhrenknochens eingeschlagen, wodurch eine *innere (intramedulläre) Schienung* im Sinne eines „Rohr-in-Rohr-Prinzips" entsteht. Der in der Markhöhle fest verkeilte Marknagel gestattet eine frühzeitige Vollbelastung.

Stabilität: belastungsstabil.

Verriegelungsnagel

Anwendung: gelenknahe Ober- und Unterschenkelfrakturen (Abb. 33.24).

Technik: Das Verfahren ähnelt dem Marknagel, hat jedoch quer eingedrehte Schrauben, die die Bruchstücke gegenüber einer Rotationsverschiebung oder Verkürzung „verriegeln". Sind proximales und distales Hauptfragment verriegelt, spricht man von *statischer Verriegelung* (keine interfragmentäre Kompression). Befinden sich die verriegelnden Querbolzen nur in dem distalen Fragment, handelt es sich um eine *dynamische Verriegelung* (mit interfragmentärer Kompression).

Stabilität: belastungsstabil nach 1–4 Wochen (abhängig von Frakturform).

W *Eine statische Verriegelung sollte nach teilweiser knöcherner Konsolidierung durch Entfernen der proximalen Schrauben in eine dynamische Verriegelung umgewandelt werden.*

Plattenosteosynthese

Anwendung: je nach Frakturform an praktisch allen Knochen anwendbar, insbesondere an Röhrenknochen (Abb. 33.25).

Technik: Eine Metallplatte wird in beiden Knochenfragmenten mit Schrauben fixiert. Es gibt vorgefertigte Platten in verschiedensten Formen (gerade Platte, Win-

33

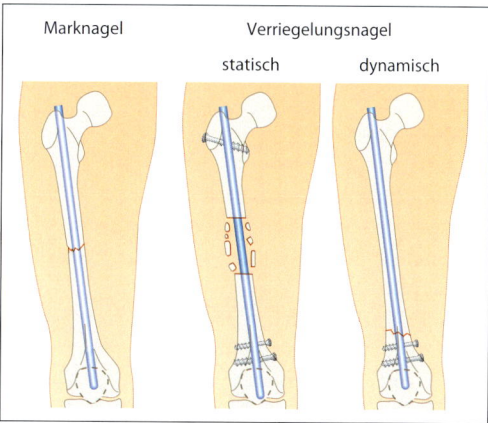

Abb. 33.24 Osteosyntheseverfahren (II). Intramedulläre Schienung.

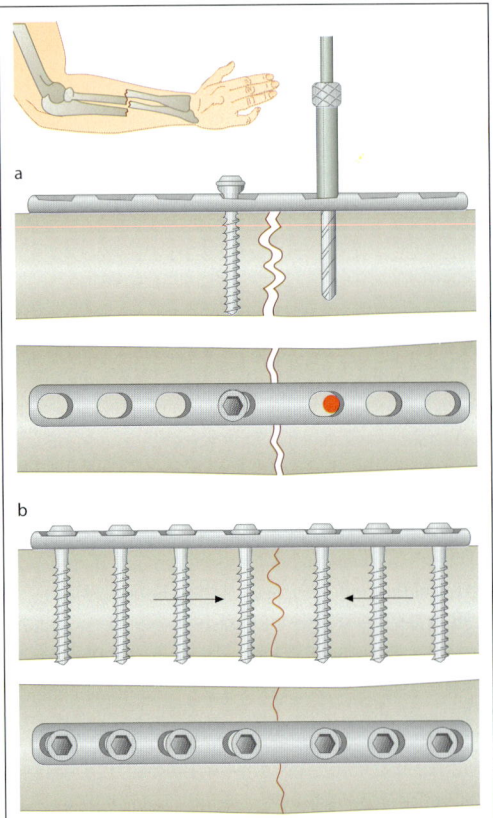

Abb. 33.25 Osteosyntheseverfahren (III). Plattenosteosynthese. Prinzip der dynamischen Kompressionsplatte (DC-Platte).
a Die Schrauben werden in die ovalären Löcher der Platte exzentrisch eingesetzt.
b Beim Anziehen der Schrauben gleiten diese in die Mitte der Plattenlöcher, wodurch die Knochenteile zusammengepresst werden und der interfragmentäre Druck entsteht.

kelplatte, T-Platte, L-Platte). Die Platte dient entweder nur zur Schienung oder zusätzlich zur Kompression der Bruchfläche. Zur Druckausübung wird die dynamische Kompressionsplatte (DC-Platte) bevorzugt eingesetzt.
Stabilität: meistens übungsstabil.

Verbundosteosynthese (Doppelplatten-Verbundosteosynthese)

Anwendung: Knochendefekt durch pathologische Fraktur (Abb. 33.26).
Technik: Belastungsstabile Verbindung der Fragmente durch Knochenzement *(Palacos)* und *Plattenosteosynthese*. Wenn die Zerstörung des Knochens so weit fortgeschritten ist, dass die Bruchstücke nicht mehr direkt aneinandergefügt werden können, wird der „Verbund" der Fragmente durch Knochenzement, der den Hohl-

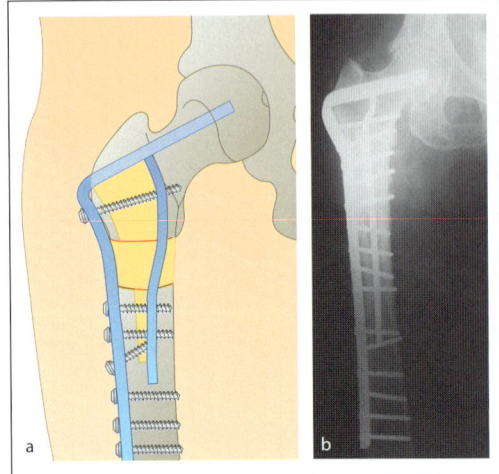

Abb. 33.26 Osteosyntheseverfahren (IV).
Doppelplatten-Verbundosteosynthese.
a Schematische Darstellung am Beispiel einer Femurfraktur (Knochenzement gelb).
b Röntgenbild.

raum zwischen den Bruchstücken auffüllt, wiederhergestellt. Eine zusätzliche Stabilisierung erfolgt durch eine spezielle tragfähige Plattenkonstruktion.
Stabilität: belastungsstabil.

Fixateur externe (äußerer Festhalter, äußerer Spanner, Außenspanner)

Anwendung: offene Frakturen an den Extremitäten mit Weichteilschädigung, Stabilisierung bei Knocheninfekten oder Pseudarthrosen (Abb. 33.27 u. Abb. 33.28).
Technik: Stabilisierung der Fragmente durch eine außerhalb des Gewebes liegende Metallkonstruktion. In die Bruchstücke werden Metallstifte (lange Schrauben)

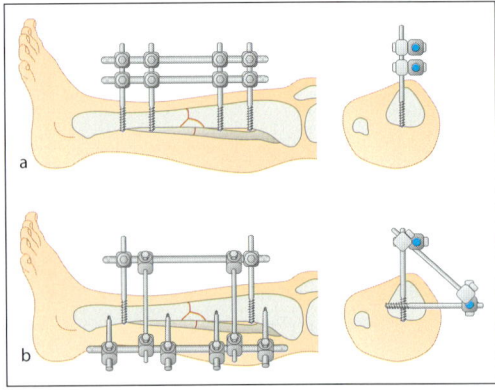

Abb. 33.27 Osteosyntheseverfahren (V). Fixateur externe. Ansicht seitlich und im Querschnitt (Beispiel: offene Unterschenkelfraktur).
a Unilateraler Fixateur externe.
b V-förmiger Fixateur externe.

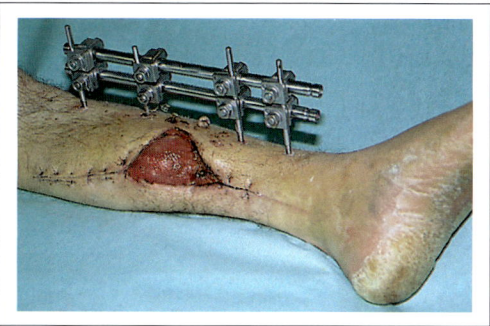

Abb. 33.28 Fixateur externe. Unilateraler äußerer Festhalter bei offener Unterschenkelfraktur mit ausgedehntem Weichteildefekt.

quer zur Längsachse eingebracht. Sie überragen die Haut nach außen und dienen als verlängerte Arme der Bruchstücke. Außerhalb des Körpers werden die Metallstifte durch spezielle Rohre, Gelenkstücke und Spannvorrichtungen fest miteinander verbunden. Dadurch gelingt eine relativ schonende Reposition und Fixierung der Fraktur.

Stabilität: übungsstabil.

> **M** *Bei fast allen offenen Frakturen 2. und 3. Grades ist der Fixateur externe das Behandlungsverfahren der Wahl!*

Verfahrenswechsel: Bei offenen Fakturen des Unter- und Oberschenkels, bei denen eine langfristige Ruhigstellung (ca. 3 Monate!) erforderlich ist, wird in vielen

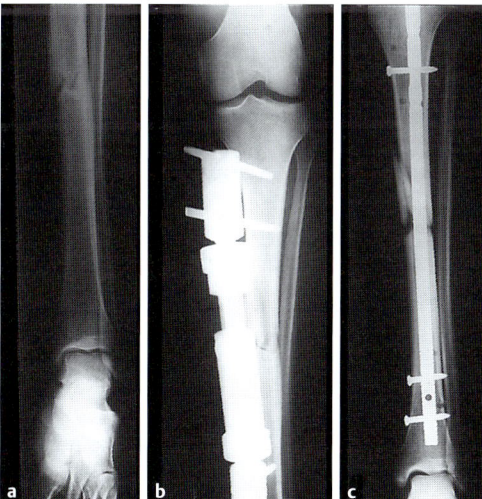

Abb. 33.29 Verfahrenswechsel der Osteosynthese.
a Offene Unterschenkelfraktur.
b Primärversorgung mit Fixateur externe.
c Sekundärversorgung mit Marknagel (statische Verriegelung).

Kliniken ein Wechsel der Osteosynthese vorgenommen (**Abb. 33.29**). Die Primärversorgung erfolgt mit Fixateur externe. Wenn die Weichteile nach 2–3 Wochen abgeheilt sind, wird der äußere Festhalter entfernt und in gleicher Narkose gegen eine innere Osteosynthese (z. B. Verriegelungsnagel, Plattenosteosynthese) ausgetauscht.

> **W** *Durch diesen Verfahrenswechsel werden die Vorteile des Fixateur externe in der Frühphase genutzt (Operation außerhalb der Weichteile). Gleichzeitig werden die Nachteile des Fixateur externe in der Langzeitbehandlung (Infektausbreitung von außen über die Schrauben zum Knochen) vermieden.*

Endoprothese
Anwendung: Schenkelhalsfraktur und degenerative Gelenkerkrankungen (Arthrose), besonders an Hüfte und Knie (**Abb. 33.30**).
Technik: Implantation eines künstlichen Gelenkes aus Metall *(TEP = Totalendoprothese)*.

> **W** *Bei der Tumorprothese handelt es sich um eine Sonderform der Endoprothese. Sie wird bei knöcherner Zerstörung von Schaft und Gelenkkopf durch maligne Geschwülste implantiert mit dem Ziel der frühen Belastungsstabilität.*

Stabilität: belastungsstabil (Ausnahme: zementfreie TEP, vgl. Kap. 34.9).

Spongiosaplastik
Anwendung: Defektzonen durch Trümmerfraktur (z. B. Tibiakopffraktur mit Gelenkflächenimpression), Pseudarthrosen.
Technik: Auffüllung von Knochendefekten mit körpereigenem regenerationsfähigen Knochenmaterial. Die Spongiosa wird aus *Beckenkamm, Trochanter major* des Oberschenkelknochens oder *Schienbeinkopf* entnommen und an den Ort des Defektes transplantiert. Zusätzlich ist eine Osteosynthese durch Fixateur externe oder Platte erforderlich.
Stabilität: durch Spongiosaplastik keine, Stabilität abhängig von der zusätzlichen Osteosynthese.

33.8.3 Weiterbehandlung nach Entlassung

Orthopädische und unfallchirurgische Patienten bedürfen nach der Entlassung häufig einer speziellen rehabilitativen Weiterbehandlung.

33

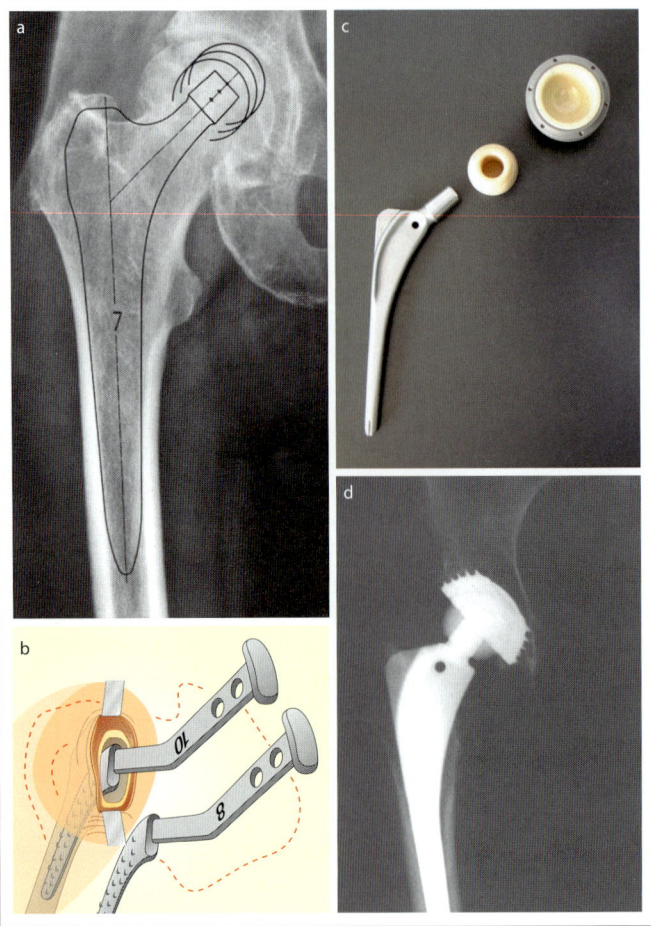

Abb. 33.30 Osteosyntheseverfahren (VI). Endoprothese am Beispiel der Hüft-TEP.
a Röntgenbild einer Koxarthrose mit OP-Skizze.
b Ausfräsen des Oberschenkelknochens zur Aufnahme des Prothesenschaftes.
c Hüft-TEP mit Prothesenschaft, aufsteckbarem Hüftkopf und Hüftpfanne.
d Postoperatives Röntgenbild (zementfreie TEP).

D Als Rehabilitation (kurz „Reha") bezeichnet man die Gesamtheit der Maßnahmen zur Wiedereingliederung in Familie, Beruf und Gesellschaft.

Rehabilitationsziel ist die Wiederanpassung des Patienten an die Alltagsbelastungen sowie die Vermeidung oder Verminderung von Erwerbsunfähigkeit und Pflegebedürftigkeit. Alle Rehabilitationsmaßnahmen müssen vor Beginn bei dem zuständigen Kostenträger (z. B. Krankenkasse, Berufsgenossenschaft, Rentenversicherungsträger) beantragt und von diesem genehmigt werden.

P „Reha". Die Pflegenden sollten gemeinsam mit den zuständigen Ärzten daran denken, dass eine geeignete Weiterbehandlung möglichst früh organisiert wird!

Ambulante Physiotherapie. Ambulante physiotherapeutische Maßnahmen sind geeignet für Patienten, die in ihre häusliche Umgebung entlassen werden können und wollen.

Anschlussheilbehandlung (AHB). Eine AHB ist eine Weiterbehandlung in einer Reha-Klinik nach Entlassung aus der vollstationären Krankenhausbehandlung. Zwischen Entlassung und AHB dürfen maximal 14 Tage liegen.

Geriatrische Rehabilitation. Geeignet ist die geriatrische Rehabilitation für multimorbide oder in ihrer Bewegungsmöglichkeit eingeschränkte ältere Patienten, wenn dadurch ein Behandlungserfolg zu erwarten ist.

Kurzzeitpflege. Als Zwischenlösung ist die Kurzzeitpflege geeignet für Patienten, die sich nicht selbst versorgen können, wenn ein Pflegeplatz noch nicht zur Verfügung steht oder die Angehörigen die Pflege zu Hause noch organisieren müssen. Die Versorgung in diesen speziellen Einrichtungen beschränkt sich im Wesentlichen auf Pflegemaßnahmen. Die medizinische Behandlung muss abgeschlossen sein.

(P) 33.9 Pflege von Menschen mit osteosynthetischer Frakturbehandlung

Susanne Werschmöller

33.9.1 Operationsvorbereitung

Grundsätzlich gelten auch bei einer akut auftretenden Operationsindikation die allgemeinen Operationsvorbereitungen (Kap. 8.1). Wenn die Operation sofort durchgeführt werden muss, kann keine Nahrungskarenz und Darmentleerung mehr stattfinden. In jedem Fall sollte dem Patienten die Möglichkeit gegeben werden, seine Blase zu entleeren.

Wenn mit einem großen Blutverlust gerechnet werden muss, sollten ausreichend Blutkonserven bereitgestellt werden. Bei geplanten Operationen (z. B. bei einer Hüft-Endoprothese) kann der Patient unter bestimmten Bedingungen präoperativ Eigenblut spenden, was ihm intra- oder postoperativ wieder verabreicht werden kann.

33.9.2 Postoperative Versorgung

Zu den besonderen pflegerischen Schwerpunkten gehören:
- Lagerung,
- Mobilisation,
- Schmerzbehandlung,
- Wund- und Drainagenversorgung,
- Versorgung nach den ATL.

Lagerung

Ziel ist eine bequeme, schmerzreduzierende und funktionelle Lagerung der operierten Extremität. Um postoperative Schwellungen durch einen venösen Rückstau zu vermeiden, wird das betroffene Körperteil leicht hoch gelagert.

Es gelten die Anordnungen des Operateurs über Art und Dauer der Schienenlagerung. In der Regel wird die betroffene Extremität 4–7 Tage auf einer Lagerungsschiene oder einem Kissen ruhiggestellt. Die Lage der Schiene und der Sitz der Extremität in der Schiene (und ggf. die Polsterung) sind regelmäßig zu kontrollieren. Regelmäßig werden Durchblutung, Sensibilität und Beweglichkeit der Finger bzw. Zehen der betroffenen Extremität durch die Pflegeperson kontrolliert.

(P) **Anleiten.** Leiten Sie den Patienten nach Einschätzung seiner Fähigkeiten und seines Kooperationswillens an, die korrekte Lage auf der Schiene selbst zu kontrollieren.

Lagerung der oberen Extremitäten

Zur Ruhigstellung (z. B. nach einer Humerusfraktur) wird der Arm nach vorn auf ein oder mehrere Kissen gelagert. Der Oberarm wird um ca. 60° von der Mittellinie weggeführt (abduziert), das Ellenbogengelenk in ca. 90° Mittelstellung gebeugt.

Lagerung der unteren Extremitäten

Vor allem nach Hüft-TEP bei Schenkelhalsfrakturen ist auf die Luxationsprophylaxe zu achten. Das Bein wird flach in einer Schiene oder auf ein Kissen gelagert, dabei liegt der Fuß gerade in der Schiene. Zur Spitzfußprophylaxe sollte der Fuß am Ende der Schiene anliegen. Um Dekubitusgeschwüre zu vermeiden, ist auf Weich- oder Hohllagerung der Ferse zu achten. Zur Unterstützung und um eine Überstreckung des Kniegelenks zu vermeiden, wird ein kleines, flaches Kissen in die Kniekehle gelegt. Beim Aufsetzen des Oberkörpers sollte die Hüfte nur leicht gebeugt werden. Zwischen den Beinen befindet sich ein weiteres oder ein spezielles Keilkissen, um unerwünschte Bewegungen eines Körperteils zur Mittellinie (Adduktion) zu vermeiden. Eine Abduktion > 20–30° über die Mittellinie sollte verhindert werden.

(P) **Luxationsprophylaxe.** Stellen Sie Nachttisch, Getränke, Telefon und Klingelanlage in erreichbare Nähe, damit sich der Patient beim Drehen und Beugen des Oberkörpers nicht in eine luxationsbegünstigende Lage begibt.

Mobilisation

Da die meisten Osteosynthesen mindestens eine Übungsstabilität erlauben, wird eine frühzeitige Mobilisation angestrebt. Die Entscheidung über die Übungs- oder Belastungsstabilität findet immer erst *nach* der postoperativen Röntgenkontrolle und durch den Arzt statt. Vorher darf keine Mobilisation oder Bewegung vorgenommen werden.

(P) **Frakturbelastung.** Beim Mobilisieren eines Patienten mit Frakturbehandlung der unteren Extremität kann die Pflegeperson den eigenen Fuß unter den des Patienten stellen. Damit kann sie eine versehentliche Belastung „erspüren".

33

Mobilisation bei Frakturen der oberen Extremitäten

Die Mobilisation kann i. d. R. noch am OP-Tag stattfinden. Je nach Kreislaufsituation ist das Stehen vor dem Bett oder ein kurzes Aufstehen (z. B. zur Toilette) mit Unterstützung und in Begleitung einer Pflegeperson möglich.

Mobilisation bei Frakturen der unteren Extremitäten

Die erste Mobilisation kann i. d. R. am 1. postoperativen Tag stattfinden. Sie orientiert sich aber am Zustand des Patienten und geschieht optimalerweise in enger Zusammenarbeit mit den Physiotherapeuten. Wie das Lagern erfordert auch die Mobilisation bei Frakturen an den Beinen, besonders bei Endoprothesen, einige Aufmerksamkeit. Bei bestimmten Bewegungen besteht Luxationsgefahr, deshalb gelten folgende Regeln:
- Drehen und Aufstehen über die operierte Seite,
- Überkreuzen der Beine beim Aufstehen und Sitzen vermeiden,
- optimale Sitzposition in 90°-Hüftbeugung durch Sitzerhöhung,
- tiefe Sitzposition vermeiden.

In der ersten postoperativen Zeit benötigt der Patient Hilfe bei der Lageveränderung im Bett. Die Pflegeperson hält und stabilisiert das operierte Bein. Der Patient wird dazu angehalten, die gesunden Extremitäten regelmäßig zu bewegen, evtl. unter Anleitung der Physiotherapeuten. Diese stellen auch geeignete Hilfsmittel wie Unterarmgehstützen, Rollstuhl und Rollator zur Verfügung und üben das Gehen. Nach ärztlicher Anordnung und Einweisung durch den Physiotherapeuten ist die Motorschiene zur passiven Bewegung des Kniegelenks eine geeignete Mobilisationsform. Bevor sie in ein anderes Bett gelegt wird, ist sie z. B. mit 70-%igem Alkohol zur Desinfektion abzuwischen.

Die Übungen erfolgen i. d. R. 2-mal täglich. Der Beugungsgrad wird der Schmerzsituation des Patienten angepasst täglich gesteigert.

Schmerzbehandlung

In den ersten postoperativen Tagen nach einer Osteosynthese leidet der Patient unter starken Schmerzen. Je nach Anordnung des Arztes erhält er Schmerzmittel oral, als Injektion oder Infusion bzw. kontinuierlich über eine PCA-Schmerzpumpe.

D *PCA (engl.: Patient controlled analgesia) bedeutet patientenkontrollierte Analgesie: Der Patient fordert Schmerzmittel in kleinen Dosen entsprechend seines Bedarfs. Die Schmerzpumpe ist vom Arzt programmiert, sodass keine Überdosierung möglich ist.*

Besonders wichtig ist, dass der Patient zu Beginn der Mobilisationsmaßnahmen schmerzfrei ist, um aktiv an den Bewegungsübungen teilnehmen zu können Eine rechtzeitige und ausreichende Schmerzmittelgabe verhindert unnötige Schmerzsituationen. Der Patient wird darüber informiert, dass er keinesfalls Schmerzen „aushalten" muss.

Wund- und Drainagenversorgung

Um Blutungen frühzeitig zu erkennen, werden Wunde und Drainagen in engen zeitlichen Abständen von der Pflegeperson überwacht. Sie achtet auch darauf, dass der Verband korrekt sitzt, nicht einschnürt oder Falten wirft. Der erste Verbandwechsel erfolgt unter aseptischen Bedingungen ebenfalls nach Anordnung des Arztes.

Je nach OP-Art liegen 1–3 Wunddrainagen. Von der Pflegeperson werden Fördermenge und Sog kontrolliert, abhängig davon werden die Drainagen am 2.–3. postoperativen Tag nach Anordnung des Arztes entfernt. Alle Beobachtungen werden sorgfältig dokumentiert.

Versorgung nach den ATL

Die unterstützende Pflege ist abhängig vom Ausmaß der Beeinträchtigung in der Bewegung, von Schmerzen, weiterer Verletzungen oder Begleiterkrankungen und den Ressourcen des Patienten.

Patienten mit Frakturen der oberen Extremitäten benötigen Hilfestellungen bei der Zubereitung der Mahlzeiten, z. B. Brötchen aufschneiden, Flaschen und Portionsverpackungen öffnen.

P ***An- und Auskleiden.** Beim **Anziehen** sollte erst das operierte Körperteil angezogen werden, beim **Ausziehen** erst das gesunde Körperteil.*

Patienten mit Frakturen der unteren Extremität müssen u. U. ein Steckbecken oder eine Urinflasche benutzen. Bei Patienten mit Hüftendoprothesen oder Femurschaftfrakturen muss das Steckbecken von der nichtoperierten Seite aus unter das Becken platziert werden. Eine Hilfe zum schmerzärmeren Unterstecken oder Entfernen des Steckbeckens kann eine Erhöhung des Trochanter major auf der gegenüberliegenden Seite sein.

33.9.3 Entlassungsvorbereitung

Vor der Entlassung wird der Patient mit den noch erforderlichen Hilfsmitteln wie Unterarmgehstützen, Toilettensitzerhöhung (**Abb. 33.31**) oder Rollstuhl und Toilettenstuhl versorgt. Die häusliche Situation muss in Gesprächen mit dem Patienten und seinen Angehörigen

33

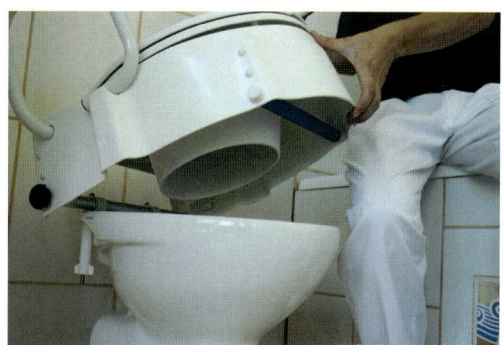

Abb. 33.31 Toilettensitzerhöhung. Eine Toilettensitzerhöhung erleichtert dem Patienten das Aufstehen und Hinsetzen auf die Toilette und verhindert eine zu starke Beugung des Hüftgelenks über 90°.

erfasst werden. Bestehen längerfristige Einschränkungen in der selbstständigen Versorgung, können vom Sozialdienst entsprechende Veränderungen in der Wohnung eingeleitet und ein ambulanter Pflegedienst engagiert werden.

Bei einer endoprothetischen Versorgung schließt sich häufig eine Anschlussheilbehandlung (AHB) an. Das wesentliche Ziel ist die Verbesserung der Beweglichkeit, um die weitgehende Selbstständigkeit des Patienten zu erreichen und ihn je nach Alter evtl. für das Arbeitsleben zu rehabilitieren.

Im Krankenhaus begonnene Maßnahmen wie Narbenpflege, Krankengymnastik oder Lymphdrainagen sollten weitergeführt werden, um den Erfolg des Osteosyntheseverfahrens sicherzustellen.

(M) *Frakturen und Operationen an den unteren Extremitäten haben ein besonders hohes Thromboserisiko. Näheres zur Thromboembolieprophylaxe finden Sie in Kap. 8.2.*

(B) *Fallbeispiel Oberschenkelschaftfraktur: Frau Keller wurde schon am Tag nach der Operation (Marknagel) mobilisiert. Die Schmerzen waren mithilfe der Medikamente gut auszuhalten. Jeden Tag übte sie mit der Physiotherapeutin das Gehen an Unterarmgehstützen und nach wenigen Tagen konnte sie in Begleitung auf dem Krankenhausflur spazieren gehen. Die Sozialarbeiterin kümmerte sich um eine ambulante Rehabilitationsmaßnahme. Versorgt mit allen Hilfsmitteln und der Unterstützung ihrer Familie kann sich Frau Keller weiterhin gut selbstständig versorgen.*

(P) 33.10 Pflege von Menschen mit Fixateur externe

Susanne Werschmöller

Vor allem ein Fixateur externe an der unteren Extremität schränkt die Beweglichkeit stark ein. Deshalb sind Thrombose-, Dekubitus-, Pneumonie- und Obstipationsprophylaxe wichtige pflegerische Aufgaben. Weitere pflegerische Aufgaben sind die postoperative Überwachung und die Entlassungsvorbereitung.

33.10.1 Postoperative Überwachung

Zum Ausschluss von Nervenverletzungen werden regelmäßig Durchblutungs-, Sensibilitäts- und Beweglichkeitskontrollen der fixierten Extremität durchgeführt.

Veränderungen der Hautfarbe (livide bis blass) weisen auf eine schwellungsbedingte Gefäßkompression oder -verletzung hin. Der behandelnde Arzt wird informiert, wenn die Ein- bzw. Austrittsstelle der Nägel blutet. Der Patient wird darauf hingewiesen, dass er jede Veränderung im Wundbereich (z. B. Taubheitsgefühl, Kribbeln oder Schmerzen) mitteilen soll. Den korrekten Sitz und die Stabilität des Fixateurs kontrolliert der Arzt.

33.10.2 Lagerung

Die betroffene Extremität wird in einer Schaumstoffschiene hoch gelagert, um den Ödemabfluss zu unterstützen. Das Wadenbeinköpfchen muss besonders gut abgepolstert werden, da dort die Gefahr der lagerungsbedingten Schädigung des Nervus peronaeus besteht.

Gelkühlkissen können zur Schmerzlinderung und als abschwellende Maßnahme eingesetzt werden. Die Kühldauer sollte ca. 15 Min. nicht überschreiten, um Kälteschäden zu vermeiden.

33.10.3 Wundversorgung

Für die Wundversorgung gelten die aseptischen Regeln des Verbandwechsels (Kap. 4). Die tägliche Inspektion der Eintrittsstellen der Schrauben und Nägel lassen eine der häufigsten Komplikationen rechtzeitig erkennen. Die sog. Pintrack-Infektion (Pin = Stift, Track = Weg) kann zur Lockerung und damit zur Instabilität führen. Bei fortschreitender Infektion droht die Bohrlochosteomyelitis.

33

Offene Wundbehandlung. Bei der offenen (verbandlosen) Versorgung werden Eintrittsstellen und Wunde mit geeignetem Wundantiseptikum (z. B. Lavanid) desinfiziert. Die weiteren äußeren Metallteile können mit einem alkoholischen Hautantiseptikum abgesprüht werden. Bei sauberen und trockenen Wundverhältnissen ist es möglich, die Extremität mit lauwarmer, steriler Ringerlösung zu spülen und den Wundbereich mit sterilen Kompressen zu trocknen.

Geschlossene Wundbehandlung. Die Eintrittsstellen werden nach der Desinfektion mit Schlitzkompressen abgedeckt und mit einer Binde fixiert.

 Frakturen und Operationen an den unteren Extremitäten haben ein besonders hohes Thromboserisiko. Näheres zur Thromboembolieprophylaxe finden Sie in Kap. 8.2.

33.11 Besonderheiten bei Kindern

Hanns-Edgar Hoffart, Burkhard Paetz

 Kleinkinder und Schulkinder sind keine kleinen Erwachsenen.

Kinder kompensieren selbst ernsthafte Verletzungen meist sehr viel besser und schneller als Erwachsene. Es gibt jedoch spezielle Verletzungen bei Kindern, die erheblichen Einfluss haben können auf die weitere Entwicklung und das spätere Wachstum. Das gilt insbesondere für Verletzungen der Wachstumszonen.

33.11.1 Verletzungen der Wachstumsfugen

Das Längenwachstum findet an den Wachstumsfugen *(Epiphysenfugen)* der langen Röhrenknochen statt. Die auf der Metaphyse aufsitzenden Epiphysenfugen bilden ständig neue Knorpelzellen, die säulenartig nach peripher von der nachfolgenden Schicht vorgeschoben werden und so ein Längenwachstum bewirken.

Die Ansatzpunkte von Sehnen und Bändern an den Knochen nennt man *Apophysen,* die bis zum Wachstumsabschluss an den *Apophysenfugen* knorpelig mit den Röhrenknochen verbunden sind.

Sowohl Epiphysenfugen als auch Apophysenfugen stellen einen mechanischen Schwachpunkt dar, der bei starker Kraftentwicklung besonders leicht verletzt werden kann.

Verletzungen der noch nicht verknöcherten Wachstumsfugen können harmlos sein aber auch schwerwiegende Veränderungen im Knochenwachstum bewirken.

Epiphysenverletzungen

Die Wachstumsfugenverletzungen *(Epiphysenverletzungen)* werden nach Aitken (zeitgenössischer Chirurg) eingeteilt (**Abb. 33.32**).

Aitken I. Epiphysiolyse mit metaphysärem Fragment: hier wird die Knorpelzellen produzierende Basalmembran von der Metaphyse abgehoben aber nicht verletzt. Nach exakter Reposition ist ein ungestörtes Wachstum zu erwarten.

Aitken II(-Fraktur). Ablösung der Wachstumsfuge von der Metaphyse mit epiphysärem Keil. Die Wachstumsfuge wird nur an einer kleinen Stelle durchbrochen. Nach exakter Reposition ist eine gute Ausheilungschance vorhanden.

Aitken III(-Fraktur). Durch die Wachstumsfuge durchgehende Fraktur ohne Epiphysenlösung, meist verbunden mit einer Quetschung der Wachstumsfuge, dadurch unsichere Prognose bezüglich vorzeitigem Verschluss der Wachstumsfuge (Sonderform: Squash-Verletzung mit Zerstörung der Wachstumsfuge, sehr ungünstige Verletzung).

Ferner gibt es auch reine Verschiebungen in der Wachstumsfuge, die sog. *Epiphysiolyse* und die meist sehr schwere *Epiphysenfugenquetschung*, die fast immer zu einem Wachstumsstopp führen.

Diagnostik und Therapie. Die Diagnose wird durch Röntgenaufnahmen gestellt. Die Therapie erfolgt durch die optimale Reposition, ggf. durch eine Minimal-Osteosynthese unter Schonung der Wachstumsfuge (**Abb. 33.33**).

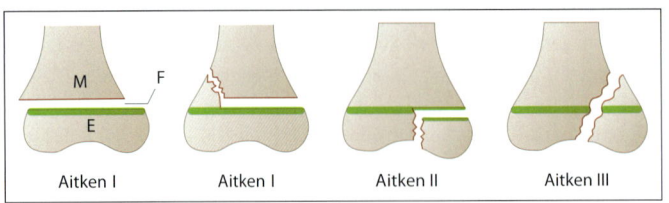

Abb. 33.32 Epiphysenverletzungen im Wachstumsalter. Einteilung nach Aitken (M: Metaphyse, F: Epiphysenfuge, E: Epiphyse):
Aitken-I-Fraktur: reine Epiphysenlösung ohne oder mit metaphysärem Keil,
Aitken-II-Fraktur: Epiphysenfraktur,
Aitken-III-Fraktur: Epiphysenfraktur mit metaphysärem Keil.

33

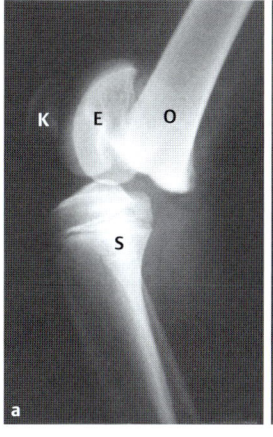
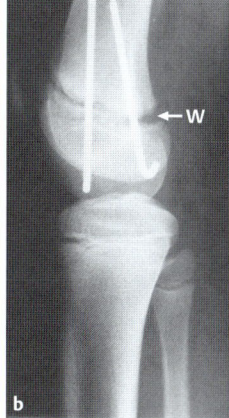

Abb. 33.33 Epiphysenfraktur.
a Abbrechen der Femurepiphyse in der körperfernen Wachstumsfuge beim Kind.
b Postoperatives Bild nach Spickdrahtosteosynthese (Fixierung mit Kirschnerdrähten). O: Oberschenkelknochen, E: abgebrochene Epiphyse, K: Kniescheibe, S: Schienbein, W: Wachstumsfuge.

Apophysenverletzungen

Die Apophysenfugen stellen in der Adoleszenz mechanische Schwachpunkte dar, weil die Reißfestigkeit der Fuge geringer ist als die Belastungsfähigkeit der ansetzenden Sehnen und Bänder. Bei einer Verletzung kommt es zu Abriss- oder Ausriss-Frakturen in den Wachstumsfugen, sog. Apophysenabrissen. Beispiele hierfür sind:

– Knöcherner Ausriss der *Patellasehne* aus dem Schienbein. Der Ausriss entsteht bei abruptem Überstrecktrauma im Knie. Die Patellasehne ist stabiler als die Apophysenfuge. 90 % der Verletzten sind Jungs um 15 Jahre.
– Ausriss des vorderen *Kreuzbandes* aus der Tibia.
– Apophysenabriss am *Ellenbogen* (Abb. 33.34).

Diagnostik und Therapie. Die Diagnose wird durch Röntgenaufnahmen gestellt. Die Therapie besteht in der Refixation mit Minimal-Osteosynthese, 3-wöchiger Ruhigstellung und anschließend funktioneller Nachbehandlung.

Übergangsverletzungen

Übergangsfrakturen sind eine Sonderform der Wachstumsfugenverletzung in der Pubertät (Übergangszeit zwischen Kindheit und Erwachsensein). Es handelt sich um eine Kombination von Wachstumsfugenverletzung und Fraktur eines Knochens kurz vor dem Wachstumsabschluss. Hauptsächlich betroffen ist die *distale Tibia*. Die Übergangsverletzung ist oft schwer zu reponieren.

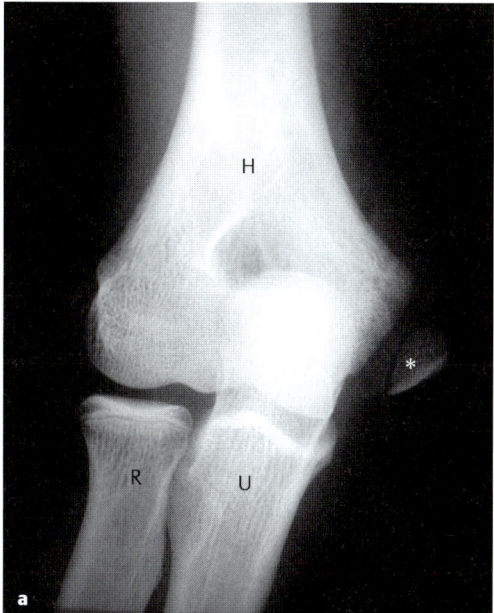

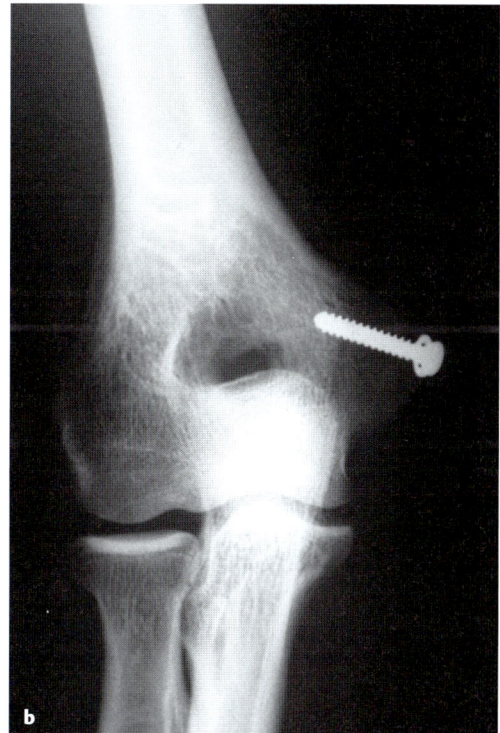

Abb. 33.34 Apohysenabriss.
a Der knöcherne Muskelansatz (*) am medialen Ellenbogen ist ausgerissen, H: Humerus, U: Ulna, R: Radius.
b Röntgenkontrolle nach operativer Fixierung.

33

33.11.2 Weitere typische Verletzungen beim Kind

Grünholzfraktur. Unvollständiger Biegungsbruch eines Knochenschaftes, bei dem die Knochenhaut (Periost) ganz oder teilweise erhalten ist (**Abb. 33.35** u. **Abb. 33.36**). Die Bruchform ähnelt der eines „frischen grünen Holzes", daher die Bezeichnung. Diese Frakturform kommt nur im Wachstumsalter vor, solange das Periost noch elastisch ist.

Suprakondyläre Humerusfraktur. Häufigste Armfraktur (oberhalb des Ellenbogens) im Kindergartenalter (Sturz von der Schaukel). Oft sehr schwierig und nur operativ zu behandeln (s. Kap. 34.2.9).

Subluxation des Radiusköpfchens (Chassaignac). Typische Verletzung in Ellbogenhöhe beim Kleinkind (s. Kap. 34.2.11).

33.11.3 Therapieprinzipien beim Kind

Bei Frakturen sind die Ruhigstellungszeiten aufgrund der hervorragenden Heilungspotenz des kindlichen Knochens sehr viel kürzer als beim Erwachsenen. Je jünger ein Kind ist, umso leichter werden Achsfehlstellungen durch Knochenumbauvorgänge kompensiert (bis 20° bei 10-Jährigen).

(M) *Rotationsfehler können durch körpereigenes Korrekturwachstum jedoch nicht ausgeglichen werden. Deshalb muss bei Repositionsmanövern immer zuerst auf die Rotation geachtet werden.*

Die Indikation zur Operation ist beim Kind sehr viel strenger zu stellen als beim Erwachsenen. Das verletzte Kind hilft sich oft selbst.

(P) *Physiotherapie. Kleine Kinder und junge Jugendliche brauchen keine Krankengymnastik. Meistens müssen nur die überbesorgten Eltern beruhigt werden.*

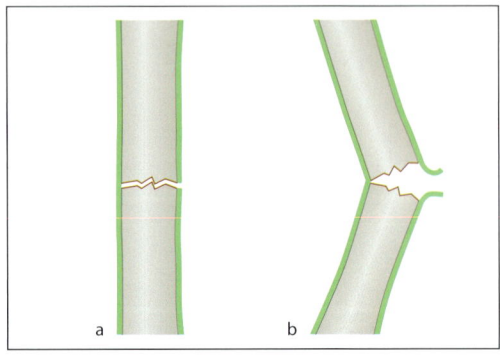

Abb. 33.35 Grünholzfraktur des Kindes. Der stabilisierende Periostschlauch (grün) des Knochens ist weitgehend erhalten. Deshalb findet sich keine (a) oder nur eine leicht zu reponierende Fehlstellung der Fragmente (b).

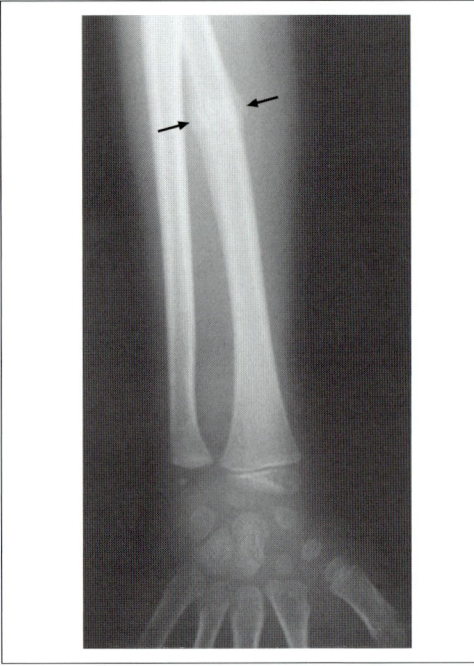

Abb. 33.36 Grünholzfraktur der Speiche. Röntgenbild, 6-jähriges Kind. Keine Dislokation vorhanden, lediglich die gerissene Knochenhaut (Periost) ist sichtbar (Pfeil).

33.12 Besonderheiten im Alter

Hanns-Edgar Hoffart, Burkhard Paetz

So wie die Behandlung von Kindern und Jugendlichen einige Besonderheiten aufweist, gilt dies auch für die sehr alten Patienten. Die Heilungspotenz des Knochens ist beim alten Menschen viel schlechter. Behandlungsmaßnahmen werden oft durch altersbedingte Begleiterkrankungen erschwert. Durch die nachlassende körperliche Aktivität ist der Gehalt im Knochen an Kalksalzen oft reduziert. Hinzu kommen Stoffwechselveränderungen wie Knochenschwund und Knochennekrosen.

33.12.1 Typische Verletzungen im Alter

Schenkelhalsfraktur. Beim Zusammentreffen von Knochenschwund (Osteoporose) und Hüftgelenksarthrose genügt oft schon ein relativ banaler „Sturz", um eine Schenkelhalsfraktur (**Abb. 33.37**) zu verursachen (näheres s. Kap. 34.9.8).

M *Frakturen des Schenkelhalses und des proximalen Femurs sind die häufigsten alterstypischen Verletzungen des Menschen über 80.*

Schienbeinkopfbruch. Im Alter häufig ein Überlastungsbruch bei begleitender Kniegelenksarthrose.
Wirbelbruch. Im Alter oft durch Bagatellverletzungen infolge vorbestehender Osteoporose verursacht *(Spontanfraktur, s. Kap. 34.4.6).*

33.12.2 Therapieprinzipien im Alter

Die Pflege der alten Menschen stellt in der Unfallchirurgie ein besonderes Problem dar. Neben den verletzungsbedingten Bewegungseinschränkungen kommt es häufig zum Auftreten von Gedächtnis-, Orientierungs- und Bewusstseinsstörungen (akuter Verwirrtheitszustand), welche die Kooperationsfähigkeit mehr oder weniger beeinträchtigen.

Das Gefährdungspotenzial der Operation muss gegen das Risiko der konservativen Behandlung abgewogen werden.

Wenn eine OP-Indikation besteht, sollte eine frühzeitige und definitive operative Versorgung erfolgen.

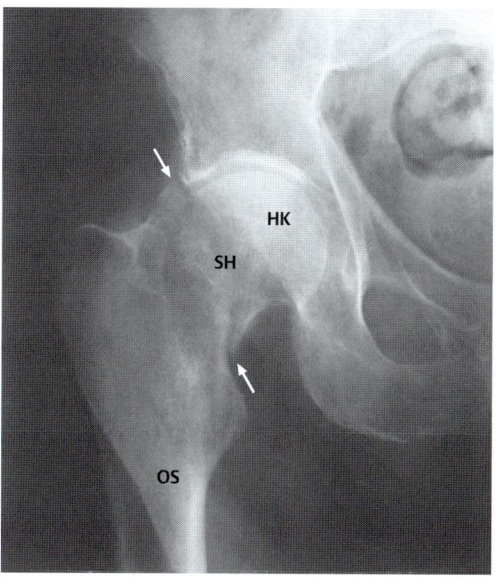

Abb. 33.37 Schenkelhalsfraktur des alten Menschen.
Röntgenaufnahme der Hüfte. Bruchspalt (Pfeile),
SH: Schenkelhals, HK: Hüftkopf, OS: Oberschenkelknochen
(Femur).

Allgemeine Begleiterkrankungen müssen beachtet und wenn erforderlich mit behandelt werden.

P *Mobilisation. Die Mobilisation muss zur Vermeidung der Sekundärerkrankungen so frühzeitig wie möglich erfolgen. Zur Aktivierung, besonders beim ersten Aufstehen, sind aufgrund des großen Unterstützungsbedarfs 2 Pflegepersonen erforderlich. Der Einsatz von Vierfuß-Gehhilfen, anfangs von Gehgestell und Gehwagen, später eines Rollmobils (Rollator), vermitteln gerade Älteren Sicherheit beim Gehen.*

33

34 Orthopädie und Unfallchirurgie (spezieller Teil)

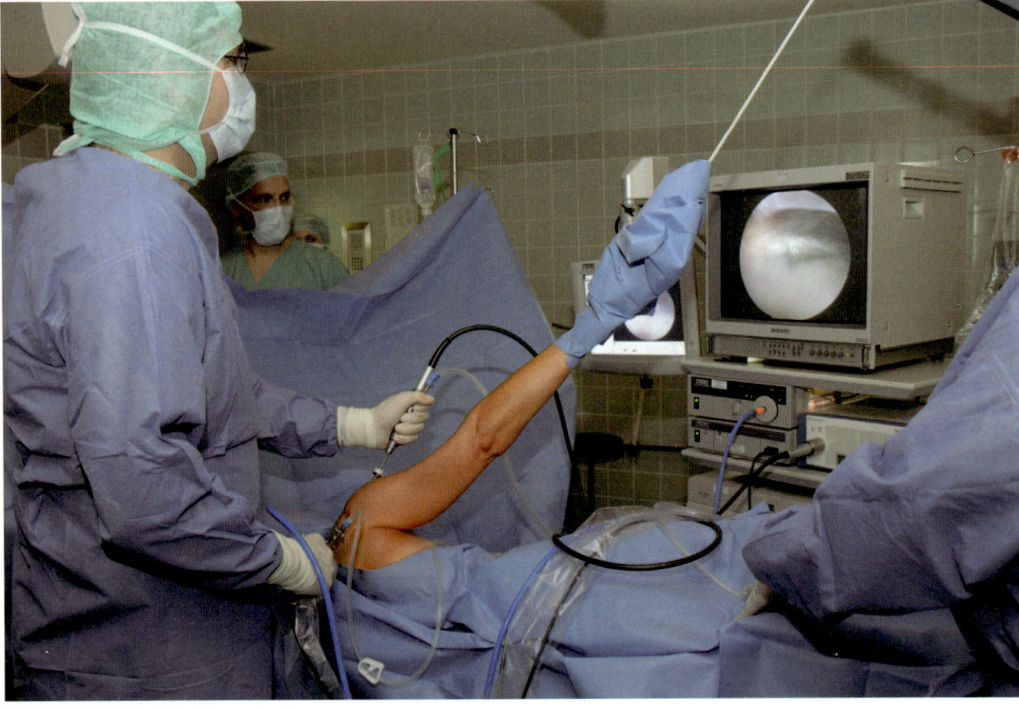

34.1 Schädel und Gehirn

Hanns-Edgar Hoffart, Burkhard Paetz

Eine *Schädelprellung* ist eine stumpfe Verletzung des Schädels ohne Hirnbeteiligung, ohne offene Wunde und ohne Fraktur.

Zur *Kopfplatzwunde* und zum *Schädel-Hirn-Trauma (SHT)* s. Kap. 15.5.

34.1.1 Schädelbrüche

Am Schädel unterscheidet man:
– Brüche der Schädelkapsel (Kalottenfraktur),

– Schädelbasisfraktur,
– Gesichtsschädelfraktur.

Wenn es nicht zur Verletzung von Hirnhäuten bzw. Hirngewebe oder zu einer Hirnblutung gekommen ist, ist die Prognose einer Schädelfraktur günstig.

Kalottenfraktur

D *Bei Kalottenfrakturen handelt es sich meist um schmale Bruchlinien in der Schädelkapsel* **(Abb. 34.1)**. *Durch ein direktes Trauma kann aber auch ein Knochenstück der Schädelkapsel nach innen*

 Merke Pflege Wissen 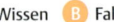 Fallbeispiel 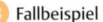 Definition

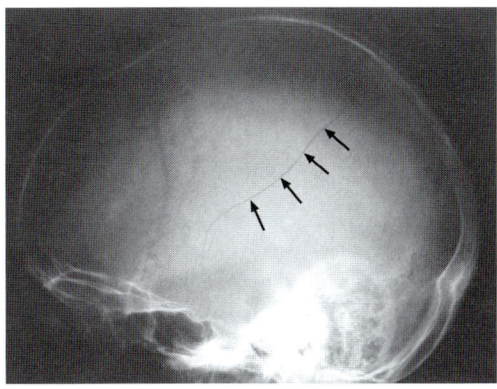

Abb. 34.1 Kalottenfraktur. Die Röntgenaufnahme des Schädels zeigt eine feine Bruchlinie (Pfeile).

eingedrückt (imprimiert) sein. Man spricht dann von einer Impressionsfraktur.

Therapie

Unkomplizierte Brüche ohne Hirnbeteiligung erfordern keine spezielle Behandlung. Dennoch muss der Patient über 1–2 Tage zum Ausschluss von Hirnblutungen (intrakraniellen Blutungen) oder einer später auftretenden neurologischen Symptomatik stationär überwacht werden.

Bei einer *Impressionsfraktur* besteht die Gefahr, dass die nach innen verlagerten Knochensplitter zu Verletzungen der Hirnhäute und des Hirngewebes führen können. Man entscheidet sich daher bei einer Stufenbildung von 3–5 mm zu einer operativen Behandlung mit Anhebung des eingebrochenen Knochenstücks.

Schädelbasisfraktur

Man unterscheidet *offene* und *geschlossene* Schädelbasisfrakturen. Bei offenen Schädelbasisfrakturen be-

steht eine offene Verbindung zwischen Liquorraum und Außenluft.

Symptome

Verschiedene Symptome weisen auf eine Schädelbasisfraktur hin:
- Blutung in die Umgebung der Augen (**Abb. 34.2**):
  - *Monokelhämatom:* nur ein Auge betroffen,
  - *Brillenhämatom:* Blutung im Bereich beider Augen.
- Blutung aus Ohr, Nase, Rachenhinterwand.
- Liquorfluss (Liquorrhö) aus Ohr, Nase, Rachenhinterwand. Dieses Symptom ist der Beweis für eine offene Schädelbasisfraktur. In diesem Falle muss ein Antibiotikum verabreicht werden, da die Gefahr einer Infektion der Hirnhäute und des Gehirns durch von außen eindringende Bakterien besteht. Schließt sich die Liquorfistel nicht innerhalb weniger Tage spontan, muss ein operativer Verschluss erfolgen.
- Neurologische Störungen an Hirnnerven (treten in bis zu 50 % der Schädelbasisbrüche auf). Besonders betroffen sind N. facialis (Prüfung durch Stirnrunzeln, Augenschluss, Zähne zeigen, Pfeifen), N. opticus (Gesichtsfeldausfälle), N. abducens (Doppelbilder) oder N. vestibulocochlearis (Gleichgewichtsstörungen, Schwindel, Hörverlust).

Diagnostik

Zur Diagnostik gehören spezielle Röntgenaufnahmen und ein CT.

Therapie

Die Therapie besteht in konservativen Maßnahmen (stationäre Überwachung, regelmäßige Kontrolle der neurologischen Situation) und richtet sich nach den Begleitverletzungen.

34

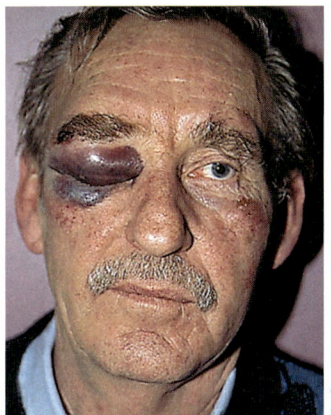
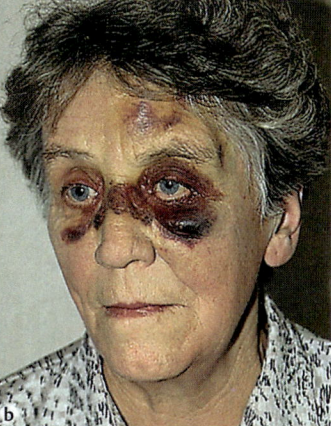

Abb. 34.2 Schädelbasisbruch.
a Monokelhämatom.
b Brillenhämatom.

495

M *Klinisch beweisend für eine offene Schädelbasis-fraktur ist der Liquorfluss aus Ohr, Nase, oder Rachenhinterwand.*

Gesichtsschädelfrakturen

Zur Diagnostik und Therapie dieser Frakturen ist häufig die Zusammenarbeit zwischen Kieferchirurg, Augenarzt und HNO-Arzt nötig.

Die folgenden Formen der Gesichtsschädelfrakturen können unterschieden werden.

Nasenbeinfraktur. Dies ist die häufigste Fraktur des Gesichtsschädels! Bei Dislokation ist aus kosmetischen Gründen eine Reposition und Fixation durch Stirn-Nasen-Gips (HNO-Arzt) erforderlich.

34.2 Schulter und Arm

Hanns-Edgar Hoffart, Burkhard Paetz

Die obere Extremität setzt sich zusammen aus dem *Schultergürtel* mit Schlüsselbein (Klavikula) und Schulterblatt (Skapula), dem *Oberarm* mit Schulter- und Ellenbogengelenk, dem *Unterarm* mit Speiche (Radius), Elle (Ulna) und der *Hand.*

Schultergürtel und Schultergelenk bilden eine funktionelle Einheit. Der außerordentlich große Bewegungsumfang des Schultergelenks ist auf ein genau koordiniertes Zusammenspiel der Strukturen des Schultergürtels und des Oberarms angewiesen. Im Gegensatz zum Hüftgelenk ist das Schultergelenk ein muskelgeführtes Gelenk, das sehr viel verletzungsanfälliger ist und bei dem Fehlbelastungen häufig zu schwerwiegenden Funktionsstörungen führen können.

34.2.1 Schulter-Arm-Syndrom

D *Das Schulter-Arm-Syndrom beschreibt eine schmerzhafte Funktionsstörung der Schulter mit Bewegungseinschränkung. Man spricht auch von Periarthritis humeroscapularis oder von einem Impingement-Syndrom.*

Ursache

Häufige Ursachen sind Läsionen der Rotatorenmanschette (Muskeln zur Oberarmdrehung), Schleimbeutelentzündungen oder Osteophyten an der Akromion-Unterseite.

D *Unter Rotatoren oder Rotatorenmanschette versteht man die Muskeln, die vom Schultergürtel zum Oberarm (Humerus) verlaufen und für die Drehbewegung des Oberarmes nach außen oder innen (Außenrotation, Innenrotation) zuständig sind.*

Mittelgesichtsfrakturen. Sie betreffen den Oberkiefer und den Augenhöhlenboden. Bei Einklemmung von Augenmuskeln im Frakturspalt oder Stufenbildung der Zahnreihe ist eine operative Behandlung nötig. Letzteres ist wichtig, um eine normale Kaufunktion wieder herzustellen.

W *Nach dem französischen Chirurgen Le Fort (1869–1951) werden bei Mittelgesichtsfrakturen 3 Frakturtypen unterschieden (Le Fort I, II, III).*

Unterkieferfrakturen. Sie werden konservativ durch interdentale Drahtschienung ruhig gestellt, bei Zahnlosigkeit mittels Plattenosteosynthese.

W *Infolge besserer Diagnosemöglichkeiten (NMR) verschwindet die „Diagnose" Schulter-Arm-Syndrom zusehends und wird durch ursachenbezogene Krankheitsbezeichnungen ersetzt.*

Supraspinatussyndrom

D *Das Supraspinatussyndrom bezeichnet eine Ansatztendinose des M. supraspinatus: Es ist die häufigste Läsion der Rotatorenmanschette.*

Ursache

Durch die mechanische Einengung der Supraspinatussehne bei der Abduktion des Oberarmes kommt es zu degenerativen Veränderungen und zur Minderdurchblutung mit Reizzustand. Häufig entwickelt sich ein Schleimbeutel unterhalb des Akromions (Bursa subacromealis), wodurch das Sehnengleitlager weiter zerstört wird.

Symptome und Therapie

Schulterschmerzen bei Abduktion gegen Widerstand, schmerzhafte Bewegungseinschränkung bei Elevation des Armes (Painful-arc-Syndrom), Druckschmerz am Tuberculum majus (Ansatzpunkt des M. supraspinatus).

Die Therapie erfolgt zunächst *konservativ* medikamentös und physiotherapeutisch kombiniert (Traktionsbehandlung, manuelle Mobilisation) und durch Medikamenteninfiltration am Triggerpunkt. Bei jüngeren Menschen kommt eine *operative* Behandlung in Frage (arthroskopische subakromeale Dekompression) mit unmittelbarer physiotherapeutischer Weiterbehandlung.

Bursitis calcarea

D *Als Bursitis calcarea bezeichnet man die Kalkablagerung in den Sehnenansätzen der Rotatorenmanschette.*

Ursache und Symptome

Ursache ist die Austrocknung der als Schutzpolster gebildeten Schleimbeutel zwischen Rotatorenmanschette und Schulterhöhe.

Die Symptome sind ähnlich wie beim Supraspinatussyndrom, jedoch mehr bewegungs- und weniger belastungsabhängig. Es bestehen eine schmerzbedingte Schonhaltung und die klassischen Entzündungszeichen.

Therapie

Die Therapie erfolgt zunächst *konservativ*. Die Kalkablagerungen können bei Entlastung resorbiert und aufgelöst werden. Evtl. kann mit einer Stoßwellenbehandlung, Punktionen und der Spülung des Kalkherdes therapiert werden. Bei Erfolglosigkeit wird der Kalkherd *operativ* mittels Arthroskopie entfernt (subakromeale Dekompression mit Abtragen von Akromionexophyten und Glätten der Schultergelenksexophyten).

34.2.2 Frozen Shoulder

D *Als Frozen Shoulder bezeichnet man eine Erkrankung der Gelenkkapsel der Schulter. Man spricht auch von Schultersteife, Humerocapsulitis adhaesiva oder Capsulitis fibrosa.*

Ursache

Zur Frozen Shoulder kommt es nach harmlosen Schulterzerrungen beim Sport, beim Vorliegen einer Schulterarthrose oder nach langfristiger Ruhigstellung im Desault- oder im Gilchrist-Verband. Die Schleimhaut im unteren Schultergelenksanteil verklebt, wodurch die Abduktion und Außenrotation des Oberarmes im Schultergelenk eingeschränkt oder aufgehoben wird.

Symptome und Therapie

Es besteht eine schmerzhafte Bewegungseinschränkung des Schultergelenks bis hin zur völligen Einsteifung. Das Prädilektionsalter liegt bei 40–60 Jahren.

Die Therapie erfolgt zunächst konservativ mit Physiotherapie (manuelle Therapie unter Schmerzausschaltung), ggf. wird eine schonende Narkosemobilisation mit arthroskopischer Arthrolyse (Verwachsungslösung) durchgeführt.

Durch eine konsequente aber schonende physikalische Therapie kann oft ein gutes schmerzarmes Endergebnis erreicht werden. Die Behandlung ist sehr langwierig.

34.2.3 Schulterluxation

Ursache und Symptome

Ursache einer Schulterluxation ist ein Sturz auf den ausgestreckten Arm, den Ellenbogen oder direkt auf die Schulter. Die wichtigsten Symptome einer Schulterluxation sind:

- starke *Schmerzen*,
- *Deformierung* der Schulter,
- aufgehobene Beweglichkeit des Oberarmes mit *„federndem"* Widerstand,
- tastbare Delle wegen *„leerer"* Gelenkpfanne (**Abb. 34.3**).

M *Die Schulterluxation ist mit 50 % aller Luxationen die häufigste Verrenkung des Menschen.*

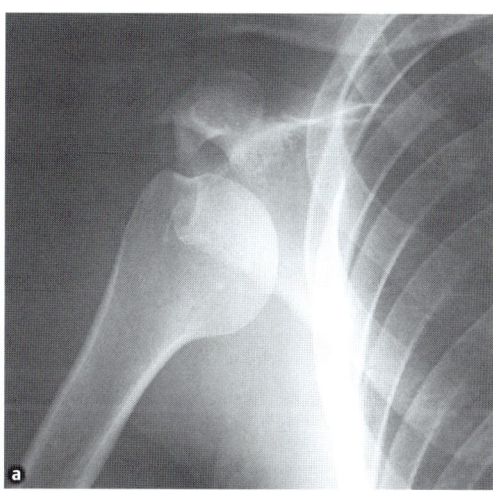
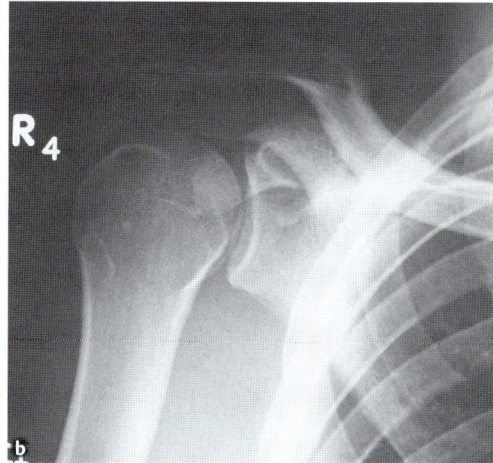

Abb. 34.3 Schulterluxation.
a Verrenkung des Oberarmkopfes
b Kontrolle nach Reposition.

Diagnostik und Therapie

Auch bei sicheren Luxationszeichen ist zum Ausschluss einer Luxationsfraktur eine Röntgenaufnahme erforderlich.

Die *Reposition* erfolgt durch manuellen Zug primär ohne Narkose. Gelingt die Reposition nicht problemlos, sollten weitere Versuche in Narkose erfolgen. Anschließend Ruhigstellung der Schulter im *Gilchrist-* oder *Desaultverband* (Abb. 34.4) für ca. 5 Tage, danach *Physiotherapie*.

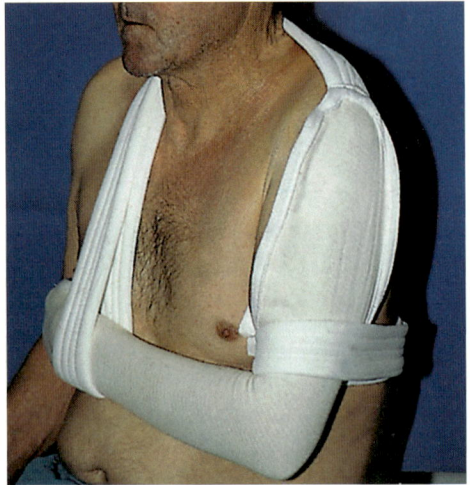

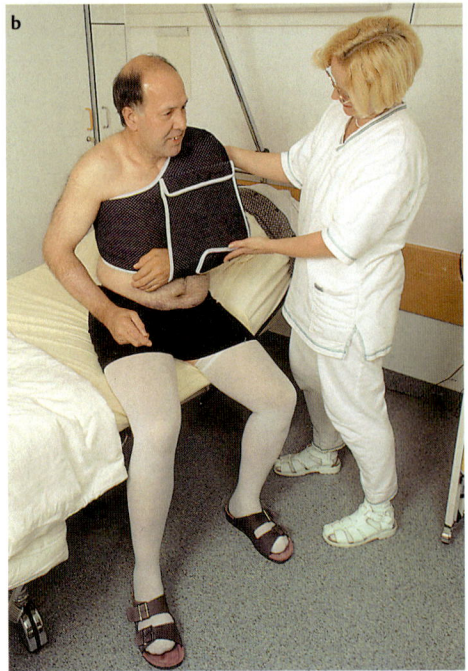

Abb. 34.4 Ruhigstellung der Schulter.
a Gilchrist-Verband.
b Desault-Verband.

 Vor und nach jeder Reposition ist eine Röntgenkontrolle erforderlich.

Vor und nach jeder Reposition ist eine Kontrolle von *Durchblutung*, *Motorik* und *Sensibilität* der Extremität, v. a. der Finger auf der betroffenen Körperseite durchzuführen.

 Mobilisation. Eine Ruhigstellung nach Schulterluxation ist wegen der Kontrakturgefahr bei älteren Menschen nicht länger als 1 Woche durchzuführen. Die Bewegungseinschränkung im Schulter-Oberarm-Bereich erfordert verstärkt Hilfestellungen beim Anziehen, bei der Nahrungsaufnahme, bei der Körperpflege und beim Toilettengang. Die Mobilisierung des betroffenen Schultergelenkes und Armes erfolgt stufenweise durch Physiotherapie.

Ⓦ Durch traumatische Abrisse der Gelenklippe (Bankart-Läsion) kann sich besonders bei jüngeren Menschen eine habituelle Schulterluxation entwickeln. Die Abklärung erfolgt durch Kernspintomografie. Bei jungen Patienten ist dies evtl. eine OP-Indikation.

34.2.4 Habituelle Schulterluxation

Ⓓ Als habituelle Schulterluxation bezeichnet man die gewohnheitsmäßige Verrenkung des Oberarmkopfes, meist nach vorne unten, infolge von muskulären Dysbalancen und nach traumatischer Erstluxation.

Ursache

Im Gegensatz zum Hüftgelenk ist die knöcherne Führung des Oberarmkopfes in der Schulter sehr gering. Der Oberarmkopf kann dadurch leicht von der Schulterpfanne abrutschen und luxieren. Kommt es ohne Trauma wiederholt zu Verrenkungen der Schulter, sprechen wir von einer *habituellen Schulterluxation*.

Ⓦ Manche Menschen können eine Schulterluxation auch willentlich hervorrufen.

Therapie

Die *Reposition* (Einrenkung) gelingt leicht. Bei jüngeren Menschen kann eine *operative Stabilisierung* des Schultergelenkes indiziert sein, um Reluxationen zu vermeiden und einer Schultergelenksarthrose vorzubeugen. *OP-Verfahren* sind:
- Schrumpfung der instabilen Gelenkkapsel (Laser-Shrinking),
- arthroskopische Refixierung der vorderen Gelenklippe zur Blockierung des Luxationsweges,
- Stabilisierung durch Transpositionen von Kapselteilen.

34.2.5 Schultereckgelenk-verrenkung

D *Eine Verrenkung des Schultereckgelenks bezeichnet man auch als Luxation im Akromioklavikulargelenk, Luxation im AC-Gelenk oder AC-Gelenksprengung.*

W *Das Akromioklavikulargelenk wird von lateraler Klavikula und einem knöchernen Vorsprung (Akromion) des Schulterblattes gebildet.*

Ursache und Einteilung

Durch einen Sturz auf die Schulter können die stabilisierenden ligamentären Strukturen zerreißen, sodass es zur Verrenkung des Schultereckgelenkes kommt (**Abb. 34.5**).

Das Ausmaß der Verletzung wird nach *Rockwood* (6 Schweregrade) oder *Tossy* (3 Schweregrade) klassifiziert:

– Rockwood oder Tossy I: Bänderzerrung, keine Bandruptur nachweisbar,
– Rockwood oder Tossy II: Teile der Bänder sind zerrissen,
– Rockwood oder Tossy III: sämtliche Bänder des Gelenkes sind rupturiert,
– Rockwood IV bis VI: spezielle Verrenkungsformen.

Symptome und Diagnostik

Bei kompletter Bandzerreißung (Grad III) kann man das „Klaviertastenphänomen" auslösen: Das seitliche Schlüsselbeinende ist durch Muskelzug deutlich hochgezogen und gibt bei leichtem Fingerdruck wie eine Klaviertaste nach.

Die Röntgenaufnahme mit Zug am Arm (Patient trägt Gewichte in beiden Händen) zeigt eine Stufenbildung am Schultereckgelenk.

Therapie

Bei *Grad I und II* erfolgt eine konservative Therapie durch Schulter-Tape-Behandlung oder den klassischen Gilchrist- oder Desaultverband (**Abb. 34.4**). Bei schwereren Verletzungen (ab *Grad III*) wird die operative Bandrekonstruktion erwogen.

Die Freigabe der Oberarmbewegung erfolgt stufenweise über 6 Wochen. Die Elevation (Anhebung) des Oberarmes ist für 4 Wochen bis maximal 60°, dann für weitere 2 Wochen bis 90° erlaubt.

P **Mobilisation.** *Während der Mobilisationsphase sind verstärkt Hilfestellungen, wie z. B. beim Anziehen, bei der Nahrungsaufnahme, bei der Körperpflege und beim Toilettengang, notwendig.*

Das Osteosynthesematerial sollte nach 6–8 Wochen entfernt werden, um Metallbrüche zu verhindern.

34.2.6 Klavikulafraktur

Ursache und Therapie

Die häufigste Ursache einer Klavikulafraktur (Schlüsselbeinfraktur) ist ein Sturz auf die Schulter oder den ausgestreckten Arm.

Bei der typischen Schlüsselbeinfraktur in Schlüsselbeinmitte erfolgt eine 3- bis 4-wöchige Ruhigstellung mittels *Rucksackverband* (**Abb. 34.6**) oder entsprechend konfektionierter Orthese.

34

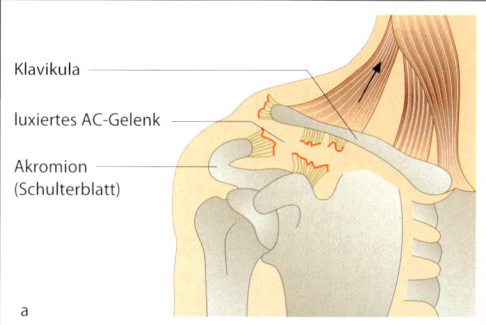

Klavikula

luxiertes AC-Gelenk

Akromion (Schulterblatt)

a

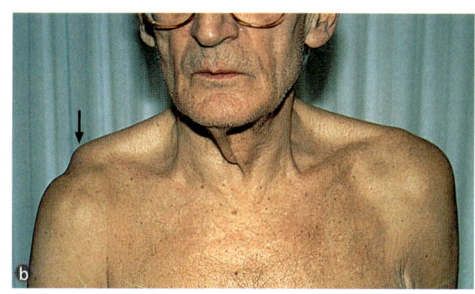

b

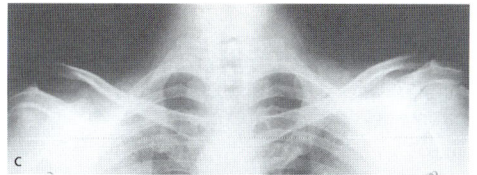

c

Abb. 34.5 AC-Gelenksprengung.
a Bei vollständiger Zerreißung aller Bandverbindungen (Grad III) luxiert das seitliche Schlüsselbeinende durch Muskelzug nach oben.
b Das Schlüsselbein steht hoch wie eine „Klaviertaste".
c Röntgenbild.

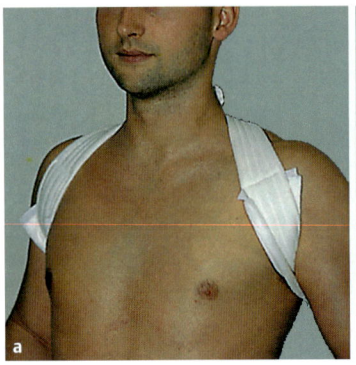
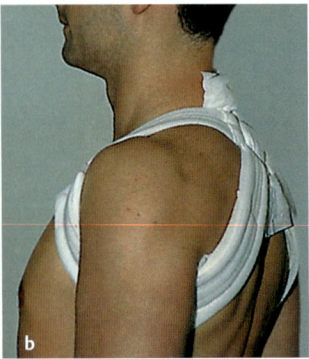

Abb. 34.6 Rucksackverband bei Klavikulafraktur. Durch den Zug der Schultern nach hinten wird eine günstige Frakturstellung erreicht. Der Verband muss alle 2 Tage nachgespannt werden, darf jedoch nicht so stark angezogen werden, dass Kribbeln, Taubheitsgefühl oder Stauungsgefühl im Arm auftreten.

34.2.7 Skapulafraktur

Ursache und Therapie
Die häufigste Ursache einer Fraktur des Skapulablatts ist ein Sturz auf die Schulter oder den ausgestreckten Arm.

Bei der Fraktur des Skapulablatts erfolgt die Ruhigstellung im *Gilchrist-* oder *Desault-Verband* (**Abb. 34.4**). Instabile Frakturen der Spina scapulae müssen oft operativ mit einer *Plattenosteosynthese* stabilisiert werden.

34.2.8 Omarthrose

 Als Omarthrose (Schultergelenksarthrose) bezeichnet man den Verschleiß des Schultergelenkes.

Eine Arthrose (Gelenkverschleiß) entsteht auf dem Boden eines Missverhältnisses zwischen Belastungsfähigkeit eines Gelenkes und dessen individueller Belastung (vgl. Kap. 33.2.1).

Ursache
Man unterscheidet die primäre von der sekundären Omarthrose:
- *Primäre Omarthrose:* altersabhängiger Verschleiß des Gelenkknorpels bei Überlastung durch häufige Arbeit mit erhobenen Händen (Überkopfarbeit).
- *Sekundäre Omarthrose:* nach Verletzungen des Schultergelenkes (posttraumatisch), bei rheumatischen Erkrankungen und bei Rotatorenmanschettenschaden.

Therapie
Gelenkerhaltende Operationen. Gelenkerhaltende Operationstechniken sind bei *jungen Patienten* und *sekundärer Arthrose* indiziert und sinnvoll. Beispiele: Rotatorenmanschettenrekonstruktion, Labrumrekonstruktion bei habitueller Luxation, exakte Osteosynthese nach Fraktur.

 Umschriebene Knorpelschäden werden auch heute meist konservativ behandelt.

Endoprothetischer Schultergelenkersatz. Seit Mitte der 1990er Jahre deutliche Steigerung der Operationsfrequenz, doch zahlenmäßig im Vergleich zur Knie- und Hüftendoprothetik noch immer selten. Für den Schultergelenkersatz gibt es mehrere Prothesentypen (**Abb. 34.7**):
- *Kappenprothese (Copeland-Cup):* Bei jungen Patienten bei posttraumatischer Zerstörung der Humeruskopfgelenkfläche indiziert.
- *Anatomische Schulterprothese:* Unter Achsenkorrektur (modulare Prothesenmodelle) wird die komplette Knorpeloberfläche des Schultergelenks ersetzt, mit oder ohne Schulterpfanne (= Glenoid). Die Rotatorenmanschette (Muskulatur) muss so weit erhalten sein, dass eine stabile Schulterfunktion gesichert ist.
- *Inverse Schulterprothese:* Bei zerstörter Rotatorenmanschette wird die Form des Schultergelenkes umgedreht (daher „inverse" Prothese). Die Schulterpfanne wird in den Humerus eingesetzt, der „Kopf" ins Glenoid. Die Verankerung der Prothesenteile erfolgt meist unter Verwendung von Knochenzement. Vorteil: Der Humerus wird im Gelenk gehalten – Behebung des „Impingement-Schmerzes". Nachteil: eingeschränkte Schulterfunktion – technisch sehr aufwändig.

Mobilisation. *Die frühfunktionelle postoperative Behandlung ist entscheidend für den Erfolg der Operationsergebnisse.*

34.2.9 Frakturen des Oberarms

Lokalisation
Man unterscheidet nach der Lokalisation:
- Tuberculum-majus-Abriss,

34

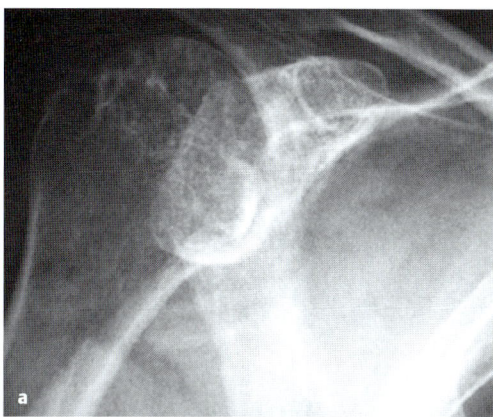

Abb. 34.7 Schulter-TEP bei Omarthrose.
a Arthrose des Schultergelenkes mit unregelmäßiger Gelenkoberfläche.
b Kappenprothese (Copeland-Cup).
c Anatomische Schulterprothese mit Ersatz des Oberarmkopfes ohne Schulterpfanne.
d Inverse Schulterprothese.

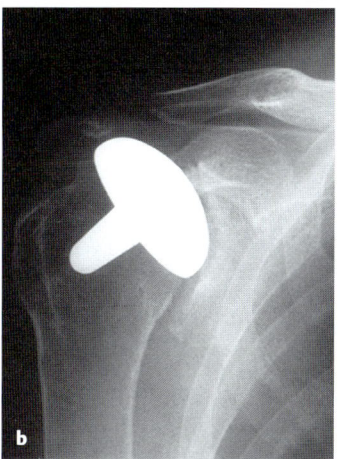
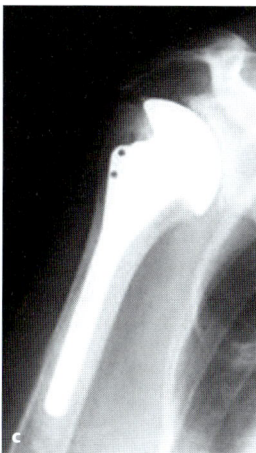
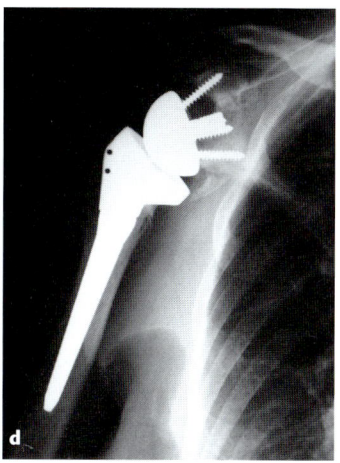

– subkapitale Humerusfraktur
  (unterhalb des Humeruskopfes),
– Humerusschaftfraktur,
– suprakondyläre Humerusfraktur
  (oberhalb des Ellenbogengelenkes).
Ursache aller Oberarmfrakturen ist neben einem direkten Trauma der Sturz auf den ausgestreckten Arm oder den Ellenbogen. Auch heute hat die *konservative Therapie* bei Oberarmfrakturen mit früher funktioneller Behandlung zur *Vermeidung von Gelenkeinsteifungen* einen hohen Stellenwert.

Tuberculum-majus-Abriss
Am großen Oberarmhöcker inserieren kräftige Muskeln für die Drehung des Oberarmes (Rotatorenmanschette).
   Bei dislozierten Frakturen erfolgt die operative Rekonstruktion (Abb. 34.8), da am Tuberculum majus die Rotatorenmanschette ansetzt.

 Physiotherapie. *Wichtig ist die frühzeitige funktionelle Weiterbehandlung mittels Physiotherapie, da sonst Gelenkeinsteifungen drohen.*

Subkapitale Humerusfraktur
M *Der Bruch des Oberarmkopfes ist eine typische Verletzung des alten Menschen.*

Es erfolgt eine nur kurzfristige Ruhigstellung im *Gilchrist-* oder *Desault-Verband* (Abb. 34.4). Zur Verhütung einer Schultersteife wird eine *frühzeitige aktive Bewegungstherapie* durchgeführt.
– Bei erheblicher Dislokation wird mit einem *Hängegipsverband* (Abb. 33.19), *Pendelgips* oder durch *Osteosynthese* (Abb. 34.9) therapiert.

Humerusschaftfraktur
Die konservative Behandlung erfolgt durch spezielle Verbände (Brace-Verband, Abb. 34.10).
   Im Bereich des Oberarmschaftes verläuft der N. radialis. Die Verletzung dieses Nervs ist eine gefürchtete Begleitverletzung dieser Fraktur.

M *Eine Schädigung des N. radialis führt zur Parese der Handhebermuskeln und somit zur Fallhand. Sie ist eine Indikation zur operativen Therapie.*

34

Kondyläre Humerusfraktur

M *Die trans- und suprakondyläre Humerusfraktur (oberhalb des Ellenbogengelenkes) stellt eine der häufigsten Verletzungen im Kindergarten- und Grundschulalter dar (Abb. 34.11).*

Typischer Unfallmechanismus ist der Sturz von der Schaukel. Es erfolgt die Ruhigstellung im *Oberarmgips.*

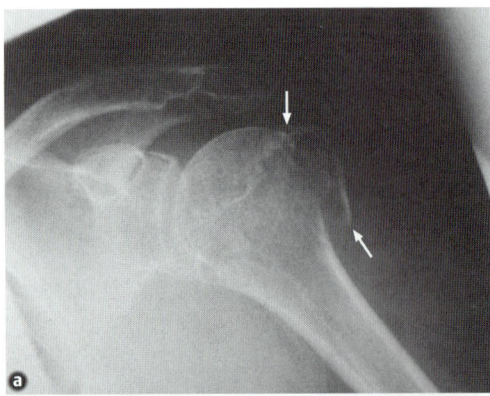

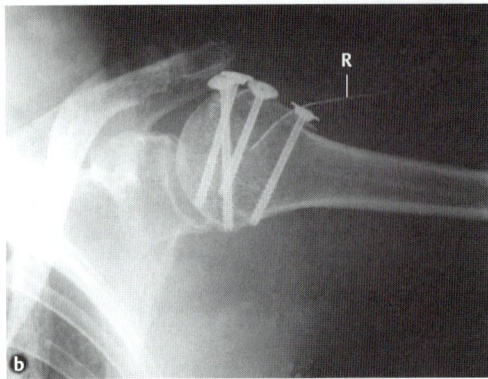

Abb. 34.8 Tuberculum-majus-Abriss.
a Abriss des großen Oberarmhöckers (Pfeile).
b Postoperatives Bild nach Verschraubung
   (R: Redondrainage).

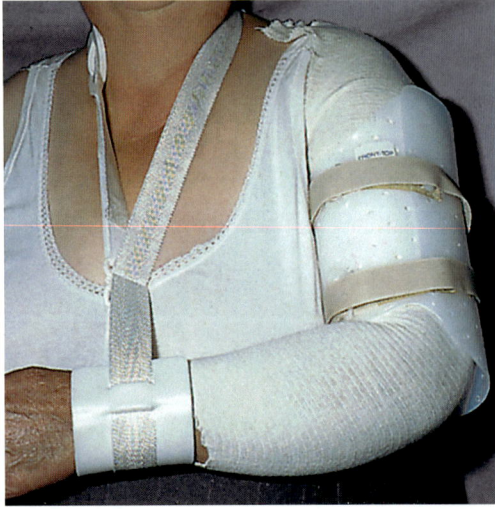

Abb. 34.10 Brace-Verband nach Sarmiento. Der Verband dient der funktionellen Behandlung der Humerusschaftfraktur.

Transkondyläre abgekippte Frakturen müssen operativ rekonstruiert werden, da es sonst zu einem Fehlwuchs des Ellenbogens (Cubitus varum) kommen kann. Postoperativ wird bei stabiler Gelenksituation eine frühe funktionelle Weiterbehandlung durchgeführt.

34.2.10 Epikondylopathie

D *Eine Epikondylopathie ist eine Sehnenerkrankungen am Ellenbogen mit Belastungsschmerz.*

Man unterscheidet:
– Epicondylopathia humeroradialis (80 %): sog. *Tennis-Ellenbogen* mit Schmerzen am lateralen Oberarmhöcker,
– Epicondylopathia humeroulnaris (20 %): sog. *Golfer-Ellenbogen* mit Schmerzen am medialen Oberarmhöcker.

Abb. 34.9 Subkapitale Humerusfraktur.
a Dislozierter Oberarmkopfbruch.
b Übungsstabile Osteosynthese mit
   einem Spiraldraht (Helix).

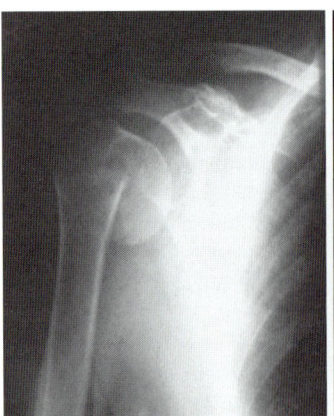

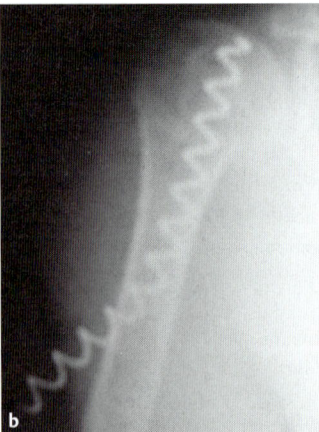

34

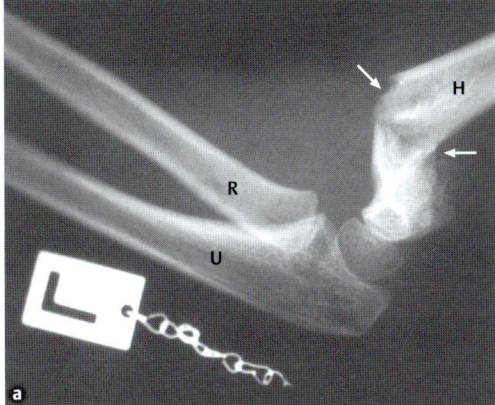

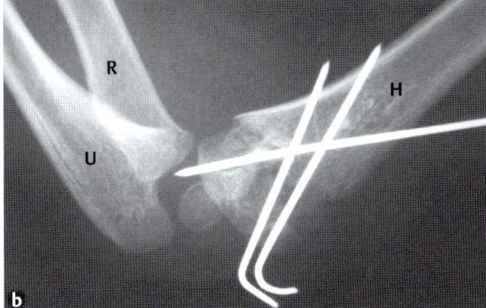

Abb. 34.11 Suprakondyläre Humerusfraktur beim Kind.
a Bruchstelle (Pfeil) oberhalb der Humeruskondylen.
b Röntgenkontrolle nach Spickdrahtosteosynthese.
  H: Humerus, R: Radius, U: Ulna.

Ursache und Therapie

Ursache sind monotone Überlastungen mit Mikrotraumatisierung der Sehnenansätze der Unterarmbeuger oder -strecker.

Die Therapie erfolgt zunächst *konservativ* (Physiotherapie, Iontophorese, Querfriktionsbehandlung, ggf. Ruhigstellung im Oberarmgips für 3 Wochen). Bei Versagen der konservativen Maßnahmen kann eine *Operation* sinnvoll sein (OP nach Hohmann-Wilhelm: Einkerben des Sehnenspiegels am Periost des jeweiligen Epikondylus und subkutane Denervierung).

34.2.11 Subluxation des Radiusköpfchens

D *Bei der Subluxation des Radiusköpfchens gleitet das Radiusköpfchen aus seiner ligamentären Halterung. Man spricht auch vom Chassaignac-Syndrom (französischer Chirurg, 1805–1875).*

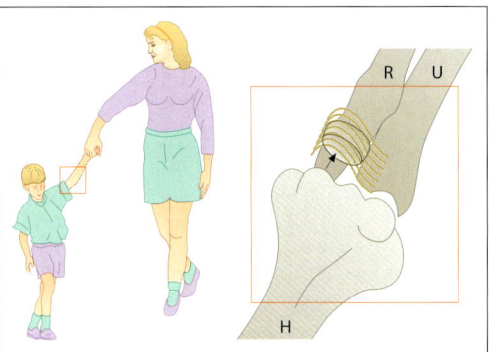

Abb. 34.12 Subluxation des Radiusköpfchens. Durch plötzlichen Zug am hochgestreckten Arm des Kleinkindes gleitet das Speichenköpfchen aus seiner ligamentären Halterung. R: Radius, U: Ulna, H: Humerus.

Ursache

Durch abrupten Zug am Arm, typischerweise durch die Mutter, die das Kind vor einem Sturz bewahren will, kommt es zur Subluxation des Radiusköpfchens (Abb. 34.12).

M *Diese Subluxation kommt nur bei Kleinkindern bis 4 Jahre vor! Bei der durch massive Gewalteinwirkung entstehenden Ellenbogenluxation des Erwachsenen handelt es sich hingegen um eine Verrenkung zwischen Humerus und Ulna.*

Symptome und Diagnostik

Das Kind hat *Schmerzen* und kann den gebeugten Arm nicht strecken („*Pseudolähmung*").

Die Diagnose wird aufgrund des Unfallherganges und der Symptome gestellt (keine Röntgenaufnahme).

Therapie

Das Radiusköpfchen wird ohne Narkose durch Beugung und Drehung (Supination) des Unterarmes reponiert. Eine Ruhigstellung ist nicht erforderlich.

34.2.12 Frakturen des Unterarms

Bei den Frakturen des Unterarms unterscheidet man:
– Radiusköpfchenfraktur (proximale Radiusfraktur),
– Radiusschaftfraktur,
– distale Radiusfraktur,
– Olekranonfraktur (proximale Ulnafraktur),
– Ulnaschaftfraktur,
– Unterarmschaftfraktur (Fraktur beider Unterarmknochen).

Ursache dieser Frakturen ist ein direktes Trauma oder ein Sturz auf die ausgestreckte oder gebeugte Hand oder den Ellenbogen.

34

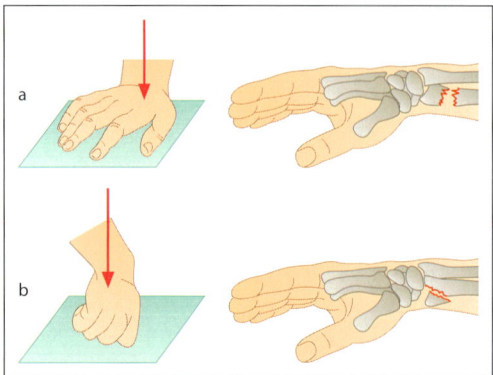

Abb. 34.13 Distale Radiusfraktur.
a Meistens ist das körperferne Fragment nach dorsal abgekippt („loco typico"). Gipsbehandlung oder Spickdrahtosteosynthese.
b Bei Dislokation des distalen Fragments nach volar (Smith-Fraktur) ist wegen erheblicher Instabilität eine Plattenosteosynthese indiziert.

Distale Radiusfraktur loco typico

Diese Fraktur entsteht durch Sturz auf die ausgestreckte Hand (**Abb. 34.13**). Das distale Fragment der Speiche (Radius) ist nach *dorsal* disloziert.

 Die Radiusfraktur an typischer Stelle („loco typico") ist die häufigste Fraktur des Menschen.

Therapie

Durchführen der Reposition durch „Aushängen" (**Abb. 34.14**) in Plexusanästhesie oder manuell unter Röntgenkontrolle. Danach erfolgt die Ruhigstellung mittels Unterarmgips für 3–4 Wochen.

Lässt die Frakturform eine hohe Neigung zur Dislokation erkennen, sollte primär eine operative Stabilisierung durch Spickdrahtosteosynthese (**Abb. 34.15**) erfolgen, weil wiederholte Nachrepositionen die Gefahr einer Sudeck-Dystrophie erheblich vergrößern. Die Spickdrahtosteosynthese ist nicht übungsstabil, sodass trotzdem eine Gipsbehandlung erforderlich ist.

Smith-Fraktur

Ursache der Fraktur ist ein Sturz auf die gebeugte Hand (**Abb. 34.13**). Das distale Fragment ist nach volar disloziert (Smith-Fraktur = Flexionsfraktur).

Es ist fast immer eine operative Therapie durch Plattenosteosynthese nötig.

Olekranonfraktur

Ursache ist ein Sturz auf den gebeugten Ellenbogen.

Die Therapie erfolgt operativ durch Zuggurtungsosteosynthese (**Abb. 33.23**), weil der kräftige Zug des

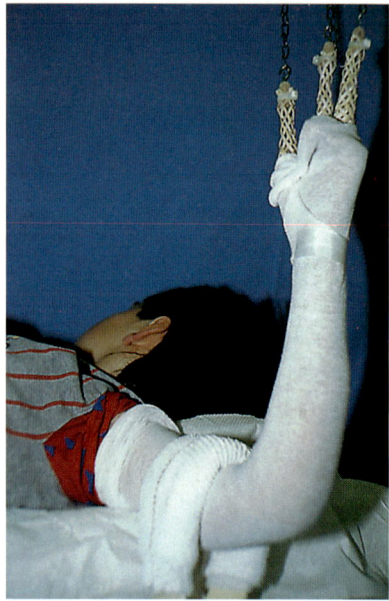

Abb. 34.14 Distale Radiusfraktur. Reposition durch Extensionsgewicht am Humerus. Der verletzte Arm wird an den ersten 3 Fingern mit sog. „Mädchenfängern" aufgehängt.

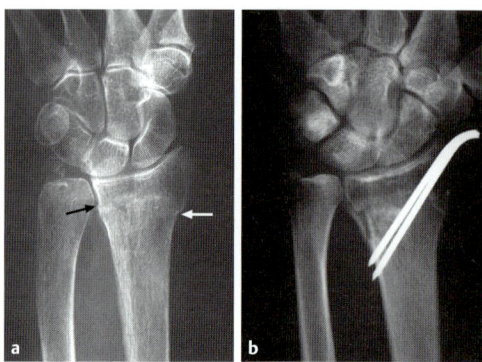

Abb. 34.15 Distale Radiusfraktur loco typico.
a Fraktur der Speiche an typischer Stelle (Pfeile).
b Spickdrahtosteosynthese mit 2 Kirschner-Drähten.

Oberarmstreckers (M. triceps) ein starkes Klaffen des Bruchspaltes bei konservativer Therapie bewirkt.

Unterarmschaftfraktur

Die Therapie erfolgt bei Kindern überwiegend konservativ, bei Erwachsenen durch Plattenosteosynthese (**Abb. 34.16**).

 *Spezielle Kombinationsverletzungen am Unterarm (**Abb. 34.17**):*
– *Monteggia-Fraktur: Kombination aus Ulnafraktur und Luxation des Radiusköpfchens. Therapie durch Plattenosteosynthese der Ulna.*

34

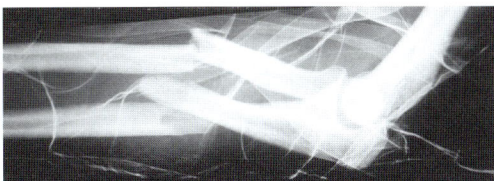

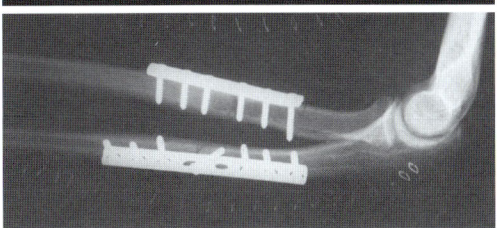

Abb. 34.16 Unterarmfraktur.
a Bruch der Elle und Speiche in Schaftmitte (Artefakte durch Notverband).
b Röntgenkontrolle nach Plattenosteosynthese. Auch die Hautklammern sind sichtbar.

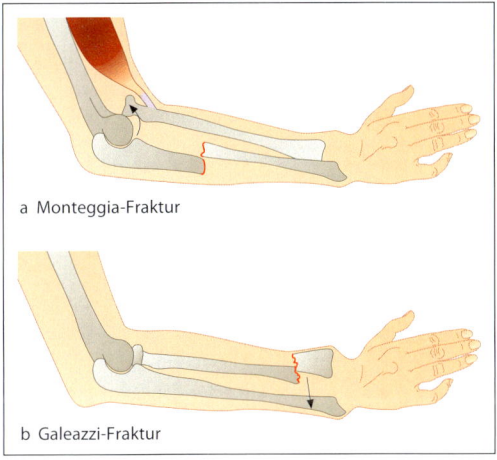

a Monteggia-Fraktur

b Galeazzi-Fraktur

Abb. 34.17 Spezielle Unterarmverletzungen.

– *Galeazzi-Fraktur: Kombination aus Radiusfraktur und Luxation der distalen Ulna. Therapie durch Plattenosteosynthese des Radius.*

Die isolierte Ulna-Fraktur in Schaftmitte durch direktes Trauma nennt man *Parier-Fraktur.*

34.2.13 Engpasssyndrome

D *Engpasssyndrome sind Funktionsstörungen infolge von Einengung und Quetschung einzelner Nerven oder Nervenäste.*

Sulcus-ulnaris-Syndrom

D *Das Sulcus-ulnaris-Syndrom ist eine chronische Reizung des N. ulnaris durch Einengung am Ellenbogen (Musikantenknochen).*

Die Symptome sind Kribbelparästhesien und Gefühlsstörungen in den Fingern 4 und 5 sowie eine Muskelschwäche dieser Finger beim Beugen. Diagnostische Maßnahme ist die Messung der Nervenleitgeschwindigkeit.

Therapie. Wenn die konservative Behandlung nicht erfolgreich ist, erfolgt eine Entlastungsoperation oder die Ventralverlagerung des N. ulnaris auf die Ellenbeugeseite.

Supinator-Logen-Syndrom

D *Das Supinator-Logen-Syndrom entsteht durch eine Einengung eines Astes (Ramus lateralis) des N. radialis in der Supinatorloge.*

Die Symptome sind Kribbelparästhesien und ausstrahlende Schmerzen in den Daumen.
Therapie. Die Behandlung erfolgt konservativ oder durch eine operative Erweiterung der Supinatorloge.

Karpaltunnelsyndrom

D *Das Karpaltunnelsyndrom entsteht durch eine Einengung des distalen N. medianus im Bereich der Handgelenksbeugeseite (Karpaltunnel).*

Ursache ist die Verdickung des bindegewebigen Querbandes (Dach des Karpaltunnels). Symptome sind Kribbelparästhesien an Zeigefinger und Mittelfinger, v. a. nachts (Brachialgia nocturna). In fortgeschrittenen Fällen entwickelt sich eine Atrophie des Daumenballens. Diagnostische Maßnahme ist die Messung der Nervenleitgeschwindigkeit.
Therapie. In Plexusanästhesie wird das Querband (Retinaculum flexorum) offen oder endoskopisch gespalten.

Loge-de-Guyon-Syndrom

D *Das Loge-de-Guyon-Syndrom entsteht durch die Einengung der Kleinfingernerven bei Drucküberlastung, beispielsweise durch Fahrradlenker.*

Therapie. Die Behandlung besteht in der Vermeidung der Überlastung, selten ist eine operative Dekompression angezeigt.

34.2.14 Erkrankungen der Hand

Lunatum-Malazie

D *Die Lunatum-Malazie (Morbus Kienböck) ist eine aseptische Knochennekrose des Mondbeines (Os lunatum) mit nachfolgendem Kollaps der Handwurzel und sekundärer Arthrose (Malazie = Erweichung, Nekrose = Absterben).*

34

Die Handwurzel (Carpus) besteht aus mehreren kleinen Knochen. Nekrosen der Handwurzelknochen entstehen oft auch ohne fassbares Trauma. Nach langjährigen Arbeiten mit dem Presslufthammer kommt eine Lunatum-Malazie besonders häufig vor.

Symptome und Therapie

Bewegungsschmerzen im Handgelenk infolge der Arthrose mit zunehmender Einsteifung sind die führenden Symptome.

Operative Behandlungsmöglichkeiten sind die Auffütterung des abgestorbenen Knochens mit Spongiosa, die interkarpale oder radiokarpale Arthrodese oder die Implantation eines Platzhalters.

Ganglion

 Ein Ganglion („Überbein") ist ein gutartiger, bindegewebig abgekapselter, zystischer Tumor in Gelenknähe.

 Der Begriff „Ganglion" taucht auch in der Neurologie auf. Hier bedeutet er „Nervenknoten".

Durch kleine Einrisse (Schwachstellen) in der fibrösen Gelenkkapsel tritt die Gelenkflüssigkeit durch die Gelenkkapsel aus und trocknet unter Ausbildung eines mehr oder minder derben Knotens aus. Typische Lokalisation ist die *Streckseite des Handgelenks* (Abb. 34.18).

 Eine Baker-Zyste ist ein Ganglion in der Kniekehle.

Symptome und Therapie

Es handelt sich um einen prall-elastischen Tumor unterschiedlicher Größe.

Bei Beschwerdefreiheit wird *konservativ* therapiert. Sonst erfolgt die operative *Exstirpation* des Ganglions mit anschließender Ruhigstellung zur Rezidivprophylaxe.

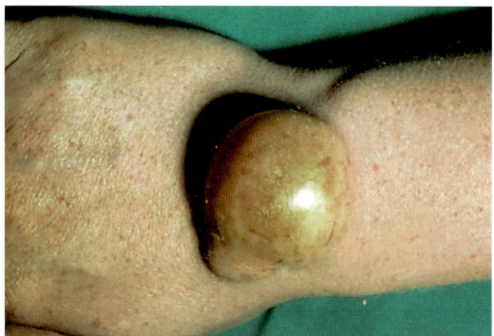

Abb. 34.18 Ganglion. Typische Lokalisation an der Streckseite des Handgelenks.

Tendovaginitis

 Eine Tendovaginitis (Sehnenscheidenentzündung) ist ein Reizzustand der Streck- oder Beugesehnen im Handgelenksbereich (z. B. bei Klavierspielern) mit schmerzhafter Bewegungseinschränkung.

 Tendopathien sind Folge einer ungewohnten oder übermäßigen muskulären Anstrengung. Dadurch entsteht ein steriler Reizzustand im Bereich der Sehnen (tendo = Sehne).

Therapie

Die schmerzhafte Region wird für einige Tage mit einem Tape- oder Schienenverband ruhig gestellt. Zusätzlich gibt man lokal (Salbe) oder systemisch entzündungshemmende Präparate (Antiphlogistika). Eine operative Behandlung (Spaltung der Sehnenscheide) ist nur selten indiziert.

Sonderformen

Schnellender Finger. Bei dem Versuch der Fingerbewegung ist anfänglich ein erhöhter Kraftaufwand erforderlich und die Streckung oder Beugung erfolgt nur langsam. Wenn der Widerstand in der erkrankten Sehnenscheide überwunden ist, führt der Finger die Bewegung ganz plötzlich („schnellend") zu Ende. Die *Therapie* besteht in der Spaltung des Sehnenringbandes.
Tendovaginitis de Quervain. Es handelt sich um eine Entzündung des Sehnengleitgewebes der Sehnen des Daumens. Der Patient beklagt bewegungsabhängige Schmerzen im Bereich des Daumens. Die *Therapie* besteht primär in der Ruhigstellung. Bei Fortdauer der Beschwerden erfolgt die Spaltung des Sehnenfaches.

Dupuytren-Kontraktur

 Bei der Dupuytren-Kontraktur (Morbus Dupuytren, Pariser Chirurg, 1777–1835) handelt es sich um eine Beugekontraktur der Finger infolge Verhärtung und Schrumpfung der Hohlhandfaszie (Palmaraponeurose).

Es handelt sich um eine anlagebedingte Bindegewebserkrankung. Stoffwechselerkrankungen und chronischer Alkoholabusus sowie mechanische Überlastungen (z. B. bei Friseuren) können disponierend sein.

Symptome

Die betroffenen Finger (meist 4 und 5) können nicht mehr gestreckt werden (Abb. 34.19). An der Handfläche tastet man die verdickte Palmaraponeurose als derben, knotigen Strang. Betroffen sind meist Männer zwischen dem 5. und 7. Lebensjahrzehnt. Eine Dupuytren-Kontraktur entwickelt sich über Jahre.

34

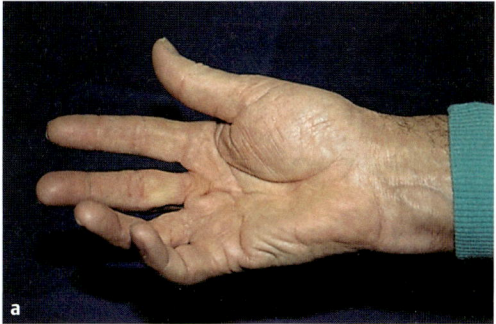

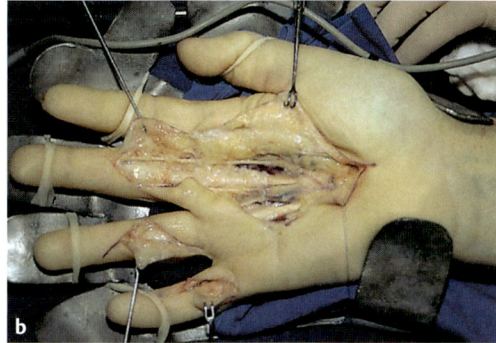

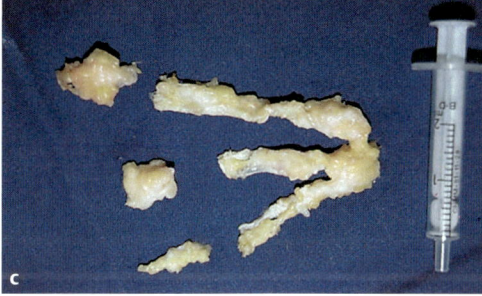

Abb. 34.19 Dupuytren-Kontraktur.
a Die Finger 4 und 5 können nicht mehr gestreckt werden.
b Operative Entfernung der Hohlhandfaszie.
c Entferntes Fasziengewebe der Finger 3–5.

Therapie

Der Spontanverlauf kann gelegentlich durch konzentrierte *Streckübungen* hinausgezögert werden. Spätestens ab beginnender Beugekontraktur in den Fingergrundgelenken erfolgt die *operative* Entfernung der fibrös veränderten Faszienanteile (Fasziektomie, Palmarektomie) in Plexusanästhesie.

Rhizarthrose

D *Die Rhizarthrose ist eine Arthrose des Daumensattelgelenkes (Gelenk zwischen Os trapezium und 1. Mittelhandknochen).*

Symptome

Die wichtigsten Symptome sind:
- lokaler Druckschmerz,

- Subluxationsstellung des 1. Mittelhandknochens mit Instabilität des Daumensattelgelenkes,
- Kraftlosigkeit und Unfähigkeit, z. B. eine Flasche zu halten.

Therapie

Bei entzündlicher Komponente wird *konservativ* mit Antiphlogistika, nichtsteroidalen Antirheumatika (NSRA) und stabilisierender Orthese (Daumenschale) behandelt.

In fortgeschrittenem Zustand erfolgt die *operative* Behandlung durch Interpositionsarthroplastik (Ersatz des Os trapezium durch Sehneninterponat), Zügelungsoperation (durch den ersten Mittelhandknochen hindurchgeführte Sehnenbündel der Palmarsehne), Daumensattelgelenksarthrodese (Gelenkversteifung) oder prothetischen Ersatz des Os trapezium (Handwurzelknochen-Prothese).

Rheumatoide Arthritis der Hand

D *Als rheumatoide Arthritis der Hand bezeichnet man die schmerzhafte, entzündliche Einsteifung der Fingergrundgelenke mit progredienter Deformierung der Hand.*

Symptome

Die wichtigsten Symptome sind:
- ulnare Deviation der Langfinger (Achsenabweichung Richtung Elle, Abb. 34.20),
- teigige Schwellung der Fingergrundgelenke,
- Morgensteife,
- Kraftminderung bis zur völligen Gebrauchsunfähigkeit der Hand.

Therapie

Die Therapie erfolgt zunächst *konservativ* mit Antiphlogistika, nichtsteroidalen Antirheumatika und Kortison.

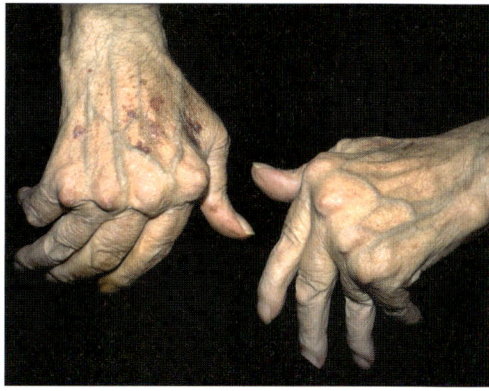

Abb. 34.20 Rheumatoide Arthritis der Hand. Typische Abweichung der Finger in Richtung Elle (Ulnardeviation).

34

Evtl. muss eine Strahlentherapie (Radiosynviorthese) oder Operation (Synovektomie, ggf. Fingergrundgelenksendoprothese) durchgeführt werden.

34.2.15 Knöcherne Verletzungen der Hand

Kahnbeinfraktur
Von den Frakturen der Handwurzelknochen ist der Bruch des Kahnbeins (Os scaphoideum = Os naviculare) am bedeutendsten (Abb. 34.21). Er entsteht durch Sturz auf die gestreckte stark dorsal extendierte Hand.

 Der Kahnbeinbruch (Skaphoidfraktur) ist die am häufigsten übersehene Fraktur des Menschen.

Diagnostik
Wenn der klinisch vermutete Kahnbeinbruch bei der Röntgenaufnahme in 2 Ebenen nicht zu erkennen ist, muss bei entsprechendem Verdacht (lokaler Druckschmerz, Axenstoßschmerz am Daumen) zur Diagnosesicherung oder zum Ausschluss ein NMR oder CT erfolgen.

W *Die früher gebräuchliche Röntgenkontrolle in 4 Ebenen („Kahnbeinquartett") nach 12 Tagen hat durch die CT/NMR-Diagnostik an Bedeutung verloren.*

Therapie
Die minimal-invasive *Osteosynthese* mit anschließender 3-wöchiger Ruhigstellung und frühfunktioneller Behandlung setzt sich zunehmend durch. Dadurch hat die *konservative* Behandlung mit 12 (!) Wochen Ruhig-

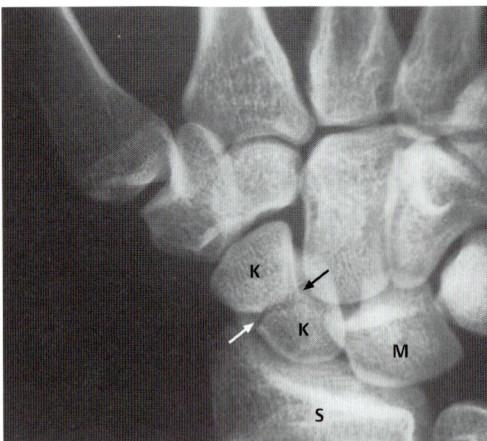

Abb. 34.21 Kahnbeinfraktur. Das Röntgenbild der Handwurzel zeigt den Bruch (Pfeil) des Kahnbeins (K), M: Mondbein, S: Speiche.

stellung im Gips und einer Nicht-Verheilungsquote von 25 % an Bedeutung verloren.

Perilunäre Luxation
D *Eine perilunäre Luxation ist eine spezielle Verrenkung bzw. Fraktur im Handwurzelbereich (Os lunatum = Mondbein).*

Ursache ist der Sturz auf die dorsal extendierte Hand (Kellertreppensturz). Es besteht ein Druckschmerz in der Hohlhandgrube, hier ist eine Delle tastbar (Seitenvergleich).

Diagnostik und Therapie
Nach der Diagnosesicherung durch ein Röntgenbild erfolgt die sofortige *Reposition* und Gipsruhigstellung, ggf. eine operative Behandlung.

Mittelhand-/Fingerfraktur
Therapie
Bei nicht dislozierten Frakturen wird ein Unterarmgips für 3–6 Wochen angelegt. Die Ruhigstellung über mehr als 3 Wochen hat jedoch oft schlechte funktionelle Ergebnisse. Deshalb erfolgt zunehmend häufig, bei Dislokation immer, die operative Stabilisierung mit frühfunktioneller Nachbehandlung.

 Spezielle Frakturen des 1. Mittelhandknochens (Metatarsale 1, Abb. 34.22):
- *Bennett-Fraktur: Schrägfraktur mit Gelenkbeteiligung; Therapie: Verschraubung oder Spickdrahtosteosynthese,*
- *Rolando-Fraktur: Y- oder T-Fraktur mit Gelenkbeteiligung; Therapie: Plattenosteosynthese,*
- *Winterstein-Fraktur: Basisfraktur außerhalb des Gelenkes; Therapie: Plattenosteosynthese.*

34.2.16 Sehnenverletzungen der Hand

Man unterscheidet offene und geschlossene Sehnenverletzungen.
Offene Sehnenverletzungen. Offene Sehnenverletzungen sind Folge eines perforierenden Traumas (Schnittwunde) an Hand oder Finger. Die Diagnose wird vor (!) der operativen Wundversorgung durch Überprüfung der peripheren Funktion (DMS = Durchblutung, Motorik, Sensibilität) gestellt. Die Aufhebung oder Einschränkung einer Fingerbeweglichkeit spricht für eine Sehnenverletzung, auch wenn die Wunde „oberflächlich" erscheint (Abb. 34.23).

34

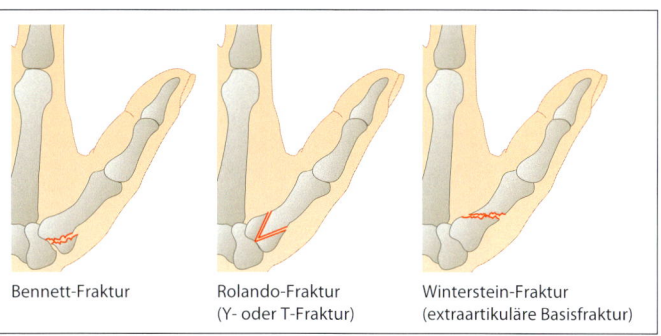

Abb. 34.22 Basisnahe Frakturen des
1. Mittelhandknochens.

Bennett-Fraktur

Rolando-Fraktur
(Y- oder T-Fraktur)

Winterstein-Fraktur
(extraartikuläre Basisfraktur)

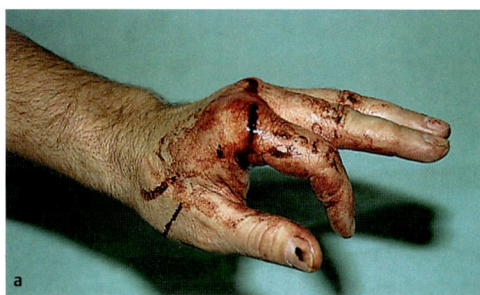

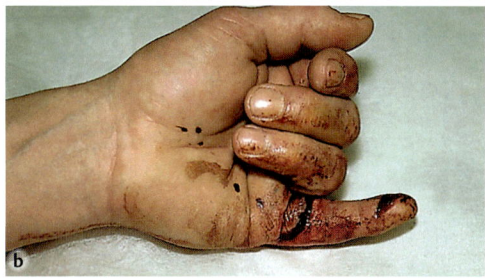

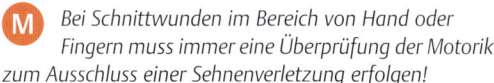

Abb. 34.23 Sehnenverletzung.
a Strecksehnendurchtrennung. Der Patient wird aufgefordert, die Finger zu strecken. Der verletzte Finger (hier D2)
bleibt in Beugestellung.
b Beugesehnendurchtrennung. Der Patient wird aufgefordert, die Faust zu schließen. Der verletzte Finger (hier D5)
bleibt in Streckstellung.

Ⓜ *Bei Schnittwunden im Bereich von Hand oder
Fingern muss immer eine Überprüfung der Motorik
zum Ausschluss einer Sehnenverletzung erfolgen!*

Geschlossene Sehnenverletzungen.

Geschlossene Sehnenrupturen kommen am Finger
praktisch nur als Strecksehnenabriss am Fingerendglied
vor (Abb. 34.24), typischerweise beim Bettenmachen
(Überbeugung des Endgelenkes beim Lakeneinziehen).

Therapie

Bei einer geschlossenen Sehnenruptur am Fingerendglied genügt die konservative Behandlung mit einer
kleinen Kunststoffschiene (Stack-Schiene, Abb. 34.24).

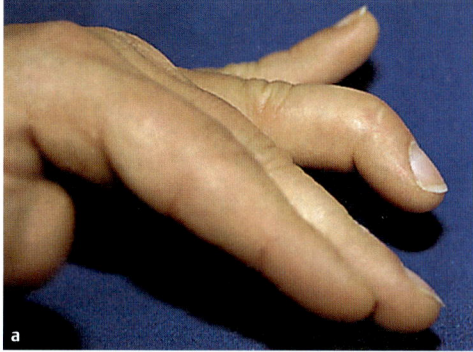

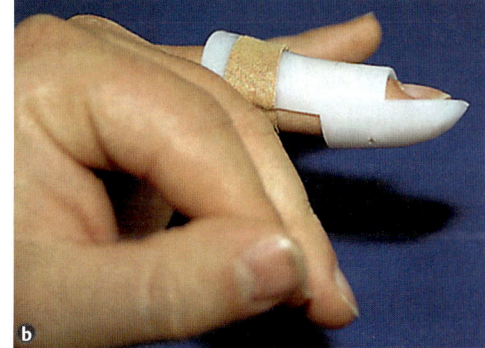

Abb. 34.24 Geschlossene Strecksehnenruptur.
a Das verletzte Fingerendglied (hier D4) steht in
Beugestellung.
b Fixierung des Endgelenks mit einer Stack-Schiene in
Streckstellung für 6 Wochen, danach Bewegungsaufnahme.

Ⓜ *Offene Sehnendurchtrennungen werden
grundsätzlich genäht.*

Nach der Wundversorgung darf die Sehnennaht bis zur
endgültigen Heilung (nach 4–6 Wochen) nicht belastet
werden. Deshalb ist eine Ruhigstellung im Unterarmgips mit Einschluss der betroffenen Finger erforderlich.

Spezielle Behandlungsverfahren

Ausziehnaht nach Lengemann. Zur Behandlung von
Strecksehnenverletzungen (Abb. 34.25) eingesetzt. Der

34

509

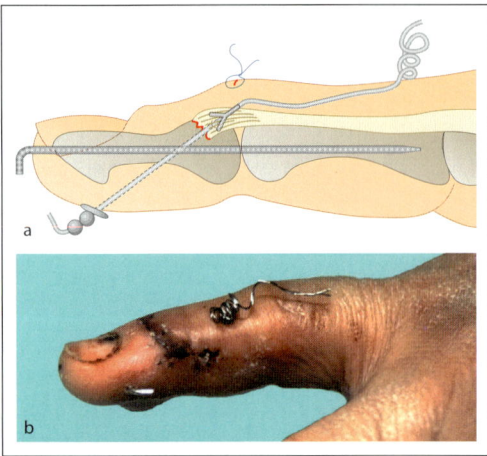

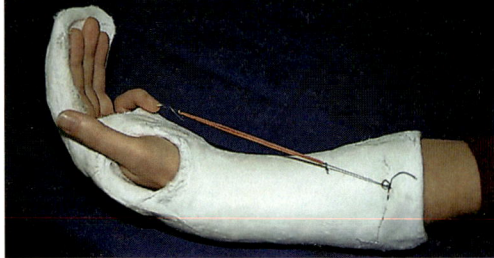

Abb. 34.26 Kleinert-Gips. Zur Nachbehandlung nach Beugesehnennaht (hier Finger 5). Aktive Fingerstreckung ist möglich. Die Fingerbeugung erfolgt durch ein Gummiband, das am Fingernagel angenäht wird.

Abb. 34.25 Lengemann-Naht.
a Spezielle Drahtnaht bei Strecksehnenverletzungen (hier knöcherner Sehnenausriss). Zusätzliche Ruhigstellung der Fingergelenke durch einen in der Längsachse eingebrachten Kirschner-Draht.
b Klinisches Bild.

Zug des proximalen Sehnenstumpfes wird durch einen dreieckigen Widerhaken aufgenommen und mittels eines durch die Sehne gezogenen Drahtes auf einen Knopf auf der äußeren Haut übertragen. Beide Enden des Drahtes sind äußerlich sichtbar. Nach 4 Wochen schneidet man den Knopf ab und zieht den Draht mit dem Widerhaken nach proximal heraus. So lange ist eine Ruhigstellung im Gipsverband erforderlich.

Kleinert-Gips. „Dynamische Gipsschiene" zur Nachbehandlung von *Beugesehnennähten* (**Abb. 34.26**) verwendet. Die Verbandanordnung bietet den Vorteil einer sofortigen postoperativen Bewegungsaufnahme, ohne die Nahtstelle unter Spannung zu setzen. Damit wird eine verwachsungsbedingte Einschränkung der Gleitfähigkeit verhindert, die bei sonst üblicher Ruhigstellung besonders an den Beugesehnen häufig ist. Der Patient darf nur die Fingerstreckung aktiv durchführen. Die Beugung erfolgt passiv durch den Zug eines Gummibandes. Dadurch bleibt die Beugesehne entlastet. Nach 4 Wochen wird der Kleinert-Gips entfernt und eine freie Physiotherapie angeschlossen.

Skidaumen

Diese *Bandruptur* am Grundgelenk des Daumens entsteht typischerweise durch einen Sturz beim Skifahren, wenn der Daumen vom Skistock gewaltsam abgespreizt wird (**Abb. 34.27**). Es bestehen Schmerz und eine Gelenkinstabilität im Daumengrundgelenk.

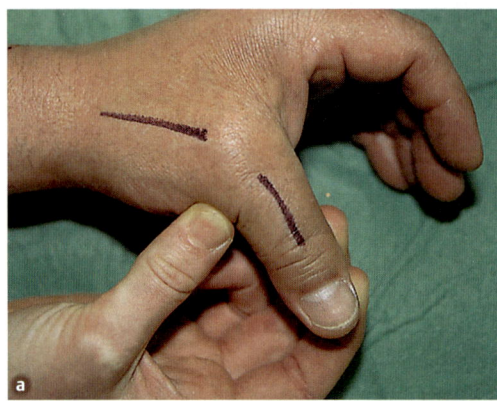

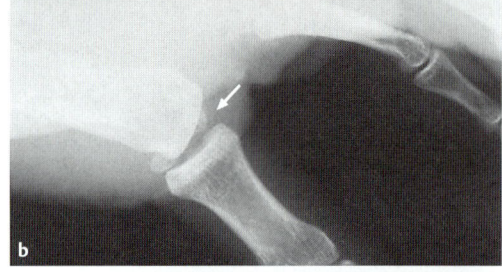

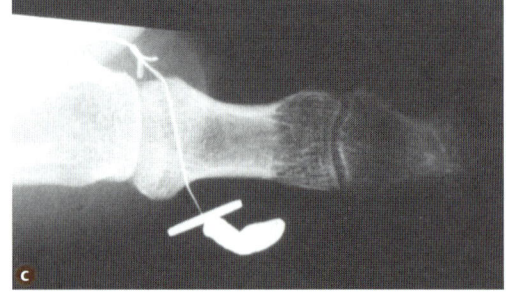

Abb. 34.27 Skidaumen.
a Das ulnare Seitenband am Daumengrundgelenk ist gerissen.
b Die gehaltene Röntgenaufnahme zeigt die pathologische Aufklappbarkeit.
c Operative Naht der Sehne mit Draht (Lengemann-Naht).

Diagnostik und Therapie
Gehaltene Röntgenaufnahmen nach Frakturausschluss zeigen die vermehrte Aufklappbarkeit des Gelenks. Es

erfolgt die operative Bandnaht und die Anlage einer Daumengipsschiene oder Orthese für 3 Wochen.

(P) 34.3 Pflege von Menschen mit Schulter-TEP

Hanns-Edgar Hoffart, Burkhard Paetz

Beobachtung
Besondere Beachtung findet in der postoperativen Frühphase die Kontrolle von *Puls* und *Blutdruck* (häufig größerer perioperativer Blutverlust) sowie der *Redondrainagen* (Nachblutung). Die regelmäßige *Kontrolle* von Sensibilität und der Motorik an der oberen Extremität ist besonders wichtig wegen der relativ häufigen Schädigung des N. axillaris auf der operierten Seite durch postoperative Einblutungen.

Lagerung
Der operierte Arm wird postoperativ in einer *flachen Schaumstoffschiene* (z. B. Volkmann-Schiene) in *leichter Abduktion* gelagert. Beim Aufstehen ist für kurze Zeit ein Gilchrist-Verband oder auch eine Armschlinge erlaubt. Regelmäßige Eisapplikation nach Rücksprache mit dem Arzt.

Mobilisation
Sie beginnt am 1. postoperativen Tag, wenn der Patient es toleriert. Zunächst nur passive Mobilisation durch KG und Lymphdrainage zur Prophylaxe des brachialen Lymphödems (sehr wichtig). Ausreichend Analgetika die ersten Tage!

Ab dem 2. postoperativen Tag (Drainagenentfernung) werden die Patienten passiv im CPM-Gerät mobilisiert (CPM = Continuous Passive Motion). Der sog. „Schulter-Stuhl" wird nach den Möglichkeiten der schmerzfreien Beweglichkeit täglich nachjustiert, um Einsteifungen durch Kapseladhäsionen zu vermeiden. Zusätzlich zunehmend assistierte aktive Bewegungsübungen nach Rücksprache mit dem Operateur, abhängig von der Schädigung der Rotatorenmanschette.

(D) *Unter Rotatoren oder Rotatorenmanschette versteht man die Muskeln, die vom Schultergürtel zum Oberarm (Humerus) verlaufen und für die Drehbewegung des Oberarmes nach außen oder innen (Außenrotation, Innenrotation) zuständig sind.*

Prophylaxen
Die postoperative *Thromboembolieprophylaxe* (Kap. 8.2) ist bei allen Patienten mit einer Endoprothese von besonderer Wichtigkeit. Der Patient soll frühzeitig aufstehen und dabei die Muskulatur anspannen (isometrische Übungen).

Wundbehandlung
Die *Redondrainagen* werden am 2. postoperativen Tag entfernt. Die *Wundklammernentfernung* erfolgt nach 10–12 Tagen.

Entlassungsberatung
Meist schließt sich an den Klinikaufenthalt eine *Rehabilitation* in einer speziellen Rehabilitationsklinik oder in einem ambulanten Rehazentrum an. Die Patienten werden vor ihrer Entlassung nochmals über die Verhaltensregeln zur Vermeidung von sekundären Rotatorenschäden informiert.

(M) *Das selbstständige Autofahren ist nach Rücksprache mit dem Operateur frühestens nach 8 Wochen erlaubt.*

Sport sollte erst nach 3 Monaten und ebenso erst nach Arztrücksprache ausgeübt werden. Eine sportartspezifische Beratung bei *Golf- und Tennisspielern* ist oft sehr sinnvoll.

34.4 Wirbelsäule und Rückenmark
Hanns-Edgar Hoffart, Burkhard Paetz

Die Wirbelsäule (WS) besteht aus 24 beweglich miteinander verbundenen Wirbeln:
– 7 Halswirbel (HWK 1–7 oder C 1–C 7; C steht für „cervical"),
– 12 Brustwirbel (BWK 1–12 oder Th 1–Th 12; Th steht für „thorakal"),
– 5 Lendenwirbel (LWK 1–5 oder L 1–L 5; L steht für „lumbal").

Die Wirbelsäule bildet zusammen mit dem Becken das tragende Grundgerüst des Körpers. Die 24 Wirbel sind gelenkig miteinander verbunden. Das *Kreuzbein* besteht aus 6 verschmolzenen Wirbeln, an denen die 4 verkümmerten *Steißbeinwirbel* anhängen. Zwischen den freien Wirbeln liegen knorpelige *Bandscheiben*, die Stöße in der Längsachse abfedern und die Beweglichkeit der Wirbelsäule ermöglichen.

Aufgaben der Wirbelsäule sind das Aufrechterhalten der Körperstatik sowie der Schutz des Rückenmarks und der Nervenfasern.

34.4.1 Skoliose

 Die Skoliose ist eine Wirbelsäulenverkrümmung. Die Verkrümmung ist C-bogen- oder S-förmig und mit einer Torsion der Wirbelsäule um ihre Längsachse kombiniert.

 Die Torsionskomponente fehlt bei der „skoliotischen Fehlhaltung".

Ursache
Bei unklarer Ätiologie spricht man von *idiopathischer* Skoliose, bei fassbarer Ursache von *sekundärer* Skoliose. Ursachen für eine sekundäre Skoliose sind z. B. angeborene Defekte (Spina bifida, Wirbelfehlbildungen), neurologische Störungen, Muskelerkrankungen oder Knochenerkrankungen (M. Scheuermann, Osteogenesis imperfecta).

Symptome und Diagnostik
Die wichtigsten Symptome einer Skoliose sind:
- asymmetrisches Taillendreieck,
- Schulter- und Beckenschiefstand,
- Rippenbuckel beim Vorbeugen bei der Betrachtung von hinten.

Je früher eine Skoliose klinisch auffällig wird und je ausgeprägter diese ist, umso ungünstiger ist die Prognose.

Ausmaß und Grad der Skoliose werden anhand von *Röntgenaufnahmen* festgestellt und vermessen.

Therapie
Konservative Therapie. Die Behandlungsstrategie ist abhängig vom Schweregrad und von der Symptomatik. In leichten Fällen können durch konsequente *Physiotherapie auf neurophysiologischer Grundlage* die neuromuskulären Dysbalancen beseitigt werden.

Verschiedene Therapiekonzepte sind speziell auf die konservative Behandlung der Skoliose ausgerichtet, z. B. *Vojta*, *Bobath*, *PNF* (propriozeptive neuromuskuläre Fazilitation) oder die Therapie nach *Katharina Schroth*.

In schwereren Fällen mit beginnender knöcherner Fixierung der Skoliose ist bis zum sicheren Abschluss des Wachstums eine *Korsettbehandlung* durchzuführen. Das Korsett (z. B. Cheneau- Korsett) muss bis zu 23 Stunden getragen werden.

 90 % aller behandlungspflichtigen Skoliosen können konservativ behandelt werden.

Bei Progredienz der Skoliose (Kontrollröntgen in Abständen von 3–6 Monaten), muss über eine operative Korrektur der Skoliose entschieden werden.

 Die operative Versteifung von einem oder mehreren Wirbelsegmenten bezeichnet man als Spondylodese.

Operative Therapie. Das Behandlungsprinzip ist die Aufrichtung und Korrektur der Wirbelsäulenverkrümmung und die Stabilisierung durch Fusion des betroffenen Wirbelsäulenabschnitts. Behandlungsziel ist dabei die Aufrichtung der Wirbelsäule, die Besserung der Herz- und Lungenfunktion durch Normalisierung des Thoraxraumes und die Vermeidung von sekundären Fehlbelastungen. Nachteilig ist, dass die Versteifung längerer WS-Abschnitte zum Verlust der physiologischen Wirbelsäulenschwingung und der Rumpfbeweglichkeit führt.

Die Operation erfordert meistens einen Zugang zur Wirbelsäule sowohl von hinten als auch von vorne (*dorsoventrale Spondylodese* nach Ziehlke und Harms).

 Mobilisation. *Die postoperative Pflege nach Skolioseoperationen ist sehr aufwendig, weil die Operation häufig sowohl von ventral als auch von dorsal durchgeführt wird, weil ein zusätzliches Mieder angepasst werden muss und weil die Mobilisierung der Patienten schwierig ist.*

34.4.2 Spondylolyse und Spondylolisthesis

 Als Spondylolyse bezeichnet man die einseitige oder beidseitige Spaltbildung in den Wirbelbögen zwischen oberem und unterem Gelenkfortsatz. Spondylolisthesis (Wirbelgleiten) bedeutet das Abgleiten eines Wirbelkörpers nach vorn (meistens im Bereich der unteren LWS).

Symptome
Eine *Spondylolyse* an sich hat keinen Krankheitswert. Sie ist häufig eine Zufallsdiagnose im Rahmen von Röntgen-, CT- oder Kernspinaufnahmen.

Bei der *Spondylolisthesis* klagt der Patient über belastungsabhängige *Rückenschmerzen* („als wenn ihm jemand in den Rücken tritt"). Die Stufenbildung in der Wirbelsäule ist bei schlanken Patienten manchmal sicht- und tastbar.

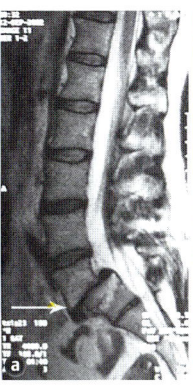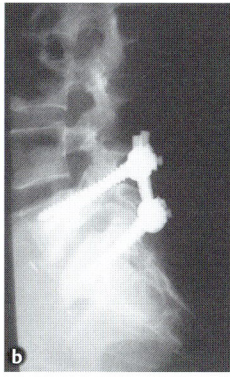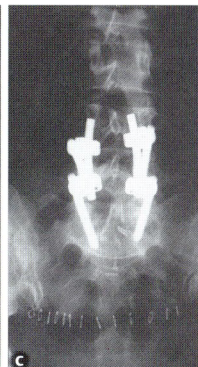

Abb. 34.28 Spondylolisthesis des 5. LWK.
a Der unterste Lendenwirbelkörper ist gegenüber dem Kreuzbein nach vorne verschoben (MR-Aufnahme).
b Postoperatives Röntgenbild seitlich. Fixierung des 5. LWK am 4. LWK durch von hinten eingebrachte Schrauben (dorsale Spondylodese).
c Postoperatives Röntgenbild a. p.

Therapie

Die Therapie erfolgt möglichst *konservativ* mit einem Muskelaufbau zur Verbesserung der Belastbarkeit der Wirbelsäule (auch als OP-Vorbereitung sinnvoll). In schweren Fällen wird eine operative Verschraubung (Fusion) der betreffenden Wirbelsegmente vorgenommen. Dabei werden über einen Zugang vom Rücken die Schrauben für den internen Festhalter eingebracht (*dorsale Sponylodese*, **Abb. 34.28**). Oft wird die Operation durch einen zusätzlichen Zugang von vorne ergänzt, um körpereigenen oder künstlichen Knochen zwischen die verschraubten Wirbel einzubringen. Man spricht dann von einer *dorsoventralen Spondylodese*.

34.4.3 Morbus Scheuermann

D *Der Morbus Scheuermann ist eine in der Adoleszenz auftretende Wachstumsstörung an der Wirbelkörper-Bandscheibengrenze, besonders im Bereich der Brustwirbelsäule (BWS). Sie ist benannt nach dem dänischen Radiologen H. W. Scheuermann (1877–1960).*

Symptome

Die wichtigsten Symptome sind:
– Rückenschmerzen,
– Haltungsverfall mit Einschränkung der Wirbelsäulenbeweglichkeit,
– Bildung eines Rundrückens.
Die Erkrankung ist sehr häufig (20 % aller Jugendlichen), aber meist harmlos.

In schweren Fällen kann es zum Zusammensintern der Wirbelkörpervorderkanten mit Keilwirbelbildung und nachfolgender Entwicklung einer fixierten *Brustkyphose* kommen (**Abb. 34.29**). Die Erkrankung kommt nach dem Wachstumsabschluss zum Stillstand.

Therapie

Solange der Rundrücken im mittleren BWS-Bereich manuell ausgeglichen werden kann, ist eine *konservative* Behandlung (Physiotherapie, Sport) ausreichend und

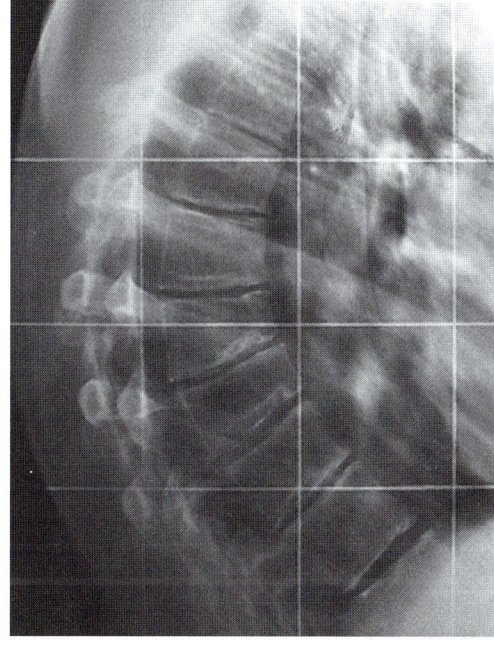

Abb. 34.29 Morbus Scheuermann. Keilform der Brustwirbel mit unregelmäßig, aber scharf konturierten Abschlussplatten.

sinnvoll. Mittelschwere Formen werden mit *Korsettverordnungen* bis zum Wachstumsabschluss behandelt. Die *operative* Behandlung (Wirbelkörperaufrichtungsoperation) erfolgt nur in schweren Fällen bei Beeinträchtigung der Atem- und Herzfunktion.

34.4.4 Spinalkanalstenosen

D *Eine Spinalkanalstenose ist eine Einengung des Rückenmarkskanals in Folge von z. B. Wirbelsäulenarthrosen (Spondylarthrosen) oder verkalkten Bandscheibenvorfällen.*

Symptome

Die *Schmerzen* sind unabhängig von der Lagerung und strahlen in verschiedene voneinander unabhängige

34

Körperregionen aus, sodass keine segmentale Zuordnung möglich ist. Schmerzverstärkung bei Dorsalextension z. B beim Treppablaufen.

Therapie und Prognose

Konservative Behandlung. Vermeidung von Fehlbelastung und von Fehlbewegung durch gezielten Aufbau der Rumpfmuskulatur.

Operative Behandlung. Ziel ist die Entfernung von einengendem Knochen- und Weichteilgewebe zur Entlastung der Rückenmarksnerven. Der Eingriff erfolgt über einen kleinen Hautschnitt am Rücken bevorzugt unter dem Mikroskop als *mikrochirurgische Nervendekompression*.

Zur Entlastung des betroffenen Wirbelsegmentes kann zusätzlich ein „Wirbelspreizer" (Spacer) eingesetzt werden.

W *Ein Spacer ist ein elastischer Platzhalter aus Metall, der zwischen die Dornfortsätze von 2 benachbarten Wirbelkörpern eingesetzt wird. Der Spacer spreizt sich zwischen den Dornfortsätzen auf und entlastet dadurch die Wirbelgelenke. Eine gewisse Beweglichkeit des betroffenen WS-Abschnittes bleibt erhalten (im Gegensatz zu der Versteifungsoperation durch Sponylodese).*

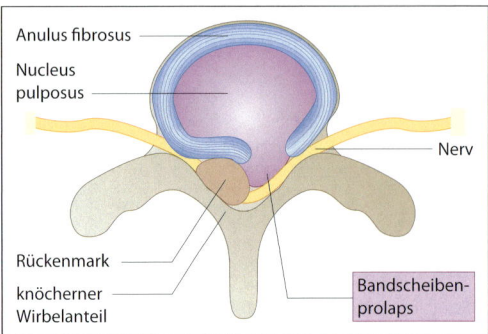

Abb. 34.30 Bandscheibenprolaps. Wenn der bindegewebige Ring der Bandscheibe einreißt, prolabiert der Nucleus pulposus in den Spinalkanal, wo er die aus dem Rückenmark austretenden Nervenbündel komprimiert.

34.4.5 Bandscheibenvorfall

D *Eine Protrusion ist die Vorwölbung, ein Prolaps der Vorfall von Bandscheibengewebe in den Wirbelkanal oder die Zwischenwirbellöcher mit Kompression der Spinalnerven oder des Rückenmarks. Man spricht auch von Diskushernie (Diskus = Bandscheibe), Diskusprolaps, oder „eingeklemmter" Bandscheibe.*

Ursache

Es besteht ein Missverhältnis zwischen Belastbarkeit des Bandscheibengewebes und der individuellen Belastung der Bandscheibe. Durch akute oder chronische Überlastung des Bandscheibengewebes kommt es zu Rissbildungen im bindegewebigen Ring *(Anulus fibrosus)* der Bandscheibe. Der gallertige Inhalt *(Nucleus pulposus)* wölbt den Bindegewebsring vor oder presst sich durch eine Lücke des Anulus fibrosus bis in den Rückenmarkskanal (**Abb. 34.30**).

Bandscheibenvorwölbungen (Protrusionen ohne klinische Symptome) sind häufig. Meistens werden sie als Zufallsbefund im NMR nachgewiesen.

Lokalisation

Echte Bandscheibenvorfälle (= Prolaps) finden sich meist zwischen 4. und 5. LWK und im lumbosakralen Übergangsbereich *(lumbaler Prolaps)*. Im Bereich der HWS sind sie zwischen dem 4. und 7. Halswirbel am häufigsten *(zervikaler Prolaps)*.

W *Die Häufigkeit der symptomatischen zervikalen Bandscheibenvorfälle stieg in den letzten Jahren deutlich an.*

Symptome und Diagnostik

Ein lumbaler Bandscheibenprolaps ist durch vom Rücken in das Bein ausstrahlende Schmerzen charakterisiert (**Abb. 34.31**). Anhand zusätzlicher *Sensibilitäts-*

Abb. 34.31 Lumbaler Bandscheibenprolaps. Beim Vorfall einer Bandscheibe im LWS-Bereich kommt es zu akuten Rückenschmerzen mit Schonhaltung.

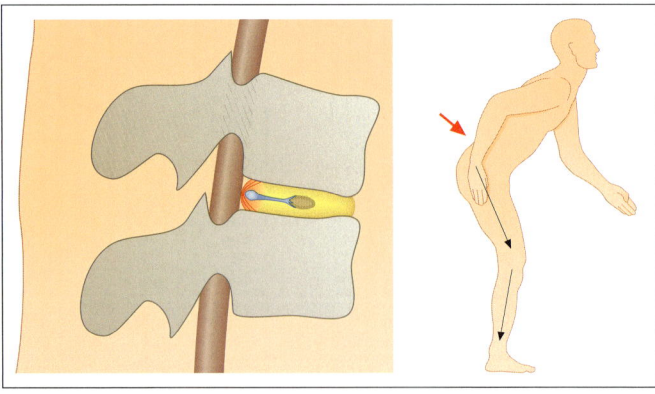

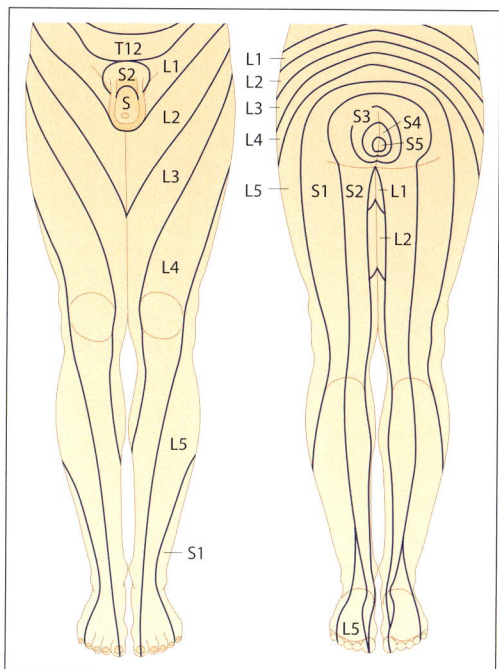

Abb. 34.32 Neurodermatome. Die Lokalisation der Sensibilitätsstörungen in der Haut entspricht den gequetschten Nervenwurzeln.

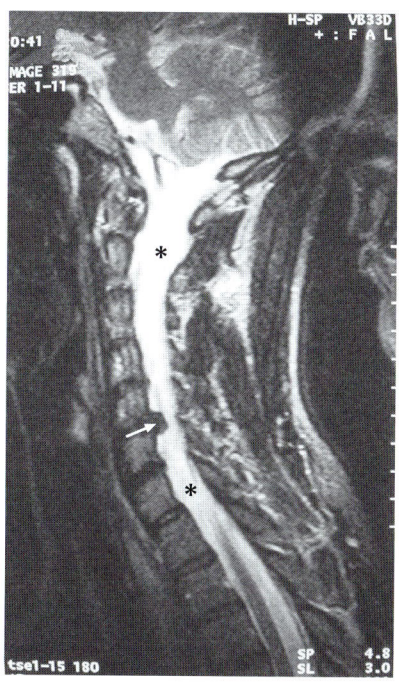

Abb. 34.33 Zervikaler Bandscheibenprolaps. Die Kernspintomografie zeigt den Vorfall des Bandscheibengewebes (Pfeil) zwischen dem 5. und 6. Halswirbelkörper. Der Prolaps engt den Spinalkanal (*) ein und kann auf das Rückenmark drücken.

störungen kann die komprimierte Nervenwurzel lokalisiert werden (**Abb. 34.32**):
- Wurzel L 5: Außenseite Unterschenkel, Fußrücken und Großzehe,
- Wurzel S 1: Fußaußenrand.

W *Lasègue-Zeichen: Beim Anheben des Beines beim liegenden Patienten werden Schmerzen ausgelöst, die vom Rücken in das Bein ausstrahlen. Dorsalflektion im Sprunggelenk verstärkt oft die Beschwerden (Bragard-Zeichen).*

In schweren Fällen kommt es zu *segmentalen motorischen Ausfällen* mit Schwäche der Muskeln bis zur Lähmung:
- Wurzel L 5: Fußhebermuskeln.
- Wurzel S 1: Fußsenkermuskeln.

Bei der sog. *Nervenwurzelamputation* kommt es zur akuten kompletten Lähmung mit Ausbildung eines Fallfußes.

Kaudasyndrom. Bei kompletter Kompression der Cauda equina (Nervenbündel unterhalb des Rückenmarks in Höhe L 4 und L 5) entwickelt sich eine bedrohliche Situation mit *Sensibilitätsstörungen* am Anus und an der Oberschenkelinnenseite (sog. „Reithosen-Anästhesie"). Es kommt sehr früh zu schlaffen *Lähmungen* der Beinmuskulatur, Blasen- und Darmentleerungsstörungen.

M *Beim Kaudasyndrom ist eine umgehende Operation erforderlich, da sonst irreversible Schäden auftreten!*

Zur Diagnostik ist die *Kernspintomografie* (NMR) Methode der Wahl (**Abb. 34.33**), die bei Verdacht umgehend durchzuführen ist.

Therapie
Konservative Therapie. Wenn kein Kaudasyndrom droht oder sich anbahnt, erfolgt zunächst immer ein konservativer Behandlungsversuch. Eine Infusionstherapie mit dem Ziel, die Begleitentzündung zum Abklingen zu bringen, wird eingeleitet. Anschließend beginnt die krankengymnastische Stabilisierungsbehandlung mit Muskelaufbau und Verbesserung der Koordination der Wirbelsäulenmuskulatur. Meist führen diese Maßnahmen zur Besserung der Beschwerden. Rezidive sind allerdings häufig.

34

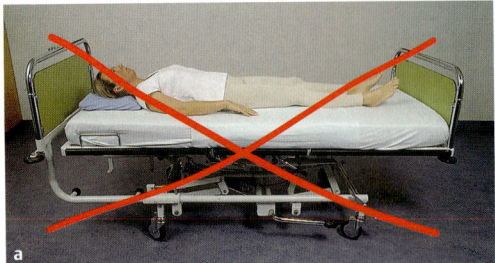

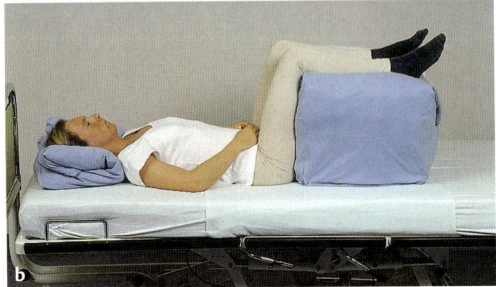

Abb. 34.34 Entlastungslagerung. Kyphosierung der Lendenwirbelsäule, wodurch die dorsalen Anteile der Zwischenwirbelabschnitte erweitert werden.

P *Beobachtung. Die Patienten müssen auf Symptome eines Kaudasyndroms wie Sensibilitätsstörungen in der Analregion und an den Oberschenkelinnenseiten (Reithosenanästhesie), frühe schlaffe Lähmung beider Beine, Miktions- und Defäkationsstörungen beobachtet werden. Bei ersten Anzeichen ist unverzüglich der Arzt zu informieren. Die Patienten müssen über die Symptome und dass sie sich bei deren Auftreten melden müssen, aufgeklärt sein.*

Die Entlastungslagerung der LWS (**Abb. 34.34**), auch *doppelt-rechtwinklige Lagerung* oder *Stufenbettlagerung* genannt, kann zur Schmerzlinderung führen. Nachteilig dabei ist die permanente Rückenlage, weshalb die Prinzipien der Dekubitusprophylaxe berücksichtigt werden müssen.

W *Chiropraktische Maßnahmen sind umstritten.*

Operative Therapie. Bei reinen Sensibilitätsstörungen (Missempfindung ohne Lähmung) kann mit der OP-Indikation zugewartet werden

M *Beginnende motorische Ausfälle (Lähmungen) stellen eine OP-Indikation dar.*

Lähmungserscheinungen haben eine schlechte Rückbildungschance, weshalb mit dem OP-Zeitpunkt nicht zu lange gezögert werden sollte.

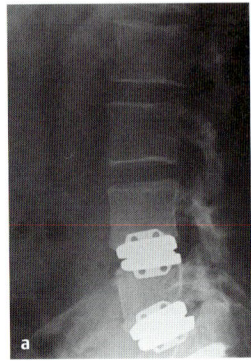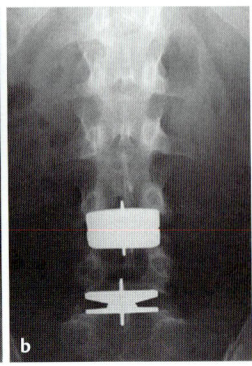

Abb. 34.35 Künstlicher Bandscheibenersatz. Zustand nach Implantation von 2 modularen Bandscheiben im Bereich der Lendenwirbelsäule. Postoperatives Röntgenbild seitlich (**a**) und a.-p. (**b**).

Mikrochirurgische Nukleotomie. Minimal-invasives OP-Verfahren, bei dem der Bandscheibenvorfall über einen kleinen Schnitt am Rücken unter dem Mikroskop entfernt wird. Synonyme Begriffe sind mikrochirurgische *Diskotomie* oder *Sequestrotomie*.

Künstlicher Bandscheibenersatz. Bei chronischen therapierefraktären Schmerzen durch degenerative Veränderungen der Bandscheibe und der benachbarten Wirbel (Osteochondrose) kann die Implantation einer künstlichen Bandscheibe indiziert sein. Der Zugang erfolgt von ventral retroperitoneal (**Abb. 34.35**).

Bei der Verwendung von *Cages* wird die feste knöcherne Verwachsung der benachbarten Wirbel angestrebt.

W *Ein Cage (engl.: Käfig) ist ein medizinischer Stützkorb (Implantat) aus Kunststoff oder Metall, der als Platzhalter zwischen zwei Wirbelkörpern implantiert wird. Der Cage wird mit künstlichem Knochenersatz oder körpereigenem Knochengewebe (Spongiosa) aufgefüllt.*

34.4.6 Spontanfraktur von Wirbelkörpern

D *Bei ausgeprägter Osteoporose kann es zu einer Sinterungsfraktur von Wirbelkörpern kommen. Da oft ein echtes Trauma fehlt, sprechen wir in diesem Fall von einer „Spontanfraktur". Im Unterschied dazu wird die Spontanfraktur bei Vorliegen eines Knochentumors als „pathologische Fraktur" bezeichnet.*

Nach Fehltritten „ins Leere" klagen die meist älteren Patienten über *Schmerzen* im Rücken. Besonders häufig sind Spontanfrakturen im Übergangsbereich zwischen BWS und LWS zu sehen. Aufgrund des fehlenden „Unfallereignisses" werden Spontanfrakturen häufig nicht erkannt.

Therapie und Prognose

Konservative Behandlung. In der Frühphase wird eine medikamentöse Schmerztherapie mit angepasster Physiotherapie kombiniert. Eine Stützung der Wirbelsäule im sog. „Aktiv-Mieder" kann dabei helfen, länger dauernde Bettruhe zu vermeiden. Eine langfristige Immobilisation führt häufig zur Verschlimmerung der Osteoporose. Parallel zu dieser „Symptomatischen Behandlung" wird versucht durch eine Osteoporose-Therapie die Ursache der erhöhten Frakturbereitschaft zu behandeln.

Operative Behandlung. Bei anhaltenden Schmerzen und sicherer Diagnose einer „frischeren Fraktur" ist eine minimal-invasive operative Behandlung zu erwägen. Im Prinzip wird der zusammengesinterte Wirbelkörper durch einen Ballon wieder aufgeweitet und mit Knochenzement stabilisiert. Dazu wird der Wirbel von dorsal mit einer Kanüle punktiert. Dieser als *Ballonkyphoplastie* oder *Kyphoplastie* bezeichnete Eingriff kann als schonende Methode auch bei sehr betagten Patienten in kurzer Zeit zur deutlichen Beschwerdelinderung beitragen (**Abb. 34.36**).

> **P** **Mobilisation**. *Die Patienten dürfen schon am Folgetag aufstehen und ohne Mieder mobilisiert werden.*

34.4.7 Verletzungen der Wirbelsäule

Wirbelbrüche entstehen fast immer durch indirektes Trauma wie Stauchung oder Überbiegung (z. B. Sturz aus großer Höhe).

Frakturtypen

Man unterscheidet Frakturen des Wirbelkörpers, des Wirbelbogens, der Gelenkfortsätze, der Dornfortsätze und der Querfortsätze (**Abb. 34.37**).

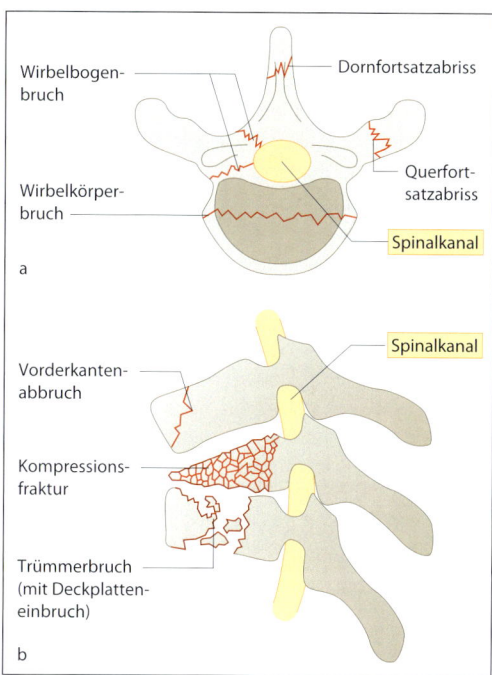

Abb. 34.37 **Wirbelbrüche.** Die wichtigsten Frakturtypen.
a Querschnitt.
b Längsschnitt.

34

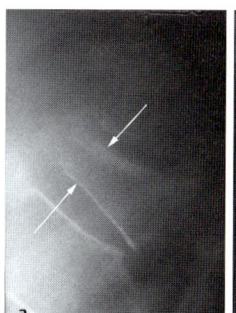
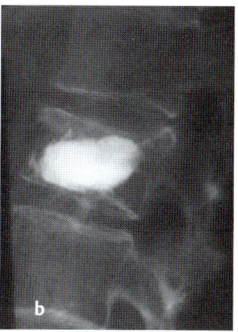
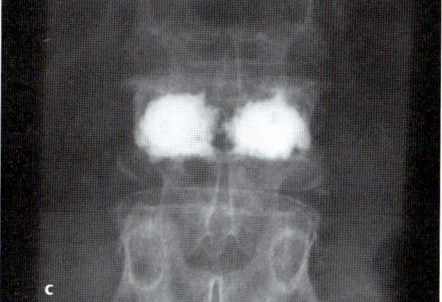

Abb. 34.36 **Osteoporotische Spontanfraktur des Wirbelkörpers.** Minimal-invasive Therapie durch Kyphoplastie.
a Kompressionsfraktur des 1. LWK im Röntgenbild seitlich.
b Wirbelkörper nach Ballonaufrichtung und Stabilisierung mit Knochenzement (weiß im Bild) seitlich.
c Frontal (a.-p.).

Sonderformen von Wirbelfrakturen sind:
- *Spontanfraktur:* Wirbelkörperkompressionsfraktur bei Osteoporose ohne Unfalltrauma,
- *pathologische Fraktur:* Fraktur ohne Unfalltrauma bei Knochentumoren oder Metastasen.

Symptome

Wichtige Symptome bei Wirbelsäulenfrakturen sind:
- *Spontanschmerz* in den betroffenen Segmenten mit lokaler Muskelverspannung,
- *Stauchungs- und Klopfschmerz* über den jeweiligen Dornfortsätzen,
- bei Mitverletzung des Rückenmarks *neurologische Symptomatik* (Lähmungen, Sensibilitätsstörungen) verschiedener Ausprägung – evtl. Querschnittsymptomatik,
- *Schocksymptomatik* durch inneren Blutverlust bei ausgedehntem retroperitonealen Hämatom im Rahmen einer LWK-Fraktur,
- *Ileussymptomatik* durch vorübergehende Darmlähmung, besonders bei LWK-Frakturen (Irritation der retroperitoneal gelegenen vegetativen Nerven).

 Notfallmaßnahmen:

- *schon bei Verdacht auf Wirbelsäulenverletzung ist von einem möglichen Wirbelbruch auszugehen,*
- *flach liegend transportieren, um jegliche Bewegung der Wirbelsäule zu vermeiden,*
- *Lagerung möglichst auf Vakuummatratze,*
- *Umlagern des Verletzten mittels Schaufeltrage,*
- *bei Abknickung der Wirbelsäule droht eine Verletzung des Rückenmarks,*
- *bei Hinweisen auf eine Querschnittsymptomatik mit Harnretention ist die Katheterisierung wichtig,*
- *nur durch Röntgen- oder CT-Aufnahmen lässt sich ein Wirbelbruch sicher diagnostizieren.*

Therapie

Für die Therapieauswahl ist entscheidend, ob die Wirbelfraktur stabil ist oder nicht. Instabile Frakturen werden operativ stabilisiert.

Stabile Fraktur. Die Wirbelkörperhinterkante ist intakt, es besteht daher keine Gefahr der Rückenmarkverletzung durch Knochenfragmente. Es erfolgt eine konservative Behandlung mit frühzeitiger Mobilisierung und Physiotherapie.

 Mobilisation. *Vorgehensweise bei stabilen Wirbelfrakturen:*
- *Nach Abklingen der Schmerzsymptomatik (3–5 Tage) beginnt die Mobilisation mit Physiotherapie im Bett zur Kräftigung der Rückenmuskulatur.*
- *Nach 2 Wochen mit Teilbelastung im Gehwagen oder an Gehstützen mobilisieren.*

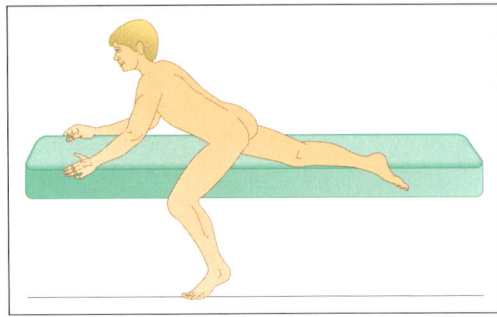

Abb. 34.38 Mobilisation bei Wirbelfraktur. Das Aufstehen vom Bett erfolgt bei Brüchen der BWS oder LWS unter Vermeidung einer Beugung nach vorn (keine Kyphosierung).

- *Keine immobilisierenden Stützmieder (Korsett) verwenden, weil dadurch eine Atrophie der Rückenmuskeln begünstigt wird. Moderne Aktivmieder fördern hingegen die Muskelstärkung.*
- *Die Patienten sollten ein Sitztraining und eine Anleitung zum Aufstehen erhalten, da eine Beugung der Wirbelsäule nach vorne (Kyphosierung) in den ersten Wochen verboten ist (**Abb. 34.38**).*

Instabile Fraktur. Die Wirbelkörperhinterkante ist defekt (z. B. bei Luxationsfrakturen), daher ist eine Schädigung des Rückenmarks möglich (Querschnittlähmung). Es erfolgt eine operative Behandlung, womit eine sofortige Belastungsstabilität erreicht wird. Die konservative Therapie kommt nur bei nicht operablen Patienten in Frage, denn sie bedeutet strenge Bettruhe bis zur Belastungsstabilität, was Monate dauert.

M *Hinterkante des Wirbelkörpers intakt → stabile Fraktur → konservative Therapie.*
Hinterkante des Wirbelkörpers defekt → instabile Fraktur → operative Therapie.

Operationsverfahren bei instabiler Wirbelfraktur

Instabile Wirbelfrakturen werden von hinten (dorsal) oder von vorne (ventral) operiert. Ausschlaggebend ist, über welchen Zugang eine belastungsstabile Osteosynthese am besten erreicht werden kann. Das eingebrachte Osteosynthesematerial wird bei Wirbelfrakturen wegen des hohen OP-Risikos meistens lebenslang belassen (keine Metallentfernung).

Bei instabilen Frakturen der BWS und LWS wird die *dorsoventrale Stabilisierung* bevorzugt. Der Patient wird also von hinten und von vorne operiert (2 Hautschnitte).

Über den *dorsalen* Zugang erfolgt die Aufrichtung und Stabilisierung mit einem *Fixateur interne* (**Abb. 34.39**). Die Wirbelkörper oberhalb und unterhalb der Fraktur werden über Schrauben und eine Metallverbindung

34

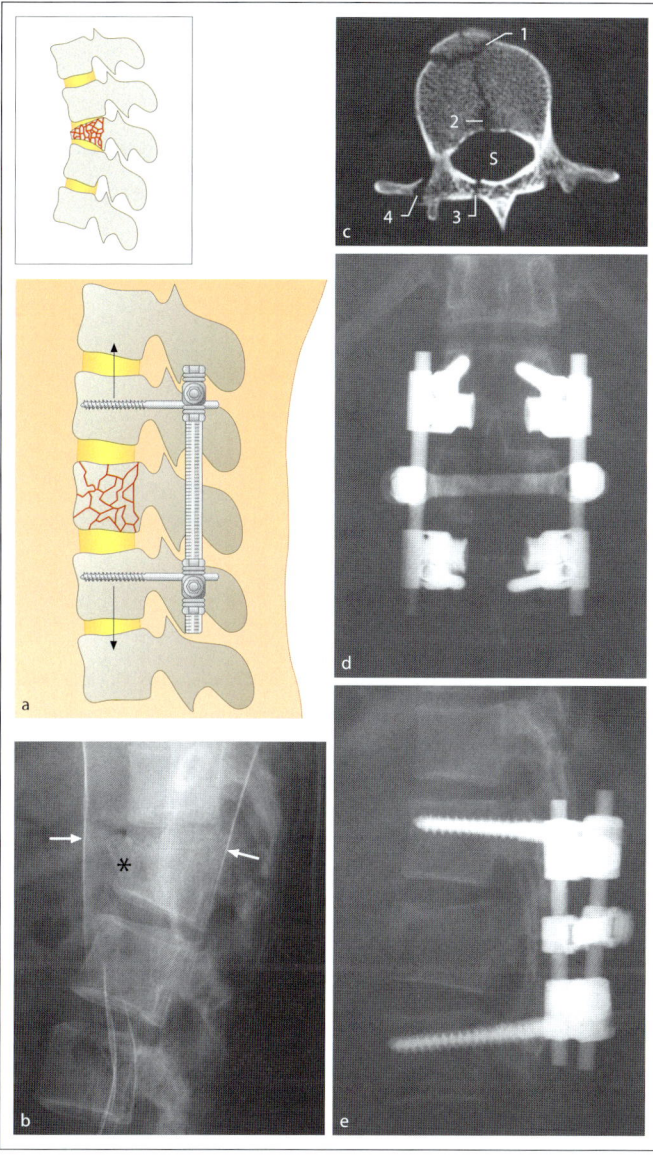

Abb. 34.39 Fixateur interne bei instabiler Fraktur der BWS oder LWS.
a Schematische Darstellung.
b Frische Kompressionsfraktur des LWK 1 (*), Artefakte durch Vakuummatratze (Pfeile).
c Das CT zeigt die instabile Fraktur mit Bruch der Vorderkante (1) und Hinterkante (2), ferner Wirbelbogenbruch (3) und Querfortsatzabriss (4), S: Spinalkanal.
d Postoperatives Bild mit Fixateur interne im a.-p.-Strahlengang.
e Seitlich.

belastungsstabil miteinander verbunden. Man spricht auch von *Spondylodese* oder *Versteifungsoperation*. Im Prinzip sind die meisten Frakturen mit dieser dorsalen Spondylodese ausreichend stabil.

W *Das Prinzip des Fixateur interne gleicht dem Fixateur externe, nur dass beim inneren Festhalter das gesamte Gestänge von Weichteilgewebe und Haut bedeckt und somit von außen nicht sichtbar ist.*

Über den *ventralen* Zugang wird das betroffene Bandscheibengewebe entfernt und der zerbrochene Wirbelkörper durch einen künstlichen Platzhalter *(Cage)* ersetzt. Damit soll ein späteres Zusammensintern („Kor-

rekturverlust") des Frakturbereiches mit Ausbildung einer Kyphose vermieden werden.

W *Ein Cage (engl.: Käfig) ist ein medizinischer Stützkorb (Implantat) aus Kunststoff oder Metall, der als Platzhalter zwischen zwei Wirbelkörpern implantiert wird. Der Cage wird mit künstlichem Knochenersatz oder körpereigenem Knochengewebe (Spongiosa) aufgefüllt.*

Spezielle Therapie bei HWS-Frakturen

Bei leichten HWS-Verletzungen, wie der sog. HWS-Distorsion (z. B. nach Auto-Auffahrunfall) genügt es oft, eine weiche *Schanz-Krawatte* (**Abb. 34.40**) anzulegen.

34

519

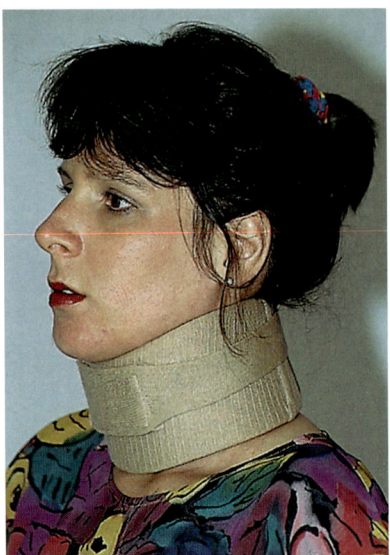

Abb. 34.40 Schanz-Krawatte bei HWS-Verletzungen.

Im Zweifelsfall ist die HWS mithilfe eines festen Kunst-stoffkragens bis zur Sicherung der Diagnose ruhig zu stellen, der durch seinen festen Halt die HWS besser stützt.

Nach der Diagnostik (Röntgen, CT oder NMR) erfolgt die Therapieentscheidung.

M *Dislozierte und instabile Frakturen im HWS-Bereich werden operativ stabilisiert (Abb. 34.41). Auf eine Metallentfernung wird wegen des hohen OP-Risikos verzichtet.*

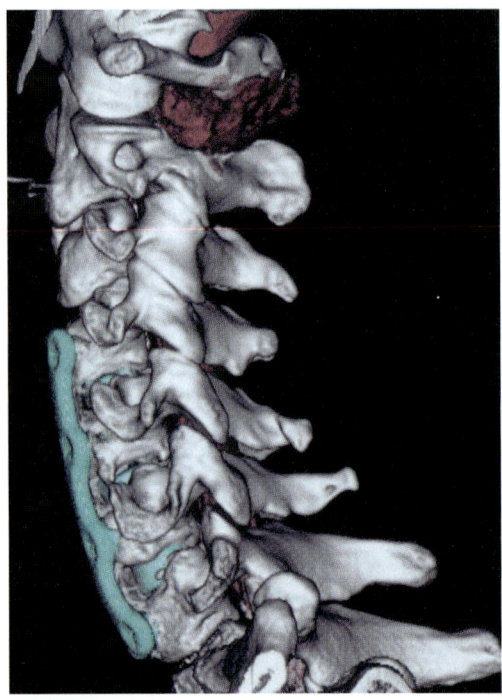

Abb. 34.41 Plattenosteosynthese bei instabiler Halswirbelfraktur. Dreidimensionale CT-Rekonstruktion der Halswirbelsäule nach operativer Stabilisierung durch Plattenosteosynthese (blau).

Vorteil der *operativen* Stabilisierung ist die *sofortige Belastungsstabilität*. Damit wird das monatelange Tragen unangenehmer Stabilisierungsstützen (Abb. 34.42) vermieden.

34

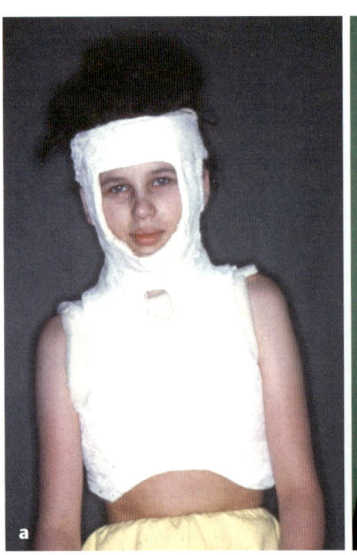
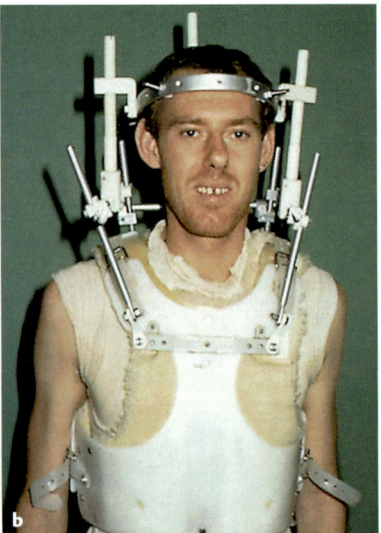
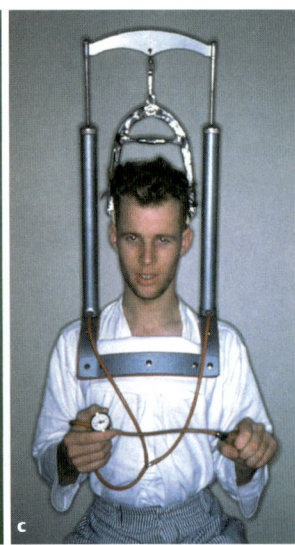

Abb. 34.42 Historische Behandlungsverfahren bei Halswirbelfraktur.
a Diademgips; b Halo-Fixateur; c Fixateur externe mit regulierbarem Zug.

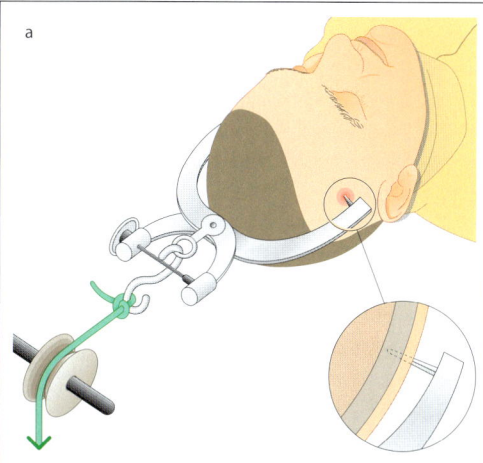

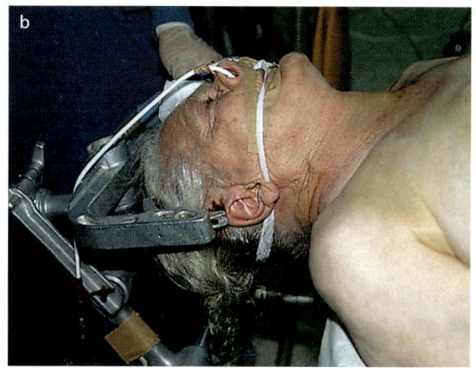

Abb. 34.43 Crutchfield-Klammer.
a Extension bei HWS-Fraktur. Die beiden Metalldorne werden in Lokalanästhesie in der Schädelkapsel verankert.
b Klinisches Bild.

Mit einer *Crutchfield-Klammer* erfolgt die vorübergehende präoperative Extensionsbehandlung bei HWS-Frakturen bei schwerverletzten, liegenden Patienten (z. B. Schädel-Hirn-Trauma, Polytrauma Abb. 34.43).

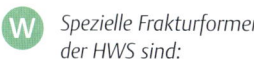 Spezielle Frakturformen
der HWS sind:
- *Jefferson-Fraktur: Berstungsfraktur des 1. Halswirbelkörpers (1. HWK = Atlas); Therapie: Halo-Fixateur für 3–4 Monate, bei Dislokation oder neurologischen Ausfällen operative Versorgung.*
- *Densfraktur: Bruch des Dens axis (zahnartiger Vorsprung am 2. Halswirbelkörper; 2. HWK = Axis); Therapie: je nach Bruchlinienverlauf Operation (Verschraubung) oder Halo-Fixateur für 3–6 Monate.*
- *Hanged-Man-Fraktur: Bruch des Wirbelbogens des 2. HWK, typisch beim Erhängen, häufiger bei Auffahrunfall von hinten (Luxationsfraktur); Therapie: operativ, bei fehlender Dislokation Halo-Fixateur für 3 Monate.*

(P) **Beobachtung.** *Alle Extremitäten müssen wegen der Gefahr von neurologischen Ausfällen auf ihre Durchblutung, v. a. die Motorik und die Sensibilität (DMS) kontrolliert werden. Auf Schmerzen achten und nach Arztanordnung ein Schmerzmittel verabreichen.*
Lagerung. *Eine Beugung, Überstreckung oder Drehung im HWS-Bereich muss absolut vermieden werden. Deshalb erfolgt in der Regel eine Flachlagerung.*
Mobilisation. *Patienten mit Zervikalstützen (z. B. Schanz-Krawatte) können ohne Weiteres mobilisiert werden. Sie sind entsprechend anzuleiten, wie beim Aufstehen jegliche Bewegung im HWS-Bereich (z. B. Bewegungen ausschließlich aus der Hüfte vornehmen) vermieden werden kann. Hilfestellungen sind evtl. erforderlich.*

34.4.8 Traumatische Querschnittlähmung

(D) *Unter der traumatischen Querschnittlähmung versteht man durch ein Trauma bedingte, völlige oder teilweise Schädigung eines oder mehrerer Rückenmarksegmente mit neurologischen Ausfällen distal der Verletzungsstelle.*

Ursache
Eine traumatische Rückenmarkschädigung kommt meist durch eine *Luxationsfraktur* der Wirbelsäule zustande: dislozierte Knochenfragmente oder ein Hämatom im Spinalkanal komprimieren das Mark.

Insgesamt ist die Komplikation einer Querschnittlähmung bei Wirbelfrakturen selten. Insbesondere die häufigen stabilen Wirbelfrakturen (Vorderkantenabbrüche, Kompressionsbrüche und Querfortsatzabrisse) gehen fast nie mit einer neurologischen Symptomatik einher.

(W) *Nichttraumatische Ursachen einer Querschnittlähmung können sein: Tumor, Entzündung, Spina bifida, Durchblutungsstörungen.*

Symptome
Der Grad der Invalidität ist vom Schweregrad (kompletter bzw. inkompletter Querschnitt) und von der Höhe der Rückenmarkverletzung abhängig.

Kompletter Querschnitt. Hier erfasst die Lähmung alle nervalen Funktionen unterhalb des betroffenen Rückenmarksegments; sämtliche motorischen, sensiblen und vegetativen Leitungsbahnen sind unterbrochen. Die Folgen hiervon sind:
- Verlust der willkürlichen Muskelfunktion,
- Ausfall der Gefühlswahrnehmung (Berührungs-, Schmerz-, Temperatur-, Lage- und Bewegungsempfindung),
- fehlende Kontrolle über Blasen- und Darmfunktion,

34

– Störung der Sexualfunktion,
– Störung der Wärmeregulation und Schweißsekretion.

Partieller oder inkompletter Querschnitt. Bei diesen Patienten sind die motorischen, sensiblen und vegetativen Ausfälle unterschiedlich stark ausgeprägt, da noch Teilfunktionen erhalten sind.

 Halbseitige Querschnittunterbrechungen des Rückenmarks werden (unabhängig von der Ursache) als Brown-Séquard-Syndrom (Pariser Physiologe, 1818–1894) bezeichnet.

Lokalisation

Da die Wirbelsäule dem Rückenmark im Wachstum vorauseilt, stimmt die Segmenthöhe der Rückenmarkschädigung nicht mit der Höhe der Wirbelsäulenverletzung überein! Das Rückenmark endet in Höhe von LWK 1 (nicht LWK 5).

M *Je weiter kranial die Leitungsunterbrechung liegt, desto schwerer ist die Behinderung!*

Je nach Lokalisation der Schädigung ergibt sich folgendes Bild:

– Liegt die Rückenmarkschädigung oberhalb des 5. Halssegments (C 5), so fällt der aus C 4 entspringende Zwerchfellnerv aus. Wegen der sofortigen Atemlähmung versterben die Patienten meistens an der Unfallstelle.
– Tiefer gelegene Läsionen des Halsmarks führen zwar nicht zum Tod, aber zur Lähmung aller 4 Extremitäten *(Tetraplegie)* sowie des Rumpfes, der Blase und des Darmes.
– Bei thorakaler und hochlumbaler Verletzung des Rückenmarks sind nur Rumpf und Beine gelähmt *(Paraplegie)*.
– Das Rückenmark endet in Höhe des ersten Lendenwirbelkörpers. Darunter ziehen die Nervenwurzeln als *Cauda equina* („Pferdeschwanz") durch den Spinalkanal.

W *Eine Lähmung in Höhe der Cauda equina führt zum sog. Kaudasyndrom: schlaffe Lähmung der Beine, Sensibilitätsausfälle in Form der Reithosenanästhesie, Blasen- und Mastdarmlähmung.*

Symptome

Unmittelbar nach der Verletzung sind sämtliche Rückenmarkfunktionen unterhalb des geschädigten Segmentes erloschen. Dieser Zustand wird als *spinaler Schock* bezeichnet.

Es besteht eine schlaffe Tetra- oder Paraplegie mit *Areflexie*, Sensibilitätsausfall sowie eine Blasen- und Mastdarmlähmung. Wegen des Ausfalls der vasomotorischen Nerven (N. sympathicus) kommt es zur Gefäßdilatation, besonders des venösen Niederdrucksystems, mit der Gefahr des Kreislaufschocks.

Pathophysiologisch liegt die Ursache in einer Unterbrechung der motorischen und sensiblen Leitungsbahnen vom Gehirn in die Peripherie. Auch die „Umschaltung" in den Rückenmarksegmenten ist blockiert. Deshalb sind Eigenreflexe wie der Patellarsehnenreflex (PSR) nicht auslösbar.

P *Blasen- und Darmentleerung. Blase und Mastdarm sind gelähmt, nicht „inkontinent". Es kommt zur Harn- und Stuhlretention. Die Entleerung muss in der Frühphase über die Katheterisierung bzw. über Einläufe sichergestellt werden. Später erlernen die Patienten durch systematisches Training, Blase und Darm über bestimmte äußere Reize (z. B. „klopfen") regelmäßig zu entleeren.*

Anfänglich zeigt sich kaudal der Leitungsunterbrechung eine *schlaffe* Lähmung der Willkürmotorik. Später erholt sich die Eigentätigkeit des Rückenmarks auf segmentaler Ebene. Über rein spinale Reflexbögen tonisiert sich die Muskulatur und es entsteht eine *spastische* Lähmung.

Prognose

Das Stadium des spinalen Schocks dauert mehrere Wochen. Entweder entwickelt sich nach diesem Zeitraum ein inkompletter oder kompletter Querschnitt oder es ist zur Rückbildung der neurologischen Symptomatik gekommen. Letzteres ist darauf zurückzuführen, dass nicht alle Leitungsbahnen irreversibel geschädigt sein müssen.

Der Rückbildungsprozess beginnt kranial und schreitet nach kaudal fort. Sensible Funktionen werden öfter wiedererlangt als motorische.

Komplikationen

Die häufigsten Komplikationen einer Querschnittlähmung sind:

– aszendierende Harnwegsinfekte,
– Pneumonie,
– Dekubitus,
– Thrombose,
– Gelenkkontrakturen.

Therapie

Die Behandlung querschnittgelähmter Patienten ist Spezialabteilungen vorbehalten, in die der Verletzte baldmöglichst per Hubschrauber verlegt werden sollte.

34

(M) *Unvollständige Lähmungen, insbesondere wenn sie progredient sind, stellen einen chirurgischen Notfall dar und sollten innerhalb von 6 Stunden, spätestens nach 24 Stunden operiert werden! Instabile Wirbelfrakturen, bei denen die Gefahr einer Rückenmarksschädigung droht, werden auch ohne neurologische Symptomatik operativ stabilisiert (z. B. durch Fixateur interne).*

(P) **Prophylaxen.** *Folgende prophylaktische Maßnahmen müssen besonders intensiv durchgeführt werden:*
- *Dekubitusprophylaxe (konsequentes, ca. dreistündiges Umlagern mittels Drehbetten, Hautpflege),*
- *Kontrakturenprophylaxe (Muskeltraining und Gelenkmobilisierung, spezielle Gelenklagerung),*
- *Pneumonieprophylaxe (aktives Atemtraining, Bronchialtoilette),*
- *Thromboembolieprophylaxe.*

Die *Nachbehandlung* erfolgt im Teamverbund von diversen Berufsgruppen in einem Rehabilitationszentrum. Sie umfasst außerdem die psychosoziale Begleitung sowie alle Maßnahmen, die zur familiären und beruflichen Rehabilitation führen. Dazu gehört z. B. auch entsprechendes Selbsthilfetraining.

(P) 34.5 Pflege von Menschen mit Bandscheibenvorfall

Susanne Werschmöller

Patienten mit Bandscheibenvorfällen kommen häufig erst dann stationär ins Krankenhaus, wenn konservative Maßnahmen nicht mehr wirkungsvoll sind und nur eine Operation Hilfe geben kann.

34.5.1 Präoperative Vorbereitung

Dem Patienten werden Informationen zum gesamten Aufenthalt gegeben.

Bewegung. Der Patient wird angeleitet beim
- Umgang mit dem Steckbecken in Seitenlage,
- rückenschonenden Bewegen im Bett,
- En-bloc-Aufstehen (**Abb. 34.44**).

Lagerung. Zur Schmerzreduktion und besseren Lagerung können dem Patienten Lagerungskissen angeboten werden. Meist bringt der Patient eigene Kissen mit.

OP-Vorbereitung. Die Rasur erfolgt kurz vor der OP und ist abhängig von der Operationstechnik. Viele HWS-Bandscheibenvorfälle werden mikrochirurgisch von vorn operiert.

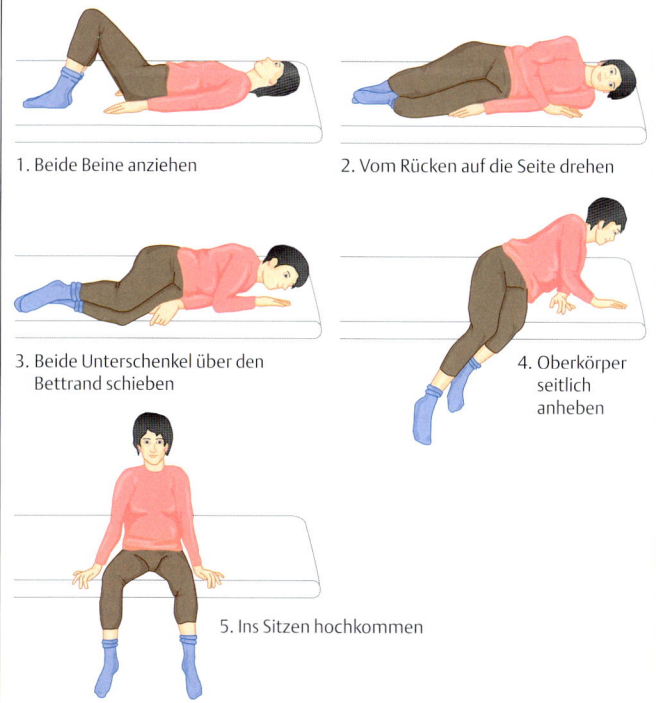

1. Beide Beine anziehen
2. Vom Rücken auf die Seite drehen
3. Beide Unterschenkel über den Bettrand schieben
4. Oberkörper seitlich anheben
5. Ins Sitzen hochkommen

Abb. 34.44 Wirbelsäulenschonendes Aufstehen. En-bloc-Aufstehen. Das wirbelsäulenschonende Aufstehen sollte der Patient, wenn möglich, schon präoperativ einüben.

34

34.5.2 Postoperative Versorgung

Operationstag

Es gelten die allgemeinen postoperativen Maßnahmen, z. B. Prophylaxen, Vitalzeichenkontrolle und Infusionsüberwachung (s. Kap. 8).

Lagerung

Je nach Arztanordnung und durchgeführter OP kann der Frischoperierte postoperativ für einige Stunden auf den Rücken gelagert werden, um die Wunde zu komprimieren. Zur Entlastung des Rückens werden die Knie mit Lagerungskissen unterstützt. Gegen Abend kann eine Lageveränderung erfolgen, indem der Patient sich mittels erlernter En-bloc-Technik in die Seitenlage rollt. Die Pflegeperson unterstützt ihn dabei und stützt seinen Rücken und das oben liegende Bein mit einem Kissen ab. Bei zervikalen Vorfällen werden Kopf und Schultern in Zentralstellung auf einem großen Kissen gelagert.

Überwachung

Maßnahmen sind:
- Motorik und Sensibilität überprüfen (HWS: Arme, LWS/BWS: Beine),
- Lage der Hilfsmittel zur externen Stabilisierung der Wirbelsäule, z. B. Zervikalstütze, kontrollieren,
- Blasen- und Mastdarmfunktion überwachen,
- Verbände und Redons kontrollieren (Nachblutungsgefahr), Redon gut abpolstern (Dekubitusgefahr).

M *Die Blasenfunktion ist ein wichtiger postoperativer Parameter (Überwachungsmerkmal) zur Früherkennung von Nachblutungen im OP-Gebiet. Unter anderem deswegen erhalten die Patienten prä- oder intraoperativ keinen transurethralen Dauerkatheter.*

Pflege in den Folgetagen

Körperpflege

Die Grundpflege wird nach Arztanordnung anfangs im Bett in Rücken- bzw. Seitenlage durchgeführt. Je nach Zustand und Ressourcen unterstützt die Pflegeperson den Patienten.

P *Stehen. Prinzipiell sollte der Patient eher stehen als sitzen, d. h. die Grundpflege möglichst stehend am Waschbecken durchführen.*

Bewegung

Die Mobilisation beginnt i. d. R. am 1. postoperativen Tag (unter Anleitung der Physiotherapeuten) und hängt von der durchgeführten Operation ab. Dabei wird auch hier die En-bloc-Methode favorisiert, die

schon präoperativ erlernt werden sollte (**Abb. 34.44**). Die Bewegungen sollen beim Aufstehen, Hinlegen und Drehen immer gleichmäßig und in einem Zug erfolgen.

Der Patient sollte sich nicht überfordern und nur kurze Strecken zurückgelegen. Er sollte häufiger Ruhepausen im Bett einlegen. Je nach Allgemeinzustand wird die Anforderung gesteigert. Der Patient sollte noch keine Treppen steigen.

Da Liegen und Stehen für die operierte Bandscheibe besser ist als Sitzen, wird dem Patienten empfohlen, auch im Stehen zu essen. Hilfsmittel stehen zur Verfügung.

W *Evtl. verwendete Zervikalstützen, die zur Entlastung und Immobilisierung dienen, sollten spätestens nach 2 Wochen abtrainiert werden, weil sich die Muskulatur der HWS ansonsten daran gewöhnt.*

M *Der Druck, den die Bandscheiben aushalten müssen, ist sehr unterschiedlich. Je nach Körperhaltung und Tätigkeit lasten auf der Lendenwirbelsäule bei Normalgewichtigen 25 kg in Rückenlage, 85 kg beim Gehen, 100 kg beim Stehen, 140 kg im Sitzen und 175 kg im nach vorne gebeugten Sitzen auf den Bandscheiben der Lendenwirbelsäule.*

OP-Wunde

Das Sekret in den Redon-Drainagen wird auf Menge und Farbe hin, die Redonflasche auf den Sog hin beobachtet, bei Bedarf werden die Redonflaschen gewechselt. Der behandelnde Arzt zieht die Drainagen üblicherweise nach 24 Stunden.

M *Fließt Liquor (Liquor cerebrospinalis = Gehirn-Rückenmark-Flüssigkeit) in die Redon-Drainage, wird der Sog entfernt und die Redonflasche dauerhaft belüftet. Der Arzt muss informiert werden.*

Krankenbeobachtung

Dazu gehören Schmerzangaben des Patienten, motorische Schwäche und Taubheitsgefühle werden beobachtet.

Ausscheidung

Die Darmausscheidung wird medikamentös unterstützt, um ein übermäßiges Pressen zu verhindern.

Physiotherapie

Die Physiotherapie spielt eine zentrale Rolle in der postoperativen Behandlung. Angeboten werden
- Rücken- und Bauchmuskulaturtraining,
- Rückenschule,
- Entspannungsgruppen,

34

– Bewegungsbad,
– manuelle Therapie.

34.5.3 Entlassungsberatung

Im Anschluss an den Krankenhausaufenthalt wird eine 4–6 Wochen dauernde Anschlussheilbehandlung empfohlen, die auch ambulant durchgeführt werden kann. In manchen Fällen hat eine Bandscheibenerkrankung Konsequenzen auf die ausgeübte berufliche Tätigkeit. Der Sozialdienst im Krankenhaus oder eine weiterführende Rehabilitationseinrichtung berät zu den Themen:
– Veränderungen am Arbeitsplatz,
– Berufsunfähigkeit/Umschulung,
– Erwerbsunfähigkeit.
Weitere Beratungsinhalte betreffen die Themenbereiche:
– Bewegung und Ernährung,
– rückenschonende Maßnahmen im Alltag,
– Selbsthilfe bei Lumbago.

B *Fallbeispiel Bandscheibenvorfall: Herr Bertram ist 44 Jahre alt und steht mitten im Leben. Er ist Familienvater, berufstätig und geht vielen Hobbys nach. Aber seit 3 Jahren quälen ihn immer wieder Kreuzschmerzen und ziehende Schmerzen, die ins rechte Bein ausstrahlen. Zweimal war er in der Vergangenheit für mehrere Wochen krankgeschrieben. Beim ersten Mal wurde ein Bandscheibenvorfall L4/L5 diagnostiziert. Herr Bertram entschied sich zur konservativen Therapie. Diese linderte seine Beschwerden. Jedoch kam es immer wieder zu Rückfällen. Nun hat sich Herr Bertram zur Operation entschlossen, weil die Erkrankung sein Leben immer mehr veränderte. Herr Bertram ist leicht übergewichtig, raucht und trägt gern legere Kleidung, weil er durch enge Kleidung eher Rückenschmerzen bekommt. Er hat keine weiteren Erkrankungen und erhofft sich von der OP eine endgültige Heilung seiner Beschwerden.*

P 34.6 Pflege von Menschen mit Paraplegie oder Tetraplegie

Andreas Wendl

Menschen mit Para- oder Tetraplegie werden zumeist in speziellen Schwerpunktzentren therapiert bzw. rehabilitiert. Die dortigen Maßnahmen sind optimal auf die Bedürfnisse der Patienten zugeschnitten und die pflegerische Betreuung ist äußerst komplex. Hier sollen lediglich die wichtigsten Pflegeschwerpunkte skizziert werden, die direkt nach einem Unfall ergriffen und berücksichtigt werden müssen.

34.6.1 Sofortmaßnahmen

Die ersten Stunden nach dem Unfall können für einen Menschen mit Querschnittlähmung von entscheidender Bedeutung sein. Die richtige Bergung, der schonende und schnelle Transport in ein Querschnittzentrum (per Hubschrauber), eine exakte Diagnosestellung und eine frühzeitige fachgerechte Betreuung sind die Grundlagen für eine effektive Behandlung. Vor der operativen Stabilisierung liegt ein pflegerischer Schwerpunkt in der fachgerechten Lagerung und Umlagerung. Jede abrupte Bewegung und Abknickung der Wirbelsäule muss vermieden werden. Jeder Drehvorgang muss mit 2–3 Hilfspersonen erfolgen, die die Wirbelsäule stabilisieren. Bei Verdacht auf eine Halswirbelverletzung wird der Kopf des Verletzten unter leichter Streckung achsengerecht gehalten. Die Kleidung muss ggf. aufgeschnitten werden, da beim Ausziehen die Wirbelsäule verdreht werden kann.

34.6.2 Psychische Situation des Patienten

Es ist leicht nachvollziehbar, dass sich Patienten mit dem Eintritt der Querschnittlähmung zunächst in einer äußerst schwierigen Krisensituation befinden. Gerade bei traumatischen Lähmungen werden die Verletzten aus einem aktiven, selbstbestimmten Leben in eine kaum zu ertragende Abhängigkeit geworfen. Neben der Mobilitätseinschränkung fehlt auch die Kontrolle über die Blasen- und Darmentleerung. Verzweiflung, Traurigkeit aber auch Wut und Aggression können daher eine Reaktion auf das Erleben darstellen. Alle Reaktionen haben ihre Berechtigung. Bei Verdacht auf Depressionen sollte sehr verhalten und nur nach Absprache mit Patienten und Psychologen medikamentös interveniert werden.

Hilfreich zur Bewältigung der Krisensituation können folgende Interventionen sein:
– Patienten umfassend über Diagnose und Therapie informieren,
– Patienten bei Pflegehandlungen integrieren und mit ihm absprechen,
– feste Bezugspersonen stellen,
– gemeinsame Teilziele erarbeiten,
– Perspektiven aufzeigen,
– Besuchszeiten in der ersten Tagen bis Wochen nicht beschränken,
– klare Tagesstruktur festlegen.

34

34.6.3 Pflegerische Betreuung

Nach erfolgter operativer Stabilisierung liegen die Schwerpunkte der pflegerischen Betreuung in:

- Aufrechterhaltung und Verbesserung der Atmung,
- Aufrechterhaltung und Verbesserung des Kreislaufs,
- Schutz der Haut,
- Mobilität, Bewegung, Lagerung,
- Blasenentleerung,
- Darmentleerung,
- Temperaturregulation,
- Selbsthilfetraining.

In allen Bereichen wird die aktuelle Situation erfasst und dokumentiert. Jede ausgefallene Funktion muss durch eine andere Sinneswahrnehmung, kognitive Fähigkeit und ggf. auch durch ein Hilfsmittel ausgeglichen werden. Am Beispiel Haut bedeutet dies: Die ausgefallenen Funktionen (z. B. Druckgefühl der Haut) müssen durch andere Sinneswahrnehmungen (z. B. die Haut nach Rötungen untersuchen), kognitive Fähigkeiten (Wissen um Liegezeit und Gefahrenmomente), und eventuelle Hilfsmittel (Spezialmatratzen zur Verlängerung der Liegezeit) ersetzt werden. Dies ist zunächst Aufgabe der Pflege. Im Laufe der Behandlung wird die Verantwortung und - je nach Selbstständigkeitsgrad - auch die Durchführung der Maßnahme, dem Patienten zurückgegeben. Er soll zum Experten seiner Lähmungssituation werden.

Aufrechterhaltung und Verbesserung der Atmung

Die Atemfunktion bei querschnittgelähmten Menschen ist von der Lähmungshöhe abhängig. Zervikale und hohe thorakale Läsionen führen zu einer Einschränkung der Atem- bzw. Atemhilfsmuskulatur, bis hin zur reinen Zwerchfellatmung (C4). Frischverletzte Patienten sollten deshalb über diskontinuierliches Weaning vom Beatmungsgerät abtrainiert werden, da sich die noch vorhandene Atemmuskulatur ansonsten erschöpft. Die Dauer der Spontanatmung wird dabei langsam und kontinuierlich gesteigert. In der Zwischenzeit wird suffizient beatmet.

Aufgrund mangelnder oder eingeschränkter Interkostalatmung verringert sich die Belüftung der Lungen, die Sekretbildung kann sich verstärken. Ist ein selbstständiges Abhusten nicht möglich, kann dies mit einer speziellen Abhusthilfe ausgeglichen werden.

Aufrechterhaltung und Verbesserung des Kreislaufs

Besonders während des spinalen Schocks ist bei Hochgelähmten eine ausgeprägte Bradykardie zu beobachten. Eine Herzfrequenz zwischen 40 und 50 Schlägen pro Minute ist durchaus keine Seltenheit. Ursache sind eine gestörte sympathische Innervation und ein verstärkter Vagotonus. Die Behandlung ist symptomatisch. Monitoring ist während der ersten Tage bis Wochen meistens notwendig.

Eine Gefäßweitstellung sowie ein reduzierter venöser Rückfluss (mangelhafte Muskelpumpe) können bei der Mobilisierung im Rollstuhl zu einem Kreislaufkollaps führen. Daher ist zunächst ein Kreislauftraining notwendig. Dabei wird der Patient mit dem Kopfteil aufgerichtet – zusätzlich kann das Bett noch in eine schiefe Ebene gebracht werden (Fußteil tief). Stehhilfen können ebenfalls als Trainingsgeräte eingesetzt werden. Oberschenkelkompressionsstrümpfe und bei Tetraplegikern das Anlegen eines elastischen Bauchgurtes ermöglichen einen besseren venösen Rückfluss des Blutes. Für die ersten Mobilisierungen empfiehlt sich zusätzlich noch eine medikamentöse Therapie, die den Kreislauf unterstützt.

Schutz der Haut

Oberflächensensibilität und Druckempfinden sind im gelähmten Bereich nicht oder nur unzureichend vorhanden. Die Minderdurchblutung aufgrund einer Druckeinwirkung löst beim gesunden Menschen, auch im Schlaf, eine regelmäßige Bewegung und damit eine unwillkürliche Druckentlastung aus. Dieser Schutzmechanismus fällt bei einer Querschnittlähmung komplett aus. Warnender Druckschmerz kann nicht wahrgenommen werden. Auch Gegenstände im Bett (Kanülendeckel bzw. auch Falten des Lakens), Verbrühung durch zu heiße Dusche oder Wärmflaschen werden nicht bemerkt. Die ausgefallene Sinneswahrnehmung muss deshalb durch kognitive Fähigkeiten (Wissen um Gefahrenmomente) und Inspektion der Haut ausgeglichen werden.

Nach wie vor stellt der Dekubitus die bei Weitem häufigste Komplikation bei Querschnittlähmung dar. Besonders gefährdet ist neben Sakrum, Trochantern und Fersen auch der Hinterkopf (Cave: Halskrawatte). Für alle Lagerungsmöglichkeiten muss eine maximale Liegezeit ermittelt werden (z. B. Rückenlage 4 Std., Seitenlage rechts 3 Std., Bauchlagerung 6 Std.). Nach jedem Lagerungswechsel muss die Haut kontrolliert und die Liegezeit ggf. neu festgelegt werden. Patienten können die Hautkontrolle mithilfe eines Spiegels selbstständig durchführen.

Auch die Sitzzeit im Rollstuhl wird festgelegt. Nach jeder Sitzbelastung ist eine Überprüfung der Haut notwendig. Entsprechend der Hautsituation kann die Sitzzeit nach und nach gesteigert werden. Wichtig ist eine regelmäßige Druckentlastung im Rollstuhl. Sie kann durch Hochstützen und Gewichtsverlagerung erreicht werden. Sitzkissen mit druckentlastenden Eigenschaften (Oberflächenvergrößerung) können auch hier die Sitzzeit deutlich erhöhen. Um die Verteilung des Gewichts auf eine möglichst große Fläche zu erreichen, wird der Rollstuhl so ausgesucht und eingestellt, dass auch die Oberschenkel eine große Auflagefläche bieten.

Mobilität, Bewegung, Lagerung

Aufgrund der Lähmung ist die Mobilität zu Beginn der Behandlung in fast allen Bereichen stark eingeschränkt: Bewegungen im Bett können nicht mehr durchgeführt, das Bett nicht selbstständig verlassen werden. Gehen oder Treppensteigen ist nicht mehr möglich. Patienten benötigen Unterstützung bei der Körperpflege, beim An- und Auskleiden und evtl. auch bei der Nahrungsaufnahme.

Der erste Transfer in den Rollstuhl bewirkt für den Patienten eine deutliche Vergrößerung des Blickfeldes und des Aktionsradius. Gleichzeitig erfährt der Patient auch das Ausmaß der Lähmung. Er kann weder stehen noch gehen, der Auflagedruck beim Sitzen kann nicht gespürt werden, die Sitzbalance fehlt.

Blasenentleerung

Durch die Schädigung des Rückenmarks entfällt das Gefühl einer vollen Blase. Willkürliche Miktion ist nicht oder nur mit hoher Restharnbildung möglich. Harninkontinenz kann auftreten.

Bei Eintritt der Lähmung befindet sich die Blase in einer Schockphase. Ohne sofortige Intervention besteht die Gefahr einer Überlaufinkontinenz. Dies bedeutet, dass erst bei einer Blasenfüllung von 1000–2000 ml der Urin über die Harnröhre abläuft, die Blase aber nicht ausreichend entleert wird. Es kann eine Überdehnung der Harnblase und ein Rückstau zur Niere entstehen. Infektionen und Nierenfunktionsstörungen können folgen. Als erste Maßnahme empfiehlt sich daher die Anlage einer suprapubischen Dauerableitung.

Darmentleerung

Zu Beginn des spinalen Schocks kommt es zur Magen-Darm-Atonie mit der Gefahr eines Ileus oder Subileus. Diese Situation kann ausgesprochen kritisch werden, da ein geblähtes Abdomen bei Patienten mit überwiegender Zwerchfellatmung zu Ateminsuffizienz führen kann. Eine regelmäßige Überprüfung der Darmgeräusche bis zur ersten Darmentleerung ist wichtig. Liegen Darmgeräusche vor, sollten umgehend Abführmittel verabreicht werden, um nach deren Einwirkzeit mit rektalen Laxanzien einen Stuhlabgang zu provozieren. Danach wird ein geregelter Abführrhythmus (z. B. ein- oder zweitägig) angestrebt.

Temperaturregulation

Die normalen Regelmechanismen der Wärmeabgabe durch Gefäßerweiterung und Schwitzen funktionieren nur noch im Bereich oberhalb der Läsion. Gleichzeitig wird die Meldung der Temperaturrezeptoren an der Haut unterhalb der Läsion nicht an das Gehirn weitergeleitet. Es kann dadurch zu unkontrolliertem Anstieg und Abfall der Körpertemperatur kommen. Erhöhte Körpertemperatur kann daher auch lediglich ein Ausdruck peripherer Überwärmung sein. Betroffen davon sind Patienten mit Tetraplegie und hoher Paraplegie. Ursache einer Hyperthermie können körperliche Anstrengung, physikalische Maßnahmen, Sonneneinwirkung oder eine warme Decke sein. Mit dem Aufdecken der Beine, Herabsetzen der Außentemperatur, kühlenden Umschlägen, Luftventilation und ausreichender Flüssigkeitszufuhr kann die Hyperthermie behandelt werden. Eine Kopfbedeckung sollte bei direkter Sonnenbestrahlung getragen werden (Sonnenstich!).

Selbsthilfetraining

Das Selbsthilfetraining bei Körperpflege, An- und Auskleiden und ggf. Nahrungsaufnahme wird in enger Zusammenarbeit mit Physio- und Ergotherapeuten durchgeführt. In interdisziplinären Teambesprechungen wird das Selbsthilfetraining abgesprochen. Benötigte Hilfsmittel werden häufig speziell für die Patienten angefertigt.

Während der Behandlung kann es immer wieder zu einer Diskrepanz zwischen der pflegerischen Planung und Auffassungen des Patienten kommen. So kann z. B. das Erlernen des Selbstkatheterismus als Pflegeziel erreicht werden, der Patient bekommt aber das Gefühl, dass jetzt die Hoffnung auf eine Rückbildung der Lähmung aufgegeben wurde. Daher ist es ganz besonders wichtig, bei allen Zielplanungen den Patienten mit einzubeziehen. Das Erlernte soll die Abhängigkeit verringern und keine Aussage über die Prognose machen. Dies darf ausgesprochen werden und muss nicht als Selbstverständlichkeit vorausgesetzt werden.

34

34.7 Thorax und Abdomen

Hanns-Edgar Hoffart, Burkhard Paetz

34.7.1 Verletzungen des Brustkorbes

Die Thoraxverletzungen sind in den folgenden Kapiteln abgehandelt:
- Polytrauma, s. Kap. 10.6,
- Rippenfraktur und Rippenserienfraktur, s. Kap. 18.5,
- Pneumothorax, s. Kap. 18.5,
- stumpfes Thoraxtrauma, s. Kap. 18.5,
- thorakale Aortenruptur, s. Kap. 18.5.

Sternumfraktur

Eine spezielle Therapie ist bei einer Fraktur des Brustbeines nicht erforderlich. Der Patient muss allerdings 1–2 Tage stationär überwacht werden (ggf. sogar auf Intensivstation unter Monitorüberwachung), da die Gefahr einer akuten Herzinsuffizienz oder Herzrhythmusstörungen bei Herzkontusion besteht.

 EKG. Bei Patienten mit Sternumfraktur wird immer ein EKG veranlasst!

34.7.2 Verletzungen des Bauchraumes

Die Bauchverletzungen sind in den folgenden Kapiteln abgehandelt:
- stumpfes Bauchtrauma, s. Kap. 10.5,
- intraabdominelle Blutung, s. Kap. 10.4,
- Polytrauma, s. Kap. 10.6,
- Schock, s. Kap. 10.1,
- Verletzungen der Leber, s. Kap. 25.5,
- Verletzungen der Milz, s. Kap. 26.6,
- Verletzungen der Niere und Harnwege, s. Kap. 28.6.

34.8 Becken

Hanns-Edgar Hoffart, Burkhard Paetz

Die Beckenknochen (Darm-, Sitz- und Schambein) bilden mit dem Kreuzbein den Beckenring. Das Kreuzbein bildet die hintere Begrenzung des Beckenringes, es ist über die knorpeligen Sakroiliakalgelenke mit den Darmbeinen beider Seiten verbunden. Vorne werden beide Beckenhälften über die Schambeinfuge (Symphyse) elastisch miteinander verbunden.

34.8.1 Sakroiliitis

D *Als Sakroiliitis bezeichnet man die entzündliche Reizung des Kreuzdarmbeingelenks (Sakroiliakalgelenk = Iliosakralgelenk = ISG) beidseits.*

Symptome und Therapie

Das wichtigste Symptom sind *Kreuzschmerzen.* Die Sakroiliitis ist eine Differenzialdiagnose beim Ausschluss von Bandscheibenbeschwerden (Ischias, Lumbago, Hexenschuss).

Die Therapie erfolgt konservativ mit Krankengymnastik, Wärmepackungen und medikamentöser Infiltrationsbehandlung.

34.8.2 Verletzungen des Beckens

Eine Übersicht der Beckenfrakturen zeigt **Abb. 34.45**.

Beckenringfrakturen

D *Bei einer Beckenringfraktur ist die Ringstruktur des Beckens an mindestens einer Stelle unterbrochen; entweder durch eine Fraktur und/oder die Sprengung einer Bandstruktur (Ileosakralfugensprengung, Symphysenruptur). Durch diese Unterbrechung kommt es zu Instabilität.*

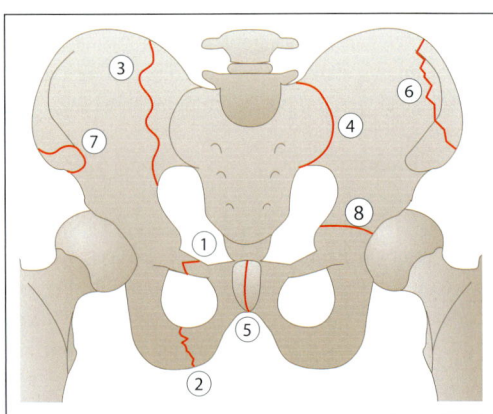

Abb. 34.45 Beckenfrakturen. 1: obere Schambeinfraktur, 2: untere Schambeinfraktur (1 + 2 = vordere Ringfraktur), 3: hintere Ringfraktur, 4: Ileosakralfugensprengung, 5: Symphysensprengung (1 + 2 + 3 oder 4 + 5 = vollständige Beckenringfraktur), 6: Beckenschaufelfraktur, 7: Abriss der Spina iliaca anterior, 8: Azetabulumfraktur.

34

Komplikationen

Begleitverletzungen der Weichteile sind häufig, insbesondere ein Harnröhrenabriss oder eine Harnblasenruptur.

 Der lokale Blutverlust kann bei Frakturen dieser Art bis zum Volumenmangelschock führen!

P **Beobachtung.** *Bei Beckenringfrakturen ist immer eine Verletzung der Weichteile auszuschließen (Hämaturie? Urin ja/nein?). Zudem ist eine genaue Kontrolle der Kreislaufsituation erforderlich.*

Therapie

Erhebliche Dislokationen und Beckeninstabilitäten erfordern eine operative Behandlung mit dem Ziel der frühfunktionellen Rehabilitation (**Abb. 34.46**). Nur wenn keine wesentliche Dislokation besteht, kommt eine konservative Behandlung infrage (Bettruhe für mehrere Wochen).

Beckenrandfrakturen

D *Zu den Beckenrandfrakturen zählen:*
– *Beckenschaufelfrakturen,*
– *Abrissfrakturen von Muskelansätzen,*

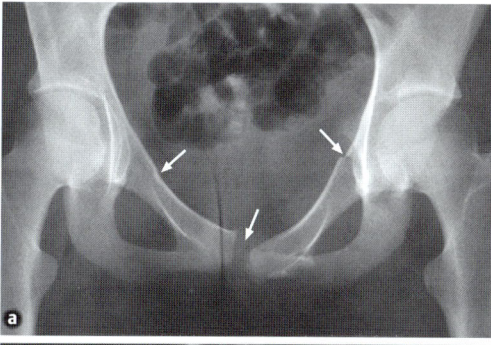

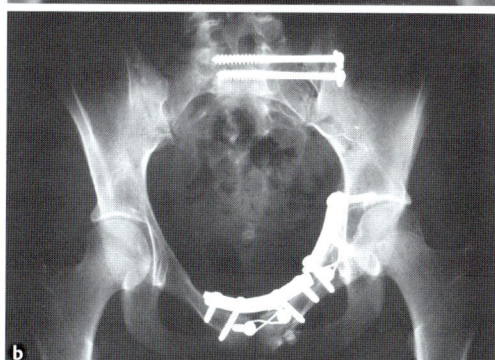

Abb. 34.46 Beckenringfraktur.
a 17-jähriger Patient mit mehreren instabilen Frakturen des Beckenringes.
b Postoperative Röntgenkontrolle.

– *Kreuzbeinfraktur,*
– *Steißbeinfraktur,*
– *Sitzbeinfraktur.*

Die Statik des Beckens ist bei diesen Frakturen nicht beeinträchtigt, sie sind daher funktionell bedeutungslos. Es erfolgen Bettruhe bis zum Abklingen der Schmerzen und frühzeitige Mobilisierung.

Hüftpfannenfraktur

Hüftpfanne = Azetabulum.

D *Die zentrale Luxationsfraktur ist die schwerwiegendste Form der Hüftpfannenfraktur (Azetabulumfraktur). Dabei kommt es zu einem Vordringen des Hüftkopfes in das kleine Becken mit oft schweren inneren Verletzungen.*

Ursache

Die häufigste Ursache ist ein Verkehrsunfall, wobei die Gewalt des Aufpralls durch das auf das Armaturenbrett aufprallende Knie über den Oberschenkelknochen auf die Hüftgelenkspfanne übertragen wird (Dashboard-Verletzung).

Therapie und Komplikationen

Bei Dislokation oder Luxation des Hüftkopfes ist eine *Reposition* in Vollnarkose nötig, um mögliche Komplikationen zu vermeiden. Eine konservative Behandlung durch *Drahtextension* ist nur in leichteren Fällen angezeigt, wenn dadurch eine befriedigende Remodellierung der Hüftpfanne erreicht werden kann. Ansonsten erfolgt die Rekonstruktion der Hüftpfanne durch *Osteosynthese* und ggf. sekundäre *Total-Endoprothese*.

Komplikationen sind die Hüftkopfnekrose und später die Arthrose.

Hüftluxation

D *Als Hüftluxation bezeichnet man eine Verrenkung im Hüftgelenk, wobei der Hüftkopf aus der Pfanne tritt.*

M *Das Hüftgelenk ist durch die knöcherne Umhüllung des Hüftkopfes und einen straffen Bandapparat sehr stabil (im Gegensatz zum Schultergelenk), sodass Luxationen kaum vorkommen. Andererseits ist der Hüftkopf relativ schlecht durchblutet, was ihn anfällig macht für Wachstumsstörungen und Nekrosen.*

Ursache

Weil das Hüftgelenk ein knochengeführtes (stabiles) Nussgelenk darstellt, tritt eine traumatische Luxation

34

nur bei schwersten Traumatisierungen auf. Zusätzlich besteht oft eine Hüftpfannen-, Hüftkopf- oder Schenkelhalsfraktur.

34.9 Hüfte und Oberschenkel

Hanns-Edgar Hoffart, Burkhard Paetz

34.9.1 Coxa vara und Coxa valga

D *Der Schenkelhalsschaftwinkel (CCD-Winkel = Caput-Kollum-Diaphysen-Winkel) beträgt normalerweise 130° (**Abb. 34.47**). Als Coxa valga bezeichnet man einen Schenkelhalsschaftwinkel über 140° beim Erwachsenen, als Coxa vara einen Schenkelhalsschaftwinkel unter 125° beim Erwachsenen.*

Therapie

Bei symptomatischer Coxa vara und Coxa valga kann eine *intertrochantäre Umstellungsosteotomie* (Operation mit Bildung eines physiologischen CCD-Winkels) sinnvoll sein.

34.9.2 Coxitis fugax

D *Als Coxitis fugax bezeichnet man die kurzfristige Belastungsunfähigkeit eines Beines ohne erkennbare Ursache (sog. „Hüftschnupfen").*

M *Eine Coxitis fugax, die länger als 3 Tage andauert, ist keine! Die Ursachen müssen unbedingt abgeklärt werden!*

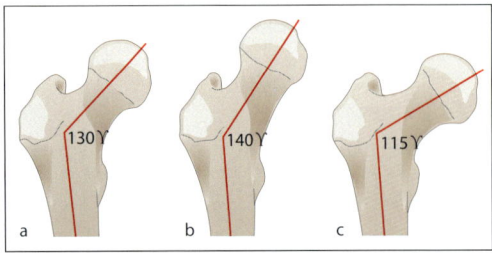

Abb. 34.47 CCD-Winkel.
a Der Schenkelhalsschaftwinkel ist der Winkel, den der Schenkelhals zur Oberschenkelschaftachse bildet (normalerweise 130° beim Erwachsenen).
b Bei einem vergrößerten CCD-Winkel (Coxa valga) entstehen unphysiologische Belastungen, der Femurkopf sitzt nicht fest in der Hüftpfanne, und es besteht eine Luxationstendenz.
c Bei einem verkleinerten CCD-Winkel (Coxa vara) entstehen unphysiologische Belastungen, und es erhöht sich die Gefahr eines Schenkelhalsbruches, besonders im Alter, wenn eine Osteoporose vorliegt.

34.9.3 Angeborene Hüftgelenksdysplasie

D *Unter Dysplasie versteht man eine anatomische Fehlbildung. Die angeborene Hüftgelenksdysplasie ist eine frühkindliche Ausreifungsstörung der Hüftpfanne, die unbehandelt zur angeborenen Hüftgelenksluxation und später zur Koxarthrose führen kann.*

Ursache

Offenbar gibt es eine erbliche Veranlagung. Ferner spielt die intrauterine Zwangshaltung eine Rolle. Die Häufigkeit beträgt in Mitteleuropa ca. 4%. Mädchen sind dabei 6-mal häufiger betroffen als Jungen.

Symptome

Klinische Zeichen sind:
– Abspreizbehinderung der erkrankten Hüfte,
– Faltenasymmetrie an Oberschenkel und Gesäß.

P *Beobachtung. Bei einseitiger Beinverkürzung des Säuglings muss immer an eine angeborene Hüftluxation gedacht werden.*

Diagnostik

M *Im Rahmen der Vorsorgeuntersuchungen (U3) ist in Deutschland bei allen Säuglingen 3 Wochen nach der Geburt eine Ultraschalluntersuchung der Hüftgelenke vorgesehen.*

Besser wäre es, die *Hüftsonografie* früher durchzuführen, um bei einer Hüftdysplasie nicht wertvolle Zeit zu verlieren. *Klinische Untersuchungszeichen* sind unsicher und können für die Säuglingshüfte schädlich sein (z. B Ortolani-Zeichen). Die Folgeschäden einer zu spät erkannten Hüftdysplasie sind Luxation und Arthrose (**Abb. 34.48**).

W *Ortolani-Zeichen: Mit einer Drehung des Oberschenkels (Außenrotationsabduktionsbewegung) prüft der Untersucher die Stabilität der Säuglingshüfte. Bei Dysplasie ist ein Schnappen spürbar und manchmal auch hörbar.*

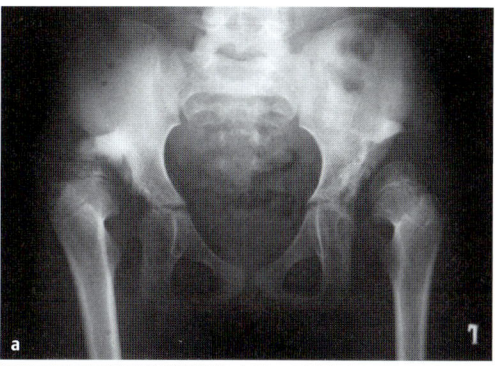

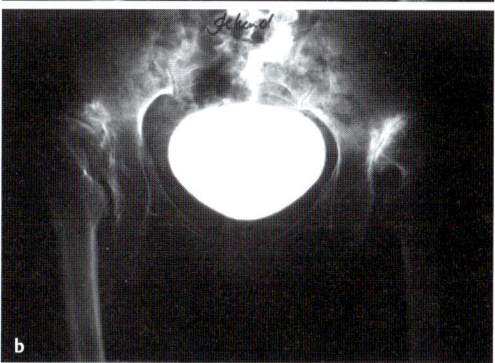

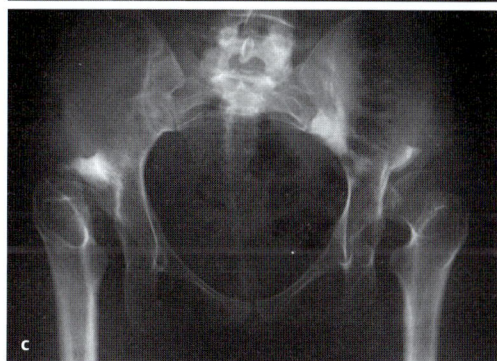

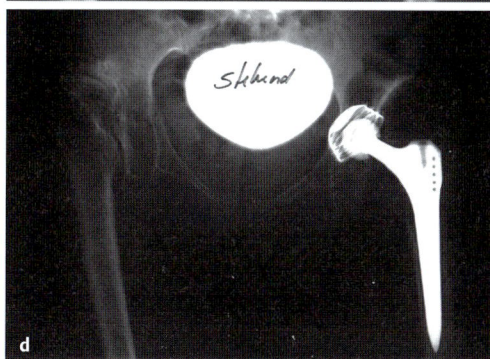

◀ **Abb. 34.48 Angeborene Hüftgelenksdysplasie beidseits.**
Radiologische Verlaufskontrolle (**a–d** dieselbe Patientin).
a Hohe Hüftluxation beidseits im Alter von 4 Jahren bei angeborener Hüftluxation beidseits.
b Dieselbe Patientin im Alter von 16 Jahren, beginnende Dysplasie-Koxarthrose rechts mehr als links, hohe Hüftluxation beidseits.
c Schwere destruierende Koxarthrose links mehr als rechts mit Ankylosierung (Hüftgelenkversteifung) beidseits im Alter von 59 Jahren.
d Ersatz des linken Hüftgelenkes durch Totalendoprothese (TEP) mit weitgehendem Ausgleich der Luxationsstellung im Alter von 60 Jahren, verbleibende schwerste Dysplasie-Koxarthrose rechts.

auf die schlecht entwickelte Hüftpfanne zentriert wird und damit ein sekundäres Ausreifen der Hüftpfanne ermöglicht.

Bei Vorliegen einer *Luxation* oder instabilen Hüfte (sog. „D-Hüfte", Begriff aus der Säuglingsultraschalluntersuchung) erfolgt die *Reposition* des Hüftkopfes durch Overheadextension (**Abb. 34.59**) und anschließend die Gipsretention für mehrere Monate im *Fettweis-Gips* (Abduktionsgips, benannt nach dem Erstbeschreiber).

Bei irreponibler Hüftluxation (besonders oft bei spät erkannten Fällen) ist eine offene („blutige") Reposition des Hüftkopfes mit anschließender mehrmonatiger Retention im *Fettweis-Gips* erforderlich. Die Behandlungsergebnisse sind hierbei schlechter.

M *Je forcierter die Behandlung der Hüftdysplasie, umso höher das Risiko der Hüftkopfnekrose und der Koxarthrose.*

Je früher eine gezielte Behandlung bei angeborener Hüftdysplasie eingeleitet wird, desto besser ist die Prognose. Daher ist die routinemäßige Ultraschalluntersuchung möglichst früh nach der Geburt sinnvoll. Je nach Schweregrad kann dann allein durch geeignete konservativ-pflegerische Maßnahmen eine Ausreifung der Hüftpfanne erreicht werden. Damit kann die klinische Ausbildung einer Dysplasie bzw. Hüftluxation vermieden oder zumindest gemindert werden.

34.9.4 Epiphysiolysis capitis femoris

D *Als Epiphysiolysis capitis femoris (Hüftkopfepiphysenlösung) bezeichnet man die Verschiebung der Hüftkopfkappe ohne Trauma vor Abschluss des Wachstums* (**Abb. 34.49**).

34

Therapie
In leichten Fällen genügt das Tragen einer *Spreizhose* für 3–6 Monate, oder einer *Pawlik-Bandage* (nach dem Entwickler benannte Spreizbandage), womit der Hüftkopf

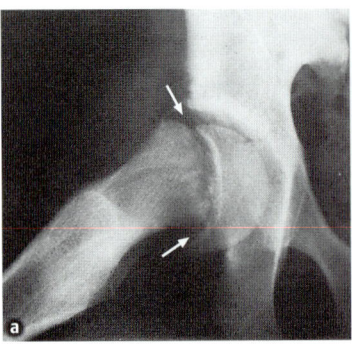
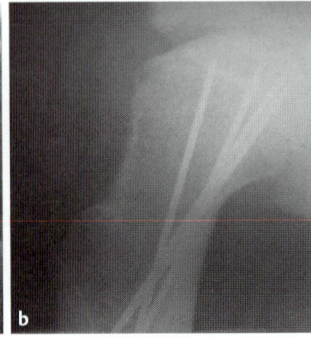

Abb. 34.49 Epiphysiolysis capitis femoris.
a Verschiebung des Hüftkopfes gegen den Schenkelhals (Pfeile) in der Wachstumsfuge. Kann nur auftreten, solange die Wachstumsfuge nicht verknöchert ist.
b Postoperatives Ergebnis. Fixierung der Hüftkopfkappe durch Kirschner-Drähte.

Ursache

Die Ursache ist bisher nicht geklärt. Ein hormoneller Einfluss gilt als wahrscheinlich. Das Verhältnis der betroffenen Jungen zu Mädchen beträgt 3 : 1.

Symptome

Epihyseolysis capitis femoris lenta. Die wichtigsten Symptome sind: rasche Ermüdbarkeit, Schonhinken, Leisten- und Knieschmerzen. Später folgen die zunehmende Außenrotation und Verkürzung des Beines durch vorzeitige Verknöcherung der Wachstumsfuge.
Epihyseolysis capitis femoris acuta. Plötzlich treten einschießende Hüftschmerzen mit Belastungsunfähigkeit bis zur Gehunfähigkeit auf.

Diagnostik

Die Diagnose wird durch Röntgen und NMR gestellt („Hüftkopf in Nackenstellung").

 Drehmann-Zeichen: Schmerzen bei der Hüftrotation im gebeugten Hüftgelenk bei Epiphyseolyse.

Therapie

Es erfolgt die *frühestmögliche Reposition* der Epiphyse und Retention des Repositionsergebnisses mit *Kirschner-Drähten* bis zum Abschluss des Wachstums. Ein postoperatives Belastungsverbot besteht bis zu 6 Monaten. Regelmäßige radiologische Kontrollen zum Ausschluss einer sekundären Hüftkopfnekrose sind notwendig. Bei irreponibler Epiphysenlösung ist eine Korrekturosteotomie erforderlich.

Die Hüftkopfepiphysenlösung beim Jugendlichen wird grundsätzlich operativ behandelt, um die Gefahr für die Entstehung einer Hüftkopfnekrose mit späterer Coxarthrose zu vermindern.

34.9.5 Morbus Perthes

D *Als Morbus Perthes (Georg Clemens Perthes: deutscher Chirurg, 1869–1927) bezeichnet man eine aseptische Nekrose des Oberschenkelkopfes beim Jugendlichen (juvenile Hüftkopfnekrose).*

Es kommt zu einem Abbau des Knochenkerns des Hüftkopfes mit ungeordneten Reparationsvorgängen und schweren Deformierungen des Hüftkopfes (**Abb. 34.50**).

M *Die juvenile Hüftkopfnekrose ist die häufigste aseptische Knochennekrose überhaupt. Vorwiegend sind Jungen im Grundschulalter betroffen.*

Symptome

Es besteht eine *schmerzhafte* Bewegungseinschränkung im Hüftgelenk mit *Schonhinken*. Je nach Ausprägung der

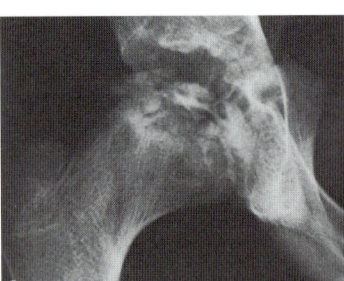
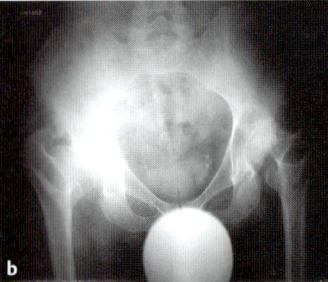
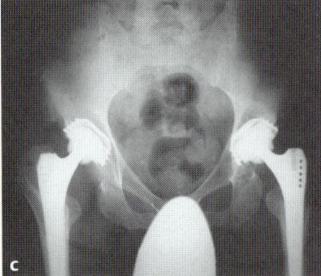

Abb. 34.50 Morbus Perthes.
a Schwere Destruktion des Hüftkopfes (10-jähriger Junge).
b Beidseitige Coxarthrose bei M. Perthes (40-jähriger Mann).
c Künstlicher Hüftgelenksersatz beidseits (derselbe Patient).

34

Gelenkinkongruenz ist mit der frühzeitigen Entwicklung einer *Koxarthrose* zu rechnen.

Diagnostik

Die Diagnose wird am besten durch *NMR* gestellt, weil die Veränderungen anfangs in der *Röntgenaufnahme* schwer zu erkennen sind. Bei der *Sonografie* findet sich meistens ein Gelenkerguss.

Therapie

Es gibt keine allgemein anerkannte Behandlungsstrategie. Weder durch die langfristige Entlastung des Hüftkopfes mit einer *Entlastungsorthese* noch durch eine operative Therapie *(Varisierungsosteotomie)* kann eine Perthes-Koxarthrose ausgeschlossen werden. Zur Therapie einer schweren Koxarthrose bleibt nur der endoprothetische Gelenkersatz (Hüft-TEP).

34.9.6 Hüftkopfnekrose des Erwachsenen

D *Die Hüftkopfnekrose des Erwachsenen (aseptische Femurkopfnekrose) ist eine Destruktion des Oberschenkelkopfes.*

Ursache

Die Ursache ist unklar. Betroffen sind vorwiegend Männer im 4. Lebensjahrzehnt. Risikofaktoren sind Alkoholabusus, Gefäßerkrankungen und Kortisontherapie.

Symptome

Es bestehen belastungsabhängige *Schmerzen* in der Leiste mit Ausstrahlung in das Knie. Eine *Bewegungseinschränkung* tritt auf. Durch den Zerfall des Hüftkopfes kommt es zur Bildung einer sekundären *Koxarthrose*.

Diagnostik und Therapie

Die Diagnose wird durch Röntgenaufnahmen und Kernspintomografie gestellt. Bei umschriebener Hüftkopfnekrose kommt das operative Anbohren und Auffüllen des Defektes mit autologem Knochenmark *(Spongiosaplastik)* in Frage, ansonsten wird eine *Totalendoprothese* implantiert.

34.9.7 Koxarthrose

D *Als Koxarthrose bezeichnet man die Arthrose des Hüftgelenkes (Hüftgelenksverschleiß).*

Ursache

Zur Arthrose vgl. Kap. 33.2.1. Man unterscheidet die primäre von der sekundären Koxarthrose:

– *Primäre Koxarthrose:* Abnutzung des Gelenkes bei älteren Patienten. 2 Drittel der Endoprothesen-Operationen erfolgen wegen Arthrose.
– *Sekundäre Koxarthrose:* nach Unfall, Gelenkinfektionen oder schweren Fehlstellungen des Gelenkes; die Patienten sind durchschnittlich jünger.

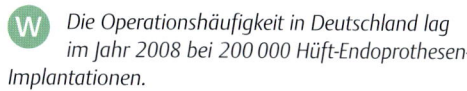 *Die Operationshäufigkeit in Deutschland lag im Jahr 2008 bei 200 000 Hüft-Endoprothesen-Implantationen.*

Symptome

Es bestehen zunehmende *Schmerzen in der Leiste* (Differenzialdiagnose: Leistenbruch), im Gesäßbereich und über dem großen Rollhügel (Trochanter major), häufig ausstrahlend in das Kniegelenk. Durch die funktionelle Einheit der Bewegungskette werden Schmerzen oft auch in den Lendenbereich projiziert.

Anfänglich kommt es zur *Bewegungseinschränkung* bei der Innen- und Außenrotation, dann auch bei der Abduktion. In schweren Fällen entwickelt sich eine *Beugekontraktur* des Hüftgelenkes mit kompensatorischer Fehlhaltung der Lendenwirbelsäule.

Therapieoptionen

Konservative Therapie

Die konservative Behandlung steht so lange wie möglich im Vordergrund („bis der Patient auf die Operation drängt").

Hüftgelenkerhaltende Operationen

Femur-Korrekturosteotomie intertrochantär. Mit diesem Eingriff wird die Hauptbelastungszone verschoben, und es kann eine subjektive Beschwerdefreiheit erreicht werden.

Becken-Schwenkoperation. Es handelt sich um eine 3-dimensionale Umstellung der Hüftpfannenposition, um eine Überdachung des Hüftkopfes zu erreichen, z. B. bei ausgeprägter Hüftdysplasie (Osteotomie aller 3 Beckenknochen, 3-dimensionales Verschwenken der Hüftpfanne, sodass diese eine normale anatomische Position einnimmt).

Vorteil: Bei Anomalien der Hüftpfanne wird am erkrankten Gelenkpartner operiert.

Nachteil: Operationstechnisch und pflegerisch postoperativ sehr aufwendig, hohe Komplikationsrate, aber gute Einzelergebnisse bei jungen Patienten.

Hüftgelenksendoprothese

Die Industrie bietet eine Fülle von unterschiedlichen Hüftprothesen an. Diese sind modular aufgebaut. Modular bedeutet, dass die einzelnen Teile der Prothese

34

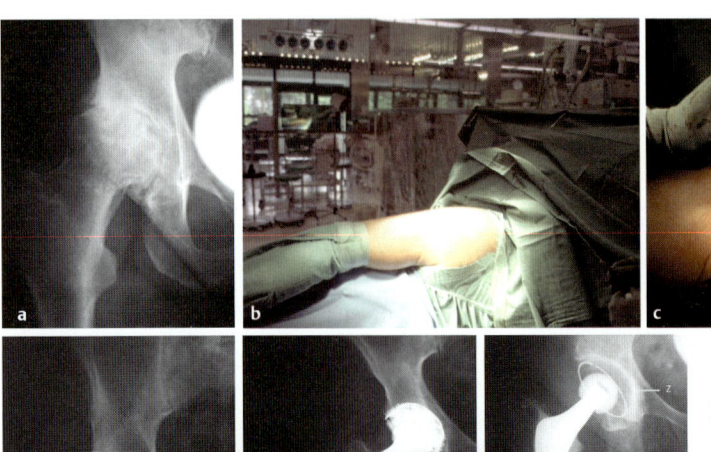
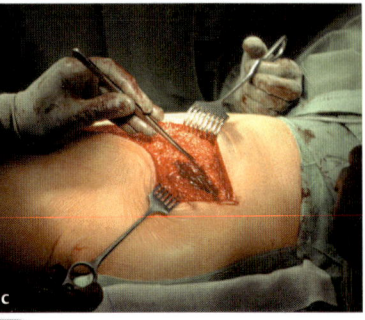
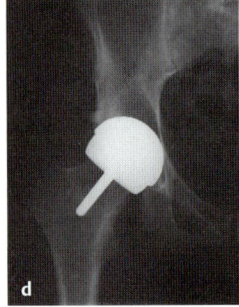
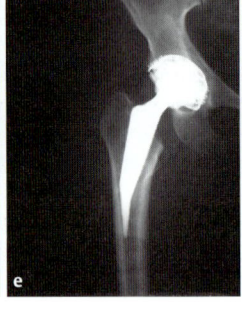
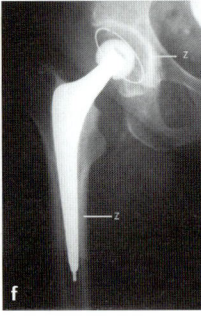

Abb. 34.51 Koxarthrose. Beispiele für Hüftgelenksendoprothesen.
a Röntgenbild einer Koxarthrose.
b Lagerung und Abdeckung eines Patienten zur Hüft-OP.
c Hautschnitt zur Hüft-OP.
d Hüftkappenprothese.
e Zementfreie Kurzschaftprothese (TEP).
f Zementierte Standardprothese (TEP), Z = Knochenzement.

(Gelenkkopf, Schaft im Femur, Hüftgelenkspfanne) in verschiedenen Größen zur Verfügung stehen und vom Chirurgen je nach Bedarf individuell zusammengesteckt werden können (wie bei einem Stabilbaukasten). Eine Auswahl gebräuchlicher Hüftprothesen zeigt **Abb. 34.51**.

Hüftkappenprothese. Hierbei wird nur der Oberschenkelkopf ersetzt. Diese Vorgehensweise kommt nur in seltenen Fällen zum Einsatz.

Zementfreie Totalendoprothese (TEP). Diese Technik ist bei jüngeren Patienten indiziert.

Vorteil: Der Knochen wächst sehr gut an die Pfannenschale und den Prothesenschaft an und ergibt dann eine gute Langzeitstabilität der Prothese. Eine Knochenzerstörung durch Knochenzement tritt nicht auf.

Nachteil: Bei unzureichender Primärstabilität ist eine Frühlockerung innerhalb der ersten 2 Jahre möglich.

Zementierte Totalendoprothese (TEP). Dieses Vorgehen ist bei alten Patienten indiziert.

Vorteil: sofort belastbar, Prothese ist preisgünstiger.

Nachteil: Zerfall des Knochenzements nach 10–15 Jahren und biochemische Schädigung der Knochenstrukturen. Die Knochenzemententfernung bei Wechseloperationen (TEP-Wechsel) ist oft schwierig.

Hybridprothese. Es handelt sich um eine Mischform: Implantation der Pfanne zementfrei und des Schaftes zementiert.

W *Unter „minimal-invasiver Hüftendoprothetik"*
versteht man die Implantation herkömmlicher
Hüft-TEPs über einen kleineren Hautschnitt als üblich,
alternativ manchmal auch 2 kurze Schnitte. Dieser

Unterschied ist für Patienten (und Medien) attraktiv. Prinzipiell ist die Muskelschädigung bei dem kleineren Zugang geringer, was Schmerzen reduziert und eine raschere Mobilisierung ermöglicht. Andererseits führt der kleine Zugang zu einer schlechteren Übersicht für den Chirurgen, was zu Problemen bei der Prothesenimplantation führen kann. Die minimal-invasive Hüftendoprothetik wird deshalb von Fachleuten nicht generell bevorzugt.

Welche Hüftprothese für welchen Patienten?

Die durchschnittliche Haltbarkeit bei *zementierten* Prothesen beträgt 10–12 Jahre. Bei älteren Patienten, die weniger gut das operierte Bein entlasten können, bietet die zementierte Prothese wegen der schnelleren Belastungsfähigkeit Vorteile.

Bei *zementfreien* selbsthaftenden Endoprothesen sind nach 15 Jahren noch 90 % der Prothesen funktionsfähig. Der Prothesenwechsel ist einfacher als nach zementierter Erstversorgung.

M *Bei jüngeren Patienten (bis 70 Jahre) werden*
zementfreie Prothesen bevorzugt, in höherem Alter
zementierte Prothesen, die deutlich preisgünstiger sind.

Komplikationen

Protheseninfekte und *Prothesenluxationen* sind selten. Manchmal kommt es zur *Beinverlängerung* am operierten Bein. Eine *aseptische Prothesenlockerung* (bei selbsthaftenden Modellen meist innerhalb der ersten 2 Jahre,

34

bei zementierten Prothesen nach 10 Jahren) ist eine weitere Komplikation.

M *Die postoperative Beinvenenthrombose ist die bei Weitem häufigste Komplikation nach Hüftopera-tionen! Zur (oralen) Thromboembolieprophylaxe s. Kap. 8.2.*

34.9.8 Frakturen des Oberschenkels

Nach der Frakturlokalisation werden unterschieden (**Abb. 34.52**):
– Hüftkopffraktur,
– Schenkelhals: mediale und laterale Schenkelhals-fraktur,
– Trochanterbereich: pertrochantäre und subtrochan-täre Fraktur,
– Femurschaftfraktur,

– distales Femur: suprakondyläre und perkondyläre Fraktur.

Der Oberschenkelknochen ist für die Gesamtstatik des Körpers von entscheidender Bedeutung. Deshalb ist eine exakte Reposition der Frakturen nötig. Man ent-scheidet sich daher meistens für die operative Therapie.

Hüftkopffraktur

Symptome
Bei der Hüftkopffraktur handelt es sich um eine sehr schwere Verletzung (die Einteilung erfolgt nach Pitkin). Hüftkopffrakturen sind meistens verbunden mit Hüft-luxationen. Es besteht eine fixierte Fehlstellung des Oberschenkels im Hüftgelenk, oft adduziert und ge-beugt. Weitere Symptome sind starke Schmerzen und Schock.

Therapie und Komplikationen
Es erfolgt die sofortige Schmerzausschaltung, dann die Reposition. Bei jüngeren Patienten wird das abgescherte Hüftkopf-Fragment operativ verschraubt.

Sehr häufig entwickelt sich eine Hüftkopfnekrose, später eine posttraumatische Koxarthrose.

Schenkelhalsfraktur

Ursache
Der Oberschenkelhalsbruch ist eine typische Verletzung im Alter. Ursache ist meist ein Sturz auf die Hüfte. Frauen sind wegen der Altersosteoporose häufiger be-troffen.

W *Für Schenkelhalsfrakturen gibt es unterschiedliche Einteilungen: Nach Pauwels (**Abb. 34.53**), nach Garden und von der AO (Arbeitsgemeinschaft für Osteo-synthesefragen).*

Symptome
Es bestehen Schmerzen in der Hüfte. Das betroffene Bein ist verkürzt und nach außen rotiert (**Abb. 34.54**).

P *Beobachtung. Beinverkürzung und Außenrotation sind Hinweise auf eine Schenkelhalsfraktur!*

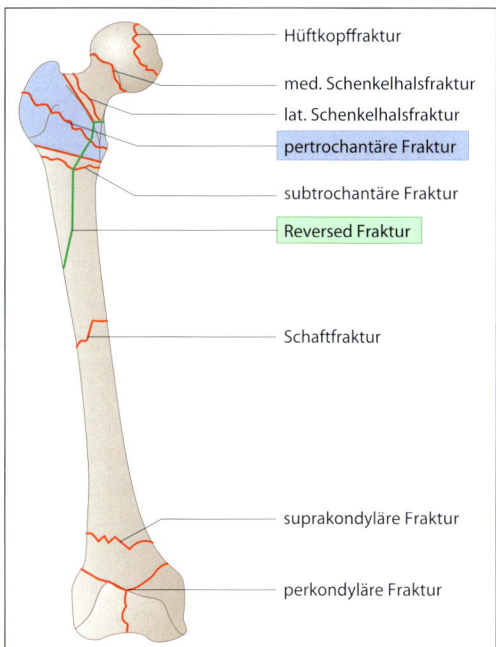

Abb. 34.52 Frakturen des Oberschenkels.

Abb. 34.53 Einteilung der medialen Schenkelhalsfrakturen nach Pauwels. Je größer der Winkel zwischen Bruchlinie und Waagrechter, desto instabiler ist die Fraktur.

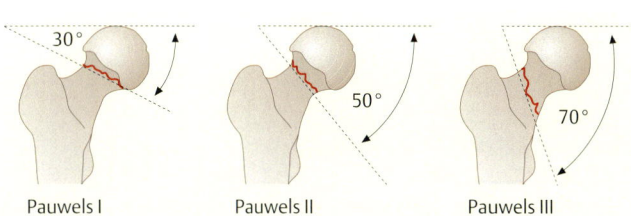

34

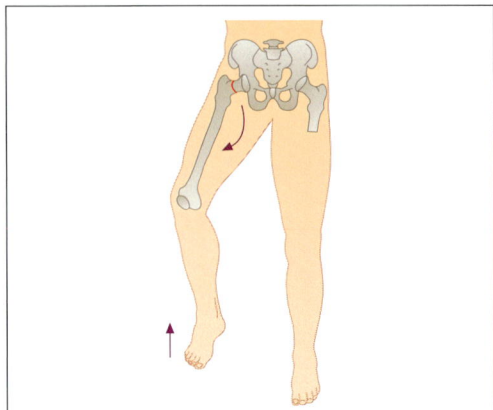

Abb. 34.54 Schenkelhalsfraktur. Das gebrochene Bein ist verkürzt und außenrotiert.

Therapie

Der Schenkelhalsbruch des alten Menschen ist eine lebensbedrohliche Verletzung, weil sie (ohne Operation) durch Folgekomplikationen der Immobilität (Pneumonie, Thromboembolie, Dekubitus, Frakturkrankheit) zum Tode führen kann.

M *Schenkelhalsfrakturen werden daher bis auf wenige Ausnahmen operiert, um eine frühzeitige Belastungsfähigkeit zu erreichen.*

Eine konservative Behandlung kommt nur bei medialen nicht dislozierten, eingestauchten Frakturen (Pauwels I) in Frage, die auch ohne Operation sofort belastbar sind.

Das Operationsverfahren hängt vom biologischen Alter des Patienten ab. Dabei ist entscheidend, ob der Patient in der Lage ist, das verletzte Bein für die Zeit der knöchernen Konsolidierung (mehrere Wochen!) zumindest teilweise zu entlasten. In diesen (seltenen) Fällen kommt eine *hüftkopferhaltende* Operation in Frage. Weitaus häufiger wird eine *hüftkopfresezierende*

Operation (Endoprothese) durchgeführt, weil die Schenkelhalsfraktur ältere Menschen betrifft, die eine sofortige Wiederherstellung der Vollbelastung benötigen.

P *Lagerung. Bis zur Operation wird das verletzte Bein auf Sandsäcken und Kissen möglichst schmerzfrei gelagert. Die früher übliche Drahtextension (s. Kap. 33.6 u. 33.7) wird kaum noch durchgeführt.*

Hüftkopferhaltende Osteosynthese

Die hüftkopferhaltende Osteosynthese kann bei medialer Schenkelhalsfraktur als *Schraubenosteosynthese* (**Abb. 34.55**) erfolgen. Bei lateraler Schenkelhalsfraktur kommt eine *dynamische Hüftschraube* (DHS) oder ein *Gammanagel* infrage.

Vorteil: Erhalt des eigenen Hüftkopfes, Vermeidung der Nachteile des künstlichen Hüftgelenkes (Verschleiß, Auslockerung, Infekt etc.).

Nachteil: Nur bei jüngeren Menschen (unter 65 Jahren) möglich, die keine nennenswerte Koxarthrose haben. Ferner ist postoperativ meistens für einige Wochen nur eine Teilbelastung erlaubt, was eine ausreichende Compliance des Patienten voraussetzt.

Totalendoprothese (TEP)

Es handelt sich um ein künstliches Hüftgelenk, bei dem *Hüftpfanne* und *Hüftkopf* ersetzt werden. Dies ist das Verfahren der Wahl für alle älteren Patienten mit Schenkelhalsfraktur, die nicht belastungsfrei mobilisierbar sind.

M *Ein künstliches Hüftgelenk (TEP) hat den Vorteil der frühzeitigen Belastungsstabilität.*

Ein künstliches Hüftgelenk hält etwa 10–15 Jahre. Danach ist es verschlissen, sodass ein Austausch des Gelenkes erforderlich werden kann (TEP-Wechsel).

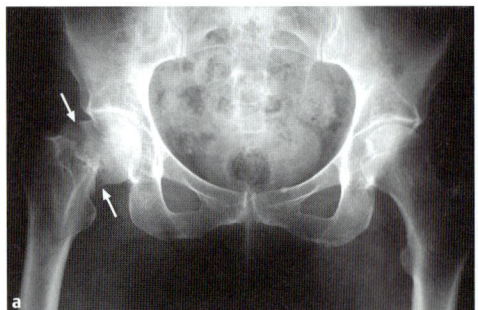
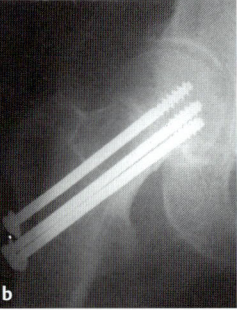

Abb. 34.55 Schenkelhalsfraktur. Hüftkopferhaltende Osteosynthese.
a Schenkelhalsfraktur. Die Röntgenaufnahme („Beckenübersicht") zeigt die Schenkelhalsfraktur am rechten Bein.
b Verschraubung einer medialen Schenkelhalsfraktur mit Spongiosaschrauben.

34

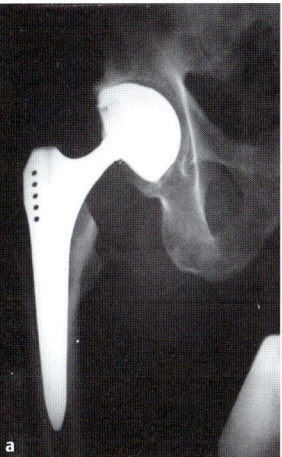 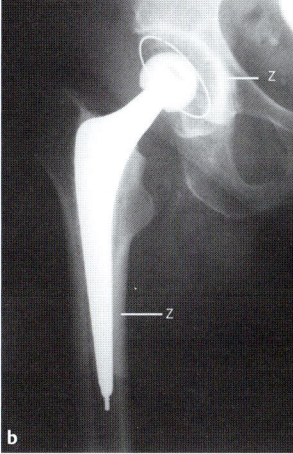 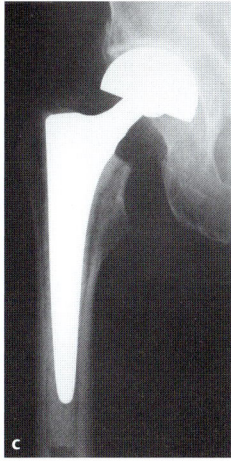

Abb. 34.56 Schenkelhalsfraktur. Hüftkopfresezierende Osteosynthese durch Endoprothese.
a Zementfreie Hüft-TEP, Kurzschaftprothese (bei jungem Patienten).
b Zementierte Hüft-TEP (bei Begleitarthrose und altem Patienten, Z: Knochenzement).
c Duokopf-Prothese (bei sehr alten Patienten).

Die Verankerung des Implantates bei der TEP kann mit und ohne Zement erreicht werden (**Abb. 34.56**).

Zementlose, selbsthaftende TEP. Die Fixierung der künstlichen Hüftpfanne erfolgt durch selbstschneidendes Gewinde oder durch Verklemmung der Prothesenpfannenschale in der vorbereiteten knöchernen Pfanne (Pressfit-Verankerung). Im Femurschaft wird eine passende Schaftprothese verkeilt und auf den Prothesenschaft eine Keramikkugel als Gelenkpartner für die Pfanne aufgesteckt. Durch Auswahl geeigneter Materialien wird die Prothese von den Knochenbälkchen (Spongiosa) festgehalten. Es kommt zu einem sehr festen Einwachsen des künstlichen Gelenkes.

Vorteil: Im Langzeitverlauf kommt es seltener zu einer Prothesenlockerung. Ein evtl. notwendiger Prothesenwechsel ist einfacher durchführbar.

Nachteil: Die Vorbereitung des Prothesenlagers ist aufwendiger (höhere Anforderungen an die Passform des Prothesenlagers im Femurschaft).

Indikation: Patienten unter 70 Jahren, deren Lebenserwartung einen späteren Prothesenwechsel erforderlich macht und bei denen eine hüftkopferhaltende Therapie nicht infrage kommt.

Zementierte TEP. Das Implantat (Pfanne und Schaft mit Kopf) wird mit Knochenzement (Palacos) im Körper fixiert.

Vorteil: Die operationstechnische Anforderung ist geringer als bei zementfreier TEP und die Prothese preiswerter.

Nachteil: Durch Knochendestruktion über die Jahre ist ein späterer Prothesenwechsel problematischer.

Indikation: Ältere Patienten (über 80), bei denen die statistische Lebenserwartung kürzer ist als die durchschnittliche Prothesenstandzeit von 10–15 Jahren.

Duokopfprothese. Bei dieser Endoprothese ist die künstliche Hüftpfanne am künstlichen Schaft als Kugelgelenk fixiert, sodass eine operative Verankerung im Beckenknochen nicht erforderlich ist. Dadurch ist die Operation schneller und schonender durchführbar als eine TEP, die Funktionsdauer ist jedoch kürzer. Die sofortige Vollbelastung ist möglich.

Indikation: Geeignet für sehr alte Menschen mit Schenkelhalsfraktur, wenn keine wesentliche Koxarthrose vorliegt.

Proximale Femurfrakturen

Lokalisation

Bei diesen Frakturen liegt der Frakturspalt im Bereich der Rollhügel (Trochanter major und minor). Man unterscheidet (**Abb. 34.52**):

- *Pertrochantäre Fraktur:* Der Bruch ist im Bereich zwischen Trochanter major und Trochanter minor lokalisiert.
- *Subtrochantäre Fraktur:* Die Fraktur liegt unterhalb der Rollhügel.
- *Reversed-Fraktur:* Die Bruchlinie verläuft entgegen der üblichen Bruchlinie, was extreme Instabilität zur Folge hat.

 Alle per- und subtrochantären Frakturen sind instabil!

34

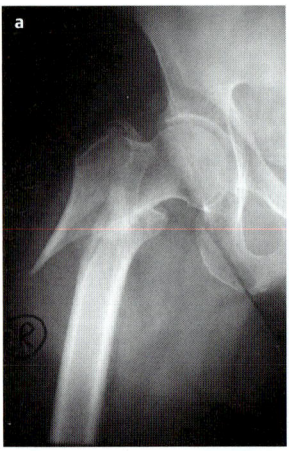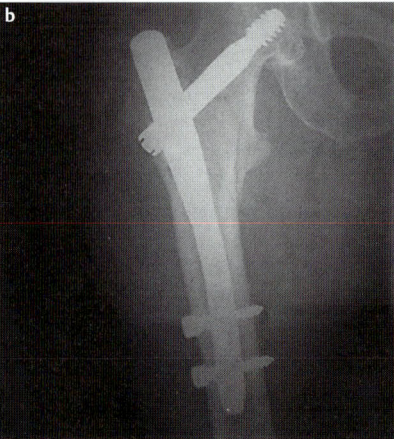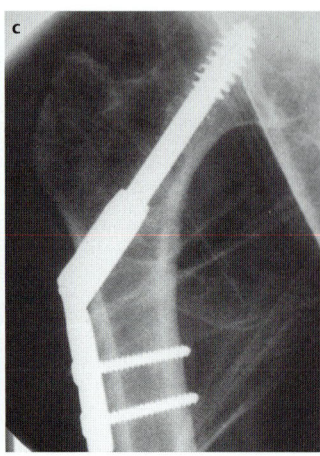

Abb. 34.57 Pertrochantäre Femurfraktur. Beispiele für die operative Therapie.
a Röntgenbefund einer pertrochantären Femurfraktur.
b Gamma-Nagel.
c Dynamische Hüftschraube (DHS).

Therapie

Da eine konservative Therapie 3 Monate Bettruhe bedeuten würde, kommt nur eine operative Stabilisierung infrage (**Abb. 34.57**).

Gamma-Nagel (Laschengleitnagel). Es handelt sich um einen speziellen intramedullären Verriegelungsnagel für proximale Femurfrakturen. Die große, durch den Schenkelhals gedrehte Schraube kann in dem Marknagel gleiten, wodurch bei Belastung eine Kompression der Fraktur resultiert. Die distale Verriegelung erfolgt durch 2 Schrauben (Nagel und Schenkelhalsschraube bilden die Form des griech. Buchstabens *gamma*, daher die Bezeichnung). Es besteht sofortige Belastungsstabilität.

Dynamische Hüftschraube (DHS). Das Prinzip ist ähnlich wie beim Gamma-Nagel. Die Schenkelhalsschraube gleitet „dynamisch" in einer seitlich angeschraubten Platte, womit bei Belastung eine Kompression der Fraktur erreicht wird. Es besteht sofortige Belastungsstabilität.

Femurschaftfraktur

Ursache und Komplikationen

Die Oberschenkelschaftfraktur ist eine typische Verletzung bei Zweiradunfällen (z. B. Motorradunfall). Nicht selten liegen schwerwiegende Begleitverletzungen vor.

(M) *Bei einer Femurschaftfraktur kommt es immer zu einem hohen Blutverlust.*

(P) *Beobachtung. Die Femurschaftfraktur führt zu einem ausgedehnten lokalen Hämatom. Neben Hb-Kontrollen ist daher die Überwachung und Stabilisierung des Kreislaufs wichtig!*

Therapie

Bei Erwachsenen erfolgt grundsätzlich eine operative Behandlung. Möglich sind Mark- und Verriegelungsnagel (beide belastungsstabil) oder die Plattenosteosynthese mit herkömmlichen Platten (s. Kap. 33.8.2) oder LISS (nur übungsstabil, Entlastung für 4 Monate). Bei offenen Frakturen wird ein Fixateur externe angelegt mit Verfahrenswechsel (Marknagel) nach Abschluss der Wundheilung.

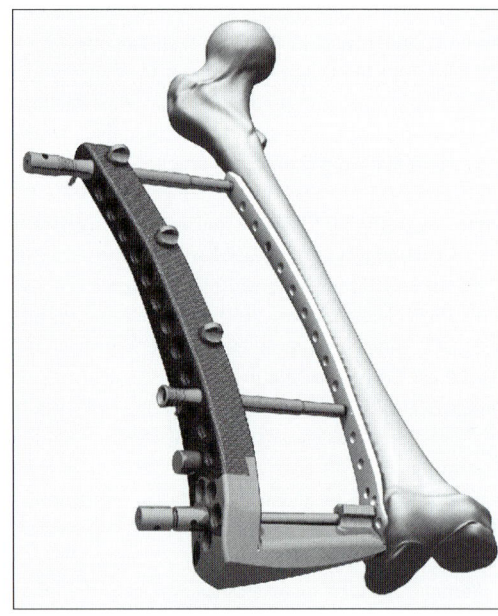

Abb. 34.58 Femurschaftfraktur. Operative Versorgung mit dem LISS. Minimal-invasiv eingebrachte Plattenosteosynthese mit Zielbügel zum perkutanen Eindrehen der Schrauben

34

W *Das LISS (less invasive stabilisation system,* **Abb. 34.58**) *ist eine spezielle Weiterentwicklung der herkömmlichen Plattenosteosynthese. LISS ist minimal-invasiv. Die Platte wird über einen kleinen Hautschnitt neben den Knochen eingeschoben. Der Frakturbereich muss also nicht operativ freigelegt werden, wie es bei der offenen Plattenosteosynthese erforderlich ist. Die Schrauben werden bei LISS über ein Zielgerät eingedreht und sind winkelstabil mit der Platte und dem Knochen verbunden. Vorteil: kleiner operativer Zugang, keine Freilegung der Frakturzone und Schonung des Periostes.*

Bei Kindern bis zum 3. Lebensjahr wird konservativ mittels Heftpflaster-Vertikalextension (**Abb. 34.59**) behandelt. Die knöcherne Heilung erfolgt nach ca. 5 Wochen.

Distale Femurfrakturen

Auch die suprakondylären und perkondylären Frakturen (**Abb. 34.52**) werden fast immer operativ behandelt (Schraubenosteosynthese oder Kondylenplatte). Wichtig ist dies besonders bei Gelenkbeteiligung, da selbst kleinste Stufen in der Gelenkfläche ausgeglichen werden müssen. Nur so lässt sich eine spätere Arthrose

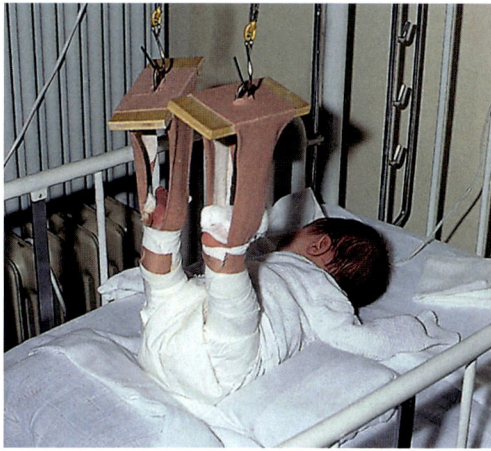

Abb. 34.59 Femurschaftfraktur des Kleinkindes. Konservative Behandlung als Heftpflaster-Vertikalextension (Overhead-Extension). Sowohl das gebrochene als auch das unverletzte Bein wird extendiert. Die Hüftgelenke sind um 90° gebeugt.

des Kniegelenks verhindern. Frühfunktionelle Physiotherapie, Belastung erst nach ca. 12 Wochen.

P 34.10 Pflege von Menschen mit Hüft-TEP

Wolfgang Kurz

Die Implantation eines künstlichen Hüftgelenkes wird je nach Indikation geplant oder ungeplant durchgeführt. Oft handelt es sich bei geplanten Eingriffen um Patienten mit Abnutzungserscheinungen, z. B. Koxarthrose. Bei Patienten mit ungeplanter Implantation liegt häufig eine Schenkelhalsfraktur vor.

Die perioperative Pflege bei diesem Eingriff ist aufgrund des häufig vorliegenden hohen Alters der Patienten durch eine hohe Multimorbidität geprägt.

Unabhängig von der Indikation ist das primäre Ziel der Pflege die Rehabilitation ab dem ersten postoperativen Tag. Hierzu gehört das Vermeiden allgemeiner Risiken, wie z. B. das Entstehen einer tiefen Beinvenenthrombose, sowie spezifischer Komplikationen, wie z. B. die Prothesenluxation.

34.10.1 Präoperative Pflege

Neben den allgemeinen präoperativen Vorbereitungsmaßnahmen, ist Folgendes zu beachten:

P *Psychosoziale Betreuung. Eine Operation ist immer mit individuellen Ängsten verbunden. Der Patient kann besser mit seinen Ängsten umgehen, wenn er erkennt, dass diese von den Pflegenden wahrgenommen werden und er seine Ängste äußern kann.*

Geplante Eingriffe

Einschränkungen der Mobilität, Schmerzen beim Gehen und eine begrenzte Gehstrecke führen in der Zeit vor dem Eingriff oft zu einem Verlust an Lebensqualität und Selbstständigkeit. Der Patient setzt dadurch viel Hoffnung in den Eingriff. Eine lückenlose Aufklärung durch das therapeutische Team bezüglich des Verlaufs der postoperativen Phase sind wichtige Elemente, um Frustrationen zu vermeiden und die Motivation zu fördern. Hierzu gehören Informationen über entstehende Schmerzen und der zu Beginn bestehenden Einschränkung der Mobilität.

Schenkelhalsfraktur

Der Patient steht vor einer ungeplanten Operation, auf die er sich nur eingeschränkt vorbereiten konnte. Bei älteren Patienten bestehen häufig Ängste, dass die Selbstständigkeit verloren gehen könnte. Deshalb sollten frühzeitig Möglichkeiten der weiteren Versorgung und Unterstützung in der eigenen Wohnung thematisiert werden.

Nahrungsabbau und Darmvorbereitung

Am Vorabend der Operation erhält der Patient ein leichtes Abendbrot, danach nur noch Flüssigkeit und ab 22 Uhr besteht Flüssigkeitskarenz.

34

Zur Vermeidung einer intraoperativen Stuhlentleerung wird ein Klistier am Operationstag verabreicht.

Rasur

Ziel der Haarentfernung ist die Minderung der postoperativen Wundinfektion.

Da die Rasur selbst mit dem Setzen von Mikroläsionen verbunden ist und diese ein Infektionsrisiko darstellen, sollte Folgendes beachtet werden:
- Die Rasur sollte nach Möglichkeit in unmittelbarer Zeitnähe zur Operation erfolgen (am Tag der Operation).
- Sie sollte mit einem Elektrorasierer durchgeführt werden, da dieser nachweislich weniger Hautschäden verursacht.

Rasurgebiet. Es wird die gesamte, obere Schambehaarung entfernt und der betroffene Oberschenkel, einschließlich der Hüfte rasiert. Die Rasur sollte ca. 20 cm um die voraussichtliche Hautschnittstelle erfolgen.

Einübung postoperativer Fertigkeiten bei geplanten Eingriffen

Der Patient sollte zur Verbesserung der postoperativen Compliance und zur Minimierung postoperativer Komplikationen die folgenden Besonderheiten einüben.

Lagerung

Das betroffene Bein liegt in leichter Abduktion (ca. 25°) in einer flachen Schaumstoffschiene. Um eine postoperative Luxation zu vermeiden, übt der Patient den Lagewechsel und das Aufstehen über die operierte Seite. Das Bein darf dabei weder nach innen oder außen rotiert noch gleichzeitig gebeugt werden.

Mobilisation

Der Patient übt das Gehen mit Unterarmgehstützen:
- Abrollen von der Ferse zu den Zehspitzen,
- Drehen mit kleinen Schritten,
- Besonderheiten beim Treppensteigen.

Der Patient wird darüber aufgeklärt, dass das operierte Bein vor allem beim Sitzen und Aufstehen immer durchgestreckt sein muss und das Knie nie über Hüftniveau gehoben werden darf.

Prophylaxen

Bei Eingriffen an Hüfte und Becken besteht eine besonders erhöhte Thrombose- und Emboliegefahr. Der Patient sollte daher über das Anlegen und die Wirkung von medizinischen Thromboseprophylaxestrümpfen aufgeklärt werden.

Dem Patienten sollten Übungen gezeigt werden, durch die die Blutströmungsgeschwindigkeit erhöht wird, z. B. die Aktivierung der Muskelpumpe durch isometrische Kontraktion.

Bei längerer medikamentöser Primärprophylaxe mittels z. B. niedermolekularer Heparine sollte der Patient zur Selbstinjektion angeleitet werden. Voraussetzung dafür ist aber eine vorhandene Compliance.

Ⓜ *Frakturen und Operationen an den unteren Extremitäten haben ein besonders hohes Thromboserisiko. Näheres zur Thromboembolieprophylaxe finden Sie in Kap. 8.2.*

34.10.2 Postoperative Pflege

Neben den allgemeinen postoperativen Maßnahmen ist das Folgende zu beachten.

Drainagen

Die Beobachtung des Sekretes auf Menge, Aussehen und Beimischungen ist zu dokumentieren. Es ist auf einen ungehinderten Sekretabfluss und aseptischen Umgang mit den Ableitungssystemen zu achten.

Wundgebiet

Der Verband muss regelmäßig auf Nachblutungen kontrolliert werden. Am 2. postoperativen Tag erfolgt bei komplikationslosem Verlauf der aseptische Verbandswechsel durch den Arzt. Im weiteren Verlauf wird die Wunde auf Entzündungszeichen beobachtet.

Lagerung und Mobilisation

Das betroffene Bein wird leicht abduziert (ca. 25°) in einer flachen Schaumstoffschiene gelagert. Der Patient muss Außenrotationen und das Übereinanderschlagen der Beine wegen der Luxationsgefahr vermeiden. Nach Hüft-TEP mit dorsalem Zugang darf auch keine übermäßige Innenrotation erfolgen. Beim Drehen im Bett sollte ein Lagerungskissen zwischen die Beine gelegt werden. Um unkontrollierte Drehbewegungen zu vermeiden, sollte der Nachttisch auf die operierte Seite gestellt werden. Die flache Schaumstoffschiene bleibt zunächst ganztägig im Bett, später nur noch zur Nacht, um eine Überkreuzung der Beine im Schlaf zu vermeiden.

Eine Frühmobilisation, soweit möglich, verringert die Dekubitusrate, minimiert das Risiko einer Beinvenenthrombose und kann pulmonalen Komplikationen vorbeugen.

Das Ziel bei älteren Patienten nach Schenkelhalsfraktur, die nicht teilbelasten können, ist die schmerzadaptierte Vollbelastung. Die operative Versorgung sollte so erfolgen, dass dies möglich ist.

34

Nahrungsaufbau

Bei komplikationslosem Verlauf, darf der Patient nach 6–8 Stunden wieder essen und trinken, bei Mobilitätsstörung des Darms können darmregulierende Maßnahmen mittels eines verordneten, milden oralen Abführmittels erfolgen.

Entlassungsberatung

Die Entlassungsberatung umfasst folgende Punkte:
- Alle Bewegungen, die eine Luxationsgefahr darstellen, müssen bis zur Festigung der Gelenkkapsel (nach ca. 4 Monaten) vermieden werden.
- Der Patient sollte festes und stabiles Schuhwerk tragen.
- Er wird dazu angehalten, Sitzgelegenheiten zu verwenden, bei denen das Knie nicht über Hüftniveau ist.

- Empfehlung einer Toilettensitzerhöhung.
- Bei Patienten, die Auto fahren, muss das richtige Ein- und Aussteigen besprochen werden (keine Drehbewegungen im Hüftgelenk).
- Der Patient kann sich, unter Berücksichtigung der Belastungsempfehlung, aktiv bewegen. Schwimmen und Fahrradfahren können als Sportarten und zum Erhalt der Muskulatur empfohlen werden. Brustschwimmen sollte vermieden werden.
- Keine schweren Lasten tragen
- Der Patient wird angehalten weiterhin zur Krankengymnastik zu gehen.
- Bei älteren Menschen gibt es vielfältige Gründe für Gangunsicherheiten, welche die Ursache für Stürze sein können.

34.11 Knie

Hanns-Edgar Hoffart, Burkhard Paetz

Das Kniegelenk ist das größte Gelenk des menschlichen Körpers. Um die Kontaktfläche beim Bewegungsablauf zu vergrößern und die Stabilität des Gelenkes zu sichern, sind zwischen Oberschenkelrolle und Schienbeinkopf sowohl im inneren als auch im äußeren Gelenkanteil die *Menisken* zwischengelagert. Sie dienen als Stoßdämpfer und Gelenkkupplung. Ferner verbessern sie die Verteilung des Belastungsdruckes auf die Schienbeinkopffläche.

Die Kniegelenke sind bandgesichert. Zwischen den Femurkondylen sind die beiden *Kreuzbänder* eingelagert, die ein Abrutschen des Oberschenkelknochens über den Schienbeinkopf nach vorne und hinten vermeiden. Der mediale und laterale *Seitenbandapparat* stabilisiert die Kniegelenke gegen mediales und laterales Aufklappen.

Beim Erwachsenen ist eine Valgusstellung des Unterschenkels zum Femurschaft von 3° physiologisch.

D *Als Genu valgum bezeichnet man eine vermehrte X-Bein-Stellung. Von Genu varum sprechen wir beim Verlust des physiologischen Valgus mit entsprechender Fehlstellung (O-Bein).*

Eine ausgeprägte Achsfehlstellung bewirkt eine ungleichmäßige Belastung des Kniegelenkes und damit die Entwicklung einer *Überlastungsarthrose* im entsprechenden Kniegelenksabschnitt.

W *Sind die Beinachsen gerade, berühren sich die Knieinnenseiten und die Innenknöchel beider Beine.*

34.11.1 Meniskuserkrankungen

D *Als Meniskopathie bezeichnen wir die degenerative Schädigung des Meniskusgewebes mit oder ohne Einriss. Die Meniskusruptur ist ein traumatischer Einriss des Meniskus nach akuten Überlastungen (Dreh-Beuge-Trauma). Die Übergänge von Meniskusrissen zu Meniskusschäden sind fließend.*

Symptome und Diagnostik

Es besteht *Druckschmerz* im entsprechendem Gelenkspalt sowie Streck- und Beugehemmung. Außerdem treten *Einklemmungserscheinungen* (Blockierung bei bestimmten Bewegungen) auf.

Die Diagnose wird durch *Kernspintomografie* (Vorteil: nicht invasiv) oder *Arthroskopie* (Vorteil: Therapie kann in gleicher Sitzung erfolgen) gesichert.

Therapie

Operative Eingriffe an den Menisken erfolgen in der Regel durch Gelenkspiegelung *(Arthroskopie)*. Bei frischen Meniskusrissen und jungen Patienten wird der Meniskus möglichst komplett erhalten *(Meniskusrefixation)*. Ansonsten erfolgt die Resektion der instabilen Meniskusteile *(partielle Meniskektomie)*. Wegen der Stoßdämpferfunktion der Meniski wird grundsätzlich so viel Meniskusgewebe erhalten wie möglich.

P *Lagerung.* Das operierte Bein wird in einer Schaumstoffschiene hoch gelagert – bei gleichzeitiger Kühlung des Knies mit Kühlkissen, Eispack oder Kryomanschette. Nach der Drainageentfernung können die Patienten uneingeschränkt frühmobilisiert werden.

34

541

Zuvor sollten sie zu isometrischen Anspannungsübungen angehalten werden.

34.11.2 Verletzungen des Kniebandapparates

Ursache

Durch die weite Verbreitung von rasanten Sportarten wie Fußball, Handball, Basketball, Skilaufen etc. kommt es neben *akuten* Verletzungen des Kniebandapparates auch zu *chronischen* Instabilitäten.

Das *vordere* Kreuzband ist am häufigsten betroffen, seltener die *Seitenbänder* und das *hintere* Kreuzband. Mehrere Strukturen können gleichzeitig verletzt sein.

Symptome

Allgemeine Symptome einer frischen Bandverletzung am Knie sind lokaler *Schmerz* und *Schwellung*. Wenn ein *Gelenkerguss* (Hämarthros) besteht, wird die Kniescheibe nach vorne gedrückt, was man beim Tastbefund als „tanzende Patella" bezeichnet. Je nach verletzter Struktur finden sich entsprechende *Instabilitäten*.

Diagnostik

Nach röntgenologischem Ausschluss einer Fraktur hat sich zur Weichteildiagnostik die *Kernspintomografie* durchgesetzt. Eine *Arthroskopie* als alleinige diagnostische Maßnahme ist kaum noch gerechtfertigt.

Therapie

Durch die Verbreitung der *arthroskopischen Operationstechniken* ist die Anzahl der Kniebandoperationen in den letzten 20 Jahren dramatisch angestiegen.

Vordere Kreuzbandinstabilität

D *Als vordere Kreuzbandinstabilität (anteromediale Rotationsinstabilität = AMRI) bezeichnet man eine durch einmalige oder wiederholte Verletzungen und Überlastungen entstandene Instabilität des vorderen Kreuzbandes (VKB). Die Erkrankung findet sich oft in Kombination mit medialem Seitenbandschaden und/oder Meniskusläsionen.*

Symptome

Die Tibia lässt sich als Ausdruck der Instabilität gegenüber dem Femur verschieben *(Schubladenphänomen)*. Spezielle Untersuchungen grenzen die Diagnose ein *(Lachman-Test* und *Pivot-Shift-Zeichen)*.

Therapie

Bei jüngeren Patienten mit geringer Kniegelenksarthrose erfolgt die operative Rekonstruktion des vorderen Kreuzbandes *(vordere Kreuzbandplastik, VKB-Plastik)*.

Der Eingriff erfolgt *arthroskopisch*. Für den Ersatz des Kreuzbandes entnimmt man benachbartes *körpereigenes Sehnengewebe:* die Sehnen des funktionell entbehrlichen M. semitendinosus (Semitendinosusplastik), den M. gracilis oder einen Streifen aus dem Ligamentum patellae oder der Quadrizepssehne.

P *Mobilisation. Es erfolgt eine frühfunktionelle Mobilisierung.*

Seitenbandinstabilität des Knies

Bei einer Seitenbandruptur lässt sich der Unterschenkel gegenüber dem Oberschenkel seitlich abkippen *(pathologische Aufklappbarkeit)*.

Geringfügige Instabilitäten werden *konservativ* behandelt durch Aufbau der synergistischen Muskelgruppen. *Operative* Seitenbandrekonstruktionen sind aufwendig und vom Ergebnis nicht immer befriedigend.

Hintere Kreuzbandinstabilität

Durch verbesserte arthroskopische OP-Techniken wurden in den letzten Jahren große Fortschritte zum Erhalt der früher unterschätzten Funktion des hinteren Kreuzbandes (HKB) erreicht.

34.11.3 Osteochondrosis dissecans

D *Die Osteochondrosis dissecans ist eine aseptische Knochennekrose, häufig am medialen Femurkondylus mit Ablösung von freien Dissekaten (Knochenstückchen im Gelenk, sog. „Gelenkmaus",* **Abb. 34.60***)*.

Symptome und Diagnostik

Betroffen sind Jugendliche und jüngere Erwachsene. Es bestehen belastungsabhängige Knieschmerzen, ein Gelenkerguss und akute Einklemmung ohne Trauma bei Dislokation der Gelenkmaus.

Die Diagnose wird durch Röntgen und NMR gestellt.

Therapie

Je nach Kernspinbefund erfolgt bei intaktem Knorpelüberzug eine Spongiosaunterfütterung zur Stabilisierung des Knorpellagers, ggf. die Knochen-Knorpeltransplantation durch Übertragung von Knochen-Knorpelzylindern aus einem unbelasteten Gelenkbereich oder gezüchtetem autologen Knorpel.

34.11.4 Morbus Schlatter

D *Als Morbus Schlatter (Carl Schlatter: Schweizer Chirurg, 1864–1934) bezeichnet man die aseptische Knochennekrose der Schienbeinapophyse am Ansatz der Kniescheibensehne, mit oder ohne Apophysenabriss.*

34

Symptome

Betroffen sind vorwiegend Knaben im Alter von 7–14 Jahren. Es bestehen Druckschmerzen an der Tuberositas tibiae und Belastungsschmerzen. Schmerzauslöser ist oft eine akute Überlastung z. B. beim Hochsprung.

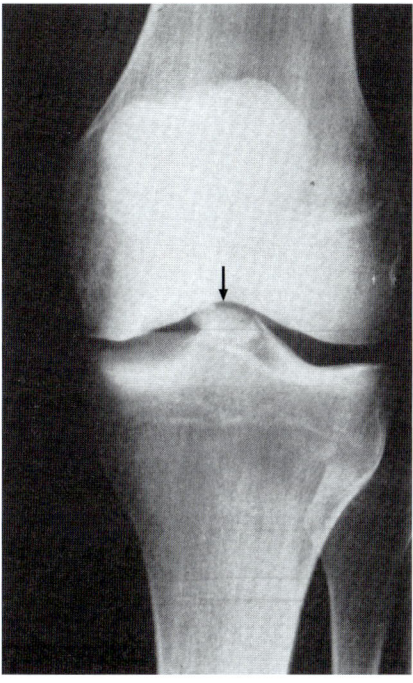

Abb. 34.60 Osteochondrosis dissecans. Abgelöstes Knochenstück („Gelenkmaus") im Kniegelenk (Pfeil).

Diagnostik und Therapie

Die Diagnose wird durch Röntgen (Abb. 34.61) oder MR gestellt. Die Therapie erfolgt konservativ, solange kein Ausriss der Tuberositasapophyse vorliegt.

34.11.5 Chondropathia patellae

Ⓓ *Als Chondropathia patellae bezeichnet man die degenerative Veränderung der Kniescheibe mit Funktionsstörungen im Femoro-Patellargelenk.*

Ursache

Die wichtigsten Ursachen sind eine muskuläre Dysbalance und Fehlpositionierung der Kniescheibe, eine Kniescheibenminderentwicklung (Patelladysplasie) und eine Beinfehlstellung mit der Verlagerung des Patella-Gleitweges.

Symptome und Therapie

Symptome sind eine retropatellare Schmerzsymptomatik mit Gangunsicherheit (Pseudo-giving-way) und ein Blockierungsgefühl der Kniescheibe.

Bei Versagen *konservativer* Maßnahmen kann eine *operative Therapie* mit dem Ziel erfolgen, die Ursache der Kniescheibendegeneration zu beseitigen.

Operative Verfahren sind die Versetzung der Tuberositas tibiae zur Verbesserung des Patella-Gleitweges und die Korrektur von Achsenfehlern durch eine Korrekturosteotomie. In leichten Fällen erfolgt die laterale Kapselspaltung zur Entfesselung der Kniescheibe.

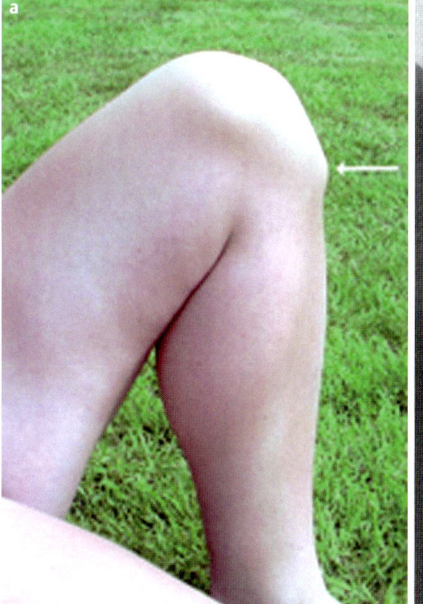

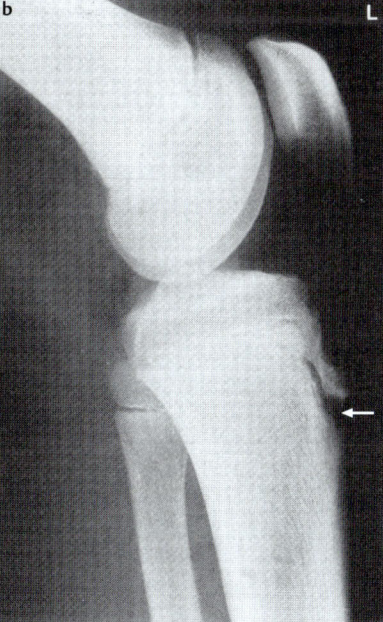

Abb. 34.61 Morbus Schlatter.
a Klinisches Bild.
b Nekrose der Schienbeinapophyse am Ansatz der Kniescheibensehne im Röntgenbild.

34

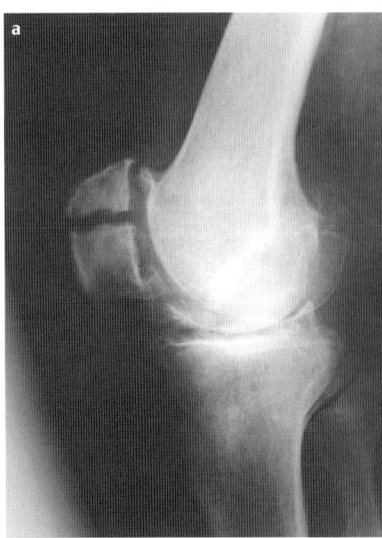
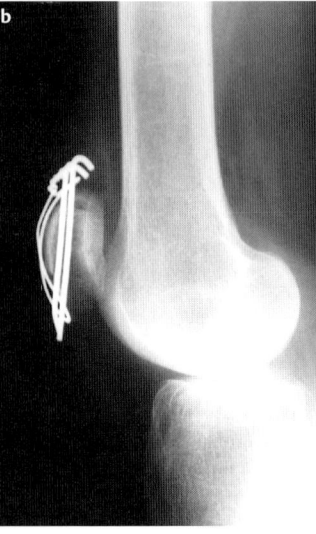

Abb. 34.62 Patella-Fraktur.
a Querbruch der Kniescheibe mit klaffendem Frakturspalt.
b Nach Zuggurtungs-osteosynthese.

34.11.6 Frakturen der Kniescheibe

Ursache der Patellafraktur ist meist ein Sturz auf das gebeugte Knie. Um eine Arthrose zu vermeiden ist in jedem Fall eine exakte Reposition und Retention erforderlich.

Längsfraktur. Wenn die Fraktur nicht disloziert ist, erfolgt die konservative Therapie mittels Tutor (Gipshülse) für 4 Wochen. Anderenfalls wird eine operative Therapie notwendig.

Querfraktur. Die Fragmente klaffen infolge des kräftigen Muskelzuges des M. quadriceps (Abb. 34.62) auseinander. Sie müssen daher immer operativ mittels Spickdrähten und Zuggurtungsosteosynthese fixiert werden. Danach ist die frühzeitige Physiotherapie zur Verhütung der Kniesteife und Muskelatrophie wichtig. Eine Vollbelastung ist erst nach 6 Wochen erlaubt.

34.11.7 Gonarthrose

 Als Gonarthrose (Kniegelenksarthrose) bezeichnet man den Verschleiß des Kniegelenks (Abb. 34.63).

Ursache

Zur Arthrose vgl. Kap. 33.2.1. Man unterscheidet die primäre von der sekundären Gonarthrose:

- *primäre Gonarthrose:* altersabhängiger Verschleiß des Gelenkknorpels durch Überlastung und Übergewicht (Fettsucht),
- *sekundäre Gonarthrose:* bei Achsenfehlstellung (Genu varum = O-Bein, Genu valgum = X-Bein), posttraumatisch oder postoperativ (nach Meniskusentfernung!).

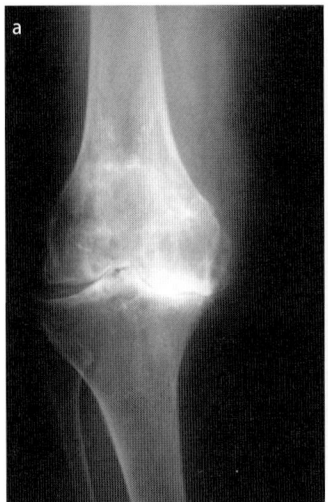
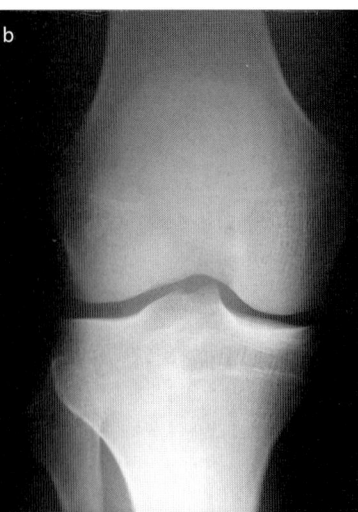

Abb. 34.63 Gonarthrose.
a Röntgenbild einer Kniegelenksarthrose mit Verschleiß des Gelenkknorpels.
b Normales Kniegelenk zum Vergleich.

34

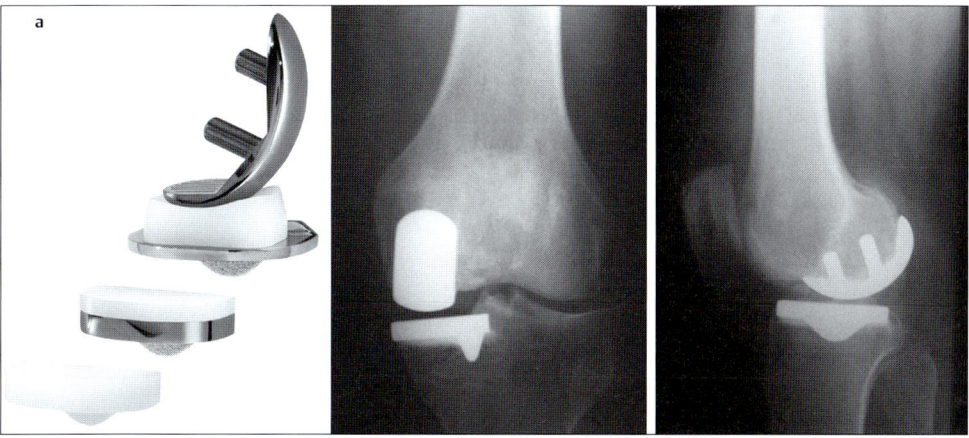

Abb. 34.64 Schlittenprothese bei Gonarthrose.
a Implantat für eine unilaterale mediale Schlittenprothese (Hemischlitten) am Knie (Foto: Fa. Amplitude).
b Röntgenbild a.-p.
c Röntgenbild seitlich.

Therapie

Gelenkerhaltende Operationen. Gelenkerhaltende Operationstechniken sind bei jungen Patienten und sekundärer Arthrose indiziert und sinnvoll. Beispiele: valgisierende Tibiakopf-Umstellung beim O-Bein, varisierende suprakondyläre Femur-Osteotomie beim X-Bein, Tuberositas-Versetzung bei Kniescheibenfehlposition. Bei umschriebenen Knorpelschäden werden zunehmend auch Knorpeltransplantationen erfolgreich durchgeführt.

Endoprothetischer Kniegelenkersatz. Seit Mitte der 1990er Jahre deutliche Steigerung der Operationsfrequenz. Im Jahr 2008 wurden in Deutschland über 170.000 Knie-Endoprothesen implantiert. Für den Kniegelenkersatz gibt es mehrere Prothesentypen:

– *Unilaterale Schlittenprothese* (Abb. 34.64): Bei isolierter Arthrose (nur medial oder lateral) und geringer Achsfehlstellung wird nur die erkrankte Gelenkfläche (meistens die mediale) von Femur und Tibia ersetzt (monokondyläre Schlittenprothese oder Hemischlitten).
– *Bikondylärer Gelenkersatz:* Bei Arthrose des Patellargelenks können mit einem *bikondylären Gelenkersatz* die Kreuzbänder erhalten werden (Schlittenprothese).
– *Oberflächenersatz* (Abb. 34.65): Unter Achsenkorrektur wird die komplette Knorpeloberfläche des Knie-

34

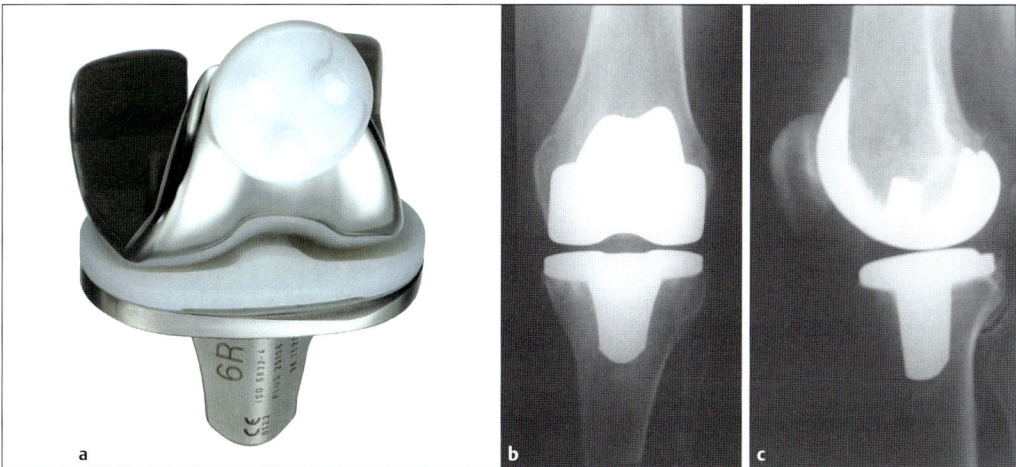

Abb. 34.65 Oberflächenersatz bei Gonarthrose.
a Implantat für den Oberflächenersatz bei Kniegelenksarthrose (Foto: Fa. Plus-Endoprothetik).
b Röntgenbild a.-p.
c Röntgenbild seitlich.

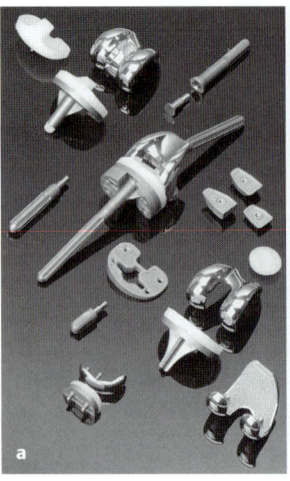
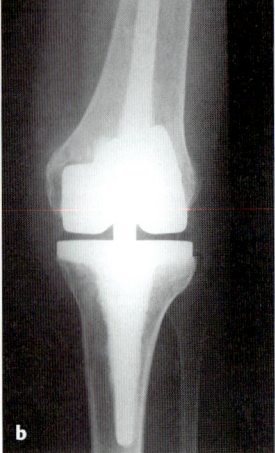
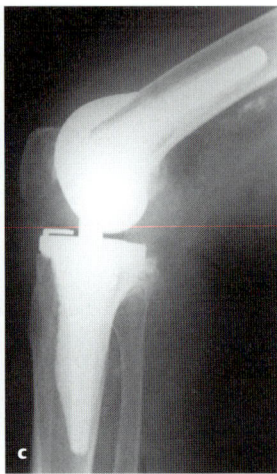

Abb. 34.66 Gekoppelte Prothese bei Gonarthrose.
a Modularsystem für den Kniegelenksersatz. Alle Teile stehen in verschiedenen Größen zur Verfügung und sind beliebig kombinierbar.
b Gekoppelte Kniegelenks-TEP im Röntgenbild a.-p.
c Seitlich.

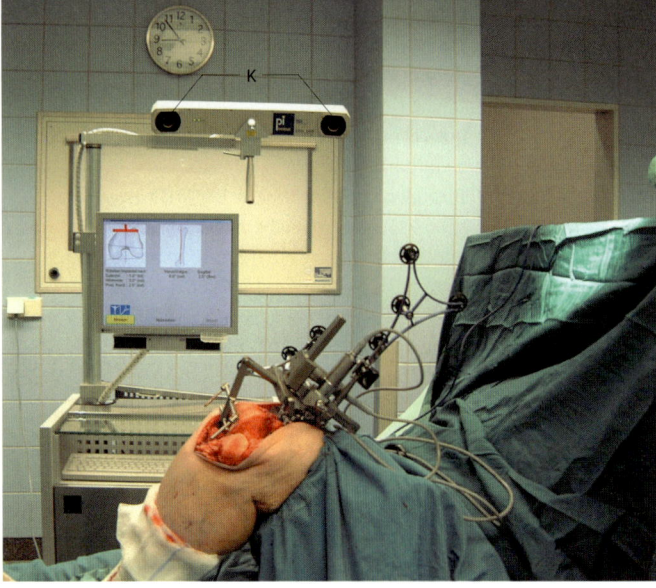

Abb. 34.67 Computergestützter endoprothetischer Kniegelenksersatz. OP-Foto (Dr. H.-E. Hoffart). Das Kniegelenk ist eröffnet. Die im Knochen fixierten Metallstangen und Kugeln dienen der Stereo-Infrarotkamera (K) zur korrekten Vermessung der Prothesenposition (System: Galileo-Nav, Fa. PI Precision Implants).

gelenkes ersetzt. Der körpereigene Kniebandapparat muss erhalten sein, um eine stabile Kniefunktion zu sichern.

– *Gekoppelte Prothese* (**Abb. 34.66**): Bei instabilem Kniegelenk, massiven Achsenfehlern und extremen Bewegungseinschränkungen übernimmt eine Kupplung zwischen Oberschenkel und Unterschenkel (Knie-TEP) die Führung des Kniegelenkes. Die Verankerung der Prothesenstiele im Femur und Tibia erfolgt meist unter Verwendung von Knochenzement.

W *Physiologische Beinachsen sind für eine gute Kniefunktion von entscheidender Bedeutung.* Daher werden in einigen Zentren die Prothesenoperationen mit computernavigierter Achsenvermessung durchgeführt (**Abb. 34.67**).

P **Mobilisation.** *Die frühfunktionelle postoperative Behandlung ist entscheidend für die Qualität der Operationsergebnisse.*

P 34.12 Pflege von Menschen mit Knie-TEP

Wolfgang Kurz

Die häufigste Indikation für eine endoprothetische Versorgung des Kniegelenkes ist eine primäre Gonarthrose, welche durch eine konservative oder gelenkerhaltende Therapiemaßnahme nicht ausreichend behandelbar ist. Bei der primären Gonarthrose liegt eine Zerstörung der Gelenkflächen vor, welche die Lebensqualität des Patienten erheblich herabsetzt.

34.12.1 Vorstationäre Phase

Die Rehabilitation stellt einen kontinuierlichen Prozess dar und beginnt vor der Operation, um dann unmittelbar nach der Operation weitergeführt zu werden.

Um die postoperative Rehabilitation zu verbessern, ist eine Gewichtsabnahme bei Adipositas zu empfehlen. Da die Patienten eine Zeit lang mit Unterarmgehstützen gehen müssen, ist ein rechtzeitig begonnenes Krafttraining der betroffenen Oberarm-Schulter-Rumpf-Muskulatur wichtig.

34.12.2 Präoperative Pflege

Neben den allgemeinen präoperativen Vorbereitungsmaßnahmen (Kap. 8) ist das Folgende zu beachten.

Psychosoziale Betreuung

Eine Operation ist immer mit individuellen Ängsten verbunden. Der Patient kann besser mit seinen Ängsten umgehen, wenn er erkennt, dass diese von den Pflegenden wahrgenommen werden und er seine Ängste äußern kann.

Der Patient setzt, bedingt durch die herabgesetzte Lebensqualität, viel Hoffnung in den Eingriff. Er hofft auf Schmerzfreiheit und auf eine verbesserte Mobilität. Eine lückenlose Aufklärung durch das therapeutische Team bezüglich des Verlaufs der postoperativen Phase ist wichtig um Frustrationen zu vermeiden und die Motivation zu fördern.

Nahrungsabbau und Darmvorbereitung

Am Vorabend der Operation erhält der Patient ein leichtes Abendbrot, danach nur noch Flüssigkeit und ab 22 Uhr Flüssigkeitskarenz.

Zur Vermeidung einer intraoperativen Stuhlentleerung wird ein Klistier am Operationstag verabreicht.

Rasur

Die Rasur sollte ca. 20 cm um die voraussichtliche Hautschnittstelle erfolgen.

Einübung postoperativer Fertigkeiten

Der Patient sollte zur Verbesserung der postoperativen Compliance und zur Minimierung postoperativer Komplikationen folgende Besonderheiten einüben:
– Um die Einhaltung einer evtl. Teilbelastung zu ermöglichen, sollte eine therapeutisch angeleitete, präoperative Gangschule mit Gehstützen erfolgen.
– Die Einübung der Teilbelastung muss mit Feedbacksystemen erfolgen, die für die dynamische Gangphase geeignet sind, wie z. B. die akustisch rückmeldenden Fußdrucksohlen oder der mechanische Belastungstrainer. Die Einübung der Teilbelastung mithilfe einer Haushaltswaage ist unzureichend, weil die Dynamik des Ganges dabei nicht berücksichtigt wird.

34.12.3 Postoperative Pflege

Neben den allgemeinen postoperativen Maßnahmen (Kap. 8) ist das Folgende zu beachten.

Drainagen

Die Beobachtung des Sekretes auf Menge, Aussehen und Beimischungen sind zu dokumentieren. Es ist auf einen ungehinderten Sekretabfluss und aseptischen Umgang mit den Ableitungssystemen zu achten.

Wundgebiet

Regelmäßige Verbandskontrolle auf Nachblutungen. Am 2. postoperativen Tag erfolgt bei komplikationslosem Verlauf der aseptische Verbandswechsel durch den Arzt. Im weiteren Verlauf wird die Wunde auf Entzündungszeichen beobachtet.

Schmerztherapie und Mobilisation

Die Hauptziele der postoperativen Pflege sind die Schmerzreduktion und die Maximierung des Bewegungsumfanges. Zur Schmerztherapie stehen verschiedene Verfahren zur Verfügung (z. B. periduraler Verweilkatheter). Die Schmerztherapie wirkt sich nicht nur positiv auf das Wohlbefinden des Patienten aus, sondern auch auf den Operationsstress und verhindert Komplikationen, wie Thrombosen, Embolien, katabole Prozesse oder Kreislaufstörungen.

Um eine optimale Beweglichkeit zu erzielen, Verklebungen zu lösen und den Sekretabfluss über die Drainagen zu fördern, muss die postoperative Schmerzfreiheit genutzt werden, um eine intensivierte Bewegungstherapie (z. B. passives Durchbewegen) durchzuführen. Die Bewegungstherapie mittels Motorschiene sollte

34

noch am Operationstag bis 100° Flexion durchgeführt werden.

Der Patient kann in Abhängigkeit von der Kreislaufsituation ab dem 1. postoperativen Tag sitzen, ab dem 2. Tag gehen und ab dem 4. Tag Treppen steigen. Zusätzlich sollte ein aktives Quadrizepstraining (isometrisch in Extension, isotonisch in Flexion) durchgeführt werden.

Eine weitere Maßnahme zur Schmerzreduktion könnten Kälteanwendungen (z. B. in Form von Eis) sein.

Die Verwendung von bewegungslimitierenden Orthesen kann nach Knie-Totalendoprothese in manchen Fällen zum Schutz des Gelenkes erforderlich sein.

Nahrungsaufbau

Bei komplikationslosem Verlauf darf der Patient nach 6–8 Stunden wieder essen und trinken, bei Mobilitätsstörung des Darms können darmregulierende Maßnahmen mittels eines verordneten milden, oralen Abführmittels erfolgen.

Entlassungsberatung

Bei endoprothetischen Eingriffen im Bereich der großen Gelenke der unteren Extremität besteht häufig ein verlängertes Risiko für das Auftreten einer tiefen Beinvenenthrombose. Daher muss die Thromboseprophylaxe sowohl mit medikamentösen als auch physikalischen Maßnahmen für die Dauer von ca. 5 Wochen postoperativ fortgeführt werden. Der Patient sollte zur Selbstinjektion angeleitet werden.

Die Physiotherapie sollte ambulant weitergeführt werden.

 Frakturen und Operationen an den unteren Extremitäten haben ein besonders hohes Thromboserisiko. Näheres zur Thromboembolieprophylaxe finden Sie in Kap. 8.2.

34.13 Unterschenkel

Hanns-Edgar Hoffart, Burkhard Paetz

34.13.1 Frakturen des Unterschenkels

Die Frakturen des Unterschenkels gehören zu den häufigsten Knochenbrüchen des menschlichen Körpers. Auf dem Schienbein (Tibia) lastet das Körpergewicht und es bildet einen Teil des Knie- und oberen Sprunggelenkes. Eine exakte *Reposition* der Frakturen in diesem Bereich ist daher wichtig. Deshalb entscheidet man sich oft für eine *operative* Therapie. Wegen des ventral sehr dünnen Weichteilmantels sind offene Frakturen in diesem Bereich sehr häufig.

Der Unterschenkel ist von Muskelgruppen mit straffen Bindegewebshüllen (Faszien) umhüllt. Bei ausgedehntem Frakturhämatom besteht deshalb immer die Gefahr eines Kompartmentsyndroms (Kap. 33.5). Eine Überwachung der peripheren Durchblutung, Motorik und Sensibilität (DMS) ist daher sehr wichtig!

 Bei einer Unterschenkelfraktur ist immer die Gefahr eines Kompartmentsyndroms gegeben!

Tibiakopffraktur

Meist findet sich eine Einstauchung der Gelenkfläche in die zermalmte Metaphyse *(Impressionsfraktur).*

Therapie. Es erfolgt die *operative* anatomische Wiederherstellung der Gelenkflächen durch offene Reposition, Spongiosaplastik und Stabilisierung mit Schrauben und abstützenden Platten. Baldmöglichst wird die frühfunktionelle Physiotherapie angestrebt.

Eine konservative Behandlung (Oberschenkelgips mit anschließender frühfunktioneller Behandlung) kommt nur bei nichtdislozierten Brüchen ohne Stufenbildung infrage.

 Vollbelastung ist sowohl bei konservativer als auch bei operativer Therapie erst nach 3–4 Monaten erlaubt.

Tibiaschaftfraktur

Der Schienbeinschaft bricht bei starker Biegungsbeanspruchung (Abb. 34.68).

Therapie. Es erfolgt vorwiegend eine operative Behandlung durch Marknagel oder Plattenosteosynthese. Offene Brüche stellen eine absolute Indikation zur sofortigen operativen Therapie mit dem Fixateur externe dar, später wird ein Verfahrenswechsel durchgeführt (Abb. 33.29).

Lediglich undislozierte geschlossene Frakturen und Brüche bei Kindern werden konservativ mit Oberschenkelliegegips und späterem Gehgips oder Sarmiento-Brace behandelt.

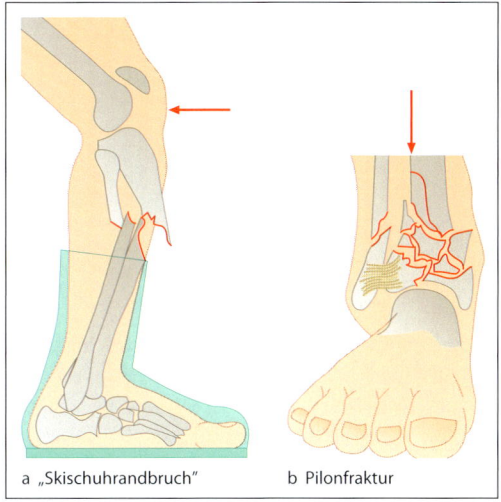

a „Skischuhrandbruch"   b Pilonfraktur

Abb. 34.68 Frakturen am Unterschenkel.
a Unterschenkelschaftfraktur durch Biegungstrauma
  (sog. Skischuhrandbruch)
b Pilonfraktur durch Stauchungstrauma.

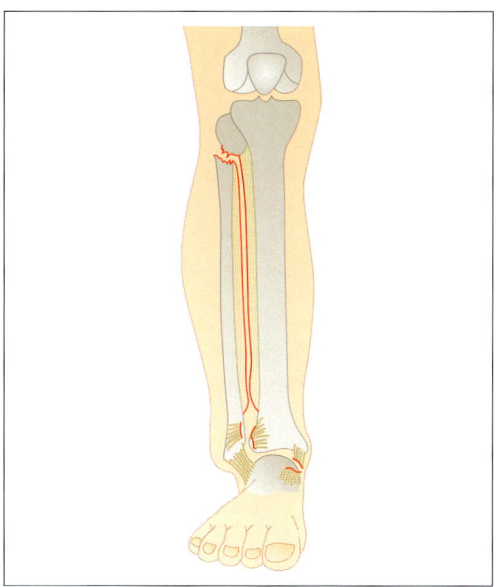

Abb. 34.69 Maisonneuve-Fraktur. Hohe Fibulafraktur mit Zerreißung der Bandstrukturen (Membrana interossea) zwischen Schienbein und Wadenbein.

Distale Tibiafraktur

D *Der körperferne Schienbeinbruch mit Beteiligung der Gelenkfläche wird als Pilonfraktur oder Pilon tibial (Pilon, franz.: Pfeiler, Stampfer) bezeichnet. Er entsteht bei starker axialer Gewalteinwirkung (Abb. 34.68 b).*

Therapie. Grundsätzlich erfolgt die Therapie operativ und mit Wiederherstellung der gelenkbildenden Schienbeinanteile (Plattenosteosynthese). Eine Entlastung des betroffenen Beines mit Unterarmgehstützen ist für mindestens 12 Wochen erforderlich.

Fibulafraktur

Isolierte Brüche des Wadenbeinköpfchens oder Fibulaschaftes (keine Malleolarfrakturen) spielen für die Stabilität des Unterschenkels und die funktionelle Einheit des Sprunggelenkes keine Rolle.
Therapie. Für 1–2 Wochen wird ein Zinkleimverband angelegt. Eine volle Belastung ist sofort möglich.

W *Die Maisonneuve-Fraktur (Abb. 34.69) ist eine Sonderform der Sprunggelenksfraktur: eine hohe Fibulafraktur mit ausgedehnter ligamentärer Begleitverletzung, die häufig übersehen wird. Die Therapie erfolgt immer operativ.*

Unterschenkelfrakturen

D *Bei einer Unterschenkelfraktur ist sowohl die Tibia als auch die Fibula frakturiert.*

Therapie. Meistens erfolgt die osteosynthetische Versorgung durch Marknagel, Verriegelungsnagel, Plattenosteosynthese oder Fixateur externe.
Eine konservative Therapie mittels Oberschenkelgips ist nur bei nicht dislozierten Frakturen möglich.

Malleolarfrakturen

D *Malleolarfrakturen sind Frakturen im Knöchelbereich (Malleolus = Knöchel). Innen- und Außenknöchel bilden einen Teil des oberen Sprunggelenkes.*

Lokalisation

Bei den Malleolarfrakturen unterscheidet man:
– Außenknöchelfraktur (Weber A–C, **Abb. 34.70**),
– Innenknöchelfraktur,
– bimalleoläre Fraktur (beide Knöchel gebrochen),
– trimalleoläre Fraktur (beide Knöchel frakturiert, zusätzlich Fragment der hinteren Tibiakante [Volkmann-Dreieck] ausgebrochen).

W *Im Klinikalltag werden Malleolarfrakturen häufig als „Sprunggelenksfraktur" oder „Fraktur des oberen Sprunggelenks" (OSG) bezeichnet. Brechen können aber nur Knochen, nicht Gelenke.*

Therapie

Es erfolgt die *Osteosynthese* mit exakter anatomischer Wiederherstellung der stark belasteten Gelenkflächen durch Platten, Schrauben und gelegentlich Zuggurtun-

34

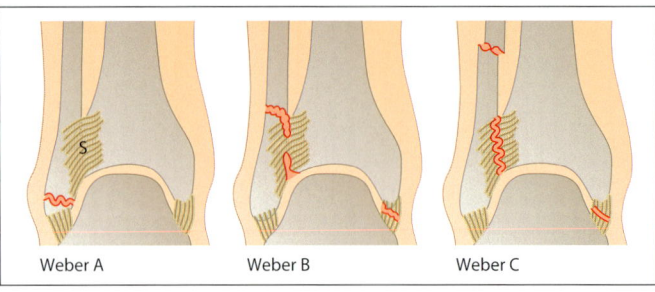

Abb. 34.70 Malleolarfraktur. Die Einteilung nach Weber berücksichtigt ausschließlich die Bruchlokalisation am Außenknöchel. Beim Typ *Weber A* liegt der Frakturspalt unterhalb der Gelenkfläche, die vordere Syndesmose (S) (Bandverbindung zwischen Tibia und Fibula) ist immer intakt. Beim Typ *Weber B* (Fraktur knapp oberhalb der Gelenkfläche) ist die Syndesmose intakt, partiell zerrissen oder rupturiert. Beim Typ *Weber C* ist die Syndesmose immer rupturiert und die Fraktur liegt oberhalb.

gen. Minimal-Osteosynthesen mit einzelnen Schrauben, die z. T. resorbierbar sind, setzen sich zunehmend durch.

Eine Syndesmosenruptur (bei Weber C immer, bei Weber B häufig) erfordert neben der Bandnaht eine Fixierung der Fibula gegen die Tibia mittels Stellschraube (Abb. 34.71).

Fehlstellungen im stark belasteten OSG führen zu vorzeitigem Verschleiß mit Arthrose.

(P) Mobilisation. *Bei übungsstabiler Osteosynthese wird ab dem 2. Tag mit Bewegungstherapie begonnen. Vollbelastung ist nach ca. 4 Wochen möglich. Bei gleichzeitiger Innenbandnaht muss das Gelenk für 6 Wochen im Gehgips ruhiggestellt werden.*

34.13.2 Malleolarbandruptur

(D) *Eine Malleolarbandruptur ist ein Bänderriss am oberen Sprunggelenk (OSG).*

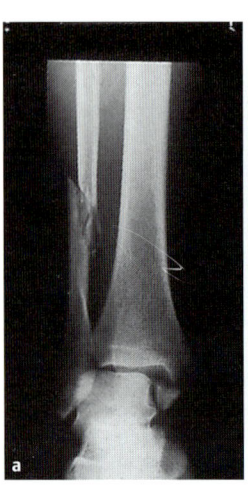
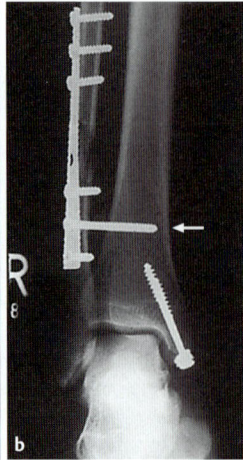

Abb. 34.71 Weber-C-Fraktur.
a Fibulafraktur und (im Röntgenbild nicht sichtbare) Syndesmosenruptur, zusätzlich Innenknöchelruptur.
b Operative Versorgung durch Plattenosteosynthese der Fibula, Stellschraube (Pfeil) und Verschraubung des Innenknöchels.

Das *obere Sprunggelenk* (OSG) hat ein inneres (mediales) und ein äußeres (laterales) Seitenband, die das seitliche Abknicken des Fußes verhindern. Das *laterale Band* besteht aus 3 Teilen. Durch Abknickung des Fußes (Supination) kann dieses Seitenband in einem seiner 3 Anteile oder komplett reißen *(= Außenbandruptur, fibulotalare Bandruptur)*.

(M) *Die Außenbandruptur am oberen Sprunggelenk ist der häufigste Bänderriss überhaupt!*

(W) *Die Ruptur des medialen Malleolarbandes (Innenbandruptur) ist seltener und praktisch immer mit einer Außenknöchelfraktur (Weber B oder C) kombiniert.*

Diagnostik
Nach Frakturausschluss durch eine normale Röntgenaufnahme (OSG in 2 Ebenen) werden gehaltene Aufnahmen in 2 Ebenen angefertigt. Die laterale Bandruptur zeigt sich durch eine pathologische Verschiebbarkeit des Sprungbeines (Abb. 34.72).

Therapie
Als Primärmaßnahme wird unabhängig von der Art der Weiterbehandlung eine *Unterschenkelgipsschiene* bis zum Abschwellen der Weichteile (3–5 Tage) angelegt.

Die Entscheidung, anschließend operative oder konservative Maßnahmen zu ergreifen, hängt vom Verletzungsausmaß und dem Patienten ab: Bei geringer Aufklappbarkeit (1 oder 2 Teile des fibularen Bandes gerissen) steht die *konservative* funktionelle Behandlung im Vordergrund. Bei jungen Patienten mit kompletter Ruptur aller 3 Bandstrukturen kommt die *operative Bandnaht* in Frage.

(M) *Alle Behandlungen dauern 6 Wochen.*

Konservativ-funktionelle Therapie. Das Verfahren der Wahl ist die Frühmobilisation mit einer *Sprunggelenksorthese* (Abb. 34.73). Die Orthese wird für 6 Wochen Tag und Nacht getragen, kann vom Patienten aber zum

34

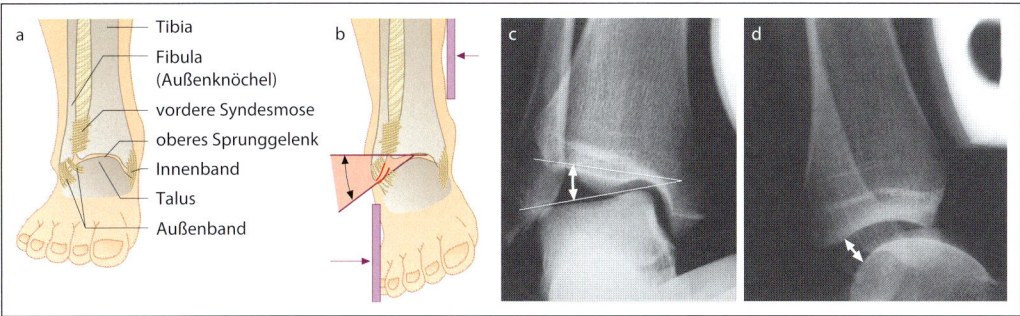

Abb. 34.72 Malleolarbandruptur.
a Anatomie. Beim Umknicken des Fußes in Supinationsrichtung entsteht eine Dehnungskraft auf das Außenband.
b Schema einer gehaltenen Röntgenaufnahme. Der Gelenkspalt klafft bei rupturiertem Außenband.
c Gehaltene Röntgenaufnahme a.-p. (pathologische Aufklappbarkeit).
d Gehaltene Röntgenaufnahme seitlich (Talusvorschub).

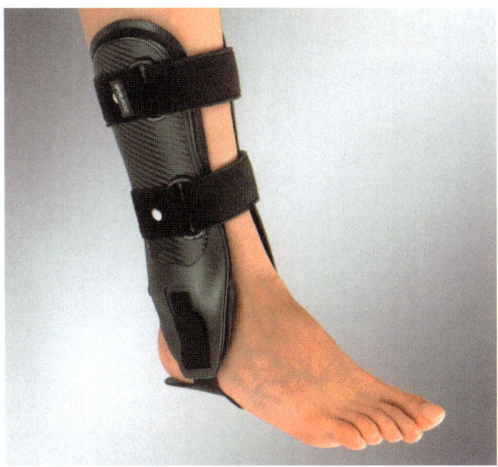

Abb. 34.73 Sprunggelenksorthese. Die Schiene stabilisiert die Seitenbänder und verhindert ein Umknicken. Unter der Schiene wird eine Socke getragen, über der Schiene ein Turnschuh (Foto: Fa. Sporlastic).

Waschen abgenommen werden. Der Verletzte erhält 2 Unterarmgehstützen und beginnt die Gehübungen mit Teilbelastung. Eine Vollbelastung ist nach ca. 2 Wochen möglich.

Operative Bandnaht. Postoperativ wird eine Gipsschiene bis zur Weichteilabschwellung angelegt, ab der 2. Woche wird eine Orthese (oder Tape-Verband) getragen. Eine Vollbelastung ist ab der 3. Woche möglich.

34.13.3 Chronische Außenbandinsuffizienz des Sprunggelenks

D *Als chronische Außenbandinsuffizienz des Sprunggelenks bezeichnet man eine nach rezidivierenden Supinationstraumen entstehende Instabilität des Außenbandapparates am oberen Sprunggelenk (OSG).*

Symptome
Es bestehen eine Unsicherheit bei schnellem Gehen auf unebenem Boden und beim Sport, außerdem ein Abknicken des Fußes nach medial im OSG.

Therapie
Therapeutische Maßnahmen sind das Tragen einer *Sprunggelenksorthese* und evtl. die *operative Rekonstruktion* des Außenbandes (Periostlappenplastik nach Wirth oder Fesselungsplastik nach Watson-Jones).

34.13.4 Achillessehnenruptur

Ursache
Der Riss der Achillessehne erfolgt bei degenerativem Vorschaden. Typischerweise sind untrainierte Männer um 45 Jahre betroffen, die sich nach jahrzehntelanger körperlicher Inaktivität plötzlich übertrieben um ihre Fitness bemühen. Bei diesen Patienten ist die Sehne durch degenerative Veränderungen erheblich vorgeschädigt, was sich histologisch nachweisen lässt.

Symptome
Die Patienten berichten meist, die Zerreißung (z. B. beim Tennisspielen) als „Krachen" wahrgenommen zu haben. Der Zehenstand ist auf dem betroffenen Bein nicht mehr möglich.

Der Sehnenriss kann als Delle getastet werden (**Abb. 34.74**).

Diagnostik und Therapie
Klinik und Anamnese sind richtungsweisend. *Sonografisch* ist der Sehnenabriss gut sichtbar.

Die Therapie frischer Ruptur erfolgt durch *operative Sehnennaht*. Postoperativ wird für 2 Wochen eine Oberschenkelgipsschiene in Spitzfußstellung, dann ein

34

Unterschenkelliegegips in reduzierter Spitzfußstellung für 2 Wochen angelegt. Abschließend muss für weitere 2 Wochen ein Unterschenkelgehgips in Nullstellung (kein Spitzfuß mehr) getragen werden.

34.13.5 Achillodynie

D *Als Achillodynie bezeichnet man die Beschwerden verursachende, knotige Degeneration der Achillessehne.*

Therapie. Es wird eine *operative Achillessehnenrevision* mit spindelförmiger Exzision des betroffenen Bezirks durchgeführt.

Danach erfolgt die Ruhigstellung für 4 Wochen in einer *Achillessehnenorthese* mit schrittweiser Rücknahme der Spitzfußstellung und vorsichtigem Belastungsaufbau.

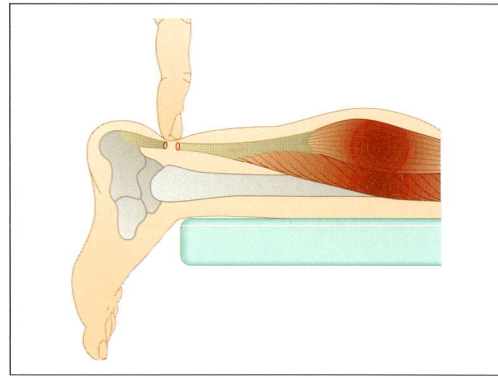

Abb. 34.74 Achillessehnenruptur. Der Sehnenriss kann mit dem Finger als Delle getastet werden (Patient in Bauchlage mit frei hängendem Fuß).

34.14 Fuß

Hanns-Edgar Hoffart, Burkhard Paetz

34.14.1 Angeborene Fußdeformierungen

Klumpfuß

D *Beim Klumpfuß handelt es sich um eine angeborene komplexe Fußdeformität ungeklärter Ätiologie. Sie tritt häufig in Verbindung mit anderen orthopädischen und allgemeinen Fehlbildungen auf.*

Einteilung

Der lateinische Name für Klumpfuß (Pes equinovarus adductus et excavatus) bezeichnet die 4 Komponenten der komplexen Klumpfußdeformität (**Abb. 34.75**):

– *Spitzfuß* (Pes equinus = Pferdehuf) durch extreme Plantarflexion im oberen Sprunggelenk mit Verkürzung der Achillessehne,
– *O-Fuß* (Pes varus) durch Supination des Fersenbeines,
– *Sichelfuß* (Pes adductus) durch Adduktion des Vorfußes,
– *Hohlfuß* (Pes excavatus) durch überhöhtes Fußgewölbe.

Alle Teildeformitäten kommen in unterschiedlicher Ausprägung vor.

M *Der Klumpfuß stellt einen orthopädischen Notfall dar.*

Therapie

Die *manuelle Korrektur* der Deformität erfolgt *unmittelbar nach der Geburt* mit sofortiger Anlage eines *Redressionsgipses*. Ein regelmäßiger Gipswechsel nach wenigen Tagen mit zunehmender weiterer manueller Redression für ca. 3 Monate ist notwendig. Damit kann die Hälfte der Klumpfußdeformitäten korrigiert werden.

Manchmal sind später *operative Korrektureingriffe* erforderlich, z. B. die Beseitigung der Spitzfußstellung durch Achillessehnenverlängerungsplastik.

Trotz aller konservativen und operativen Maßnahmen verbleiben häufig Restdeformitäten, die mit orthopädischen Schuhen ausgeglichen werden müssen.

34.14.2 Erworbene Fußdeformierungen

Hallux valgus

D *Als Hallux valgus bezeichnet man die Abweichung der Großzehe im Grundgelenk zur Wadenbeinseite.*

Es handelt sich um eine erworbene Deformität mit familiärer Disposition, oft kombiniert mit durchgetretenem

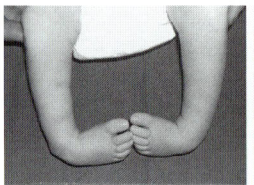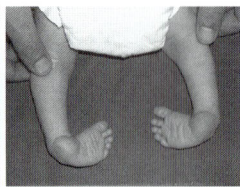

Abb. 34.75 Angeborener Klumpfuß beidseits.

34

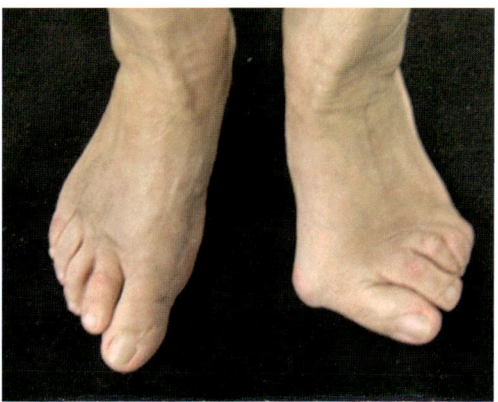

Abb. 34.76 Hallux valgus beidseits. Am linken Fuß unkorrigierte Fehlstellung der Großzehe. Am rechten Fuß Zustand nach operativer Korrektur des Hallux valgus.

Spreizfuß. Die spätere Entwicklung einer Großzehengrundgelenksarthrose (Hallux rigidus) ist häufig.

Konservative Therapie. Therapeutische Maßnahmen sind das *Tragen von Einlagen* mit Anhebung des Mittelfußquergewölbes zur Kompensation des Spreizfußes, *Fußgymnastik* und das Vermeiden von einengendem Schuhwerk.

Operative Therapie. Zur Behandlung des Hallux valgus sind über 100 verschiedene Operationstechniken beschrieben als Zeichen dafür, dass es keine anerkannte Idealbehandlung gibt. Die operative Korrektur der Fußfehlstellung erfolgt möglichst mit Erhaltung des Großzehengrundgelenks (**Abb. 34.76**). Eine Großzehengrundgelenksprothese ist nur selten indiziert.

 Nachbehandlung. Bei allen gelenkerhaltenden Verfahren werden postoperativ unterstützende redressierende Verbände angelegt und angepasste Einlagen verordnet. Spickdrähte werden nach 2–3 Wochen entfernt. Hallux-valgus-Schienen dienen der Rezidivprophylaxe.

Hammer- und Krallenzehe

 Als Hammerzehe bezeichnet man die kontrakte Beugung des Zehenendgelenkes bei gestrecktem Zehengrundgelenk mit Druckschwiele an der Zehenkuppe. Krallenzehe nennt man die kontrakte Überstreckung im Zehengrundgelenk mit Beugung des Mittel- und Endgliedes.

Therapie. Es muss druckentlastendes Schuhwerk getragen und eine regelmäßige Fußpflege durchgeführt werden. Eine Abtragung oder Ausschneidung der verdickten Hautschwielen (Clavi) kann notwendig sein. In geeigneten Fällen erfolgt das Beheben der Ursache durch eine operative Resektionsarthroplastik (OP nach Hohmann). Postoperativ werden die Spickdrähte nach 2 Wochen entfernt. Pflasterzügelverbände dienen der Retention.

34.14.3 Frakturen im Fußbereich

Frakturen der Fußwurzel

Brüche des Sprungbeines *(Talusfraktur)* und Fersenbeines *(Kalkaneusfraktur)* sind typische Verletzungen bei einem Sturz von der Leiter auf die Füße.

Therapie. Frakturen der Fußwurzel werden *konservativ* durch Unterschenkelgipsverband und anschließende funktionelle Therapie behandelt. Eine *operative* Behandlung ist nur bei erheblicher Dislokation sowie bei Luxationsfrakturen indiziert. Die lange Entlastungsdauer beträgt 8–12 Wochen.

 Talusfrakturen haben ein hohes Risiko an Talusnekrosen.

Mittelfußfrakturen

Therapie. Brüche der Mittelfußknochen ohne wesentliche Dislokation werden *konservativ* durch Unterschenkelgehgips für 6 Wochen behandelt. Bei größeren Verschiebungen muss zur Erhaltung des Fußgewölbes eine *osteosynthetische* Versorgung durch Spickdrähte, kleine Platten oder Schrauben erfolgen.

Zehenfrakturen

Therapie. Bei einem Bruch der Zehen 2 bis 5 wird die gebrochene Zehe mit einem dachziegelartig angelegten Heftpflasterverband an der benachbarten gesunden Zehe fixiert (*Buddy-Tape;* engl. Buddy = Kumpel, **Abb. 34.77**). Bei Großzehenfrakturen ist zur besseren Ruhigstellung und Schmerzausschaltung ein Unterschenkelgips vorzuziehen.

34

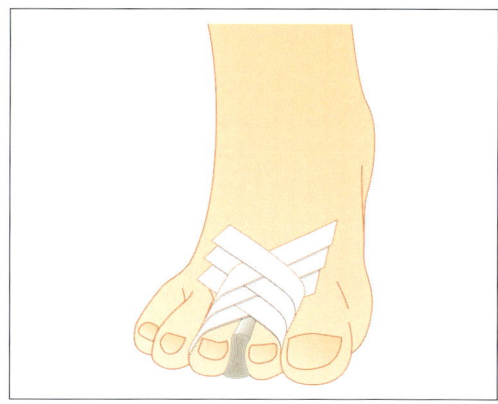

Abb. 34.77 Pflasterdachziegelverband bei Zehenfraktur.

TEIL IV

Anhang

Literatur

Andrae, S., D. von Hayek, J. Weniger: Altenpflege professionell – Krankheitslehre. 2. Aufl., Thieme, Stuttgart 2006

Blank, I.: Arbeitsbuch Chirurgie. Thieme, Stuttgart 1999

Faller, A., M. Schünke: Der Körper des Menschen. 15. Auflage, Thieme, Stuttgart 2008

Felenda, M. R. et al.: Pflege in der Traumatologie. Kohlhammer, Stuttgart 2001

Freudenberger, B., B. Vollmuth: Arbeitsbuch Spezielle Pflege. Thieme, Stuttgart 1999

Gerlach, U., H. Wagner, W. Wirth: Innere Medizin für Pflegeberufe. 6. Aufl., Thieme, Stuttgart 2006

Härter, R. et al, Checkliste Gipstechnik, Fixationsverbände. 3. Aufl., Thieme, Stuttgart 1998

Haupt, W. F., K.-A. Jochheim, H. Remschmidt: Neurologie und Psychiatrie für Pflegeberufe. 10. Aufl., Thieme, Stuttgart 2009

Jannek, C.: Kinderchirurgie für Pflegeberufe. 5. Aufl., Thieme, Stuttgart 1996

Schewior-Popp, S. et al. (Hrsg.): Thiemes Pflege. 11. Aufl., Thieme, Stuttgart 2009

Kirschnick, O.: Pflegetechniken von A–Z. 3. Aufl., Thieme, Stuttgart 2006

Knapp, U., M. Hansis: Die Wunde. 2. Aufl., Thieme, Stuttgart 1999

Köther, I. (Hrsg.): Altenpflege professionell – Thiemes Altenpflege. 2. Aufl., Thieme, Stuttgart 2007

Lauber, A. (Hrsg.): Grundlagen beruflicher Pflege. 2. Aufl., Thieme, Stuttgart 2007

Lauber, A., P. Schmalstieg (Hrsg.): Pflegerische Interventionen. 2. Aufl., Thieme, Stuttgart 2007

Lauber, A., P. Schmalstieg (Hrsg.): Wahrnehmen und Beobachten. 2. Aufl., Thieme, Stuttgart 2007

Oestreicher, E. et al.: HNO, Augenheilkunde, Dermatologie und Urologie für Pflegeberufe. Thieme, Stuttgart 2003

Menche, N. (Hrsg.).: Pflege Heute. 4. Aufl., Urban & Fischer bei Elsevier, München 2007

Schmidt, D., M. Zimmer (Hrsg.): Pflege konkret – Chirurgie, Orthopädie, Urologie. Urban & Fischer bei Elsevier, München 2005

Schröder, K.: Organtransplantation. Thieme, Stuttgart 2000

Schwegler, J. S.: Der Mensch – Anatomie und Physiologie. 4. Aufl., Thieme, Stuttgart 2006

Oestreicher, E., J. Sökeland.: HNO, Augenheilkunde Dermatologie und Urologie für Pflegeberufe. Thieme, Stuttgart 2003

Trentz, O., V. Bühren: Checkliste Traumatologie. 6. Aufl., Thieme, Stuttgart 2005

Ullrich, L., A. Lamers-Abdella: Checkliste Intensivpflege. Thieme, Stuttgart 1996

35

Abbildungsverzeichnis

Die klinischen Fotos stammen überwiegend aus dem Bildarchiv von Dr. Burkhard Paetz, z.T. von Hanns-Edgar Hoffart. Ausnahmen sind nachfolgend erwähnt.

Brossmann J, Freyschmidt J, Czerny Christian: Grenzen des Normalen und Anfänge des Pathologischen im Röntgenbild des Skeletts. 14. Aufl. Stuttgart: Thieme; 2000: 34.49, 34.50

Bücheler E, Lackner KJ, Thelen M. Einführung in die Radiologie. 11. Aufl. Stuttgart: Thieme; 2005: 33.14, 34.60, 34.61

Gabka CJ, Bohmert. Plastische und rekonstruktive Chirurgie der Brust. Stuttgart: Thieme; 2006: 17.10, 17.14

Henne-Bruns D, Düring M, Kremer B. Duale Reihe Chirurgie. 3. Aufl. Stuttgart: Thieme; 2007: 16.3, 17.6, 17.11, 18.8, 18.15, 18.17, 24.6

Lamm G, Auer J, Punzengruber C, Maurer E, Eber B. Persistierendes Foramen ovale. Ergebnisse nach Verschluss mit dem Amplatzer-Okkluder. Ein Singlezentrum-Bericht. Journal für Kardiologie 2007; 14 (7-8): 218-223: 19.3

Medizinisches Bildarchiv Georg Thieme Verlag Stuttgart, © Boehringer Ingelheim Pharma KG: 5.2, 5.5, 5.11, 15.7, 15.9

Schewior-Popp S, Sitzmann F, Ullrich L. Thiemes Pflege. 11. Aufl. Stuttgart; 2009: 6.5, 34.44

Wirth CJ, Mutschler W. Praxis der Orthopädie und Unfallchirurgie. 2. Aufl. Stuttgart: Thieme; 2008: 34.29, 34.58, 34.66, 34.75

Kapiteleinstiegsfoto 13: Techniker Krankenkasse, Hamburg

36

Internetadressen

Adressen von Selbsthilfegruppen
http://www.medizin-netz.de/adrselbsth.htm

Arbeitskreis Transplantationspflege e.V.
http://www.aktxpflege.de

Bundesinitiative für Brandverletzte e.V.
www.brandverletzte-leben.de/etom/pdf/tafelb.pdf

Chirurgische Intensivpflege
http://www.pflegeintensiv.de

Deutsche Gesellschaft der Plastischen, Rekonstruktiven
und Ästhetischen Chirurgen (DGPRÄC)
www.plastische-chirurgie.de

Deutsche Gesellschaft für Allgemein- und
Viszeralchirurgie e.V. (DGAV)
http://www.dgvc.de/

Deutsche Gesellschaft für Chirurgie
http://www.dgch.de

Deutsche Gesellschaft für Gefäßchirurgie (DGG)
http://www.gefaesschirurgie.de

Deutsche Gesellschaft für Kinderchirurgie (DGKCH)
http://www.dgkch.de

Deutsche Gesellschaft für Neurochirurgie (DGNC)
http://www.dgnc.de

Deutsche Gesellschaft für Orthopädie und
Orthopädische Chirurgie (DGOOC)
http://www.dgooc.de/

Deutsche Gesellschaft für Thorax-, Herz- und
Gefäßchirurgie (DGTHG)
http://www.dgthg.de/

Deutsche Gesellschaft für Thoraxchirurgie (DGT)
http://www.dgt-online.de/

Deutsche Gesellschaft für Unfallchirurgie (DGU)
http://www.dgu-online.de/

Deutsche Krebsgesellschaft (DKG)
www.krebsgesellschaft.de

Krankenpflegegesetz (KrPflG)
http://www.gesetze-im-internet.de/bundesrecht/
krpflg_2004/gesamt.pdf

Robert Koch Institut (RKI)
www.rki.de

37

Abkürzungsverzeichnis

Nachfolgend finden Sie gebräuchliche Abkürzungen aus dem chirurgischen Alltag. Die Auflistung soll Berufsanfängern in der Chirurgischen Pflege den Einstieg erleichtern.

A

A.	Arterie
AAA	abdominelles Aortenaneurysma
a.-p.	von anterior (vorn) nach posterior (hinten)
AC-Gelenk	Akromioklavikulargelenk
ACI	Arteria carotis interna (Halsschlagader)
ACVB	aortokoronarer Venenbypass
AED	automatische externe Defibrillation
AFS	Arteria femoralis superficialis (Oberschenkelarterie)
AHB	Anschlussheilbehandlung
ALT	Alanin-Aminotransferase (Leberenzym)
AP	alkalische Phosphatase
AP	Anus praeter
APC	aktiviertes Protein C (Blutgerinnung)
ARDS	adult respiratory distress syndrome
ASD	Vorhofseptumdefekt
ASS	Acetylsalicylsäure
AST	Aspartat-Aminotransferase (Leberenzym)
ATL	Aktivitäten des täglichen Lebens
ATS	Antithromboemboliestrümpfe
AT-Strümpfe	Antithromboemboliestrümpfe
AU	Arbeitsunfähigkeit
AV-Fistel	arteriovenöse Fistel
AVK	arterielle Verschlusskrankheit
AWR	Aufwachraum

B

BAA	Bauchaortenaneurysma
BB	Blutbild
BET	brusterhaltende Therapie
BGA	Blutgasanalyse
BKS	Blutkörperchensenkungsgeschwindigkeit (= BSG)
BPH	benigne Prostatahyperplasie
BSG	Blutsenkungsgeschwindigkeit (= BKS)
BWK	Brustwirbelkörper
BWS	Brustwirbelsäule
BZ	Blutzucker

C

C	Zervikalsegment (Hals)
C2	C2H5OH (Alkohol)
C2	zweites Halssegment
CAPD	kontinuierliche ambulante Peritonealdialyse
CCD-Winkel	Caput-Collum-Diaphysen-Winkel (Schenkelhalsschaftwinkel)
CH	Charrière (Umfangsmaß)
Charr	Charrière (Umfangsmaß)
Cis	Carcinoma in situ (frühes Krebsstadium)
COPD	chronisch obstruktive Lungenerkrankungen
CPM	continuous passive motion
CPR	kardiopulmonale Reanimation
CRP	C-reaktives Protein
CT	Computertomografie
CVI	chronisch venöse Insuffizienz

38

D

DHS	dynamische Hüftschraube
dist.	distal (körperfern)
DK	transurethraler Dauerkatheter
DMS	Durchblutung, Motorik, Sensibilität
DNA	Desoxyribonukleinsäure (DNA oder DNS)
DNS	Desoxyribonukleinsäure (DNA oder DNS)
DS	Druckschmerz
DSA	digitale Subtraktionsangiographie

E

EK	Erythrozytenkonzentrat (Blutkonsrve)
EKG	Elektrokardiogramm
EKK	extrakorporaler Kreislauf
engl.	englisch
ERC	endoskopische retrograde Cholangiographie
ERCP	endoskopische retrograde Cholangiopankreatographie
Erys	Erythrozyten (rote Blutkörperchen)
ESBL-Bildner	extended-spectrum-beta-lactamase (ESBL) bildende Bakterien
ESWL	extrakorporale Stoßwellenlithotripsie
EUS	endoskopische Ultraschall-untersuchung, Endosonographie

F

FAP	familiäre adenomatöse Polyposis
FKDS	farbkodierte Duplexsonographie

G

GE	Gastroenterostomie
GERD	gastroösophageale Refluxkrankheit
GGT	gamma-Glutamyl-Transferase (Leberenzym)
GI-Blutung	gastrointestinale Blutung

H

Hb	Hämoglobin
HCl	Salzsäure
HIT	heparininduzierte Thrombozytopenie
HKB	hinteres Kreuzband
Hkt	Hämatokrit (kleines Blutbild)

HLA	human Leukozytenantigen
HLM	Herz-Lungen-Maschine
HNPCC	heriditäres Nicht-Polypose-Kolonkarzinom
HOPS	hirnorganisches Psychosyndrom
HPT	Hyperparathyreoidismus
HTx	Herztransplantation
HWK	Halswirbelkörper
HWS	Halswirbelsäule

I

i.E.	internationale Einheiten
i.v.	intravenös
i.m.	intramuskular (in den Muskel)
IABP	intraaortale Ballonpumpe
IMA	Arteria mammaria interna
IMC	intermediate Care (Überwachungsstation)
in toto	als Ganzes
INR	international normalized Ratio (Blutgerinnung)
ISG	Iliosakralgelenk
ITN	Intubationsnarkose
IVUS	intravaskulärer Ultraschall (im Blutgefäß)

K

K	Kalium
Kcal	Kilokalorie
K-Draht	Kirschner-Draht
KE	Kontrasteinlauf (Dickdarm)
KG	Körpergewicht
KG	Krankengymnastik
KHK	koronare Herzkrankheit
KM	Kontrastmittel

L

L	Lumbalsegment, Lendensegment
LA	Lokalanästhesie
lat.	lateral (seitlich)
LE	Lungenembolie
Leukos	Leukozyten (weiße Blutkörperchen)
Lig.	Ligament (Band)
LISS	less invasive stabilisation system

38

LTx	Lebertransplantation		P	
LWK	Lendenwirbelkörper		P. (aeruginosa)	Pseudomonas (aeruginosa)
LWS	Lendenwirbelsäule		p.-a.	von posterior (hinten) nach anterior (vorn).

M

M.	Muskel
MCB	mammariakoronarer Bypass
MCT	mittelkettige Triglyceride
MDP	Magen-Darm-Passage (Röntgen)
ME	Metallentfernung
med.	medial (zur Mitte hin)
MFK	Mittelfußknochen
MIC	minimalinvasive Chirurgie
MOV	multiples Organversagen
MR	magnetic resonance (Kernspintomografie)
MRCP	Magnetresonanz-Cholangio-Pankreatikografie
MRI	magnetic resonance Imaging (Kernspintomografie)
MRSA	methizillinresistenter Staphylococcus aureus

N

N.	Nerv
Na	Natrium
NaCl	Natriumchlorid, Kochsalz
NMH	niedermolekulares Heparin
NMR	nuclear magnetic resonance (Kernspintomographie)
NNM	Nebennierenmark
NNR	Nebennierenrinde
NRS	Numerische Schmerzskala
NSAR	nichtsteroidales Antirheumatikum
NTx	Nierentransplantation

O

o. B.	ohne pathologischen Befund (also normal)
O2	Sauerstoff
ORSA	oxazillinresistenter Staphylococcus aureus
OSG	oberes Sprunggelenk

P

P. (aeruginosa)	Pseudomonas (aeruginosa)
p.-a.	von posterior (hinten) nach anterior (vorn).
PACS	picture archiving communication System
PAP	saure Prostataphosphatase
pAVK	periphere arterielle Verschluss-krankheit
PCA	patientenkontrollierte Analgesie
PCNL	perkutane Nephrolitholapaxie
pCO2	Kohlendioxid-Partialdruck
PDA	Periduralanästhesie
PE	Probeexzision, Probeentnahme
PEG	perkutane endoskopische Gastrostomie
PET	Positronen-Emissions-Tomographie
PFO	persistierendes Foramen ovale
pH	Maß für Säure und Basenstärke im Blut
PL	Probelaparotomie
Pneu	Pneumothorax
PNL	perkutane Nephrolitholapaxie
pO2	Sauerstoff-Partialdruck
PPI	Protonenpumpeninhibitor
prox.	proximal (körpernah)
PSA	prostataspezifisches Antigen
PST	pulsierende Signalwellen-Therapie
PTA	perkutane transluminale Angioplastie (Ballondilatation)
PTCA	perkutane transluminale coronare Angioplastie (Koronarangioplastie)
PTH	Parathormon
PTS	postthrombotisches Syndrom
PTT	partielle Thromboplastinzeit

R

RIVA	Ramus interventricularis anterior (Herzkranzarterie)
RM	Rückenmark
RR	Blutdruck nach Riva-Rocci

38

S

S	Sakralsegment, Kreuzbeinsegment
S. (aureus)	Staphylokokkus (aureus)
s.c.	subcutan (Unterhautfettgewebe)
SAB	Subarachnoidalblutung
SBK	suprapubischer Blasenkatheter
SD	Schilddrüse
SHF	Schenkelhalsfraktur
SHT	Schädel-Hirn-Trauma
SHV	Schädel-Hirn-Verletzung
SIRS	systemisches inflammatorisches Response-Syndrom
Steri	Gerät zur Sterilisation (Autoklav)

T

T4	Thyroxin
TAA	thorakales Aortenaneurysma
TAPP	transabdominelle präperitoneale Prothesenimplantation (Leistenbruch)
TEA	Thrombendarteriektomie (Ausschälplastik)
TEE	transösophageale Endosonographie (Herz)
TEP	total extraperitoneale Prothesen-implantation (Leistenbruch)
TEP	Totalendoprothese
TGB	Thyreoglobulin
TH	thorakal (in Brustkorbhöhe)
Thrombos	Thrombozyten (Blutplättchen)
TIA	transitorische ischämische Attacke
TIPSS	transjugulärer intrahepatischer portosystemischer Stent-Shunt
TIVA	totale intravenöse Anästhesie

TOS	thoracic outlet syndrome (obere Brustkorbenge)
TRH	Thyreotropin-Releasing Hormon
TSH	Thyroidea stimulierendes Hormon (Schilddrüse)
TUR	transurethrale Elektroresektion (Prostata)
TVT	tiefe Venenthrombose
Tx	Transplantation
TZ	Thrombinzeit (Blutgerinnung)

U

UFH	unfraktioniertes Heparin

V

V.	Vene
VAC Therapie	Vacuum Assisted Closure Therapy
VKB	vorderes Kreuzband
VRE	vancomycinresistente Enterokokken
VSD	Ventrikelseptumdefekt
VSM	Vena saphena magna
VW	Verbandwechsel

W

WK	Wirbelkörper
WS	Wirbelsäule
WV	Wiedervorstellung

Z

ZNS	zentrales Nervensystem
ZVD	zentralvenöser Druck
ZVK	zentralvenöser Katheter

38

Sachverzeichnis

39

39

39

39

39

39

39

39

39

39

39

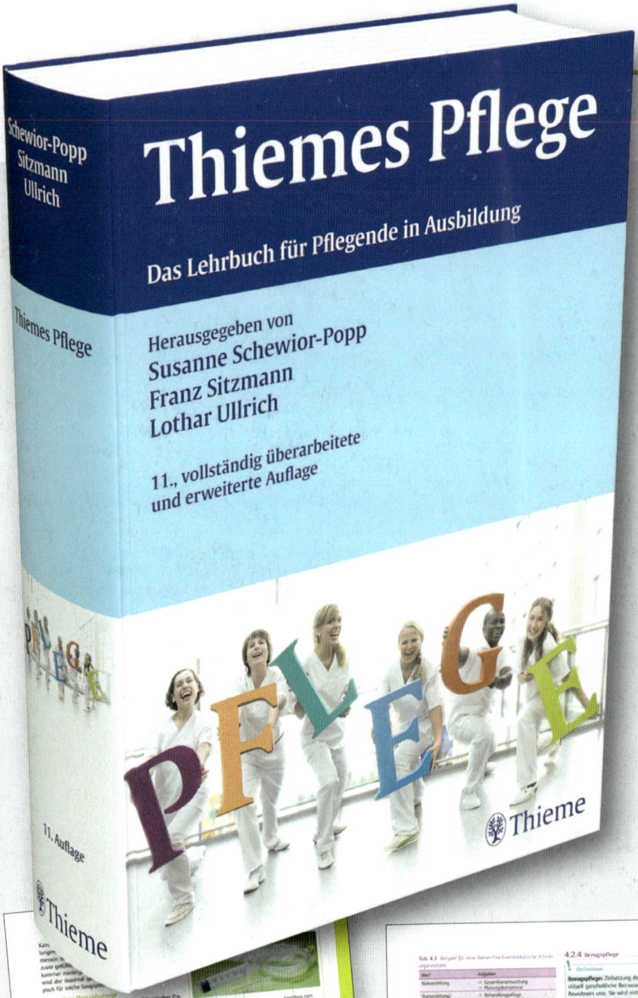

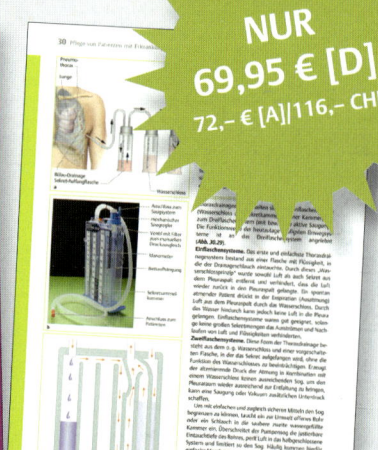
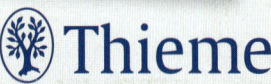